JN289192

内科学症例図説

総編集

杉本恒明
小俣政男

編集

阿部圭志
池田康夫
石井當男
梅村　敏
北村　諭
木村　哲
小池隆夫
白土城照
寺野　彰
名和田新
早川哲夫
福井次矢
松澤佑次
柳澤信夫

朝倉書店

序

　朝倉書店刊行の『内科学』は1977年に上梓された．以来，定評の中で版を重ねて，現在，第10版が準備されている．『内科学アトラス』は1989年，『内科学』を補完する趣旨で編集された．『内科学』への収載を制限されざるをえなかった多くの図譜を整理，さらに追加・補充し，図譜集として刊行したのである．『内科学』は，ほぼ4年ごとに版を改め，常に最新の内容と水準を維持してきた．『内科学アトラス』もまた，これに応じて，版を改めるべく，1997年に準備が始まった．しかしながら，総編集者ならびに出版社がその責任を負うべきことであるが，行き違いがあって，作業が中断され，今日にいたってしまった．

　「アトラス」というとき，図示されるものには，病態生理の図解である場合や症例の臨床像，あるいは図譜である場合などがある．今回，作業再開の中で，本書は『内科学アトラス』が対象とした図譜に留まらず，個々の症例の臨床像を中心とするものでありたいと考え，企画を『内科学症例図説』と変更させていただいた．すでに原稿を頂戴していた方々には，改めて加筆をお願いし，手を入れていただいた．こうして，出来したのが，本書である．

　本書においては，個別の症例が呈示される中で，臨床所見，鑑別診断と診断の確定，経過，治療の具体的内容，予後が示されて，ここに内科学の大要を学ぶことができるような構成となっている．教科書で得られている知識を前提として，その運用を知ることができると考えている．臨床にみる症例は単純ではない．多彩多様であり，ときに複雑である．症例に目を通していく中で，これによって自身の個人的な臨床経験が豊かになったことを実感していただければ，幸いに思う．

　刊行の異常な遅れから，執筆くださった多くの方々，各章の編集をご担当いただいた方々には大変なご迷惑をおかけした．心からお詫びしたい．そして，その故もあって，よい本ができたことをともに喜びたいと考えている．

　2009年10月

杉本恒明
小俣政男

編 集 者

総編集

杉本恒明	関東中央病院名誉院長・東京大学名誉教授
小俣政男	山梨県特別顧問・東京大学名誉教授

編 集

阿部圭志	仙台社会保険病院名誉院長
池田康夫	早稲田大学理工学術院教授・慶應義塾大学名誉教授
石井當男	横浜市立大学名誉教授・横浜船員保険病院名誉院長
梅村　敏	横浜市立大学医学部教授
北村　諭	南栃木病院院長・自治医科大学名誉教授
木村　哲	東京逓信病院院長
小池隆夫	北海道大学医学部教授
白土城照	四谷しらと眼科院長・東京医科大学兼任教授
寺野　彰	獨協学園理事長・獨協医科大学学長
名和田　新	福岡県立大学学長・九州大学名誉教授
早川哲夫	名城病院院長・名古屋大学名誉教授
福井次矢	聖路加国際病院院長・京都大学名誉教授
松澤佑次	住友病院院長・大阪大学名誉教授
柳澤信夫	東京工科大学教授・関東労災病院名誉院長

執筆者

1. 感染症

別所文雄	杏林大学
新村眞人	東京慈恵会医科大学名誉教授
松尾光馬	東京慈恵会医科大学
上 昌広	東京大学
藤野雄次郎	東京厚生年金病院
蕪城俊克	東京大学
立川夏夫	横浜市立市民病院
橘 宣祥	宮崎若久病院
馬原文彦	有床診療所馬原医院
三木 誠	仙台赤十字病院
渡辺 彰	東北大学
清水可方	国保旭中央病院
相楽裕子	横浜市立市民病院
宍戸春美	元かしま病院
五十棲 健	東京警察病院
永武 毅	桜みちクリニック
河野 茂	長崎大学
前崎繁文	埼玉医科大学
徳田 均	社会保険中央総合病院
味澤 篤	都立駒込病院

2. 循環器系の疾患

木村一雄	横浜市立大学
小菅雅美	横浜市立大学
諸井雅男	東邦大学
山口 徹	虎の門病院
久木山清貴	山梨大学
宇野漢成	東京大学
竹中 克	東京大学
石井正浩	北里大学
加藤裕久	久留米大学名誉教授
松崎益徳	山口大学
小野史朗	山口総合病院
前島信彦	横浜市立大学
内野和顕	横浜市立大学
星野俊一	福島第一病院
岩谷文夫	岩谷医院
菅野晃靖	横浜市立大学
小林 司	神奈川県立足柄上病院
近藤治郎	前横浜市立大学
島田和幸	自治医科大学
藤川日出行	宇都宮社会保険病院
小川英幸	国立病院機構相模原病院
吉田伸一郎	横浜市立大学
梅村 敏	横浜市立大学
高崎 泉	たかさき内科
長谷川嗣夫	自治医科大学名誉教授
井上 博	富山大学
長澤秀彦	富山逓信病院
斎藤寛和	さいとう医院
岩崎雄樹	日本医科大学
森田典成	東海大学
藤木 明	富山大学
林 明聡	日本医科大学

3. 呼吸器系の疾患

山越志保	虎の門病院
川畑雅照	虎の門病院
大泉耕太郎	久留米大学名誉教授
青柳昭雄	元東埼玉病院
松島敏春	倉敷第一病院
河野 茂	長崎大学
前崎繁文	埼玉医科大学
北村 諭	自治医科大学
藤田和恵	日本医科大学
弦間昭彦	日本医科大学
細野達也	自治医科大学
坂東政司	自治医科大学
安藤正幸	前熊本大学
近藤有好	元西新潟病院
本間行彦	北海道大学名誉教授
馬場顕介	北海道大学
伊藤しげみ	北海道大学
松岡緑郎	松岡内科クリニック
粕川禮司	福島県立医科大学名誉教授
吉田雅治	東京医科大学

山木戸道郎	広島大学名誉教授		片岡洋望	名古屋市立大学
高山浩一	九州大学		荒井 肇	藤沢湘南台病院
中西洋一	九州大学		吉井重人	県西部浜松医療センター
白土邦男	東北大学名誉教授		金子榮藏	前浜松医科大学
熊坂祝久	熊坂医院		中川 学	北海道大学
田邉信宏	千葉大学		小田一郎	国立がんセンター中央病院
栗山喬之	千葉大学名誉教授		斉藤大三	国立がんセンター中央病院
二宮浩樹	小張総合病院		矢野智則	自治医科大学
長谷川鎮雄	前筑波大学		山本博徳	自治医科大学
金澤 實	埼玉医科大学		久保克浩	山梨厚生病院
桑原克之	川崎市立川崎病院		藤野雅之	山梨大学名誉教授
小野容明	横浜呼吸器クリニック		日比紀文	慶應義塾大学
太田保世	太田綜合病院		岡沢 啓	慶應義塾大学
佐々木文彦	藤田保健衛生大学		八尾恒良	福岡大学
吉田 稔	福岡大学名誉教授		朝倉 均	新潟大学名誉教授
濱田 薫	奈良県立医科大学		五十嵐正広	癌研有明病院
木村 弘	奈良県立医科大学		日下利広	京都桂病院
渡辺洋宇	元金沢大学		藤盛孝博	獨協医科大学
白日高歩	福西会病院		馬場忠雄	滋賀医科大学
松添大助	今給黎病院		石塚義之	石塚医院
小倉 剛	結核予防会大阪府支部		飯田三雄	九州大学
門田康正	徳島大学名誉教授		武田昌治	川崎医科大学
阿部庄作	札幌医科大学名誉教授		宇野良治	時計台記念病院
立花暉夫	大阪府立病院		高添正和	社会保険中央総合病院
菅間康夫	白澤病院		河口貴昭	社会保険中央総合病院
			岩垂純一	岩垂純一診療所

4. 消化器系の疾患

本郷道夫	東北大学
佐竹 学	仙台からだとこころのクリニック
多田正弘	埼玉県立がんセンター
中村孝司	帝京大学名誉教授
星原芳雄	経済産業省診療所
小原勝敏	福島県立医科大学
勝部知子	松江赤十字病院
木下芳一	島根大学
田中三千雄	前富山大学
寺野 彰	獨協医科大学
増山仁徳	増山胃腸科クリニック
平石秀幸	獨協医科大学

5. 肝の疾患

鈴木一幸	岩手医科大学
滝川康裕	岩手医科大学
井上長三	長崎労災病院
矢野右人	国立病院機構長崎医療センター名誉院長
廣原淳子	関西医科大学
關 壽人	関西医科大学
岡崎和一	関西医科大学
宮口信吾	みやぐち医院
渡辺 哲	東海大学
岡崎 勲	国際医療福祉大学
岩佐元雄	三重大学

執筆者

竹井謙之	三重大学
垣内雅彦	前三重大学
足立幸彦	三重大学名誉教授
谷川久一	久留米大学名誉教授
塩見　進	大阪市立大学

6．胆・膵の疾患

田妻　進	広島大学
大井　至	板橋中央総合病院
堀口祐爾	あいち肝胆膵消化器クリニック
露口利夫	千葉大学
税所宏光	化学療法研究所
澤武紀雄	金沢大学名誉教授
林　香月	名古屋市立大学
廣岡芳樹	名古屋大学
北川元二	名古屋学芸大学
早川哲夫	名城病院
原田英雄	岡山大学名誉教授
平野賢二	東京大学
川　茂幸	信州大学
大槻　眞	産業医科大学名誉教授
山雄健次	愛知県がんセンター
有山　襄	順天堂大学名誉教授
船越顕博	国立病院機構九州がんセンター
片岡慶正	京都府立医科大学
小泉　勝	栗原市立栗原中央病院
高須充子	白河厚生総合病院
渡邉直樹	札幌医科大学
馬場忠雄	滋賀医科大学
石塚義之	石塚医院
野田愛司	愛知医科大学名誉教授
杉本吉行	杉本内科クリニック
西野隆義	東京女子医科大学
土岐文武	東京女子医科大学

7．膠原病

宮坂信之	東京医科歯科大学
三村俊英	埼玉医科大学
山崎雅英	金沢大学
斉藤栄造	駒沢 風の診療所
近藤啓文	北里大学
住田孝之	筑波大学
橋本博史	順天堂大学名誉教授
尾崎承一	聖マリアンナ医科大学
竹内　勤	慶應義塾大学
高林克日己	千葉大学
田辺恵美子	前東邦大学
三浦総一郎	防衛医科大学校
藤森　斉	たまがわ医院
駒瀬裕子	聖マリアンナ医科大学
中川武正	川添診療所

8．腎・尿路系の疾患

伊藤貞嘉	東北大学
田熊淑男	仙台社会保険病院
堀田　修	IgA腎症根治治療ネットワーク
佐藤　博	東北大学
相馬　淳	岩手県立中央病院
村田弥栄子	東北大学
佐藤壽伸	仙台社会保険病院
宮田正弘	大崎市民病院
庵谷尚正	仙台社会保険病院
佐藤光博	仙台社会保険病院
天田憲利	仙台社会保険病院
宮崎真理子	仙台社会保険病院

9．内分泌系の疾患

下条正子	神奈川県立汐見台病院
宮地幸隆	元東邦大学
橋本浩三	高知大学名誉教授
石橋みゆき	前帝京大学
島津　章	国立病院機構京都医療センター
肥塚直美	東京女子医科大学
大磯ユタカ	名古屋大学

鴨井久司	長岡赤十字病院
女屋敏正	山梨医科大学名誉教授
森　昌朋	群馬大学
佐藤哲郎	群馬大学
高松順太	高松内科クリニック
斎藤達也	湘南大磯クリニック
関原久彦	労働者健康福祉機構
高柳涼一	九州大学
荒井宏司	京都工芸繊維大学
中尾一和	京都大学
野村　馨	東京女子医科大学
猿田享男	慶應義塾大学名誉教授
稲葉雅章	大阪市立大学
森井浩世	元大阪市立大学名誉教授
松本俊夫	徳島大学
松倉　茂	前宮崎医科大学
片上秀喜	帝京大学
日高博之	古賀総合病院
中村浩淑	浜松医科大学
佐々木茂和	浜松医科大学
田中　清	浜松医科大学
柳瀬敏彦	福岡大学
藤枝憲二	旭川医科大学

10. 代謝の異常

花房俊昭	大阪医科大学
今川彰久	大阪大学
薄井正寛	東北大学
岡　芳知	東北大学
豊田隆謙	東北労災病院名誉院長
河盛隆造	順天堂大学
三橋直美	順天堂大学
徳永勝人	みどり健康管理センター
山村　卓	大阪大学
堀江　裕	江津総合病院
山中　寿	東京女子医科大学

11. 血液疾患

張ヶ谷健一	千葉大学
川合陽子	国際医療福祉大学
渡辺清明	国際医療福祉大学
浦部晶夫	NTT関東病院
小峰光博	昭和大学
宮澤啓介	東京医科大学
外山圭助	東京医科大学名誉教授
厨　信一郎	元岩手医科大学
檀　和夫	日本医科大学
栗山一孝	琉球大学
朝長万左男	日本赤十字社長崎原爆病院
東條有伸	東京大学
高橋直人	秋田大学
三浦　亮	秋田大学
竹内賢吾	癌研究会癌研究所
森　茂郎	帝京大学
藤本正博	関西医科大学
福原資郎	関西医科大学
河野道生	山口大学
村田　満	慶應義塾大学
高松純樹	愛知県赤十字血液センター
丸山征郎	鹿児島大学
山崎理絵	慶應義塾大学
岡本真一郎	慶應義塾大学
池淵研二	埼玉医科大学
加藤俊明	北海道赤十字血液センター

12. 神経疾患

千田圭二	国立病院機構岩手病院
糸山泰人	東北大学
岩田　誠	東京女子医科大学
橋本隆男	相澤病院
小早川睦貴	昭和大学
河村　満	昭和大学
鈴木匡子	山形大学
辻　貞俊	産業医科大学
椎名盟子	福島県立医科大学

執筆者

宇川義一	福島県立医科大学
寺尾安生	東京大学
作田　学	杏林大学
目崎高広	榊原白鳳病院
梶　龍兒	徳島大学
上田雅之	日本医科大学
赫　彰郎	日本医科大学
片山泰朗	日本医科大学
篠原幸人	国家公務員共済組合連合会立川病院
山之内博	大森赤十字病院
東儀英夫	岩手医科大学名誉教授
田村乾一	岩手県立中部病院
田中雄一郎	聖マリアンナ医科大学
小林茂昭	信州大学名誉教授
半田譲二	滋賀医科大学名誉教授
椎野顯彦	滋賀医科大学
篠田宗次	自治医科大学
田渕和雄	佐賀大学名誉教授
中村重信	京都治験・臨床研究支援センター
片山禎夫	国立病院機構広島西医療センター
小澤英輔	救世軍清瀬病院
久野貞子	国立精神・神経センター病院
小川雅文	国立精神・神経センター病院
有馬邦正	国立精神・神経センター病院
金澤一郎	国立精神・神経センター名誉総長
柳澤信夫	前関東労災病院
田代邦雄	北海道大学名誉教授
木下真男	元東邦大学
大西晃生	鞍手共立病院
山田　猛	福岡総合病院
吉良潤一	九州大学
中村昭則	信州大学
武田伸一	国立精神・神経センター神経研究所
樋口逸郎	鹿児島大学
納　光弘	今村病院分院
高守正治	金沢西病院
井上聖啓	東京慈恵会医科大学
町田秀人	関東労災病院
森井　研	北日本脳神経外科病院
田中隆一	前新潟病院
飛騨一利	北海道大学

山本紘子	藤田保健衛生大学
田畑賢一	佐久総合病院
中川真一	安曇総合病院

13. 眼底

北野滋彦	東京女子医科大学
藤野雄次郎	東京厚生年金病院
西村哲哉	関西医科大学
鈴木水音	フェニックス眼科クリニック
松橋英昭	松橋眼科クリニック

14. 救急医療

中島義仁	公立陶生病院
花房俊昭	大阪医科大学
山本保博	日本医科大学
牧野俊郎	元日本医科大学
山科　章	東京医科大学
小林祥泰	島根大学
西村浩一	朝日大学歯学部附属村上記念病院
瀬川郁夫	日高見中央クリニック
黒木　茂	横須賀市立うわまち病院
齋藤宗靖	さいたま記念病院名誉院長
足立経一	島根大学
木下芳一	島根大学

目次

1. 感染症　編集：木村　哲

A　ウイルス感染症　2
1-1　麻　疹●別所文雄　2
1-2　水痘・帯状疱疹●新村眞人　4
1-3　単純ヘルペス1●新村眞人　6
1-4　単純ヘルペス2●松尾光馬　7
1-5　サイトメガロウイルス肺炎●上　昌広　10
1-6　サイトメガロウイルス網膜炎●藤野雄次郎・蕪城俊克　11
1-7　進行性多巣性白質脳症●立川夏夫　12
B　リケッチア感染症　14
1-8　つつが虫病●橘　宣祥　14
1-9　日本紅斑熱●馬原文彦　17
C　細菌感染症　21
1-10　肺　炎●三木　誠・渡辺　彰　21
1-11　劇症型A群レンサ球菌感染症●清水可方　24
1-12　腸チフス・パラチフス●相楽裕子　27
1-13　結　核　⇒3-3 肺結核 参照　29
1-14　非結核性抗酸菌症●宍戸春美　29
D　スピロヘータ感染症　30
1-15　梅　毒●五十棲　健　30
E　真菌症　33
1-16　カンジダ症●永武　毅　33
1-17　クリプトコックス症●河野　茂・前崎繁文　34
1-18　アスペルギルス症●河野　茂・前崎繁文　35
1-19　ニューモシスチス肺炎●徳田　均　36
F　原虫性疾患　38
1-20　トキソプラズマ症●味澤　篤　38

2. 循環器系の疾患　編集：石井當男・梅村　敏

2-1　急性冠症候群●木村一雄・小菅雅美　42
2-1-1　ST上昇型急性心筋梗塞症（前壁）　42
2-1-2　ST上昇型急性心筋梗塞症（下壁）　44
2-1-3　非ST上昇型急性心筋梗塞症　46
2-1-4　ST上昇型急性心筋梗塞症
　　　　（前壁・心室中隔穿孔合併）　47
2-1-5　ST上昇型急性心筋梗塞症
　　　　（下壁・乳頭筋断裂合併）　48
2-1-6　非ST上昇型急性冠症候群　50
2-2　労作狭心症●諸井雅男・山口　徹　51
2-3　冠攣縮性狭心症●久木山清貴　56
2-4　拡張型心筋症●宇野漢成・竹中　克　59
2-5　肥大型心筋症●宇野漢成・竹中　克　61
2-6　川崎病●石井正浩・加藤裕久　63
2-7　僧帽弁狭窄症●松崎益徳・小野史朗　65
2-8　僧帽弁閉鎖不全症●松崎益徳・小野史朗　67
2-9　大動脈弁狭窄症●松崎益徳・小野史朗　70
2-10　大動脈弁閉鎖不全症●松崎益徳・小野史朗　73
2-11　連合弁膜症●松崎益徳・小野史朗　74
2-12　感染性心内膜炎●前島信彦・内野和顕　77
2-13　心房中隔欠損症（二次孔）●星野俊一・岩谷文夫　79
2-14　肺動脈弁狭窄症●星野俊一・岩谷文夫　80
2-15　心房中隔欠損症＋肺動脈弁狭窄兼閉鎖不全症
　　　●星野俊一・岩谷文夫　82
2-16　動脈管開存症●星野俊一・岩谷文夫　84
2-17　心室中隔欠損症●星野俊一・岩谷文夫　87
2-18　バルサルバ洞動脈瘤破裂＋心室中隔欠損症＋
　　　右室二腔症＋肺動脈狭窄症●星野俊一・岩谷文夫　88
2-19　心内膜床欠損症（部分型）●星野俊一・岩谷文夫　90
2-20　Fallot四徴症●星野俊一・岩谷文夫　92
2-21　急性心膜炎●菅野晃靖　93
2-22　心タンポナーデ●小林　司・内野和顕　94
2-23　劇症型心筋炎●木村一雄　96
2-24　左房粘液腫●近藤治郎　98
2-25　大動脈瘤●島田和幸・藤川日出行　99
2-26　大動脈解離●島田和幸・藤川日出行　100
2-27　大動脈炎症候群●島田和幸・藤川日出行　102
2-28　閉塞性動脈硬化症●小川英幸・内野和顕　103
2-29　本態性高血圧症●吉田伸一郎・梅村　敏　104

目次

2-30　腎血管性高血圧症●高崎　泉・梅村　敏　105
2-31　上大静脈症候群●長谷川嗣夫　107
2-32　房室ブロック　⇒14-4 失神→心臓性失神 参照　109
2-33　洞不全症候群●井上　博・長澤秀彦　109
2-34　WPW 症候群●斎藤寛和・岩崎雄樹　112
2-35　心房粗動●斎藤寛和・森田典成　113
2-36　心房細動●藤木　明　115
2-36-1　発作性心房細動（局所起源）　115
2-36-2　心機能障害例の持続性心房細動　117
2-37　心室頻拍●斎藤寛和・林　明聡　118
2-38　特発性心室細動●藤木　明　120
2-38-1　QT 延長症候群　120
2-38-2　Brugada 症候群　121

3．呼吸器系の疾患　編集：北村　諭

A　感染性肺疾患　124
3-1　肺　炎●山越志保・川畑雅照　124
3-1-1　肺炎球菌性肺炎　124
3-1-2　インフルエンザ桿菌肺炎　125
3-1-3　マイコプラズマ肺炎　126
3-1-4　レジオネラ肺炎　127
3-2　肺化膿症●大泉耕太郎　128
3-3　肺結核●青柳昭雄　129
3-4　肺非結核性抗酸菌症●松島敏春　132
3-5　肺真菌症●河野　茂・前崎繁文　134
B　気道閉塞性疾患　135
3-6　慢性閉塞性肺疾患●北村　諭　135
3-7　びまん性汎細気管支炎●藤田和恵・弦間昭彦　137
C　アレルギー性肺疾患　142
3-8　気管支喘息●細野達也・坂東政司　142
3-9　過敏性肺炎●安藤正幸　144
3-10　薬物性肺炎（金剤肺炎）●近藤有好　145
D　原因不明の肺疾患　148
3-11　サルコイドーシス
　　　●本間行彦・馬場顕介・伊藤しげみ　148
3-12　特発性間質性肺炎（特発性肺線維症）●坂東政司　149
3-13　特発性器質化肺炎●松岡緑郎　151
E　全身性疾患の肺病変　154
3-14　膠原病の肺病変●粕川禮司　154
3-15　Wegener 肉芽腫症●吉田雅治　155
F　化学物質・放射線による肺障害　158
3-16　じん肺●山木戸道郎　158
3-17　放射線肺臓炎●高山浩一・中西洋一　160
G　肺血管性病変　161
3-18　肺血栓・塞栓症●白土邦男・熊坂祝久　161
3-19　原発性肺高血圧症●田邉信宏・栗山喬之　162
3-20　肺水腫●二宮浩樹・長谷川鎮雄　164
3-21　急性呼吸促迫症候群●金澤　實・桑原克之　166
H　換気の異常　168
3-22　睡眠時無呼吸症候群●小野容明・太田保世　168
3-23　肺胞低換気●佐々木文彦　169
3-24　過換気症候群●吉田　稔　172
I　胸膜の疾患　174
3-25　胸膜炎●濱田　薫・木村　弘　174
3-26　膿　胸●渡辺洋宇　176
3-27　自然気胸●白日高歩・松添大助　178
J　腫瘍性肺疾患　179
3-28　原発性肺癌●坂東政司　179
3-29　転移性肺腫瘍●小倉　剛　182
K　縦隔の疾患　183
3-30　縦隔腫瘍・胸腺腫（高分化胸腺癌）●門田康正　183
L　まれな肺疾患　185
3-31　肺蛋白症●阿部庄作　185
3-32　肺胞微石症●立花暉夫　186
3-33　過誤腫性肺脈管筋腫症●菅間康夫　188

4．消化器系の疾患　編集：寺野　彰

A　上部消化管　192

4-1	逆流性食道炎●本郷道夫・佐竹　学　192
4-2	Mallory-Weiss 症候群●多田正弘　194
4-3	アカラシア●中村孝司　194
4-4	食道癌●星原芳雄　196
4-5	食道・胃静脈瘤●小原勝敏　197
4-6	急性胃粘膜病変●勝部知子・木下芳一　202
4-7	慢性胃炎●田中三千雄　204
4-8	消化性潰瘍●寺野　彰・増山仁徳・平石秀幸　206
4-9	胃ポリープ・粘膜下腫瘍●片岡洋望　210
4-10	早期胃癌●荒井　肇・吉井重人・金子榮藏　213
4-11	進行胃癌●中川　学　218
4-12	胃悪性リンパ腫●小田一郎・斉藤大三　222
B	下部消化管　223
4-13	小腸出血●矢野智則・山本博徳　223
4-14	偽膜性大腸炎●久保克浩・藤野雅之　226
4-15	腸型 Behçet 病●日比紀文・岡沢　啓　226
4-16	Crohn 病●八尾恒良　227
4-17	潰瘍性大腸炎●朝倉　均　230
4-18	大腸ポリープ●五十嵐正広　232
4-19	大腸癌●日下利広・藤盛孝博・寺野　彰　234
4-20	イレウス●馬場忠雄・石塚義之　237
4-21	虚血性大腸炎●飯田三雄・武田昌治　239
4-22	消化管ポリポージス●宇野良治　241
4-23	Crohn 病にみられる肛門病変 ●高添正和・河口貴昭・岩垂純一　244

5. 肝の疾患　編集：小俣政男

5-1	急性肝炎・劇症肝炎●鈴木一幸・滝川康裕　248
5-2	慢性肝炎・肝硬変●井上長三・矢野右人　250
5-3	原発性胆汁性肝硬変 ●廣原淳子・關　壽人・岡崎和一　252
5-4	自己免疫性肝炎●廣原淳子・關　壽人・岡崎和一　255
5-5	アルコール性肝障害 ●宮口信吾・渡辺　哲・岡崎　勲　256

5-6	非アルコール性脂肪性肝炎（NASH） ●岩佐元雄・竹井謙之　257
5-7	体質性黄疸・代謝性肝硬変●垣内雅彦・足立幸彦　260
5-8	肝細胞癌●谷川久一　262
5-9	特発性門脈圧亢進症●塩見　進　264

6. 胆・膵の疾患　編集：早川哲夫

A	胆道疾患　268
6-1	胆石症●田妻　進　268
6-2	膵・胆管合流異常●大井　至　269
6-3	硬化性胆管炎●堀口祐爾　270
6-4	胆管癌●露口利夫・税所宏光　272
6-5	胆嚢癌●澤武紀雄　274
6-6	十二指腸乳頭部癌●林　香月　276
6-7	胆道良性腫瘍の鑑別●廣岡芳樹　278
B	膵疾患　282
6-8	急性膵炎●北川元二・早川哲夫　282
6-9	慢性膵炎●原田英雄　283
6-10	自己免疫性膵炎●平野賢二　285
6-11	膵頭部癌●川　茂幸　287
6-12	膵体尾部癌●大槻　眞　288
6-13	膵管内乳頭粘液性腫瘍●山雄健次　292
6-14	膵嚢胞の鑑別●有山　襄　293
6-15	グルカゴン産生腫瘍●船越顕博　296
6-16	インスリン産生腫瘍●片岡慶正　298
6-17	ガストリン産生腫瘍●小泉　勝・高須充子　299
6-18	VIP 産生腫瘍●渡邉直樹　301
6-19	solid and cystic tumor●馬場忠雄・石塚義之　303
6-20	膵体尾部欠損（脂肪置換）●野田愛司　304
6-21	輪状膵（十二指腸乳頭部癌合併症）●杉本吉行　306
6-22	膵管非癒合●西野隆義・土岐文武　307

目次

7. 膠原病　編集：小池隆夫

A　膠原病　312
- 7-1　関節リウマチ●宮坂信之　312
- 7-2　全身性エリテマトーデス●三村俊英　313
- 7-3　抗リン脂質抗体症候群●山崎雅英　316
- 7-4　多発性筋炎・皮膚筋炎●斉藤栄造　321
- 7-5　全身性硬化症●近藤啓文　324
- 7-6　Sjögren症候群●住田孝之　326
- 7-7　血管炎症候群（顕微鏡的多発血管炎）●橋本博史　327
- 7-8　Behçet病●尾崎承一　329
- 7-9　混合性結合組織病●竹内　勤　331

B　アレルギー性疾患　332
- 7-10　薬剤アレルギー●高林克日己・田辺恵美子　332
- 7-11　消化管アレルギー●三浦総一郎・藤森　斉　334
- 7-12　気管支喘息●駒瀬裕子・中川武正　335

8. 腎・尿路系の疾患　編集：阿部圭志

- 8-1　正常像●伊藤貞嘉　340
- 8-2　急性腎不全●田熊淑男　341
- 8-3　慢性腎不全●田熊淑男　342
- 8-4　糖尿病性腎症●田熊淑男　343
- 8-5　腎血管性高血圧症●伊藤貞嘉　344
- 8-6　高血圧性腎硬化症●伊藤貞嘉　347
- 8-7　肥満関連腎症●堀田　修　348
- 8-8　急性糸球体腎炎●堀田　修　348
- 8-9　急速進行性腎炎（ANCA関連血管炎型）●堀田　修　349
- 8-10　急速進行性腎炎（抗GBM抗体型）●堀田　修　351
- 8-11　IgA腎症●堀田　修　352
- 8-12　微小変化型ネフローゼ症候群●佐藤　博　353
- 8-13　巣状糸球体硬化症●佐藤　博　354
- 8-14　膜性腎症●佐藤　博　355
- 8-15　膜性増殖性糸球体腎炎●佐藤　博　356
- 8-16　HCV腎症●相馬　淳　357
- 8-17　ループス腎炎●村田弥栄子・佐藤壽伸　358
- 8-18　アミロイドーシス●相馬　淳　359
- 8-19　骨髄腫による腎症●相馬　淳　360
- 8-20　遺伝性腎炎（Alport症候群）●佐藤　博　361
- 8-21　コレステロール塞栓症●宮田正弘・佐藤壽伸　362
- 8-22　逆流性腎症●庵谷尚正　363
- 8-23　水腎症●庵谷尚正　364
- 8-24　腎　癌●庵谷尚正　366
- 8-25　尿路結石●庵谷尚正　367
- 8-26　多発性囊胞腎●佐藤光博　369
- 8-27　移植腎●天田憲利　370
- 8-28　副甲状腺機能亢進症●宮崎真理子　371
- 8-29　透析関連アミロイドーシス●宮崎真理子　372

9. 内分泌系の疾患　編集：名和田新

A　視床下部-下垂体疾患　376
- 9-1　Cushing症候群●下条正子・宮地幸隆　376
- 9-2　先端巨大症●橋本浩三　379
- 9-3　無月経・乳汁漏出症候群●石橋みゆき　382
- 9-4　下垂体機能低下症●島津　章　384
- 9-5　成長ホルモン分泌不全性低身長症
　　　（下垂体性小人症）●肥塚直美　386
- 9-6　尿崩症●大磯ユタカ　389
- 9-7　ADH分泌異常●鴨井久司　391

B　甲状腺疾患　399
- 9-8　Basedow病●女屋敏正　399
- 9-9　橋本病●森　昌朋・佐藤哲郎　400
- 9-10　甲状腺腫瘍●高松順太　401

C　副腎疾患　403
- 9-11　原発性アルドステロン症●斎藤達也・関原久彦　403
- 9-12　先天性副腎過形成●高柳涼一　406
- 9-13　褐色細胞腫●荒井宏司・中尾一和　407
- 9-14　Addison病●野村　馨　410
- 9-15　副腎インシデンタローマ●猿田享男　412

D	副甲状腺疾患　414	11-5-2	巨赤芽球性貧血　464
9-16	原発性副甲状腺機能亢進症●稲葉雅章・森井浩世　414	11-5-3	自己免疫性溶血性貧血（AIHA）●小峰光博　466
9-17	副甲状腺機能低下症●松本俊夫　416	11-5-4	発作性夜間ヘモグロビン尿症（PNH）　467
E	多発性内分泌腺腫瘍　418	11-5-5	再生不良性貧血●宮澤啓介・外山圭助　469
9-18	多発性内分泌腺腫瘍●松倉　茂・片上秀喜・日高博之　418	11-5-6	赤芽球癆　469
		11-5-7	骨髄異形成症候群　470
F	異所性ホルモン産生腫瘍　422	11-5-8	二次性貧血　471
9-19	異所性ホルモン産生腫瘍●宮地幸隆　422	11-6	無顆粒球症●厨　信一郎・檀　和夫　472
G	ホルモン受容体異常　424	11-7	急性白血病●栗山一孝・朝長万左男　474
9-20	甲状腺ホルモン不応症●中村浩淑・佐々木茂和・田中　清　424	11-8	慢性白血病●東條有伸　477
		11-9	その他の骨髄増殖性疾患●高橋直人・三浦　亮　479
H	性分化異常症　427	11-10	悪性リンパ腫（総論）●竹内賢吾・森　茂郎　481
9-21	性分化異常症●柳瀬敏彦　427	11-11	悪性リンパ腫（各論）●藤本正博・福原資郎　483
I	思春期早発症　428	11-12	多発性骨髄腫●河野道生　485
9-22	思春期早発症●藤枝憲二　428	11-13	原発性マクログロブリン血症●河野道生　488
		11-14	出血性疾患●村田　満，高松純樹　489

10. 代謝の異常　編集：松澤佑次

		11-15	血栓性疾患●丸山征郎　499
10-1	1型糖尿病（IDDM）●花房俊昭・今川彰久　432	11-16	造血幹細胞移植●山崎理絵・岡本真一郎　502
10-2	2型糖尿病（NIDDM）●薄井正寛・岡　芳知　433	11-17	輸　血（解説）●池淵研二・加藤俊明　508

12. 神経疾患　編集：柳澤信夫

10-3	マイクロアンギオパチー●豊田隆謙　434		
10-4	糖尿病合併症●河盛隆造・三橋直美　436	12-1	筋萎縮●千田圭二・糸山泰人　516
10-5	肥　満●徳永勝人　438	12-2	筋力低下●岩田　誠　518
10-6	高脂血症（脂質異常症）●山村　卓　440	12-3	不随意運動●橋本隆男　519
10-7	ポルフィリン症●堀江　裕　450	12-4	失　語●小早川睦貴・河村　満　521
10-8	痛風・高尿酸血症●山中　寿　452	12-5	失　認●鈴木匡子　522
		12-6	異常脳波1：てんかん●辻　貞俊　523

11. 血液疾患　編集：池田康夫

		12-7	異常脳波2：意識障害（痙攣重積）●椎名盟子・宇川義一　526
11-1	造血組織の構造・機能（解説）●張ヶ谷健一　456	12-8	筋電図●寺尾安生・作田　学　528
11-2	正常骨髄像（解説）●川合陽子　459	12-9	神経伝導検査●目崎高広・梶　龍兒　530
11-3	正常末梢血液像（解説）●川合陽子　460	12-10	脳梗塞●上田雅之・赫　彰郎・片山泰朗　533
11-4	貧血（総論）●渡辺清明　461	12-11	心原性脳塞栓症●篠原幸人　535
11-5	貧血（各論）　464	12-12	多発性脳梗塞●山之内　博　538
11-5-1	鉄欠乏性貧血●浦部晶夫　464		

目次

- 12-13　脳出血　●東儀英夫・田村乾一　539
- 12-14　くも膜下出血　●田中雄一郎・小林茂昭　543
- 12-15　慢性硬膜下血腫　●半田譲二・椎野顕彦　544
- 12-16　もやもや病　●篠田宗次　546
- 12-17　亜急性硬化性全脳炎　●柳澤信夫・橋本隆男　549
- 12-18　脳腫瘍　●田渕和雄　551
- 12-19　Alzheimer 病　●中村重信・片山禎夫　556
- 12-20　正常圧水頭症　●小澤英輔　559
- 12-21　Parkinson 病　●久野貞子・小川雅文・有馬邦正　561
- 12-22　Huntington 病　●金澤一郎　562
- 12-23　捻転ジストニア　●柳澤信夫　564
- 12-24　脊髄小脳変性症　●田代邦雄　566
- 12-25　筋萎縮性側索硬化症　●木下真男　568
- 12-26　Charcot-Marie-Tooth 病（CMT 病）　●大西晃生　570
- 12-27　多発性硬化症　●山田　猛・吉良潤一　573
- 12-28　ジストロフィン異常症　●中村昭則・武田伸一　575
- 12-29　多発性筋炎　●樋口逸郎・納　光弘　577
- 12-30　重症筋無力症　●高守正治　579
- 12-31　変形性脊椎症（とくに頸椎症）　●井上聖啓　581
- 12-32　頸椎後縦靱帯骨化症（OPLL）　●町田秀人　583
- 12-33　脊髄腫瘍　●森井　研・田中隆一　584
- 12-34　脊髄空洞症　●飛騨一利　586
- 12-35　顔面神経麻痺　●山本紘子　587
- 12-36　副腎白質ジストロフィー（ALD）
　　　　●田畑賢一・中川真一　588

13．眼　底　編集：白土城照

- 13-1　糖尿病　●北野滋彦　594
- 13-2　内因性ぶどう膜炎　●藤野雄次郎　596
- 13-3　血液・造血器疾患　●西村哲哉　598
- 13-4　循環器疾患　●鈴木水音　600
- 13-4-1　血圧性網脈絡膜症　600
- 13-4-2　大動脈炎症候群・内頸動脈閉塞症　601
- 13-5　腎疾患　●松橋英昭　602

14．救急医療　編集：福井次矢

- 14-1　発熱→敗血症性ショック　●中島義仁　606
- 14-2　昏睡→糖尿病性昏睡　●花房俊昭　609
- 14-3　せん妄→アルコール中毒・禁断症状
　　　　●山本保博・牧野俊郎　610
- 14-4　失神→心臓性失神　●山科　章　612
- 14-5　頭痛→脳梗塞　●小林祥泰　617
- 14-6　呼吸困難→気管支喘息　●西村浩一　618
- 14-7　呼吸困難→急性心不全　●瀬川郁夫　621
- 14-8　胸痛→急性心筋梗塞　●黒木　茂・齋藤宗靖　624
- 14-9　腹痛→消化管穿孔　●足立経一・木下芳一　625

- 日本語索引　629
- 外国語索引　635

1. 感染症

2. 循環器系の疾患
3. 呼吸器系の疾患
4. 消化器系の疾患
5. 肝の疾患
6. 胆・膵の疾患
7. 膠原病
8. 腎・尿路系の疾患
9. 内分泌系の疾患
10. 代謝の異常
11. 血液疾患
12. 神経疾患
13. 眼底
14. 救急医療

編集 木村 哲

A　ウイルス感染症

1-1　麻疹

麻疹（measles）

　麻疹の感染は空気感染で，その感染力は大変強く，患者の家族内の感受性者の感染率はほぼ90％である．また，感染者の発症率も高率で，不顕性感染はまれである．潜伏期の幅は狭く，接触後11±1日である．発症前3〜4日から，発症後4〜6日まで感染力がある（Maldonado, 2004）．

症例　4歳　男児

[臨床所見]

　4月22日頃（第1病日）から咳嗽があり，また23日には食思低下をみとめた．24日になり38.6℃の発熱を生じ，午後には39.1℃まで上昇した．25日には眼脂を生じ，食事もまったくとらなくなった．26日（第5病日）になり顔面に紅斑を生じ，27日には体温が40.5℃まで上昇し，傾眠傾向となったため外来を受診した．身体所見では，39.9℃の発熱，頻脈（136/分），顔面，躯幹に紅斑，眼瞼および眼球結膜の充血，両側頬粘膜のKoplik斑（写真1），荒い呼吸音と軽度の湿性ラ音がみとめられた．これらの所見から麻疹が疑われた．

　近所に住む遊び友だち2人が，1人は14日前から，もう1人は10日前から麻疹で寝込んだということであった（図1）．

[血液検査]

　白血球5300/μl（桿状核球28％，分葉核球29％，リンパ球39％，単球4％），ヘモグロビン15.6g/dl，血沈（1時間値）12mm．

[臨床経過]

　28日には紅斑が全身に広がり（写真2，図2），掻痒感を訴えた．紅斑は癒合傾向にあったが，個々の紅斑の区別ができなくなることはなかった．28日以前は38.6〜39.5℃の発熱がみられたが，翌29日には下熱傾向を示し，第10病日の5月1日に

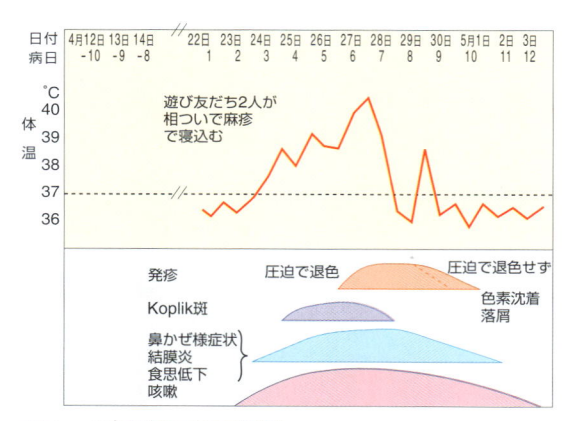

図1　4歳男児の臨床経過

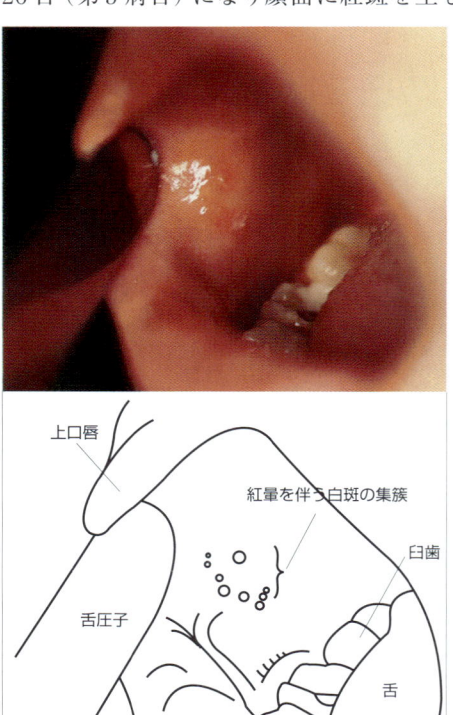

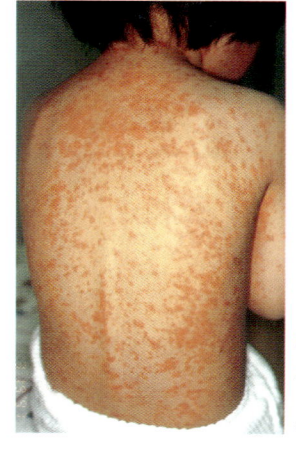

写真1　Koplik斑
皮疹出現のほぼ2日前から出現し，両側頬粘膜の臼歯に対する面に，紅暈を伴う一つないしは数個集簇した白斑としてみとめられる．皮疹出現まで数を増すが，皮疹出現後2日頃から消えはじめ，3日目には消退する．ときに，口唇粘膜などへも広がることがあり，とくに免疫不全状態ではしばしばこれが口腔粘膜全体に広がる（写真は太田綜合病院附属西ノ内病院小児科 太神和広氏の提供）．

写真2
麻疹の紅斑（太田綜合病院附属西ノ内病院小児科 太神和広氏の提供）

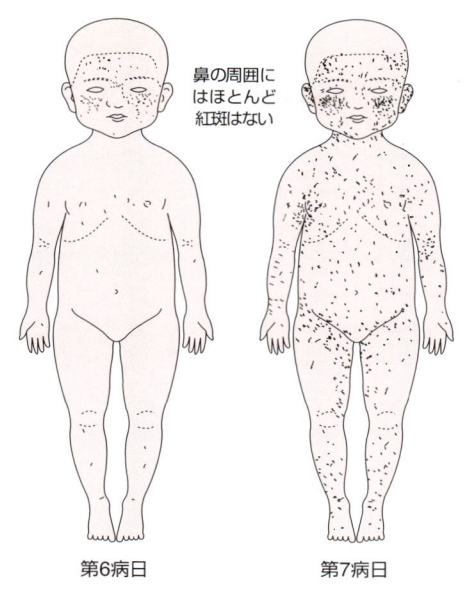

図2　4歳男児の紅斑の経過

鼻の周囲にはほとんど紅斑はない

第6病日　　第7病日

麻疹の紅斑は，最初顔面に出現する．第6病日には顔面に密で，躯幹上部から上肢の近位部に広がる細かい紅斑であるが，第7病日頃には全身に広がり，丘疹状となるとともに強い融合傾向を示す．しかし，猩紅熱などとは異なり，紅斑の間には健康皮膚面が残る．はじめ圧迫により退色するが，のちには退色しなくなる．また，あとに色素沈着と落屑がみられる．

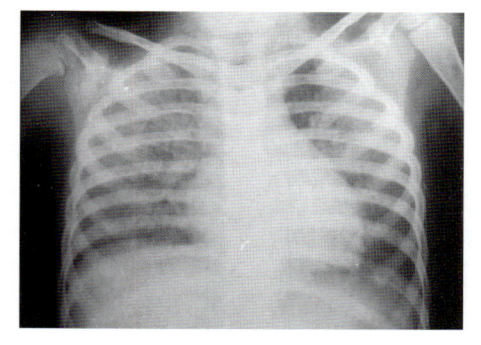

写真3　麻疹による間質性肺炎の胸部X線

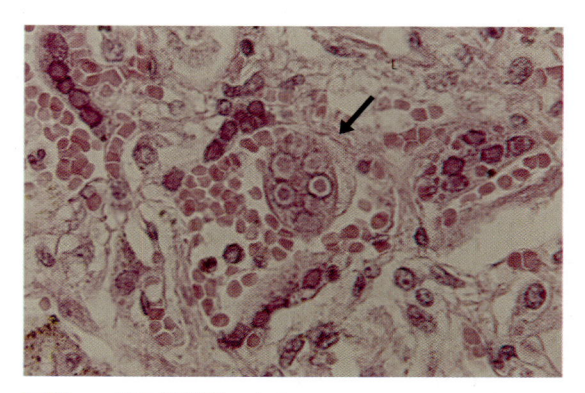

写真4　肺の組織像　矢印はWarthin-Finkeldey巨細胞（HE染色）．

は平熱となり，食思も回復した．下熱とともに紅斑も退色傾向を示し，色素沈着が残るのみとなった．

[合併症]

ときに下気道炎を合併する．下気道炎のうち，肺炎はおもに細菌感染の合併によるが，まれに，とくに免疫状態が低下している場合には麻疹ウイルスによる肺炎を生じる．

麻疹肺炎

麻疹の合併症として発生する肺炎には2種類のものがある．麻疹の際に普通にみられる肺炎は，麻疹による免疫能低下のための，2次的な細菌性肺炎であるが，免疫不全状態にある患者が麻疹に罹患すると，麻疹ウイルスそのものによる麻疹ウイルス肺炎を発症する（Hecht巨細胞性肺炎）（Moussallem, 2007）．麻疹ウイルスによる肺炎の致死率はきわめて高い．

麻疹ウイルス肺炎
症例　2歳　女児

急性リンパ球性白血病（ALL）の診断で治療を開始，寛解導入療法，中枢神経白血病予防治療に引き続く強化療法中に麻疹に罹患．口腔粘膜全体に広がるKoplik斑がみられ，間質性肺炎（写真3）を併発．呼吸不全のために死亡した．剖検では，肺のみならず，消化管，リンパ節に核内封入体を有する多核巨細胞（Warthin-Finkeldey巨細胞）をみとめた（写真4）．

麻疹脳炎（Moussallem, 2007）

麻疹には中枢神経系合併症として，1）発疹出現後数日〜2週間で免疫学的機序によって発症する麻疹脳炎，2）主として免疫不全患者に発生し，麻疹罹患後数カ月〜1年の経過で急激に神経症状が進行する麻疹封入体脳炎（免疫抑制麻疹脳炎，immune suppressive measles encephalitis），3）麻疹ウイルスの中枢神経系の持続感染により，数年後に発症し，徐々に進行する亜急性硬化性全脳炎（subacute sclerosing panencepahalitis, SSPE）の3種類の脳炎が知られている（星野・石和田，2007）．

亜急性硬化性全脳炎
症例　14歳　女性
[臨床所見]

8カ月のときに麻疹肺炎に罹患．小学6年生まで

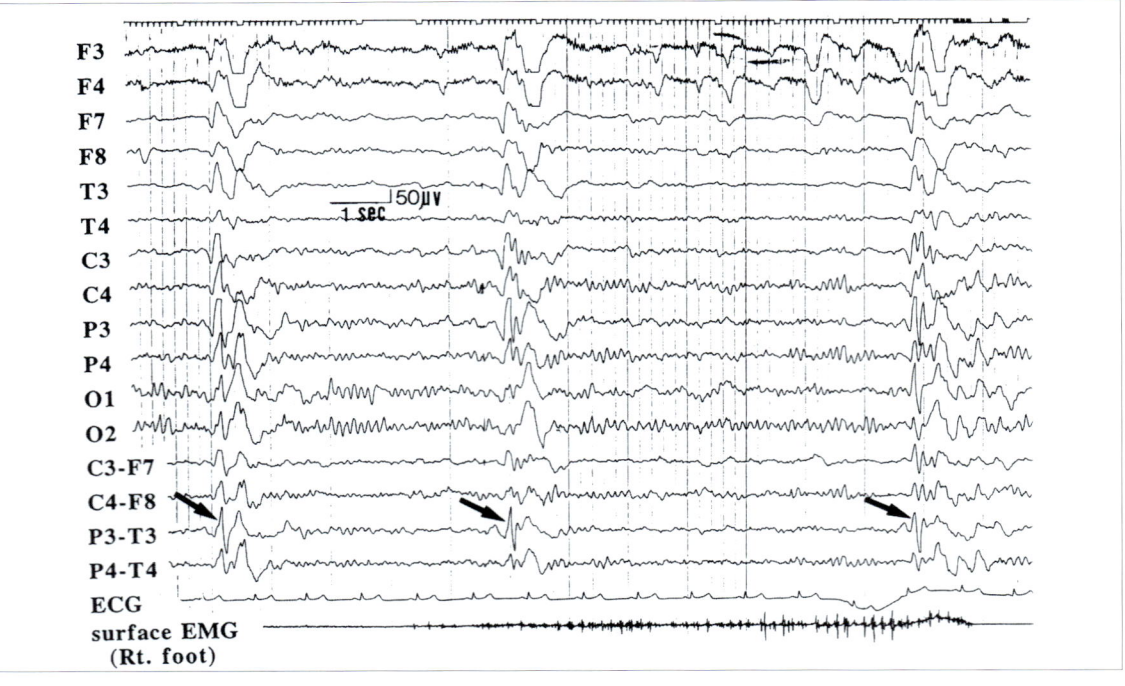

図3 亜急性硬化性全脳炎の脳波
典型的な周期性高振幅徐波とともに，左頭頂部に棘波（矢印）をみとめる．また，左側ではα波の導出が不良である（東京大学医学部小児科 久保田雅也氏による解説）．

は学校の成績は中の上程度であったが，12歳ころから漢字の書写，足し算ができない，行動が緩徐などの問題が出現し，強直性痙攣を起こすようになった．身体所見では，意識清明で脳神経，深部腱反射は正常で病的反射もみとめなかったが，四肢の協調運動に障害をみとめた．また，言語理解，短期および長期の記憶の障害，各種失認など，高次機能の障害がみとめられた．

[血液検査]
血清麻疹抗体値 IgG（EIA）2090（正常値＜ 2.0），髄液細胞数 $2/\mu l$，蛋白 33mg/dl，糖 56mg/dl，IgG 14.6mg/dl，oligoclonal band 陽性，麻疹抗体価 IgG（EIA）941.0（正常値＜ 2.0）．

[脳波所見]
典型的な周期性高振幅徐波（periodic synchronous discharge），左頭頂部の棘波，左側でのα波の導出不良などをみとめた（図3）．　■別所文雄

[文献]
星野　直，石和田稔彦：麻疹脳炎は消え去ったか．小児科，**48**: 307-312, 2007.
Maldonado Y: Measles. In Nelson Textbook of Pediatrics, Behrman RE, Kliegman RM, Jenson HB, eds, 17th ed., Saunders: Philadelphia. 2004, pp 1026-1032.
Moussallem TM, et al: Lung involvement in childhood measles: severe immune dysfunction revealed by quantitative immunohistochemistry. *Human Pathology*, **38**: 1239-1247, 2007.

1-2 水痘・帯状疱疹

水痘は，水痘・帯状疱疹ウイルス（varicella-zoster virus：VZV）の初感染で発症し，通常は軽症に経過するが，その後VZVは脊髄後根神経節に潜伏感染し，長期間を経て再活性化し，帯状疱疹として回帰発症する．水痘の潜伏期は2週間である．多くは小児期に飛沫感染し，終生免疫を保有している．

水痘（varicella）
症例　23歳　男性
[臨床所見]
1〜2日前から軽度の発熱，頭痛，全身倦怠，食欲不振があり，全身に紅色丘疹が多発し，紅暈を伴う水疱，膿疱となった（写真1）．被髪頭部，口腔粘膜にもびらんがみられた．
[検査所見]
体温 37.5℃，水疱内容の塗抹標本のギムザ染色でウイルス性巨細胞が陽性，蛍光標識抗VZV単クローン抗体を用いた蛍光抗体直接法も陽性であっ

写真1　成人の水痘

写真2　水疱内容の塗抹標本（蛍光標識抗 VZV 単クローン抗体による蛍光抗体直接法）

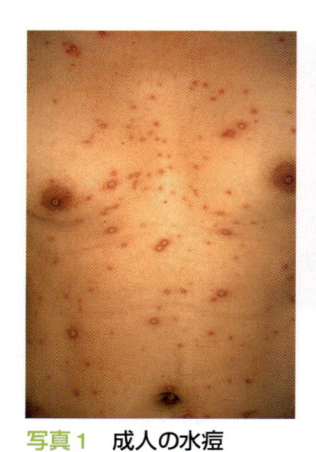

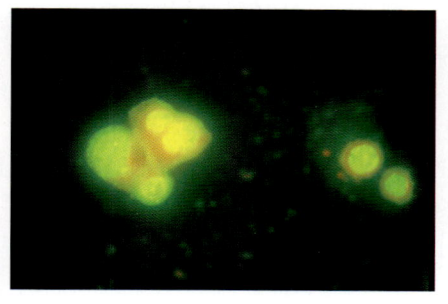

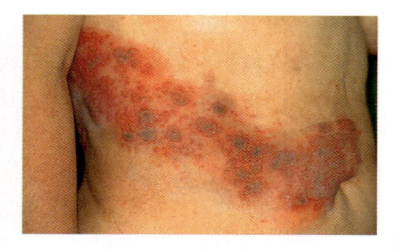

写真3　胸髄領域の帯状疱疹

た（写真2）．血清学的に VZV に対する IgG, IgM 抗体の上昇をみた．胸部 X 線像に異常をみとめなかった．

[臨床経過]

3日後ころから痂皮化し，7日後にはすべての皮疹が結痂し，軽い色素沈着と瘢痕を残して治癒した．

[治療法]

アシクロビル顆粒 4000 mg，分5を5日間内服した．最近では水痘の治療には，アシクロビルのプロドラッグであるバラシクロビル塩酸塩が用いられる．小児では1回 25 mg/kg を1日3回，成人および 40 kg 以上の小児では，1回 1000 mg を1日3回内服する．重症例ではアシクロビル 5 mg/kg，1日3回の点滴静注を行うこともある．

[予防・予防療法]

弱毒ワクチンの接種が一般小児を対象に行われている．また，第1次ウイルス血症の期間である接触感染1週間後より4日間の間に，アシクロビルの投与を開始すると発病を阻止し，しかも免疫は獲得できる（永井，1996）．

近年，成人の水痘が増加している．成人では肺合併症がみられるなど重症となることが多く，きわめてまれではあるが髄膜炎，脳炎を合併することもある．水痘肺炎では，咳，呼吸困難，胸痛などがみられる．また，妊婦が水痘に罹患すると，胎児に影響を与え，妊娠13週までは流産することがあり，妊娠13週ないし20週では先天性水痘症候群（低出生体重児，皮膚瘢痕，白内障，小頭症など）が約2％の頻度で発症する．分娩前5日から分娩後2日では，新生児水痘が発症し致死率は約30％といわれたが，最近では母親および新生児に抗ウイルス薬を使用するので予後は良い（川島，1996）．

帯状疱疹（herpes zoster）

症例　64歳　女性

[臨床所見]

60歳より骨粗鬆症と狭心症で加療中である．4, 5日間にわたる左胸部の神経痛様疼痛に引き続き，左乳房下部から左背部にかけて帯状の紅斑が出現し，漸次水疱化し疼痛がはげしくなってきたため，発疹出現後4日目に当科に紹介された．発疹が発生する3, 4日前から発熱，局所の疼痛，不快感があって，紅暈を伴った水疱が帯状に配列してみられた（写真3）．汎発疹はみられなかった．

[検査所見]

体温 37.3℃．軽度の貧血を認める以外に異常はなく，水痘・帯状疱疹ウイルスの CF 抗体価は8倍であったが，2週間後には 256 倍に上昇した．

[治療・経過]

入院し，アシクロビル1回 250 mg，1日3回の点滴静注，非ステロイド性消炎鎮痛薬の内服と外用により2週間で皮疹は治癒した．しかし，帯状疱疹後神経痛を残し，非ステロイド性消炎鎮痛薬に加えて塩酸アミトリプチリン 30 mg，分3の内服を続け，8カ月後にはごく軽い疼痛を感じる程度になっている．

帯状疱疹の治療は，バラシクロビル塩酸塩の 500 mg 錠を1日6錠，分3で7日間投与する．高齢者や免疫低下のある患者の帯状疱疹にはアシクロビルまたはビダラビンの点滴静注を行う．

帯状疱疹の発症後6カ月以上を経過しても疼痛が残るものは全帯状疱疹患者の2％程度であるが，高齢者ほど帯状疱疹後神経痛を残す率が高く，60

歳以上の患者では，6カ月後には約10％の患者に何らかの疼痛がみとめられる．帯状疱疹後神経痛には鎮痛薬が効きがたく，三環系抗うつ薬が好んで用いられる．このほかに神経ブロック，イオントフォーレーシス，低出力レーザー，近赤外線の照射などが行われる．痛みを残さないようにするには，急性期に鎮痛薬や神経ブロックで疼痛を和らげておくことが大切である． ■新村眞人

[文献]

川島 眞：成人の水痘．ヘルペスウィルス感染症（新村眞人，山西弘一編），pp199-203，臨床医薬研究協会，東京，1996．

永井崇雄，浅野喜造：小児の水痘．ヘルペスウィルス感染症（新村眞人，山西弘一編），pp189-198，臨床医薬研究協会，東京，1996．

新村眞人：帯状疱疹について．ヘルペスカラーアトラス—帯状疱疹—（新村眞人編），pp6-23，臨床医薬研究協会，東京，1992．

1-3 単純ヘルペス1

単純ヘルペスウイルス（herpes simplex virus：HSV）には1型と2型とがあり，初感染の場合には急性歯肉口内炎，カポジ水痘様発疹症，急性型性器ヘルペスなどの病型をとることがある．初感染後HSVは神経細胞に潜伏感染し，ときどき再活性化されて再発病変を形成する．再発型はHSV-1型による口唇ヘルペスと2型による性器ヘルペスが多い．

カポジ水痘様発疹症
（Kaposi varicelliform eruption）
症例　32歳　男性
[臨床所見]

小児期からアトピー性皮膚炎に罹患していた．これまでに口唇ヘルペスなどの既往はない．3日前から髪際部に掻痒が出現し，掻破しているうちに浮腫性の紅斑，ついで水疱，びらんが生じ，漸次前額部から頬部にも拡大した(写真1)．大豆大の下顎部リンパ節が数個触知された．

[検査所見]

初診時HSVのCF抗体価は32倍であり，びらん面からの塗抹標本をギムザ染色し，ヘルペスウイルス性巨細胞の存在を確認した(写真2)．また，塗抹標本を用いて蛍光標識した抗HSV-1型単クローン抗体で蛍光抗体直接法を行い，陽性であることを確認した．さらに水疱内容からHSV-1型が分離培養された．

[治療法]

アシクロビル200mg錠，1日5錠，分5の内服で5日後にはすべての皮疹が痂皮化し治癒した．

カポジ水痘様発疹症は，アトピー性皮膚炎などの皮膚病変部にHSVが外から感染し，自家接種により拡大するもので，元来は小児にみられる疾患であったが，最近では成人のアトピー性皮膚炎患者の増加に伴って，成人例をみることが多くなっている．

成人の急性型性器ヘルペス（primary genital herpes）
症例　26歳　女性
[臨床所見]

7日前から全身倦怠感があった．5日前から38℃の発熱があり，外陰部の疼痛，排尿時痛も強いので受診した．10日前に性行為による感染機会があった．

小陰唇は腫脹し，大小陰唇，会陰部に4mm大までの水疱，びらんが多発し，一部は融合していた(写真3)．鼠径リンパ節の腫脹をみとめた．

[検査所見]

病変部よりHSV-1型を分離した．CF抗体価は4倍以下であり，1週後には4倍，2週後には8倍になった．

[治療法]

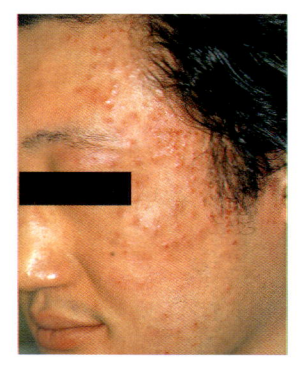

写真1
カポジ水痘様発疹症

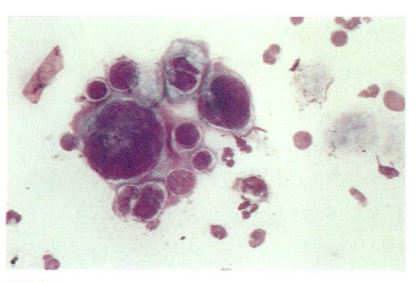

写真2
びらん面からの塗抹標本（ギムザ染色）

アシクロビル200mg錠，1日5錠，分5の内服で10日後に治癒した．

成人の性器ヘルペス初感染では，排尿時痛，痛みのための歩行障害などにより入院治療を必要とすることもある．初感染ではHSV-1型による症例も多いが，再発型性器ヘルペスのほとんどはHSV-2型によるものである（新村，1989）．

再発型口唇ヘルペス (reccurent labial herpes)
症例　25歳　女性
[臨床所見]
3年前に口唇ヘルペスに罹患し，1年前にも再発があった．数日前から風邪をひき体調が悪かった．左口角部に掻痒を伴った浮腫性紅斑が出現し，翌日に下口唇にまで拡大した（写真4）．その後にも1年に1回程度の再発を繰り返しているが，放置してもほぼ1週間で治癒する．

[検査所見]
水疱内容の塗抹標本を用いて，蛍光標識抗HSV-1型単クローン抗体による蛍光抗体直接法を行い，陽性であった．また，病変部からHSV-1型を分離培養した．

[治療法]
5%アシクロビル軟膏を1日数回塗布し，5日後に治癒した．再発性口唇ヘルペスでは，水疱を形成する直前の早期からアシクロビル200mgを1日5錠を内服すると有効である（本田，1996）．

最近では，再発型の性器ヘルペス，口唇ヘルペスには，バラシクロビル塩酸塩1回500mgを1日2回，5日間内服投与する．また，頻繁に再発を繰り返す性器ヘルペスには，1日1回500mgを継続的に内服する抑制療法も行われている．

■新村眞人

[文献]
本田まりこ：皮膚粘膜の単純ヘルペス．ヘルペスウイルス感染症，（新村眞人，山西弘一編），pp158-163，臨床医薬研究協会，1996．
新村眞人：単純ヘルペス．ヘルペスカラーアトラス（新村眞人編），pp4-16，臨床医薬研究協会，1989．

1-4　単純ヘルペス2

症例　31歳　女性
[現病歴]
9月30日にセックスパートナーとの性交渉あり．3日後より外陰部に掻痒が出現し，徐々に疼痛を伴うようになった．10月7日に近医産婦人科にて小水疱を指摘．性器ヘルペスと診断され，バラシクロビル1000mgの内服を開始したが軽快しないため，10月13日，当科を受診した．

[身体所見]
初診時，右側大陰唇から鼠径部にかけて5mm大までの潰瘍，紫紅色調の皮疹が散在性にみられ，一部には痂皮の付着をみとめる．また，左小陰唇にはびらんが1カ所みられる（写真1）．局所の疼痛，下肢のだるさを伴い，両側鼠径リンパ節は腫大している．排尿障害はない．

[臨床検査所見]（表1）
初診時，白血球数は6300/μlと正常範囲内であるが，リンパ球分画の増加がみられた．CRPは0.04mg/dlと上昇していない．

血清単純ヘルペスウイルス（herpes simplex virus: HSV）CF（補体結合反応）抗体価4未満，

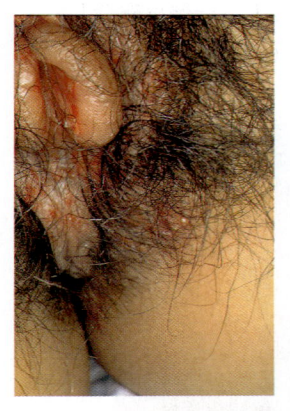

写真3　成人の急性型性器ヘルペス（HSV-1型による）

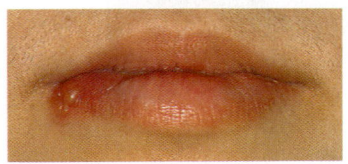

写真4　再発型口唇ヘルペス

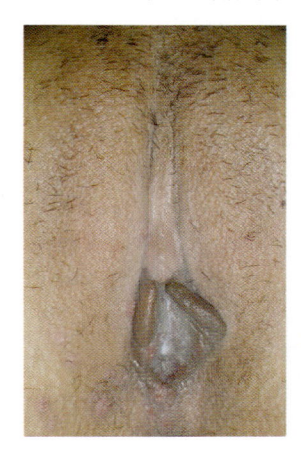

写真1　初診時臨床像
右側大陰唇外側から鼠径部にかけて紫紅色調の皮疹と潰瘍が散在性にみられる．

表1　臨床検査所見

(10/13)			
RBC	$4.17 \times 10^4/\mu l$	HSV-CF抗体価	4＞
Hb	13.7 g/dl	HSV-1NT抗体価	4＞
Ht	40.5 %	HSV-2NT抗体価	4＞
PLT	$251 \times 10^3/\mu l$	HSV-IgG (ELISA)	5.1 (+)
WBC	6300/μl	HSV-IgM (ELISA)	1.14 (±)
好中球(%)	67.0	HSV-1gG (ELISA)	0.13 (-)
リンパ球(%)	25.2	HSV-2gG (ELISA)	0.15 (-)
単球(%)	5.1		
好酸球(%)	2.1		
好塩基球(%)	0.6	(11/7)	
GOT	15　IU/l	HSV-CF抗体価	8倍
GPT	17　IU/l	HSV-1NT抗体価	4＞
LDH	161　IU/l	HSV-2NT抗体価	4＞
γ-GT	22　IU/l	HSV-IgG (ELISA)	10.5 (+)
UN	10　mg/dl	HSV-IgM (ELISA)	2.39 (+)
Cr	0.6　mg/dl	HSV-1gG (ELISA)	0.21 (-)
CRP	0.04　mg/dl	HSV-2gG (ELISA)	2.25 (+)

初診時(10/13)，11/7の所見．抗体価からHSV-2型，初感染が示唆される．

HSV-IgG (EIA) 5.1 (+)，HSV-IgM (EIA) 1.14 (±) と初感染パターンであった．NT (中和抗体法) は初診時，11月7日，翌年の3月9日と3回にわたり測定しているが1型，2型とも4未満と陰性であった．その他，HSVの型判定のために行われる糖蛋白 (glycoprotein G: gG) に対する抗体 (ELISA) は，初診時では陰性であったが，11月7日には2型のみ陽性所見が得られた．

[病原学的検査所見]（診断の確定のための検査）
　初診時の皮疹は潰瘍，痂皮の付着がみられるものの，新鮮な小水疱はみとめられず，病変部から直接ウイルス，ウイルス抗原，ウイルスDNAを検出する病原診断を行っていない．

[確定診断]
　初診時におけるHSV-IgM 1.14 (±)，HSV-IgG 5.1 (+)，11月7日においてもHSV-IgM 2.39，HSV-IgG 10.5 (+) と上昇していたことよりHSV初感染と診断した．また，gGに対する型特異的ELISAにより2型感染と診断した．

[治療経過]
　初診時よりバラシクロビル1000 mg/日，メロキシカム10 mg/日の内服を5日間行い，皮疹はすべて痂皮化し，疼痛，下肢のだるさも軽快した．その後，10月26日より感冒症状が出現し，その2日後より同部位に小水疱の集簇がみられた (写真2)．水疱蓋からのTzanckテストにてウイルス巨細胞を検出した (写真3A)．また，単純ヘルペスウイルス1，2型に対するモノクローナル抗体を用いて2型の抗体で蛍光がみられ (写真3B)，病原診断においてもHSV-2型感染であることを確認した．

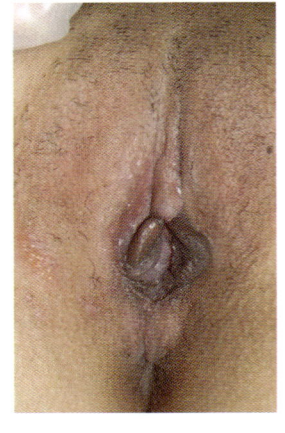

写真2　再発時臨床像
感冒症状出現後2日で初発部位と同じ部位に水疱の集簇がみられる．このような出現初期のものであれば，病原診断を行いやすい．

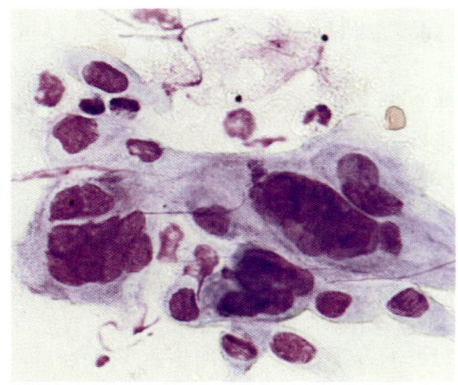

写真3A　ヘルペスウイルス巨細胞
Tzankテスト：ギムザ染色にてウイルス巨細胞を検出．外来診察の場でも10分ほどで判定でき簡便である．ヘルペスウイルス感染症と診断できる．

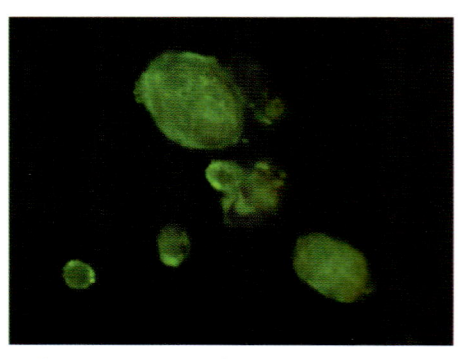

写真3B　HSV-2に対するモノクローナル抗体を用いた蛍光抗体法
感染細胞に一致して緑黄色の蛍光が認められる．ギムザ染色に比べると，判定まで時間を要する．ヘルペスウイルス感染症での型判定が可能．

[鑑別診断]

　性器ヘルペスと鑑別すべきおもな疾患はBehçet病，帯状疱疹，梅毒に伴う硬性下疳などがあげられる．Behçet病は発熱と，比較的大きな深い潰瘍の出現が特徴的であり，口腔内アフタ，他の皮膚症状を伴うなど視診だけでも鑑別は可能である．帯状疱疹は疼痛が激しく片側性に生じること，また，水痘・帯状疱疹ウイルス（varicella-zoster virus: VZV）のモノクローナル抗体によるウイルス抗原の検出も診断の助けになる．硬性下疳は陰部などの感染部位に硬い無痛性の丘疹，結節を生じる初期硬結の中心が潰瘍化することにより生じる．疼痛がないのが特徴である．

[まとめ]

　性器ヘルペスはHSV-1型またはHSV-2型による感染症である．一般的にHSV-1はおもに幼少児の口腔，上気道粘膜を中心とした上半身に生じ，口内炎や口唇ヘルペスを発症させる原因となる．一方，HSV-2は再発性性器ヘルペスの原因の多くを占める．初感染例の約半数はHSV-1により，発熱を伴うなど重症化することが多いが，HSV-1によるものはその後ほとんど再発しない．しかし，HSVに感染しても必ずしもすべて発症するわけではなく，気づかないままウイルスを保有していることもある．

[臨床所見]

　初感染時の急性型性器ヘルペスでは感染機会の2〜10日後に，男性では亀頭，陰茎，恥骨部に，女性では陰唇，膣，恥骨部，会陰部が腫脹して小水疱が多発する．また，女性では排尿困難や排尿痛を訴え，びらん面の疼痛のため歩行障害を生じることもある．抗ウイルス薬の使用により1週間ないし10日ほどで治癒する．再発型では症状が軽く4日から1週間で治癒することが多い．

[検査所見・血清診断]

　単純ヘルペスウイルス感染症の診断は大きく二つの方法に分けられる．ひとつはウイルス自体，もしくは抗原，核酸などを検出する病原検査，もうひとつは血液学的に血清抗体価を調べる方法である．これらでもっとも簡便かつ日常診療で用いられる方法は，細胞診のひとつであるウイルス性巨細胞の検出があげられる．これは，水疱蓋や潰瘍底の塗抹標本をギムザ染色して証明する（Tzanckテスト）（写真3A）．ただし，これでは同じヘルペスウイルスに属する水痘・帯状疱疹ウイルスによる水痘や帯状疱疹の発疹とは鑑別できない．しかし，ウイルス分離同定，型特異的モノクローナル抗体を用いたウイルス抗原の検出（写真3B），DNAの増幅を行うPCR法，LAMP法，ウイルスの定量を行えるreal-time PCR法などを用いれば診断とともに型判定も可能である．

　コマーシャルベースに行われている血清抗体価による診断は初感染時のみ有用であり，再発型の診断，型判定には用いるべきではない．なぜなら単純ヘルペスウイルス感染症は持続感染する疾患であり，再発時の抗体価変動が一定ではないからである．また，なぜ性器ヘルペスにおいて1型と2型の型判定が必要であるのかは，その後の再発頻度に差がみられるためである．HSV-1によって性器に感染がみられた場合，前述のようにその後再発することはまずないが，HSV-2では女性では一年に平均7回，男性では12回再発がみられる．

　初感染時の診断においてCFは感度，特異性ともに低く，NTも特異性の問題があるため，ELISA法を用いる．初感染後7〜10日でIgM抗体の上昇がみられる．型判定を行う場合は，HSV-1，HSV-2それぞれのエンベロープに存在する糖蛋白G（glycoprotein G: gG）に対する抗体を測定する．ELISA法を用いており感度もよいが，自験例の結果でもわかるように抗体が上昇するまで時間がかかる．測定においては，感染後少なくとも1カ月以上は期間をおくことが望ましい．ただし，本法は保険がきかず自費となる．

[治療]

　初感染では基本的に抗ウイルス薬の内服を行う．外用のみでは潜伏感染するウイルス量を減らすことができず，再発率の減少にはつながらない．アシクロビル200mgを1日5回，もしくはアシクロビルのプロドラッグであり経口からの吸収を高めたバラシクロビル500mgを1日2回投与する．重症例および，免疫不全者に対してはアシクロビル注を5mg/kg，1日3回，8時間ごとに1時間以上かけて完全痂皮化するまで点滴静注する．

　再発型の場合，再発をみてから薬剤を投与しても治癒までの日数が数日短縮するだけで，あまり大きな効果は期待できない．患者にあらかじめ薬剤を渡しておき違和感などの前駆症状があった時点で内服してもらうpatient-initiated treatmentが推奨される．また，1年に6回以上も再発を繰り返すような症例では再発抑制療法が勧められる．保険が通っているのはバラシクロビル500mgの連日投与であり，再発頻度，ウイルス排泄期間の低下

がみられる. ■松尾光馬

[文献]
本田まりこ, ほか:性器ヘルペス 性感染症診断・治療ガイドライン2006. 日本性感染症学会雑誌, **17**, Suppl 1:44-47, 2006.
小坂 円:HSV-1, HSV-2抗体保有率の動向. 日本臨牀, **64**, Suppl 3:202-209, 2006.
新村眞人, ほか:ヘルペスカラーアトラス 単純ヘルペス(新村眞人ほか編), pp5-13, 臨床医薬研究協会, 2002.

1-5 サイトメガロウイルス肺炎

症例 50歳 男性

[臨床所見]

3年前に健康診断にて白血球増多を指摘. 骨髄細胞診, 染色体検査にて慢性骨髄性白血病と診断. 骨髄バンクにてHLA (human leukocyte antigen) 完全一致ドナーがみつかったため, 4カ月前に同種骨髄移植を施行. 骨髄生着は順調で, 急性GVHD (graft-versus-host disease) はみとめなかった. 移植後69日目に発熱, 咳嗽, 呼吸困難が出現した.

[血液検査]

WBC 5200/μl, RBC 306×10^6/μl, Hb 10.5g/dl, Hct 30.4%, Plt 0.5×10^4/μl, Alb 2.7g/dl, Cr 0.8mg/dl, BUN 15mg/dl, GOT 73 IU/l, GPT 97 IU/l, LDH 509 IU/l, T.Bil 3.0mg/dl, D.Bil 1.4mg/dl, CRP 0.3mg/dl.

[動脈血液ガス検査]

Room Airにて採取. pH 7.51, pO_2 70 mmHg, pCO_2 34mmHg, HCO_3^- 27mEq/l, BE 5mEq/l, O_2Sat 96%.

[画像診断]

胸部X線(写真1)

両肺野に間質陰影の増強をみとめる.

胸部CT(写真2)

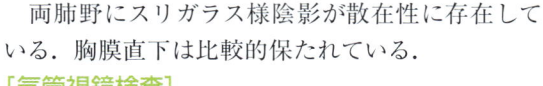

両肺野にスリガラス様陰影が散在性に存在している. 胸膜直下は比較的保たれている.

[気管視鏡検査]

肉眼的には, 気管支粘膜は正常であったが, 同時に採取した気管支肺胞洗浄液 (bronchioalveolar lavage:BAL) の細胞診にて封入体 (inclusion body) をみとめた(写真3). BAL液のウイルス培養にてサイトメガロウイルスが検出され, また, サイトメガロウイルス特異的プライマーを用いたPCR (polymerase chain reaction) にて, サイトメガロウイルス特異的DNAを検出した.

[臨床経過]

以上の検査結果より, サイトメガロウイルスによる間質性肺炎と診断した. 同日よりガンシクロビル, 免疫グロブリンの投与を開始したが, サイトメガロウイルス肺炎 (Cytomegalovirus (CMV) pneumonia) は改善せず, 21日後に呼吸不全にて死亡した.

[鑑別診断]

間質性肺炎の鑑別疾患としては以下のものがあげられる(名古屋骨髄移植グループ, 1985).

1) サイトメガロウイルス(神田, 1998)

骨髄移植に限らず, 移植治療の重大な合併症である. 肺をはじめとして, 腸管, 肝臓, 骨髄など広範な臓器に感染する. サイトメガロ抗原血症, PCR法を用いた特異的診断法が存在する.

2) ほかのウイルス疾患

インフルエンザウイルス, パラインフルエンザウイルス, RS (Respiratory Synctical) ウイルスなどのRNAウイルス, アデノウイルス, ヘルペスウイルス属などのDNAウイルスがあげられる. ヘルペス属は免疫抑制状態下でのウイルスの再活性化により肺炎が生じるが, ほかのウイルスは新規の感染症である. 特異的検査法が確立していないものが多く, 通常生前診断は困難である.

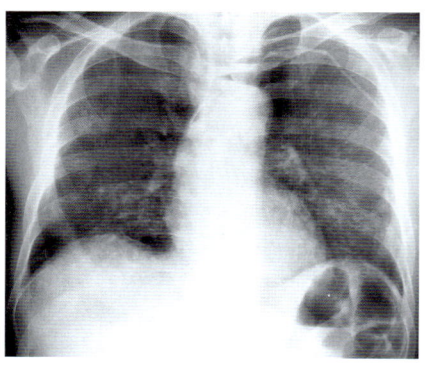

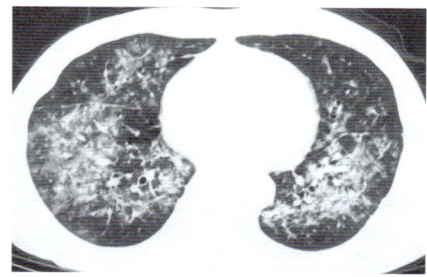

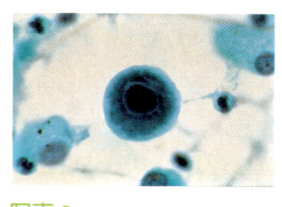

写真3
サイトメガロウイルス封入体をみとめる
(Papanicolaou染色, ×400)

写真2
写真1

3）カリニ肺炎

喀痰細胞診，喀痰のPCRなどの特異的検査が存在する．ST合剤による予防が確立されており，移植後の間質性肺炎の5％程度をしめるにすぎない．

4）薬剤

抗生剤（ミノマイシン，イミペナム，ニューキノロン），漢方薬（小柴胡湯），抗癌剤（メソトレキセート，ブスルファン，サイクロフォスファマイド，ブレオマイシン，インターフェロン）などがあげられる．病歴の正確な聴取が必要である．

5）特発性

上記のような明らかな原因を指摘できなかったもの．移植後の場合は，基本的には移植前治療によるregimen related toxicity（RRT）と考えられている．

[治療法]（Prentice，1997）

1）ステロイドパルス療法

CMV抗原による活性化されたT細胞が放出するサイトカイン，好中球の活性化を阻害することにより，CMV肺炎による組織障害を軽減すると考えられている．しかし，これまでに有効性を証明した臨床研究は存在しない．

2）ガンシクロビル

CMV治療における中心的抗ウイルス剤．CMV高力価グロブリンとの併用で良好な成績が得られている．しかし，静菌的作用しか有しないため，中止後の再燃が問題となる．

3）抗CMV高力価グロブリン

感染細胞表面のCMV抗原に結合して，T細胞の活性化を誘導すると考えられている．ガンシクロビルと併用されることが多い．

4）ホスカルネット

ガンシクロビルの次世代の抗ウイルス剤．

■上　昌広

[文献]

神田善伸：同種骨髄移植後の合併症の診断と治療．別冊・医学の歩み，血液疾患 Ver. 2, state of arts（溝口秀昭，平井久丸ほか編），pp432-435, 医歯薬出版，1998.

名古屋骨髄移植グループ：呼吸器合併症．造血幹細胞マニュアル（森下剛久，堀部敬三ほか編），pp197-215, 日本医学館，1995.

Prentice HG, Kho P：Clinical strategies for the management of cytomegalovirus infection and disease in allogeneic bone marrow transplant. *Bone Marrow Transplant*, **19**：135-142, 1997.

1-6　サイトメガロウイルス網膜炎

症例　29歳　男性

[臨床所見]

8カ月前に急性骨髄性白血病（AML（M2））と診断され，その5カ月後にallo末梢血幹細胞移植を施行．1カ月後には骨髄生検で生着が確認され，完全寛解となった．その頃，サイトメガロウイルス抗原血症（cytomegalovirus antigenemia：CMV-Ag）が高値となり，ガンシクロビル10mg/kg/日を開始したが，CMV-Agが陰性化したため1カ月で治療を中止した．その1カ月後，両眼視力低下を自覚し眼科を受診した．

[眼所見]

両眼矯正視力1.0．両眼の網膜血管周囲に滲出性病変と網膜出血がみられた（写真1）．

[検査所見]（CMV網膜炎発症時）

WBC 2500/μl, RBC 214×10^4/μl, Hb 7.4g/dl, Hct 21.4％, Plt 4.8×10^4/μl, TP 6.0 g/dl, Alb 3.9 g/dl, GOT 80 IU/l, GPT 256 IU/l, ALP 358 IU/l, BUN 9.2 mg/dl, Cre 0.47mg/dl, CRP 0.7mg/dl, IgM 22 mg/dl, IgG 779 mg/dl, IgA 37 mg/dl, CMV-Ag（2,6）．

[臨床経過]

典型的な眼底像とCMV-Ag陽性よりCMV網膜炎と診断した．ガンシクロビル点滴を再開し，CNV網膜炎はほぼ沈静化したが，その後，再発を繰り返した．AMLも半年後には再発が確認された．またガンシクロビルの副作用による顆粒球減少のため，全身投与を中止し，ガンシクロビル硝子体内注射を1〜2週間おきに両眼に行ったが，両眼とも網膜萎縮進行，また視神経萎縮となり，視力右手動弁，左光覚弁となった．AML再発半年後に全身状態悪化のため死亡した．

[眼底写真]

劇症／後極部血管炎型（本症，初診時）（写真1）
緩徐／周辺部顆粒型（写真2）
樹氷状血管炎型（写真3）

[治療]

抗CMV薬のガンシクロビルとホスカルネットが用いられている．全身治療と眼局所療法がある．

1．全身治療
1）ガンシクロビルあるいはホスカルネットの点滴
2）バルガンシクロビル（ガンシクロビルのプロドラッグ）の内服

2．眼局所療法：ガンシクロビル硝子体注射療法（写真4）

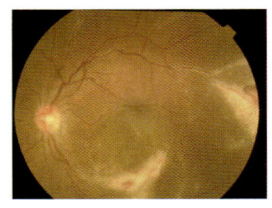

写真1　劇症/後極部血管炎型
白色滲出性病変が血管炎，網膜出血を伴い周囲に拡大していく．

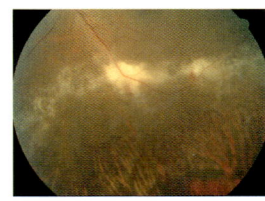

写真2　緩徐/周辺部顆粒型
白色顆粒状病変が周辺部網膜からゆっくりと扇型に広がる．

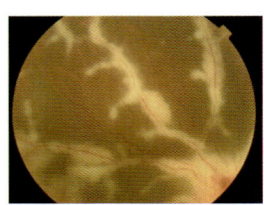

写真3　樹氷状血管炎型

[病理組織像]

CMV網膜炎の病理所見（写真5）

　CMV網膜炎は免疫抑制患者に起こりうる壊死性網膜炎で，臨床的には大半が劇症/後極部血管炎型（写真1）あるいは緩徐/周辺部顆粒型（写真2）の形をとるが，血管炎を主体とする場合もある（写真3）．治療により白色滲出斑は進行を止め，退色して萎縮巣にかわり鎮静化する．抗CMV治療なしあるいは免疫不全の改善がなければ失明に至る．網膜剝離を続発することがある．

　CMV網膜炎は特徴的な眼底所見から診断ができる．前房水，硝子体液のPCRでCMV genome陽性であること，CMV-Ag陽性であることが診断の助けになる．またAIDS患者ではCD4陽性細胞数が50個/μl以下に減少していることが多い．

　AIDS患者ではHAARTにより免疫能の回復が得られるため，CMV網膜炎の症例は以前に比べ減少しており，また進展を防ぐことができる．悪性腫瘍，骨髄移植患者などの治療中に発症するCMV網膜炎は治療に抵抗することがある．

■藤野雄次郎・蕪城俊克

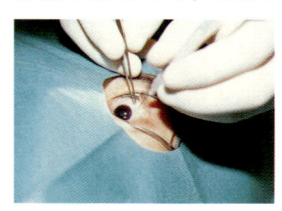

写真4　ガンシクロビル硝子体注射療法
硝子体に注射をしているところ．1週に1回の注射（1mg/50μl）を行う．

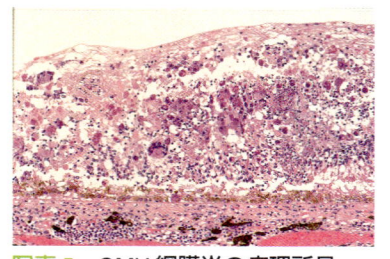

写真5　CMV網膜炎の病理所見
網膜は壊死に陥っており，層構造が失われている．感染細胞には「ふくろうの眼」とよばれる核内封入体がみられる．

1-7　進行性多巣性白質脳症

症例　35歳　男性

[臨床所見]

　血友病Aがあり第8因子製剤にて治療されていた．1986年（26歳）にHIV抗体陽性判明．このときのCD4陽性Tリンパ球数（CD4）は246/μlであった．以後抗HIV療法（ddI）を施行するもCD4は徐々に低下していった．1995年1月には口腔カンジダ症が出現しCD4は27/μlであった．4月より話していることのつじつまが合わない，言葉が出ない，思考力の低下がみとめられ，精査のため入院となった．発熱なし．

[神経学的所見]

　意識は清明だが痴呆（長谷川式にて2点）．失読，右半側空間失認，顔面神経麻痺などがみとめられた．髄膜刺激症状なし．

[血液検査]

　WBC 1770/μl, RBC 454×10^4/μl, Plt 8.5×10^4/μl, PT 87％, APTT 49.5s, AST 79 IU/l, ALT 131IU/l, CRP 0.1mg/dl, CD4 14/μl.

[脳脊髄液検査]

　比重1.006，細胞数1/3，蛋白16mg/dl，糖68mg/dl，JC virusのPCR陽性．

[画像診断・MRI]（写真1，国立感染症研究所ハンセン病研究センター　星野仁彦博士原図）

　症例6月のMRI．T_1強調画像（写真1A）にて低

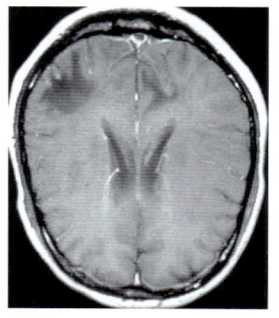

写真1A　　**写真1B**

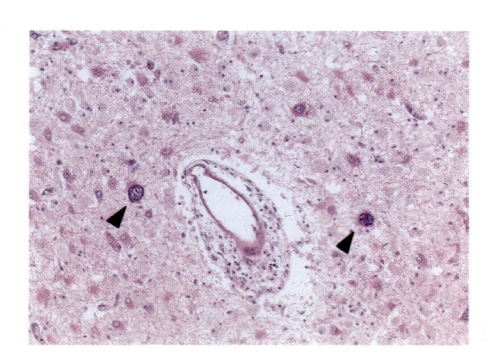

写真2A

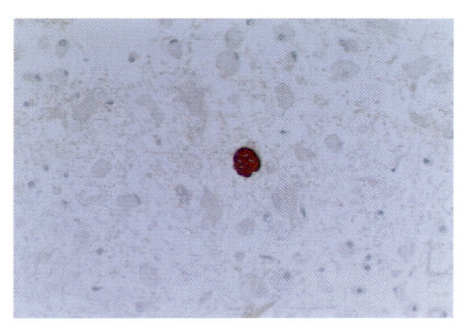

写真2B

信号，T₂強調画像（写真1B）にて高信号領域が多発（T₂強調画像の方が病変の範囲は明らかである）．病変は左頭頂葉から後頭葉にかけて，ほかに右後頭葉，左側頭葉に存在．病変はおもに皮質を残し皮質下に存在する．T₁強調画像はガドリニウムにて造影しているが，明らかな造影効果はない．

[病理組織像]（写真2，国立感染症研究所感染病理部 片野晴隆博士原図）

肉眼所見では脳の皮質は保たれており．割面には斑状の脱髄所見がみられる．組織学的には脱髄巣にクロマチンに富む大きな核をもったoligodendrocyteがみられ．周囲には肥大したastrocyteやmacrophageがみられる．

写真2A：HE染色．荒廃した大脳白質内にfoam cellの増生と血管周囲のリンパ球浸潤をみとめる．腫大したoligodendrocyteまたはastrocyteの核内には好塩基性の核内封入体（矢印）がみられ

る．

写真2B：JC virus特異抗体による免疫染色．oligodendrocyteまたはastrocyteの核内封入体に一致して染色されている．

[診断]

臨床所見から診断されることが多い．確定診断は脳生検による病理診断である．治療法の確立したものがないため，症状と画像から臨床診断されることが多い（この場合MRIの所見は必須である）．脳脊髄液からのJC virusのDNAの検出は有力な情報である．

[治療]

JC virusはパポバウイルス科・ポリオーマウイルス属であり，環状2本鎖DNAを保有し，エンベロープをもたない正20面体，直径50mm前後のウイルスである．JC virusは病原性の強いウイルスではなく，健常高齢者の尿から検出される．日本人の中年層では約70％が抗体陽性であると報告されている．

JC virusに対して有効な抗ウイルス薬はない．インターフェロン-αやcytarabineやcidofovirが有効であったとの報告もあるが無効例も多い．発症の原因の一つが免疫機能の破綻であるため，免疫機能の回復による疾患の改善は期待できる．

[疾患の特徴]

進行性多巣性白質脳症（PML）はJC virusにより脳に脱髄を生じる疾患である．JC virusは脳鞘を形成するoligodendrocyteに感染し，脳髄性病変が形成される．ウイルス感染症だが臨床像において感染症的特徴は乏しく，脱髄性疾患としての所見が中心である．悪性疾患（Hodgkin病・慢性リンパ性白血病など），自己免疫疾患などの免疫機能低下が背景として存在する．疾患の予後は不良であり進行例は6カ月以内に死に至る．この症例では発症から約7カ月の経過にて死亡した（写真3，症例8月のMRI T₂の強調画像所見．脱髄巣は拡大している）．免疫不全状態の程度が軽度であれば緩徐に進行してゆく症例もある．近年HIV感染症に合併することが知られており，AIDSの診断基準の一つである．HIV/AIDSでのPMLは，CD4数が50/μl未満の末期の状態で発症してくる日和見感染症であり，治療法がみとめられなかった．しかし最近では多剤併用による強力な抗HIV療法によりCD4数の著明な回復がみとめられ，それとともにPMLの改善もみられる症例が多くみとめられている．これはPMLという疾患において免疫機能がい

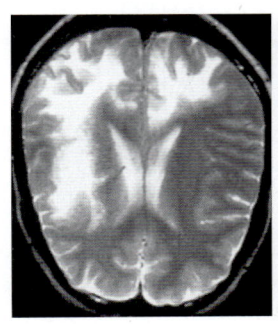

写真3 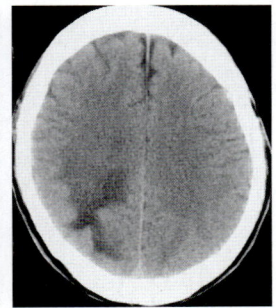　　　　写真4

かに重要であるかを示している．また現在では，強力な抗HIV療法を開始後に免疫再構築として病変が悪化することもあり，AIDS患者のPMLは生命予後は改善しているが，QOLが廃絶する場合もあり，問題となっている．

■立川夏夫

[文献]
長嶋和郎：ポリオーマウイルス．最新内科学大系，感染症1（井村裕夫ほか編），pp 112-125，中山書店，1994．
Totnatore C, Amemiya K, et al: JC virus. Current concepts and controversies in the molecular virology and pathogenesis of progressive multifocal leukoencephalopathy. *Reviews in Medical Virology*, 4: 197-219, 1994.

B　リケッチア感染症

1-8　つつが虫病

症例　68歳　男性　農業

[現病歴]
10月16日に頭痛，熱感を自覚．その後発熱，頭痛，咽頭痛がつづき，4日後（第5病日）に胸部に散在性の小紅斑状の発疹が出現．近医で治療を受けたが高熱持続し，発疹も全身に拡大したので，10月26日（第11病日）S内科を受診，入院となった．患者は10月1日ころ稲刈りをした．

[身体所見]
体温38.6℃，脈拍110，血圧130/72mmHg，意識清明，顔面・躯幹に散在性の発疹（＋）（写真1A）．右腋窩後部に径約10mmで黒色痂皮に被われ，周囲に発赤を伴う潰瘍（刺し口）（写真1A）．

頭部：眼瞼結膜充血（＋），咽頭発赤（＋）．
胸部：心・肺に異常所見なし，両腋窩リンパ節腫脹．
腹部：超音波検査で軽度の肝・脾腫をみとめた．
下肢：浮腫（－），腱反射正常．

[臨床検査所見]（表1）
白血球数は8000，分類では好中球増加を示した．血小板は軽度に減少．赤沈は正常．CRPは強陽性，肝機能ではAST，ALT，LDHが中等度に上昇．

[病原学的検査所見]（表2）
以上の所見からつつが虫病を疑い，診断確定のため *Orientia tsutsugamushi*（以下 *O.t.* と略）（写真2）に対する特異抗体を測定した．その結果，IgM抗体は検査した5株の *O.t.* 抗原のうち，GilliamとIrie株を除く3株の抗原に対して陽性であったが，抗体価がHirano株抗原に対して1：

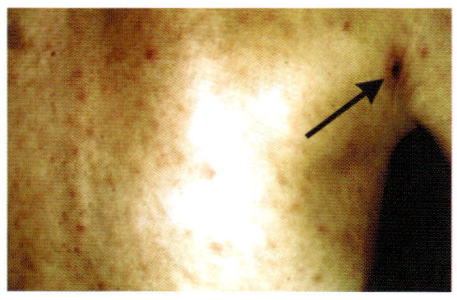

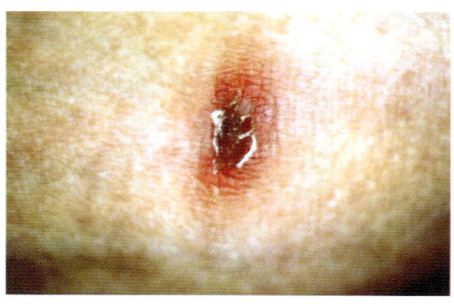

写真1A
発疹（径5〜10mm，不規則で紅色の斑丘疹，おもに躯幹に散在する）と刺し口（矢印）．

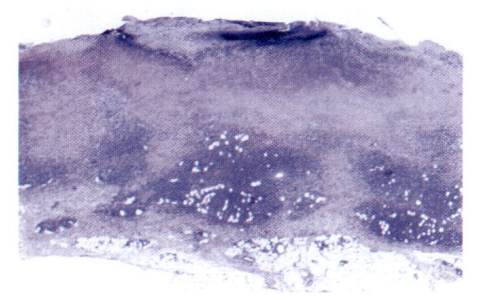

写真1B
Karp型の *O.t.* 感染によるつつが虫病症例の刺し口（写真1B，1C，1D：横浜市善利クリニック　善利昌子博士提供）．

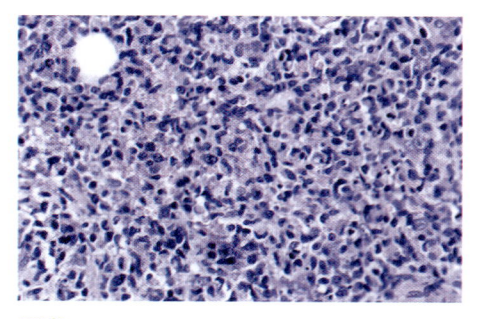

写真1C
写真1B例の刺し口の病理組織所見．表皮部の壊死と皮内，皮下の細胞浸潤．

写真1D
写真1C部分の拡大．単核細胞の浸潤を示す．

320と最も高く，この型の O.t. の感染と診断された．IgG 抗体は Irie 株以外の 4 抗原で陽性であった．同時に測定した PCR 法による血中 O.t. DNA も陽性であった．*Rickettsia japonica* に対する抗体は陰性であった．

表1 臨床検査所見

末梢血		血液生化学	
赤血球（/μl）	448 × 10⁴	AST（IU/l）	373
Hb（g/dl）	15.1	ALT	232
白血球（/μl）	8000	LDH	1312
好中球（%）	75.9	γGTP	289
リンパ球（%）	16.7	Alp	513
単球（%）	6.7	血清学	
好酸球（%）	0.1	CRP（mg/dl）	12.5
好塩基球（%）	0.6	HBs 抗原	（−）
血小板（/μl）	8.7 × 10⁴	HCV 抗体	（−）
赤沈（1h/2h）	5/20	胸部 X 線写真	異常なし
		心電図	異常なし

白血球数は初期には減少することが多い．白血球分類では初期には好中球増多，回復期にはリンパ球増多を示す．異型リンパ球も出現する．
血小板減少も比較的多くみられ，重症化すると高度となる．

表2 抗 *O.tsutsugamushi* 抗体価[1]

抗原株[2]	IgM	IgG
Karp	1 : 80	1 : 320
Kato	1 : 80	1 : 320
Gilliam	<1 : 40	1 : 40
Hirano（または Kuroki）	1 : 320	1 : 320
Irie（または Kawasaki）	<1 : 40	<1 : 40

1) 間接蛍光抗体法で測定．
2) *O.t.* は株間で抗原性の差が大きいので，日本では表5に示す5株を抗原として用いる．感染リケッチアと同一の型の抗原に対する抗体値が最も高くなる．発病早期ではとくに差が大きい．IgM 抗体の証明あるいは急性期と回復期の抗体価で4倍以上の上昇があれば陽性とする．

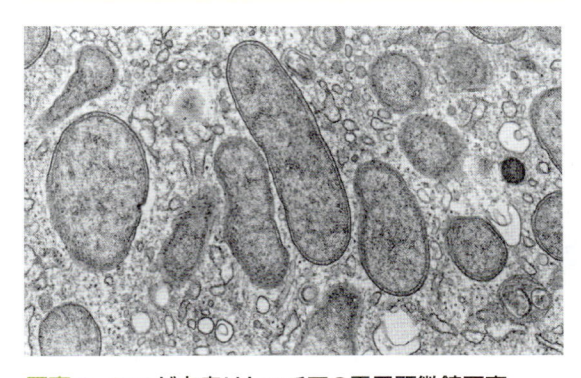

写真2 つつが虫病リケッチアの電子顕微鏡写真

O.t. はグラム陰性の偏性細胞内寄生細菌である．他のリケッチアとは細胞壁の構造，16SrRNA の配列が異なるため，オリエンチア属に分類されている（新潟薬科大学 浦上弘博士提供）．

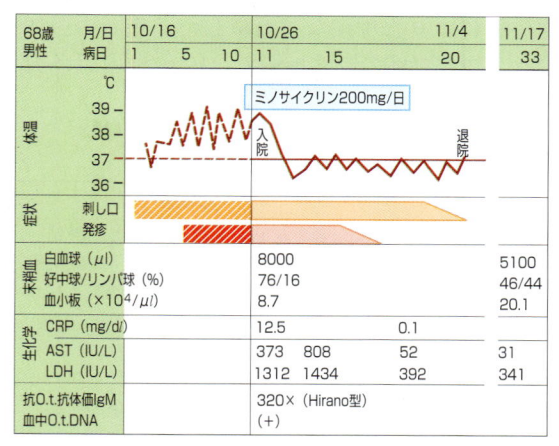

図1 つつが虫病患者の臨床経過
（症例は大分県竹田市 志賀耕二博士提供）

[経過]（図1）

入院後，ただちに第一選択薬であるテトラサイクリン系のミノサイクリン100mg の点滴静注を開始（第1日目は朝夕2回，その後は1回）．治療開始後すみやかに解熱し，諸症状は軽快したので，9日目に退院した．約1カ月後の検査所見はすべて正常であった．

本例は臨床症状と抗 *O.t.* 抗体陽性によりつつが虫病と診断された．しかし，11病日とかなり遅れて受診したため重症になっており，DIC の合併にまでは至らなかったが軽度の血小板減少，赤沈遅延の傾向を示していた．感染した *O.t.* は Hirano 型（Kuroki 型と同型）で，新型つつが虫病リケッチアの中では軽症型であるが，それでも治療開始が遅れると重症化を免れない．重症型の *O.t.* 感染の場合は，より急激に DIC を発症するので，早期診断が重要である．本例はミノサイクリン静

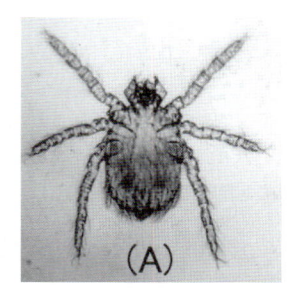

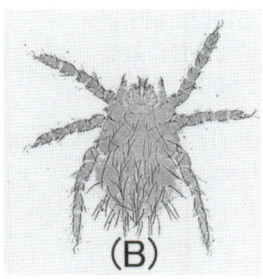

写真3 A：フトゲツツガムシ，B：タテツツガムシ

日本の *O.t.* の主要媒介種．ツツガムシは体長0.2〜0.3mm で草原や薮の土中に生息し，脱皮を重ねて成虫になる．幼虫は秋または春に地表に出て，野ネズミや鳥に吸着して組織液を吸う．ヒトがこの時期にムシの生息地域に立ち入ると感染する．フトゲツツガムシは強毒型，タテツツガムシは弱毒型の *O.t.* を保有する．

脈注射により合併症なく治癒した．患者の居住地はつつが虫病の浸淫地域で，10～11月は多発時期である．

表3　鑑別診断

疾患	鑑別点
1) 伝染性単核球症	全身リンパ節腫脹高度，血液所見
2) 敗血症	血液細菌培養，白血球像，基礎疾患
3) 日本紅斑熱	刺し口が小さい，発疹が手掌にも出現
4) レプトスピラ病	筋肉痛，眼球結膜充血が高度，黄疸，出血，腎障害が高度
5) 無菌性髄膜炎	発疹の性状，意識障害
6) 風疹などのウイルス感染症	年齢，リンパ節腫脹，発疹の性状
7) 薬疹・中毒疹	薬剤使用歴

発病初期は発熱，発疹を示す急性疾患が鑑別の対象となる．刺し口の所属あるいは全身のリンパ節腫脹も多い．重症化すると出血傾向，意識障害，ショック，その他の臓器障害を示すようになるので，診断する病日や重症度によって鑑別診断の対象となる疾患も異なる．日本紅斑熱とは症状だけでは鑑別が困難なことが多い．

以下，つつが虫病について臨床的事項を中心に解説する．

[概念・疫学]

つつが虫病はO.t.（写真3）による急性発疹性感染症である．日本における最近の届出患者数は年間約300名で，発生地域は北海道と沖縄を除く全国に及んでいる．海外では韓国，中国，東南アジアで多発している．

[病理組織所見・病態]

O.t.はこれを保有するツツガムシの幼虫（写真3）が皮膚に吸着して組織液を吸うときに皮内に侵入・感染して局所に炎症を起こし，刺し口を形成する．組織学的には単核細胞を主体とする細胞浸潤をみとめる（写真1A～1D）．ついで血行性に全身に広がり細小血管内皮細胞に感染し，血管炎と血管周囲炎を起こし，脳，心，肺，肝，腎など諸臓器の障害を起こす．TNFα，IL-1などの炎症性サイトカイン産生状況が重症度と関連するといわれる．

表4　つつが虫病の重症例の症状・合併症

症状	関連病態	発生状況
出血傾向	播種性血管内凝固症候群（DIC）	重症型では進行すると頻発するが，軽症型ではまれ
意識障害，頭痛	髄膜炎・脳炎	両型ともに発症
咳嗽 呼吸困難	間質性肺炎，（急性呼吸促迫症候群（ARDS））	ARDSは重症例でDICを伴う例が多い．軽症型では咳嗽など上気道症状を示すことがある
尿量減少など	間質性腎炎，腎不全	DICを伴う重症型で発症
頻脈，低血圧	心筋炎（循環不全）	軽症型でも高齢者，基礎疾患があると発生しやすい
その他	電解質異常（低ナトリウム血症）	軽症型で報告がある

表5　つつが虫病の臨床像による病型と病原学的ならびに疫学的特徴

分類		重症型	重症型	軽症型
歴史的分類		古典型つつが虫病	新型つつが虫病	新型つつが虫病
媒介ツツガムシ		アカツツガムシ	フトゲツツガムシ	タテツツガムシ
病原リケッチア	血清型	Kato	Gilliam, Karp	Kawasaki, Kuroki
	マウス病原性	強毒	強毒	弱毒
臨床	重症例の頻度	高い	高い	やや低い
	重症時のDIC合併頻度	高い	高い	低い
	死亡率	約35％[1]	死亡例あり	ほとんど0(?)
疫学	発生地域[2]	新潟，秋田，山形	本州，四国の大部分	九州，関東，東海，北陸（富山，福井）
	発生時期	6～8月	10～12月，3～5月	10～12月，3～5月
	感染場所	河川敷	林，畑，草原	林，畑，草原

1) 抗菌薬使用以前の報告による．
2) 発生地域（媒介ツツガムシの分布域）：地域によっては複数種のツツガムシが分布することや，上記以外の種がみとめられることもあるので，厳密なものではない．

1-9 日本紅斑熱

[臨床症状・経過・合併症]

定型的な症状は急激に発病する発熱, 頭痛, 発疹ならびに刺し口の形成である. 鑑別すべき疾患を表3に示した. まれに急激に悪化する例もあるが, 一般に早期に適切な治療がなされれば4週前後で治癒する. しかし, 治療が7病日より遅れると, 種々の臓器障害を起こして重症化し, 経過も遷延する. その際の症状, 合併症を表4に示した. もっとも重篤なものは播種性血管内凝固症候群(DIC)である. 進行すると致死的である. そのほか, 無菌性髄膜炎・脳炎, 間質性肺炎, 心筋障害, 肝障害, 腎障害を起こす(表4).

[臨床像とO.t.の病原性]

つつが虫病を媒介するツツガムシではその種によって保有するO.t.の血清型は一定している.

つつが虫病の臨床的な重症度とこれらO.t.の血清型の関連を検討すると, 相対的なものではあるが, 日本のつつが虫病は重症型と軽症型に分けることができる(表5).

すなわち, アカツツガムシが保有するKato型(いわゆる古典型)と, 新型つつが虫病のなかでフトゲツツガムシが媒介するGilliam型とKarp型によるものは重症型で, 新型つつが虫病のうちタテツツガムシが媒介するKawasaki型とKuroki型によるものは軽症型である.

重症型はDICを合併して重症となる頻度が高く, 死亡例も検索した範囲ではこの型の感染によるものであった.

[治療]

治療はミノサイクリン(テトラサイクリン系抗菌薬)をできるだけ早期に使用することにつきる. 耐性菌の報告はあるが, きわめてまれと考えられる. 重症例の治療には補助療法も重要であり, エンドトキシンカラムの治療効果なども報告されている.

　　　　　　　　　　　　　　　　■橘　宣祥

[文献]

Tamura A: Microbiological aspects of *Rickettsia tsutsugamushi*. In: Tsutsugamushi disease (Kawamura A, et al eds), pp35-103, 1995.

橘　宣祥：リケッチア症. 最新内科学大系, 感染症3, 真菌・寄生虫感染症(井村裕夫ほか編), pp29-50, 中山書店, 1994.

橘　宣祥・長友安弘・岡山昭彦：新型つつが虫病. 別冊日本臨床, 呼吸器症候群, 1：242-245, 2008.

橘　宣祥, 岡山昭彦：つつが虫病. 日本臨牀, 増刊号, 208-211, 2007.

症例　78歳　女性　農家主婦

[現病歴]

4月22日早朝より頭痛, 37.5℃前後の発熱あり, 全身倦怠感著明であるが自宅で様子をみていた. 23日急激な全身状態の悪化をきたし, 食事, 水分摂取もできなくなり, 意識朦朧となり, 24日家人により当院に搬入された. 4月18日と19日に自宅近くでタケノコ掘りの農作業をした.

[身体所見]

体温39.4℃, 血圧80mmHg(触診), 脈拍104/分, 意識状態は傾眠で呼び名にやっと答える. 手足の筋肉は不規則な痙攣を繰り返していた. 全身皮膚に多数の米粒大から小豆大の紅斑をみ

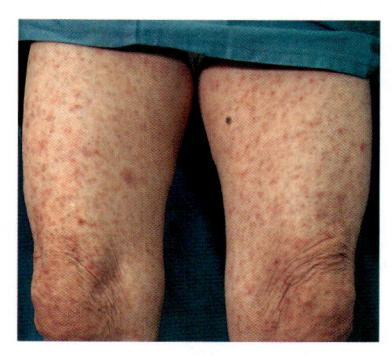

写真1　日本紅斑熱の皮疹
米粒大から小豆大の辺縁が不整形の紅斑で, 掻痒感, 疼痛がない. ガラス圧により消退するが一部は出血性になっている. 発疹は全身にみられるが手足などの末梢部に多い傾向にあり, 発熱時には潮紅する.

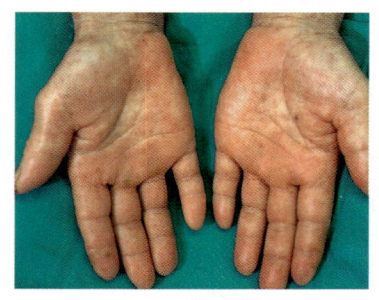

写真2　手掌部紅斑
本症の特徴的な所見であるが, 2〜3日で消退するので注意を要する.

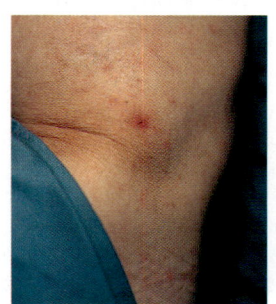

写真3　マダニによる刺し口
日本紅斑熱の刺し口は5〜10mmの赤く円い硬結で中心部に膿ほう状またはすり鉢状の黒色痂皮を認める.

とめる(写真1).紅斑は全身にみられるが手足などの末梢部に多い傾向にあり,発熱時には潮紅する.手掌部,足底部にも紅斑をみとめる(写真2).左腰部にマダニによる刺し口あり(写真3).

顔面:眼瞼浮腫と結膜充血,舌には舌苔をみとめる.胸部:心・肺ともに異常所見なし.腹部:超音波検査では肝臓・脾臓の腫大はみとめない.下肢:浮腫(−),上記紅斑が多数みられる.

[臨床検査所見](表1)

一般尿検査では,蛋白,潜血軽度陽性.血液検査では,赤沈の中等度亢進,白血球数減少傾向,比較的好中球増多と核の左方移動,血小板減少,CRP強陽性,トランスアミナーゼの上昇がみられる.また,病初期の尿所見から尿路感染症との鑑別が必要とされた.皮膚生検では紅斑部の壊死性血管炎の病変を示した.

[確定診断]

1)特異的血清診断:*Rickettsia japonica*に対するIgM抗体を間接免疫ペルオキシダーゼ法(IP法)で検出した(表2).

2)患者血液より*R. japonica*を分離した(写真4).

[治療・経過](図1)

高熱,発疹,刺し口の3徴候から,日本紅斑熱と診断.さらに感染によるショック状態と考えられた.ただちにミノマイシン100mg×2回/日の点滴静注,脱水症に対する補液およびステロイド剤,昇圧剤などの治療を開始した.入院2日目,3日目と解熱改善傾向をみたが,4日目より再び発熱,全身状態が悪化した.そこでニューキノロン(シプロキサン300mg/日,経口投与)を併用したところ改善をみた.

[疫学]

患者の居住地区,感染時期(徳島では,4〜11月に日本紅斑熱,12〜2月につつが虫病が発生)などから本症例の診断は容易であった.しかし,本症例のように重症化した症例では診断の遅れは重大な結果を招きかねないので,日頃から発生情報などに注意しておく必要がある.本症の媒介動物は複数のマダニと目されていたが,本患者の立ち入った竹藪の疫学調査でキチマダニ(写真5)の幼虫から病原リケッチアが分離された.

[鑑別診断]

日本紅斑熱とつつが虫病の臨床所見比較を表3

表1 日本紅斑熱の臨床検査成績

検査項目	4/24	4/30	5/07
白血球 (/μl)	6330	6570	3610
赤血球 (×10^6/μl)	437	360	338
ヘモグロビン (g/dl)	13.5	10.8	10.3
好中球 (%)	92.0	46.6	37.1
単球 (%)	1.0	5.0	5.8
リンパ球 (%)	6.0	45.8	54.3
血小板 (×10^4/μl)	7.4	22.2	28.1
CRP (mg/dl)	17.5	4.6	0.5
GOT (IU/l)	92	135	62
GPT (IU/l)	48	112	67
LDH (IU/l)	983	676	507
T.P. (g/dl)	6.8	5.6	6.2

表2 日本紅斑熱の血清学的診断

Weil-Felix 反応			
	OX2	OX19	OXK
4/24	< 20	< 20	< 20
4/30	320	< 20	< 20

間接免疫ペルオキシダーゼ法 (IP)					
		Gilliam	Karp	R. japonica	Q熱
4/24	IgG	< 40	< 40	< 40	< 40
	IgM	< 40	< 40	< 40	< 40
4/30	IgG	< 40	< 40	40	< 40
	IgM	< 40	< 40	1280	< 40

Weil-Felix反応は,つつが虫病ではOXKが陽性,紅斑熱群ではOX2またはOX19が陽性となる.日本紅斑熱ではOX2陽性となることが多い.IP反応では,代表的なつつが虫リケッチアである*Gilliam*株,*Karp*株には陰性で,*R. japonica*が陽性を示し確定診となった.

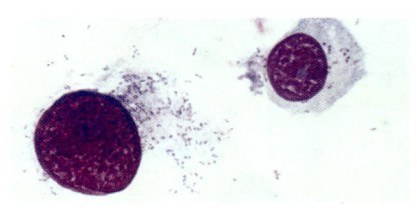

写真4 病原体 *Rickettsia japonica*
A:桿状ないし単桿状のグラム陰性細菌で,宿主細胞では細胞質内だけでなく核内でも増殖する.Vero, L, BS-C-1細胞などで良い増殖を示す.(ギムザ染色,×330)(写真提供:大原研究所 藤田博己博士)
B:紅斑熱群リケッチアの特徴である電子密度の低いhalo zone (Hz)で覆われている.細胞壁(Cw)および細胞膜(Cm)がよく区別されて観察される.(写真提供:福井大学 矢野泰弘博士)

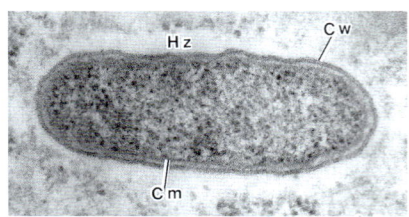

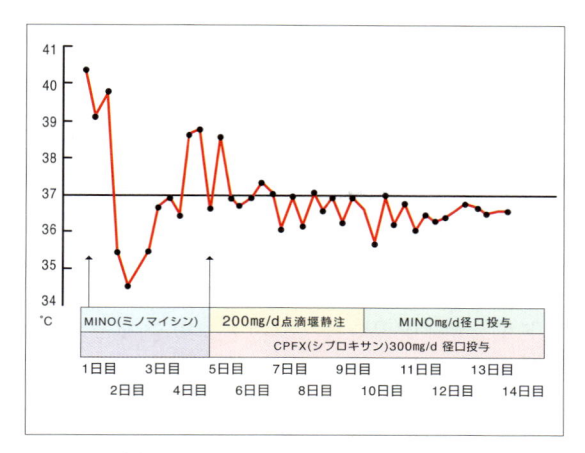

図1 日本紅斑熱の熱型・治療経過

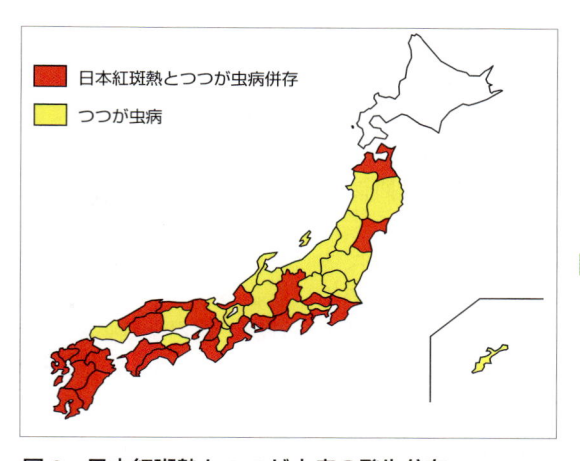

図2 日本紅斑熱とつつが虫病の発生分布
日本紅斑熱の発生地はつつが虫病の発生地と一致している（2009年9月6日）．

に示す．このほか，麻疹・風疹などのウイルス性発疹性疾患，薬疹，リンパ節腫脹をきたす疾患，肺炎や脳炎の原因疾患なども鑑別疾患として考慮する．

[まとめ]

日本紅斑熱は，マダニにより媒介されるリケッチア感染症である．高熱，紅斑，刺し口を3徴候とする急性熱性発疹症であるが，現在汎用されている抗菌薬の多くがまったく無効であるため，注意を要する．近年発生数や発生地域も増加拡大の傾向にあり，重症例や死亡例も報告されるなど，第一線の医師は，原因不明の発疹と高熱のある症例ではリケッチア症を疑い，適切な抗生剤を早期に投与することが肝要である．

解説

[疫学]

日本紅斑熱（Japanese spotted fever）は，1984年に馬原ら（1985）により初めてその存在が明らかになった紅斑熱群リケッチア感染症である．日本紅斑熱の病原体は1992年国際規約に基づき *Rickettsia japonica* とされた（Uchida et al, 1992）．発生数は希少感染症として研究者の間で集計されていたが，1999年の「感染症の予防及び感染症の患者に対する医療に関する法律」感染

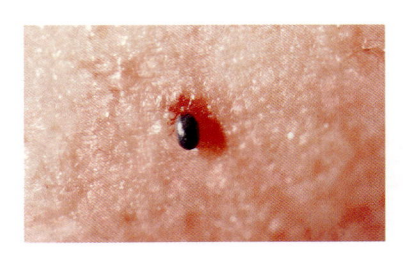

写真5 日本紅斑熱の媒介マダニ
人に刺咬するキチマダニ．

症法により，診断した医師はただちに届け出る義務が生じた．第4類届け出感染症の発生報告数ではつつが虫病，レジオネラについで多く報告されている．発生地域は，つつが虫病は北海道を除く日本全域，日本紅斑熱は九州・四国，本州では関東以西の比較的温暖な太平洋岸沿いに多く報告されていたが，近年，日本海側，東北地方でも発生が確認されている（**図2**）．発生時期は春先から晩秋．好発時期はダニの植生や人とダニとの接触の機会などの地域特性により異なる．

[臨床診断]

診断へのアプローチ：リケッチア症は，病原リケッチアを保有したマダニ類が皮膚を刺咬することにより感染する．したがって，野山や田畑への立ち入りの既往を注意深く聞くことが診断の第一歩である．

潜伏期間：マダニ刺咬後2～10日．

臨床症状：2～3日不明熱が続いたのち，頭痛，発熱，悪寒戦慄をもって急激に発症する．他覚所見には，高熱，紅斑，刺し口が3徴候である．

[熱型]

急性期には39～40℃以上の弛張熱が多く，悪寒戦慄を伴う．重症例では40℃以上の高熱が稽留する．

[発疹]

2～3日不明熱が続いたのち，高熱とともに手足，手掌，顔面に米粒大から小豆大の，辺縁が不整形の紅斑が多数出現する．搔痒感，疼痛がないのが特徴的．発疹はすみやかに全身に広がるが，手足などの末梢部にやや多い傾向にあり，発熱時には増強する．手掌部の紅斑はつつが虫病では見

られない紅斑熱に特徴的な重要な所見であるが，初期の2～3日ですみやかに消退するので注意を要する．重症化した症例では，発疹は全身に広がり，しだいに出血性となり，治療による解熱後も1～2カ月間褐色の色素沈着が遺残する．

[刺し口]

ほとんどの症例でみとめられる．刺し口をみつけると臨床的な決め手になるので，下着で覆われたところや毛髪部位も注意深く観察する必要がある．日本紅斑熱の刺し口は，定型的には5～10mmの赤く円い硬結で，中心部に潰瘍もしくは黒い痂皮を有する．そのほか，つつが虫病では，所属リンパ節の腫脹，圧痛や全身のリンパ節腫脹がほぼ全例にみられるが，日本紅斑熱ではみとめられないことが多い．

[臨床検査・血清診断]

一般尿検査では，蛋白，潜血軽度陽性．血液検査では，赤沈の中等度亢進，白血球数減少傾向と異型リンパの出現（つつが虫病でこの傾向が強い），比較的好中球増多と核の左方移動，血小板減少，CRP強陽性，トランスアミナーゼの上昇がみられ，重症例ではDICとなる．本症に特徴的な一般検査所見はないが，臨床症状に比してCRP強陽性，血小板減少が著明なときには本症を疑う．重症例ではDICとなる．また，病初期の尿所見から尿路感染症との鑑別が必要である．特異的血清診断は間接免疫ペルオキシダーゼ法（IP），または間接免疫蛍光抗体法（IFA）を行い，抗体価の有意上昇を証明する．これらの検査は一般の検査センターの検査項目には入っていないので，研究機関もしくは各県の環境保健センターもしくは保健所に相談する．近年，患者の急性期血液を検査材料としたDNA診断（PCR法）も可能となってきている．また，皮膚生検による酵素抗体法が迅速診断として視野に入りつつある．Weil-Felix反応は非特異的反応であるので，上記特異的反応で再確認する必要がある．

[治療]

ドキシサイクリンやミノサイクリンなどのTC系薬剤が第一選択薬．ペニシリン系，セフェム系，アミノグリコシド系薬剤などはリケッチア症にはまったく無効である．ニューキノロン薬はつつが虫病リケッチアには感受性はないが，日本紅斑熱リケッチアには感受性を有している．近年，日本紅斑熱による重症例や死亡例が報告されており，臨床的に日本紅斑熱と診断した場合には「テトラサイクリンを第一選択薬とするが，1日の最高体温39℃以上の症例では，ただちにテトラサイクリン薬とニューキノロン薬による併用療法を行う」とすることを提唱している（Mahara, 2006, 馬原, 2008）．

[媒介動物]

病原リケッチアは，代々経卵伝搬によりダニ類の体内で受け継がれている．日本において紅斑熱群に属するリケッチアは*R. japonica*のほかに，*R. helvetica*，*R. heilongjiangensis*などがマダニから分離され，日本紅斑熱の媒介者としてはキチマダニ（*Haemaphysalis flava*），フタトゲチマダニ（*H. longicornis*），ヤマアラシチマダニ（*H. hystricis*）が確定している．

表3 日本紅斑熱とつつが虫病の臨床所見比較

		日本紅斑熱	つつが虫病
媒介動物		マダニ（キチマダニ，フタトゲチマダニ，ヤマアラシチマダニ）	ツツガムシ（アカツツガムシ，フトゲツツガムシ，タテツツガムシ）
発生地		九州，四国，本州では関東以西の比較的温暖な太平洋岸沿い．近年，日本海側，東北地方でも発生	北海道を除く日本全域
発生時期		4～11月（夏と秋に多い）	春から翌春：東北，北陸，山陰 秋から冬：関東以西の西日本
潜伏期		2～10日くらい	10日前後
刺し口	有無	ほぼ全例でみられる	ほぼ全例でみられる
	形状	5～10mmの発赤と，中心部の2～3mmの黒い痂皮	10mm前後の中央部の黒色痂皮と周囲の発赤
発疹	分布	手足，末梢部から体幹部へ．手掌部の紅斑は特徴的	体幹部，顔面から全身へ．手掌部はみられない
	性状	米粒大から小豆大の不整形の紅斑 3～5日で出血性になる	斑紋状，麻疹様，ときに丘疹状，やや淡い紅斑 出血性となることは少ない
その他		紅斑熱様顔貌，リンパ節腫脹はみられないことが多い	リンパ節腫脹，肝脾の腫大は大多数でみられる

[予後]

日本紅斑熱は2001年に初めて死亡例が報告されて以来，重症例や死亡例が散発している．リケッチア症で重症化，死亡の原因のほとんどは治療の遅れによるDIC，多臓器不全であり，血清学的な診断を待たずに早期からの有効治療が必要である．日本紅斑熱の死亡例は，救急搬入後，数時間で死亡しており，重症例ではテトラサイクリン系薬とニューキノロン系薬による併用療法をただちに行うことが肝要である．

原因の究明に際して，野山での野外活動の有無，ダニ類との接触の可能性について注意深く聞く．紅斑のある症例では麻疹，風疹などとの鑑別診断が必要であるが，日常診療のなかで，治療の遅れにより重大な結果を招く病気として，つねに本症を念頭においておくことが必要である．

■馬原文彦

[文献]

馬原文彦，ほか：わが国初の紅斑熱リケッチア感染症．感染症学雑誌, **59**：1165-1172, 1985.
Mahara F：Synopses, Japanese Spotted Fever. Report of 31 cases and review of the literature. *Emerg Infect Dis*, **3**：105-111, 1997.
Mahara F：Rickettsioses in Japan and the far east. *Ann N Y Acad Sci*, **1078**：60-73, 2006.
馬原文彦：リケッチア感染症．最新医学, **63**：192-214, 2008.
Uchida T, et al：*Rickettsia japonica* sp nov, the etiological agent of spotted fever group rickettsiosis in Japan. *Int J Syst Bacteriol*, **42**：303-305, 1992.

C 細菌感染症

1-10 肺炎

症例　48歳　女性

[家族歴・既往歴]

特記すべき疾患なし．

[現病歴]

2月14日より咳嗽，37℃台の発熱が出現．仕事が忙しく市販の感冒薬を内服して経過をみていたところ，黄色痰，39℃台の発熱をみとめるようになり，2月20日来院．

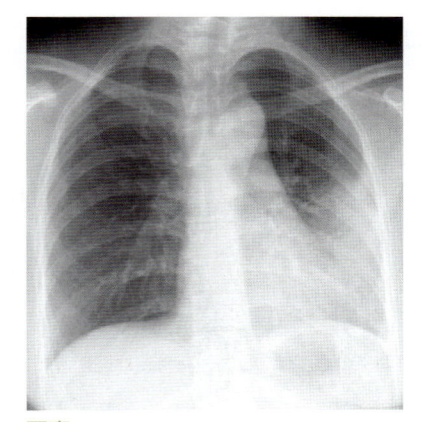

写真1

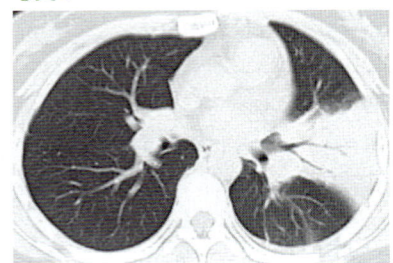

写真2

表1　成人市中肺炎における原因微生物の頻度

病原微生物	5大学病院と関連病院[1]	基幹病院	大学病院		診療所	欧州10カ国26研究[2]
	入院	入院	入院	外来	外来	入院
	232例	350例	372例	90例	168例	5961例
肺炎球菌	24.9	53.5	26.3	12.3	24	28
インフルエンザ菌	18.8	8.3	13.0	4.7	15.6	4
マイコプラズマ菌*	5.2	15.4	9.3	27.4	16.2	8
クラミジア・ニューモニエ*	6.6	4.7	6.8	11.3	27.3	12
レジオネラ*	3.9	2	1.5		0.7	4
黄色ブドウ球菌	3.5	2	3.3	0.9	7.8	2
クラミジア・シッタシ*	2.2	0.4	1.3			2
モラクセラ・カタラリス	2.2	2.4	3.5	1.9	7.1	1
クレブシエラ	1.3	2	2.0		1.3	
ミレリ・グループ	1.3	1.6	1.8			
嫌気性菌	1.2	1.6	5.5			
コクシエラ	0.9		0.5			2
緑膿菌	0.4	1.6	2.0			
真菌	0.4	0.4				
ウイルス	22.7	2.4	3.0	1.9		8
その他	4.5	3.5	0.8			5
複数菌感染の割合	18.5	5.7	14.0	7.5	17.9	
原因微生物不明の割合	23.7	33.1	34.5	47.2	27.9	

*：非定型肺炎の病原微生物．　　　　　　　　　　　　　　　　　　　　　　　（％）
1) インフルエンザ流行中の冬期4カ月．　2) 原因微生物頻度の合計は100％になっていない．

[身体所見]

体温39.1℃，血圧120/65mmHg，脈拍103回/分（整），呼吸数22回/分，SpO_2 93%．意識清明．表在リンパ節触知せず．胸部：気管支呼吸音を伴う断続性（湿性）ラ音を聴取．腹部：平坦軟，圧痛なし．神経学的異常なし．

[臨床検査所見]

胸部X線写真（写真1）にて左下肺野に浸潤陰影を，CT（写真2）にてエアーブロンコグラムを伴うコンソリデーションをみとめた．白血球数12800/μl，CRP23.5mg/dlと上昇しており，BUN 21.2mg/dlと脱水をみとめた．喀痰のグラム染色では，グラム陰性桿菌がみられた．尿中肺炎球菌抗原ならびにレジオネラ抗原は陰性．ペア血清でのマイコプラズマ抗体およびクラミジア抗体も陰性．後日，結果の得られた喀痰細菌培養検査でインフルエンザ菌が同定された．

[確定診断]

インフルエンザ菌による市中肺炎，中等症．

[治療経過]

入院して，ABPC/SBT3gを毎日2回点滴し，翌日より解熱傾向をみとめ，第4病日の体温は平熱となり，白血球数も正常化し，CRPも10.8mg/dlまで軽快し，第7病日にはさらに3.0mg/dlまで軽快したため，抗菌薬治療を終了し，退院となった．

解説

[疫学]

肺炎は20世紀初頭約30年の間，日本人の死因の第1位を占めたが，ペニシリンの実用化後死亡率が減少し，1960年代後半には第6位まで後退した．しかし，高齢者の死亡率はむしろ増加傾向にあるため，高齢化社会の今日，肺炎の死亡率は逆転・漸増して人口10万対85.0人（2006年厚生労働省統計）と第4位まで上昇している．

[肺炎の分類]

罹患・発症する場所によって原因菌や臨床的特徴が異なるので，市中肺炎と（入院中の患者が続発的に罹患する）院内肺炎を区別している．

[原因菌]

市中肺炎では，肺炎球菌，インフルエンザ菌，肺炎マイコプラズマ，肺炎クラミジア，モラクセラ・カタラリス，黄色ブドウ球菌，レジオネラ属などが主な原因菌である（表1）．院内肺炎では，このほかに緑膿菌を含むその他のグラム陰性桿菌や嫌気性菌など，病態によって多種にわたる．

表2 初期治療に役立つ微生物検査

Ⅰ．外来，ベッドサイドでも実施可能な簡便な検査
1) 塗抹鏡検検査（結果が実施者の経験に左右されやすい）
　1．グラム染色
　2．特殊染色
　　a．ヒメネス染色（レジオネラの染色）
　　b．Diff-Quik染色®（BALにおけるニューモシスチス・カリニ）
　　c．ギムザ染色（ニューモシスチス・カリニの染色）
2) 抗原検査（結果が実施者の経験に左右されにくい）
　1．呼吸器検体を用いるもの
　　インフルエンザウイルス（鼻腔拭い液，咽頭拭い液，鼻咽頭吸引液）
　2．尿検体を用いるもの
　　肺炎球菌（ICA法）
　　レジオネラ（ICA法）

Ⅱ．手技が煩雑，あるいは特定の機器，施設が必要な検査
1) 塗抹鏡検検査
2) 抗原検査
3) 遺伝子検査

Ⅲ．培養検査
病原微生物検査のゴールデンスタンダードである迅速性に欠けるが，菌の同定，薬剤感度性，疫学調査などに有用

表3 細菌性肺炎と非定型肺炎の鑑別

鑑別に用いる項目
1. 年齢60歳未満
2. 基礎疾患がない，あるいは，軽微
3. 頑固な咳がある
4. 胸部聴診上所見が乏しい
5. 痰がない，あるいは，迅速診断法で原因菌が証明されない
6. 末梢血白血球数が1万/μl未満である

鑑別基準
6項目中4項目以上合致した場合……非定型肺炎疑い
6項目中3項目以下の合致……細菌性肺炎疑い
この場合の非定型肺炎の感度は77.9%，特異度は93.0%

5項目中3項目以上合致した場合……非定型肺炎疑い
5項目中2項目以下の合致……細菌性肺炎疑い
この場合の非定型肺炎の感度は83.9%，特異度は87.0%

[診断]

肺炎では他の呼吸器感染症にも共通な咳や痰，発熱などのほかに，胸痛・胸部重圧感や呼吸困難，チアノーゼ，倦怠感，食思不振，頻呼吸，頻脈などの症候が加わりやすく，打聴診にて雑音や呼吸音不整，呼吸音の減弱，気管支呼吸音を伴う断続性（湿性）ラ音，濁音などの所見も多いのでこれを確認する．

次に，胸部X線やCTで陰影の有無と広がりを

確認し，白血球数やCRP，赤沈値の亢進を確認する．多くは喀痰を用いて培養・同定ならびに薬剤感受性試験を行うが，同定に1〜2日，感受性判明までに2〜4日を要するので，迅速診断としてはグラム染色，血中特異抗体（ウイルス，マイコプラズマ，クラミジア），尿中抗原（肺炎球菌，レジオネラ）を行い，原因微生物を推定しながら治療を開始する（**表2**）．なかでも塗抹標本のグラム染色は，治療開始の時点において情報が得られ，また好中球による菌の貪食像など起炎性に関する重要な情報が得られる場合もあるため，細菌性肺炎の診断にあたっては非常に重要である．本症例でも，原因菌の推定と初期投与抗菌薬の選択に有用であった．

原因菌を検索できなかった症例に対しては，細菌性肺炎と非定型肺炎との鑑別を行うのが有用である（**表3**）．奏効する抗菌薬が大きく異なるからである．胸部X線所見では，細菌性肺炎はエアーブロンコグラム（気管支含気像）を伴う区域性のコンソリデーションを呈する場合が多い．一方の非定型肺炎では非区域性のすりガラス様陰影，粒状影，線状影，網状影などが中心となる場合が多い．本症例では，6項目中3項目しか合致せず，やはり細菌性肺炎が疑われた．

表4は日本呼吸器学会の成人市中肺炎ガイドラインの重症度判定基準で，患者の臨床所見から生命予後との相関度の高い項目を抽出してつくられている．基礎疾患や合併症の把握とともに，患者に対する治療の場（外来/入院）の決定や，投与抗菌薬の種類と投与量，投与期間を決めるために入院時に必ず重症度判定を行う．本症例ではBUNが該当し，中等症と判定した．

[鑑別診断]

心不全，肺結核，非結核性抗酸菌症，肺癌，肺真菌症，特発性間質性肺炎（IIP）や閉塞性細気管支炎性器質化肺炎（BOOP）などのびまん性肺疾患（間質性肺炎）などがあげられる．抗菌薬治療に反応しない場合には，これらの疾患を想定し，精密検査を行うべきである．

[肺炎の治療]

治療は原因療法（抗菌薬の投与）と対症療法（症状緩和が目的）を組み合わせるが，ウイルス感染では対症療法が主体，それ以外では原因療法が主体となる．

軽症例や呼吸器基礎疾患のない場合は経口抗菌薬投与が主で，重症例や呼吸器基礎疾患例，難治例などでは呼吸器組織への薬剤移行性を期待して注射薬の点滴静脈内投与が主となる．

原因菌が判明している場合には，**表5**のように抗菌薬を選択し，その菌に絞った強力な治療を行う．原因菌が判明していない場合には，エンピリックに治療を始めるが，**表3**に従い細菌性肺炎か非定型肺炎かを推定して以下のように抗菌薬を用いる．

細菌性肺炎が疑われる場合，ペニシリン系やセフェム系などのβラクタム薬を7〜14日間投与する．慢性呼吸器基礎疾患保有例ではキノロン系薬の中でも呼吸器組織への移行性が高い薬剤，全身性基礎疾患のある例や重症例にはカルバペネム系薬の投与も考慮する．

抗菌薬中止時期の目安は，1）平熱化，2）WBC

表4 身体所見，年齢による肺炎の重症度分類

使用する指標
- A（age）：男性70歳以上，女性75歳以上
- D（dehydration）：BUN21mg/d*l*以上，または，脱水あり
- R（respiratory）：SpO$_2$ 90（PaO$_2$ 60Torr）以下
- O（orientation）：意識障害
- P（pressure）：（収縮期）血圧が90mmHg以下

＊：A-DROPの順に生命予後との相関が高くなっていく．

重症度分類
- 軽 症：上記指標のいずれも満足しないもの
- 中等症：上記指標の一つ，または，二つを有するもの
- 重 症：上記指標の三つを有するもの
- ただし，意識障害，ショックがあれば1項目のみでも重症とする
- 超重症：上記指標の四つ，または，五つを有するもの

表5 原因菌判明時の治療薬

- **肺炎球菌**：ペニシリン系薬，セフェム系薬，カルバペネム系薬，キノロン系薬（一部）
- **インフルエンザ菌**：肺炎球菌の場合と同様だが，キノロン系薬はさらに有効
- **モラクセラ・カタラーリス**：肺炎球菌の場合と同様だが，マクロライド系薬も有効
- **黄色ブドウ球菌**：セフェム系薬，カルバペネム系薬，MRSAの場合は抗MRSA薬
- **レンサ球菌**：ペニシリン系薬，マクロライド系薬
- **緑膿菌**：抗緑膿菌作用のあるペニシリン系薬・セフェム系薬・カルバペネム系薬・キノロン系薬，重症例は併用を考慮
- **嫌気性菌**：ペニシリン系薬，カルバペネム系薬，クリンダマイシン
- **レジオネラ**：キノロン系薬，マクロライド系の注射薬，リファンピシン

正常化，3) CRP改善（最高値の30％以下），4) 胸部X線陰影改善のうち3項目を満たした時点（一般的に1) → 2) → 3) → 4) の順で改善する）である．

非定型肺炎が疑われる場合には，マクロライド系またはテトラサイクリン系薬を7〜14日間投与する．慢性の呼吸器基礎疾患保有例には呼吸器組織移行性の高いキノロン系薬を投与する．

各種の耐性菌（Penicillin-resistant *Streptococcus pneumoniae*（PRSP），β-lactamase negative ampicillin-resistant（BLNAR）インフルエンザ菌，methicillin-resistant *Staphylococcus aureus*（MRSA），多剤耐性緑膿菌など）に対しては，感受性試験の結果を参照し，抗菌薬を随時変更する．

重症度判定の際に調べるパルスオキシメーターや動脈血液ガス分析で低酸素血症をみとめるときには，酸素吸入を行う．

食事に関しては，十分な水分摂取と，高蛋白，高カロリーで消化のよいものが基本である．食事・水分摂取が不十分な場合や脱水がみとめられる場合には，点滴を用いる．

予防としては，市中肺炎の誘因として最も多いかぜやインフルエンザを減らすことと肺炎そのもの（特に頻度が高くて重症化しやすい肺炎球菌肺炎）を起こしにくくすることが重要であり，前者の目的でインフルエンザワクチン，後者の目的で肺炎球菌ワクチンを接種する． ■三木　誠・渡辺　彰

[文献]

松島敏春，河野　茂，斎藤　厚，ほか：日本呼吸器学会「呼吸器感染症に関するガイドライン」，成人市中肺炎診療の基本的考え方．日本呼吸器学会，2000年3月10日発行，pp1-49．

松島敏春，青木信樹，河野　茂，ほか：日本呼吸器学会「呼吸器感染症に関するガイドライン」，成人院内肺炎診療の基本的考え方．日本呼吸器学会，2002年3月20日発行，pp1-68．

松島敏春，青木信樹，河野　茂，ほか：日本呼吸器学会「呼吸器感染症に関するガイドライン」，成人市中肺炎診療ガイドライン．日本呼吸器学会，2005年10月11日発行，pp1-57．

1-11　劇症型A群レンサ球菌感染症

猩紅熱，感染性心内膜炎またはリウマチ熱，急性糸球体腎炎などの重篤な疾患は近年激減し，現在臨床で普遍的に遭遇するA群レンサ球菌による疾患は咽頭炎のみである．しかし1980年代にA群レンサ球菌による突発的な敗血症の存在が明らかにされ，1993年に同病態は「劇症型A群レンサ球菌感染症」（Streptococcal Toxic Shock Syndrome：STSS）と称して独立した疾患と認知された．

症例　44歳　男性

特別な既往歴はない．1992年6月上旬に咽頭痛，発熱が約1週間持続したのちに，腰部・大腿部に疼痛が出現し，午前6時に救急救命センターを受診した．

[初診時（第1病日）所見]
（写真1）咽頭に炎症をみとめた．A群レンサ球菌による咽頭炎は著明な発赤を呈し，汚濁した膿が付着する．また下顎のリンパ節の腫張をきたすことが多い．ウイルス（風邪，インフルエンザ）性咽頭炎の分泌物は透明または漿液性である．エブスタイン（EB）・ウイルスによる咽頭炎は側頸部リンパ節が腫張する．

表1　A群レンサ球菌による疾患

1) 咽頭炎，扁桃腺炎，肺炎
2) 猩紅熱
3) 膿皮症
4) 産褥熱
5) 感染性心内膜炎
また二次疾患として
6) リウマチ熱
7) 急性糸球体腎炎
近年これらに加えて
8) 劇症型A群レンサ球菌感染症
の存在が明らかになった．

表2　劇症型A群レンサ球菌感染症

定義：A群レンサ球菌による突発的な敗血症性ショック病態．
診断基準：以下の3項目を満たすこと．
1) A群レンサ球菌性敗血症
2) 血圧低下（ショック）
3) 多臓器不全〔腎・肝不全，成人型呼吸窮迫（ARDS），播種性血管内凝固症候群（DIC），皮膚疹，軟部組織炎〕

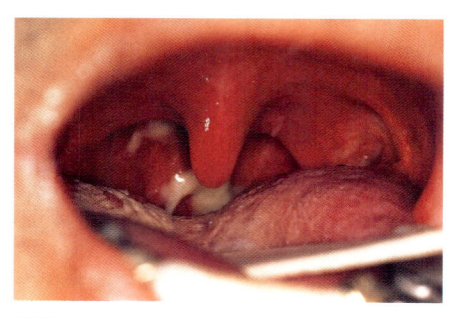

写真1

(写真2) 初診時に右下肢に軽度の腫脹と紫色の変色をみとめ，同部および腰部を中心に全身の疼痛を訴えた．この時点では両足背動脈は良好に触知された．
(写真3) 両手掌に腫脹を伴う境界鮮明な暗赤色の皮膚疹がみられた．

体温は37.8℃，血圧は90/40mmHg，脈拍は洞調律だが110/分の頻脈で，呼吸困難を訴え，35/分の努力性頻呼吸であった．見当識は保持されていたが，全身痛とともに非常な不安感を訴えた．

[入院後経過]

多量の輸液およびカテコラミン剤（ドーパミン）投与によっても血圧は上昇せず，午前11時には右下肢皮膚が明らかに壊死状態となり，無尿および意識状態低下に陥ったため，緊急に右下腿の切断術が決定された．

(写真4) 術直前の両下肢である（写真2の撮影から7時間後）．右下肢皮膚は壊死に陥っている．左下肢は低血圧のため，皮膚色は蒼白であるが壊死はみられず，左足背動脈は触知可能であった（写真には左足背動脈触知部に×印が付けられている）．全身麻酔下に右膝関節直上で右下腿を切断した．

(写真5) 1時間30分の手術終了後リネンを剥離したところ，術対側の左下肢皮膚も壊死状態であることが判明した（写真4の撮影から3時間後）．

術中から低血圧状態であり，麻酔覚醒不良であった．さらに低酸素状態，代謝性アシドーシスの進行およびDICを示唆する検査結果が得られた．

(写真6) 第2病日に左下肢を切断したが，同日には両側耳介，鼻尖部皮膚も壊死に陥った．また瞳孔散大，対光反射喪失，脳波平坦化となった．カテコラミン投与，人工呼吸，透析，抗菌薬の大量投与およびヘパリン投与を施行したが，心不全および肺水腫により第13病日に死亡した．

[確定診断]

血液，壊死に陥った軟部組織・滲出液からA群レンサ球菌を検出して診断が確定する．STSSの敗血症は高度であり，血液・病理標本の検鏡で直接レンサ球菌を確認することが可能である(写真7)．

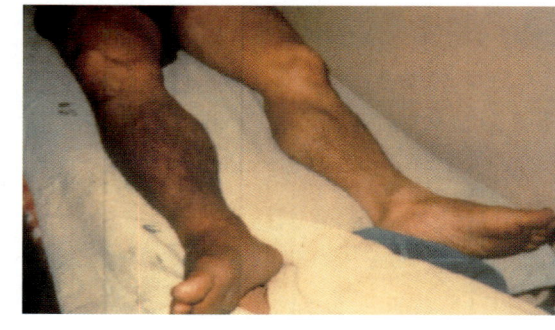

写真2

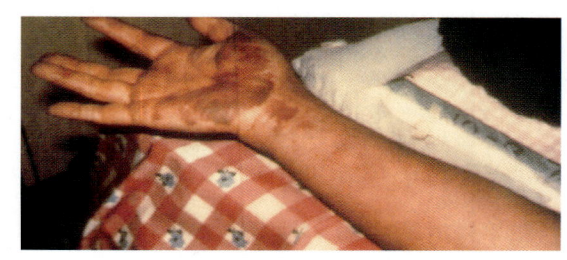

写真3

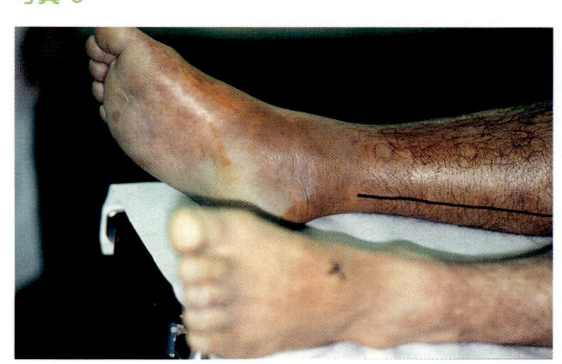

写真4

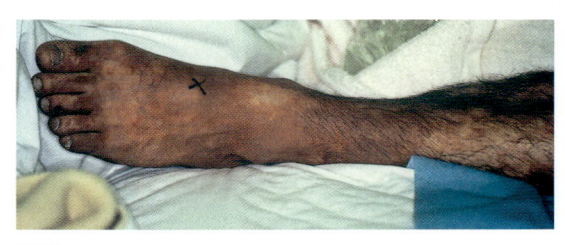

写真5

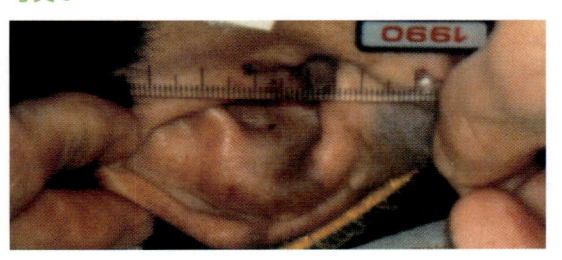

写真6

表3 初診時検査所見

赤血球 494万/μl，Hb 13.8g/dl，血小板 14.3万/μl，白血球 18100/μl
PT 16.3秒，APTT 51.9秒，FDP 68μg/dl，AT・Ⅲ 57%
GTP 169 IU/l，COT 39 IU/l，LDH 1487 IU/l，CPK 8680 IU/l，BUN 45mg/dl，Creat 3.3mg/dl，CRP 23mg/l

表4　鑑別を要する疾患（非感染疾患）

1) 急性動脈閉塞．基礎に動脈硬化症があり，患部皮膚にチアノーゼをみとめ，末梢動脈が触知されない．動脈造影により確定診断．
2) 深部静脈血栓症．肢肢はチアノーゼよりも，腫脹が著明．基幹静脈のエコーで血栓を証明して診断を確定．
3) リンパ節浮腫．下肢では鼠径部に腫脹したリンパ節を触知．
4) 椎間板ヘルニア．多くは腰痛を合併し，圧迫神経に沿った疼痛．Lasegueサインが陽性．腱反射の抑制．

STSSと四肢（とくに下肢）に突発的な疼痛をきたす疾患を鑑別する必要がある．

表5　鑑別を要する疾患（感染性疾患）

A．グラム陽性菌
　1) 黄色ブドウ球菌による毒素症候群．生理，分娩後の女性に好発．皮膚および粘膜に発疹，びらん形成．
　2) 肺炎球菌．四肢末端から進行する壊死．
　3) ガス壊疽菌．外傷から感染．悪臭を伴う壊死．X線写真でガス像．
B．グラム陰性菌
　1) 大腸菌．免疫不全状態症例（compromised host）では最多．びまん性侵潤性の軟部組織炎・壊死．
　2) ビブリオ菌（Vibrio vulnificans）．肝疾患合併例で好発．海産物摂食で感染．
　3) 緑膿菌．周囲に発赤を伴う黒色皮膚壊死．
　4) 髄膜炎菌．髄膜炎に合併する出血性皮膚炎．
　5) インフルエンザ菌．小児に好発．気道感染に合併する膿性軟部組織炎．
　6) 野兎病．動物の咬傷に合併する壊死性皮膚炎．
C．真菌症
　1) カンジダ症．中心静脈カテーテル留置例で好発．軟部組織以外にも脳，眼底の血栓性壊死に留意．
　2) ムコール症．免疫不全状態症例の顔面，鼻腔粘膜に好発する壊死．
D．スピロヘータ
　1) ライム病（Borrelia burgdorfei）．筋・関節痛を伴う遊走性紅斑．
　2) Weil病．黄疸，出血傾向を伴う出血斑．
E．その他
　1) 原虫としてトキソプラズマ
　2) ウイルスとしてインフルエンザ，HIV

軟部組織壊死をきたす感染症との鑑別が必要である．いずれの疾患も病原性微生物の検出または血中抗体価の測定で診断が確定するが，症例の背景，壊死の状態およびほかの臨床症状からベッド・サイドで概略の診断を行い，抗菌薬の選択を含む早期治療が必要である．

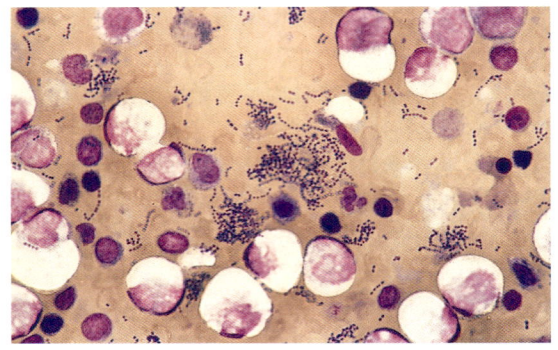

写真7　STSS症例の末梢血塗抹標本の顕微鏡写真
数珠状に連なったレンサ球菌が観察された．このレンサ球菌は血液培地で完全溶血（β溶血）を示し，グラム染色で陽性であり，またカタラーゼ活性が陰性であった．この段階でランスフィールド分類のA群，B群，C群またはG群の範疇に分析され，血清学的分類でA群レンサ球菌と判定された．

STSSは時間単位で病態が進行するため，培養結果を待つ間にも血液・病理標本の検鏡を積極的に行い，早期に診断を確定する必要がある．

また原因不詳の突然死症例についても血液培養および剖検によりSTSSと診断される例がある．

[治療]

STSS症例の救命には発症時のショック病態への対応が重要である．血圧維持にはカテコラミン（ドパミン，ドブタミン）の持続投与とともに大量輸液を要する．しかし輸液の許容範囲が狭く，過剰輸液は容易に心不全・肺水腫に陥る．このためSwan-Ganzカテーテルによる肺動脈圧の監視が必要である．また腎不全は必発であり，人工透析用のルートを確保しておく．また突然の心停止が直接死因となる例もあり，心電図の厳重な監視とペース・メーカーを準備する．

壊死に陥った軟部組織は菌の生息部位であり，可及的広範囲な切除が必要である．

現在のところSTSS起炎菌を含めたA群レンサ球菌にβ-ラクタム系抗菌薬に対する耐性はみられず，ペニシリン系抗菌薬が第一選択となる．ただし通常量の3倍（アンピシリンで12g/日）程度の大量を経静脈的に投与する必要がある．

[疫学]

1997年度までに日本では約160例のSTSSが確認されている．年間の発症数は数例でまれな疾患といえる．ただしA群レンサ球菌による咽頭炎が流行した1994年度には，STSSの発症が20例を超えた．

現時点ではSTSSに直接関係すると考えられるA群レンサ球菌の突然変異株や新種の毒素は発見

されておらず，STSSの発病機序は解明されていない．STSSの二次発病は確認されていない．菌と宿主の双方に発病因子が存在すると推測される．

現在臨床で普遍的に遭遇するA群レンサ球菌による疾患は小児の咽頭炎であるが，STSSは中高年齢者層に好発する．死亡率は約40％に達し，生存例も軟部組織壊死の切除による後遺症を残すことが多い．　　　　　　　　　　　　　■清水可方

[文献]
Stevens DL, Tanner MH, Winship J, et al：Severe group A streptococcal infections associated with a toxic shock-like syndrome and scarlet fever toxin A．*New Engl J Med*, **321**：1-7，1989．
The working group on severe streptococcal infections：Defining the group A streptococcal toxic shock syndrome．*JAMA*, **269**：390-391，1993．
渡辺治雄，清水可方監修：劇症型A群レンサ球菌感染症―ヒト喰いバクテリアの出現―．近代出版，1997．

1-12　腸チフス・パラチフス

症例　20代　男性

[病歴]

7月27日から8月19日までタイ，同日から9月10日までインドに個人旅行した．9月7日水様下痢が出現，現地で抗菌薬を処方されたが，1日3～4回の軟便が続いていた．熱はなかった．10月14日39℃の発熱が出現，解熱しないため同17日近医入院，ニューキノロン薬（シプロフロキサシン；CPFX），カルバペネム薬（イミペネム）を投与されたが発熱は続いていた．同21日入院時の血液培養から *Salmonella* Typhiが検出され，地域の感染症指定医療機関に転院した．

[入院時現症]

体温38.5℃，脈拍54/分．身体的所見はとくになし．

[検査結果]

白血球8060/μl，赤血球380万/μl，血色素12.7g/dl，血小板10万/μl，尿比重1025，蛋白(1+)，糖(-)，ケトン体(-)，潜血(-)，沈査異常なし，TP 7.8 g/dl，GOT 173 IU/l，GPT 130IU/l，LDH 476IU/l，BUN 10mg/dl，CRN 0.8mg/dl，CRP 3.2mg/dl．

[入院後経過]

前医に引き続きCPFXを経口投与したが解熱しなかった．10月24日検出菌の感受性試験結果がニューキノロン薬低感受性と判明したため，第3世代セフェム薬であるセフトリアキソン（CTRX）点滴静注を追加した．同28日解熱，両薬剤とも14日間投与，11月7日退院した．ニューキノロン薬開始後解熱まで11日，CTRX追加後4日を要した．外来で11月21日から連続3日間の検便はいずれも陰性であり，除菌と判断した．なお，入院中の検便でランブル鞭毛虫栄養体が検出され，メトロニダゾールを7日間経口投与し，その後の検便では陰性となった．

[疫学]

日本では，腸チフス・パラチフスの起因菌はそれぞれチフス菌 *Salmonella* Typhi，パラチフスA菌 *S*. Paratyphi Aである．両菌はヒトにのみ感染するため，感染源はヒトの患者・保菌者である．最近では両疾患あわせて年間100例前後であり，その大部分はインド亜大陸をはじめとする発展途上国での感染である．近年インド亜大陸を中心にクロラムフェニコール（CP），アンピシリン（ABPC），ST合剤（ST）に対する耐性菌，ニューキノロン薬低感受性菌が高率に出現している．ニューキノロン薬低感受性菌とは旧キノロン薬であるナリジクス酸耐性であるが本薬には感受性を示し，その最小発育阻止濃度（MIC）が高度感受性菌の10倍以上高いものである．国内例の感染源であった胆道系長期保菌者はまれとなった．2007年4月の感染症法では従来の2類から3類感染症に変更された．

[症状・所見]

腸チフス・パラチフスでは持続する発熱のほか，比較的徐脈，バラ疹（写真1），脾腫が三大徴候とされてきたが，最近では，これらの出現率は低下している．病初期に下痢がみられないことが本症の特徴のひとつであったが，最近では半数以上に出現している．合併症としての腸出血（写真2），腸穿孔は解熱後1週間前後の回復期に

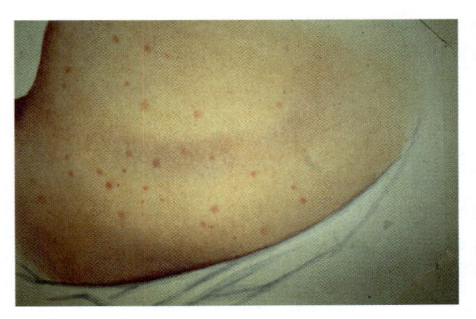

写真1　バラ疹
背部に出現したバラ疹．1940年代後半，都立豊島病院伝染病科保存スケッチ．

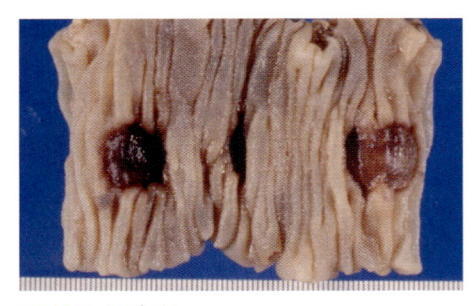

写真2　腸出血
60代男性．1980年代，発熱精査中下血，緊急手術．回腸潰瘍出血部位の培養でチフス菌検出，都立豊島病院転院．海外渡航歴なし．

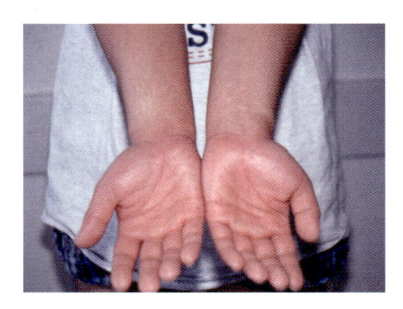

写真3　デング熱の発疹
20代男性．インドネシア旅行後に発熱，眼痛，発疹出現．デングウイルスIgM抗体陽性．

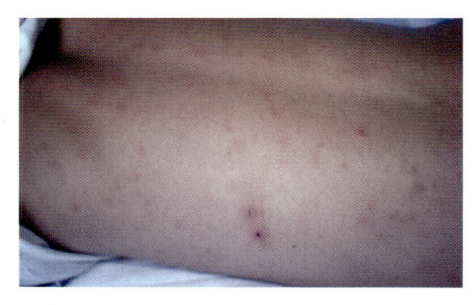

写真4　紅斑熱群リケッチア症の発疹
20代男性，ボルネオのジャングルでダニに咬まれた．発熱と発疹で受診，紅斑熱群リケッチア抗体陽性．写真は背部の発疹．

表1　腸チフス・パラチフス診断のポイント

1カ月以内の海外渡航歴（おもに発展途上国，とくにインド亜大陸）
1週間以上続く高熱（38℃以上）
高熱でも脈拍は100/分以下（比較的徐脈）
下痢は必ずしも伴わない
バラ疹・脾腫は有力な手がかり
白血球数減少は極期，病初期は正常か増加
GOT, GPT, LDHの軽度〜中等度上昇
海外感染例ではマラリア，デング熱（写真3），A型肝炎，リケッチア症（写真4）などとの鑑別
国内例では造血器悪性腫瘍などの非感染症との鑑別

起こりやすい．

　検査所見で特異的所見とされてきた白血球数減少，リンパ球増加は病初期には少ない．発病2週間以内では白血球数は正常か増加する例が多く，好中球優位である．貧血，血小板減少，凝固能低下もみとめられる．生化学検査では，GOT, GPT, LDHの上昇が病初期からみられる．超音波検査では肝脾腫，急性肝炎類似所見，回盲部の壁肥厚とリンパ節腫脹などがみられる．

［診断のポイント］（表1）（写真3，4）

　診断のポイントは表1のとおりである．確定診断は血液，糞便，胆汁，場合によっては骨髄，リンパ節などからの菌検出による．ウィダール反応による診断は信頼性に欠ける．

［治療］

　患者に対する適正医療提供という観点から入院治療とする．回腸に潰瘍性病変が多発するため，解熱後1週間くらいまで安静保持，食事制限を行い，腸出血などの合併症がないことを確認する．原則として抗菌薬は見込み投与せず，菌検出を待って開始する．上記のように耐性菌が高率に出現しているので，感受性試験結果を確認する．

　チフス菌とパラチフスA菌に対して臨床的に有効性がみとめられている抗菌薬はCP，ABPC，アモキシシリン（AMPC），ST，ニューキノロン薬，および一部の第3世代セフェム薬（CTRXなど）に限られる．感受性菌であればニューキノロン薬が第一選択である．ニューキノロン薬を使えない例ではCTRX，ABPC，AMPCまたはSTを用いる．ニューキノロン薬低感受性菌の場合には同薬の増量，CTRXとニューキノロン薬の併用，アジスロマイシン（AZM）単独投与などが試みられている．治療終了後2週間程度便培養陰性で，胆道あるいは尿路結石がなければ治癒と判定してよい．法律上は，発病後1カ月以上経過していて治療終了後48時間以降24時間以上の間隔で連続3回便培養陰性であれば病原体をもたないとみなされる．

　適正治療を行っても，腸出血，再発・再排菌を避けられず，腸出血は解熱後1週間程度，再発・再排菌は治療終了後2〜3週間に起こりやすい．

［予後］

　適切な治療が行われる限り，予後は良好である．まれに感染性動脈瘤などによる死亡例がみられる．

■相楽裕子

[文献]

国立感染症研究所：腸チフス・パラチフス2005-2008. 病原微生物検出情報, **30**：91-92, 2009.

Parry CM et al: Typhoi fever. *N Engl J Med*, **347**: 1770-1782, 2002.

相楽裕子：腸チフス・パラチフス. 日本臨牀, **65**（S3）: 84-90, 2007.

1-13　結　核

【3-3 肺結核 参照】

1-14　非結核性抗酸菌症

症例　73歳　女性

[臨床所見]

12年前から糖尿病にて治療中．骨粗鬆症と多発性圧迫骨折にて入院したが，胸部X線写真上空洞性病変と喀痰抗酸菌染色標本にて抗酸菌陽性で肺結核を疑われ呼吸器科へ紹介された．

[細菌学的検査・血液検査]

初診時の抗酸菌に関する検査では，塗抹陰性，RNA増幅法にて結核菌陰性，培養にて陽性で，分離菌の生化学的性状にて*Mycobacterium avium complex*（MAC），さらにDNAプローブ法にて*Mycobacterium avium*と同定された．

WBC 3000/mm³，CRP 0.1mg/d*l*，ESR 16mm/1h.

[画像診断]

胸部X線写真（写真1）

右下肺野に透亮像と索状影，両側中下肺野に索状影・粒状影をみとめる．

胸部CT（写真2）

不規則な空洞と索状影，粒状影．

肺MAC症の画像上の進展過程（模式図）（図1）

非結核性抗酸菌・非結核性抗酸菌症

結核菌（*Mycobacterium tuberculosis*）およびライ菌（*Mycobacterium leprae*）以外の抗酸菌属（genus *Mycobacterium*）の菌種は，一括して非結核性抗酸菌と呼ばれる．非結核性抗酸菌はおもに呼吸器に感染し，非結核性抗酸菌症（Nontuberculous mycobacteriosis：NTM症）とよばれる．臨床的に重要な非結核性抗酸菌を**表1**に示す．日本では，*Mycobacterium avium* complex（*Mycobacterium avium*および*Mycobacterium intracellulare*）がもっとも多く，*Mycobacterium kansasii*がこれにつぎ，これら3菌種で大半をしめる．

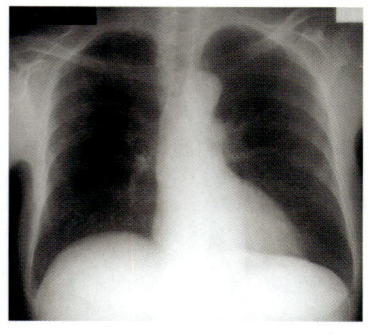

写真1

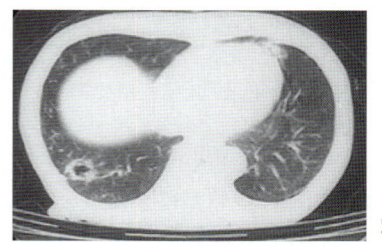

写真2

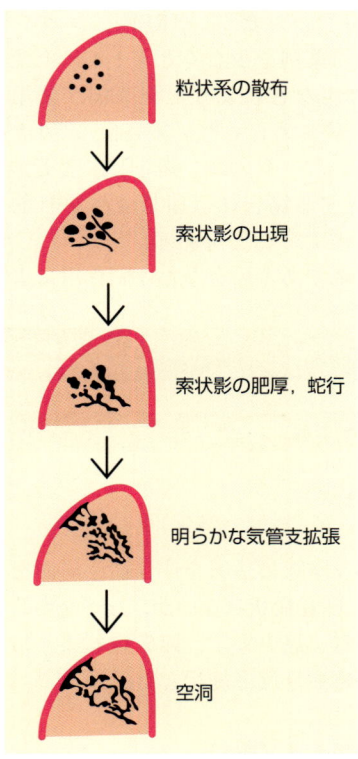

粒状系の散布
↓
索状影の出現
↓
索状影の肥厚, 蛇行
↓
明らかな気管支拡張
↓
空洞

図1

Mycobacterium avium complexおよび*Mycobacterium kansasii*の小川培地上のコロニーを**写真3, 4**に示す．

MACは，白色〜灰白色のコロニーを呈し，光照射後でも色素を産生しない非光発色菌である（**写真4**）．

*M. kansasii*は，暗所で培養すると白色〜淡黄色のコロニー（**写真3**, 左の培地）であるが，増殖している菌に光を照射して1夜培養するとコロニーが黄

表1 臨床的に重要な抗酸菌の分類

分類		菌種名
遅発育菌	結核菌群	M. tuberculosis M. africanum
	I群菌 （光発色菌）	M. kansasii
	II群菌 （暗発色菌）	M. scrofulaceum M. szulgai
	III群菌 （非光発色菌）	M. avium M. intracellulare
迅速発育菌	IV群菌 （迅速発育菌）	M. fortuitum M. chelonae M. abscessus

1) 抗結核薬，ニューマクライド薬，ニューキノロン薬の併用による化学療法（有効性が低く標準的治療が確立されていない）
2) 手術療法
3) 無治療にて経過観察

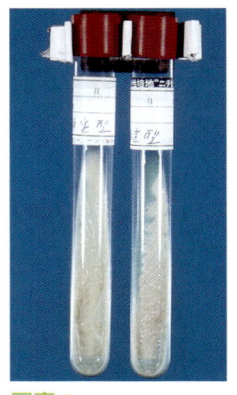

写真3　　　　　写真4

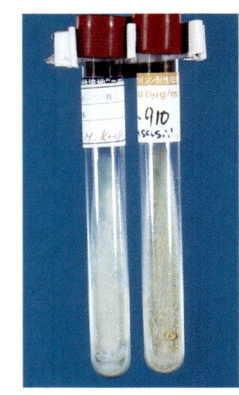

色に発色する（写真4，右の培地）光発色菌である．

[治療]

非結核性抗酸菌症では人から人への感染が証明されていないので，隔離については必要がない．

MAC症に対する内科的治療は，クラリスロマイシン（CAM），リファンピシン（RFP），エタンブトール（EB）の3薬剤を少なくとも1年以上使用する．また副作用などにより上記薬剤が使用できない場合，ストレプトマイシン（SM），カナマイシン（KM），ニューキノロン薬などに変更する．空洞病変を有する場合には菌量減少を目的に，外科切除を考慮することもある．

しかし患者が高齢である場合などは副作用により中断することもあり，投薬を継続しないで観察する場合がある．本症例では排菌量が少なく，当初より無治療にて経過観察とした．

M.kansasii の治療はRFP，EB，エチオナミド（TH），シラスタチン（CS）のうち3剤を1年以上使用する．

■宍戸春美

D　スピロヘータ感染症

1-15　梅　毒

症例　27歳　男性

[臨床所見]

初診2カ月前より掌蹠に落屑を伴う紅色局面を生じた（写真1）．自覚症状はないが，なかなか改善しないため，不審に思い来院．臨床症状より梅毒性乾癬を疑い梅毒血清反応施行した．

[臨床症状・鑑別診断]

多彩な臨床像を呈する（表1）．

[血液検査]

WBC 5000/μl（Neu 73.9%，Bas 0.8%，Eos 1.4%，Lym 17.0%，Mon 6.9%），CRP 1.3 mg/dl
ガラス板法　陽性　1：128
TPHA＞1280
FTA-ABS IgM　5倍希釈　2＋
　　　　　　　20倍希釈　2＋

[臨床経過]

BAPC 1500 mg/day 内服8日目には，局面は平坦化し，色素沈着を残した（写真2）．治療は合計2週間継続し，内服中止した．そののちは抗体価のみ経時フォローしていくのが基本方針である．

2週目には，CRP 0.1 mg/dl
FTA-ABS IgM　20倍希釈　陰性

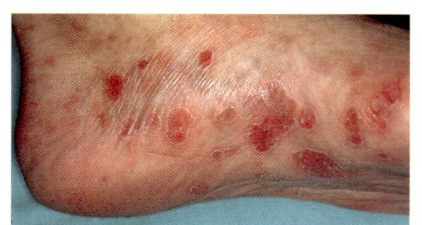

写真1 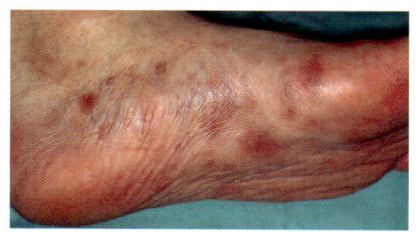　　　　　写真2

5倍希釈　+/−

4週目にはガラス板法32倍と低下しているが，TPHAは＞1280のままである．なお，ガラス板法4倍以下で安定すれば根治とみなす．TPHAは陰性化しないことが多い．FTA-ABS IgMは5倍希釈の陰性化に1年以上要することもまれではない．20倍希釈の陰性化をもって活動性が消失していると考え，治癒を中止した．

[治療]

治療法の選択と治癒の判定を実施していく(図1)．

表1　梅毒の臨床的特徴

皮疹名	好発時期 (初感染より)	好発部位	臨床的特徴	鑑別診断
第一期梅毒（初感染〜3カ月）				
1) 第1潜伏期	約3週 (12〜60日)	−	無症候の時期．	
2) 初期硬結	2〜3週目	外陰，口唇，扁桃，乳房	赤色〜赤褐色，大豆大までの丘疹．光沢をもつ扁平に隆起する硬結．1〜数カ月で自然消褪．	陰部発疹，尖主コンジローマなど
3) 硬性下疳	3週目ころ	同上	初期硬結の潰瘍化したもの．疼痛，掻痒はないことが多い．1〜数カ月で自然消褪．	軟性下疳，ベーチェット病ほか
4) 無痛性横痃	2〜5週目	片側または両側鼠径部，顎下，腋窩	初期硬結所属リンパ節における硬いリンパ節腫脹．数個みとめられることが多く，周囲と癒着しない．	鼠径リンパ肉芽腫，ほかのリンパ節炎
第二期梅毒（感染後3カ月〜3年）				
1) 第2潜伏期	6〜8週目	−	無症候のことも多い．圧痛のない全身リンパ節腫脹．発熱，全身倦怠，頭痛，関節痛，筋痛，骨痛，貧血，肝脾腫，軽度蛋白尿などを伴うことあり．	感冒など
2) 梅毒性ばら疹	12〜15週目，1年前後(再発疹)	左右側胸部，胸部，背部，顔面，四肢	爪甲大，円形ないし楕円形の淡紅色〜暗紅色斑．長軸が皮膚割線方向に一致．2〜3週にて軽い鱗屑，色素沈着を残して自然消褪．再発疹は貨幣大，ときに環状紅斑．	ジベルばら色粃糠疹，つつが虫病，薬疹，癜風など
3) 丘疹性梅毒疹	15週目〜3年	側胸，側腹，躯幹，顔面，項，四肢	鮮紅色〜赤褐色，小豆大〜大豆大．境界明瞭な硬い丘疹多発．	扁平苔癬，薬疹，滴状乾癬，滴状類乾癬
4) 扁平コンジローマ	3カ月〜3年	肛囲，外陰，乳房，腋窩	扁平に隆起した結節または局面．表面にびらんを伴う．多数のトレポネーマを排出する．	−
5) 梅毒性乾癬	15週目〜3年	手掌，足蹠	赤褐色浸潤を伴う類円形紅斑，乾癬様落屑．	扁平苔癬，薬疹，滴状乾癬，滴状類乾癬
6) 膿疱性梅毒疹	3カ月〜3年	顔面，体幹，四肢	赤褐色毛孔一致性小丘疹，小膿疱多発．播種性に分布．高熱を伴いやすい．ときに大型化，痂皮を伴う．	尋常性ざ瘡，膿疱性ざ瘡など
7) 梅毒性脱毛症	6カ月〜1年	頭部，ときに眉毛，腋毛，陰毛	びまん性の脱毛，または小斑状の脱毛．	円形脱毛症ほか
8) 梅毒性白斑	4〜6カ月	項部，頸部，体幹	点状から斑状の不完全色素脱失．数カ月〜数年続く．梅毒治療に反応しない．	尋常性白斑，癜風，偽梅毒性白斑，海水浴後白斑など
9) 粘膜症状	3カ月〜3年	扁桃，口腔粘膜	扁桃に発赤腫脹，びらん，潰瘍(梅毒性アンギーナ)．口腔に扁平潮紅浸潤面(粘膜斑)．	扁桃炎，口腔扁平苔癬ほか
10) 梅毒性爪炎・爪囲炎	3カ月〜4年	指爪	爪甲の肥厚混濁，脆弱化．爪囲の発赤，浸潤，落屑．	カンジダ性爪囲爪炎など
第3期梅毒（感染後3〜10年）				
1) 結節性梅毒疹	3〜10年	顔，体幹，四肢	皮下結節にはじまり，隆起して赤褐色結節または局面形成．数カ月〜数年で瘢痕を残して自然消褪する．	尋常性狼瘡，DLEなど
2) ゴム腫	第3期後期	同上	結節性梅毒様皮疹にはじまり，潰瘍化，筋肉・骨の破壊，豚脂様の膿苔付着，肉芽腫性腫瘤，瘢痕形成．	皮膚結核，スポロトリコーシスなど
第4期梅毒（感染後10年ころ〜）				
変性梅毒	第3期と第4期の境界は厳密なものでない	全身，多臓器	神経梅毒(脊髄癆，進行麻痺など)，心血管系梅毒ほか，骨，関節，筋，消化管，呼吸器，腎，肝，眼に至るまで全身を侵しうる．各臓器障害は第3期ころより進行し，第4期にて完成されてくる．	種々の全身疾患，ハンセン病，ライム病など

皮疹名	好発時期(初感染より)	好発部位	臨床的特徴	鑑別診断
その他梅毒関連で理解されるべき病態				
潜伏梅毒	−	−	無症候性．梅毒血清テストにて診断．	生物学的擬陽性，抗療性梅毒
抗療性梅毒	−	−	無症候性．梅毒血清テストにて陽性．梅毒の既往と治療歴があり，治癒に至っているが，比較的高い抗体価が持続するもの．特異IgM抗体陰性．	潜伏梅毒，梅毒再感染
先天梅毒	−	−	近年，日本では妊婦検診により激減．妊娠中の感染でも抗生剤治療により健常児として出産しうる．万一発症すれば成人より重篤かつ永続的な障害を残す．	生物学的擬陽性
生物学的擬陽性	−	−	STS陽性．TPHA陰性．リン脂質に対する抗体のみ陽性．膠原病，とくにSLE，ハンセン病，ほかのスピロヘータ感染症，鼠径リンパ肉芽腫症，伝染性単核症などに伴うことがある．	潜伏梅毒，梅毒初期
Herxheimer反応(Jarish-Herxheimer反応)	−	−	発熱，全身倦怠，頭痛，皮疹の一時的増悪．多くは数時間以内に改善するが，まれに24時間以上続く．抗生剤が急速にトレポネーマを死滅させることによる生体の反応と考えられる．	薬疹，ウイルス感染症

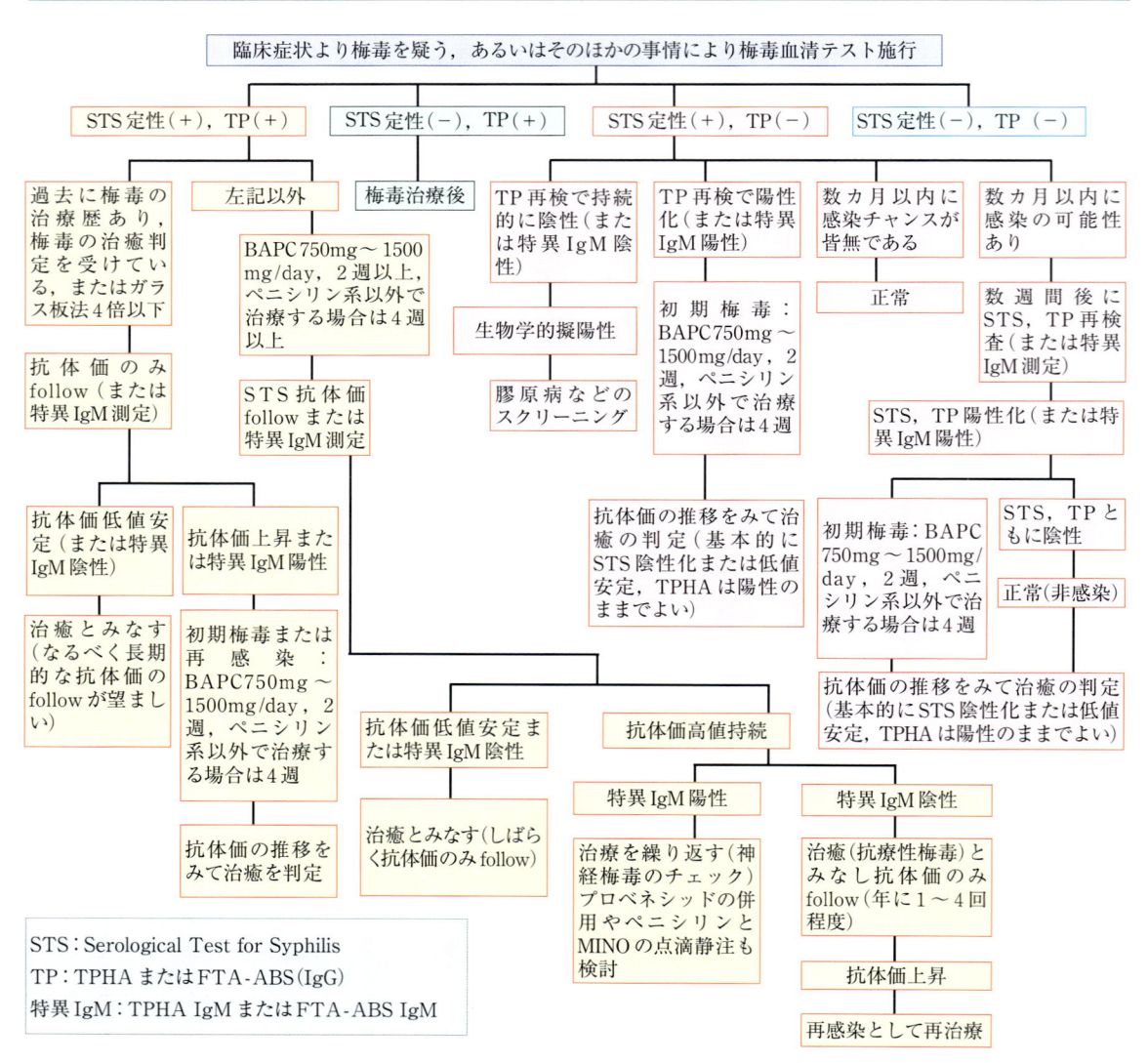

臨床症状より梅毒を疑う，あるいはそのほかの事情により梅毒血清テスト施行

STS定性(+)，TP(+)

- 過去に梅毒の治療歴あり，梅毒の治癒判定を受けている，またはガラス板法4倍以下
  - 抗体価のみfollow（または特異IgM測定）
    - 抗体価低値安定（または特異IgM陰性）→ 治癒とみなす（なるべく長期的な抗体価のfollowが望ましい）
    - 抗体価上昇または特異IgM陽性 → 初期梅毒または再感染：BAPC750mg〜1500mg/day，2週，ペニシリン系以外で治療する場合は4週 → 抗体価の推移をみて治癒を判定

- 左記以外
  - BAPC750mg〜1500mg/day，2週以上，ペニシリン系以外で治療する場合は4週以上
  - STS抗体価followまたは特異IgM測定
    - 抗体価低値安定または特異IgM陰性 → 治癒とみなす（しばらく抗体価のみfollow）
    - 抗体価高値持続
      - 特異IgM陽性 → 治療を繰り返す（神経梅毒のチェック）プロベネシッドの併用やペニシリンとMINOの点滴静注も検討
      - 特異IgM陰性 → 治癒（抗療性梅毒）とみなし抗体価のみfollow（年に1〜4回程度）→ 抗体価上昇 → 再感染として再治療

STS定性(−)，TP(+)

- 梅毒治療後 → 抗体価の推移をみて治癒の判定（基本的にSTS陰性化または低値安定，TPHAは陽性のままでよい）

STS定性(+)，TP(−)

- TP再検で持続的に陰性（または特異IgM陰性）→ 生物学的擬陽性 → 膠原病などのスクリーニング
- TP再検で陽性化（または特異IgM陽性）→ 初期梅毒：BAPC750mg〜1500mg/day，2週，ペニシリン系以外で治療する場合は4週 → 抗体価の推移をみて治癒の判定（基本的にSTS陰性化または低値安定，TPHAは陽性のままでよい）

STS定性(−)，TP(−)

- 数カ月以内に感染チャンスが皆無である → 正常
- 数カ月以内に感染の可能性あり → 数週間後にSTS，TP再検査（または特異IgM測定）
  - STS，TP陽性化（または特異IgM陽性）→ 初期梅毒：BAPC750mg〜1500mg/day，2週，ペニシリン系以外で治療する場合は4週 → 抗体価の推移をみて治癒の判定（基本的にSTS陰性化または低値安定，TPHAは陽性のままでよい）
  - STS，TPともに陰性 → 正常（非感染）

STS：Serological Test for Syphilis
TP：TPHAまたはFTA-ABS(IgG)
特異IgM：TPHA IgMまたはFTA-ABS IgM

図1 梅毒の臨床症状と鑑別診断（五十棲，1998，改変）

HIV 感染との合併例，長期罹患例では，より長期の治療を要する．

■五十棲　健

[文献]

五十棲　健：梅毒．皮膚科診療ガイド（玉置邦彦，日野治子編），pp 451-454，中外医学社，1998．

E　真菌症

1-16　カンジダ症

肺カンジダ症

症例　37 歳　男性

[臨床所見・経過]

　5 年前（1993 年 10 月），HIV 感染を指摘された．最近の 1 年間に細菌性肺炎にて 2 回入院治療を行った．1998 年 10 月 3 日ころから嚥下痛出現，同年 10 月 10 日朝から 38℃台の発熱，咳嗽，喀痰（黄色）をみとめ，市販の総合感冒薬を服用するも軽快せず，10 月 11 日になり 39.4℃の発熱と喀痰量増加し，当科受診した．右肺痛をみとめ，胸部 X 線では右下肺野に浸潤影あり，肺炎の診断にて入院となった．

[血液検査]

　WBC 8200/μl（St 9，Seg 62，Lym 15，Mon 6，Eos 8），CRP 3.2 ng/dl，ESR 46/82，RBC 420，Hg 14.2，CD 4 260，CD 8 680．

[病原診断]

喀痰グラム染色（10 月 11 日）（写真 1）

　多数のグラム陽性ブドウ状球菌をみとめる．酵母様真菌もみられるものの増加しているのはブドウ球菌が主体であり，この時点では黄色ブドウ球菌肺炎と考えられた．

[1 回目の抗菌化学療法]

　免疫不全に伴う細菌性肺炎（推定されたのは黄色ブドウ球菌）であり，広域の第 3 世代セフェムのセフォタキシム（CTX）1 回 2g，1 日 2 回の点滴に，バンコマイシン（VCM）1 回 100mg，1 日 2 回の点滴を併用投与開始した．しかるに，解熱し，喀痰量も減少したものの治療開始 5 日目ころから再発熱，喀痰量増加に加えて，腹痛，下痢もみとめられた．

喀痰グラム染色（10 月 16 日）（写真 2）

　黄色ブドウ球菌は消失しているが，酵母様真菌の増加をみとめる．この時点で菌交代症として真菌性肺炎を考える．

便グラム染色（10 月 16 日）（写真 3）

　水様性下痢便を 1 部スライドグラス上にとり，グラム染色にて，細菌類をみとめず，酵母様真菌のみ増加している．

喀痰培養（10 月 16 日）（写真 4）

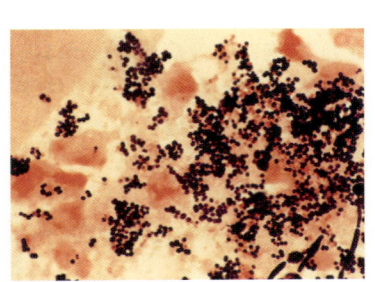

写真 1

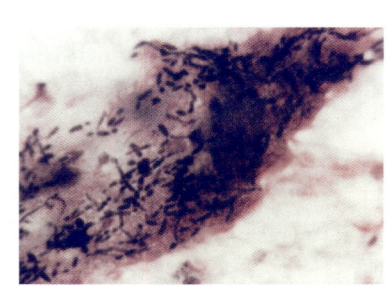

写真 2

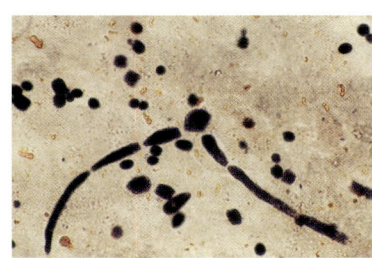

写真 3

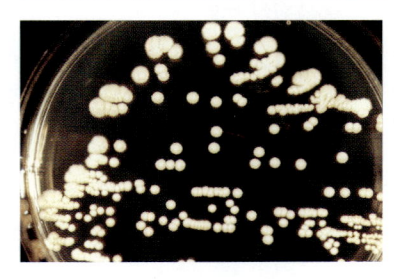

写真 4

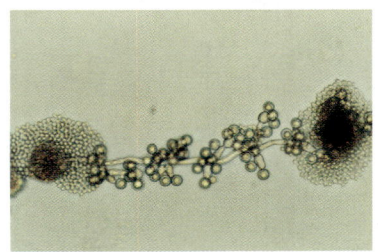

写真 5

サブロー寒天培地での灰白色コロニーをみとめる（培養4日目）．

[同定検査]

厚膜分生子の確認（写真5）

コンミール寒天培地上で厚膜分生子形成を確認することにより Candida albicans の同定に有力な情報を得たことになる．

[抗真菌化学療法]

1．フルコナゾール（Fluconazole：FLCZ）

注射剤では 50〜100mg/日点滴静注．

経口剤では1回 100mg/日内服（血中半減期が長く1日1回投与が可能）．

本症のように肺炎と腸炎が合併している症例では経口剤の有用性が期待できる．

2．アムホテリシンB（Amphotericin B：AMPH）

注射剤では初回 1mg/日から増量して 50mg/連日または隔日投与．

シロップ剤は 50〜100mg を1日2〜4回服用（消化管カンジダ症への適応）．

■永武　毅

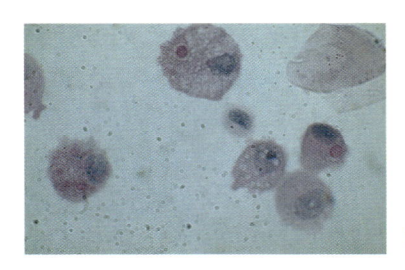

1-17　クリプトコックス症

肺クリプトコックス症（pulmonary cryptococcosis）

症例　45歳　女性

[臨床所見]

自覚症状はない．住民検診の胸部X線写真にて異常陰影を指摘された．

[血液検査]

WBC 6100/μl（St 1％，Seg 40％，Bas 1％，Lym 35％，Mon 14％），GOT 18 IU/l，GPT 18 IU/l，LDH 204 IU/l，Cr 0.6mg/dl，FBS 116mg/dl，CRP 0.07mg/dl，ESR 6mm/hr，HTLV-I 抗体（−），クリプトコックス抗原 16倍．

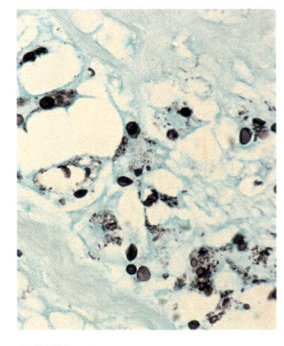

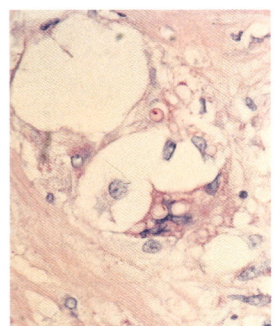

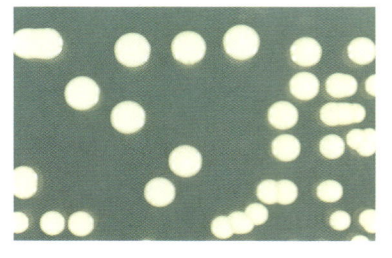

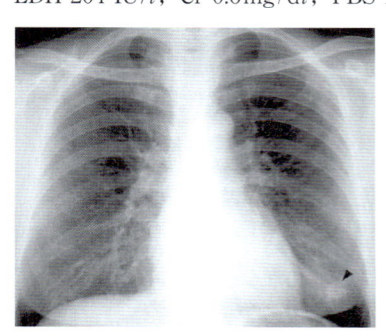

[画像診断]

胸部X線（写真1）

左下肺野に孤立結節影をみとめる．

胸部CT（写真2）

左 S_9 領域に孤立結節影をみとめる．Spicular formation をみとめる．肺門リンパ節の腫大はみとめない．

[病理組織学的検査]

気管支洗浄液の細胞診（PAS染色）（写真3）

肺胞マクロファージ内に赤色に染色されるクリプトコックス菌体をみとめる．

経気管支肺生検（TBLB）

PAS染色（写真4A）で肉芽腫性病変のなかに円形で莢膜を有するクリプトコックス菌体が赤染される．GMS染色（写真4B）では黒色に染まるクリプトコックス菌体をみとめる．

[真菌学的検査]

気管支洗浄液の培養（Inhibitory mold agar 培地）（写真5）

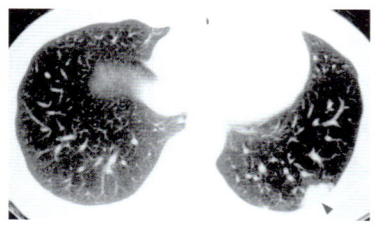

白色，光沢を有し，やや湿潤で表面がなめらかな Cryptococcus neoformans のコロニーがみとめられる．

[治療]

アゾール系抗真菌薬を投与する．基礎疾患の有無に応じて治療期間を調整する．

Fos-fluconazole（FLCZ）200〜400mg/日，1日1回点滴静注あるいは経口投与（loading dose：400〜800mg/日，1日1回点滴静注あるいは経口投与を2日間）

あるいは，

itraconazole（ITCZ）200mg/日，1日1回点滴静注あるいは経口投与（loading dose：200mg/回，1日2回点滴静注を2日間）

を使用する．

重症例や，無効例では，

5-FC　100mg/kg/日，経口投与を併用

あるいは，

voriconazole（VRCZ）200mg/回（loading dose：初日のみ300mg/回），1日2回経口投与

amphotericin B（AMPH-B）0.5〜1.0mg/kg/日，1日1回点滴静注に変更する．　■河野　茂・前崎繁文

1-18　アスペルギルス症

肺アスペルギローマ

症例　67歳　男性

[臨床所見]

約15年間，炭坑にて採掘作業に従事する．10年ほど前より咳嗽，労作時の呼吸困難を自覚．2年前より血痰をみとめ，症状が徐々に増悪するため，近医を受診し，胸部X線にて異常陰影を指摘される．

[血液検査]

WBC 6800/μl（St 3％，Seg 44％，Eos 3％，Bas 1％，Lym 37％，Mon 11％），GOT 21 IU/l，GPT 8 IU/l，Cr 0.7mg/dl，CRP 1.21mg/dl，ESR 123mm/hr，PaO$_2$ 77.5mmHg，PaCO$_2$ 43.8mmHg，％FVC 69.6％，FEV$_{1.0}$％ 67.3％，アスペルギルス沈降抗体 陽性．

[画像診断]

胸部X線（写真1）

　左上肺野に8×5cm大の空洞をみとめ，そのなかに3×3cmの菌球（fungus ball）をみとめる．また，両側下肺野には索状影や網状影をみとめる．

胸部CT（写真2）

　左S$_{1+2}$の領域に空洞をみとめ，そのなかに大きな菌球をみとめる．また，両側肺野には多発性のブラ（bulla）をみとめる．

[喀痰真菌培養]（サブロー寒天培地）（写真3）

　表面が濃緑色の糸状菌である Aspergillus fumigatus が分離培養される．

[血清診断]

アスペルギルス沈降抗体（写真4）

　患者血清（中央）と Aspergillus fumigatus 抗原との間に沈降線をみとめる．

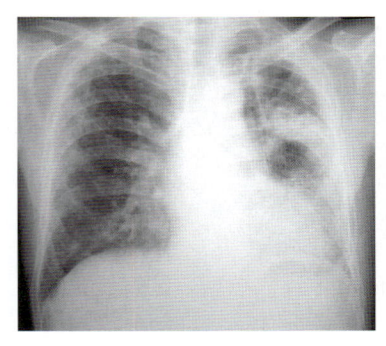

写真1

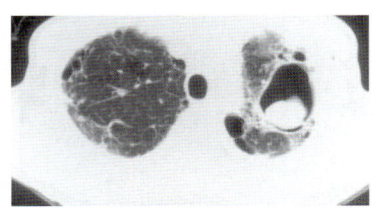

写真2

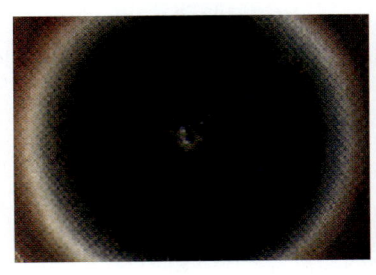

写真3

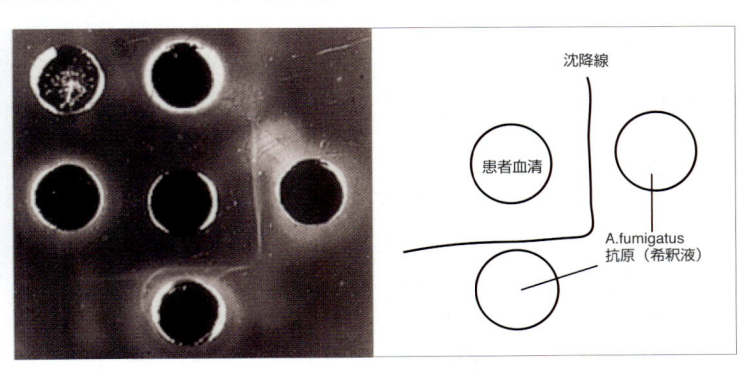

写真4

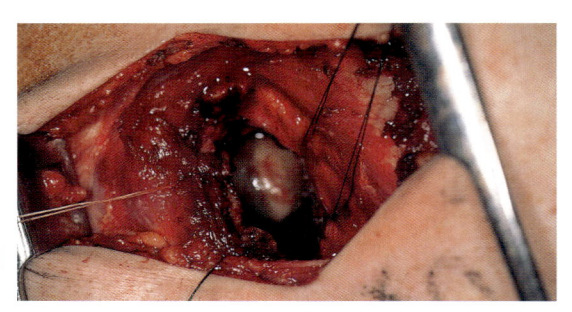

1-19 ニューモシスチス肺炎

症例　33歳　男性

[病歴]

主訴：咳，発熱，呼吸困難．

現病歴：2カ月前より乾性咳嗽と労作時呼吸困難を自覚．2週間前より軽度の発熱（38℃）が加わり近医受診，抗生剤の処方を受けるも改善なく，紹介受診．低酸素血症，胸部X線写真上びまん性すりガラス陰影をみとめ，入院となった．

[検査所見]

WBC 9900/μl（Stab 9, Seg 69, Lym 12, Mon 11, Eos 1），RBC 517×10^4/μl，Hb 14.3g/dl，Plt 34.9×10^4/μl，TP 7.7g/dl，Alb 3.5g/dl，GOT 71IU/l，GPT 22IU/l，LDH 1349IU/l，BUN 14.0mg/dl，Cr 1.0mg/dl，CRP 9.6mg/dl，CD4＋Ly 26/μl，HIV抗体陽性，HIV-RNA定量9.9×10^4/ml，pH 7.490，PaO$_2$ 34.7torr，PaCO$_2$ 29.8torr．

[画像診断]

胸部単純写真（写真1）

両側肺野にびまん性のむらのあるすりガラス陰影をみとめる．分布はやや肺門側に優位であり，肺門側の血管影，および心の輪郭は左右ともに不鮮明化している．胸水，リンパ節腫大はない．

胸部CT（肺野条件，2mm厚スライス）

1) 上肺野のスライス（写真2）：両肺野にびまん性のすりガラス陰影（ground glass opacity）をみとめる．陰影内に気管支，肺血管などの正常構造が識別される．胸膜近くに不規則に健常肺野が残っており，全体として「地図状分布」といえる．区域，小葉などの既存構造との関連性はみられない．

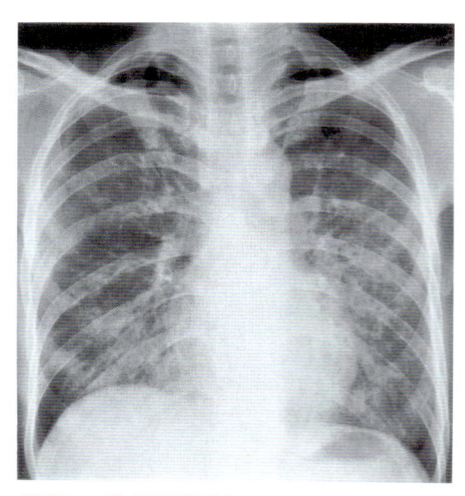

写真5

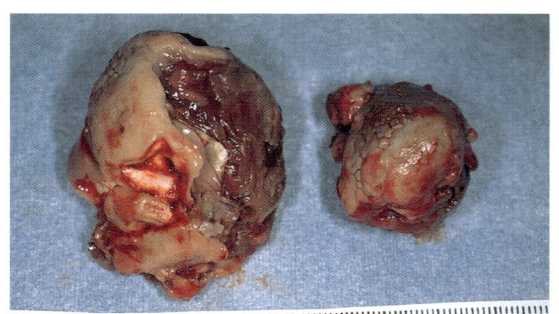

写真6

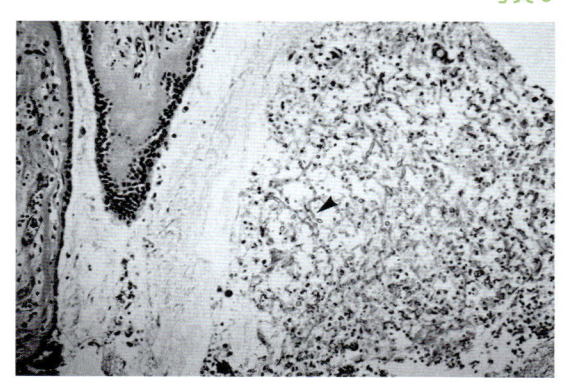

写真7

[治療]

内科的治療としては，

voriconazole（VRCZ）200mg/回（loading dose：初日のみ300mg/回），1日2回経口投与

あるいは，

intraconazole（ITCZ）内用液，またはカプセル剤200mg/回，1日1回経口投与

が推奨される．

[外科的切除]

開窓術にて空洞内に菌球をみとめ（写真5），菌球が摘出される（写真6）．

[病理組織学的検査]（写真7）

菌球（fungus ball）にはY字状に分岐したアスペルギルスの菌糸をみとめる．　■河野　茂・前崎繁文

写真1　胸部単純写真

2）下肺静脈の高さのスライス：やはり広範なすりガラス影であるが，分布は不規則で，右肺野では胸膜側に優位で肺門側に健常肺が地図状に残っている(写真3)．

[病理像]
BALF（気管支肺胞洗浄液）の塗抹標本（Diff-Quik染色，×1000）(写真4)

ニューモシスチス・イロベチイ（*Pneumocystis jirovecii*）の集塊がみられる．ニューモシスチスの自然史はなお不明のところが多いが，2種の存在形態が知られており，顆粒状に濃染しているのが栄養体（trophozoite），染まらずにぬけてみえるのが嚢子（cyst）である．

同検体のGrocott染色（×400）(写真5)

ニューモシスチスの嚢子が多数濃く球状に染め出されている．

[診断・治療]
ニューモシスチス肺炎（*pneumocystis* pneumonia：PCP）は，高度の免疫低下者に起こる日和見感染症（opportunistic infection）の一つとして古くより知られているが，近年AIDSの初発病態として遭遇することが多くなった．急性〜亜急性（2週〜2カ月）に発症する乾性咳嗽，発熱，呼吸困難を主徴とし，胸部画像にてびまん性のすりガラス影を呈する．通常高度の低酸素血症があり，薬剤性肺臓炎，過敏性肺臓炎などとの鑑別が問題となりうる．血液所見でのLDH高値，KL-6高値などは参考になるが，非特異的である．血清CRP値は高値，低値ともにありえ，参考にならない．口腔内カンジダ症などはHIV感染症の徴候であり，本症を強く示唆する．

診断は喀痰もしくは気管支肺胞洗浄液よりニューモシスチスの菌体を証明することにある．ディフ-クイック（Diff-Quik）染色，グロコット（Grocott）染色などが用いられる．最近はPCRもその鋭敏さから好んで用いられるが，偽陽性の可能性がつきまとう．その意味で，補助診断として日本で開発された血漿β-D-glucanの測定が有用である．並行して基礎疾患としてのAIDSを疑い，CD4陽性リンパ球数，HIV抗体などの検査も必要である．

ニューモシスチス肺炎の治療にはsulfamethoxazole-tremethoprim（ST合剤），pentamidineのいずれかが用いられる．いずれもHIV患者においては副作用の出現頻度が高い．まずST合剤を用い，副作用で使用不可になった場合，pentamidineに切り替えるのが一般的である．また本例のように呼吸不全を合併した重症例では，並行してステロイド剤が投与される．これは，本病態において菌体が惹起する宿主の過剰な免疫反応が肺障害を引き起こすことが明らかにされているからである．本例は3週間の治療でPCPについては治癒を得た．その後AIDSに対してプロテアーゼ阻害剤を含む3剤併用療法を開始している．

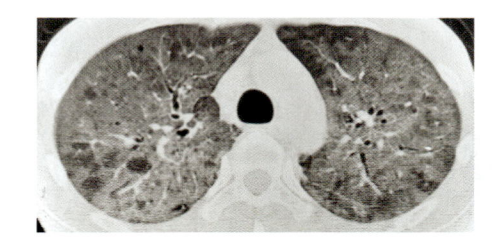

■徳田　均

写真2

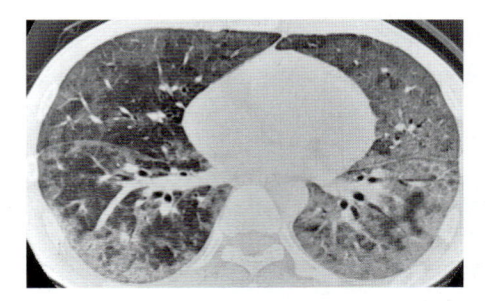

写真3

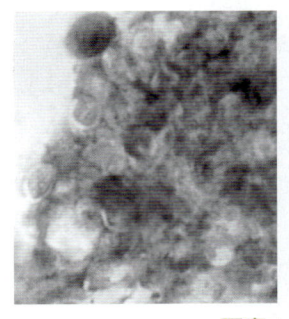

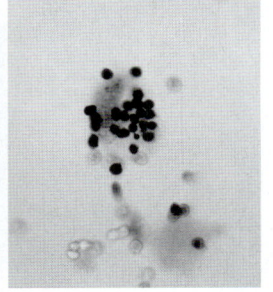

写真4　　　写真5

[文献]
Thomas CF, Limper AH: Pneumocystis pneumonia. *N Engl J Med*, 350: 2487-98, 2004.
徳田　均，池添潤平，ほか：AIDSに合併したニューモシスティス・カリニ肺炎の画像所見―8例の検討．呼吸，16: 940-948, 1997.
Webb WR, Naidich DP, et al：Pneumocystis carinii pneumonia. In: High resolution CT of the Lung, 3rd ed, pp 396-403, Lippincott-Raven Publ, Philadelphia, 2001.

F　原虫性疾患

1-20　トキソプラズマ症

トキソプラズマ症は *Toxoplasma gondii* によってひきおこされる寄生虫疾患である．人畜共通の寄生虫疾患で，ネコ科動物が本来の宿主であるが，ほかのさまざまな哺乳類や鳥類にも寄生感染する．ヒトにおいては妊娠母体に感染した際の先天性トキソプラズマ感染が大きな問題である．一方成人では不顕性感染が多く，発熱，発疹，リンパ節炎などの急性期症状あるいは慢性期に移行して脈絡網膜炎，脳炎などの症状を呈する症例は，多数の原虫が感染した場合や血液悪性腫瘍患者など免疫力の低下した場合に限られる．AIDS患者では，少なくとも数％がトキソプラズマ脳炎を合併し，また脳原発悪性リンパ腫との鑑別が困難な症例も少なくない．

症例　45歳　男性
[臨床所見]

男性同性愛者．1992年10月よりHIV感染症で本院通院中であった．1993年12月15日より歩行困難が急速に出現し，また食物摂取も困難となったため緊急入院となった．神経学的には左小脳症状がみられた．

[血液検査]

WBC 2500/μl，Hb 10.4 g/dl，Plt 26.9×10^4，Lym 15％，CD4 9個/μl，CD8 150個/μl，TOXO-Ab 1024×．

[画像診断]

頭部CT（写真1, 2）

入院時の緊急頭部CT．左の小脳半球に5×2cmほどの造影される病変があり，その周辺に浮腫を伴っている．そのほか小脳中部，左中脳，左右の大脳半球に直径1.5cmまでのリング状に造影される病変が多数みられる．

頭部MRI（写真3, 4）

CTではとらえきれない病変もはっきり認識できる．多数のリング状あるいは結節状に造影される病変が脳全体にみられる．平均的な大きさは

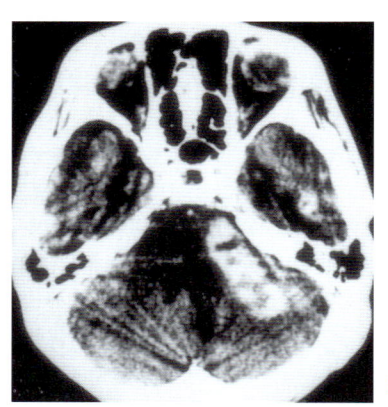

写真1

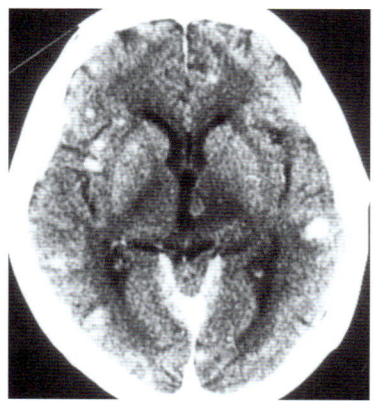

写真2

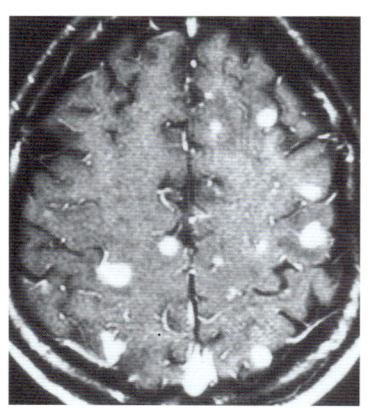

写真3

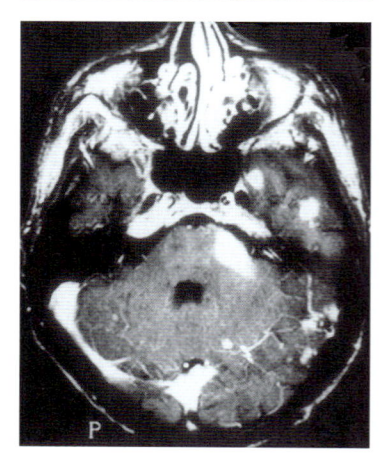

写真4

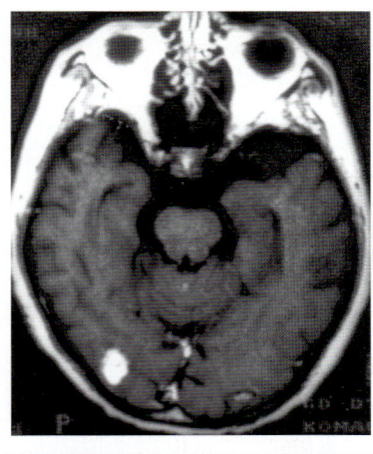

写真5

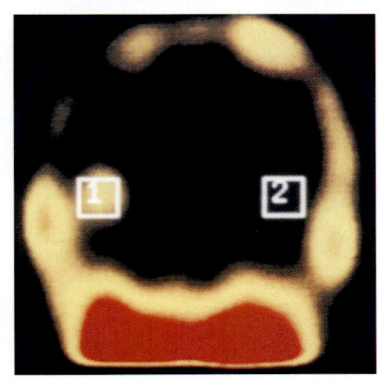

写真6

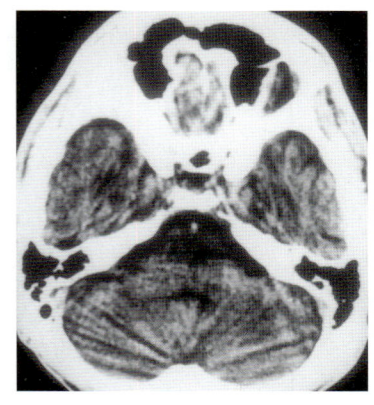

写真7

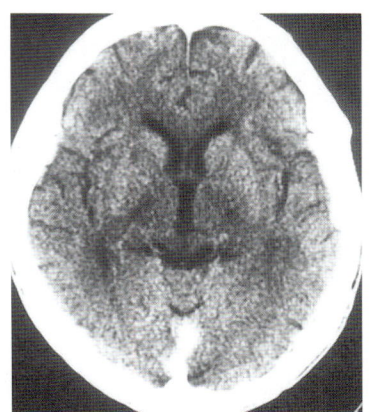

写真8

10mm前後の病変が多い．橋の左外側から左小脳半球にかけての病変がもっとも目立つ．病変の周囲には浮腫像がみられる．これらの画像所見からはトキソプラズマ脳炎，悪性リンパ腫が疑われた．

トキソプラズマ脳炎の患者の90％以上で，造影MRIあるいはCT上，リング状あるいは結節状のエンハンスメントをみとめる．部位としては白質と灰白質の結合部や基底核部にみられる．

[鑑別診断]（写真5，6）

AIDS合併脳原発悪性リンパ腫のMRIおよびタリウムシンチ．悪性リンパ腫との鑑別が，臨床上もっとも問題となる．AIDS合併脳原発悪性リンパ腫はしばしば単一病変としてみられることが多く，脳室近傍あるいは脳室内にみられることが多い．またタリウムシンチの取りこみがトキソプラズマに比べ強くみられる．しかし例外も多く，確定診断は脳生検に頼らざるをえない．しかし脳生検ができる施設は限られてしまう．したがってトキソプラズマ脳炎が強く疑われる場合には，注意深く経過観察しながら治療を試みるのが有用な方法である．約90％の症例が2週間以内に治療に反応する．また画像上も小病変では6〜8週間で頭部CT上消失する．しかし，より大きな病変は完全には消失しない．

[治療]

ピリメサミン・スルファジアジンの併用投与

ピリメサミンとクリンダマイシン（CLDM）の併用投与．ほかにatovaquone, trimethoprim/sulfamethoxazole（TMP/SMX），azithromycinなどが，やむをえないときの代替え療法として用いられる．

ピリメサミン・スルファジアジンの入手法

これらの薬剤は国内未発売であり，通常の方法での入手は不可能である．厚生労働省エイズ治療薬研究班（代表研究者 東京医科大学臨床検査医学講座主任教授）にFAX（03-3342-6171）あるいはインターネットのホームページ（http://labo-med.tokyo-med.ac.jp/aidsdrugmhw/mokuji.htm）にアクセスして研究班からの薬剤供給を受ける必要がある．

[治療後CT]（写真7，8）

ほとんどの異常病変は消失した． ■味澤　篤

2. 循環器系の疾患

1. 感染症
3. 呼吸器系の疾患
4. 消化器系の疾患
5. 肝の疾患
6. 胆・膵の疾患
7. 膠原病
8. 腎・尿路系の疾患
9. 内分泌系の疾患
10. 代謝の異常
11. 血液疾患
12. 神経疾患
13. 眼底
14. 救急医療

編集　石井當男・梅村　敏

2-1 急性冠症候群

【14-8 胸痛→急性心筋梗塞 参照】

　急性冠症候群は，冠動脈粥腫に破綻やびらんが生じ，これに引き続く血栓形成により急速に冠動脈内腔が高度に狭窄あるいは閉塞し急性心筋虚血を呈する臨床症候群である．急性冠症候群は来院時心電図でST上昇の有無により二つに大別される．ST上昇型と非ST上昇型急性冠症候群ではそれぞれ病態が異なり，急性期の治療方針も異なる．

2-1-1 ST上昇型急性心筋梗塞症（前壁）

症例　60歳　男性

[臨床所見]

　生来健康であり，狭心症の既往はなかった．午後4時，会社で会議中に突然胸痛出現，冷汗著明，このため6時救急車で当院来院．

[身体所見]

　血圧128/66mmHg，心拍数76/分，心音・呼吸音ともに正常．

[来院時血液検査]

　WBC 14600/μl，CPK 81IU/l，GOT 33IU/l，GPT 22IU/l，LDH 444IU/l．

[画像診断]

心電図（図1）

　A：発症前

　B：来院時（発症2時間後）

　V_1〜V_5誘導にST上昇，V_1〜V_3に異常Q波をみとめる．

　C：発症2週間後

　V_1〜V_4に異常Q波と冠性T波をみとめる．

心エコー（写真1）

　乳頭筋レベルの左室短軸像では前壁領域（時計方向で10時から2時）での壁運動の低下（無収縮）がみられる．

心カテーテル検査（発症2時間30分後に施行）

　(1) 冠動脈造影（写真2）

　左：左前下行枝近位部（矢印で示す）に完全閉塞をみとめる．

　中：左前下行枝末梢までガイドワイヤーを通し，

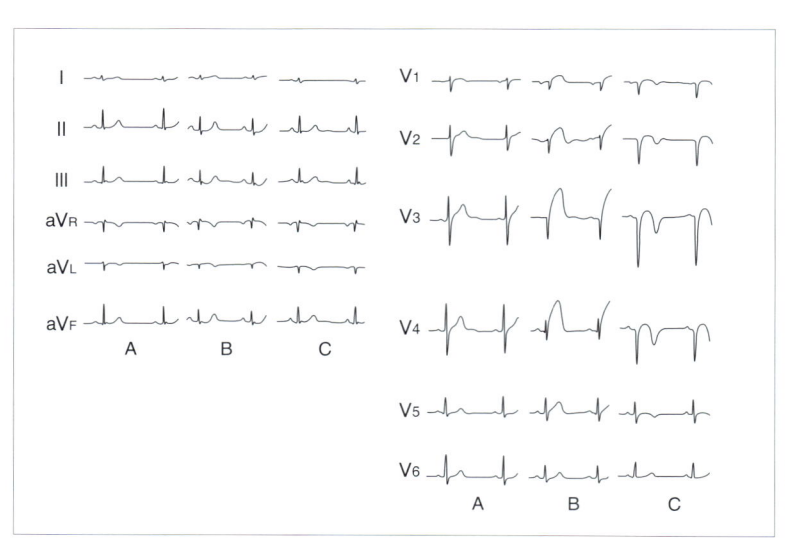

図1　心電図
A：発症前，B：発症2時間後，C：発症2週間後

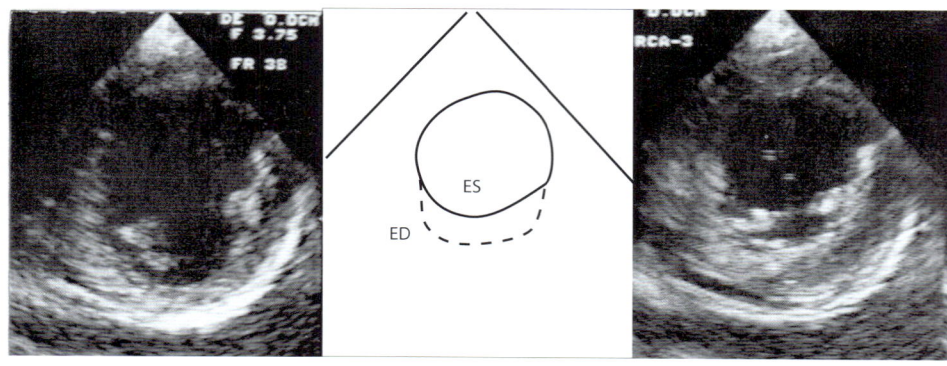

写真1　心エコー
ED：end-diastole（左），ES：end-systole（右）．

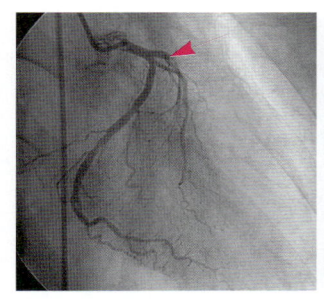

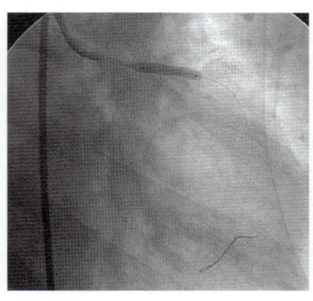

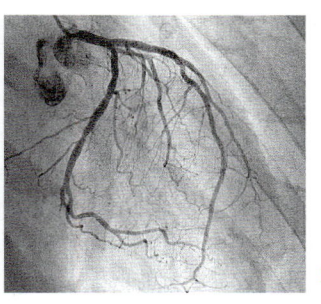

写真2 冠動脈造影

閉塞部位をバルーンで拡張し，ステントを留置した．
　右：再疎通が得られ，左前下行枝末梢まで良好に造影される．
　(2) 左室造影（写真3）
　上：拡張終期像

下：収縮終期像
　前壁領域（矢印で示す）の収縮が低下している．
核医学的検査
　(1) ^{201}Tl心筋シンチグラフィー（写真4）
　前壁領域でタリウム欠損像がみられる．
　(2) ^{99m}Tcピロリン酸心筋シンチグラフィー（写真5）

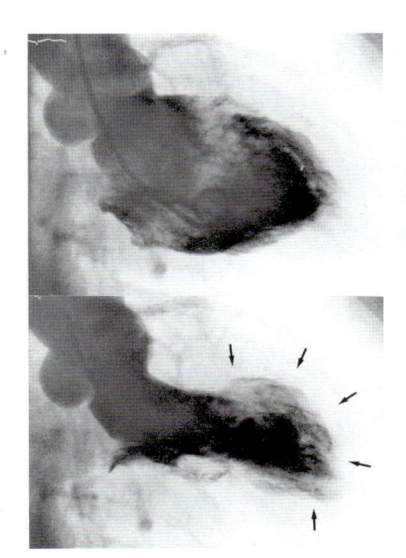

写真3　左室造影

写真4　^{201}Tl心筋シンチグラフィー

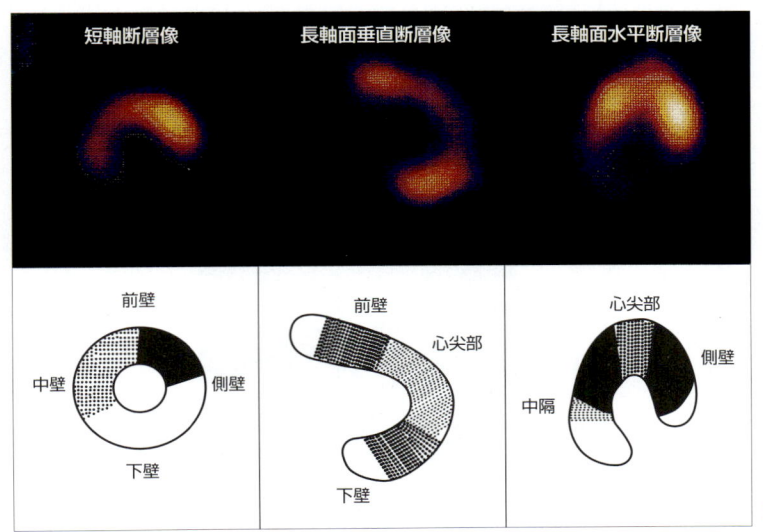

写真5　^{99m}Tc心筋シンチグラフィー

タリウム欠損像に一致してテクネシウムの集積がみられる．

[治療]

ST上昇型急性心筋梗塞症は冠動脈内腔が血栓形成により急速に閉塞し高度な心筋虚血により心筋壊死が生じる病態である．発症早期のST上昇型急性心筋梗塞症では，より早く確実に再灌流することが予後を改善する上で重要であり，再灌流療法が確立された治療法となっている．再灌流療法は血栓溶解療法と経皮的冠動脈インターベンション（percutneous coronary intervention：PCI）の二つに分けられる．再灌流療法の治療効果は時間経過とともに急速に減弱するため，治療開始までの許容時間は血栓溶解療法ではdoor to needle time（来院後血栓溶解療法開始までの時間）は30分以内，PCIではdoor to balloon time（来院後初回バルーン拡張までの時間）は90分以内とされている．症例に応じて安全かつ迅速に行いうる治療法を選択することが重要であるが，日本ではPCIが選択されることが多い．

急性期にはすみやかに病態評価を行い再灌流療法の適応を判断し，また初期治療として酸素，アスピリン，硝酸薬，ヘパリン投与を行う．硝酸薬投与後にも胸部症状が持続する場合には塩酸モルヒネを投与する．院中の薬物療法としては，発症24時間以内に抗血小板薬，β遮断薬，アンギオテンシン変換酵素（ACE）阻害薬，アンジオテンシンⅡ受容体拮抗薬（ARB），HMG-CoA還元酵素阻害薬（スタチン）の投与を行うことが望ましい．

本例では入院中は合併症なく経過し，10日間のリハビリテーションののち，退院となった．

■木村一雄・小菅雅美

2-1-2 ST上昇型急性心筋梗塞症（下壁）

症例　72歳　男性

[臨床所見]

1カ月前より朝の通勤時に駅の階段を上ると前胸部の不快感が出現し，立ち止まって2～3分すると消失していた．最近1週間は日中，夕方にも階段や坂道を上ると同様の症状が出現していた．朝5時30分排尿後突然胸痛が出現，冷汗，嘔吐も出現し，7時28分救急車で来院．

[身体所見]

意識清明，四肢チアノーゼ，冷感なし，血圧98/64mmHg，心拍数44/分，心音正常，呼吸音湿性ラ音聴取せず．腹部異常所見なし．

[来院時血液検査]

WBC 12400/μl，CPK 156IU/l，GOT 32IU/l，GPT 26IU/l，LDH 476IU/l．

[画像診断]

心電図（図1）

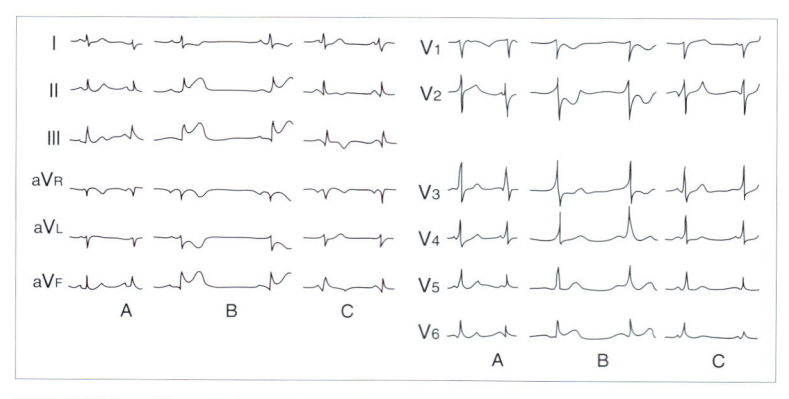

図1　心電図
A：発症前，B：発症2時間後，C：発症2週間後

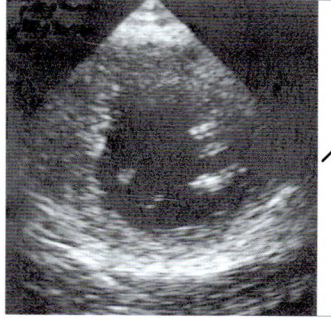

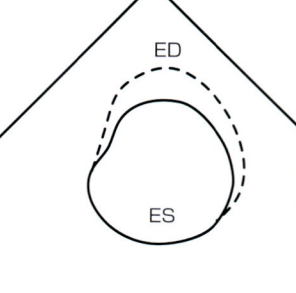

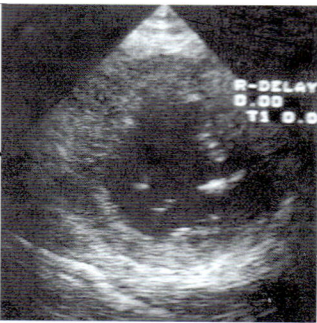

写真1　心エコー
ED：end-diastole（左），ES：end-systole（右）．

写真2 冠動脈造影

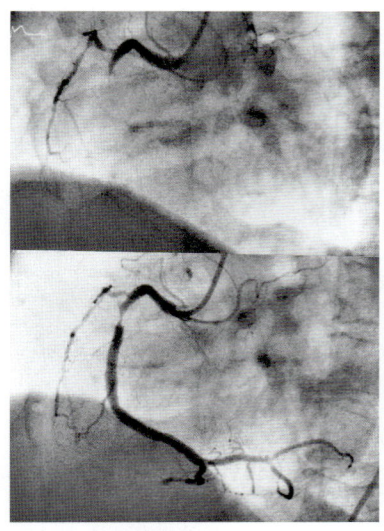

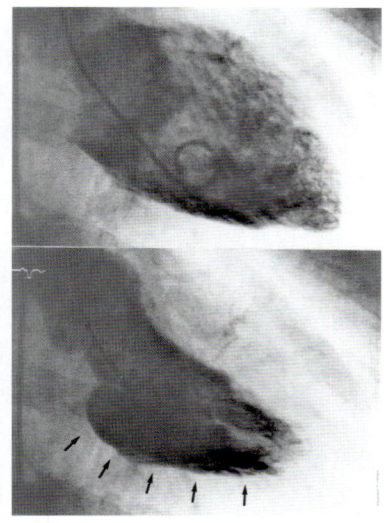

写真3 左室造影

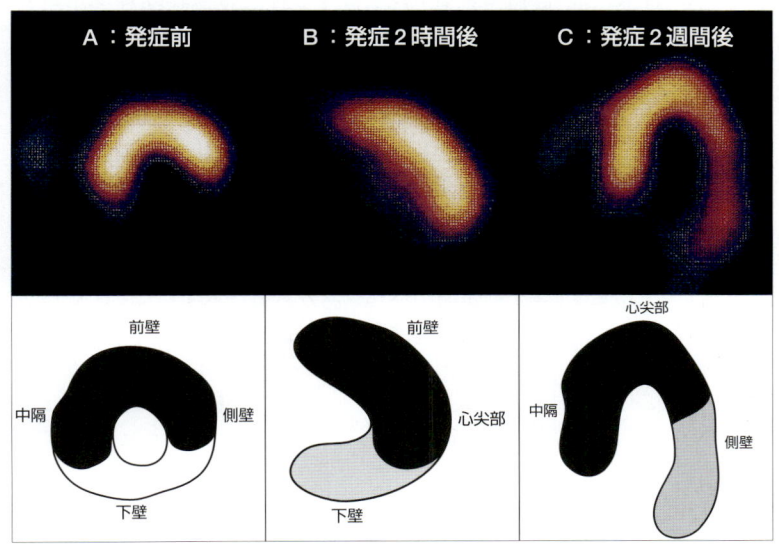

写真4 ²⁰¹Tl心筋シンチグラフィー

A：発症前
B：発症2時間後
C：発症2週間後

A：発症前
B：来院時（発症2時間後）
洞性徐脈でⅡ, Ⅲ, aV_F, V_6誘導にST上昇を, Ⅰ, aV_L, V_1～V_3にST低下をみとめる．

C：発症2週間後
Ⅱ, Ⅲ, aV_F誘導に異常Q波と陰性T波がみられる．

心エコー（写真1）

乳頭筋レベルの左室短軸像では, 下壁領域（時計方向5時から8時）の壁運動の低下（無収縮）がみられる．

心カテーテル検査（発症2時間30分後に施行）

（1）冠動脈造影（**写真2**）

上：右冠動脈近位部に完全閉塞をみとめる．

下：t-PA（tissue-plasminogen activator）を静脈内投与60分後, 右冠動脈閉塞部は再疎通し, 90％の残存狭窄をみとめる．入院中に同部位にPCIを施行した．

（2）左室造影（**写真3**）

上：拡張終期像, 下：収縮終期像．下壁領域（矢印で示す）の収縮が低下している．

核医学的検査

²⁰¹Tl心筋シンチグラフィー（写真4）

下壁領域での²⁰¹Tl集積の欠損をみとめる．

[治療]

本症例は比較的梗塞サイズも小さく, その後は合併症もなく, 10日間のリハビリテーションののち退院となった．　　　　　■木村一雄・小菅雅美

2-1-3 非ST上昇型急性心筋梗塞症

症例　72歳　女性

[臨床所見]

　3年前より歩行などで胸痛が出現し，立ち止まると症状はすぐに消失することが1週間に1〜2回生じるようになった．この症状は徐々に増悪し，ここ1年は毎日出現していた．午後8時，夕食後テレビをみていて突然いままでに経験のない強い胸痛が出現したため，他院受診後，午後11時30分に当院へ来院した．

[身体所見]

　血圧150/84mmHg，脈拍87/分，心音純，呼吸音両下肺野に軽度の湿性ラ音を聴取する．

[来院時血液検査]

　WBC 12200/μl，CPK 222IU/l，GOT 45IU/l，GPT 33IU/l，LDH 523IU/l．

[画像診断]

心電図（図1）

　A：発症前，B：来院時．
　I，II，III，aV_F，V_3〜V_6誘導に広範にST低下とaV_R誘導でST上昇をみとめる．

心カテーテル検査

冠動脈造影（写真1）

　左：左前下行枝に75〜90％狭窄（矢印で示す）をみとめる．
　中：左回旋枝中間部に99％狭窄（矢印で示す）をみとめる．
　右：右冠動脈近位部に75％狭窄（矢印で示す）をみとめ，側副路を介して左前下行枝遠位部が造影される．

[治療]

　入院後ベッド上安静に加え，アスピリン，ヘパリン，ニトログリセリンの点滴静注を行ったが，来院時と同様のST低下を伴う狭心症発作が出現したため，IABP（大動脈バルーンパンピング）を大腿動脈より挿入した．その後狭心症発作は消失し，CABG（冠動脈バイパス手術）により完全血行再建（左内胸動脈を左前下行枝に，伏在静脈を左回旋枝と右冠動脈に吻合）を行った．

IABP（図2）

　心電図に同期させ下行大動脈内に留置したバルーンを拡張期にヘリウムガスを注入することで膨張させ，収縮期にはガスを放出することでしぼませる．

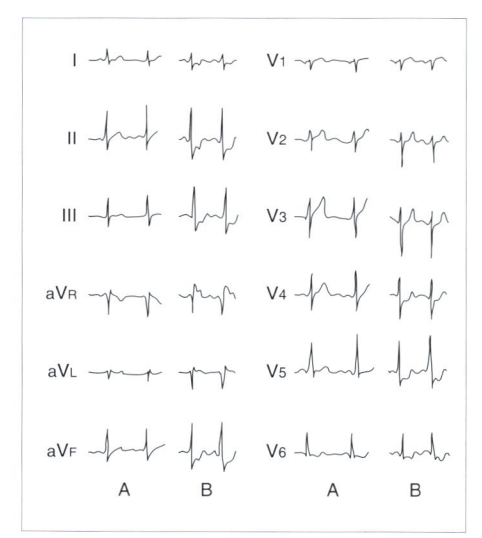

図1　心電図

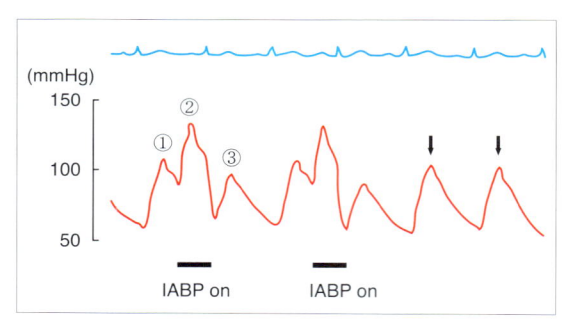

図2　IABP圧波形

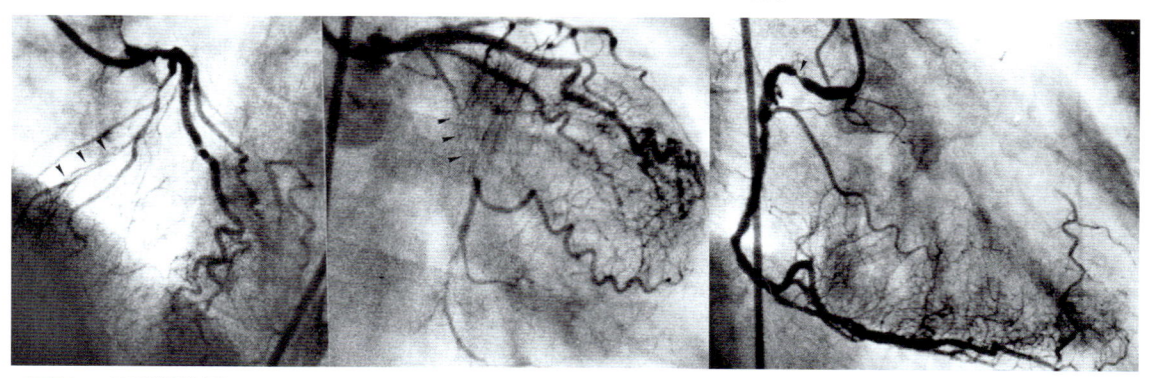

写真1　冠動脈造影

1）IABPの影響を受けていない収縮期血圧．
2）拡張期バルーンを膨張させることで拡張期血圧が上昇する．
3）収縮期IABPをしぼませることにより収縮期血圧が低下する．

矢印はIABPが作動していないときの大動脈圧波形を示す．このようにIABPは収縮期血圧を低下させることにより心筋酸素需要を低下させ，拡張期圧を上昇させることにより冠血流を増加させること（心筋酸素供給の増加）で心筋虚血を改善する．

非ST上昇型急性冠症候群（不安定狭心症，非ST上昇型心筋梗塞）は冠動脈粥腫の破綻とそれに伴う血栓形成による冠血流の急激な減少により生じるが，一般的に冠動脈内腔は血栓により完全には閉塞していないことが多い．このため早期にリスク評価を行い，これに基づき治療方針を決定する．低リスク例では，十分な薬物治療ののちに負荷試験などを行い，必要に応じて冠動脈造影検査，冠血行再建を行う．中等度リスクや高リスク例では，入院早期の冠動脈造影検査と引き続き冠血行再建を行うことを念頭に薬物治療を行う．

本例は重症多枝病変例で，冠動脈造影検査上では虚血責任血管が同定できないが，薬物治療抵抗性の虚血発作を生じ，IABPで血行動態を維持しCABGによる完全血行再建を図った．

■木村一雄・小菅雅美

2-1-4 ST上昇型急性心筋梗塞症（前壁・心室中隔穿孔合併）

症例　77歳　女性

[臨床所見]

3日前より体調不良を訴えていた．来院前日夕方より軽度の呼吸困難が出現したが，放置していた．朝より呼吸困難増強したため，午前11時当院来院．

[身体所見]

意識やや混迷状態，四肢冷汗あり，血圧92/64mmHg，脈拍98/分，心音：第4肋膜胸骨左縁にLevine III/VI度の全収縮期雑音を聴取．呼吸音：全肺野に湿性ラ音を聴取．

[来院時血液検査]

WBC 15600/μl，CPK 2368IU/l，GOT 308IU/l，GPT 56IU/l，LDH 1255IU/l．

[画像診断]

心電図（図1）

完全右脚ブロック，II，III，aV$_F$，V$_1$〜V$_4$誘導に異常Q波を，II，III，aV$_F$，V$_2$〜V$_6$誘導にST上昇をみとめる．

胸部X線（写真1）

両肺野に肺血流増加を示唆する肺血管陰影の増強をみとめる．右肺野での透過性低下の一部は胸水に起因する．下行大動脈内にIABPが，右肺動脈内にSwan-Ganzカテーテルが留置されている所見がみられる．

心エコー（写真2）

断層ドプラでは心尖部に左室から右室へのモザイク状パターンの短絡血流をみとめる．

[治療]

急性心筋梗塞症（acute myocardial infarction）に合併する心破裂には左室自由壁破裂，心室中隔穿孔，乳頭筋断裂がある．心筋梗塞症での心室中隔穿孔合併率は2％と報告されており，カテコラミン，血管拡張薬に加えIABPを装着することに

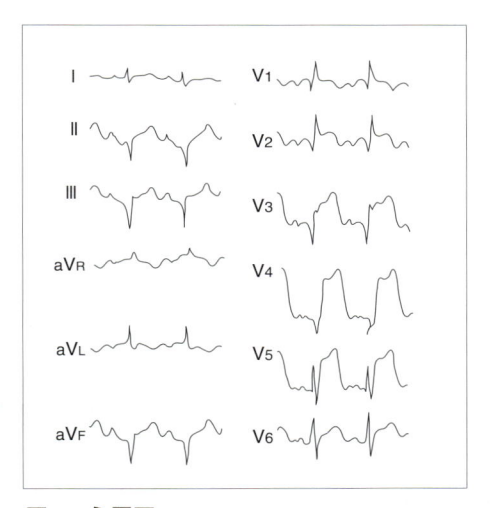

図1　心電図

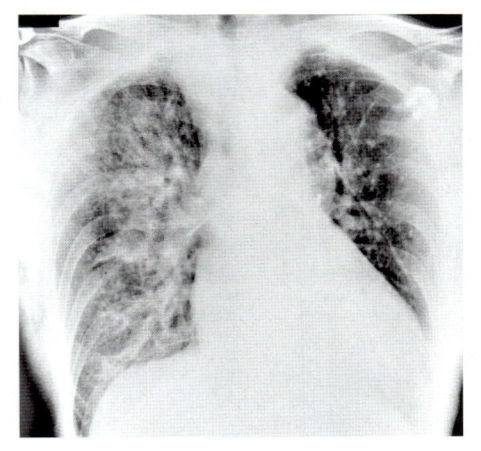

写真1　胸部X線

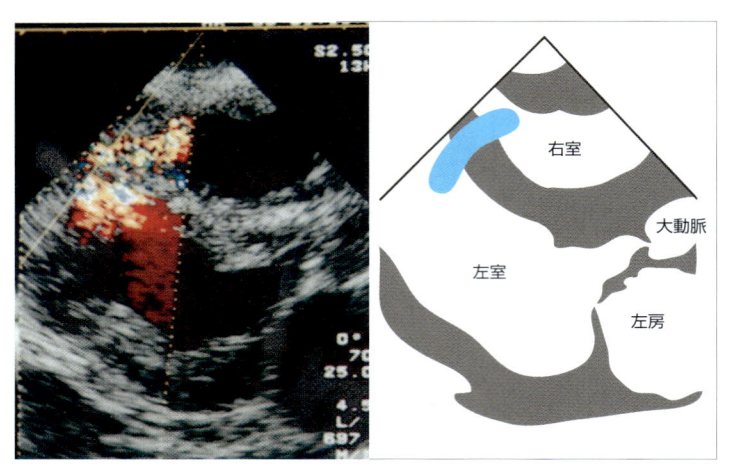

写真2　心エコー

より血行動態を維持しつつ緊急手術（中隔穿孔閉鎖術）を行うことが一般的である．本例においても手術が行われたが，術後心不全が遷延し第30病日に永眠された．

■木村一雄・小菅雅美

2-1-5　ST上昇型急性心筋梗塞症（下壁・乳頭筋断裂合併）

症例　66歳　女性

[臨床所見]

生来健康．前日午後6時，突然胸痛出現，早朝より呼吸困難も出現し午前7時当院来院．

[身体所見]

意識混迷，四肢冷感，血圧80/64 mmHg，脈拍116/分，心音：心尖部にLevine Ⅲ/Ⅵの全収縮期雑音を聴取，呼吸音：全肺野に湿性ラ音聴取．

[来院時血液検査]

WBC 11600/μl，CPK 124 IU/l，GOT 43 IU/l，GPT 30 IU/l，LDH 487 IU/l．

[画像診断]

心電図（図1）

完全右脚ブロック，異常Q波とST上昇をⅡ，Ⅲ，aV$_F$誘導でみとめ，Ⅰ，aV$_L$，V$_3$～V$_6$誘導でST低下をみとめる．

胸部X線（写真1）

肺門部を中心とし末梢へ向かう濃い陰影像（butterfly shadow）をみとめる．

心エコー図

断層心エコー図（写真2）：断裂した乳頭筋（矢印で示す）を左室内にみとめる．

断層ドプラ（写真3）：左房に向かうモザイクパ

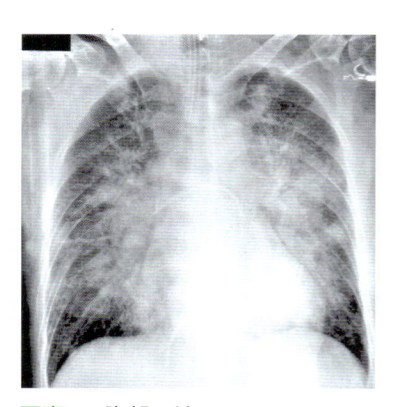

写真1　胸部X線

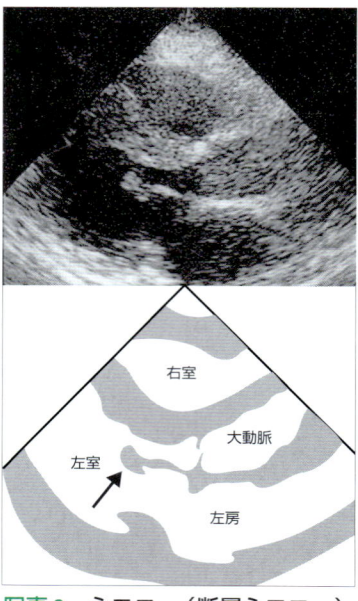

写真2　心エコー（断層心エコー）

写真3　心エコー（断層ドプラ）

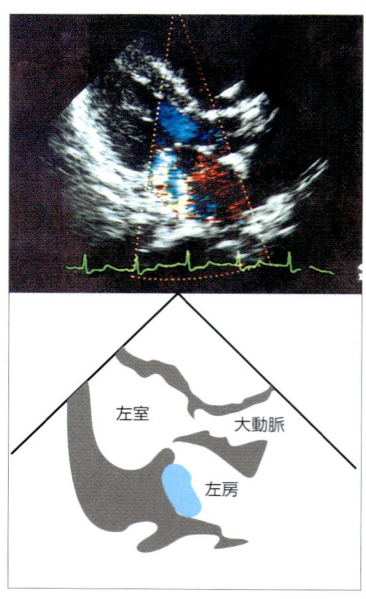

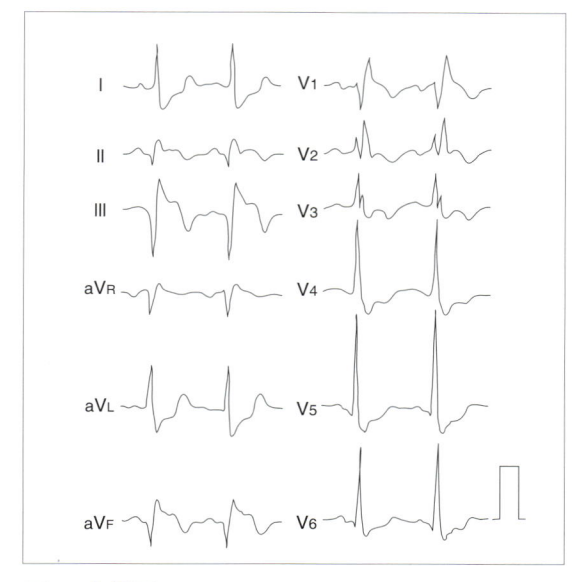

図1 心電図

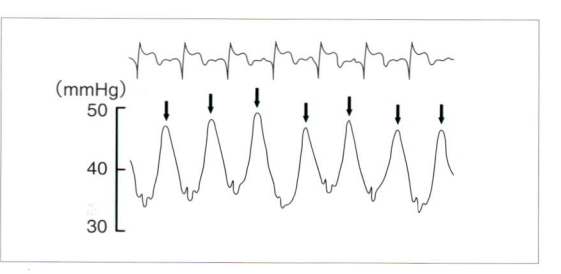

図2 肺毛細血管楔入圧波形

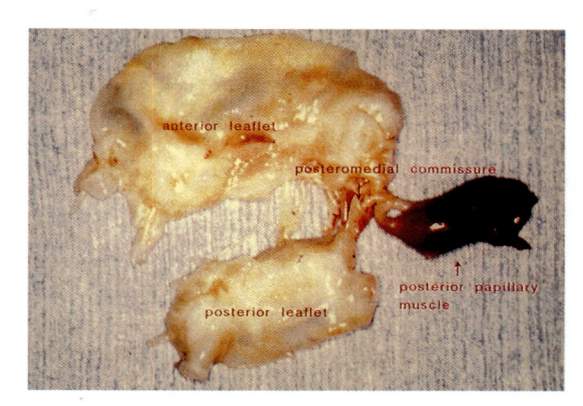

写真6 摘出標本写真

ターンの逆流性血流をみとめる．

心カテーテル検査

　急性期（図2）：Swan-Ganz カテーテルから得られた肺毛細血管楔入圧では著明なV波（矢印で示す）をみとめ，僧帽弁逆流が高度であることを示す．

　左室造影（急性期）（写真4）：収縮期下壁領域の壁運動が低下しているとともに，著明な僧帽弁逆流をみとめ，肺静脈まで造影される（矢印で示す）．

　左室造影（退院前）（写真5）：僧帽弁は人工弁に置換され，術前にみとめた僧帽弁逆流は消失している．

[治療]

　まれな合併症であるが，中では下壁梗塞に合併し後乳頭筋が断裂することが多い．断裂の部位（部分断裂か完全断裂か）により予後は異なるが，多くの場合急速に心原性ショックに陥り，このような場合は手術が絶対適応となる．本例では緊急手術（僧帽弁置換術）を行い，術後の経過は良好で第28病日に退院となった．

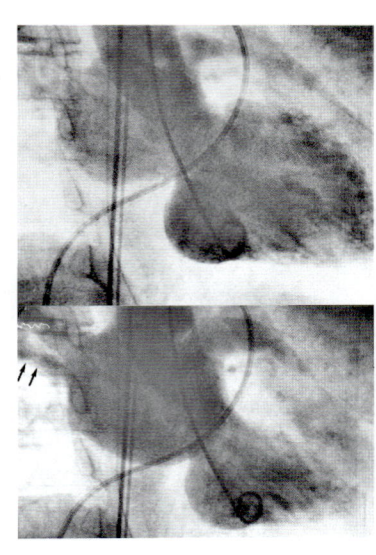

写真4　左室造影（急性期）

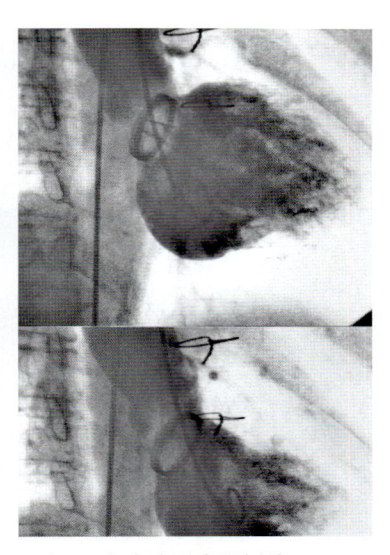

写真5　左室造影（退院前）

[病理標本]

断裂した乳頭筋の摘出標本（写真6）

■木村一雄・小菅雅美

2-1-6 非ST上昇型急性冠症候群

症例　65歳　男性

[臨床所見]

　1週間前から坂道を上ると胸痛が出現するようになり，立ち止まると数分で症状は消失していた．2日前から安静時にも何度か胸痛が出現したため当院を受診した．

[身体所見]

　血圧 138/76mmHg，脈拍72/分，心音・呼吸音を含めてほかに異常所見なし．

[画像診断]

心電図（図1）

　左：胸痛発作時
　右：非発作時

　I，V_3〜V_6誘導でT波の増高および陰性U波を，I，II，aV_F，V_4〜V_6誘導でST低下をみとめる．非発作時にはこれらの所見は消失している．

心カテーテル検査（写真1）

　左：左前下行枝近位部に99％狭窄をみとめる

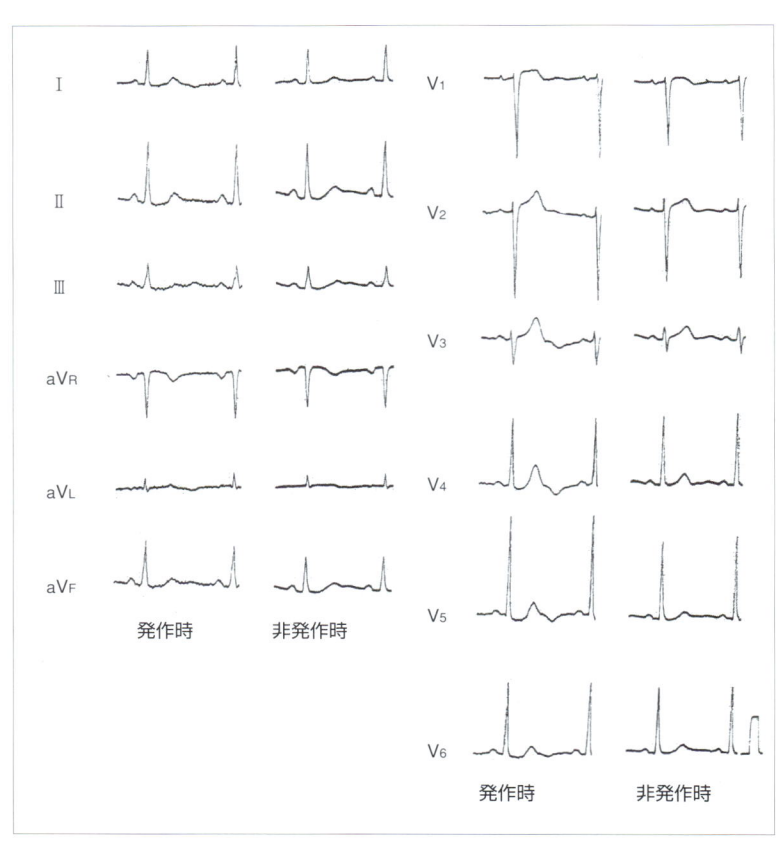

図1　心電図

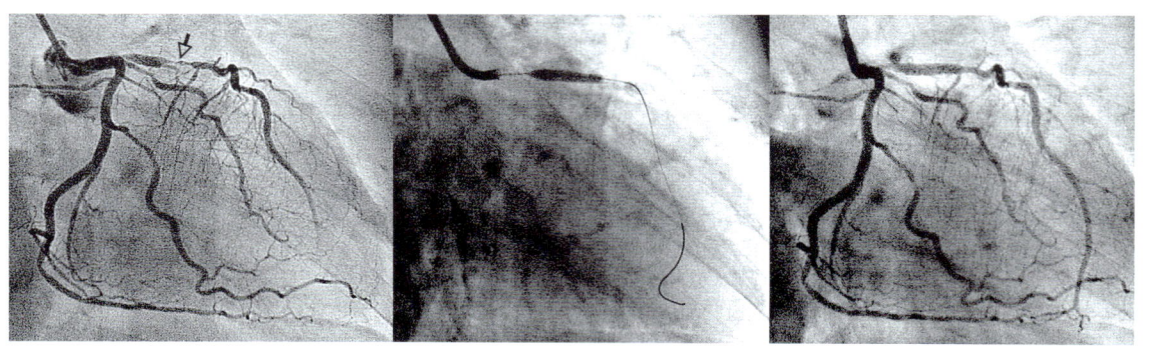

写真1　冠動脈造影

中：狭窄部位をバルーンで拡大
右：ステント留置後

[治療]

本例は左前下行枝を虚血責任血管とする不安定狭心症例で，薬物治療を行ったのちにステント留置を行い，退院となった． ■木村一雄・小菅雅美

[文献]

ACC/AHA 2007 Guidelines for the management of patients with unstable angina/non-ST-segment elevation myocardial infarction. *Circulation*, 116 : e148-e304, 2007.

ACC/AHA guidelines for the management of patients with ST-elevation myocardial infarction. *Circulation*, 110 : e82-e292, 2004.

2-2 労作狭心症

症例1　51歳　男性

[主訴]

胸部圧迫感．

[現病歴]

3カ月前登山中にはじめて，以前にはなかった息苦しさを自覚．2カ月前より階段昇降時に胸部圧迫感が3日に1回の割合で出現したため近医受診し当院紹介となった．30代後半より高血圧を指摘されていた．1日40本30年間の喫煙歴あり．164cm，70kg．家族歴は父が高血圧以外は特記すべきことなし．

[血液検査]

WBC 6500/μl, RBC 468万/μl, Hb 13.8g/dl,

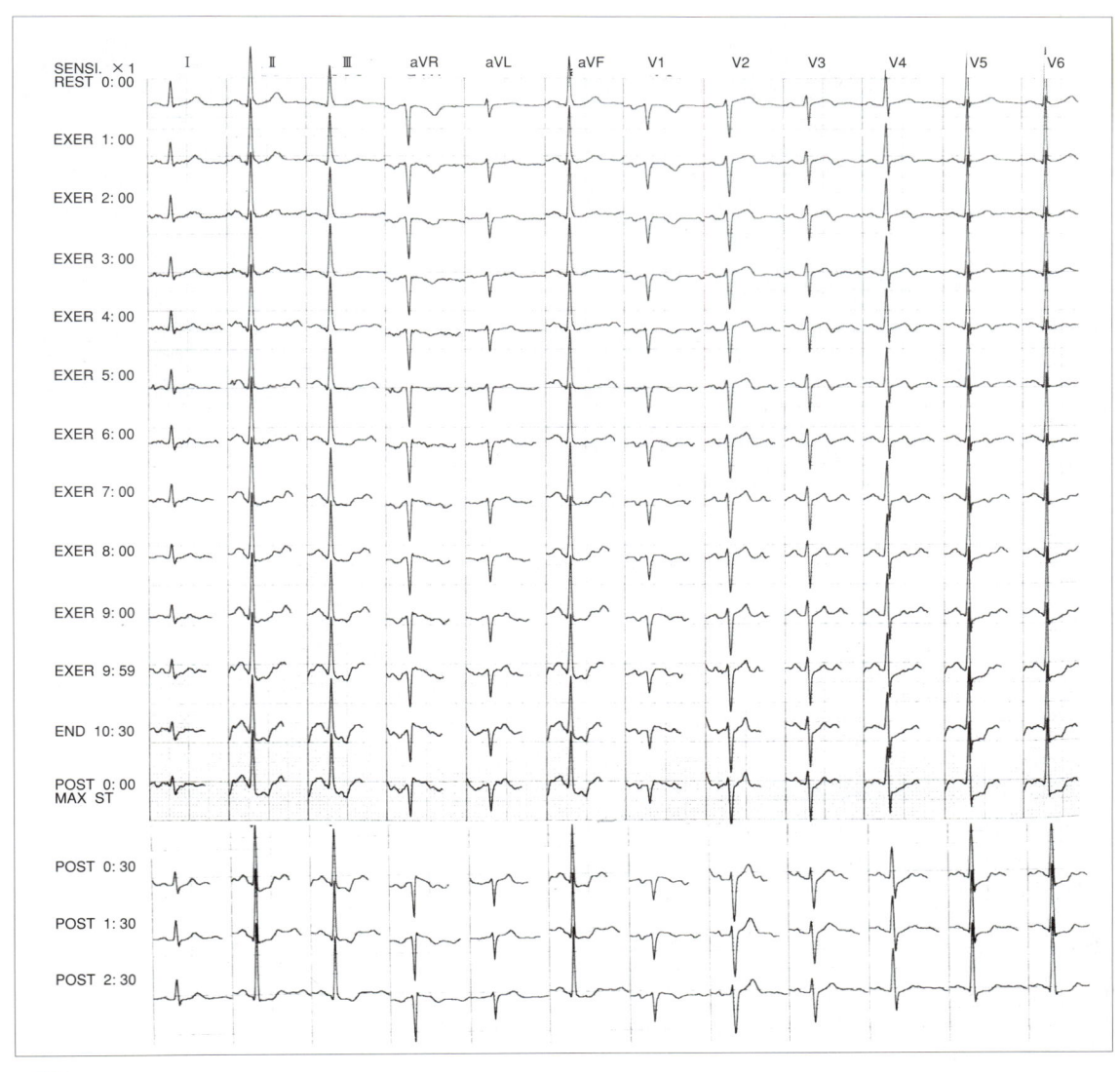

図1

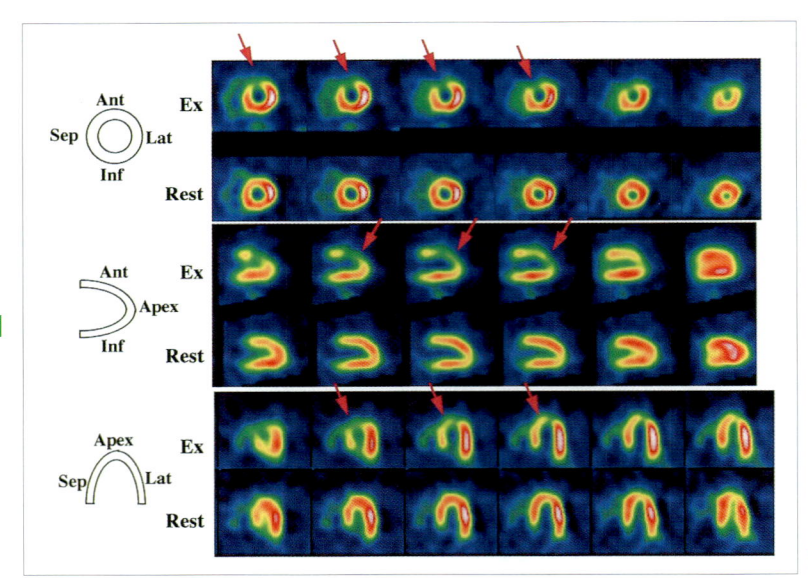

写真1

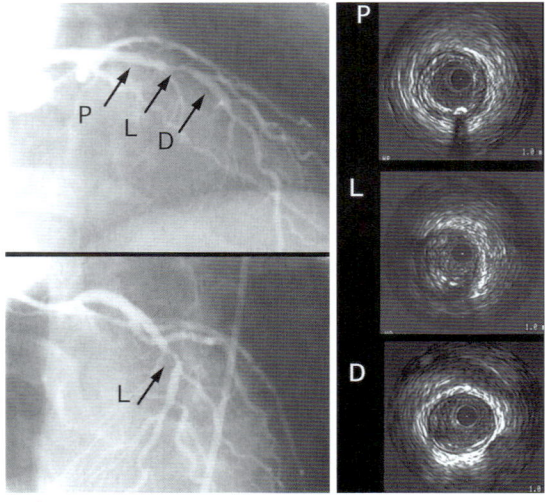

写真2

写真3

Ht 40.9%, Plt 18.2万/μl, AST 20 U/l, ALT 24 U/l, LDH 346 U/l, CPK 130 U/l, T-chol 215 mg/dl, HDL-chol 45 mg/dl, TG 152 mg/dl, UA 7.5 mg/dl, BUN 20 mg/dl, Cr 1.0 mg/dl, FBS 107 mg/dl.

[胸部X線検査]

心拡大なし．肺野異常なし．

[安静時心電図・運動負荷心電図]（図1）

安静時心電図は異常なし．トレッドミル運動負荷テストはBruce protocolで10分30秒，stage IVまで施行．下肢疲労のため終了．胸痛はなし．II，III，aV_F，V_5〜V_6誘導にて2 mmの水平型からdown-slope型のST低下をみとめる．STの回復は比較的良好．虚血の診断基準は陽性．

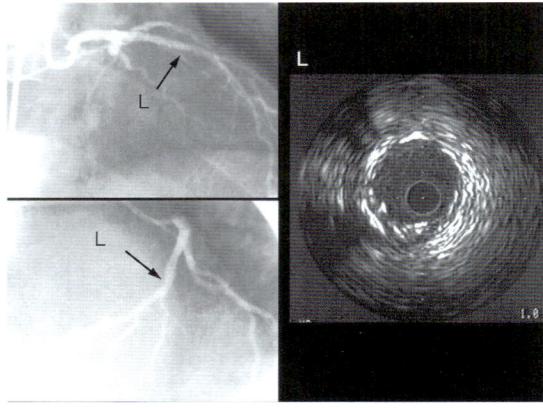

[トレッドミル運動負荷タリウム心筋シンチグラフィー]（写真1）

左室の前壁中隔にタリウムの再分布（redistribution）をみとめる（矢印）．左前下行枝近位部虚血を示唆しており，左前下行枝近位部（第1中隔枝分岐部前）の狭窄病変が疑われる．梗塞所見はない．

[冠動脈造影・冠動脈内エコー]（写真2）

左前下行枝近位部に90%の狭窄をみとめる（矢印L）．左回旋枝には有意狭窄をみとめない．狭窄部（L）の血管内径は最大で1.3 mmで，同部に偏心性のプラークをみとめる．その近位部（P）にも少量のプラークをみとめるが内径は3.0 mmである．遠位部（D）ではプラークはほとんどみとめず，内径は3 mm以上である．右冠動脈には有意狭窄をみとめなかった．

[治療]

労作狭心症（effort angina pectoris）には生活習慣の改善，薬物療法および血行再建術がある．血

行再建術には，1) カテーテルによる冠動脈インターベンション，2) 冠動脈バイパスグラフト手術がある．

　本症例には減塩やカロリー制限などの食事指導，および禁煙指導は重要である．またアスピリン，硝酸薬，β遮断薬，長時間作用型カルシウム拮抗薬は有効である．また降圧薬としてRA系阻害薬もよい．LDL-choは120mg/dlであり，HMGCoA reductase阻害薬（スタチン）も有効である．血行再建術としては左前下行枝の1枝病変であり，経皮的冠動脈インターベンション（percutaneous coronary intervention：PCI）が施行された．現在PCIにはballoonのみのplain old balloon angioplasty（POBA），ステント留置，アテレクトミーがあるが，再狭窄の頻度はPOBAと比較してステント留置が有意に低い．本症例は左前下行枝にステント（径3.5mm，長さ15mm）が留置された．

[冠動脈形成術後の冠動脈造影・冠動脈内エコー] (写真3)

　狭窄部はステント留置により造影上良好に拡張されている．冠動脈内エコーによる観察では血管内径は3.3mmと良好な拡張が得られている．

症例2　68歳　女性
[主訴]
　背部違和感．
[現病歴]
　半年前より布団の上げ下ろしや坂道をのぼったときに疲労感を自覚していたが，夫の看病のための疲労と思っていた．1カ月前より1週間に1回くらい労作時に背部の違和感を自覚するようになり，疲労感も遷延するため近医受診し当院紹介となる．15年前より糖尿病を指摘され，経口血糖降下薬服用中．高血圧もある．154cm，48kg，喫煙歴はない．また虚血性心疾患の家族歴はとくにない．

[血液検査]
　WBC 6500/μl，RBC 480万/μl，Hb 14.4g/dl，Ht 40.9％，Plt 22万/μl，AST 30U/l，ALT 28U/l，LDH 370U/l，CPK 56U/l，BUN 18mg/dl，Cr 0.8mg/dl，T-chol 203mg/dl，HDL-chol 35mg/dl，TG 80mg/dl，UA 4.7mg/dl，FBS 214mg/dl，HbA$_{1c}$ 7.9％．

[胸部X線写真]
　心拡大なし．肺野異常なし．

[安静時心電図・運動負荷心電図] (図2)

　安静時心電図はⅡ，Ⅲ，aV$_F$，V$_5$，V$_6$誘導でST低下．トレッドミル運動負荷テストはBruce protocolで7分53秒，stageⅢまで施行．血圧低下のため終了．胸痛はなし．Ⅱ誘導で2.5mm，Ⅲ，aV$_F$，V$_4$，V$_5$，V$_6$誘導にて2mmの水平型からdown-slope型のST低下をみとめた．STの回復はやや不良であった．虚血の診断基準は陽性．

[トレッドミル運動負荷タリウム心筋シンチグラフィー] (写真4)

　左室の後側壁にタリウムの再分布（redistribution）をみとめる（矢印）．左回旋枝の虚血の所見で

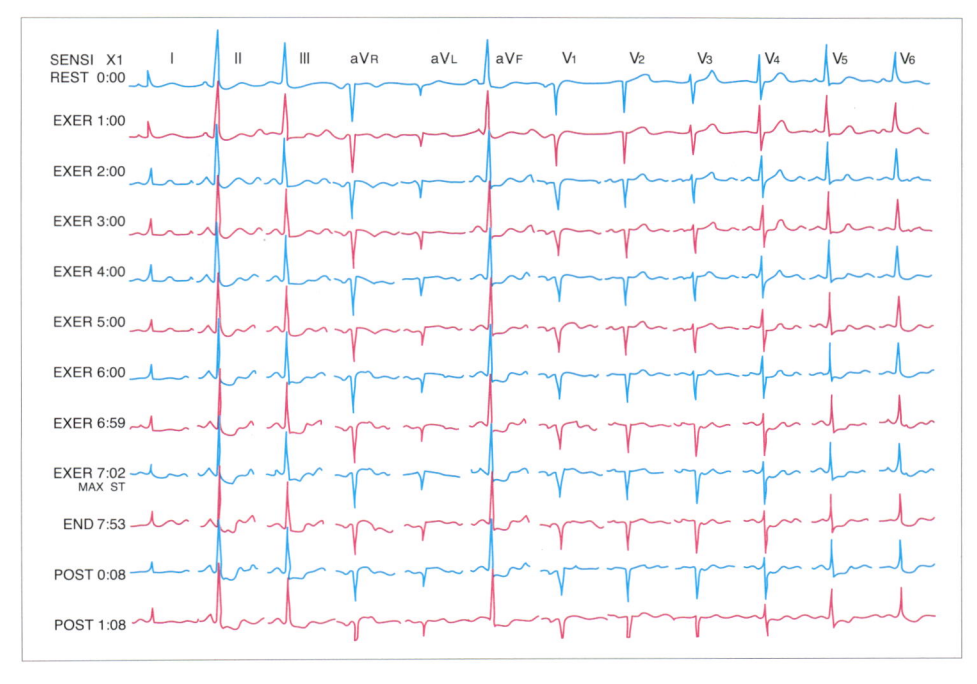

図2

ある．梗塞の所見はない．

[冠動脈造影]（写真5）

左回旋枝に90％の狭窄をみとめる（矢印）．左前下行枝および右冠動脈には有意狭窄をみとめなかった．

[治療]

本症例は糖尿病の厳格な管理と血圧管理が重要である．そのために食事療法（塩分制限，カロリー制限）や薬物療法（アスピリン，HMG CoA reductase阻害薬（スタチン））は有効である．またHDL-cholが低値であるので，血行再建後は運動療法も考慮する．

本症例は左回旋枝の1枝病変であり，経皮的冠動脈インターベンション（percutaneous coronary intervention：PCI）が施行された．バルーンで拡張後，内膜の解離をみとめたため，ステント（径3.0mm，長さ30mm）を留置した．

[ステント留置直後の冠動脈造影]（写真6）

狭窄部はステント留置により良好に拡張されている．

[ステント留置5カ月後のトレッドミル運動負荷タリウム心筋シンチグラフィー]（写真7）

Bruce protocolで9分まで施行．下肢疲労のため終了．Ⅲ，aV_F，V_5，V_6誘導で1mmの水平型のST低下をみとめたが，タリウム心筋シンチグラフィーでは負荷直後および安静時像とも灌流欠損はみと

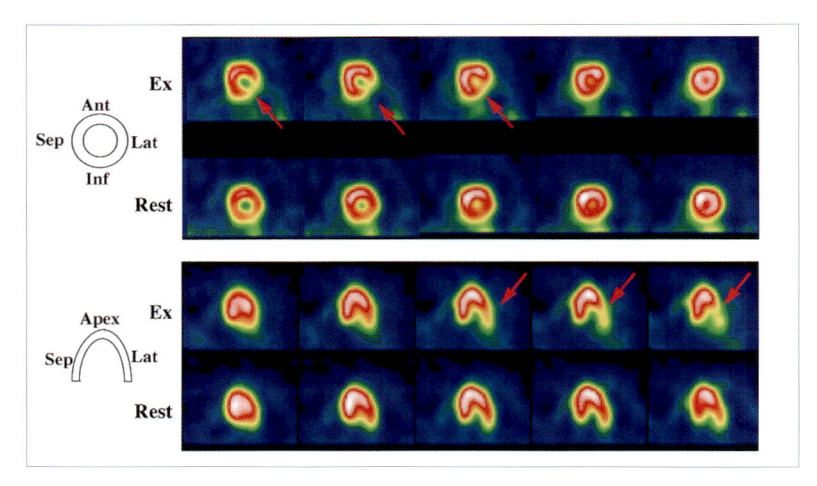

写真4

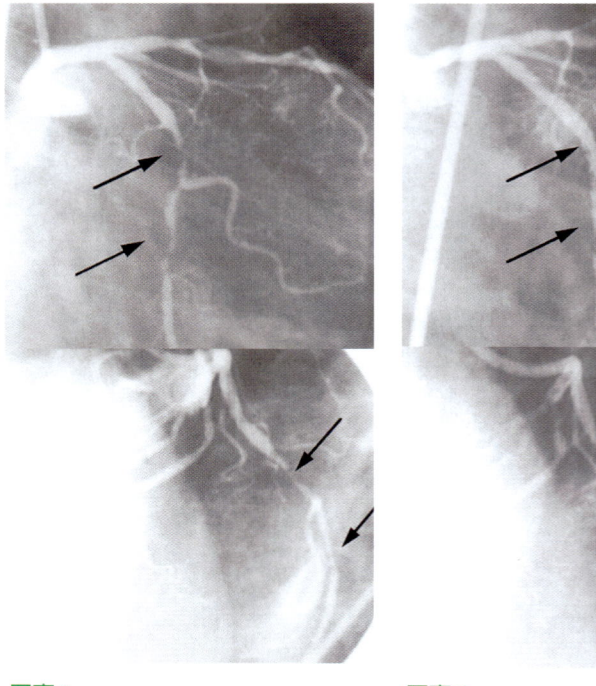

写真5　　　写真6

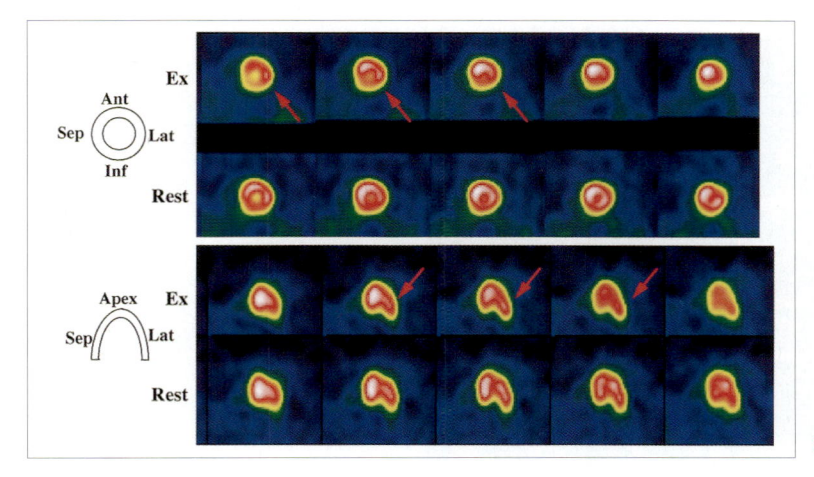

写真7

められず，虚血および梗塞の所見はない．

症例3　69歳　男性
[主訴]
労作時の息切れ．
[現病歴]
30年来の糖尿病がある．2年前に喉と肩に放散する強い痛みを自覚したことがある．従来よりはっきりした胸部症状はないが，労作時の息切れをこの半年ほど強く自覚するようになったため近医受診．心電図異常を指摘され当院紹介となる．タバコ1日50本，30年間．高血圧は以前より指摘．実弟が狭心症で内服治療中．170cm，56kg．
[血液検査]
WBC 6200/μl，RBC 392万/μl，Hb 12.7g/dl，Ht 36.1%，Plt 19.2万/μl，AST 20U/l，ALT 22U/l，LDH 182U/l，BUN 13mg/dl，Cr 0.9mg/dl，T-chol 133mg/dl，HDL-chol 30mg/dl，TG 69mg/dl，UA 5.2mg/dl，FBS 102mg/dl，HbA$_{1c}$ 7.7%．

[胸部X線写真]
CTR 43%，肺野異常なし．
[安静時心電図・運動負荷心電図]（図3）
安静時心電図は正常洞リズム，V_1〜V_4でR波が減高．トレッドミル運動負荷試験はBruce protocolで3分まで施行．血圧低下と息切れにより終了．Ⅱ，Ⅲ，aV_F，V_6誘導で最大1mmの水平型ST低下をみとめる．ST低下の回復は遷延しており，多枝病変が疑われる．
[トレッドミル運動負荷タリウム心筋シンチグラフィー]（写真8）
前壁中隔心尖部で不完全再分布をみとめ，左前下行枝近位部の梗塞＋虚血の所見である．下壁の再分布もみとめる．右冠動脈の虚血の所見である．
[冠動脈造影]（写真9）
左主幹部に75%の有意狭窄をみとめる．左前下行枝は対角枝を分岐したのちに完全閉塞している．左回旋枝にも75%の狭窄をみとめる．右

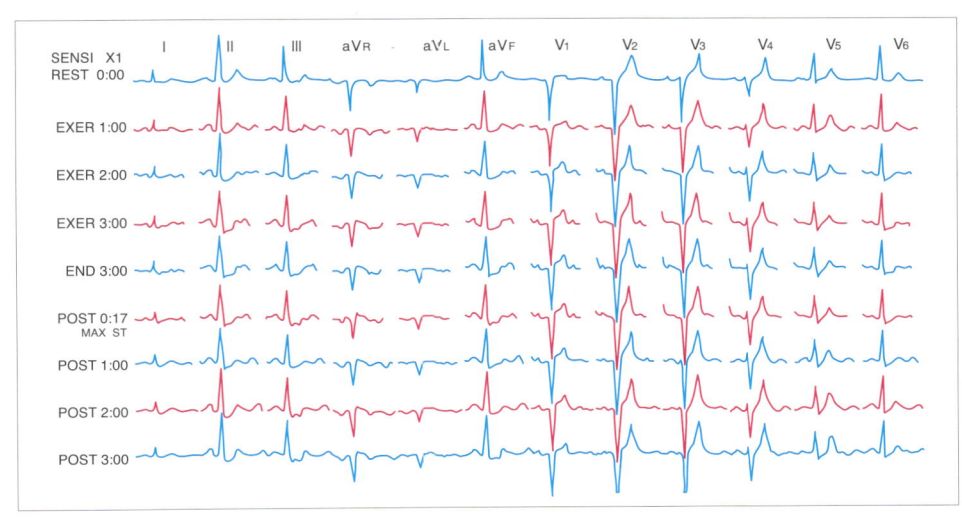

図3

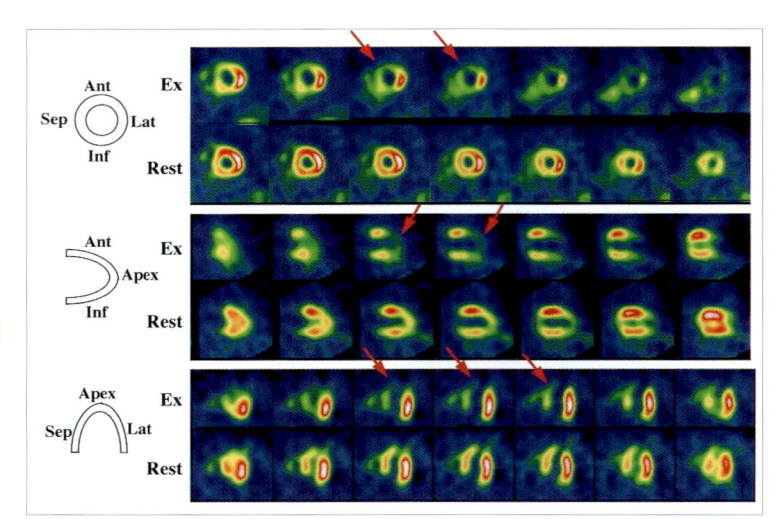

写真8

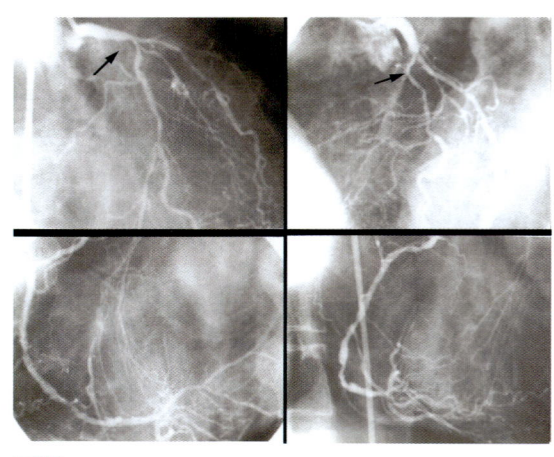

写真9

冠動脈は中間部で50%の狭窄をみとめる．右冠動脈から左前下行枝への側副血行をみとめる．左室造影では明らかな壁運動異常をみとめなかった．

[治療]

　本症例は糖尿病患者で，はっきりした胸痛はなく労作時の息切れと心電図異常により精査された．糖尿病患者で労作時の息切れや心電図異常をみとめた場合には冠動脈疾患を疑う．冠動脈は左主幹部病変を伴う3枝病変であり，カテーテルによる冠動脈インターベンションの不適例と判断された．左内胸動脈―左前下行枝，大伏在静脈―右冠動脈，大伏在静脈―後側壁枝の3枝バイパス術が施行された．薬物療法としてはアスピリン，HMG CoA reductase 阻害薬（スタチン）薬は有効である．禁煙と食事療法や血圧と血糖の厳格な管理も重要である．二次予防には可能であれば運動療法が推奨される．

■諸井雅男・山口　徹

2-3 冠攣縮性狭心症

症例　67歳　男性

[臨床所見]

　前年ころより，夜間または早朝の就寝時に前胸部圧迫感を自覚するようになった．症状は冷汗を伴うときがあり，3〜5分間で自然に消失する．午前中の労作時にも同様の胸部圧迫感が出現することがときどきある．午後の労作時には生じない．喫煙歴は30本/日，50年間．

[画像検査]

心電図（図1）

　非発作時にはとくに異常をみとめないが，自然発作時にⅡ，Ⅲ，aVFのST上昇をみとめる．本例は早朝のトレッドミル運動負荷試験にて胸部圧迫感とともに心電図上Ⅱ，Ⅲ，aVFのST上昇をみとめた．

ホルター心電図（図2）

　下壁誘導相当のホルター心電図．朝6時46分ころより，ST上昇し徐脈傾向となっている．

冠動脈造影（写真1）

　右冠動脈はコントロール時にはとくに異常はない．アセチルコリンを同冠動脈内に直接に注入することによって攣縮が誘発された．ニトログリセリンを舌下させると攣縮はすみやかに解除された．器質的狭窄はみとめない．

多枝冠攣縮性狭心症

　冠攣縮性狭心症（coronary spastic angina）は器質性狭心症に比べてその予後は一般的に良好とされているが（Yasueら，1988），多枝冠攣縮を呈する狭心症患者における冠攣縮発作時には，致死性

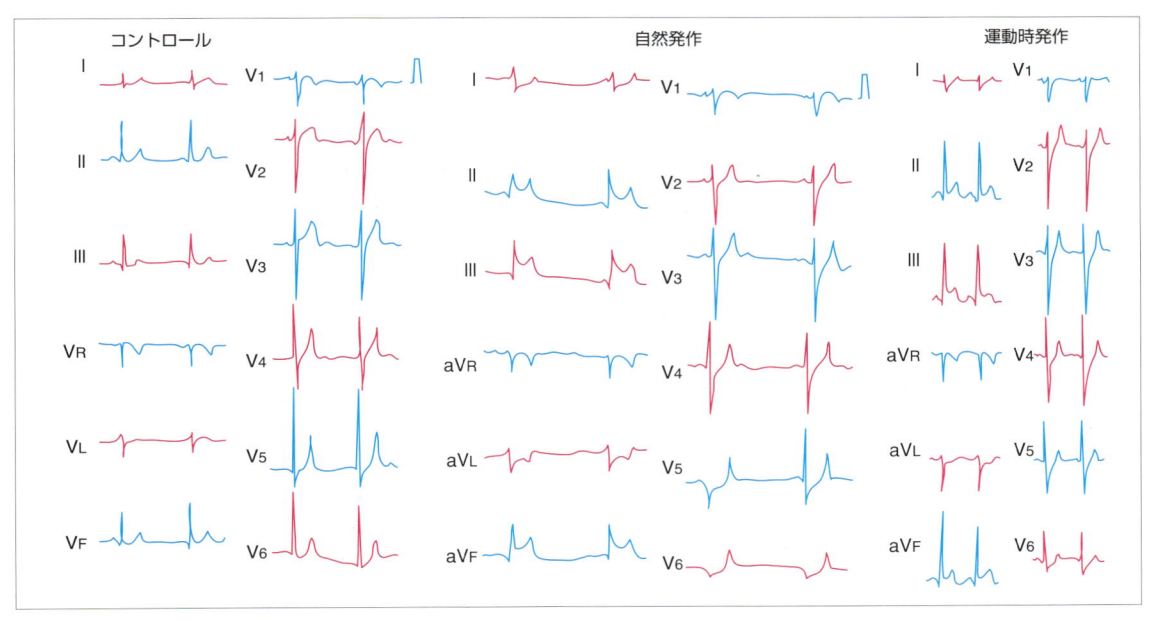

図1

不整脈が合併することが多い．冠攣縮性狭心症患者の突然死の多くが多枝冠攣縮を有する狭心症患者である．

[画像検査]

心電図（図3）

自然発作時には胸部誘導にて ST 上昇しているが，運動負荷によって生じた発作時には下壁誘導と胸部誘導の両側誘導で同時に ST が上昇している．発作中に VT が生じている．

ホルター心電図（図4）

同じ症例のホルター心電図の ST トレンドグラフィー．夜間 2～4 時の間に一過性の ST 上昇が頻発

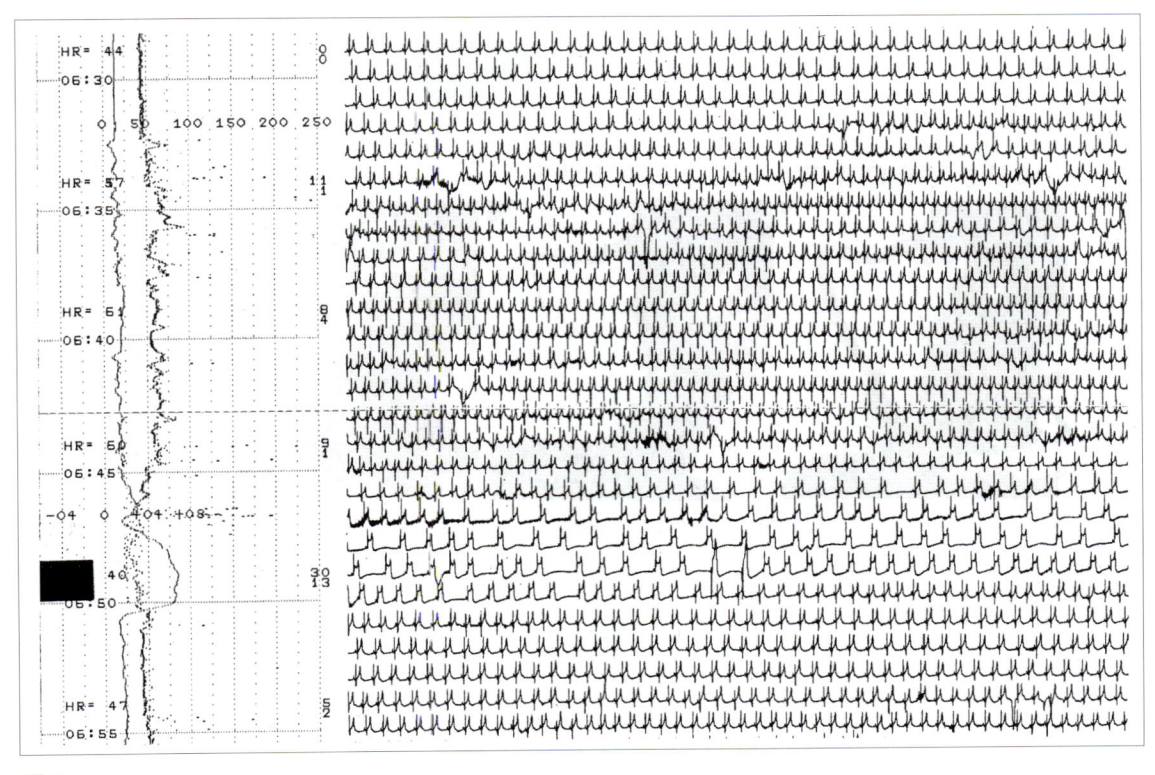

図2

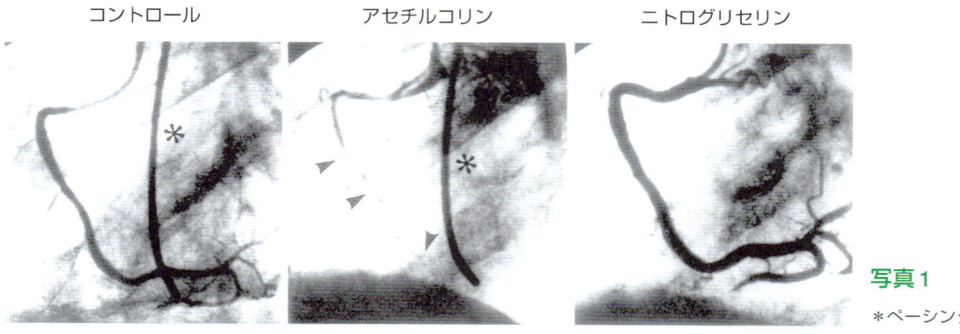

コントロール　　　アセチルコリン　　　ニトログリセリン

写真1
＊ペーシングカテーテル

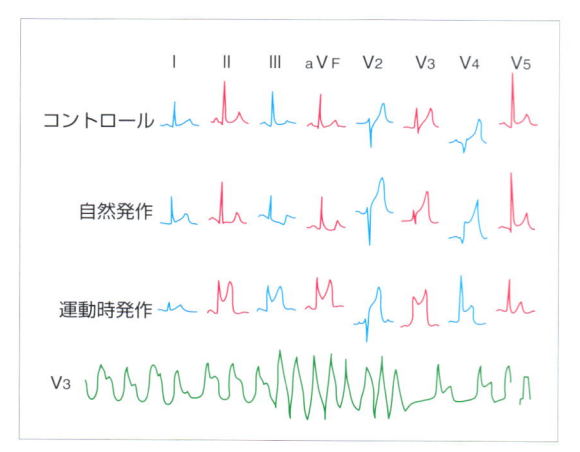

非発作時には両側冠動脈とも狭窄病変はみとめない．それぞれの冠動脈内にアセチルコリンを直

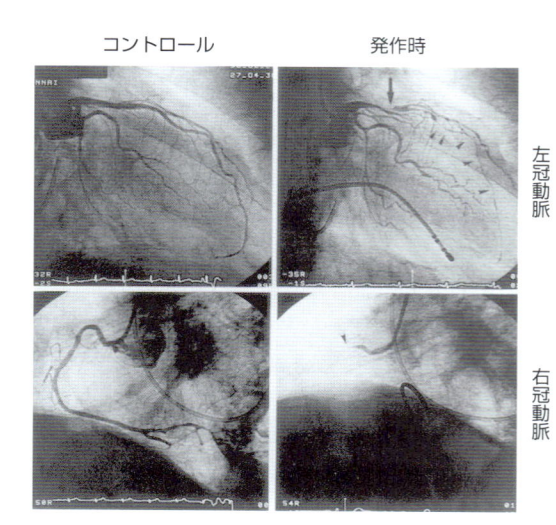

図3

している．ほとんどが胸部誘導（V_3相当）に出現しているが，3時40分ころのST上昇は胸部誘導と下壁誘導（aV_F相当）の両側誘導にて同時に出現している．

冠動脈造影（写真2）（図5）

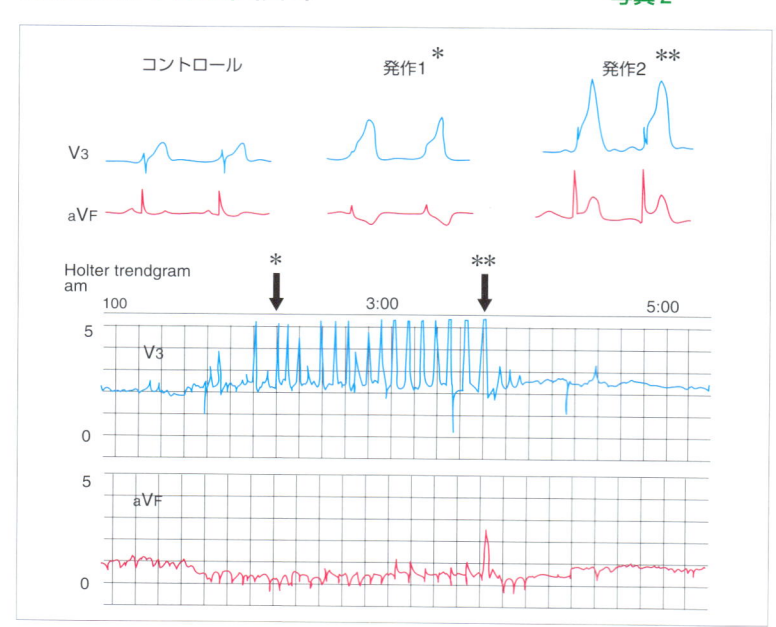

写真2

図4

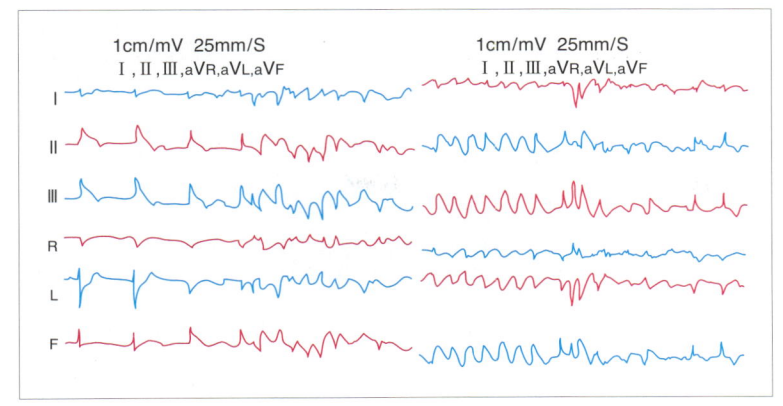

図5

接注入することによって両側冠動脈に攣縮をみとめた．右冠動脈攣縮中にVT/Vfが一過性に生じた．

[診断]

　冠攣縮性狭心症の診断は，厳密にいえば発作時に冠動脈造影を行い，冠攣縮の存在を確認することである．冠攣縮性狭心症のなかで，発作が安静時出現し心電図上ST上昇をみとめる場合は異型狭心症と診断される．冠攣縮性狭心症の診断において，安静時の胸痛発作を有し，発作時の心電図にて明らかな虚血性ST変化がみとめられる例では，狭心症の成因としての冠攣縮の診断は容易であるが，症状が非典型的な場合や発作時の心電図所見が不明な場合は診断を目的として冠攣縮誘発試験が行われる．ベッドサイドで行う誘発方法として，運動負荷試験，過換気負荷試験，寒冷昇圧試験などがある．冠動脈造影時の誘発方法としてはアセチルコリン（Yasueら，1986）またはエルゴノビンの冠動脈内注入がある．しかしながらこれらのことを全例について行うことは不可能である．ニトログリセリン舌下投与によりすみやかに消失する狭心症の発作が，次の条件のどれか一つを満たした場合，その狭心症は冠攣縮性狭心症である可能性がきわめて大きい（Yasueら，1983）．

　1) 発作が夜間〜早朝の安静時に出現する．
　2) 発作が心電図上ST上昇を伴う（陳旧性心筋梗塞の場合は必ずしもあてはまらない）．
　3) 発作を惹起するに要する運動閾値に変動（とくに発作が早朝に出現しやすく午後からは出現しにくい"日内変動"）がみられる．
　4) 発作が過呼吸によって誘発される．われわれの経験では過呼吸によって誘発される発作は冠攣縮性狭心症のみである．
　5) 発作はCa拮抗薬によって抑制されるが，β遮断薬によって抑制されない．

　多枝冠攣縮の診断は，厳密には冠動脈造影法により2枝以上に発作時に攣縮を証明する必要があるが，一般には発作時の心電図を頻回に記録することにより比較的容易になされる．すなわちST上昇を呈する誘導（前壁，側壁あるいは下壁誘導）が発作ごとに異なる場合や，両側の誘導でSTの上昇をみた場合は多枝冠攣縮と診断できる．

[治療]

　冠攣縮発作時にはニトログリセリン舌下投与が著効する．冠攣縮を予防するためにはCa拮抗剤がきわめて有用である．冠動脈の攣縮は夜間〜早朝にかけて出現しやすいので，薬効時間を考慮し，この時間帯に薬物が作用するようにする．喫煙は冠攣縮の大きなリスクファクターであるため禁煙させる．

　　　　　　　　　　　　　　　　■久木山清貴

[文献]

Yasue H, Horio Y, Kugiyama K, et al: Induction of coronary artery spasm by acetylcholine in patients with variant angina. Circulation, 74 : 955-962, 1986.

Yasue H, Omote S, Takizawa A, et al: Coronary artery spasm in ischemic heart disease and its pathogenesis. Circ Res, 52 (suppl I): 147-152, 1983.

Yasue H, Takizawa A, Nagao M, et al: Long-term prognosis for patients with variant angina and influential factors. Circulation, 78 : 1-9, 1988.

2-4 拡張型心筋症

　拡張型心筋症（dilated cardiomyopathy：DCM）は左室あるいは両心室の拡大と収縮障害を特徴とする．1995年に発表されたWHO/ISFC Task Force（World Health Organization/International Society and Federation of Cardiology Task Force）の心筋症に関する定義と分類では，原因不明の症例以外

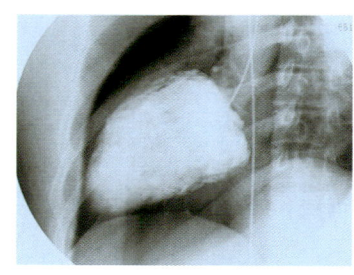

写真1A　拡張末期

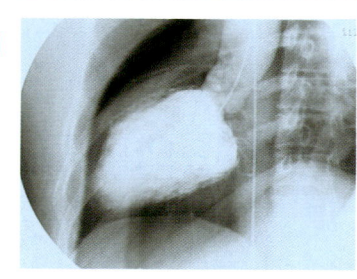

写真1B　収縮末期

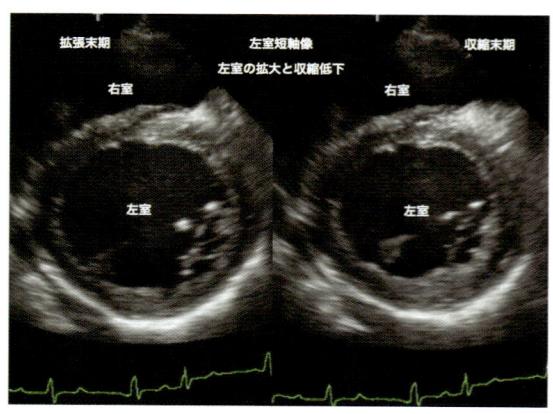

写真2

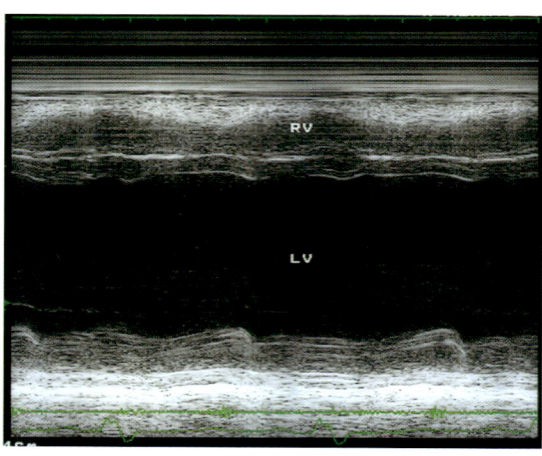

写真3

筋細胞の脱落と間質の線維化がみられた．

[画像診断]

　写真1は左心室造影である（RAO 30°）．写真1Aが拡張末期，写真1Bが収縮末期である．左室拡大と左室全体の収縮低下が目立つ．

　写真2は心エコーの傍胸骨左室短軸断面で，左室の拡大と収縮低下（拡張期と収縮期の左室の大きさはほとんど変わらない）がみとめられる．

　写真3は左室のMモード心エコー図で，左室内腔の著明な拡大（LVDd=66mm），収縮の低下（%FS=14%）および左室壁の菲薄化がみとめられた．完全左脚ブロックのため，心室中隔と後壁は収縮のピークがずれている（dyssynchrony）．

にも，家族性，遺伝性，ウイルス性，免疫性，アルコール性，中毒性の症例もDCMに含めている．さらに，心室にかかる負荷の程度や虚血の程度からだけでは説明できないような心機能異常を呈する原因の明らかな心疾患（たとえば「虚血性心筋症」や「手術時機を逸した重症弁膜症」など）も含まれている．このように，WHOの定義から「原因不明」という条件が削除されてきた背景には，従来の「原因不明の心筋症」と「原因の明らかな特定心筋疾患（specific heart muscle disease of known cause）」とが，もはや鑑別が困難になってきた事実がある．

症例　58歳　女性

　身長147cm，体重34kgと体格は小さい．糖尿病で通院中で，労作時息切れがあり，冠動脈造影では有意狭窄はない．家族歴では母親に糖尿病と心疾患がある．

[画像診断]

　写真4は心エコーの傍胸骨左室長軸断面である．左が拡張末期で，右が収縮末期である．

　計測上LVDd53mm，%FS15%と左室の拡大（体格に対して）および収縮低下がみとめられる．

　写真5の上段は左室流入血流速度をパルスドプラで記録したものである．拡張早期流入波（E波）が心房収縮波（A波）よりも速く，E波の減速時間も短縮している．下段は僧帽弁輪の組織ドプラ波形である．拡張早期のE′波が遅く，E/E′が異常に高値であり，高度の左室拡張障害を示唆する所見である．

　本例はミトコンドリアDNAの3243番の突然変異（A→G）に由来する心筋症である．この突然変

症例　56歳　女性

　2年前より労作時に軽度の息切れが出現し，心音はとくに異常なく，心電図は完全左脚ブロックで，胸部X線では心拡大をみとめた．心カテーテル検査で有意な冠動脈狭窄はなく，心筋生検で心

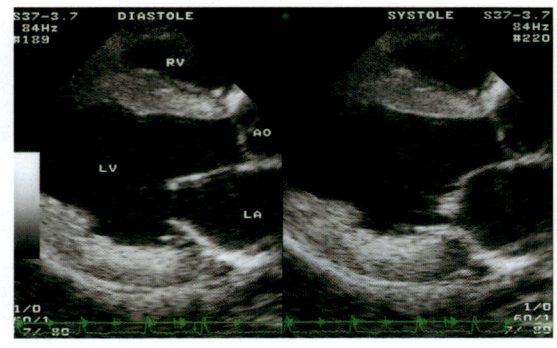

写真4

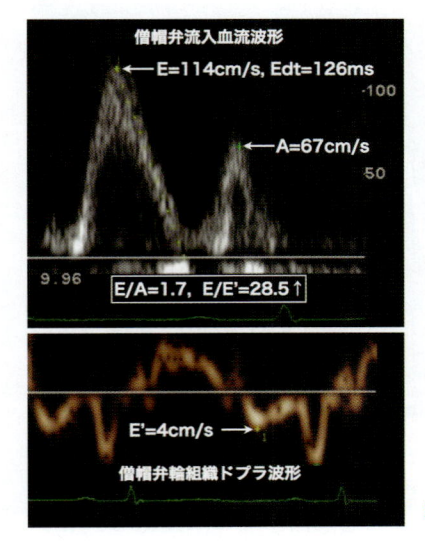

写真5

異では肥大型心筋症に似た症例が多いとされる．本例も，左室拡大と収縮低下をみとめるが，左室壁厚は典型的な拡張型心筋症と比較してむしろ厚めである．

■宇野漢成・竹中　克

2-5　肥大型心筋症

　肥大型心筋症（hypertrophic cardiomyopathy：HCM）は心筋肥大と拡張障害を特徴とし，一般的に収縮は正常である．無症状のことも多いが，拡張障害に基づく労作時の息切れがおもな症状であり，流出路狭窄がある症例では，失神や労作時狭心痛が起こりうる．肥大のパターンはさまざまで，非対称性中隔肥大（asymmetric septal hypertrophy：ASH），対称性肥大，左室後壁肥大，左室側壁肥大，心尖部肥大などがある．一部の症例は拡張型心筋症へ移行することもある．

症例　19歳　男性

　労作時胸部絞扼感を訴える．心電図ではⅠ，

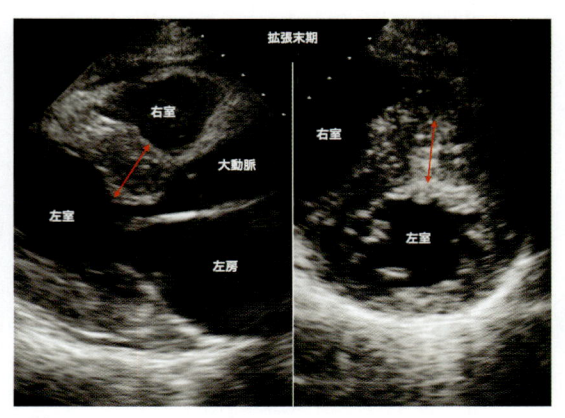

写真1

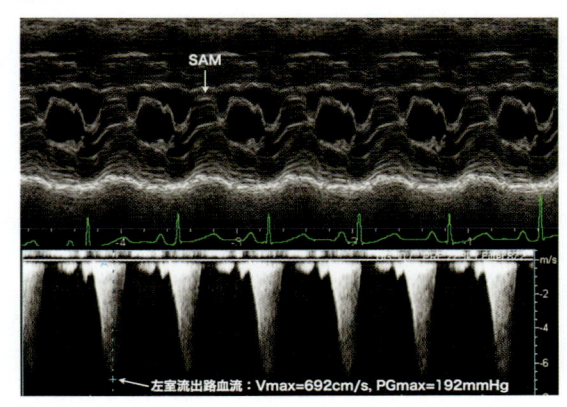

写真2

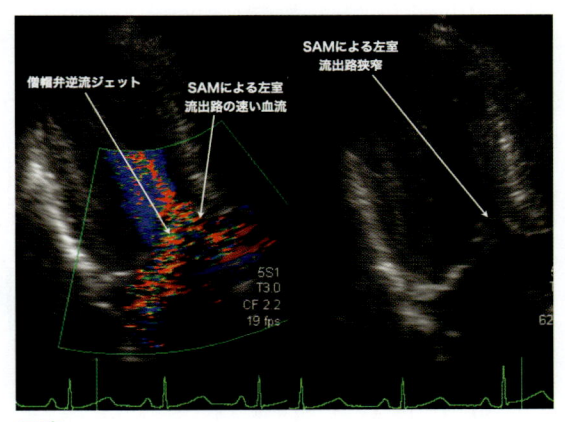

写真3

aV_L，$V_3 \sim V_6$に陰性T波をみとめ，聴診では心尖部で駆出性収縮期雑音を聴取する．

[画像診断]

　写真1は傍胸骨長軸断面（左）と左室短軸断面（右）である．心室中隔を中心に非対称性の左室肥大（ASH，赤い矢印）および左心房拡大がみとめられる．

　写真2の上段は僧帽弁前尖の動きをMモード心エコーでとらえた画像である．収縮期に僧帽弁前

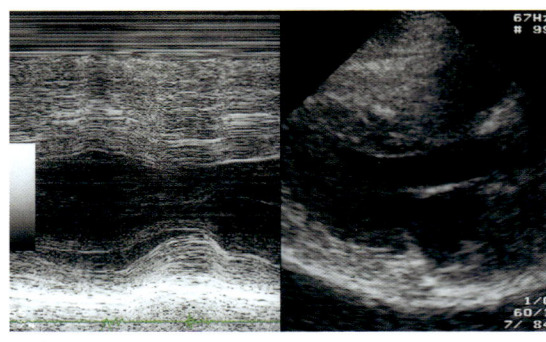

写真4

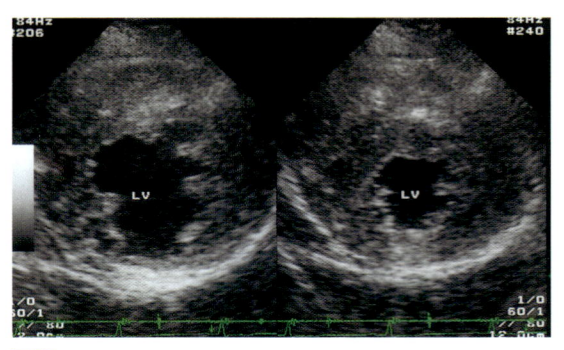

写真5

尖が心室中隔に向かって前方運動する現象（systolic anterior motion of the mitral valve：SAM）がみとめられる．下段はSAMによって生じた左室流出路の速い血流の速度波形である．

　写真3はSAMによって流出路狭窄が生じている．左室流出路内のモザイク信号とその上流の加速血流（acceleration flow）がみとめられる．

症例　26歳　女性

　主訴は労作時息切れである．心電図はⅠ，aV_L，V_3〜V_6に陰性Ｔ波をみとめる．一度駅の階段で心停止を経験したことがある．聴診上はとくに異常はない．

[画像診断]

　写真4の右は傍胸骨左室長軸断面で，左は左室

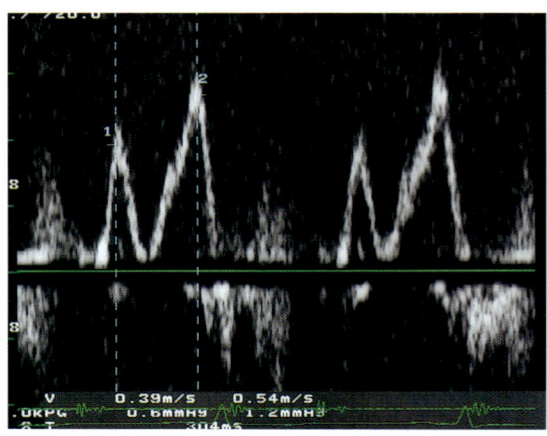

写真6

のMモード心エコー図である．心室中隔が31mmと厚く，突然死の危険因子の一つである．収縮は正常である．

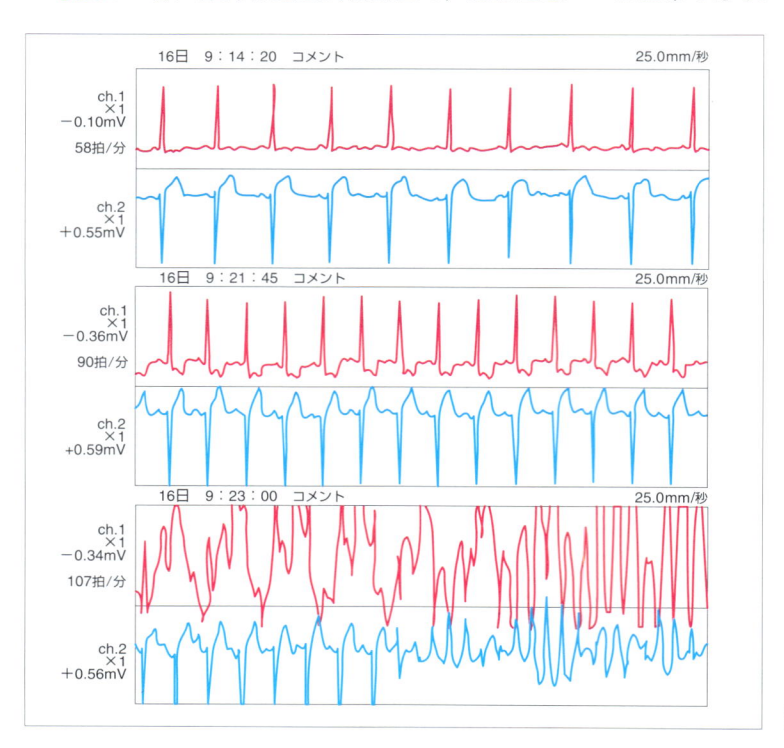

図1

写真5は収縮期と拡張期の左室短軸断面を示す．後下壁を除いて肥大がみとめられ，ASHを呈する．

写真6は僧帽弁弁尖レベルで記録した左室流入血流速度である．拡張早期流入波（E波）が心房収縮波（A波）よりも遅く，20歳代という年齢を考えると明らかに異常で，左室の拡張機能障害を表している．

図1は別の肥大型心筋症例の突然死をとらえたHolter心電図である．上段は安静時の記録で，中段は歩行中にST低下が出現したところ，下段は多形性心室頻拍を起こしはじめたときの心電図を示している．その後心室細動に移行し，患者は死亡した．突然死は肥大型心筋症例の死因の半数以上をしめている．

■宇野漢成・竹中　克

2-6　川崎病

症例　17歳　女性

4歳時に川崎病（Kawasaki disease）を発症．左右冠状動脈に動脈瘤をみとめ，外来でフォローされていた．11歳時のフォローアップ心臓カテーテル検査時の冠状動脈造影にて左冠状動脈segment 6番に50％狭窄をみとめた．14歳時のカテーテル検査時，同部位が75％狭窄への進行をみとめた．今回，自覚的に虚血症状はみとめなかったが，ジピリダモール負荷心筋シンチグラフィー検査にて，虚血所見をみとめ当科へ精査入院となった．

[画像診断]

初回の選択的冠状動脈造影（4歳，川崎病発症時）（写真1）

右冠状動脈造影（写真1左）：Segment 1番および2番にかけて6.1mmの冠状動脈瘤（矢印）をみとめた．

左冠状動脈造影（写真1右）：Segment 6番および7番にかけて6mmの冠状動脈瘤（矢印）をみとめた．

今回の選択的冠状動脈造影（17歳，川崎病発症より13年経過した遠隔期）（写真2）

右冠状動脈造影（写真2左）：Segment 1番に5mmの冠状動脈瘤の残存と50％狭窄をみとめた．

左冠状動脈造影（写真2右）：Segment 6番に75％狭窄病変をみとめた（矢印）．狭窄部の最小血管径は1.09mmであった．

狭窄部位の血管内超音波（写真3）

非常に高いエコー輝度を有する偏在性の石灰化病変（黒矢印）と高度に肥厚した内膜（白矢印）をみとめた．

ジピリダモール負荷テトロホスミン心筋シンチグラフィー（写真4）

前壁領域にテトロホスミンの取り込み低下像をみとめ（矢印），同部位の虚血所見と考えられた．

[治療]

川崎病による冠状動脈狭窄病変をもつ症例に対

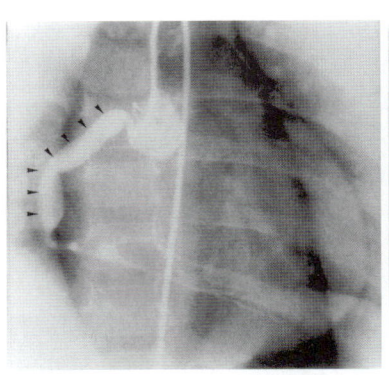

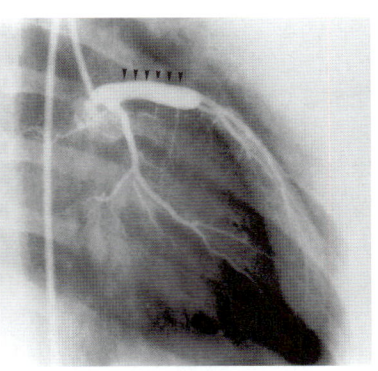

写真1

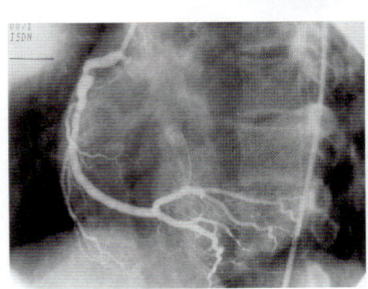

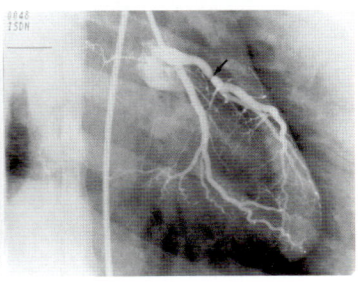

写真2

写真3

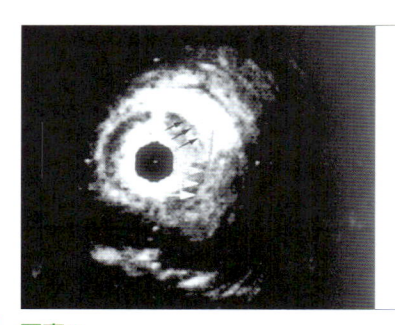

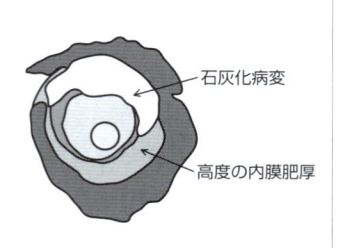

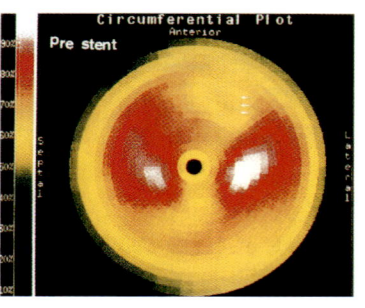

写真4

して，虚血性心疾患を未然に防ぐか，また心筋梗塞に陥った場合にはどう対処するかなどの点で内科的抗凝固療法，血栓溶解療法，カテーテル治療および外科的バイパス術も含めた治療法は確立されているといえない．当科における治療法を述べる．

1．内科的治療
抗凝固療法

冠状動脈に有意狭窄を有する例に対してアスピリン5mg/kg/dayおよびチクロビジン2〜4mg/kg/dayを加える．

2．カテーテル治療
（1）経皮的冠状動脈血栓溶解療法（Percutaneous Transluminal Coronary Revascularization：PTCR）

急性に生じた新鮮血栓による閉塞により生じた急性心筋梗塞に対して行う．ウロキナーゼおよびチソキナーゼを用いて血栓溶解を行う．

（2）経皮的冠状動脈形成術（Percutaneous Transluminal Coronary Angioplasty：PTCA）

10年以上経過した例では狭窄部位に高度の内膜肥厚および石灰化病変を生じることが多いため，成功率が低くなる．

（3）ロータブレーター

カテーテル先端に小さなダイヤモンドがちりばめられており，1分間に約20万回転することにより病変部を削り取ることで狭窄部の解除を行う．これにより全周性に高度の石灰化病変をもつ例においても治療が可能となった．

（4）ステント植え込み術

遠隔期の狭窄部位で高度の内膜肥厚および偏在性の石灰化をもつ症例であっても，ステントを用いることで，新生動脈瘤の発生や解離を起こさず十分な冠状動脈の拡張が可能である．

3．外科的バイパス術

大伏在静脈または内胸動脈を用いたバイパス手術が行われる．

（1）ステント植え込み術（写真5）

本症例では，血管内超音波法で得られた所見（偏在性の石灰化および高度な内膜肥厚）よりステントによる拡張が可能と考えられた．冠状動脈segment 6番にステントを植え込みバルーン（矢印）により11気圧にて拡張を行った．

（2）治療後の左冠状動脈造影（写真6）

ステント植え込み術後の左冠状動脈造影である．狭窄は解除され，冠状動脈の解離所見および新生動脈瘤の発生はみとめなかった．

（3）ジピリダモール負荷テトロホスミン心筋シンチグラフィー（写真7）

前壁領域のテトロホスミンの取り込み低下は改善した．

■石井正浩・加藤裕久

写真5

写真6

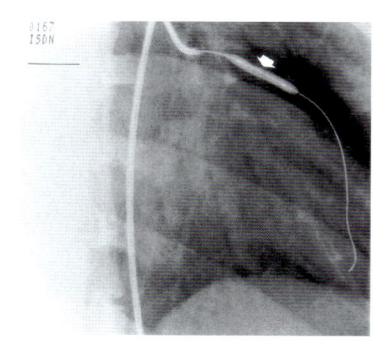

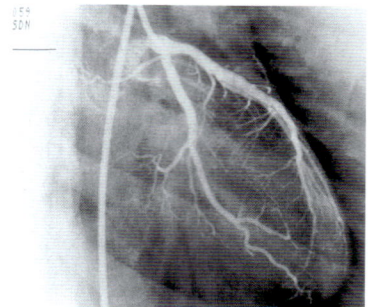

写真7

2-7 僧帽弁狭窄症

なんらかの原因による僧帽弁口の解剖学的な狭窄と定義され，リウマチ性のものが大多数をしめる（Olson，1987）．血行動態的には全拡張期を通じ左房-左室圧較差が存在し，そのため左房に圧負荷が生じる．左房圧・肺静脈圧の上昇が高度になると肺水腫や肺動脈圧の上昇をきたす．高度の肺高血圧症を呈する例では右室圧負荷も高度となり，右室腔拡大により三尖弁閉鎖不全症を生じる．本症の安静時心拍出量は正常に保たれているが，運動などの負荷が加わると心拍数増加による拡張期短縮により僧帽弁口血流量の減少をきたし，左房圧が上昇して肺うっ血が増強する（Leavitt，1991）．

症例1　68歳　女性
[臨床所見]

約25年前，僧帽弁狭窄症（mitral stenosis：MS）と診断され，外科的に交連部切開術が施行された．以後，薬物療法により経過観察されていたが，労作時呼吸困難など症状の増悪傾向がみられたため，当科へ精査入院となった．身体所見では，I音と肺動脈性II音の亢進，僧帽弁開放音，および心尖部に拡張期ランブルをみとめる．

[心エコー]
心エコー1（写真1）

僧帽弁前後尖ともに石灰化を伴い著明に肥厚し，その可動性も著しく低下している．僧帽弁のMモード図では，僧帽弁エコー輝度の上昇，前後尖の平行運動およびDDRの著明な低下がみられる．また，腱索や乳頭筋にも器質的変化（硬化）をみとめる．

心エコー2（写真2）

左室流入血流（写真2左）では，その速度の増大および圧半減時間（PHT）の延長がみられ，ドプラ法より求めた僧帽弁口面積（220/PHT）は0.74cm^2，左房-左室平均圧較差は9.6mmHgである．写真2右に示すように，左房は著明に拡大し，内腔に突出する左房内血栓（矢印）の合併をみとめる．

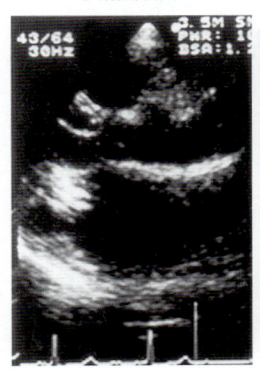

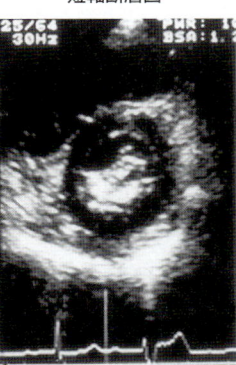

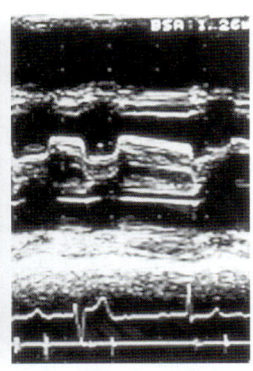

写真1　心エコー1

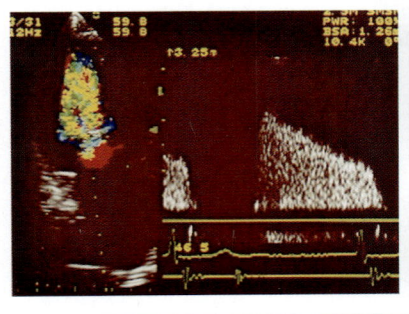

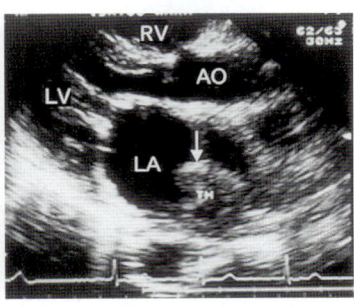

写真2　心エコー2

肺動脈楔入圧（mmHg）	（15）	左室圧（mmHg）	143/2
肺動脈圧（mmHg）	52/17（33）	大動脈圧（mmHg）	151/73（102）
右室圧（mmHg）	46/2	心拍出量（l/min）	2.22
右房圧（mmHg）	（2）	心係数（l/min/m^2）	1.73

表1　心カテーテル検査

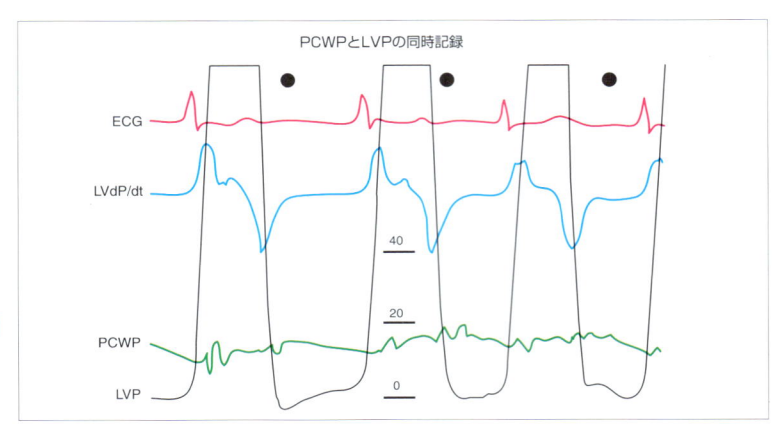

図1 圧曲線

[心カテーテル検査]（表1）
[圧曲線]（図1）

左室圧曲線と肺動脈毛細管圧の同時記録により，全拡張期を通じ肺動脈毛細管圧（左房圧）－左室圧較差が存在していることがわかる．左房－左室平均圧較差は12 mmHg，Gorlinの式より僧帽弁口面積は0.6 cm^{2}と算出される．

症例2　51歳　男性
[臨床所見]

42歳時にはじめて心雑音を指摘され，当科にて僧帽弁狭窄症と診断された．1996年1月，心房細動による頻脈とともに呼吸困難が出現したため近医にて加療を受けるようになった．しかし，労作時呼吸困難もあり，経皮的バルーン弁形成術（PTMC）の適応を含め精査加療目的にて当科入院となった．身体所見では，心尖部に僧帽弁開放音および拡張期ランブルをみとめた．

[心エコー]
心エコー（写真3）

僧帽弁前後尖のエコー輝度の上昇および交連部の癒合をみとめるが，著しい石灰化病変はなく，弁腹の可動性も良好である．また，弁下組織の硬化や僧帽弁逆流も軽度であることより，経皮的経静脈

写真3　心エコー

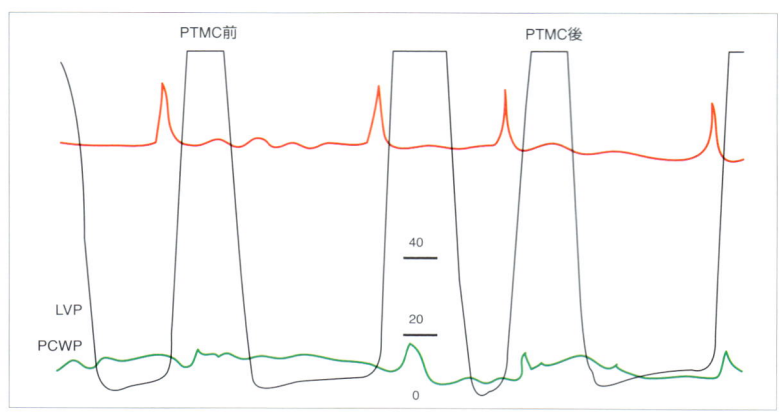

図2　圧曲線

表2 弁口面積と平均圧較差

心エコー	PTMC前	PTMC後
MVA (cm^2)		
2D	0.9	1.7〜2.0
ドプラ	0.6	1.8〜2.0
LA-LV MPG (mmHg)	3.2〜3.8	2.0〜2.3

心カテーテル	PTMC前	PTMC後
MVA (cm^2)	0.87	1.85
LA-LV MPG (mmHg)	6.32	1.18

的僧帽弁交連切開術（PTMC）のよい適応と判断される（Wilkins, 1988）．PTMC後は，写真3右に示すように僧帽弁口面積の明らかな改善をみとめる．

[圧曲線]（図2）

PTMCにより左房-左室圧較差の改善をみとめる．

[PTMC前後における弁口面積および左房−左室間平均圧較差]（表2）

[僧帽弁狭窄の重症度評価]

形態学的重症度

　僧帽弁口面積の計測
　　軽症（1.5 cm^{2}以上），中等症（1.0〜1.5 cm^2），
　　重症（1.0 cm^{2}以下）
　僧帽弁・弁下組織の器質的病変の程度

血行力学的重症度

　左房-左室圧較差
　肺高血圧の有無とその程度
　心房細動の有無

[鑑別診断・鑑別点]

左房腫瘍

体位により変化する心尖部拡張期が特異的であり，心エコーなどによる可動性を有する左房内腫瘍の検出により診断される．

三心房心

左房内の異常隔壁のため左房から左室への流入に障害をきたす．心エコーによる異常隔壁の検出により診断される．

心房中隔欠損症

相対的三尖弁狭窄による拡張期ランブルや三尖弁開放音が聴取されることが多い．心エコーによる右室容量負荷所見や心房中隔に欠損口を証明することにより診断される．

三尖弁狭窄症

孤立性に存在することはまれであり，僧帽弁膜症に合併するのがつねである．拡張期雑音は僧帽弁狭窄症に比べ高調であり，吸気時に増強するのが特徴である．

[合併症]

　心房細動
　左房内血栓症およびそれに続発する血栓塞栓症
　感染性心内膜炎
　気管支炎
　慢性右心不全

[治療]

内科的には心不全に対する治療（低塩食，利尿薬・ジギタリスなど）と抗凝固薬（ワーファリン）や抗血小板薬（アスピリンなど）による血栓の予防が中心となる．

外科的には交連切開術や人工弁置換術が行われる．最近では，非開胸的にバルーン付きカテーテルを用いたPTMCも行われている．石灰化病変がなく，弁下組織の硬化が軽度な症例がよい適応である．（（文献は2-11項参照））

　　　　　　　　　　　　　　　■松崎益徳・小野史朗

2-8 僧帽弁閉鎖不全症

収縮期に僧帽弁の閉鎖に障害をきたし，左室から左房へ血液が逆流する病態をいう．本症は僧帽弁複合体（弁膜，弁輪，腱索，乳頭筋）の解剖学的または機能的障害により生じる（Carabello, 1985）．その病因はリウマチ性と非リウマチ性に大きく分けられる．非リウマチ性僧帽弁閉鎖不全症には，乳頭筋機能不全症候群，腱索断裂，乳頭筋断裂，左室拡大，僧帽弁逸脱症候群が含まれる．近年のリウマチ熱の罹患頻度の減少，治療法の進歩などにより，リウマチ性心内膜炎の発症頻度はしだいに減少してきているため，今後は，非リウマチ性僧帽弁閉鎖不全症の割合が増加してくるものと思われる．本症の基本病態は，左室・左房の容量負荷である．収縮期に左房は肺静脈からの流入血流と左室からの逆流を受け，拡張期には大量の血液が左室に流入する．リウマチ性僧帽弁閉鎖不全症のように慢性に経過する例では，左房が代償的に拡大し，そのコンプライアンスが保たれるため左房圧の上昇は軽度である．一方，腱索や乳頭筋断裂により急性に僧帽弁閉鎖不全症（mitral regurgitation：MR）を生じた場合には左房拡大は生じず，その代償能は低いため急激な左房圧の上昇を反映し，左房圧曲線でv波の増高がみられる（Roberts, 1966）．

症例1　49歳　女性

[臨床所見]

15歳時にリウマチ熱に罹患し，僧帽弁膜症を指摘された．35歳ころより下腿浮腫や全身倦怠感を自覚するようになり，40歳ころからは労作時呼吸困難も生じるようになった．利尿薬やジギタリスなどで加療されていたが，徐々に心不全症状が増悪（NYHAⅢ度）してきたため，当科に精査入院となった．身体所見では，心尖部で全収縮期雑音，Ⅲ音の亢進および拡張期ランブルをみとめる．

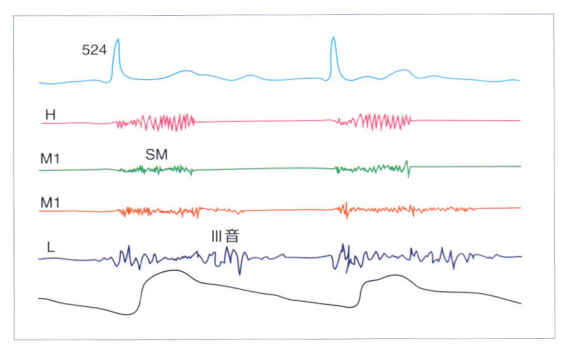

[心音]

心尖部でⅠ音は減弱し，高調性の全収縮期雑音とⅢ音をみとめる（図1）．

[心エコー]

心エコー1（写真1）

左房の著明な拡大と僧帽弁尖の肥厚（5mm）をみとめ，収縮期に僧帽弁前尖の左房側への逸脱（矢印）が観察される．両側交連部に癒合がみられるが，僧帽弁口面積は2.5cm²であり，MRは軽度であることがわかる．

心エコー2（写真2）

僧帽弁前尖の内側から中央側にかけて逸脱がみられ，カラードプラでは左房後壁側に向かう逆流シグナルが観察され，逆流ジェットの到達距離は4.5cm以上，その面積は8cm²以上であることより

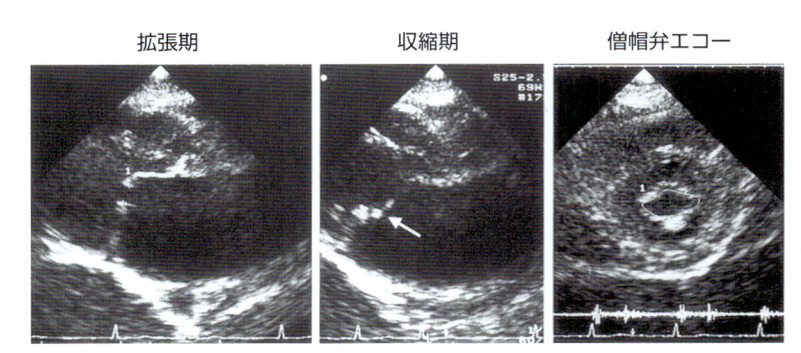

図1　心音図

写真1　心エコー1

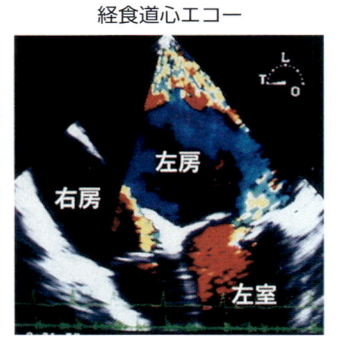

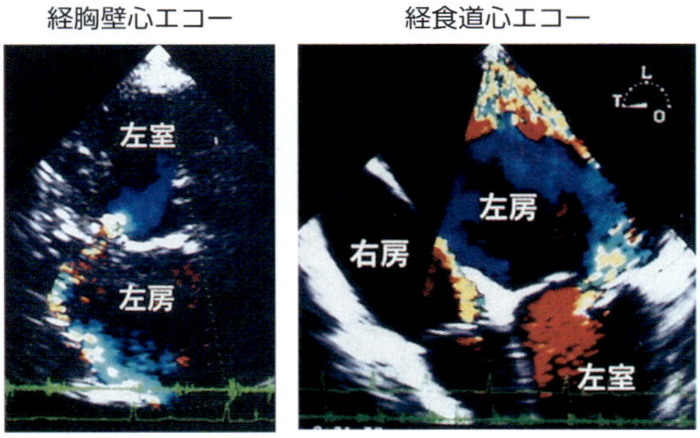

写真2　心エコー2

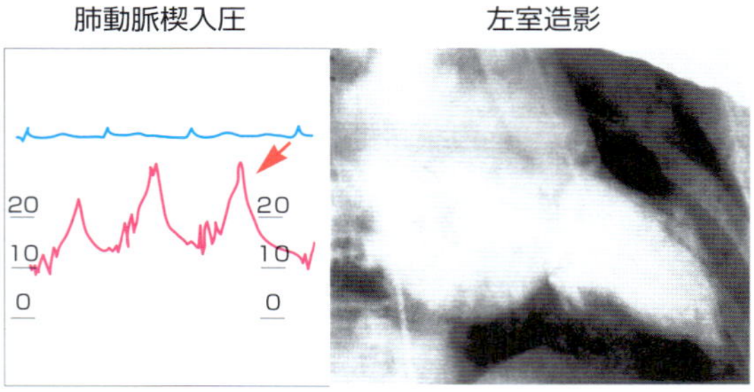

写真3　圧曲線・LVG

表1　心カテーテル検査

肺動脈楔入圧（mmHg）	(15)	心拍出量（l/min）	4.6
肺動脈圧（mmHg）	36/14 (19)	心係数（l/min/m²）	2.7
右室圧（mmHg）	35/6	左室造影	
右房圧（mmHg）	(5)	拡張末期容積（ml）	157
左室圧（mmHg）	126/12	収縮末期容積（ml）	66
大動脈圧（mmHg）	124/58 (88)	1回拍出量（ml）	91
		駆出率（%）	58

経胸壁心エコー　　　　経食道心エコー

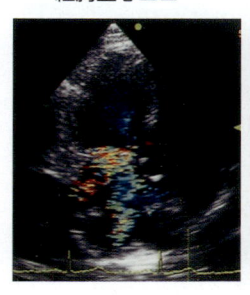

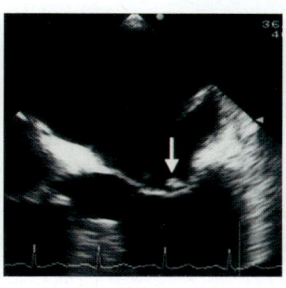

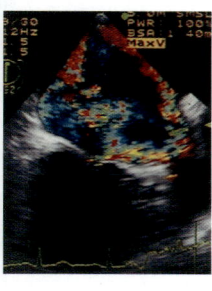

写真4　心エコー

表2　心カテーテル検査

肺動脈楔入圧 (mmHg)	(21)	心拍出量 (l/min)	4.8
肺動脈圧 (mmHg)	45/11 (28)	心係数 (l/min/m²)	3.3
右室圧 (mmHg)	44/7	左室造影	
右房圧 (mmHg)	(4)	拡張末期容積 (ml)	172
左室圧 (mmHg)	128/20	収縮末期容積 (ml)	56
大動脈圧 (mmHg)	121/58 (82)	1回拍出量 (ml)	116
		駆出率 (%)	67

重症MRと診断される．

[心カテーテル検査]（表1）

[圧曲線・LVG]（写真3）

　平均肺動脈楔入圧は19mmHgと上昇し，v波（矢印）が観察される．左室造影では，Sellers分類Ⅳ度と高度な僧帽弁逆流をみとめる．

症例2　73歳　女性
[臨床所見]

　2カ月前より，労作時息切れを自覚するようになった．近医にて僧帽弁逆流を疑われ，当科へ精査入院となった．身体所見では，Ⅰ音の減弱，Ⅲ音および心尖部に全収縮期雑音をみとめる．

[心エコー]

心エコー（写真4）

　僧帽弁は前後尖ともに収縮期左房内への逸脱がみられ，左房全体に広がる僧帽弁逆流シグナルをみとめる．心エコーより算出された逆流率は56％，逆流弁口面積は0.64 cm²と，高度な僧帽弁逆流と診断される．経食道心エコーでは，断裂した腱索の断端（矢印）が明瞭に描出されている．逸脱部位は主として前尖の外側および後尖のmiddle～medial scallopであり，左房後壁側と心房中隔側の両方向への逆流ジェットをみとめる．

[心カテーテル検査]（表2）

[LVG]（写真5）

　僧帽弁逆流率43％，左室造影ではSellers分類Ⅳ度と高度な僧帽弁逆流をみとめる．

[PCWP]（図2）

　肺動脈楔入圧曲線では著明なv波の増高をみとめる．

[チェックポイント]

　弁尖：リウマチ性変化の有無，破壊，穿孔，逸脱，疣贅の有無．
　弁輪：石灰化，拡大，破壊．
　腱索：断裂，延長，菲薄化．
　乳頭筋：断裂，輝度（壊死の有無）．

[鑑別診断・鑑別点]

心室中隔欠損症

　全収縮期雑音を有する点では，僧帽弁閉鎖不全

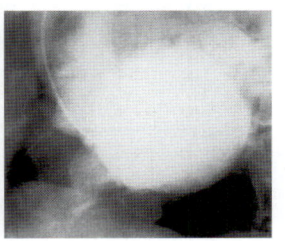

RAO　　　　LAO

写真5　LVG

図2　PCWP

症と類似している．幼少時からの心雑音の存在は，心室中隔欠損症が強く疑われる．ドプラ法や心カテーテル法による心室レベルでの左-右シャントを証明する必要がある．

三尖弁閉鎖不全症

吸気時に増大する全収縮期雑音を特徴とし，ドプラ心エコーにより容易に鑑別される．

[治療]
内科的治療

塩分制限や薬物療法（利尿薬，ジギタリス，血管拡張薬など）により心不全治療と血栓塞栓症の予防（とくに心房細動例）が中心となる．また，抜歯や手術の際には感染性心内膜炎の予防を目的とした抗生物質の投与が必要である．

外科的治療

内科的に心不全のコントロールが困難な例（NYHA Ⅲ度以上），心房細動の出現や高度な僧帽弁逆流（Sellers 分類 Ⅲ度以上）では，外科的に弁や腱索の修復術と僧帽弁輪縫縮術，もしくは生体弁や機械弁を用いた人工弁置換術を考慮する．（（文献は 2-11 項参照））

■松崎益徳・小野史朗

2-9 大動脈弁狭窄症

大動脈弁口の器質的狭窄により，収縮期に左室-大動脈間に圧較差を生じるため，左室は圧負荷状態となる．その成因としてリウマチ性，先天性二尖弁，動脈硬化に起因する弁の変性・石灰化などがあげられる．最近では，リウマチ熱の減少に伴い後二者が増加傾向にある（Rahimtoola, 1996）．成人の正常大動脈弁口面積は約 3 cm^2 であり，弁口面積が 1 cm^2 以下になると有意な圧較差（20 mmHg 以上）を生じる．慢性の圧負荷に対し左室壁は代償的に肥厚し，求心性肥大を呈する．左室肥大により左室の拡張性に障害をきたし，左室拡張期圧は上昇する（Hess, 1993）．

症例1　71歳　男性
[臨床所見]

以前より会社健診などで心雑音を指摘されていたが，とくに症状もなく放置していた．9カ月前より，労作時に胸部圧迫感を自覚するようになり，安静にて 2〜3 分で症状は軽快していた．検診で心電図異常（左室肥大）を指摘され，労作時の息切れが増強してきたため，当科へ精密入院になった．身体所見では，遅脈および胸骨左縁第二肋間に収縮期駆出性雑音をみとめた．

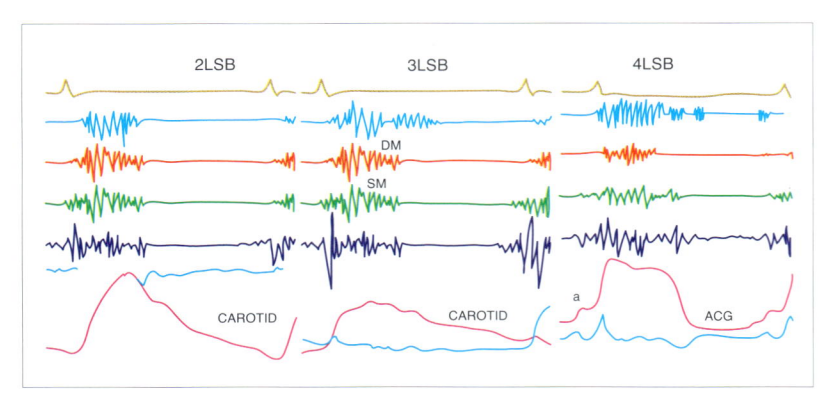

図1　心音図

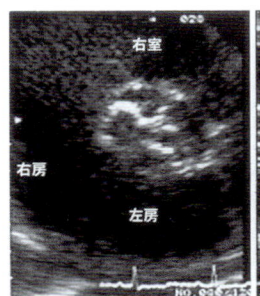

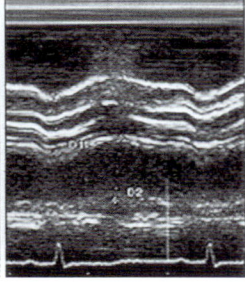

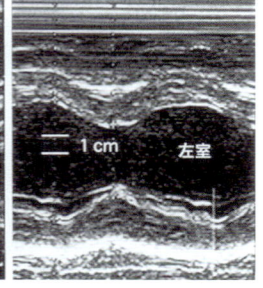

写真1　心エコー1

表1　心カテーテル検査

肺動脈楔入圧 (mmHg)	(6)	心拍出量 (l/min)	5.3
肺動脈圧 (mmHg)	30/8(16)	心係数 (l/min/m²)	3.2
右室圧 (mmHg)	33/3	左室造影	
右房圧 (mmHg)	(4)	拡張末期容積 (ml)	151
左室圧 (mmHg)	216/16	収縮末期容積 (ml)	48
大動脈圧 (mmHg)	132/54(88)	1回拍出量 (ml)	103
		駆出率 (%)	68

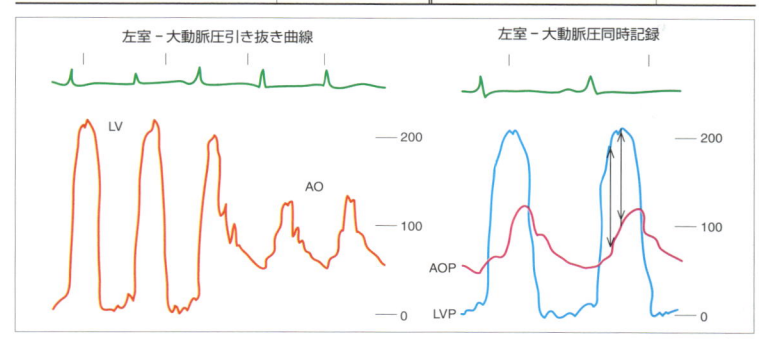

図2　圧曲線

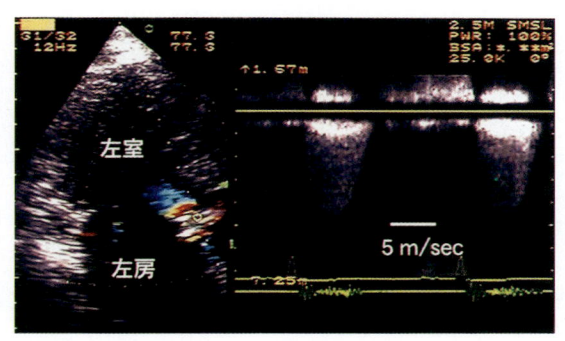

写真2　心エコー2

[心音] (図1)

1) 収縮中期にピークを有するダイヤモンド形の駆出性雑音（SM）をみとめる．

2) 頸動脈波曲線の収縮期立ち上がり速度は遅く（遅脈），心尖拍動のa波の増大およびⅣ音をみとめる．

3) 第3肋間胸骨左縁でⅡ音よりすぐに始まる漸増漸減性の高調な拡張期雑音（DM）も記録されており，大動脈弁閉鎖不全症を合併していることがわかる．

[心エコー]

心エコー1（写真1）

大動脈弁の硬化を反映したエコー輝度の上昇と収縮期開放制限をみとめる．左室は求心性に肥大し，心室中隔と左室後壁の著明な肥厚がみられる．

心エコー2（写真2）

ドプラ法により左室-大動脈間圧較差（$\Delta P = 4v^2$）および弁口面積の算出も可能である．本例では連続波ドプラ法で記録された大動脈弁通過血流の最大速度は4.8m/sであり，左室-大動脈間最大圧較差は92mmHgと推定される．

[心カテーテル検査]（表1）

[圧曲線]（図2）

左室-大動脈間に最大110mmHgの圧較差をみとめる．

症例2　67歳　女性

[臨床所見]

3カ月前ころより労作時に息切れが出現するようになり，2カ月前には約1時間の失神発作があった．感冒を契機に起座呼吸などうっ血性心不全を発症し，当科に精査入院となった．身体所見では，Ⅱ音の減弱，2LSBに最強点を有する両側頸部に放散する収縮期駆出性雑音（LevineⅢ/Ⅵ）をみとめた．

[心音]（図3）

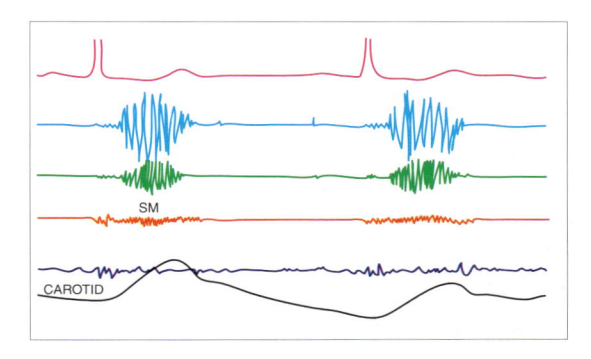

図3　心音図

写真3 心エコー1

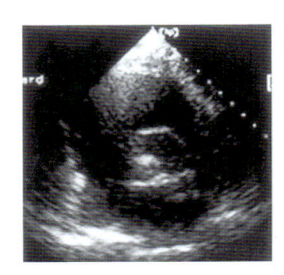

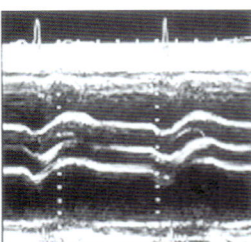

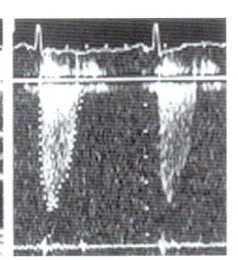

心尖部長軸断層図　　大動脈弁通過血流（CW）

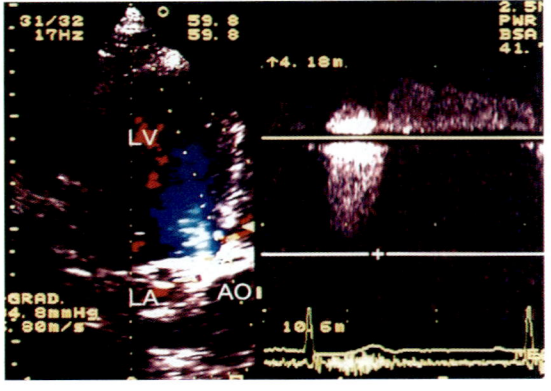

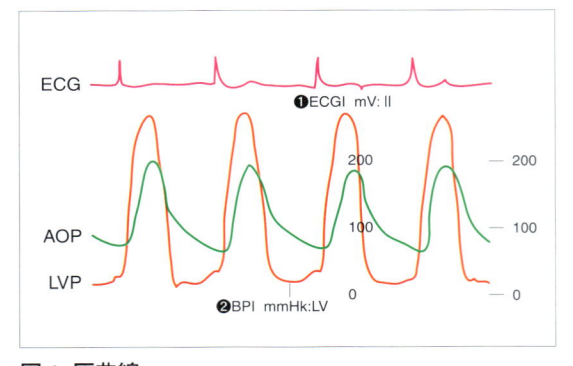

写真4 心エコー2

図4 圧曲線
左室圧と大動脈圧の同時記録．

表2 心カテーテル検査

肺動脈楔入圧（mmHg）	(17)	心拍出量（*l*/min）	5.1	
肺動脈圧（mmHg）	45/18 (27)	心係数（*l*/min/m²）	3.0	
右室圧（mmHg）	47/10	左室造影		
右房圧（mmHg）	(8)	拡張末期容積（m*l*）	139	
左室圧（mmHg）	268/20	収縮末期容積（m*l*）	69	
大動脈圧（mmHg）	170/72 (102)	1回拍出量（m*l*）	70	
		駆出率（％）	50	

　収縮中期にピークを有する収縮期雑音とⅡ音の減弱をみとめる．また，頸動脈波曲線にはshudder formationがみられる．

［心エコー］（写真3, 4）

　大動脈弁に著明な硬化と開放制限をみとめる．最大大動脈弁通過血流速度は6.0 m/sであり，左室-大動脈間の最大圧較差は144 mmHg，大動脈弁口面積は0.50 cm²と，重症大動脈弁狭窄をみとめる．

［心カテーテル検査］（表2）
［圧曲線］（図4）

　左室圧と大動脈圧曲線の同時記録では，最大圧較差128 mmHgをみとめ，Gorlinの式より大動脈弁口面積は0.56 cm²と算出される．

［鑑別診断・鑑別点］

特発性大動脈弁下狭窄（肥大型閉塞性心筋症）

　大動脈弁狭窄とは異なり急峻で二峰性の頸動脈波を示す．その診断には，心エコーが有用であり，心室中隔の著明な肥大，僧帽弁前尖の収縮期前方運動（SAM）や大動脈弁に収縮中期半閉鎖などがみられる．

大動脈弁上狭窄

　先天性であり，特異な顔貌，精神発育遅延，高カルシウム血症などが鑑別上重要である．大動脈弁形態は正常であり，心エコーによる弁上狭窄部の検出が鑑別点である．

分離性大動脈弁下狭窄

　大動脈弁の収縮期半閉鎖や左室流出路の狭窄などの心エコー所見が鑑別点である．

僧帽弁閉鎖不全症

　雑音の最強点が胸骨左縁第3肋間にある例では，大動脈弁狭窄症との鑑別が必要となるが，心エコーなどにより容易に鑑別される．

［合併症］

　重要なものとして突然死があり，その発症頻度は15～20％とされる．

3大徴候とされる狭心発作，失神，左心不全を呈する例は予後不良であり，平均余命は狭心発作で5年，失神で3年，左心不全で2年とされる(Ross, 1968)．

[治療]

内科的にはコントロール困難であり，大動脈弁置換術を原則とする．とくに重症例では，無症状であってもすみやかに大動脈弁置換術を行うべきである．((文献は2-11項参照))

■松崎益徳・小野史朗

2-10 大動脈弁閉鎖不全症

弁自体の器質的変化や大動脈根部（弁輪部）の異常により，拡張期に大動脈から左室へと血液の逆流を生じるため，左室は容量負荷を受ける(Alpert, 1987)．病因として，弁自体に器質的変化を生じるリウマチ性，梅毒，二尖弁，感染性心内膜炎，大動脈根部の異常をきたす大動脈炎症候群，上行大動脈解離，Marfan症候群，高位心室中隔欠損症，強直性脊椎炎などがあげられる．最近では，リウマチ性と梅毒によるものは減少し，ほかの病因によるものが増えている．一般に大動脈圧は全拡張期を通じて左室圧より高いため，大量の逆流が起こりうる．収縮期には大量の血液を高圧系の大動脈に駆出するため圧負荷も加わり，左室は遠心性肥大の形態を呈する．1回心拍出量の増加は収縮期血圧を増大させ，逆流により拡張期圧は減少する結果，脈圧が増大する．本症は大動脈弁狭窄症と異なり，失神や突然死は少ないが，左心不全症状や左室機能の低下がみられるものは予後不良である(Klodas, 1996)．

症例1 73歳 女性

[臨床所見]

生来健康であったが，4カ月前より労作時呼吸困難を自覚するようになった．症状改善しないため近医を受診したところ，大動脈弁逆流を指摘され，当科に精査入院となった．身体所見では，胸骨左縁第4肋間にto and fro雑音を聴取する．

[心エコー]

心エコー1（写真1）

左室腔の拡大が著明であり（拡張末期径67mm），収縮期壁運動の低下もみられる．また，重症大動脈弁逆流に特徴的な拡張中期～後期にかけて左室

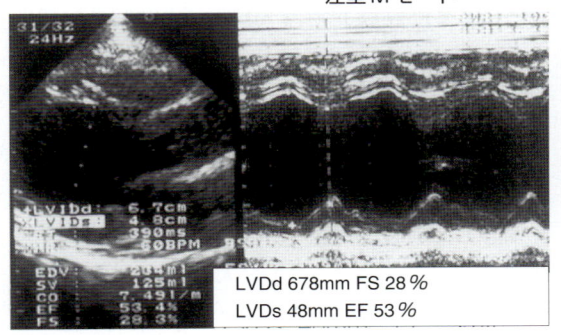

写真1 心エコー1

LVDd 678mm FS 28%
LVDs 48mm EF 53%

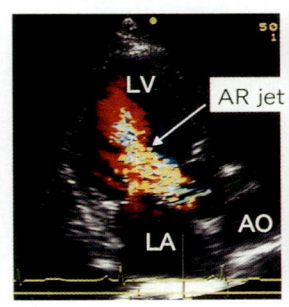

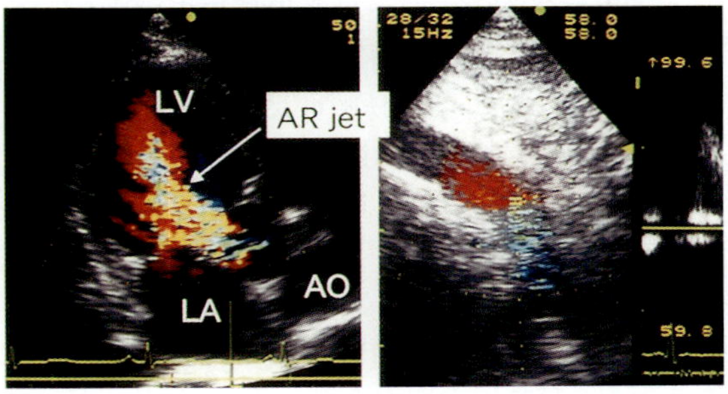

写真2 心エコー2

表1 心カテーテル検査

肺動脈楔入圧 (mmHg)	(5)	心拍出量 (l/min)	3.97
肺動脈圧 (mmHg)	22/5 (13)	心係数 (l/min/m²)	2.74
右室圧 (mmHg)	25/3	左室造影	
右房圧 (mmHg)	(1)	拡張末期容積 (ml)	187
左室圧 (mmHg)	125/8	収縮末期容積 (ml)	96
大動脈圧 (mmHg)	122/30 (68)	1回拍出量 (ml)	91
		駆出率 (%)	49

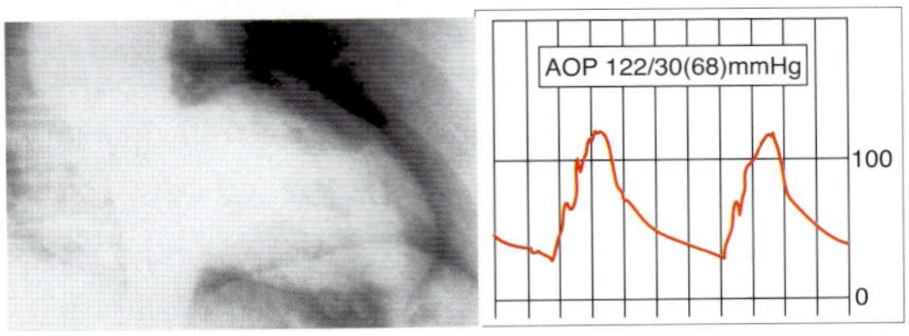

写真3 AOG・AOP

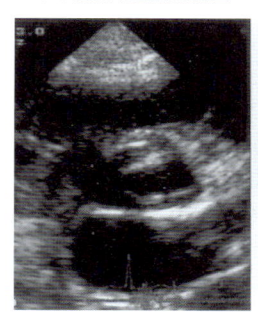

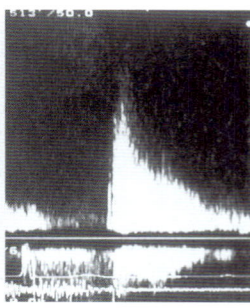

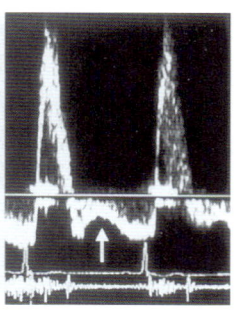

写真4　心エコー3

表2　心カテーテル検査

肺動脈楔入圧（mmHg）	（11）	心拍出量（l/min）	6.1
肺動脈圧（mmHg）	34/11（22）	心係数（l/min/m²）	4.4
右室圧（mmHg）	35/6	左室造影	
右房圧（mmHg）	（3）	拡張末期容積（ml）	203
左室圧（mmHg）	121/10	収縮末期容積（ml）	78
大動脈圧（mmHg）	109/47（77）	1回拍出量（ml）	126
		駆出率（%）	62

内腔の拡張もみとめる．

心エコー2（写真2）

　大動脈弁逆流ジェットは心尖部にまで達し，腹部大動脈においても拡張期 reverse flow をみとめることより，高度な大動脈弁閉鎖不全症（aortic regurgitation：AR）と診断される．

[心カテーテル検査]（表1）
[AOG・AOP]（写真3）

　大動脈弁上造影では，Sellers 分類Ⅲ度の大動脈弁逆流をみとめる．大動脈圧曲線では，拡張期圧の低下および脈圧の増大をみとめる．

症例2　31歳　男性
[臨床所見]

　ダウン症候群の既往があり，27歳時より心雑音を指摘され，大動脈弁閉鎖不全症と診断されていた．2カ月前，失神発作を生じたため，当科に精査入院となった．身体所見では，de Musset's sign 陽性であり，胸骨左縁第4肋間〜心尖部にかけて thrill を伴う拡張期雑音をみとめる．

[心エコー]（写真4）

　大動脈弁は二尖弁の形態を示し，大動脈弁逆流の連続波ドプラシグナル（CW）における圧半減時間の短縮および腹部大動脈における拡張期 reverse flow（矢印）をみとめる．

[心カテーテル検査]（表2）
[鑑別診断・鑑別点]
肺動脈弁閉鎖不全症

　大動脈弁閉鎖不全症に比べ雑音の最強点が，胸骨左縁よりやや外側に位置することが多い．心エコーによる肺動脈弁逆流の検出により容易に鑑別される．

Valsalva洞動脈瘤破裂

　Valsalva 洞の動脈瘤が右房，右室流出路または左室内へ破裂する．雑音は胸骨第2または第3肋間に最強点を有する連続性もしくは to and fro 雑音を呈し，大動脈弁閉鎖不全症との鑑別が困難な場合もある．心エコー図や大動脈造影による Valsalva 洞動脈瘤と同部位からの逆流ジェットの検出により鑑別される．

[治療]
内科的治療

　心不全のコントロールが中心となり，その治療は一般原則に準ずる．

外科的治療

　根本的には人工弁置換術が必要である．（（文献は2-11項参照））

■松崎益徳・小野史朗

2-11　連合弁膜症

　二つ以上の弁に同時に障害をきたしている場合を連合弁膜症と称する．ほとんどの例がリウマチ性である．僧帽弁と大動脈弁の組み合わせが多く，なかでも僧帽弁狭窄症と大動脈閉鎖不全症の合併がもっとも頻度が高い．また，僧帽弁膜症の重症化に伴い機能的三尖弁閉鎖不全症を合併すること

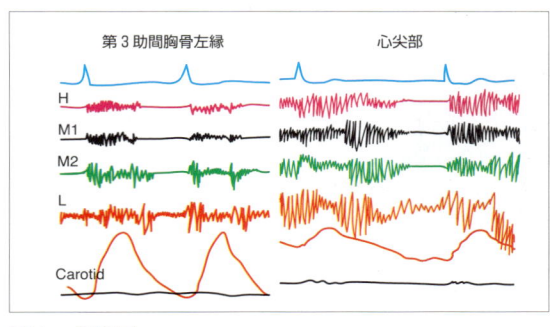

図1 心音図

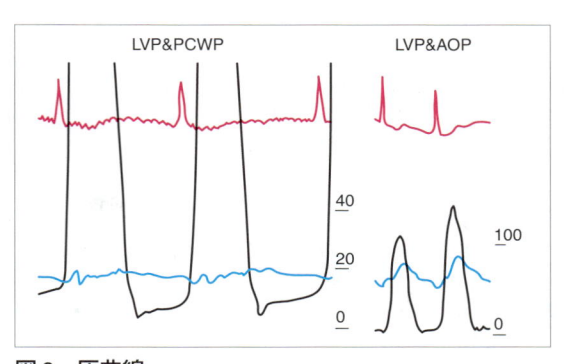

図2 圧曲線

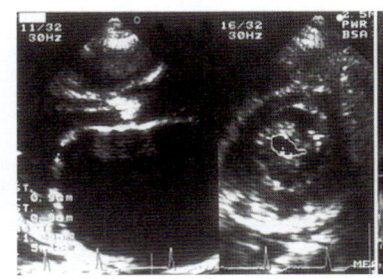

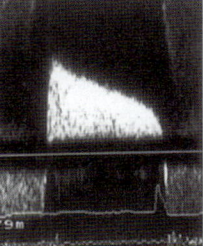

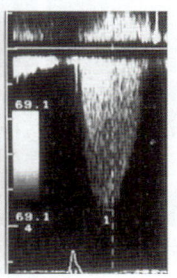

写真1 心エコー

表1 心カテーテル検査

肺動脈楔入圧 (mmHg)	(26)	心拍出量 (l/min)	3.0
肺動脈圧 (mmHg)	51/24 (31)	心係数 (l/min/m²)	2.3
右室圧 (mmHg)	54/7	左室造影	
右房圧 (mmHg)	(8)	拡張末期容積 (ml)	113
左室圧 (mmHg)	164/8	収縮末期容積 (ml)	59
大動脈圧 (mmHg)	102/66 (84)	1回拍出量 (ml)	53
		駆出率 (%)	47

も多く，僧帽弁膜症の手術前に三尖弁逆流の重症度を評価しておくことは重要である．

僧帽弁狭窄症＋大動脈弁狭窄症
症例1　71歳　女性
[臨床所見]

15年前に脳梗塞を発症した際に心臓弁膜症を指摘された．利尿薬などの薬物療法にて経過観察されていたが，心不全増悪を繰り返しNYHA classもII度からIII度へと進行してきたため，手術適応を含め当科へ精密入院になった．身体所見では，I音の軽度亢進，心尖部に高調性の収縮期雑音とスリルを伴う拡張期ランブル，および第二肋間胸骨左縁に荒い収縮期駆出性雑音をみとめた．

[心音]（図1）

第3肋間左縁では，収縮中期にピークを有するダイヤモンド形の駆出性雑音および頸動脈波曲線にshudder formationをみとめる．

心尖部では，高調性の全収縮期雑音および僧帽弁開放音に引き続き拡張期ランブルをみとめる．

[心エコー]（写真1）

僧帽弁は前後尖ともに肥厚し，ドーミング現象をみとめる．ドプラ法により求めた僧帽弁口面積は$0.87cm^2$である．大動脈弁にも石灰化を伴う硬化ならびに収縮期開放制限がみられ，左室-大動脈間の最大圧較差は89 mmHg，連続の式より求めた大動脈弁口面積は$0.47cm^2$と，高度な大動脈弁狭窄症の合併もみられる．

[心カテーテル検査]（表1）
[圧曲線]（図2）

平均左房-左室間圧較差は9.3 mmHg，僧帽弁口面積は$0.83cm^2$と算出される．最大左室-大動脈間圧較差は75 mmHg，大動脈弁口面積は$0.55 cm^2$と算出される．

僧帽弁狭窄症＋三尖弁閉鎖不全症
症例2　63歳　女性
[臨床所見]

28歳時に心臓弁膜症を指摘された．49歳時に心

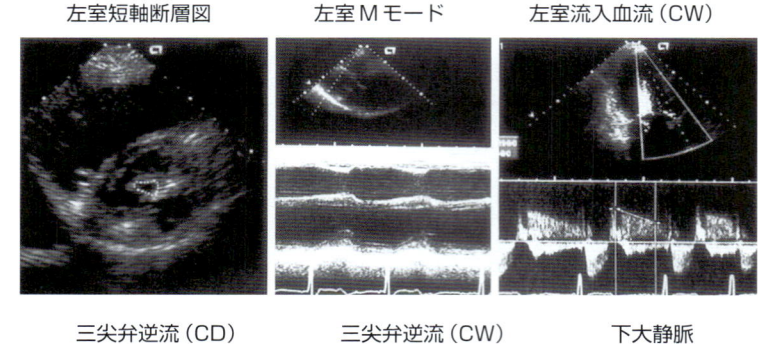

写真2 心エコー1
（左室短軸断層図／左室Mモード／左室流入血流（CW））

写真3 心エコー2
（三尖弁逆流（CD）／三尖弁逆流（CW）／下大静脈）

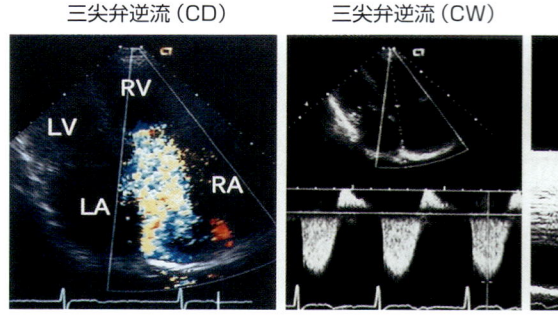

表2 心カテーテル検査

項目	値	項目	値
肺動脈楔入圧（mmHg）	（12）	心拍出量（l/min）	3.1
肺動脈圧（mmHg）	32/12（18）	心係数（l/min/m²）	2.0
右室圧（mmHg）	32/7	左室造影	
右房圧（mmHg）	（9）	拡張末期容積（ml）	101
左室圧（mmHg）	162/8	収縮末期容積（ml）	46
大動脈圧（mmHg）	166/70（95）	1回拍出量（ml）	55
		駆出率（％）	55

不全にて当科に紹介され，僧帽弁狭窄症と診断された．最近，呼吸困難など心不全症状の悪化がみられるようになったため，当科に精査入院となった．身体所見では，心尖部に僧帽弁開放音と拡張期ランブルを聴取し，肝腫大をみとめる．

[心エコー]
心エコー1（写真2）
　僧帽弁には前後尖ともにエコー輝度の上昇をみとめる．一部に石灰化病変も観察され，交連部の癒合は両側ともに高度である．左室Mモード図では，右室腔の拡大と心室中隔に右室負荷の影響と考えられる奇異性運動をみとめる．左室流入血流の最大速度は1.85m/s，PHTより算出した僧帽弁口面積は0.69cm²である．

心エコー2（写真3）
　三尖弁自体の硬化は軽度であるが，下大静脈まで達する高度なTRの合併がみられる．三尖弁輪径は40×41mmと拡大しており，弁輪拡大に伴うTRと考えられる．TRジェットの最大血流速度より収縮期肺動脈圧は40mmHgと推定される．下大静脈径は23mmと拡大しており，呼吸性変化の減弱もみられる．

[心カテーテル検査]（表2）
[圧曲線]（図3）
　左房-左室平均圧較差は7.6 mmHg，Gorlinの式より僧帽弁口面積は0.91cm²と算出される．

[鑑別診断]
　血行動態や臨床症状はそれぞれの弁の障害程度により異なる．

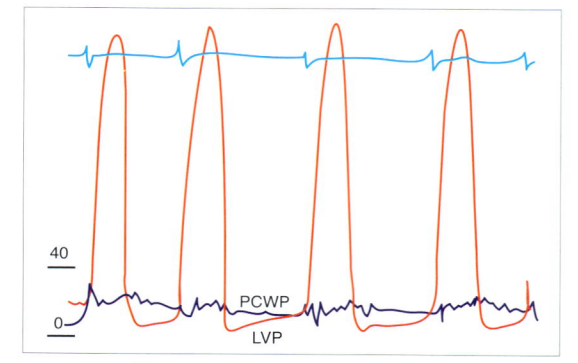

図3 圧曲線

一般に上流にある弁の障害による所見が主としてみられる．そのため，合併するもう一方の弁膜症の重症度を過小評価することが多い．

[治療]
内科的治療
心不全に対する薬物療法．
外科的治療
僧帽弁狭窄症に対しては交連切開術，弁置換術．
僧帽弁閉鎖不全症に対しては弁形成術，弁置換術．
大動脈弁疾患に対しては弁置換術．
三尖弁閉鎖不全症に対しては弁輪形成，弁置換術．

■松崎益徳・小野史朗

[文献]（2-7～2-11項）

Alpert JS: Chronic aortic regurgitation. In : Valcular Heart Disease, 2nd ed (Dalen JE, Alpert JS eds), Little, Brown and Co, Boston, pp 283 - 318, 1987.
Carabello B: Mitral regurgitation. In: Atlas of Heart Diseases Vol. 11 (Rahimtoola SH ed), Valvular Heart Disease and Endocarditis, St Louis, Mosby, 1996.
Hess OL, Villari B, Krayenbuehl H: Diastolic dysfunction in aortic stenosis. *Circulation,* **87** (suppl 5) : Ⅳ - 73, 1993.
Klodas E, Enriquez - Sarano M, et al: Aortic regurgitation complicated by extreme left ventricular dilatation: Long - term outcome after surgical correction. *J Am Coll Cardiol,* **27**: 670, 1996.
Leavitt JL, Coats MH, Falk RH：Effects of exercise on transmitral gradient and pulmonary artery pressure in patients with mitral stenosis or a prosthetic mitral valve: A Doppler echocardiographic study. *J Am Coll Cardiol,* **17**: 1520, 1991.
Olson LJ, Subramanian R, Ackermann DM: Surgical pathology of the mitral valve: A study of 712 cases spanning 21 years. *Mayo Clin Proc,* **62**: 22, 1987.
Rahimtoola SH: Aortic stenosis. In: Atlas of Heart Diseases Vol 11 (Rahimtoola SH ed), Valvular Heart Disease and Endocarditis, St Louis, Mosby, 1996.
Roberts WC, Braunwald E, Morrow AG: Acute severe mitral regurgitation secondary to ruptured chordae tendineae. *Circulation,* **33**: 58, 1966.
Ross J Jr, Braunwald E: The influence of corrective operations on the natural history of aortic stenosis. *Circulation,* **37** (suppl V) : 61, 1968.
Wilkins GT, Weyman AE, et al: Percutaneous mitral valvotomy: An analysis of echocardiographic variables related to outcome and the mechanism of dilatation. *Br Heart J,* **60**: 299, 1988.

2-12 感染性心内膜炎

発生機序としては弁膜症などジェット流が生じる心内病変に伴って心内膜が傷害されると，傷害部位に血小板が付着し血小板血栓が生じ，さらにフィブリンが沈着して無細菌性血栓性心内膜炎となる．この状態で細菌や真菌などの病原性微生物が血液中に侵入すると，細菌は無細菌性血栓性心内膜炎を生じている部位に付着して感染巣（疣贅）を形成し，菌血症や全身臓器の塞栓症，心障害など多彩な臨床症状を呈することとなる．

症例1　21歳　男性
[臨床所見]
[病歴]
生来健康で心疾患を指摘されたことはない．6カ月前に抜歯歴があるが，その他に外傷や医療処置の既往なし．2カ月前転職し臨時雇いのトラック運転手として多忙な勤務を開始．睡眠時間3時間程度，食事も運転中にとる生活であり，この間に約2kgの体重減少あり．10日前からは37℃台の発熱が出現し持続，近医で上気道炎の診断で抗菌薬処方されたが改善なく，貧血もみとめたため精査目的で入院．
[身体所見]
身長163cm，体重50kg，体温37.2℃．血圧110/61

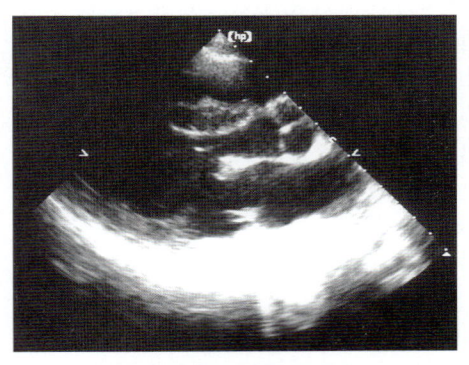

写真1

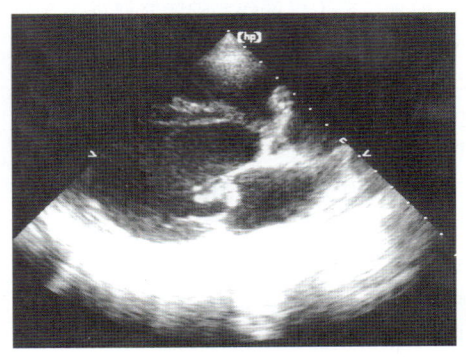

写真2

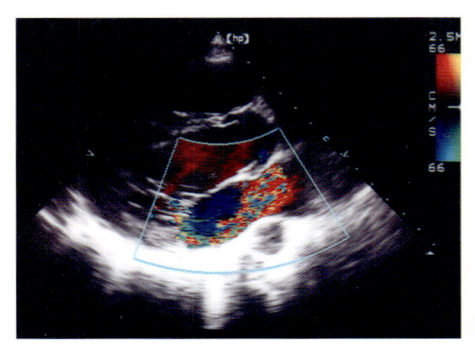

写真3

mmHg，脈拍66/分，整．聴診上心尖部にLevine Ⅲ/Ⅵの全収縮期逆流性雑音を聴取．

[検査所見]

白血球数12180/μl，好中球分画76.8％，赤血球数396万/μl，ヘモグロビン10.7g/dl，CRP 7.0mg/dl．胸部X線：CTR48％，肺うっ血・胸水貯留なし．

[心エコー]

写真1は傍胸骨左室長軸断面で僧帽弁前尖の弁尖に涙滴状の塊状エコー（疣贅）をみとめる．可動性は良好で収縮期には左房側に翻転している（写真2）．カラードプラ法では翻転部よりⅣ/Ⅳ度の僧帽弁逆流がみとめられる（写真3）．

[経過]

血液培養を施行したが，抗菌薬の投与歴があるためか起因菌は同定されなかった．亜急性の経過より緑色連鎖球菌を疑ってPCGとGMの併用療法を開始，2週間後にはCRP 0.2mg/dlまで改善した．入院16病日突然右背部痛が出現，造影CTにて右腎梗塞と診断．さらなる塞栓症のリスクが高いと判断し心臓外科施設に転院したが，手術待機中に突然脳出血を発症，死去した．

症例2　64歳　男性

[臨床所見]

[病歴]

2カ月前に急性腎盂腎炎の診断で入院歴あり．心エコー図検査にてⅡ/Ⅳ度の大動脈弁逆流をみとめたが，疣贅はみとめなかった．退院後も発熱が遷延したが，尿中白血球陰性であったため，不明熱精査目的で入院．

[身体所見]

体温37.8℃，血圧88/52mmHg，脈拍94/分，不整．聴診上胸骨左縁第3肋間にLevine Ⅲ/Ⅵの拡張期逆流性雑音を聴取．

[検査所見]

白血球数8370/μl，好中球分画86.2％，CRP

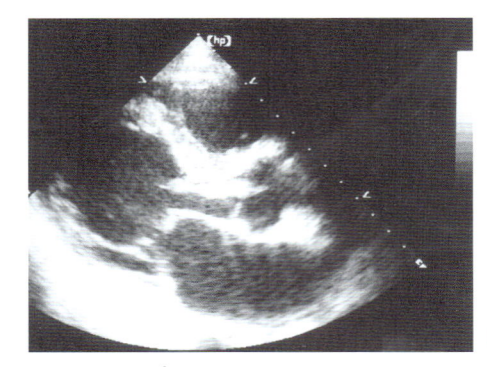

写真4

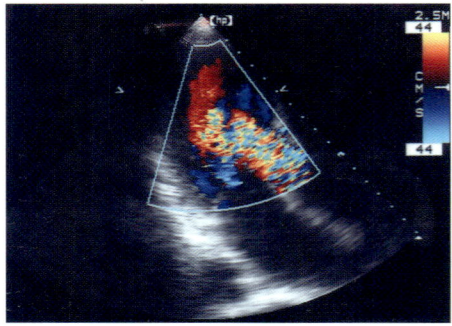

写真5

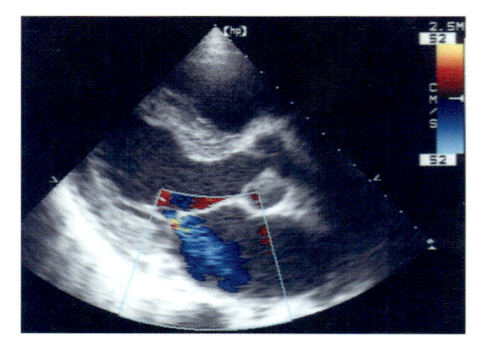

写真6

6.6mg/dl．

胸部X線：CTR48％，軽度の肺うっ血をみとめた．

血液培養：Enterococcus faecalis

[心エコー]

傍胸骨左室長軸断面（写真4）で，大動脈弁無

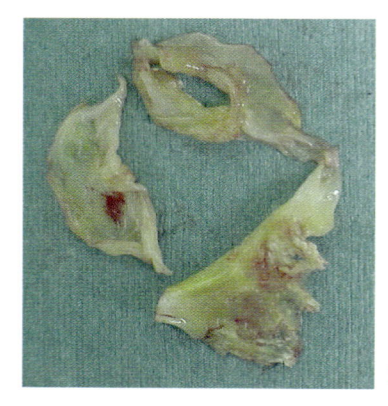

写真7

冠尖に付着する火焔状の疣贅をみとめる．疣贅は可動性良好であるが大動脈側への翻転はみとめない．僧帽弁後尖にも比較的小さな疣贅をみとめる．カラードプラ法では高度の大動脈弁逆流（写真5）と軽度の僧帽弁逆流（写真6）をみとめる．

[経過]

GM耐性の腸球菌であり，PCG単剤投与は無効であったため，VCMとIPM/CS併用療法を行った．治療中徐々に心不全が進行し，薬物治療を行ったが治療抵抗性心不全となったため，心臓血管外科施設に転院し大動脈弁および僧帽弁の二弁置換術を施行した．

[手術所見]

大動脈弁（写真7）は右冠尖の弁腹部に穿孔をみとめ，この部位に疣贅が付着していた．無冠尖は弁縁部の破壊がみとめられる．

[治療]

治療において重要な点は，感染の進行による弁の破壊を防ぎ心不全の発生，進行を抑えること，また塞栓症による重篤な臓器障害を予防することであり，原因となった病原微生物を死滅させるために十分な抗菌薬の血中濃度が必要で，投与も長期間となる．起因菌が同定されていれば連鎖球菌ではPCGとGM，腸球菌ではABPCとGM，ブドウ球菌ではセフェム系とGMを基本に投与するが，耐性菌や血液培養陰性例では他剤投与やエンピリック治療が必要になる．状況に応じて感染症医と相談することも大切である．

単独内科治療に比し，感染早期に外科治療が導入されるようになって治療成績は飛躍的に向上した．しかし臨床的に安定した患者の手術死亡率が5％であるのに対し，合併症を有する複雑な病態にある患者では30％と高率である．内科治療中に抵抗性感染，うっ血性心不全，感染性塞栓症のいずれかが確認されるか予測された場合には手術適応とそのタイミングを考慮する必要がある．

■前島信彦・内野和顕

2-13 心房中隔欠損症（二次孔）

症例　49歳　女性　2妊2産

[家族歴]

第2子（27歳，女性）が5歳のとき，心房中隔欠損症（atrial septal defect）の手術を受けている．

[既往歴]

30歳のとき，子宮筋腫にて単純子宮全摘術を受

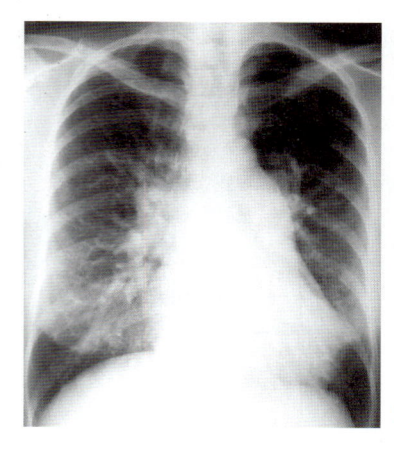

写真1

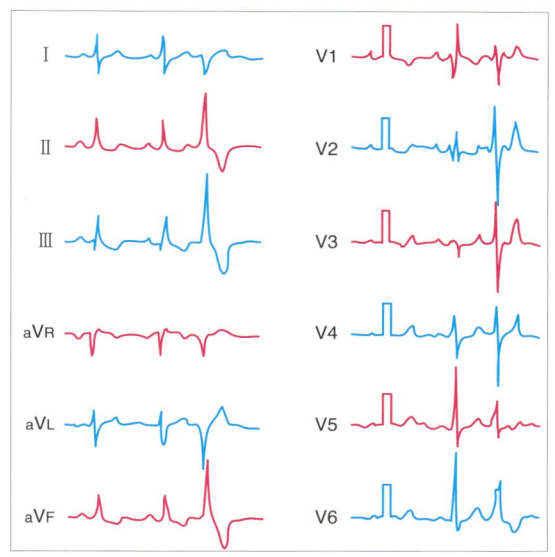

図1

けている．

[主訴]

労作時の動悸，息切れ．

[現病歴]

小児期より心雑音を指摘されていたが放置していた．約1年半前に感冒様症状で某医受診，心房中隔欠損症の診断を受け，手術を勧められ，当科入院となる．

[胸部聴診所見]

第2〜第3肋間胸骨左縁に最強点を有するLevine 2/6度の収縮期雑音をみとめ，2音は固定性に分裂，肺動脈第2音は亢進していた．

[画像診断]

胸部X線写真（写真1）

心胸郭比56％と心拡大をみとめ，左右肺血管陰影の増強が著明である．また，右第2弓，左第2弓の突出も顕著である．

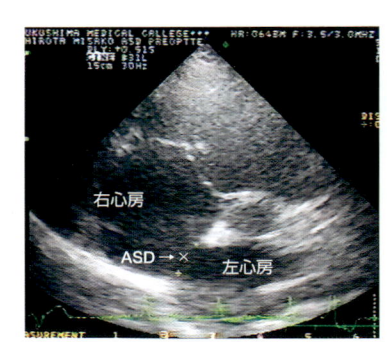

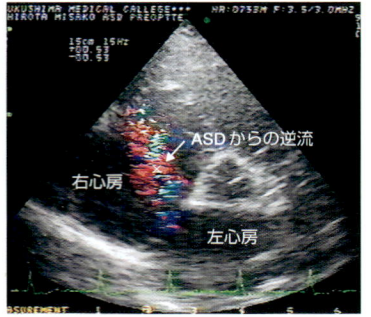

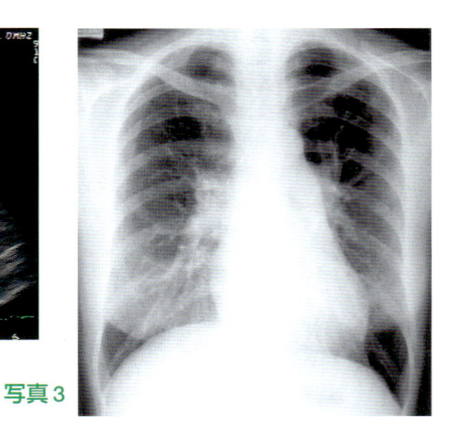

写真2

写真3

表1 心カテーテル所見

部位	圧（mmHg）	酸素飽和度（%）
肺動脈楔入部	(7)	96.6
肺動脈	38/16 (23)	85.5
右心室	42/0 (18)	85.6
右心房	(8)	85.5
上大静脈	(8)	54.4
下大静脈	(8)	75.6
左心室	120/3 (43)	
大動脈	117/70 (87)	96.7
左右短絡率	約70%	
左心室駆出率	84%	

（　）：平均圧
肺動脈圧の軽度上昇をみとめる以外は心内圧に異常をみとめない。右心房での酸素飽和度のステップアップをみとめる。

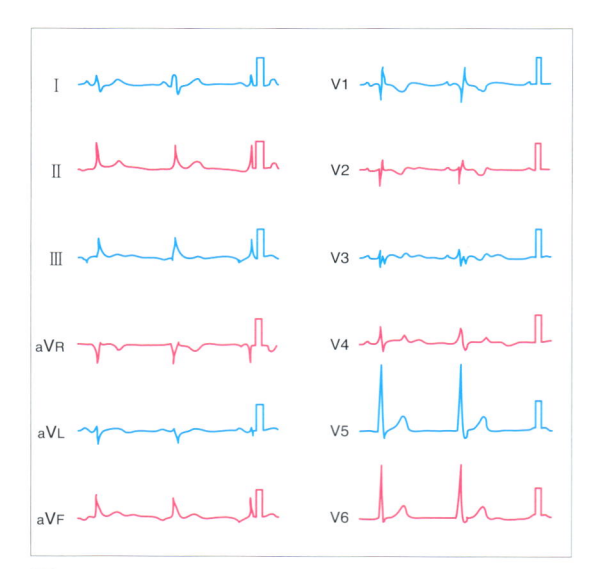

図2

心電図（図1）

洞調律であるが、心室性期外収縮が散発．不完全右脚ブロック、II、III、aV_F、V_2、V_3でのST低下をみとめる．

体表心エコー（写真2）

右心房の著明な拡大をみとめ、心房中隔には、径21mmの欠損孔が存在（左）、欠損孔から左心房に流入する血流をみとめた（右）．

[心カテーテル所見]（表1）

[治療]

通常は自然閉鎖が期待できないため小学校就学前か低学年時に手術を行うが、成人以降にみつかることも多い．その際にはできるだけ早期の手術が望まれる．

[術後経過]

人工心肺を用いた体外循環下に欠損孔直接閉鎖術を行った．自己血のみの使用で、術後は良好に経過、通常の生活に復帰した．

術後胸部X線写真（写真3）

心胸郭比は51%となり、左第2弓の突出、肺血管陰影の減少がみとめられた．

術後心電図（図2）

正常洞調律で、不整脈もなく術前にみられたSTの変化も軽快している． ■星野俊一・岩谷文夫

2-14 肺動脈弁狭窄症

症例　40歳　男性

[家族歴]

特記すべきことなし．

[既往歴]

特記すべきことなし．

[主訴]

易疲労感

[現病歴]

幼少時より心雑音は指摘されていたが放置．中学・高校時代にはげしい運動は制限していたが、高校時代より易疲労感が出現するようになり、現

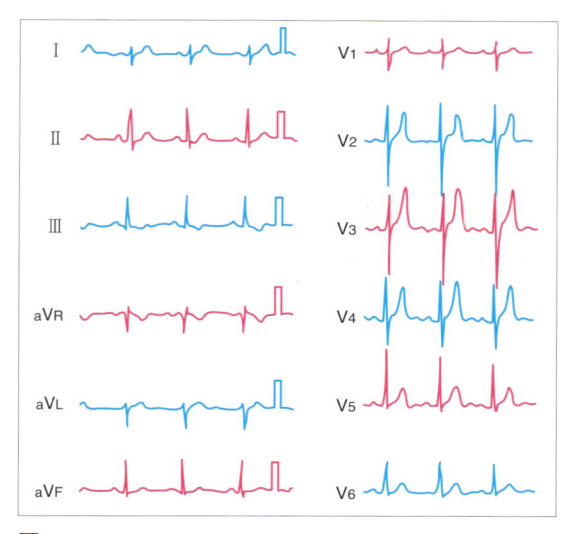

図1

表1 術前心カテーテル所見

部位	圧 (mmHg)	酸素飽和度 (%)
肺動脈楔入部	(6)	98.5
肺動脈	18/6 (12)	74.0
右心室	93/0 (31)	74.0
右心房	(4)	74.0
上大静脈	(5)	74.5
下大静脈	(4)	75.5
左心室	125/0 (47)	97.0
大動脈	129/57 (99)	97.8
左右短絡率	0 %	
肺動脈右室圧較差	75 mmHg	

( ):平均圧
右心室圧の著名な上昇をみとめるが、酸素飽和度に問題はない。

在に至っている．今回は会社の検診で心疾患を疑われ，近くの病院を受診したが，肺動脈弁狭窄症の診断を受け，治療目的に当科入院となった．

[胸部聴診所見]

第2〜第3肋間胸骨左縁に最強点を有するLevine 3/6度の駆出性収縮期雑音をみとめ，2音は単一であった．

[画像診断]

胸部X線写真（写真1）

心胸郭比45％と心拡大はみとめないが，左第2弓の突出と拡張した左肺動脈と思われる陰影を肺門部にみとめた．

心電図（図1）

正常洞調律を示し，心室の肥大，拡張所見はみとめない．

体表面心エコー（写真2）

肺動脈弁から肺動脈内にモザイク像をみとめ，狭窄が考えられる．

心血管造影（写真3）

右心室造影側面像であるが肺動脈弁はドーム状

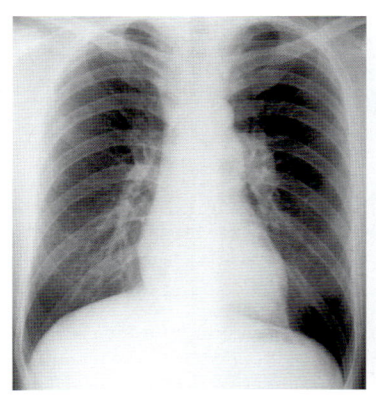

写真1

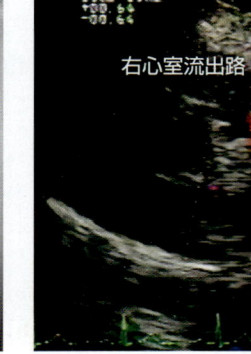

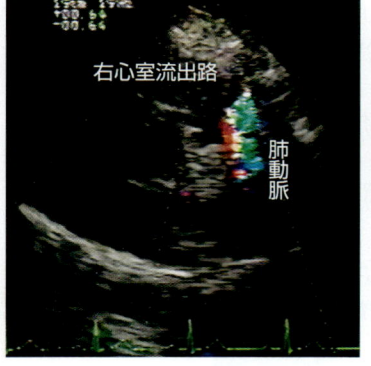

写真2

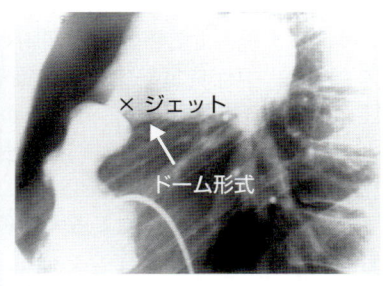

写真3

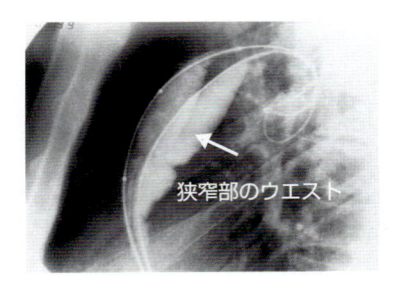

写真4A

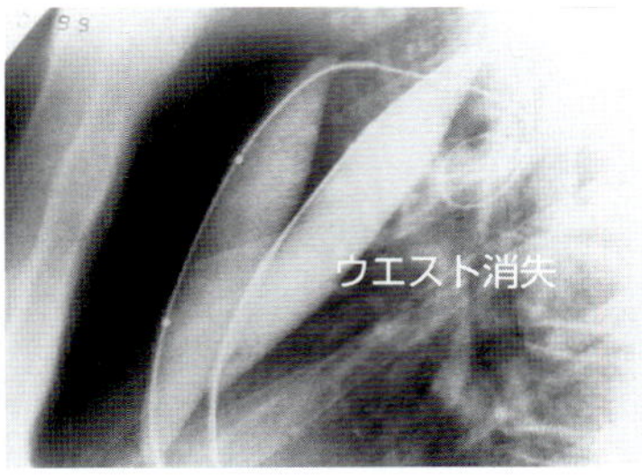

写真4B

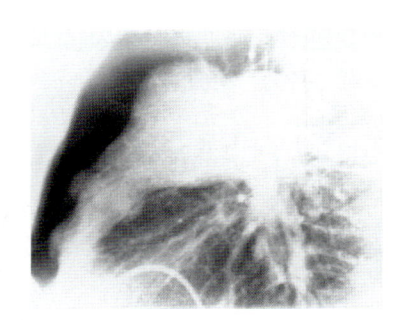

写真5

表2 術中圧測定

	前	後
大動脈	166/82（109）	164/89（109）
肺動脈	20/6（12）	25/9（13）
右心室	102/0（37）	30/0（15）
圧較差	78 mmHg	5 mmHg

で中心にジェットがみられる．肺動脈は著明に拡張している．

心カテーテル所見（表1）

右心室圧の著明な上昇をみとめるが，酸素飽和度に問題はない．

バルーンカテーテルによる経皮的肺動脈弁裂開術（balloon pulmonary valvuloplasty）（写真4）

バルーン径18mmのカテーテルを2本使用し，弁拡張を行った．狭窄部に一致してみられたウエスト（写真4A）は消失した（写真4B）．術中の圧測定でも術後の肺動脈右室圧較差は5mmHgであった（表2）．

術後心血管造影（写真5）

術前にみられた肺動脈弁のドーム形成，ジェットは消失した．

［治療］

肺動脈弁狭窄症（pulmonary stenosis）の外科治療としては，成人の場合は体外循環下での肺動脈弁切開術，交連切開術が行われてきたが，バルーンカテーテルによる肺動脈裂開術の適応になる症例も多い．本症例は弁尖のみの狭窄で，弁の可動性も良く，石灰化などもみとめなかったことより，カテーテルインターベンションを選択した．

［経過］

バルーンカテーテルによる弁切開により肺動脈右心室圧較差はほとんどなくなり，低侵襲の治療を行うことができた．症状も軽快し社会復帰することができた．

■星野俊一・岩谷文夫

2-15 心房中隔欠損症＋肺動脈弁狭窄兼閉鎖不全症

症例　42歳　男性

［家族歴］

特記すべきことなし．

［既往歴］

特記すべきことなし．

［主訴］

労作時の動悸，息切れ，全身倦怠感．

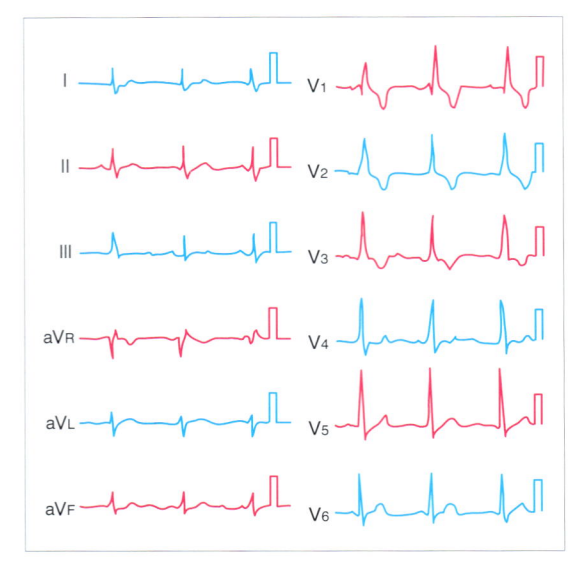

図1

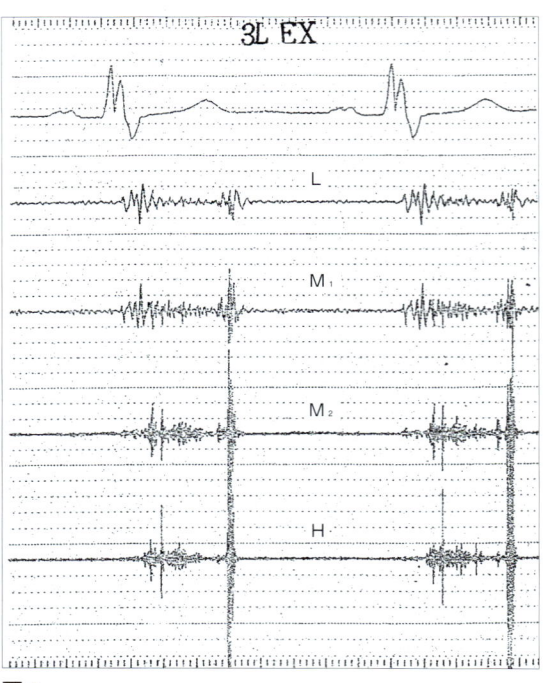

図2

［現病歴］

幼少時より心雑音を指摘されていたが，とくに症状もなかったため放置していた．約1年前より労作時の動悸，息切れを自覚するようになり，しだいに全身倦怠感も増強してきた．当院内科に入院，心カテーテルなど諸検査を施行，心房中隔欠損症（atrial septal defect）＋肺動脈弁狭窄兼閉鎖不全症（pulmonary stenoinsufficiency）の診断を受け，手術のため当科転科となった．

[胸部聴診所見]

　第3肋間胸骨左縁に最強点を有するLevine 2/6度の駆出性収縮期雑音と拡張期雑音をみとめ，2音は亢進，固定性に分裂していた．

[画像診断]

胸部X線写真（写真1）

　心胸郭比63％の心拡大と両側肺門陰影の増強をみとめる．心陰影では左第2弓の突出が著明である．

心電図（図1）

　正常洞調律であるが完全右脚ブロックをみとめ，V₂，V₃，V₄ではST，Tの変化もみとめる．

心音図（図2）

　第3肋間胸骨左縁において，ローピッチの収縮期雑音と2音の固定性分裂をみとめ，とくに肺動脈第2音の亢進が顕著である．拡張期雑音ははっきりしない．

胸部CT（写真2）

　肺動脈本幹の拡大と，肺動脈弁に一致した著明な石灰化をみとめる．

経食道心エコー

　右心房，右心室の拡大は顕著であるが，左心房，左心室はむしろ低形成である（写真3A）．心房中隔欠損は径29mmで（写真3B），欠損孔から右心

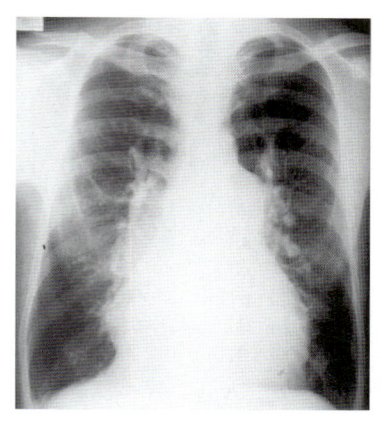

写真1

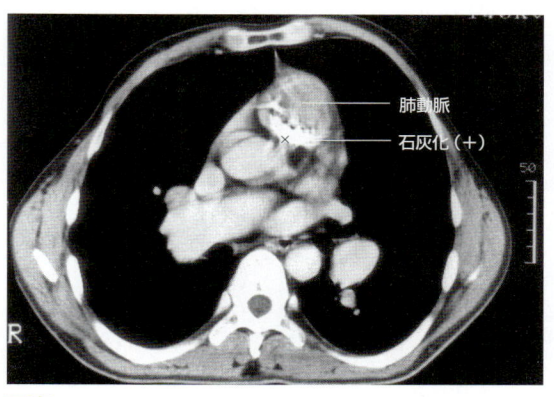

写真2

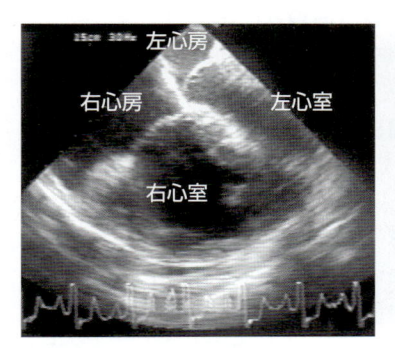

写真3A

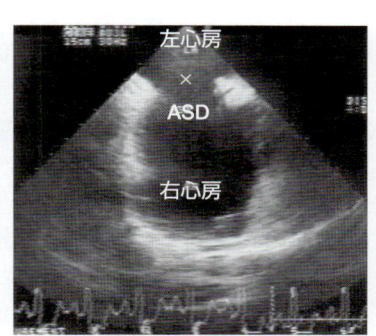

写真3B

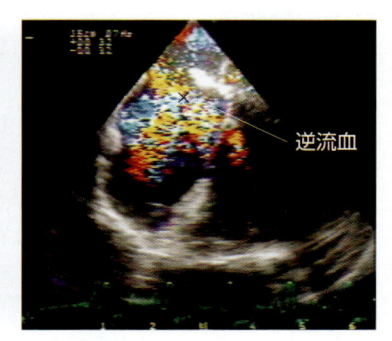

写真3C

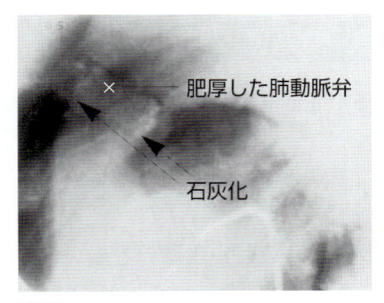

写真4A

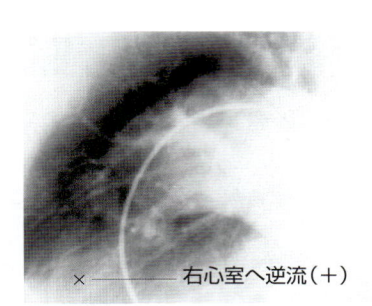

写真4B

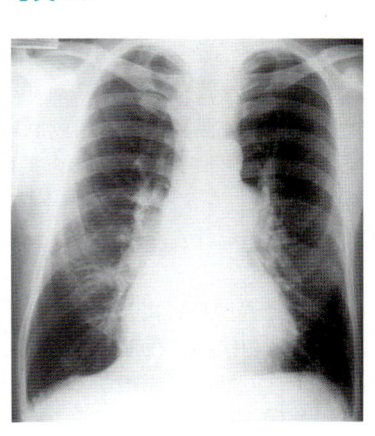

写真5

表1 術前心カテーテル所見

部位	圧（mmHg）	酸素飽和度（％）
肺動脈楔入部	（54）	98.2
肺動脈	32/56（20）	89.6
右心室	80/50（33）	89.7
右心房	（56）	88.2
上大静脈	（55）	64.4
下大静脈	（53）	71.2
左心室	114/50（42）	96.4
大動脈	109/66（78）	97.2
左右短絡率	74％	
肺動脈右室圧較差	48 mmHg	

（　）：平均圧

表2 術後心カテーテル所見

部位	圧（mmHg）	酸素飽和度（％）
肺動脈楔入部		
肺動脈	28/12（18）	72.3
右心室	43/50（15）	75.1
右心房	（1）	74.2
上大静脈	（1）	75.4
下大静脈	（2）	71.2
左心室	120/0（40）	97.9
大動脈	105/60（77）	98.5
左右短絡率	0％	
肺動脈右室圧較差	15 mmHg	

（　）：平均圧
右心室圧は著明に下降し，酸素飽和度もほぼ正常値である．

房への逆流血流をみとめる（**写真3C**）．
心血管造影
　右心室造影にて肺動脈弁の肥厚と石灰化をみとめる（**写真4A**）．肺動脈造影では右心室への逆流血をみとめる（**写真4B**）．
術前心カテーテル所見（表1）
術後心カテーテル所見（表2）
[治療]
　本症例は二次孔心房中隔欠損症に加え著明な石灰化を伴った肺動脈弁狭窄兼閉鎖不全を合併しており，自己弁温存による肺動脈弁形成術は困難と判断し，心房中隔欠損孔の直接閉鎖に加えて，生体弁（カーペンターエドワード27A）により肺動脈弁置換手術を行った．
[術後経過]
　術後経過は良好で，術後1カ月に退院．その後は事務系の仕事に復帰し，元気に外来通院中である．ワーファリン，パナルジンの内服による抗凝固療法を行っている．

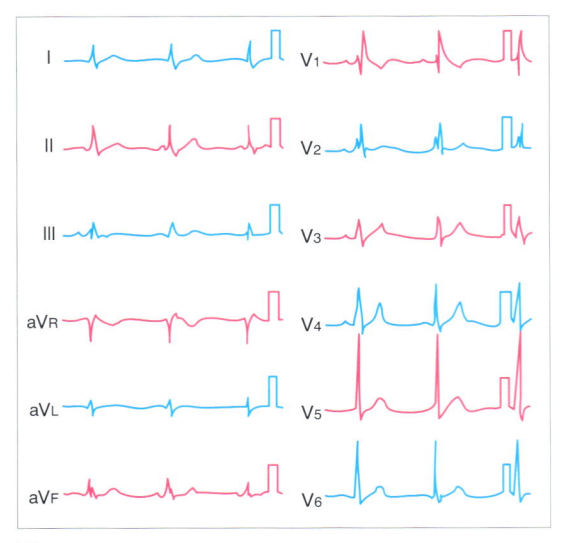

図3

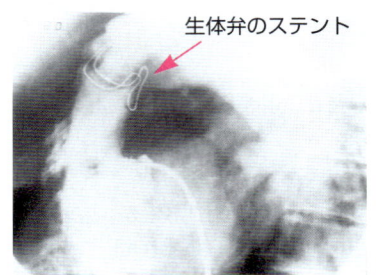

写真6

術後胸部X線写真（写真5）
　心胸郭比は54％に縮小し，肺門陰影の増強も軽度となった．
術後心電図（図3）
　術前と比べ，V_2，V_3，V_4でのST，Tの変化がなくなった．
術後心血管造影（写真6）
　右心室造影にて肺動脈弁置換に使用した生体弁が明瞭に同定できる．狭窄などもなく，弁機能は良好である．
　　　　　　　　　　　　　■星野俊一・岩谷文夫

2-16　動脈管開存症

症例　67歳　女性　4妊4産
[家族歴]
　特記すべきことなし．
[既往歴]
　34歳時胆嚢摘出術，63歳時白内障の手術．
[主訴]
　労作時の息切れ．
[現病歴]
　10年前より健康診断にて心臓が悪いといわれて

いたが放置していた．今回風邪にて近医を受診したところ心雑音，心拡大，不整脈を指摘され，また労作時の息切れなども自覚することより，当科外来受診，精査加療のため入院となった．

[胸部聴診・身体所見]

脈拍数60/分，不整で第2肋間胸骨左縁にLevine 2/6の連続性雑音，第4肋間胸骨左縁に3/6の収縮期雑音と2/6の拡張期雑音をみとめた．また，右季肋部に肝を3横指触知した．

[画像診断]

胸部X線写真（写真1）

心胸郭比64％で，右1，2弓，左1，2，4弓の拡大をみとめる．また，大動脈弓には弓状に石灰化がみられる．

心電図（図1）

Wenckebach typeの房室ブロックをみとめる．

心音図（2L，4L）（図2）

2L，4Lともに収縮期，拡張期に雑音をみとめるが，両部位ともに収縮期が強くダイヤモンド形を呈している．

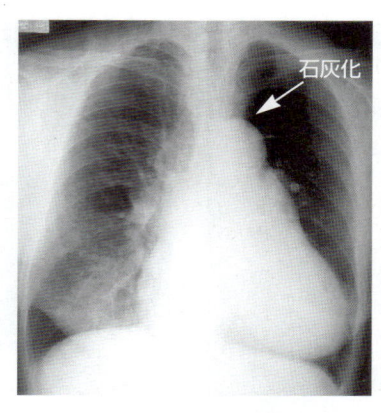

胸部CT（写真2）

PDAの部位に一致して強い石灰化をみとめる．

心エコー像

経食道心エコーにて大動脈側より肺動脈に流れる乱流をみとめ（写真3A），僧帽弁（写真3B），三尖弁（写真3C）には軽度の逆流をみとめた．

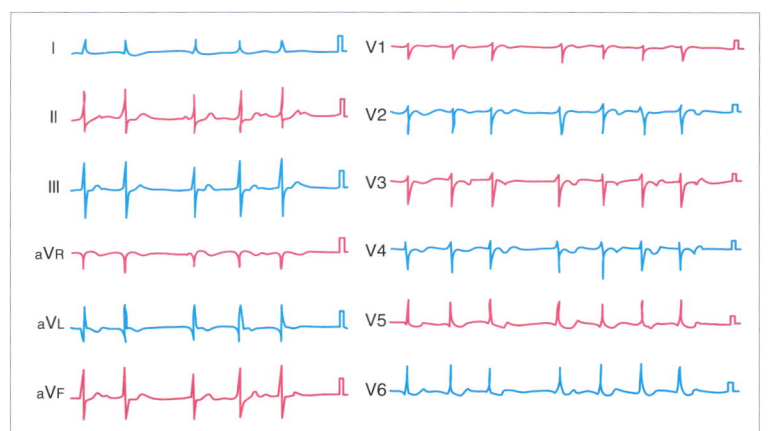

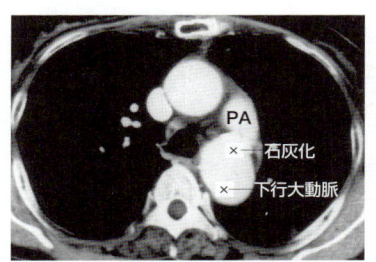

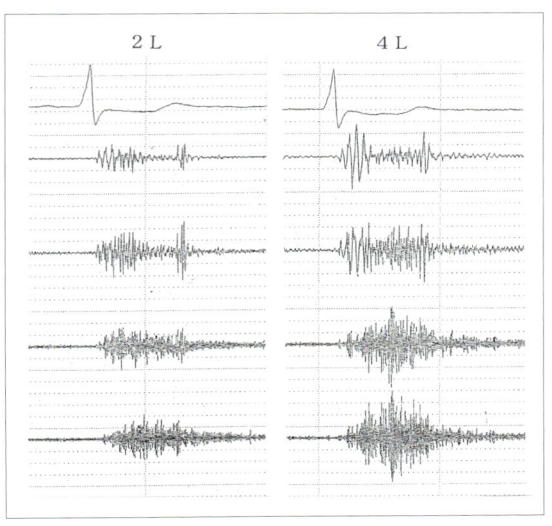

心カテーテル所見（表1）

心血管造影（写真4）

大動脈造影，第1斜位（A）では下行大動脈の造影と一致して拡大した肺動脈が造影され，第2斜位（B）でPDAの部位に一致して肺動脈に流入するジェットがみとめられる．

[診断]

本症は左右短絡率60％の石灰化を有する動脈管開存症で軽い僧帽弁閉鎖不全症および三尖弁閉鎖不全症を合併していた．また心電図にて第2度房室ブロックをみとめた．

[治療]

動脈管は石灰化しており，人工心肺を用いての

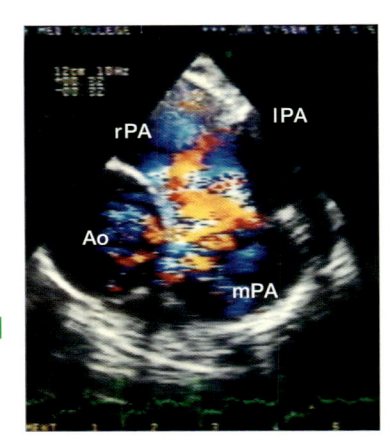

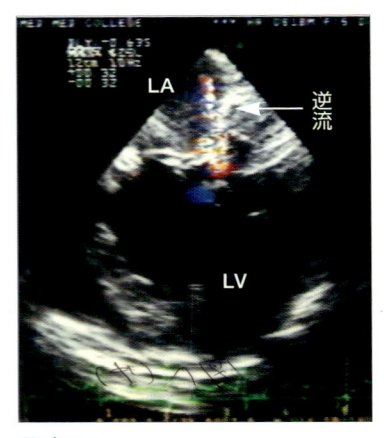

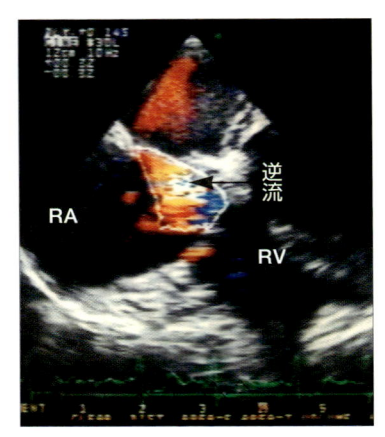

写真3A

写真3B

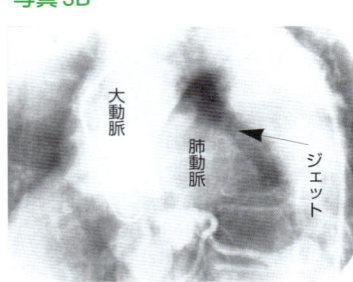

写真3C

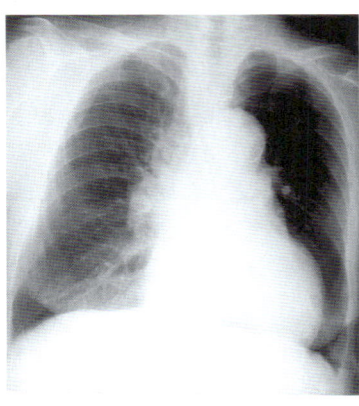

写真4A

写真4B

写真5

表1　術前心カテーテル所見

部位	圧 (mmHg)	酸素飽和度 (%)
肺動脈楔入部	(10)	
肺動脈	53/24 (35)	84.7
右心室	53/-2 (15)	68.5
右心房	(5)	66.3
上大静脈	(6)	60.8
下大静脈	(5)	71.1
左心室	165/0 (45)	97.4
大動脈	155/50 (85)	96.1
左右短絡率	約60%	
左心室駆出率	57.3%	

（　）：平均圧

高血圧とともに肺動脈圧の中等度上昇をみとめ，また肺動脈レベルでの酸素飽和度のステップアップがみられる．

体外循環下に肺動脈を切開し，内腔より径3mmのPDAを直接縫合閉鎖した．同時に心筋電極によるDDDペースメーカー埋め込み術を行った．

[術後経過]

術後胸部切開創の感染をみとめ，創処置に時間を要したが術後2カ月で退院した．

術後胸部X線写真（写真5）

心胸郭比は54%に減少，肺門理も軽減した．

術後心電図（図3）

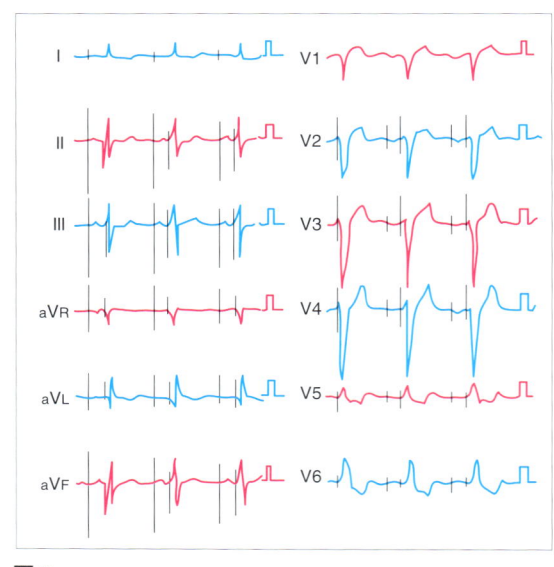

図3

DDDペースメーカーにより，不整脈は消失した．

■星野俊一・岩谷文夫

2-17 心室中隔欠損症

症例　23歳　女性

[家族歴]
父：てんかん．
母：45歳時，完全房室ブロックにてペースメーカー植え込み術．

[既往歴]
10歳時，てんかんの診断を受ける．

[主訴]
動悸．

[現病歴]
出生時より心雑音を指摘され，心室中隔欠損症（ventricular septal defect）の診断を受けたが手術の必要はないといわれ，中学以降は定期的な通院は行っていなかった．20歳ころより，脈の不整を感じるようになったが放置．最近になり頻繁に動悸と脈の不整を感じるようになり，近くの病院を受診し，心室中隔欠損症の診断で精査を勧められ，当科入院となる．

[胸部聴診所見]
胸骨左縁第3，第4肋間を中心にLevine 4/6の収縮期雑音をみとめ，同部にスリルを触知した．

[画像診断]

胸部X線写真（写真1）
心胸郭比は49％で心拡大はないが，軽度の肺紋理の増強をみとめる．

心電図（図1）
基本的には洞調律であるが，散発的に房室接合部性期外収縮をみとめる．

心音図（図2）
3L（第3肋間胸骨左縁）に最強点を有する駆出性の収縮期雑音をみとめる．2音の亢進はみられない．

体表面心エコー像（写真2）
心室中隔膜様部が瘤状に膨らんでおり，その部に数mmの欠損孔をみとめる．

心血管造影（写真3）
左心室造影にて左心室より右心室に注ぐ吹き流し状の血流をみとめる．

心カテーテル所見（表1）

[治療]
本症例は欠損孔は直径5mm程度で左右短絡率も38％と少なかったが，欠損孔周囲が瘤状となり，また不整脈の存在などを考慮し手術の適応とした．手術は心室中隔膜性部の中隔瘤内に存在し

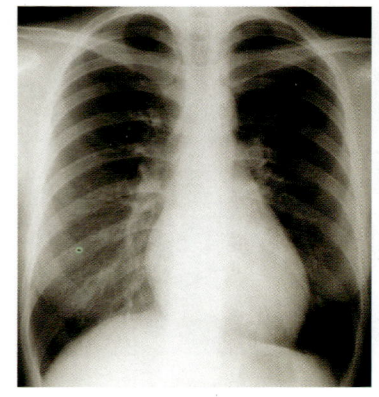

写真1

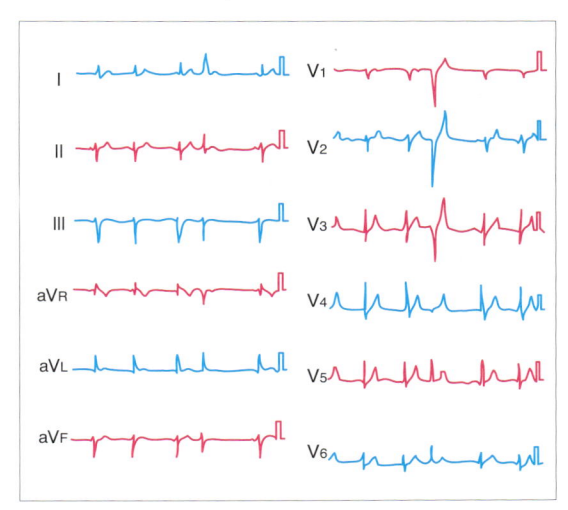

図1

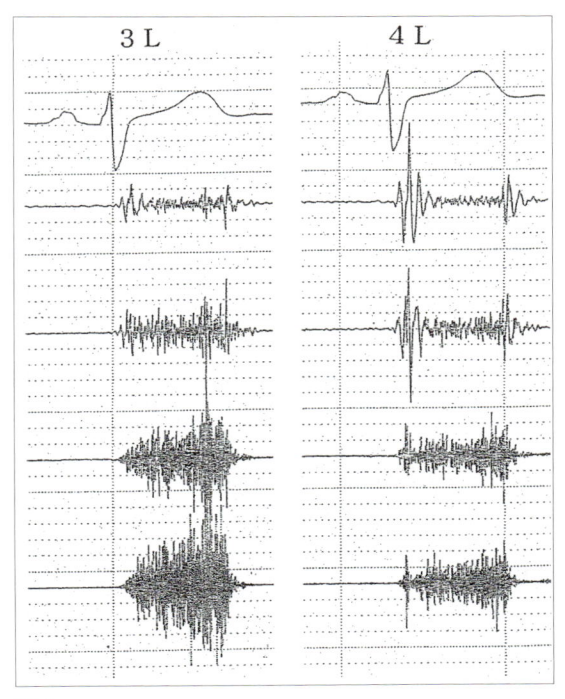

図2

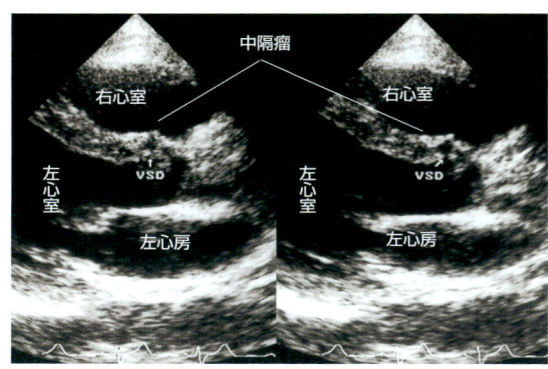

写真2

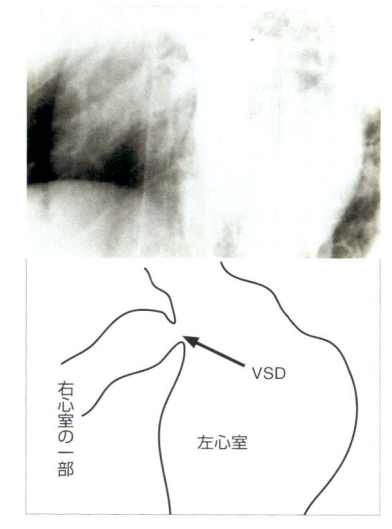

写真3

表1　術前心カテーテル所見

部位	圧（mmHg）	酸素飽和度（％）
肺動脈楔入部	（7）	89.0
肺動脈	18/6（11）	83.0
右心室	25/0（8）	83.1
右心房	（4）	72.2
上大静脈	（5）	68.2
下大静脈	（5）	78.2
左心室	112/4（44）	98.2
左心房	13/03（7）	98.7
肺動脈	14/04（8）	99.2
大動脈	111/62（80）	98.2
左右短絡率	38％	

（　）：平均圧
心圧内に異常はみられないが，右心室レベルで酸素飽和度のステップアップがみとめられる．

た直径5mmの欠損孔を直接閉鎖し，さらに同部を瘤壁で補強した．

［術後経過］

術後経過は良好で無輸血にて術後3週で退院した．術前にみられた不整脈も消失した．

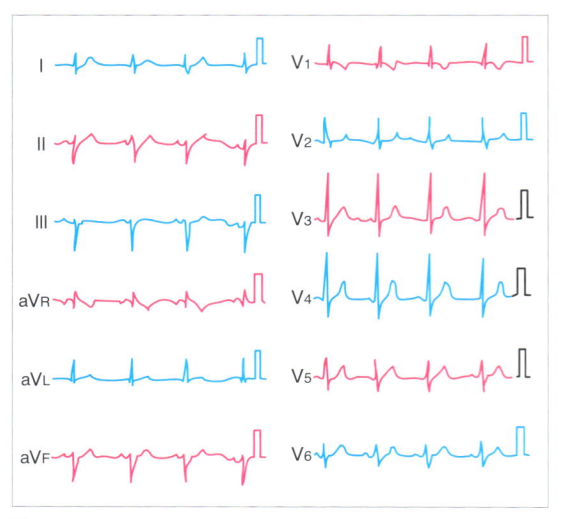

図3

術後心電図（図3）

正常洞調律を示し，術前にみられた不整脈は消失した．

■星野俊一・岩谷文夫

2-18　バルサルバ洞動脈瘤破裂＋心室中隔欠損症＋右室二腔症＋肺動脈狭窄症

症例　53歳　女性

［家族歴］
特記すべきことなし．

［既往歴］
特記すべきことなし．

［主訴］
労作時の動悸，胸部圧迫感．

［現病歴］
生後6カ月時に心雑音を指摘されたが，とくに精査はしなかった．24歳時に，結婚を機に大学病院で受診し，心エコーなどで大動脈弁閉鎖不全症と診断され，心カテーテル検査を勧められたが拒否．45歳ころから，近医に通院，心室中隔欠損症（ventricular septal defect）＋大動脈弁閉鎖不全症として，投薬を受けていた．その際も再三，精査を勧められたが，拒否していた．52歳ころより，労作時の動悸，胸部圧迫感などを自覚するようになり，市内の病院にて心カテーテル検査を受け，Valsalva洞動脈瘤破裂（ruptured aneurysm of the sinus of Valsalva）＋心室中隔欠損症＋肺動脈弁狭窄症（pulmonary stenosis）などの診断にて，手術のために当科入院となった．

［胸部聴診所見］
胸骨左縁第3肋間に最強点を有する，Levine

4/6の連続性雑音をみとめ，同部にスリルを触知した．肝を1横指触知した．

[画像診断]

胸部X線写真（写真1）

心胸郭比は67％であり，右1，2弓および左2，4弓の突出をみとめる．肺紋理の増強も顕著である．

心電図（図1）

洞調律であるが，左心室肥大をみとめ，Ⅱ，Ⅲ，aV_F，V_5，V_6でST低下，V_1〜V_4でのT波の逆転がみられる．

経食道心エコー像

大動脈弁無冠尖（NCC）に接したVSDの存在をみとめ，右冠尖（RCC）も右心室側に落ち込んでいる（写真2A）．また右冠尖から右心室（RV）への交通をみとめる（写真2B）．

心血管造影

右心室造影第1斜位（写真3A）ではカテーテルは上行大動脈からVSDを通過，右心室に挿入されている．右心室内は異常肉柱の発達による流出路の狭窄をみとめ，肺動脈弁は肥厚し，ドーム状となっており，肺動脈弁狭窄もみとめた．右心室造影第2斜位（写真3B）では，VSDを介して左心室の一部，および拡大した大動脈が造影された．大動脈造影第1斜位（写真3C）では右冠尖より右心室への血液の流入により肺動脈も一部造影されている．

胸部CT（写真4）

上行大動脈，肺動脈は著明に拡大している．

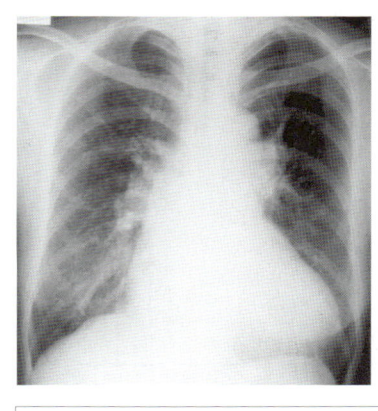

写真1

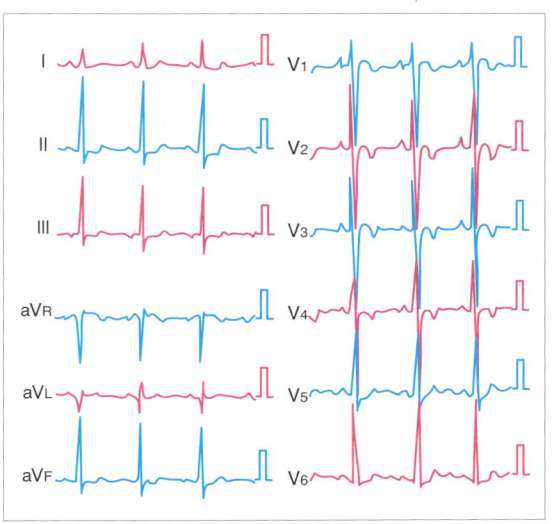

図1

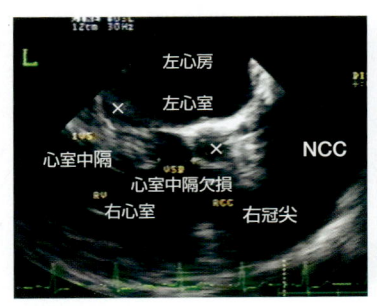

写真2A

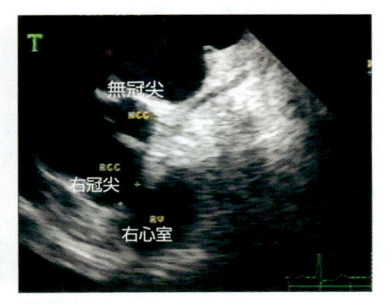

写真2B

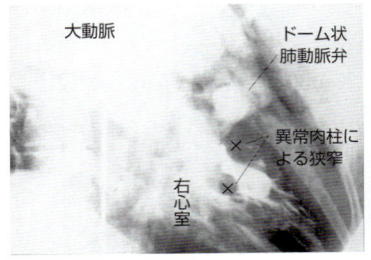

写真3A

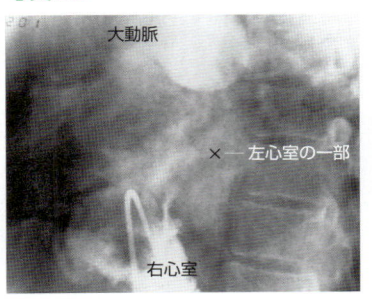

写真3B

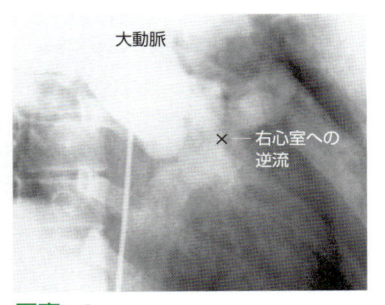

写真3C

表1 術前心カテーテル所見

部位	圧 (mmHg)	酸素飽和度 (%)
肺動脈楔入部	(6)	89.8
肺動脈	23/11 (15)	89.0
右心室	138/-23 (45)	89.0
右心房	(3)	68.7
上大静脈	(5)	78.4
下大静脈	(3)	79.4
左心室	128/-20 (44)	
大動脈	134/57 (88)	94.5
左右短絡率	59.3 %	

( ):平均圧
右心室圧の著名な上昇をみとめ，また右心室レベルでの酸素飽和度のステップアップがみられる．

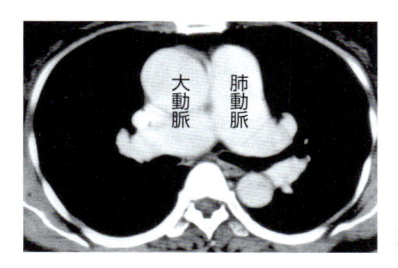

表2 術後心カテーテル所見（術後1カ月）

部位	圧 (mmHg)	酸素飽和度 (%)
肺動脈楔入部	(4)	91.4
肺動脈	23/13 (16)	74.6
右心室	32/6 (13)	74.6
右心房	(3)	70.7
上大静脈	(4)	69
下大静脈	(3)	81.4
左心室	130/-5 (44)	
大動脈	128/83 (96)	98.4
左右短絡率	0 %	

( ):平均圧
術前にみられた肺動脈右心室間の圧較差は消失し，左右短絡も消失した．

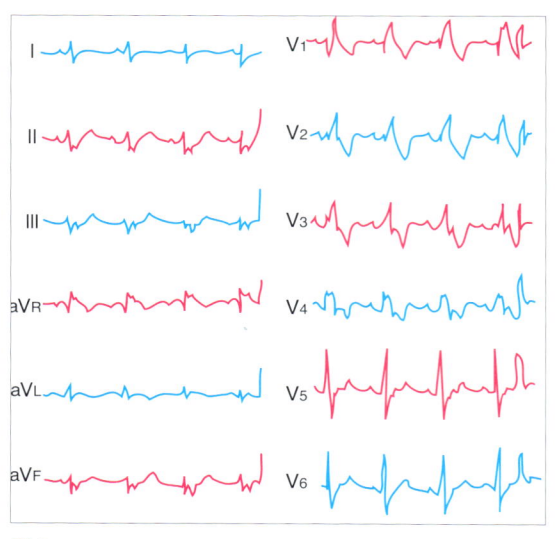

写真4

心カテーテル所見

術前の所見（表1）と術後1カ月の所見（表2）を示す．

[治療]

体外循環下に心内修復術を行った．右心室切開にて，大動脈弁右冠尖の径8mmの破裂孔を直接閉鎖したのち，径25mmの心室中隔欠損をパッチ閉鎖した．ついで肺動脈切開にて，肺動脈弁交連切開を行い，右心室内の異常肉柱を可及的に切除したのち，右心室流出路をパッチにて拡大した．

[術後経過]

術後経過は良好で，1カ月で退院．とくに症状をみとめず，元気に日常生活を送っている．

術後胸部X線写真（写真5）

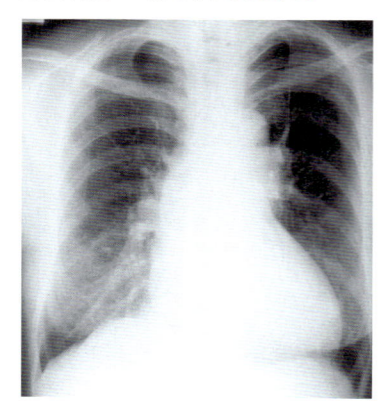

写真5

図2

心胸郭比は59％となり，肺紋理も減少した．

術後心電図（図2）

洞調律であるが完全右脚ブロックとなった．

■星野俊一・岩谷文夫

2-19 心内膜床欠損症（部分型）

症例　66歳　男性

[家族歴]

特記すべきことなし．

[既往歴]

特記すべきことなし．

[主訴]

労作時の動悸，息切れ．

[現病歴]

幼小児期はとくに心疾患などを指摘されたことはなかった．22歳時に健康診断の際に心肥大を指

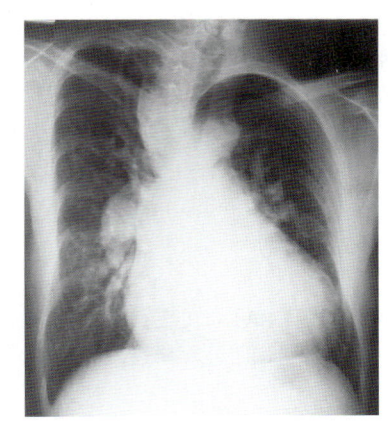

写真1

摘されたが，とくに症状なく放置．28歳ころより労作時の息切れを自覚するようになった．40歳時に一過性の構音障害あり，その際に心雑音を指摘されたが，症状がすぐ軽快したので心疾患の精査は行っていない．それ以後毎年健康診断にて心異常を指摘されていたが，精査は拒否していた．48歳時にようやく当院にて心カテーテルなどの精査を受け，肺動脈圧42/16 (31)，左右短絡率60％の心内膜床欠損症（部分型）(Endocardial cushion defect-partial form)の診断を受け，手術を勧められたが本人が拒否，以後外来にて経過をみている．

[胸部聴診所見]

胸骨左縁第3肋間～第4肋間を中心にLevine 3/6度の収縮期雑音が聴取され，2音は固定性に分裂．口唇に軽度チアノーゼをみとめる．

[画像診断]

胸部X線写真（写真1）

胸郭の変形および脊柱側彎をみとめる．心胸郭比は68％と心拡大著明で，肺紋理が増強し，とくに右肺門部の陰影は拡張した肺動脈と思われる．

心電図（図1）

正常洞調律であるが左軸偏位，完全右脚ブロックおよび右室肥大をみとめる．

心音図（図2）

3L（第3肋間胸骨左縁）に最強点を有する収縮期雑音をみとめ，2音は固定性に分裂．肺動脈第2音の亢進をみとめる．

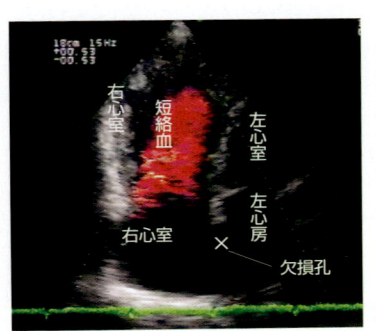

体表面心エコー像（写真2）

左右心房，右心室の拡大とともに，径約40mmの大きな一次孔心房中隔欠損がみとめられる．僧帽弁閉鎖不全はみとめないが，欠損孔を通して短絡血が，右心房，右心室に流入している．

[治療]

48歳時に心内膜床欠損症と診断され，手術を勧められたが，本人は頑なに手術を拒否したため，以来，外来にて，強心利尿剤などの使用にて保存的療法を行っている．

[経過]

約18年間外来通院しているが，心拡大は徐々に進行．口唇にチアノーゼも出現しているが，心不全には至らず，かなり制限された日常生活を送っている．

■星野俊一・岩谷文夫

図1

図2

写真2

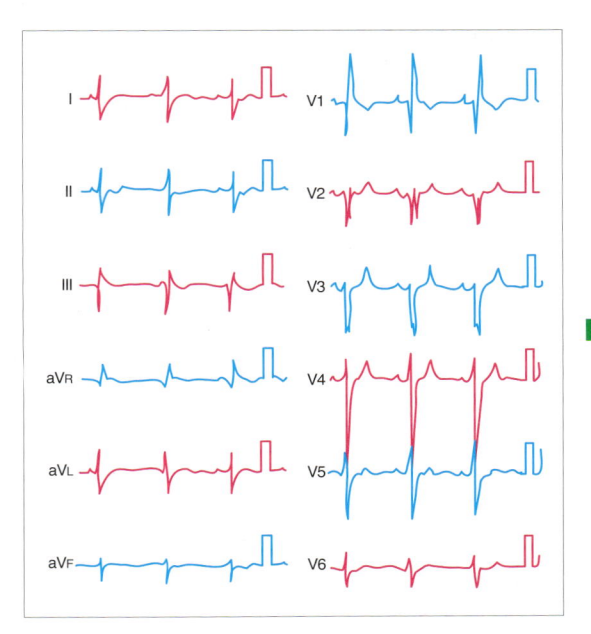

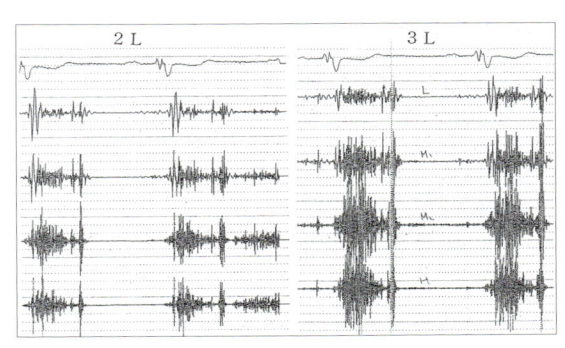

2-20　Fallot四徴症

症例　26歳　男性

[家族歴]
　特記すべきことなし．

[既往歴]
　1976年11月29日（4歳時）
　　右Blalock-Taussig手術
　1983年7月4日（11歳時）
　　左Blalock-Taussig手術
　1992年9月1日（20歳時）
　　バルーンカテーテルによる経皮的肺動脈弁切開術および末梢肺動脈拡張術

[主訴]
　チアノーゼおよび労作時の息切れ．

[現病歴]
　幼小児期よりチアノーゼ，易疲労感，労作時の息切れなどあり，Fallot四徴症（tetralogy of Fallot）の診断を受けていた．肺動脈末梢の発育が悪く，また経過中左肺動脈の閉塞をきたしたため，根治手術は行わず，上記の治療の治療経過にて現在に至っている．

[胸部聴診所見]
　胸骨左縁第2肋間にLevine 1/6度の連続性雑音を，また胸骨左縁第4肋間に1/6度の収縮期雑音をみとめる．

胸部X線写真（写真1）
　心胸郭比は54％で，肺紋理の増強はみとめないが，両肺野には細かい線状や網状の陰影を多数みとめる．

心電図（図1）
　洞調律であるが右軸偏位，V_1の右脚ブロックパターンおよび$V_1 \sim V_3$でのストレーン型のST降下など，右室肥大をみとめる．

体表面心エコー像
　心室中隔（IVS）は大動脈側に約1/2騎乗している（写真2A）．心室中隔の偏位をみとめず，右心室（RV）圧と左心室（LV）圧はほぼ等圧である（写真2B）．

心カテーテル検査所見（表1）

心血管造影
　右心室造影正面像（写真3A）にて上行大動脈が造影される．右心室は著明に肉柱が発達，肺動脈

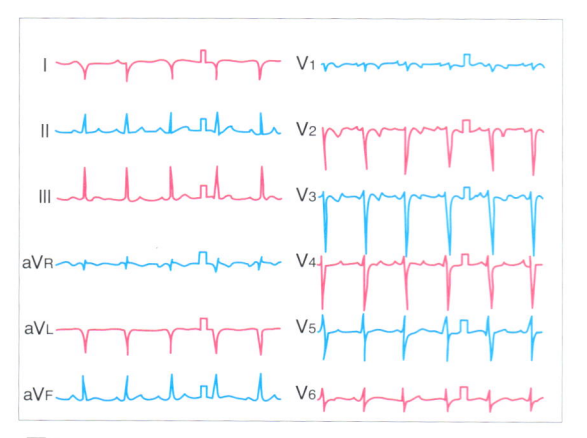

図1

表1

部位	圧（mmHg）	酸素飽和度（％）
肺動脈	22/10 (17)	73.3
右心室	128/-13 (42)	73.0
右心室拡張終期圧	12	
右心房	8/0 (2)	73.0
大動脈	120/85 (96)	88.3

右心室圧は大動脈圧と等圧であり，大動脈の酸素飽和度は低下している．

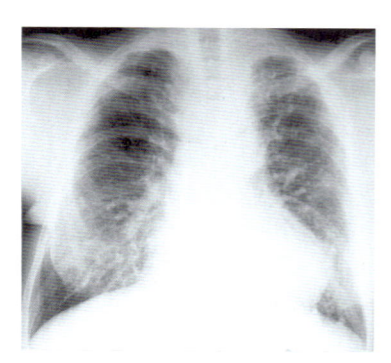

写真1

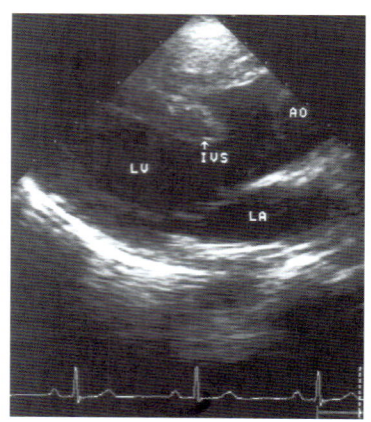

写真2A

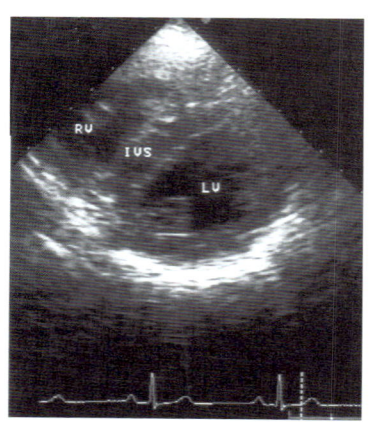

写真2B

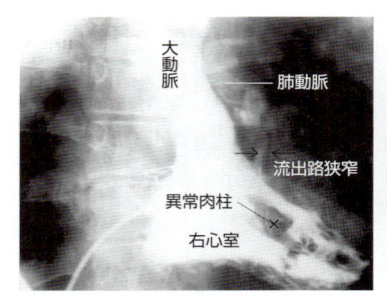

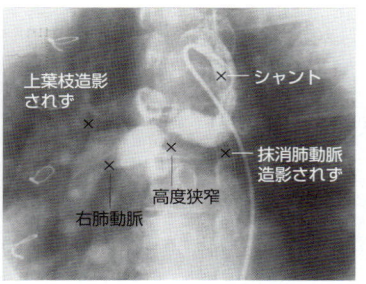

写真3A

写真3B

への流出路は狭小化し，未発達の肺動脈本幹が薄く造影される．左Blalock-Taussigのシャント造影(**写真3B**)では左右の主肺動脈が造影されるが，中央に著明な狭窄像をみとめる．また左肺動脈末梢はまったく造影されず，右上葉への肺動脈も造影されない．

[治療]

根治手術はリスクが高く，外来にて経過観察中である．

[経過]

大学を卒業後，建設関係の会社に入り，営業マンとして通常の仕事を行っている．

■星野俊一・岩谷文夫

2-21 急性心膜炎

症例 21歳 男性

[家族歴]

特記すべきことなし．

[既往歴]

16歳，肺炎で入院加療．

[主訴]

胸痛．

[現病歴]

数日前より下腹部痛と下痢が出現し近医受診，急性腸炎の診断で止痢剤，抗生剤内服が投与され症状は軽快傾向であった．数日後突然に激しい胸痛が出現し，同院を再受診した．胸痛は持続的にあり，深呼吸で増強，心電図，胸部レントゲン，CTなど施行されるも特記すべき所見なしとされ，血液検査にて炎症所見を認めたため，抗生剤の点滴が行われた．翌日になっても症状改善みられず，当院へ紹介され入院となった．

[胸部聴診所見]

心尖部で，収縮期に高調性の心膜摩擦音をわずかに聴取する．

[血液検査所見]

白血球は7500/μlと正常範囲であるが，CRPが14.9 mg/dlと著明な上昇をみとめる．

[画像診断]

胸部X線写真(写真1)

心胸郭比は40.0％と正常であり，肺うっ血，胸水貯留，気胸はみとめない．

心電図(図1)

正常洞調律であり，I，II，III，aV_F，$V_2 \sim V_6$でST上昇をみとめる．

体表面心エコー図(写真2)

左室拡大，肥大をみとめず，左室の壁運動は正常で左室駆出率は60％である．心膜液貯留(PE：↓↑間)をごくわずかにみとめる．

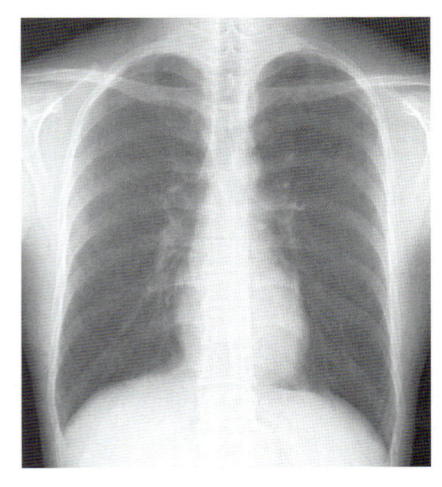

写真1

図1

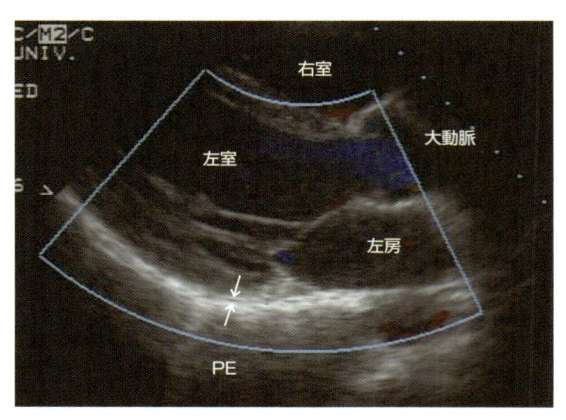

写真2

[診断]

　先行する感冒症状，深呼吸で増強する胸痛の持続，心膜摩擦音，心電図上ほぼ全誘導におけるST上昇所見，心膜液貯留などより，急性心膜炎と診断した．

[鑑別診断]

　心筋梗塞，狭心症，大動脈解離，肺血栓塞栓症，胸膜炎，気胸．

[治療・経過]

　胸痛に対しアスピリンの投与を行いつつ経過観察とした．その後心タンポナーデの合併なく，症状，心電図所見，炎症所見なども徐々に軽快し，第10病日退院となった．

■菅野晃靖

2-22　心タンポナーデ

症例　54歳　男性

[家族歴]

　母，慢性関節リウマチ．

[既往歴]

　37歳，強皮症．44歳，肺線維症．

[主訴]

　呼吸困難．

[現病歴]

　37歳時に強皮症と診断され，当院リウマチ・膠原病内科と皮膚科に通院していた．53歳から心エコー図にて心嚢水の貯留を指摘されていた．54歳時に心嚢穿刺を行い血性心嚢水を526ml吸引した．しかし，その3カ月後から階段を2〜3段昇るだけで呼吸困難をみとめるようになった．リウマチ・膠原病内科を受診し胸部X線にて著明な心拡大をみとめたため，循環器内科に緊急入院した．

[入院時現症]

　頸静脈怒張あり．肝3横指触知．両下腿浮腫あり．静脈圧の上昇が示唆された．
　血圧96/78mmHgで収縮期血圧の低下と脈圧の減少をみとめた．脈拍104/分と頻脈をみとめたが，リズムは整．

[胸部聴診所見]

　心音純，心雑音なし．心音は減弱している．心膜摩擦音は聴取しなかった（心嚢水が大量に貯留すると心膜摩擦音は聴取されなくなる）．

[画像診断]

胸部X線写真（写真1）

　心胸比は81.6％と著明な心拡大をみとめる．両側CP angleはdullで両下肺野に網状影をみとめる．

心電図（図1）

　正常洞調律であるが心拍数98/分とやや脈が速い．全誘導で低電位であり，完全右脚ブロックを

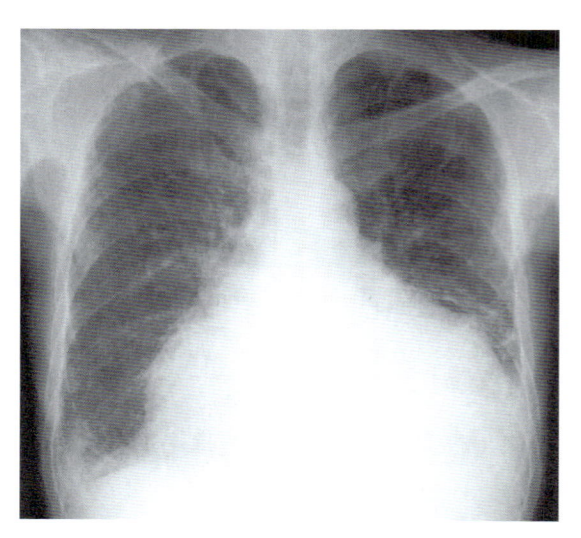

写真1　入院時の胸部X線

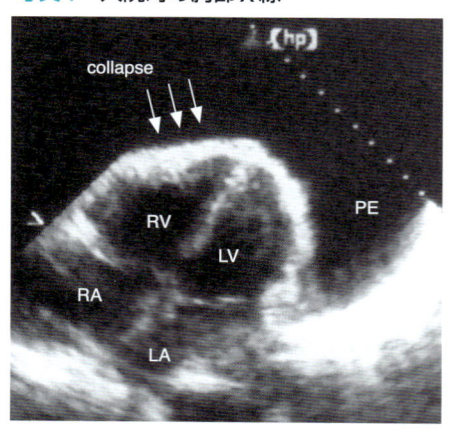

写真2　入院時の体表面心エコー図（四腔断面）

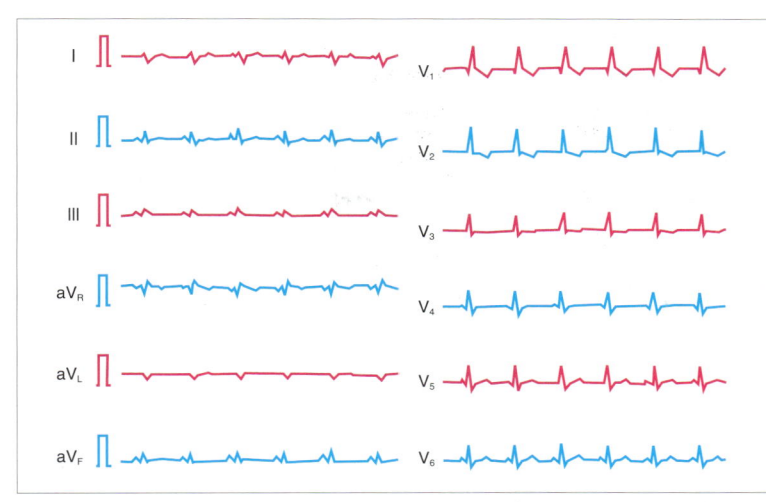

図1　入院時の心電図

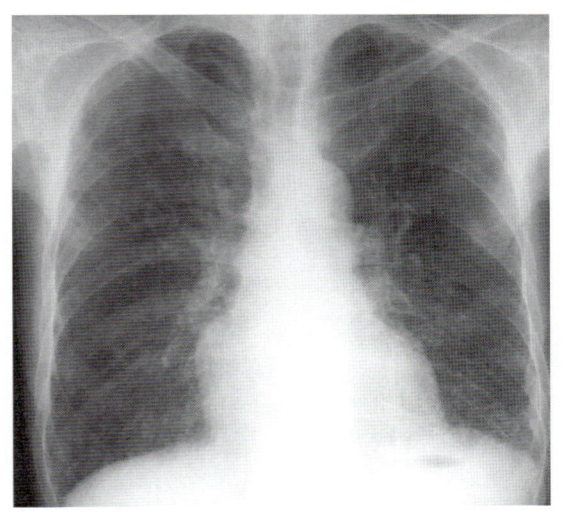

写真3　心嚢穿刺後の胸部X線

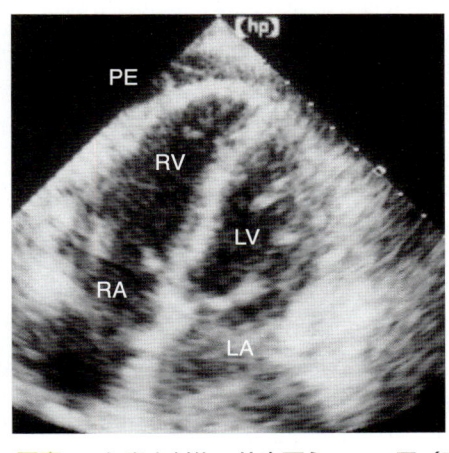

写真4　心嚢穿刺後の体表面心エコー図（四腔断面）

みとめる．

体表面心エコー図（写真2）

　全周性にecho free spaceが認められ，心嚢水が大量に貯留している．右心房，右心室の虚脱（collapse）もみとめられた．心収縮能は良好で，左室駆出率（EF）78％であった．

[治療・経過]

　入院当日に心嚢穿刺を施行し，ドレーンを留置し

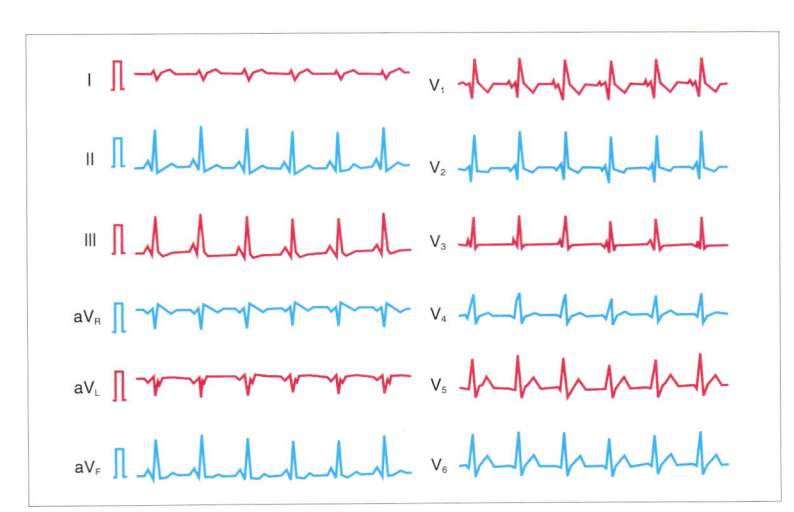

図2　心嚢穿刺後の心電図

た．血性心嚢水1500mlを吸引した．胸部X線写真（写真3）では心胸比は50.0％と改善し，心電図（図2）では全誘導の電位が増高した．体表面心エコー図（写真4）でも心嚢水の減少がみとめられた．心嚢水の細胞診はclassIであった．現疾患の強皮症に対する治療としてprednisoloneを10mg/日から25mg/日に増量した．ドレーンの排液量が減少した第6病日，ドレーンを抜去した．その後も心嚢水は徐々に貯留し，心嚢穿刺を数回にわたって繰り返した．55歳時に悪性胸膜中皮腫を合併し死亡した．

[解説]

　心タンポナーデをきたす原因疾患は，悪性腫瘍の心膜転移がもっとも多く，ほかに急性心筋梗塞による心破裂，大動脈解離，急性心膜炎，膠原病，外傷性などがある．

　心タンポナーデを生じる心嚢水の量はさまざまである．急速に心嚢水が貯留した場合は100ml以下の少量でも心タンポナーデを生じうるが，慢性に経過した場合は1000ml以上でも無症状のことがある．

　心タンポナーデの徴候としてBeckの三徴である血圧低下，静脈圧上昇，静止心（心音が遠くかすか）や，奇脈（吸気時の10mmHg以上の血圧低下）が知られている．

　治療は経皮的心嚢穿刺が有効．患者を半座位にし，心エコーガイド下に剣状突起下から穿刺しドレナージする．

■小林　司・内野和顕

2-23　劇症型心筋炎

症例　36歳　女性

[臨床所見]

　2週間前から風邪をひいていた．1週間前から発熱，嘔気が出現し，近医を受診し風邪薬を処方されたが，症状は改善しなかった．入院当日朝から胸苦しさ，息苦しさが出現し近医受診．肺炎と診断されたがCPK上昇，心電図異常を認めたため急性心筋梗塞を疑われ当院へ紹介受診となった．

[身体所見]

　血圧98/72mmHg，脈拍112/分．頸静脈怒張あり，聴診上は奔馬調律で全肺野で湿性ラ音聴取．下肢に浮腫なし．

[血液検査]

　WBC 13800/μl，GOT 146 IU/l，CPK 589 IU/l，LDH 1321 IU/l，CRP 10.0 mg/dl．

胸部X線写真

　心胸郭比は58％で，著明な肺うっ血像をみとめる（写真1）．

心電図（図1）

　来院当日外来時：洞性頻脈，全誘導で低電位，右脚ブロック，V₄～V₅誘導でR波の減高，V₁～V₃誘導で異常Q波，ST上昇をみとめる．

　来院当日5時間後：右脚ブロックに加え左脚前枝ブロックとなり，さらにQRS幅が延長している．

　入院3日後：正常伝導となるがV₁～V₃誘導ではR波が消失したままである．

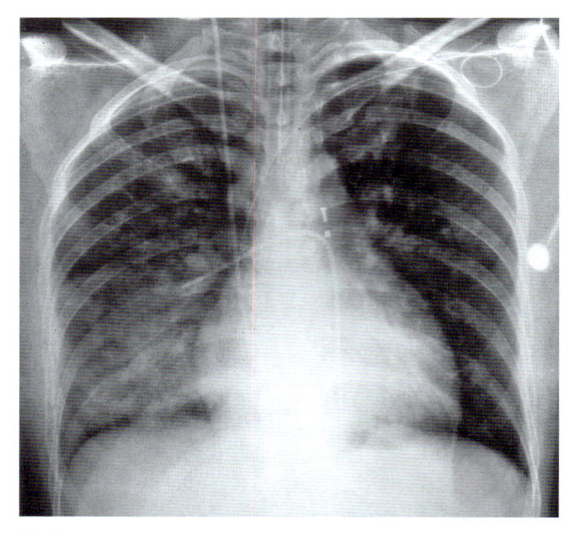

写真1

表1　右心カテーテル検査所見

	来院当日 IABP（−）	来院当日3時間後 IABP 1：2	入院10日後 IABP 1：8	3週間後 IABP（−）
心拍数（/分）	120	127	106	73
血圧（mmHg）	76/58	93/64	131/69	110/60
右房圧（mmHg）	16	9	5	3
肺動脈圧（s/d/m）	36/26/30	24/19/21	20/10/15	18/7/11
肺動脈楔入圧（mmHg）	26	16	8	8
心拍出量（ml/分）	2.42	3.70	7.50	5.38
心拍出係数（ml/分/m²）	1.30	2.13	4.72	3.40

IABP：intraaortic balloon pumping（大動脈バルーンパンピング）

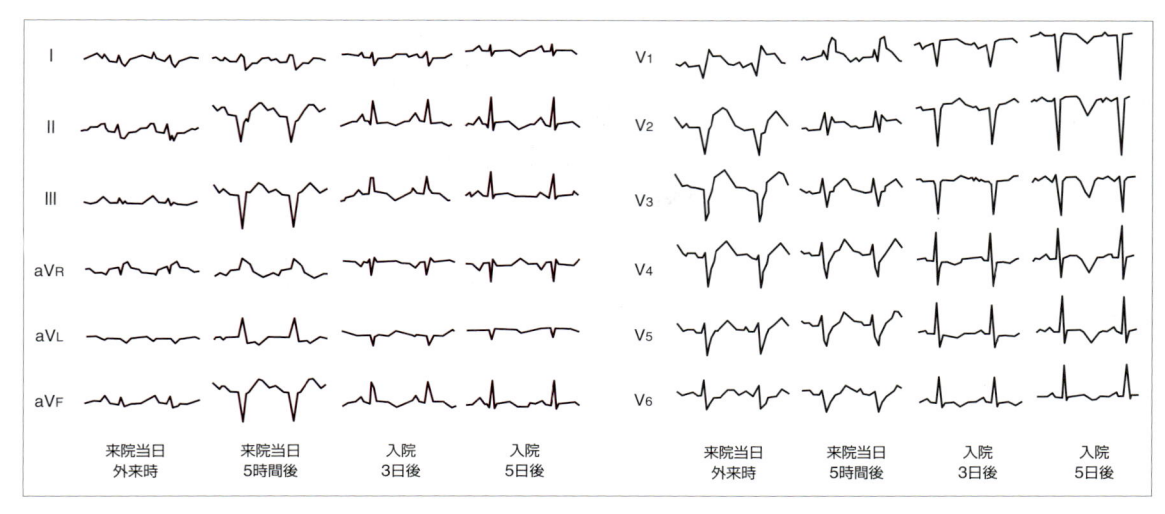

図1

入院9日後：低電位も回復傾向にあり，V_4〜V_5 誘導にR波も出現してきた．

右心カテーテル（表1）
心臓超音波（写真2，Mモード心エコー）
入院時：炎症による浮腫のため壁肥厚がみられ，壁運動は心室中隔側，左室後壁側ともに低下している．

2週間後：壁肥厚は消失し，壁運動も改善し正常化している．

冠動脈造影（写真3）
入院後3週間後の冠動脈造影検査では，左右冠動脈ともに正常所見であった（上図：左冠動脈造影，下図：右冠動脈造影）．

心筋生検（写真4）
発症3週間後の心筋生検所見では，心筋細胞の周囲に線維化と炎症細胞の浸潤をみとめる．

[治療]
本疾患は心室頻拍や心室細動，完全房室ブロックなどの不整脈とともにポンプ失調をきたす重篤な病態である．この病態は一過性のことも多く，急性期の循環動態を維持することが重要で，IABP（大動脈バルーンパンピング）やPCPS（経皮的心肺補助装置）を用いることも多い．本症例では低用量のカテコラミンとIABPを主体とした急性期治療を行い，正常心機能に回復し，退院後の経過も良好である．このように社会復帰できた例の半数

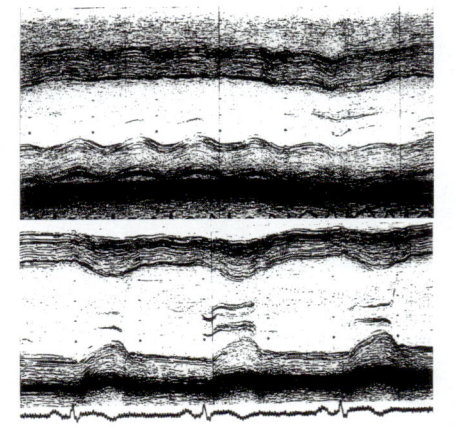

写真2

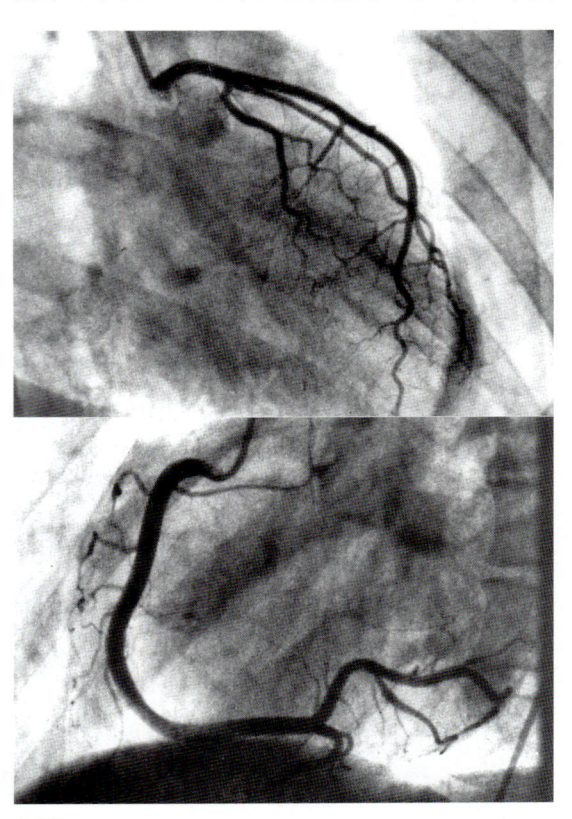

写真3

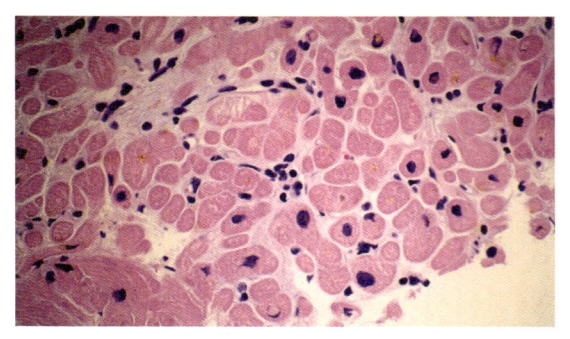

写真4

以上ではその後心事故無く経過するが，なかには心不全で入院が必要となる例や再燃する例もみられる．

■木村一雄

2-24　左房粘液腫

症例　51歳　女性

[臨床所見]

10年前より2カ月に1回くらい脈が速くなる感じがして前胸部圧迫感を訴えるようになった．その発作は約2分間継続した．最近になり同様な発作の回数が増加した．発作時に近医を受診し，心電図から心房細動と頻脈を指摘され，digoxin，verapamilの投与で洞調律になった．同医院の超音波検査で左房内に腫瘤をみとめ，当科へ紹介入院となった．リウマチ熱の既往はない．

[心音]

心尖拍動を第5肋間にみとめ，第4肋間胸骨左縁でI音の亢進とLevine II/VIの拡張期雑音（tumor plop）を聴取．

[心電図]

洞調律で正常．

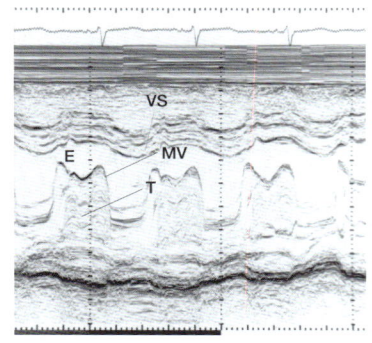

写真1　Mモード心エコー

[血液検査]

正常範囲内．

[画像診断]

心エコー

1) Mモード心エコー（写真1）

僧帽弁前尖（MV）の背方でE点よりやや遅れて腫瘤（T）エコーがみとめられる．

VS：心室中隔，MV：僧帽弁，T：腫瘤．

2) 断層心エコー

左室拡張期（写真2A）：腫瘤（T）が僧帽弁口（MO）に嵌入している．

左室収縮期（写真2B）：心房中隔（AS）より発生している腫瘤（T）をみとめる．

左室拡張期（写真2C）：腫瘤（T）が僧帽弁口に嵌入しており，その際に心房中隔（AS）が腫瘤に引っぱられ，中隔から発生していることがわかる（矢印）．

LV：左室，RA：右房，LA：左房，AS：心房中隔，T：腫瘤，MV：僧帽弁．

[MRI]

T_1強調脂肪抑制画像（軸位断）（写真3）

左房内に腫瘤（T）をみとめる．

心臓血管造影（肺動脈より造影剤注入）（写真4）

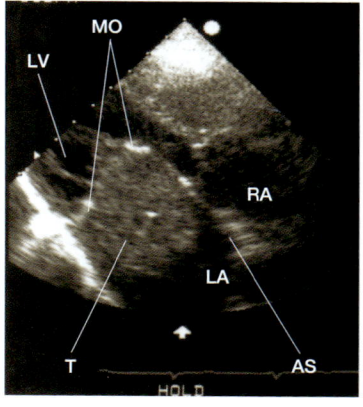

写真2A

写真2B

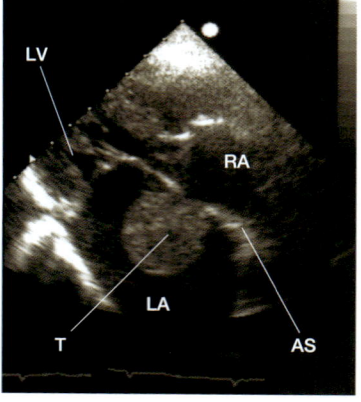

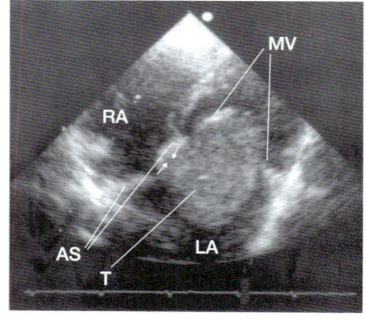

写真2C

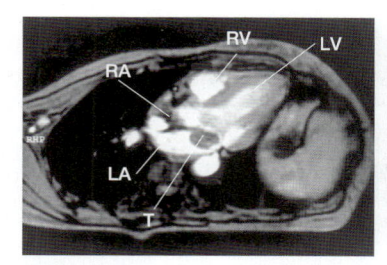

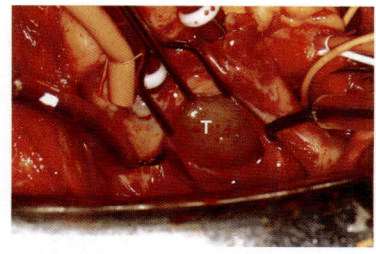

写真3

写真4

写真5

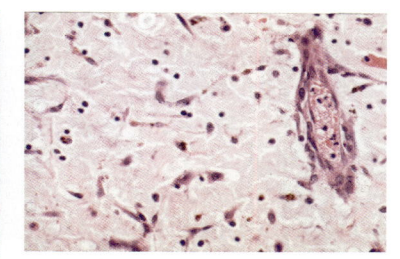

写真6A

写真6B

写真7　HE染色（×100）

経肺動脈造影で左房（LA）に腫瘤（T）をみとめる．AA：上行大動脈．

[治療]

手術的に腫瘤を心房中隔附着部を含めて摘除する．

[術中写真]（写真5）

右側左房を縦切開した所で，左房内にゼラチン様で表面平滑な腫瘤（粘液腫）をみとめる．

[摘出標本]

表面が平滑な左房粘液腫（Solid myxoma）．ところどころに腫瘤内に出血をみとめる．このような形態のものは塞栓を起こしにくいが，うっ血性心不全を発生しやすい（写真6A）．

他の症例（papillary type）で赤褐色を呈し，表面は樹枝状で凹凸がいちじるしく，もろい．この形態のものは脳動脈をはじめ，いろいろな動脈に塞栓を発生しやすい．矢印は中隔の付着部（写真6B）．

[病理組織]（写真7）

豊富なmyxoid substanceのなかに紡錘型あるいは星状の細胞が孤立性あるいは索状配列をとってまばらに分布し，血管様構造物が存在する．

[予後]

良性腫瘍であるので再発は少ないが，家族性のものでは再発する頻度は少なくなく，術後もfollow upが必要である．

[病因]

真性の腫瘍か器質化血栓か，二つの説があったが，現在はある種の間葉性細胞から発生する真性の腫瘍とみとめられている．心房中隔（多くは卵円窩の辺縁）から茎を有して発生する．　　■近藤治郎

[文献]

Centofanti P, Rosa ED et al: Primary cardiac tumors: Early and late results of surgical treatment in 91 patients. *Ann Thorac Surg*, **68**: 1236-1241, 1999.

Novic RJ, Dobell ARC: Tumors of the heart. In: Glenn's Thoracic and Cardiovascular Surgery (Baue AE ed), pp1989-1994, Appleton & Lange, Connecticut, 1991.

Swartz MF, Lutz CJ, Chandan VS, Landas S, Fink GW: Atrial Myxomas: Pathologic types, tumor location, and presenting symptoms. *J Card Surg*, **21**: 435-440, 2006.

2-25　大動脈瘤

症例　71歳　男性

[臨床所見]

3年前より腹部腫瘤に気がついていたが放置していた．1カ月前より腹痛，食欲不振，腰痛を訴え近医受診し，腹部大動脈瘤疑いにて紹介入院となる．

[血液検査]

WBC 8600, RBC 383×10^4, Hb 12.2, Ht 36.0, Plt 58.6×10^4, CRP 1.39, Cr 0.63, BUN 17, GOT 48, GPT 85, LDH 386, TC 87, TG 63.

[画像診断]

造影CT（腹部）（写真1）

直径8.5cmの巨大腹部大動脈瘤．大動脈壁は石灰化し，全周性の壁在血栓をみとめる．

IV-DSA（写真2）

腎臓脈分枝直下から大腿動脈分岐部までの拡大

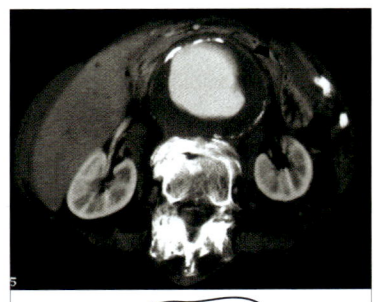

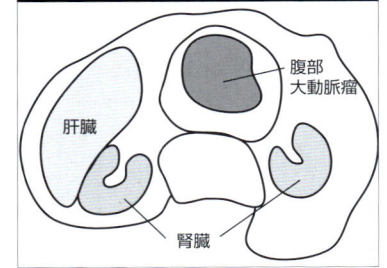

写真1

写真2

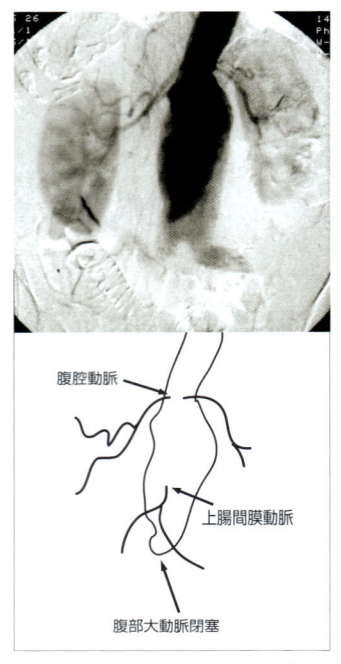

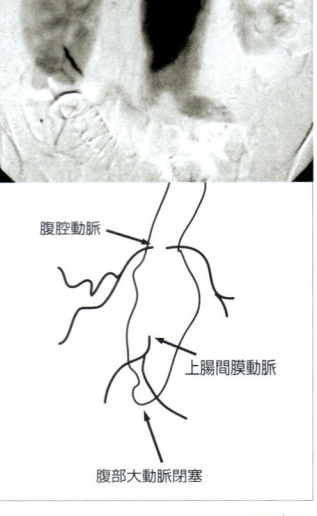

写真3

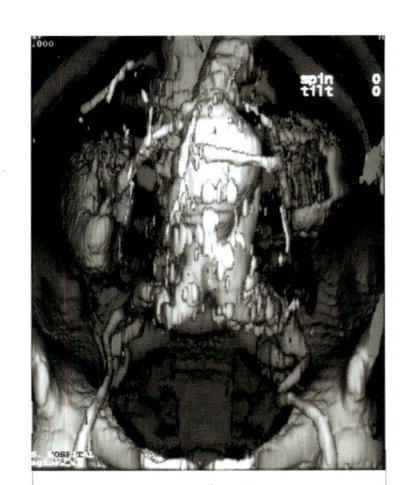

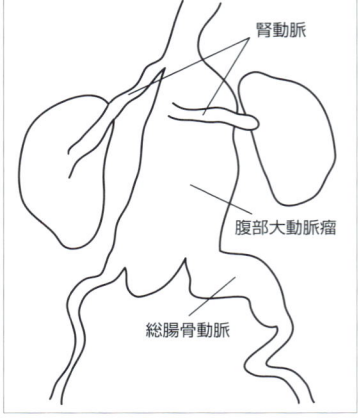

した動脈瘤内腔が造影されるが，壁在血栓は造影されず，真の大動脈壁はその外側にある．

3D-CT（写真3）

腎動脈分枝直下から大腿動脈分岐部までの拡大した腹部大動脈瘤が描出される．上腸管膜動脈や腎静脈などにアーチファクトがみられる．

[治療]

本症例のような真性大動脈瘤（aortic aneurysm）の成因は粥状動脈硬化であり，自然予後は不良である．瘤径5cm以下の場合は内科的に降圧療法を行い，定期的にCT検査などにより経過観察する．瘤径5cm以上は手術適応があり，6cmを超えると破裂の危険性が高くなるため，人工血管置換術が適応となる．また最近では，経皮的にステントと人工血管を組み合わせたステントグラフト挿入術も施行されている．本症例は疼痛などの切迫破裂の症状があり，Yグラフトによる人工血管置換術が施行された．

■島田和幸・藤川日出行

2-26 大動脈解離

【14-5 頭痛→消化管穿孔，症例2 参照】

症例 55歳 男性

[臨床所見]

10年前より高血圧を指摘されていたが放置していた．2年前めまいを自覚し近医入院し，降圧治療を開始される．入院中に左腎水腎症を指摘される．突然，自宅にて前胸部および背部の激痛が出現し近医入院した．心電図検査にて異常をみとめず，胸部単純X線で大動脈陰影の軽度拡大があり，胸部CTを施行したところ，大動脈解離（aortic dissection），別名 解離性大動脈瘤（dissecting aortic aneurysm：DAA）と診断され，緊急入院となった．

内科的降圧療法にて治療していたが，解離腔の拡大をみとめ手術目的にて当院に転院となった．

[血液検査]

WBC 7500/μl，RBC 361×10⁴/μl，Hb 10.9g/dl，Ht 32.1％，Plt 19.9×10⁴/μl，FDP 19.6μg/dl，CRP 1.38mg/dl，Cr 0.96mg/dl，BUN 7mg/dl，GOT 19IU/l，GPT 13IU/l，LDH 313IU/l，CPK 66IU/l，TC 203mg/dl，TG 108mg/dl．

[画像診断]

造影CT（胸部）（写真1）

拡大した上行大動脈と下行大動脈内にintimal flapで隔てられた真腔と偽腔をみとめ，Stanford A型の大動脈解離である．

造影CT（上腹部）（写真2）

解離は左大腿動脈まで及び，腹腔動脈と左腎動

脈は偽腔より分枝している．

IA-DSA（写真3）

LAO viewで，圧排された真腔と，遅れて造影される拡大した偽腔をみとめる．腕頭動脈と総頸動脈，左鎖骨下動脈および冠状動脈は真腔より分枝している．

3D-CT（写真4）

LAO viewで，拡大した上行大動脈と，intimal flapが走る弓部大動脈が描出される．心臓は拍動のためアーチファクトが多い．

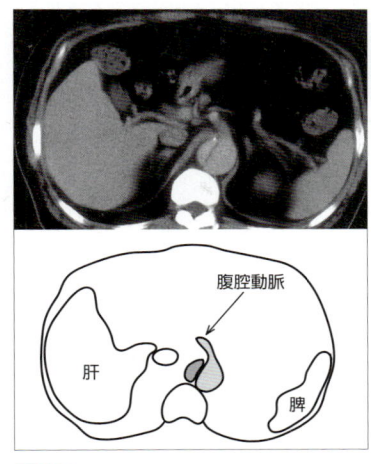

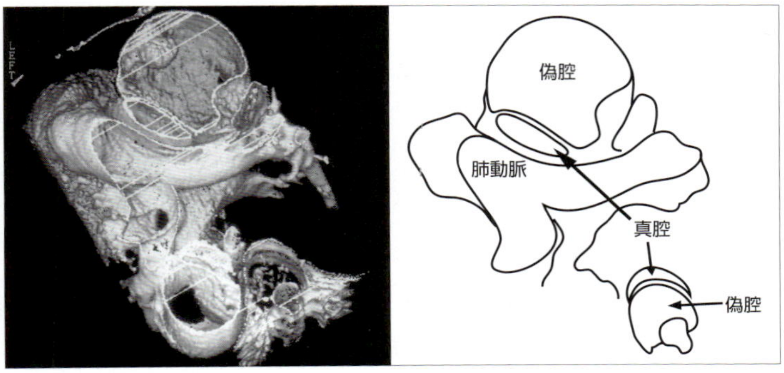

3D-CT（写真5）

左後上方よりの俯瞰図．解離し拡大した偽腔が，上行および下行大動脈内に描出される．

経食道エコー（TEE）（写真6）

経食道エコーによる胸部下行大動脈の観察．血流の遅いモヤモヤエコーに満たされた偽腔と，圧迫された真腔が観察される．経食道エコーは大動脈弓部から下行大動脈の観察に優れている．

[治療]

本症例はStanford分類A型，DeBakey分類I型で，解離腔内にも血流がみとめられる偽腔開存型と診断される．上行大動脈の偽腔が著明に拡大し切迫破裂の状態と考えられ，上行大動脈の人工血管置換術が施行された．大動脈解離で急性期外科

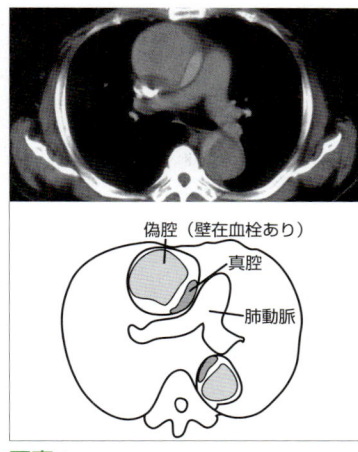

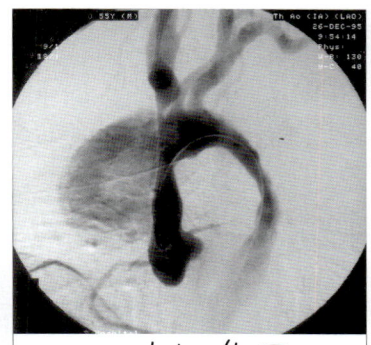

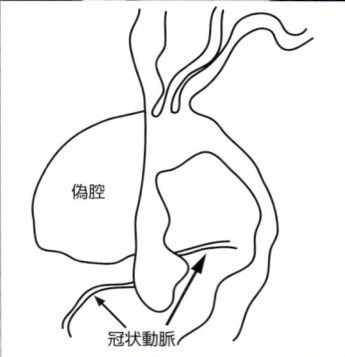

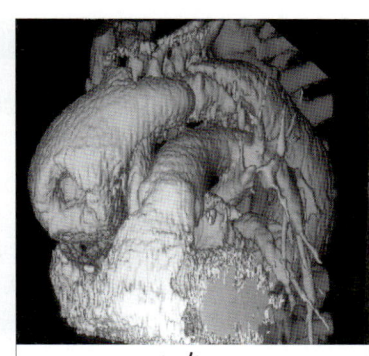

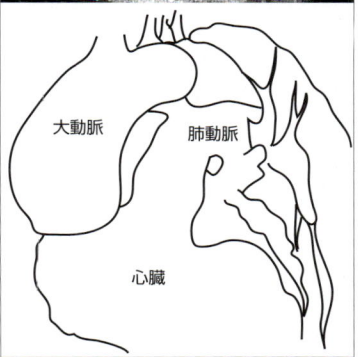

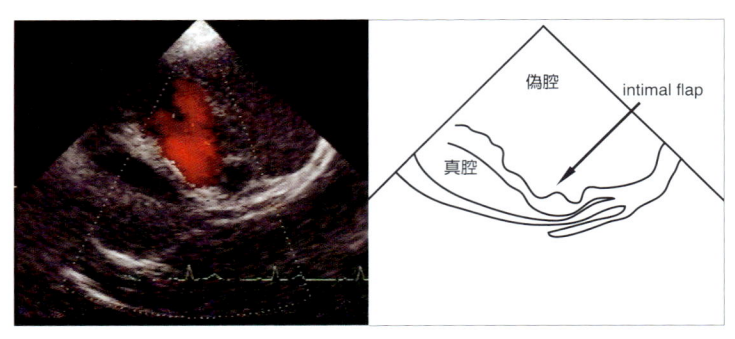

写真6

手術の適応となるのは，心タンポナーデ，高度の大動脈弁閉鎖不全，冠動脈解離による心筋梗塞，破裂，切迫破裂，胸水の増加や分枝動脈閉塞による臓器虚血などが合併した場合である．

■島田和幸・藤川日出行

2-27 大動脈炎症候群

【13-4-2 大動脈炎症候群・内頸動脈 参照】

症例 56歳 女性
[臨床所見]

10代より動悸や息切れを自覚し，熱発することが多かった．20代で高血圧を指摘されていたが放置していた．10年前より降圧剤を内服している．今回血圧の左右差を指摘され，精査目的にて入院となった．入院時触診で左上肢の収縮期血圧140mmHgに対して，右上肢が70mmHg，右下肢が80mmHg，左下肢が74mmHgであった．また両頸部で血管雑音（bruit）が聴取された．

[血液検査]

WBC 5400/μl，RBC 361×10^4/μl，Hb 12.3g/dl，ESR 98mm/hr，CRP 0.52mg/dl，Cr 0.8mg/dl，BUN 16mg/dl，GOT 14IU/l，GPT 8IU/l，LDH 304IU/l，TC 231mg/dl，TG 88mg/dl，FBS 88mg/dl．

[画像診断]

IV-DSA（写真1）

右鎖骨下動脈は椎骨脳底動脈を分枝したのちに閉塞している．左総頸動脈は大動脈弓部より分岐直後に閉塞している．左鎖骨下動脈に壁不整がみ

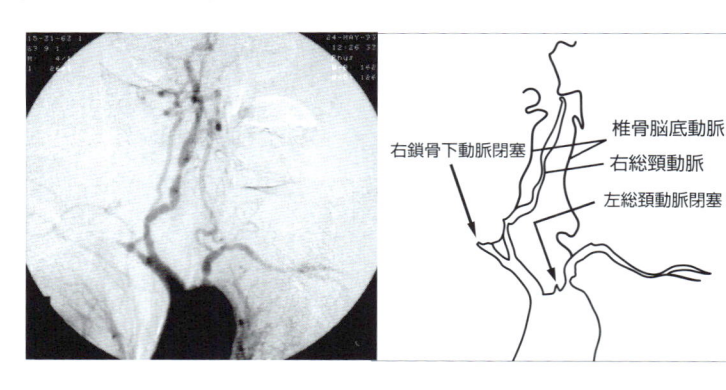

写真1

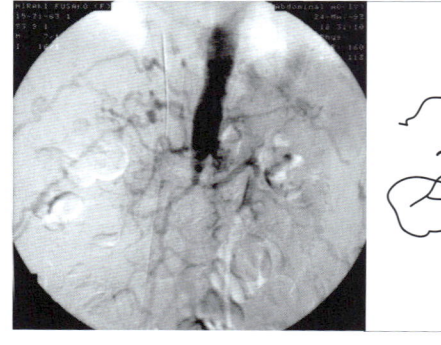

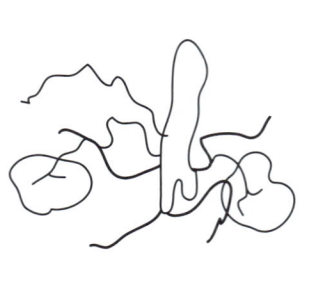

写真2

られる.

IV-DSA（写真2）

腹部大動脈は上腸間動脈を分枝したのちに閉塞し，側副血行にて総腸骨動脈が描出される．両側腎動脈は描出されない．

肺血流シンチグラフィー（写真3）

両側肺尖部に血流の欠損部位がみとめられる.

胸部CT（写真4）

胸部大動脈壁の石灰化が著明である.

[治療]

内科療法は活動期の病変に対しステロイド療法と，血管閉塞予防のための抗血栓療法が中心である．さらに患者の合併症の程度により，降圧薬や心不全治療薬，冠拡張薬などを併用する．重篤な臓器障害や大動脈弁閉鎖不全に対しては，血管再建術や大動脈弁置換術の適応があるが，炎症消退期に手術をする必要がある.

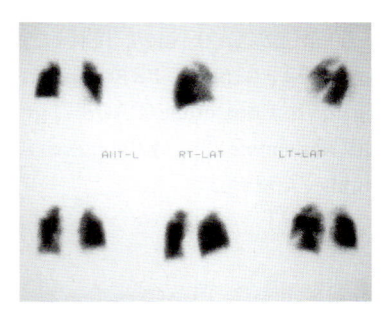

写真3A

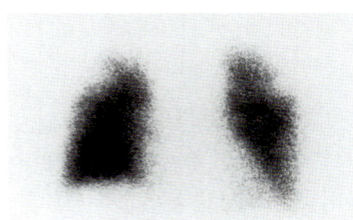

写真3B

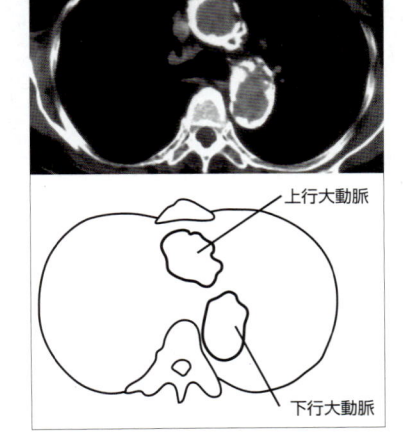

写真4

[診断]

本症例は1994年の高安動脈炎の分類のタイプV（胸腹部大動脈とその分枝血管および腎動脈）に肺動脈病変（P）が合併していると診断された.

■島田和幸・藤川日出行

2-28 閉塞性動脈硬化症

症例　57歳　男性

[臨床所見]

40歳頃より糖尿病，高血圧，47歳より血液透析導入された．最近歩行時下肢の違和感，倦怠感が生じ，間欠性跛行を呈するようになった．両側足背動脈ほとんど触知せず，足関節上腕血圧比（ABI）右下肢0.77，左下肢1.01であった．その後右足趾に皮膚潰瘍，さらに症状は進行し足趾壊死をきたした.

[臨床検査]

BUN 67mg/dl, Cre 10.40mg/dl, Na 137mEq/l, K 4.4mEq/l, Cl 100mEq/l, AST 12U/l, ALT 8U/l, CK 66U/l, LDH 131U/l, T-Chol 91, HDL-C 35, TG 151, LDL-C 33, WBC 8400/μl, CRP 0.51mg/dl.

[粥状動脈硬化症の危険因子]

高血圧，糖尿病，低HDL-C，喫煙20本×35年，維持血液透析などの多数の危険因子を有する高リスク患者である.

[ABI]（図1）

右足首の血圧低下，脈波の減高がみられる.

[画像診断]

視診所見（写真1）

右足は足関節以下が冷たく，右第一足趾が黒色壊死の状態となっている.

サーモグラフィー（写真2）

両下肢ともに皮膚温が低下し，とくに右下腿以

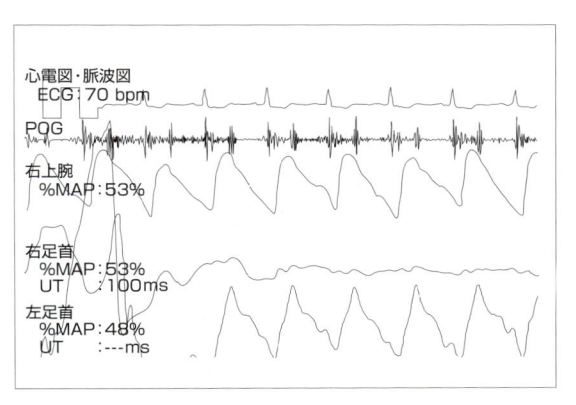

図1

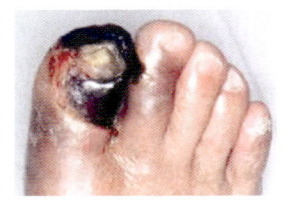

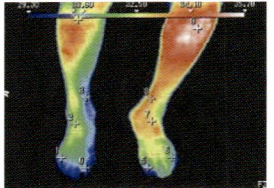

写真1　写真2

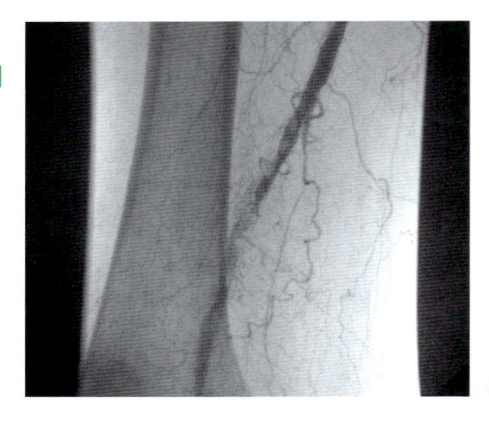

写真3

下で著明となっている．

下肢動脈造影（写真3）

右浅大腿動脈末梢側での99％狭窄を認め，側副血行から末梢血管が描出されている．

[治療]

内科的治療
非薬物療法

間欠性跛行であれば運動リハビリテーション．
慢性重症下肢虚血であれば疼痛・感染の管理．

薬物療法

シロスタゾール：間欠性跛行の治療効果に関してのエビデンスを有する．
脂質低下薬：間欠性跛行の治療効果に関して支持的なエビデンスを有する．
慢性重症下肢虚血では推奨される薬物療法はない．

血行再建術
血管内治療

バルーン血管形成術，ステント留置，プラーク削減法．

外科的治療

自家あるいは人工血管バイパス術，動脈内膜切除術．

[経過]

本症例はバルーン血管形成術による血行再建術を行った．治療後疼痛は消失し，壊死の進行は停止したが，右第一趾の部分切除を要した．

■小川英幸・内野和顕

2-29 本態性高血圧症

【13-4-1 高血圧性網脈絡膜症，13-5 腎疾患 参照】

症例　61歳　女性

[臨床所見]

2年間ほど人間ドックや自宅血圧測定で収縮期血圧150mmHg程度の高血圧をみとめていたが，放置していた．初冬の起床時めまいを自覚し，血圧測定したら178/112mmHgであった．50歳で閉経後．

[身体所見]

身長156cm，体重52kg．
上肢血圧170/110mmHg（左右差なし）．
腹部血管雑音聴取せず．

[尿検査]

尿蛋白定性－，赤血球沈渣＜1/HPF．

[血液検査]　＊臥位で採血

Cr 0.53mg/dl, K 3.9 mEq/l, Ca 9.4mg/l, TSH 0.95μU/ml, FT$_3$ 3.6pg/ml, FT$_4$ 1.1ng/dl, PRA（plasma renin activity）0.8ng/ml/h, aldosterone（PAC）62pg/ml, cortisol 10.2μg/dl, adrenaline 27pg/ml, noradrenaline 259pg/ml, dopamine 11pg/ml．

[画像診断]

胸部単純X線

特記所見なし．

十二誘導心電図

特記所見なし．

[治療]

腎実質性高血圧，腎血管性高血圧，その他内分泌性高血圧などは否定的で，本態性高血圧と診断．減塩の食事療法を指導したが，自宅血圧は150/90mmHg程度までの改善にとどまり，少量のジヒドロピリジン系カルシウム拮抗薬（CCB）を投与開始．自宅血圧は冬季でも130/80程度にコントロールされた．

悪性高血圧
症例　40歳　男性

[臨床所見]

33歳頃より収縮期血圧140mmHg程度の高血圧を指摘されていたが放置しており，健康診断も受けていなかった．半年前より頭痛を頻回に自覚していたが，さらにめまい・耳鳴が発生したことから内科受診したところ，血圧213/130mmHgであった．

[身体所見]

身長176cm，体重109kg．
眼底乳頭浮腫・軟性白斑・眼底出血あり(写真1)．
腹部血管雑音聴取せず，下腿浮腫あり．

[尿検査]

尿蛋白2.4g/gCr，赤血球沈渣＜30〜50/HPF．顆粒円柱＋．

[血液検査] ＊臥位で採血

Cr 3.4mg/d*l*, LDH 326U/*l*, K 3.4mEq/*l*, Ca 9.0mg/*l*, TSH 2.3μU/m*l*, FT$_3$ 3.7pg/m*l*, FT$_4$ 1.3ng/d*l*, PRA 15ng/m*l*/h, PAC 168pg/m*l*, cortisol 9.7μg/d*l*, adrenaline 34pg/m*l*, noradrenaline 440pg/m*l*, dopamine 15pg/m*l*, FENa 3.7％, Selectivity Index 0.47．

[画像診断]

胸部単純X線

CTR 50％．

十二誘導心電図

左室肥大所見(SV1+RV5＝6.3mV)．

腹部CT

両腎萎縮なし，両副腎腫瘍なし．

腹部エコー

右腎動脈ドップラーで血流正常範囲内，左腎動脈は肥満のため評価困難．

[治療経過]

悪性高血圧，悪性腎硬化症の診断で，CCBの経静脈的持続投与を開始．血圧160/100mmHg程度に維持し，その後投薬を経口剤に変更．治療開始後1週間で尿所見は蛋白1.1g/gCr，赤血球沈渣＜1/HPFまで改善．PRAは依然13ng/m*l*/hと高値であったが，降圧が不十分であり，両側性の腎血管性高血圧は否定的であったことから，アンジオテンシンⅡ受容体拮抗薬(ARB)を追加で投与開始．その後1カ月間で血圧は140〜150/80〜90mmHgまで緩徐に降圧され，血中Cr 2.7mg/d*l*，LDH 167U/*l*まで検査所見が軽減された．眼底乳頭浮腫・軟性白斑・眼底出血も消失した(写真2)．今後，腎血管性高血圧を鑑別に精査・加療の継続が必要となる症例である．

■吉田伸一郎・梅村　敏

2-30　腎血管性高血圧症

【8-5　腎血管性高血圧症　参照】

症例　45歳　男性

[臨床所見]

30代後半より血圧が高いことを指摘されていたが放置していた．今回，職場健康診断にて血圧が220/140mmHgと著しく高値であったため，紹介受診し精査入院となった．高血圧の家族歴はみとめない．腹部血管雑音は聴取せず．

[臨床検査]

尿蛋白：陰性，尿酸：陰性，尿沈渣所見異常なし．BUN 13, Cr 1.1, UA 6.2, Na 140, K 3.6, Cl 103, TC 341, HDL-C 53, TG 173, PRA(plasma renin activity) 8.6ng/m*l*/h, PAC(plasma aldosterone concentration) 270pg/m*l*．

軽度の低カリウム血症，高コレステロール血症，高レニン高アルドステロン血症をみとめる．

[captopril負荷試験] (表1)

captopril 25mg内服の前，30分，60分，90分，120分にて測定．

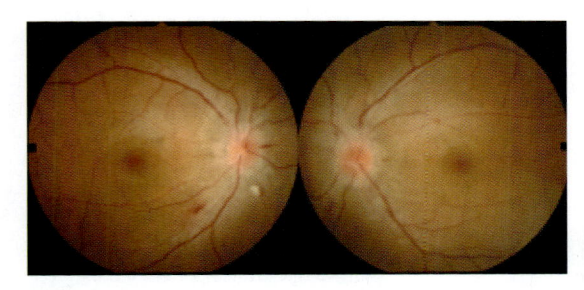

写真1

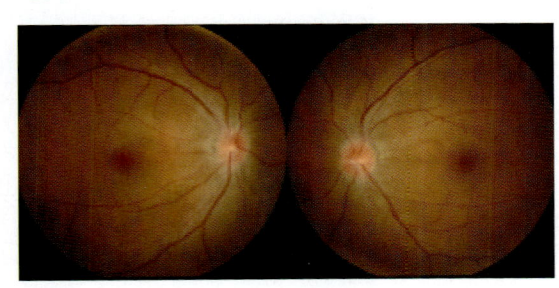

写真2

表1　治療経過

	治療開始	1週間後	1カ月後
CCB			
ARB			
血圧(mmHg)	210/130	160/100	145/85
尿蛋白(g/gCr)	2.4	1.1	0.9
尿沈渣赤血球(/HPF)	30〜50	＜1	＜1
血中LDH(U/*l*)	326	238	167
血中Cr(mg/d*l*)	3.4	3.9	2.7
血中PRA(ng/m*l*/h)	15	13	

表1

	前	30分	60分	90分	120分
血圧	196/123	149/102	144/104	148/95	160/108
脈拍	65	65	65	62	56
PRA	4.9	34.2	38.5	39.7	39.1
PAC	210	150	170	130	110

表2

	下大静脈	左腎静脈	右腎静脈	左/右比
PRA	1.70	5.50	1.50	3.67

captopril 25 mg 内服に反応して著明な血圧の下降および著明なPRAの増加をみとめる.

[選択的腎静脈血採血＝分腎レニン活性測定]
(表2)

左腎静脈血PRAは下大静脈血（腎静脈合流部より遠位部）PRAと比べ3.24倍高値で，右腎静脈血PRAは下大静脈血PRAは下大静脈血PRAとほぼ同レベルであった．左/右比は3.67と高く（正常は1.50以下），左腎動脈狭窄による左腎臓からのレニン過分泌を示す所見である.

[画像診断]
腹部単純X線撮影（側面）(写真1)

腹部大動脈の部位に一致して石灰化（矢印）をみとめ，腹部大動脈の粥状動脈硬化症の存在を示唆している.

腎シンチグラム

^{99m}Tc-DTPAを用いた腎シンチグラムでは左腎への^{99m}Tc-DTPAの取り込みが減少している．また，左腎がやや小さい．(図1)

Captopril負荷腎シンチグラム

Captopril 25 mg 内服後の腎シンチグラムでは，左腎への^{99m}Tc-DTPAの取り込みがさらに減少し，左右差がより顕著になっている（同様の所見はアンジオテンシン受容体拮抗薬によっても得られた）(図2).

腎動脈造影(写真2)

左腎動脈本幹近位部の有意狭窄（矢印は90％狭窄）および狭窄後拡張をみとめる.

[治療]
PTRA (percutaneous transluminal renal angioplasty)

PTRAにより左腎動脈の有意狭窄（90％狭窄）が拡張された（矢印は残存狭窄25％）．PTRA後早期より血圧が下降し，退院時には降圧薬を投与しなくても正常血圧を維持できた(写真3).

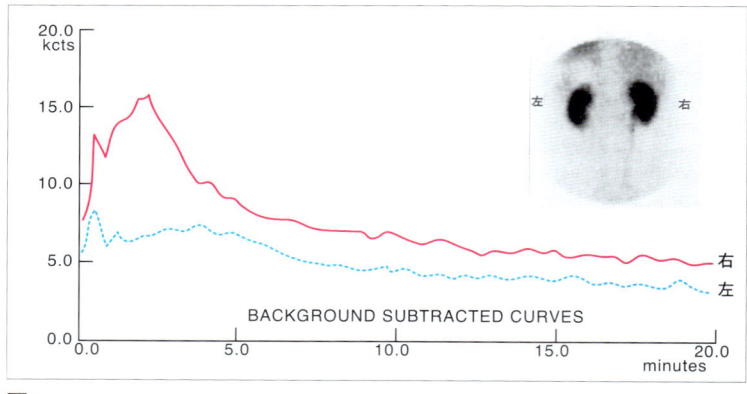

図1

図2

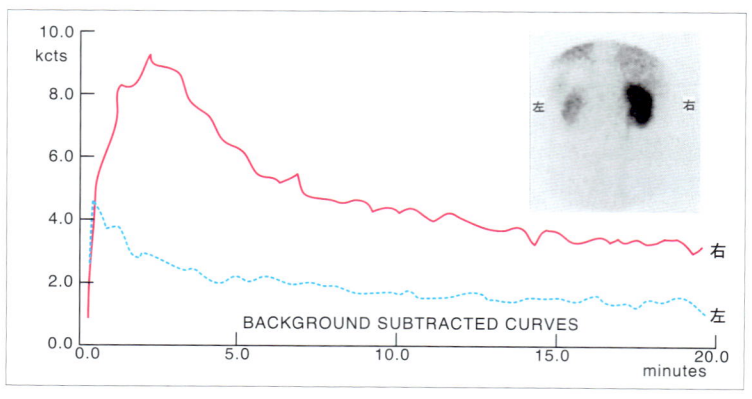

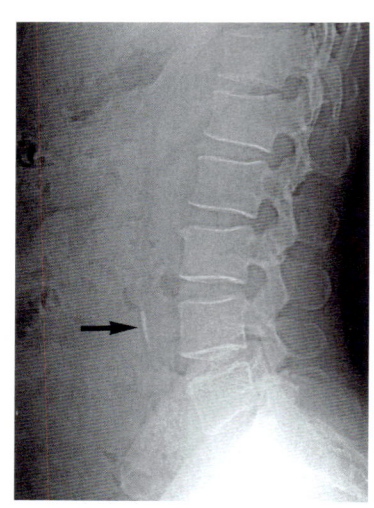

写真1

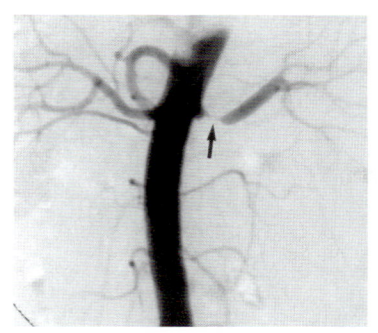

写真2

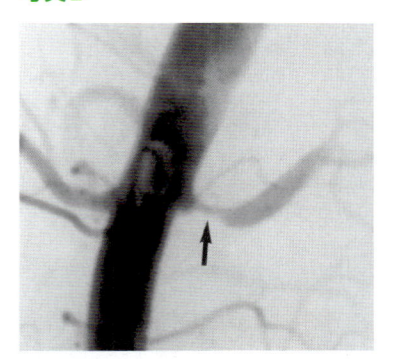

写真3

　腎血管性高血圧（renovascular hypertension）の治療の第一選択はPTRAである．PTRA後再狭窄を繰り返す症例，腎動脈瘤，完全閉塞などの症例では，外科的血行再建（大動脈-腎動脈バイパス術）を行う．PTRA，外科手術とも不能あるいは不成功の場合はアンジオテンシン変換酵素阻害薬，アンジオテンシンⅡ受容体拮抗薬，β遮断薬などの降圧薬を腎機能の悪化に注意しながら投与する．

■高崎　泉・梅村　敏

2-31　上大静脈症候群

症例　40歳　女性

[臨床所見]

　2カ月前から体動時の息切れあり．1カ月前から右背部痛と咳嗽がみられ，近医の胸部X線写真で縦隔の拡大を指摘されて来院した．顔面の軽い浮腫，外頸静脈の怒張，右肺呼吸音の減弱をみとめる．表在リンパ節は触れない．

[血液検査]

　Hb 10.6，ESR 38mm/hr，CRP 4.47，TSP 6.6g/dl（γgl 12.4％），PaO$_2$ 66.9 mmHg．

[画像診断]

入院時胸部単純X線写真（写真1）
入院時の造影CT（写真2）

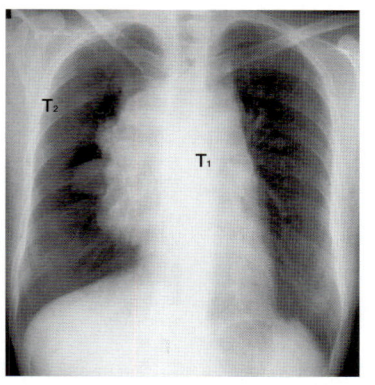

写真1　T$_1$：腫瘍，T$_2$：上中葉間への腫瘍浸潤．右横隔神経麻痺のため右横隔膜が挙上している．

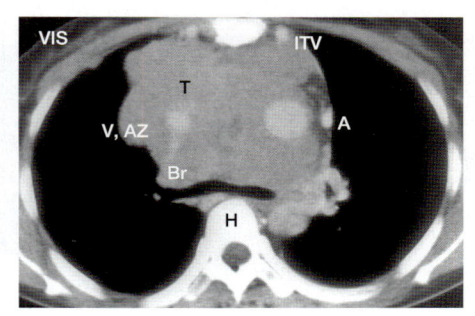

写真2　A：大動脈，T：腫瘍，V：上大静脈，AZ：奇静脈，H：半奇静脈，VIS：最上肋間静脈，Br：気管支（分岐部），ITV：内胸静脈．Vの流れはなく，AZ, H, VIS, ITVなどはいずれも副血行路として拡張している．

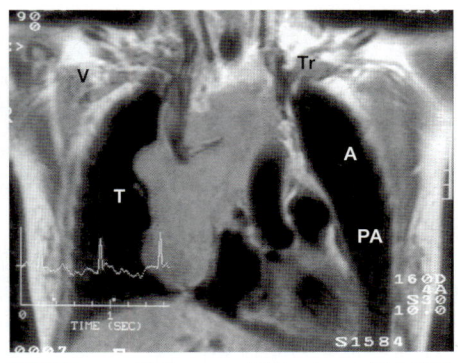

写真3　T：腫瘍，Tr：気管，A：上行大動脈，PA：主肺動脈，V：右腕頭静脈．

入院時のMRCT（T$_1$強調画像）（写真3）
入院時のIVDSA（写真4）
化学療法・放射線照射後の胸部単純X線写真（写真5）
術中写真（写真6）
切除標本（写真7）
腫瘍病理組織像（写真8）
術後胸部単純X線写真（写真9）
術後IVDSA（写真10）

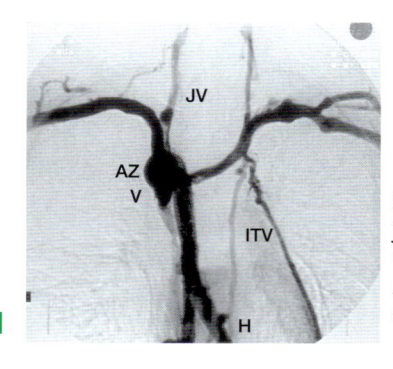

写真4
JV：内頸静脈，BC：左腕頭静脈，AZ：奇静脈，V：上大静脈，ITV：内胸静脈，AH：副半奇静脈，H：半奇静脈．拡張した奇静脈がループを描いて下行している．上大静脈の血流はない．

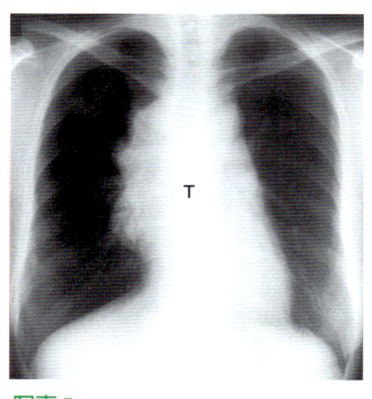

写真5
CDDP 70mg（50mg/m²），ADM 55mg（40mg/m²），VCR 0.8mg（0.6mg/m²），CPM 1000mg（700mg/m²）を1クールとして2クール行い，さらに4500cGy照射後．T：腫瘍．腫瘍は写真1と比べて明らかに縮小している．

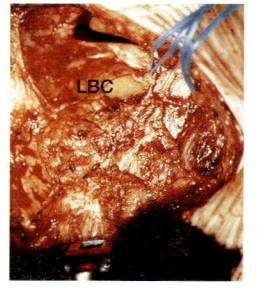

写真6A
胸骨正中開創より腫瘍の一部を剥離露出．
LBC：右腕頭静脈．

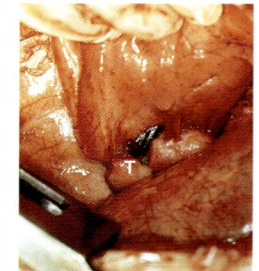

写真6B
Tは上中葉間にみられた腫瘍．

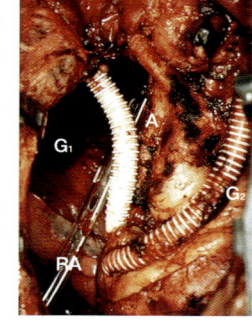

写真6C
腫瘍削除．上中切除後静脈血行再建．G₁：上大静脈再建グラフト，G₂：左腕頭静脈再建グラフト．A：上行大動脈，RA：右心房．

写真6 術中写真

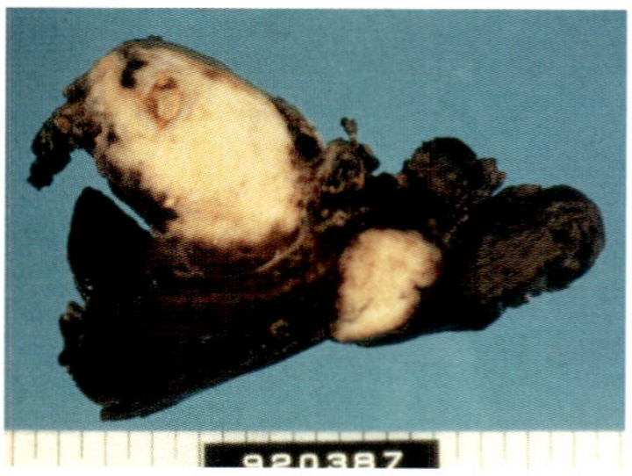

写真7 切除標本（肉眼所見）

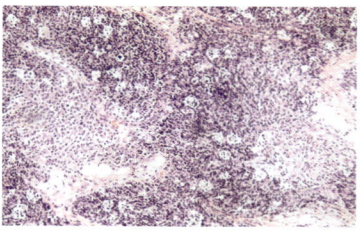

写真8
病理組織像（HE染色，×200）
浸潤型胸腺腫．右上中葉間に浸潤する腫瘍で線維性中隔で区切られ，分葉状になった腫瘍組織の中に，類上皮細胞と小型リンパ球をみとめる．

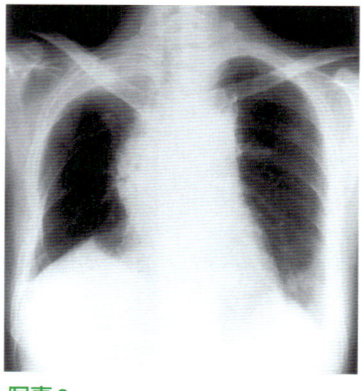

写真9
左は過膨脹した右下葉．右横隔膜は右横隔神経が切除され，挙上したままである．

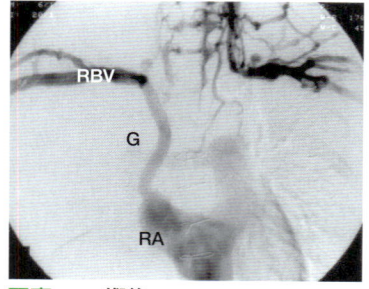

写真10 術後IVDSA
RBV：右腕頭静脈，G：グラフト，RA：右心房．
右腕頭静脈－上大静脈はよく再建されている．左腕頭静脈グラフトは閉塞している．

[治療]

上行大静脈症候群（superior vena cava syndrome：SVCS）の治療法としては，本例のように，悪性疾患によるものでは化学療法，放射線照射，切除などが行われる．血行再建のみを図るときは，姑息的手段として，endovascular surgery（血管内stent挿入）も試みられている．良性疾患では周囲からの圧迫を除去する手術のみで，上大動脈の血行は再開する場合が多い．

■長谷川嗣夫

2-32 房室ブロック

【14-4 失神→心臓性失神 参照】

2-33 洞不全症候群

症例1 62歳 女性

[主訴]
　失神発作．

[現病歴]
　8年ほど前から歩行時に血の気の引く感じを自覚していた．3年ほど前に歩行時に同様の症状があり，意識消失をきたし転倒した．意識回復後，麻痺はみとめずただちにふつうの状態に戻った．とくに治療を受けることなく経過をみていたところ，入院の2週間前に同様の意識消失発作をみとめた．

[身体所見]
　脈拍60/分 整，血圧120/52，貧血なし，心雑音および血管雑音なし，神経所見は正常範囲．

[鑑別診断]
　麻痺を残さない短時間の意識消失発作の原因としてAdams-Stokes発作，血管迷走神経反射などが考えられる（**表1**）．

[病棟内の心電図モニター]（図1）
　発作心房細動の停止時に心停止がみられる．上段は圧縮記録で，下段は7.5秒の心停止の部分を通常の記録速度で再生したものである．心停止時

表1　心臓血管性失神の鑑別診断

1. 心拍出の障害
    1) 狭窄性弁膜症：大動脈弁狭窄，肺動脈弁狭窄など
    2) 閉塞性肥大型心筋症
    3) 原発性肺高血圧，肺塞栓
    4) 心筋梗塞，心タンポナーデ
2. 不整脈（Adams-Stokes発作）
    1) 徐脈性：洞不全症候群，房室ブロック
    2) 頻脈性：心室頻拍・細動，心房粗動（1：1房室伝導），WPW症候群＋心房細動，など
3. 血管性
    解離性大動脈瘤など
4. 自律神経性
    1) 起立性低血圧
    2) 頸動脈洞過敏症候群
    3) 神経調節性失神，咳嗽失神，排尿失神，嚥下失神

には体動による筋電図の混入がみられるが，明らかなP波はみられない．この際，血の気の引く感じを自覚した．

　この心電図所見は徐脈頻脈症候群（bradycardia tachycardia syndrome）に典型的なものであり，上室性頻脈発作の停止時に長い心停止のため失神を起こす．P波が出ない原因は心房細動による高頻度の刺激によって洞結節の自動能が抑制されるためと理解される．これをoverdrive suppressionとよぶ．

[電気生理学検査]（図2）
　洞周期880ms，AH時間120ms，HV時間50msと伝導時間は正常範囲で，毎分160回の心房ペー

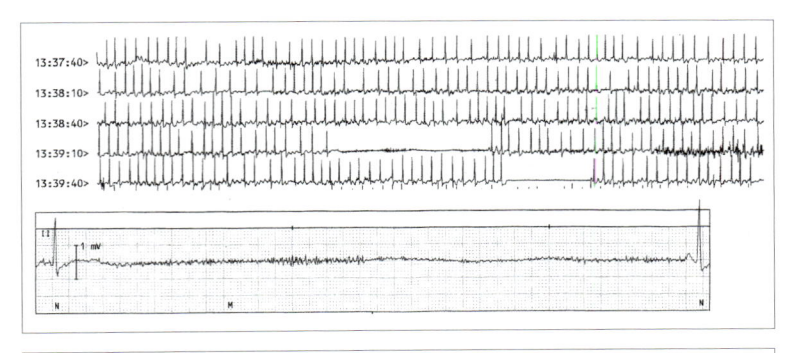

図1

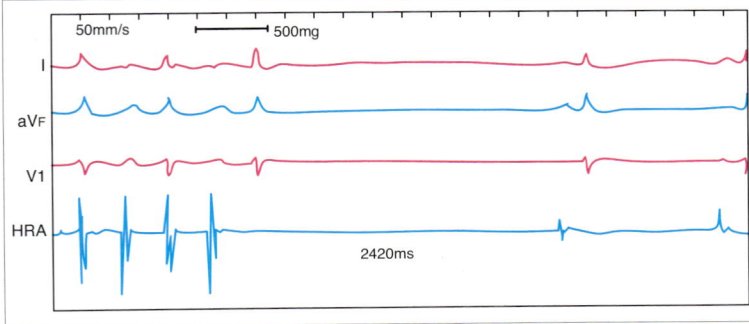

図2

表2 洞不全症候群のペースメーカー植え込み適応

Class I：
1. 失神，痙攣，眼前暗黒感，めまい，息切れ，易疲労感などの症状あるいは心不全があり，それが洞結節機能低下に基づく徐脈，洞房ブロック，洞停止あるいは運動時の心拍応答不全によるものであることが確認された場合．それが長期間の必要不可欠な薬剤投与による場合を含む．

Class IIa：
1. 上記の症状があるが，徐脈や心室停止との関連が明確でない場合．
2. 徐脈頻脈症候群で，頻脈に対して必要不可欠な薬剤により徐脈をきたす場合．

Class IIb：
1. 症状のない洞房ブロックや洞停止．

Class III：
1. 症状のない洞性徐脈．

日本循環器学会：不整脈の非薬物治療ガイドライン（2006年改訂版）

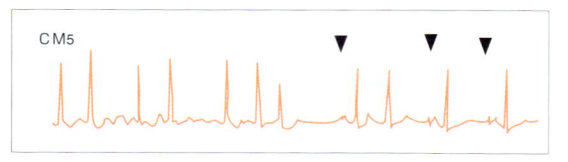

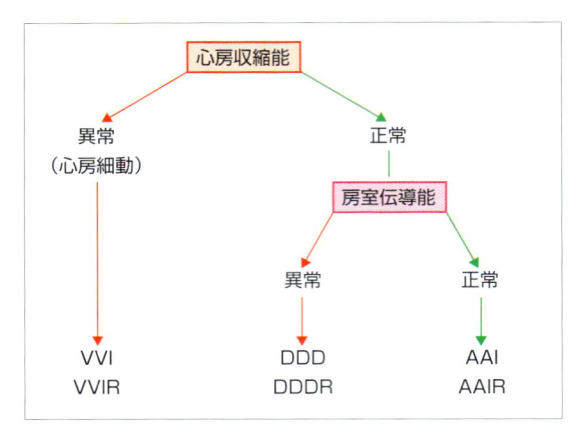

図3 徐脈性不整脈に対するペーシングモードの選択
VVI：ディマンド型心室ペースメーカー，DDD：心房心室ペースメーカー，AAI：ディマンド型心房ペースメーカー，R：心拍応答機能．

シングでも房室伝導は1：1に保たれ，房室伝導は良好であった．195/分の高頻度心房刺激停止後の洞結節回復時間（sinus node recovery time，正常値は1.5秒以下）は2.42秒と軽度に延長していた．

以上の結果から，本例は徐脈頻脈症候群が原因で失神発作を起こしたものと診断した．

[治療]

ペースメーカー植え込みの適応（表2）と判断され，房室伝導能が良好であるのでAAI型ペースメーカーで治療を行った（図3）．心電図モニターの心停止持続時間に比べ洞結節回復時間が2.42秒と短かったのは，検査時に緊張していて交感神経緊張が亢進していたためと考えられる．

ペースメーカー植え込み後のホルター心電図（図4）

心房細動の停止時にペースメーカーが作動して心房をペーシングしている（矢頭）．この結果，患者は失神発作を生じなくなった．

ペースメーカー植え込み後も入浴，排便，トレッドミル試験で心房細動発作が誘発されるため，I群抗不整脈薬（ジソピラミド，プロパフェノン）の投与を試みたが，心房細動発作は抑制されなかった．β遮断薬（メトプロロール）に変更したところ，トレッドミル試験でも心房細動は誘発されなくなった．

徐脈頻脈症候群では，ペースメーカー植え込みによって徐脈の予防を図り，抗不整脈薬によって頻脈発作の抑制を図るのが一般的な治療方針となる．

症例2 62歳 女性

[主訴]
失神発作．

[現病歴]
以前より徐脈（40～50/分）を指摘されていたが無症状のため放置していた．10年ほど前からめまい，失神発作を年に2～3回みとめていた．

[身体所見]
脈拍48/分 不整，血圧98/62，貧血なし，心雑音および血管雑音なし，神経所見に異常なし．

[鑑別診断]
以上の病歴から，徐脈性不整脈によるAdams-Stokes発作がまず鑑別の対象として考えられる．

安静時心電図（図5）

左端の第1拍は洞性収縮で，その後に洞停止（sinus arrest）あるいは洞房ブロックによりPP間隔が延長したため，房室接合部（●）から補充収縮（escape beat）が2拍出現した．2拍目のQRS波にP波が重なっている．PP間隔の延長に伴い補充収縮が1.64～1.78秒の間隔で出現しているため，失神発作を起こさない．

洞房ブロック（sinoatrial block）と洞停止の鑑別は，延長したPP間隔が基本の洞周期の整数倍となっていれば前者，整数倍になっていなければ後者とするのが古典的な解釈である．洞不全症候群

図4

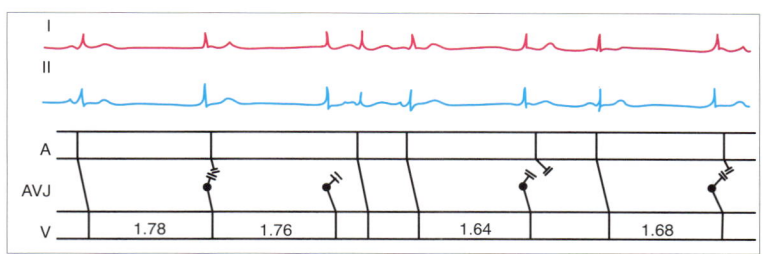

図5
A：心房, AVJ：房室接合部, V：心室.

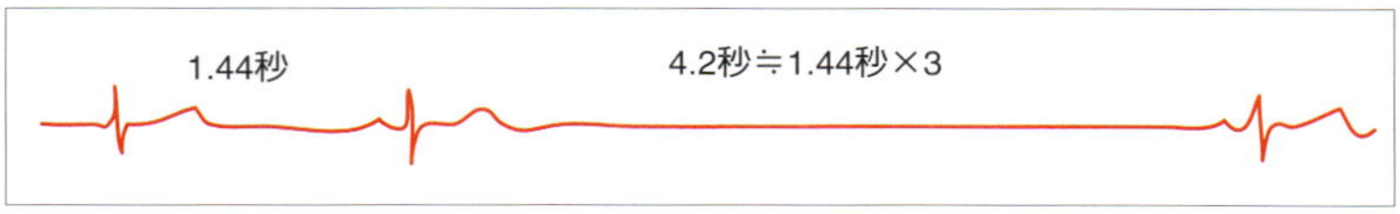

図6

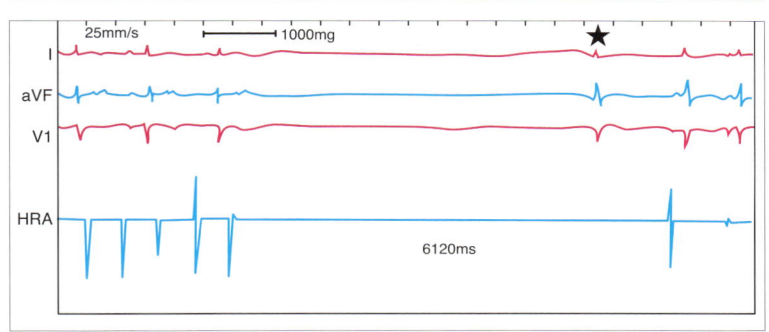

図7

(sick sinus syndrome：SSS) では洞周期自身に若干の変動があるため，古典的な解釈が必ずしも当てはまらないことが多い．洞結節電位を記録した検討では，PP間隔の延長の多くは洞房ブロックによる．

心電図モニター（図6）

上室性頻脈を伴わずに4.2秒の洞房ブロック（先行の基本PP間隔1.44秒の3倍となっている）がみとめられ，めまいを伴った．

以上の所見から洞不全症候群（洞房ブロック）と診断した．

電気生理学的検査（図7）

80/分の心房ペーシングを30秒間行ったところ，洞結節回復時間は6120msecと延長を示した．長い心停止後の最初の1拍（★）はP波が先行しておらず，房室結節由来の補充収縮である．1：1房室伝導を維持する心房ペーシング頻度は80/分であり，房室結節の伝導能の低下もみられた．**図2**とは記録速度が異なることに注意．

[治療]

本例は失神発作を伴う洞不全症候群であり，しかも房室伝導にも障害があることからDDD型ペースメーカーの適応と判断され**（図3）**，手術が行われた．

[術後の胸部X線写真]（写真1）

DDD型ペースメーカーと心房および心室用の2

写真1

本のリードがみとめられる．

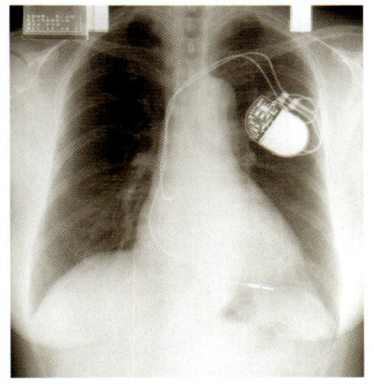

徐脈性不整脈による失神の診断は，徐脈によって患者が実際に失神やそれに近い症状を起こすことを確認することが不可欠である．

■井上　博・長澤秀彦

[文献]

笠貫　宏，相澤義房，大江　透，ほか：不整脈の非薬物治療ガイドライン（2006年改訂版），日本循環器学会ウェブ上で公開．

八木　洋：洞不全症候群．臨床心臓電気生理検査，第2版（井上　博，奥村　謙編），pp86-101，医学書院，2007．

2-34 WPW症候群

症例 38歳 男性

[臨床所見]

　25歳ころから突然発症する動悸を自覚していたが約10分で自然停止していた．35歳時近医受診しWPW症候群と診断．最近動悸発作が頻回となり，当科外来紹介された．心臓超音波検査では三尖弁中隔尖の付着部異常をみとめ，右房造影にて右房化右室が確認されたためEbstein奇形と診断された．

[心電図]

　洞調律時心電図ではⅡ，aV_Fで陰性，V_1からV_6で陽性のデルタ波をみとめ，WPW症候群と診断された（図1）．動悸発作時には不規則な幅広いQRSの頻脈をみとめ，心房細動による偽性心室頻拍（pseudoventricular tachycardia）と考えられた（図2）．心房細動時には副伝導路の存在により心室レートが非常に速くなり，血行動態の悪化を招くこともある．

[電気生理学的検査]（図3）

　心房期外刺激により右脚ブロック型QRSの規則的な頻拍が誘発された．これは房室結節を順行性，副伝導路を逆行性に旋回する房室リエントリー性頻拍に頻拍依存性右脚ブロックを合併したものである．

　A：洞調律時は副伝導路（acceccory pathway：AP）から伝導した興奮が心室に早く到達しデルタ波を形成する．

　B：心房期外収縮（premature atrial beat：PAB）により副伝導路伝導は途絶し，房室結節からの興

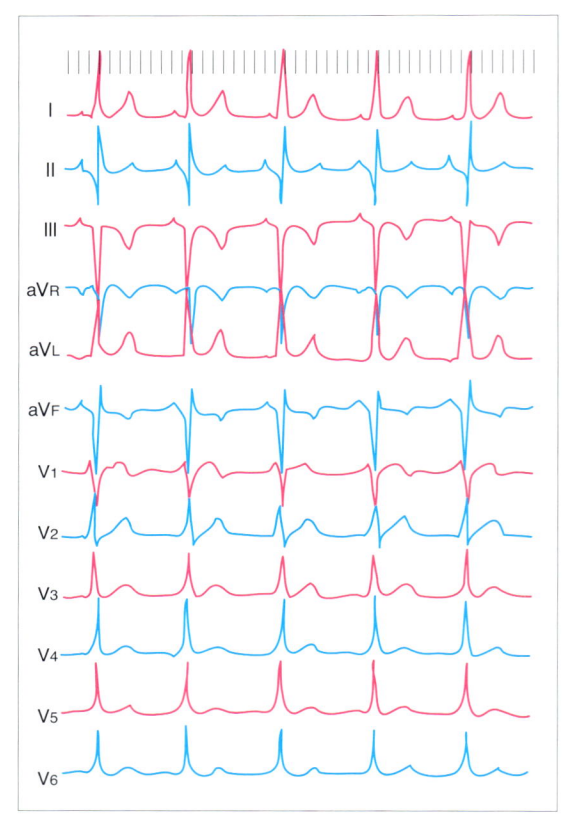

図1　洞調律時12誘導心電図記録

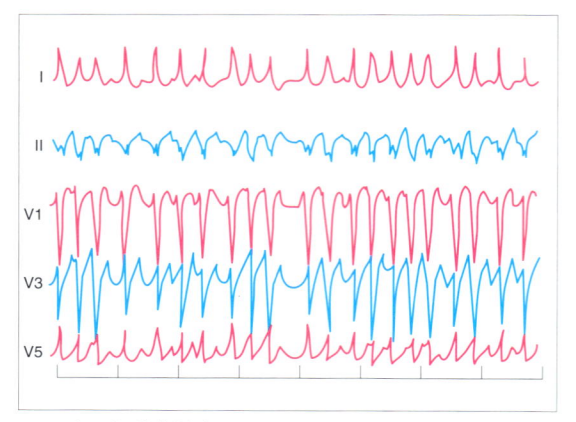

図2　心房細動合併時のpseudo ventricular tachycardia

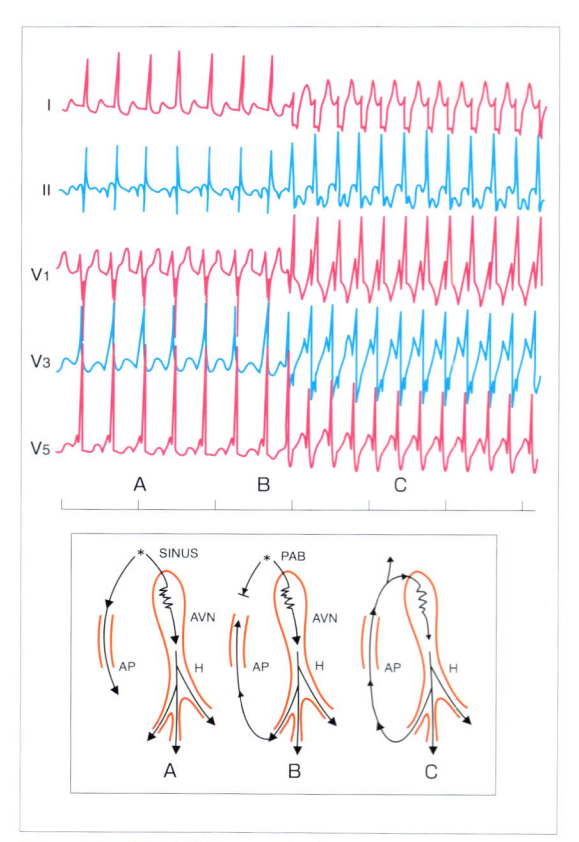

図3　心房期外刺激による房室リエントリー性頻拍の誘発（上枝）と伝導様式のシェーマ

奮により心室興奮が起こる．

C：心室興奮は不応期を脱した副伝導路を上行し，心房から房室結節に至り房室リエントリーを形成する．

なお，本例は右脚ブロックを合併しているため頻拍のQRS幅は広くなっているが，通常は正常QRSになる．

WPW症候群では心房と心室の間にある副伝導路により心室が早期興奮する．副伝導路の位置や房室伝導の遅延によりデルタ波は変化する．図4では房室接合部を上方からみた図に副伝導路の位置を示した．本例は4のright posteriorに副伝導路をみとめた．

[治療]

房室リエントリー性頻拍や心房細動を合併する例では，副伝導路付着部位に電極カテーテルを押し当てて高周波通電により焼灼するカテーテルアブレーションが行われる．図5に高周波通電による副伝導路焼灼時の心電図を示す．↓の部分からデルタ波は完全に消失し，副伝導路の切断が示唆される．

アブレーション不能例ではIa，Ic群抗不整脈薬，Ca拮抗薬などによる発作予防が行われる．しかし心房細動合併例ではCa拮抗薬など房室結節伝導を抑制する薬剤は副伝導路伝導をかえって促進することがあるため禁忌となっている．

■斎藤寛和・岩崎雄樹

2-35 心房粗動

症例　64歳　男性

[臨床所見]

1年前ころより労作時に動悸が出現していたが安静にて消失したため放置していた．約4カ月前から安静にても数時間動悸が消失せず，近医受診したところ心房粗動（atrial flutter）と診断され，

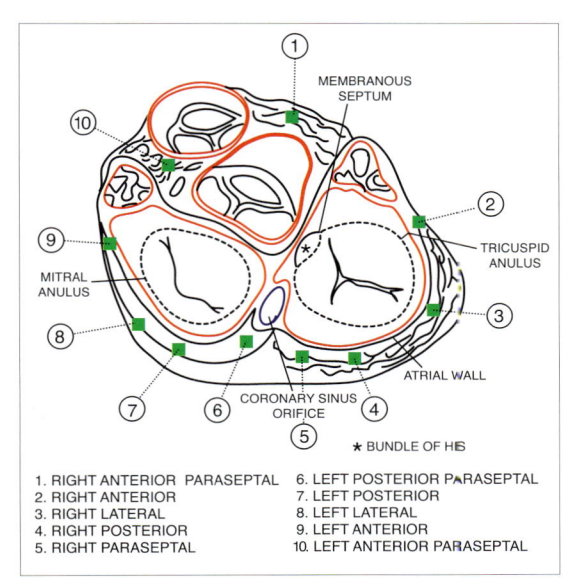

図4　種々の副伝導路の解剖学的位置
(Gallagher, et al: *Prog Cardiovasc Dis* **20**: 285, 1978)

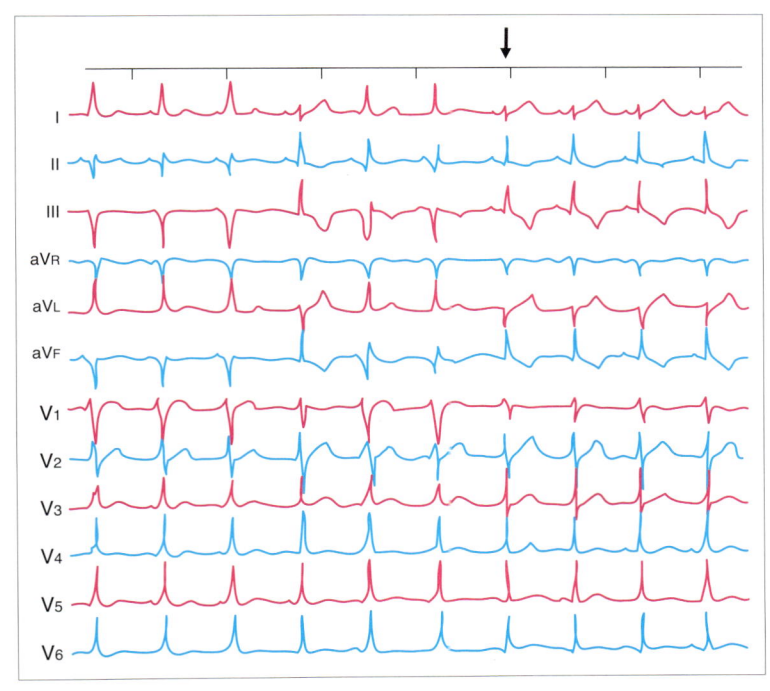

図5　高周波通電による副伝導路の焼灼（↓）

当科外来紹介された．胸部X線上心胸郭比51.6％，心臓超音波検査では高度の僧帽弁閉鎖不全をみとめ，左室駆出分画は46.8％と低下していた．

[心電図]

図1 左に示す洞調律時12誘導心電図では僧帽性のP波と左室肥大をみとめる．右の心房粗動時は下方誘導（II，III，aVF）で下向きの鋸歯状波（粗動波：Flutter波）をみとめ，通常型の心房粗動である．Flutter波のレートは約250/minで，2：1あるいは4：1の房室伝導比を示している．

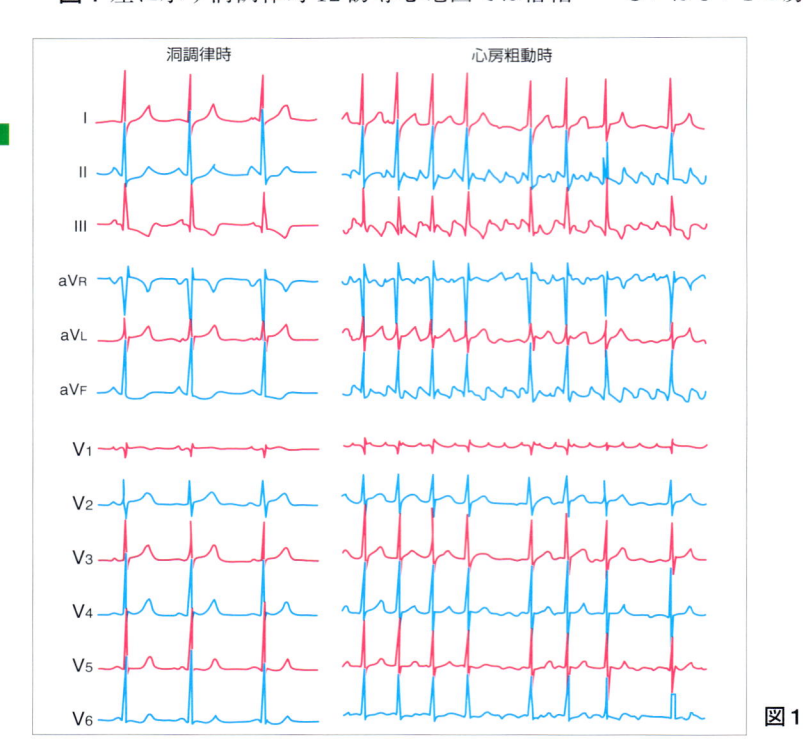

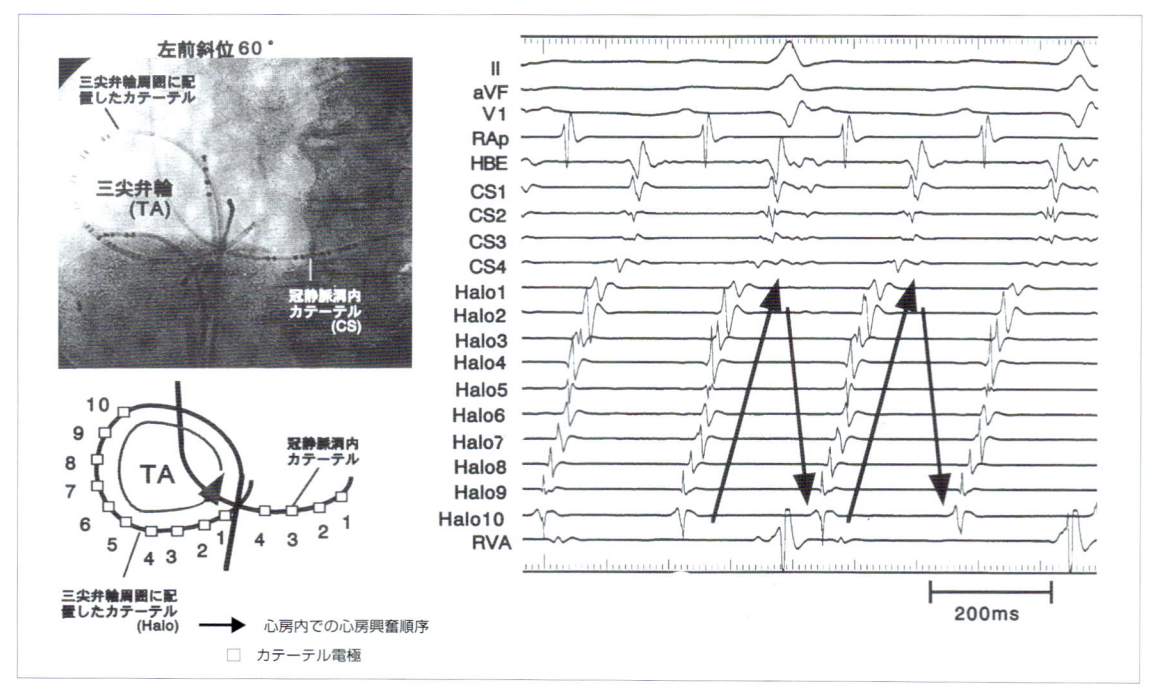

図2 通常型心房粗動中の心内心房興奮波順路

II, aVF, V1：体表面心電図，RAp：右心房内心電図，RVA：右心室内心電図，HBE：ヒス束心電図．

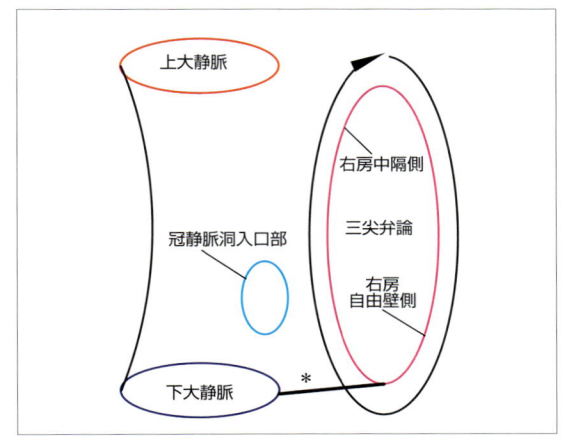

図3 通常型心房粗動のリエントリー回路の模式図（右前斜位方向から観察）

通常型心房粗動は三尖弁輪周囲を心室側から見て半時計方向に回転するマクロリエントリーである．
＊：三尖弁輪と下大静脈間のアブレーションが本頻拍の治療法となる．

[電気生理学的検査]

図2に心房粗動中の心内心房興奮波の記録を示す．三尖弁輪部に位置させたHaloカテーテルの電位は，10から1に向かいふたたび10へと回る右室側からみて，反時計回りのリエントリーを示唆している．

[治療]

通常型の心房粗動はその機序として三尖弁輪部を旋回するリエントリー回路が明らかとなっており，三尖弁輪と下大静脈の間の解剖学的峡部を高周波カテーテルアブレーションすることにより根治可能である（図3）．発作の頻発する例や，心機能低下例では第一選択の治療法となっている．

薬剤による発作の予防にはIa，Ic群抗不整脈薬が，発作時の心室レートコントロールにはジギタリス剤，Ca拮抗薬，β遮断薬が用いられる．

■斎藤寛和・森田典成

2-36 心房細動

2-36-1 発作性心房細動（局所起源）

症例　42歳　男性

[主訴]
動悸．

[病歴]
数年前から突然の動悸発作をみとめるようになった．持続は数分から数時間とさまざまでいずれ

も自然停止した．胸痛を伴うことはなくストレスや不眠が誘因となる場合が多かった．発作時の心電図から心房細動と診断された．複数の抗不整脈薬治療が行われたが，発作を完全には抑制できずカテーテルアブレーションによる非薬物治療を目的に入院．

[身体所見]

165 cm，60 kg，脈拍：60/分，不整，血圧：100/68 mmHg，貧血なし，チアノーゼなし，甲状腺腫大なし，頸静脈怒張なし，心音正常，肺野にラ音聴取せず，両側下腿浮腫なし．

心電図（図1）

心房細動発作時と洞調律時の心電図を示す．発作時は通常の心房細動波に比べて荒く，一部心房頻拍のように見える誘導（II，III，aVF）もある．

心臓電気生理検査（図2）

このような心房細動の多くは肺静脈からの異常興奮が心房全体に伝播することにより生じる．心臓電気生理検査中に心房細動が開始した際の記録

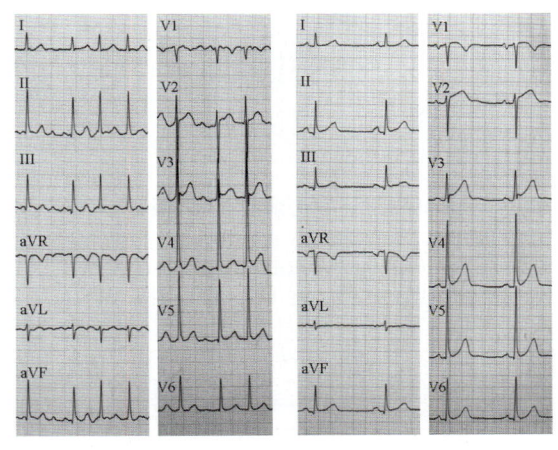

図1　12誘導心電図（左：発作時，右：洞調律時）

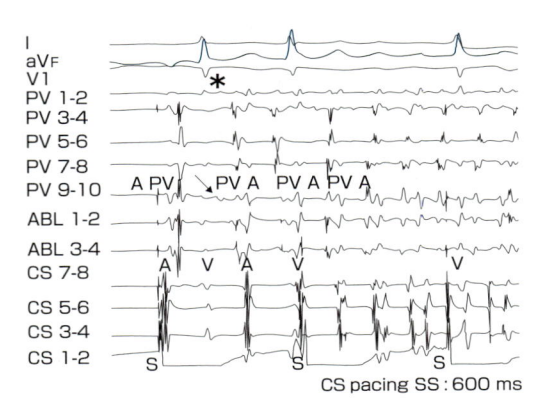

図2　肺静脈局所起源の発作性心房細動の心内電位の特徴

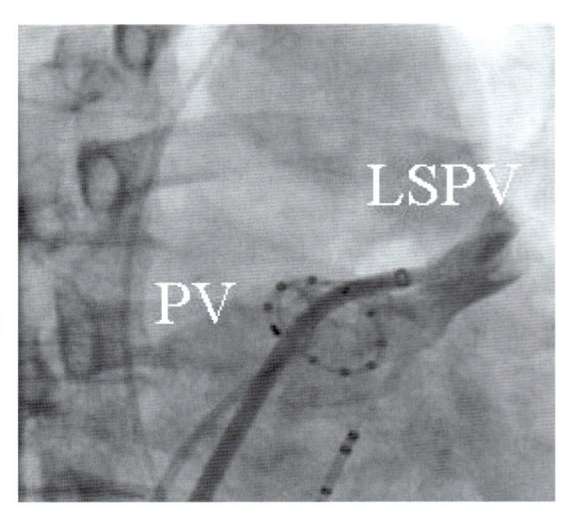

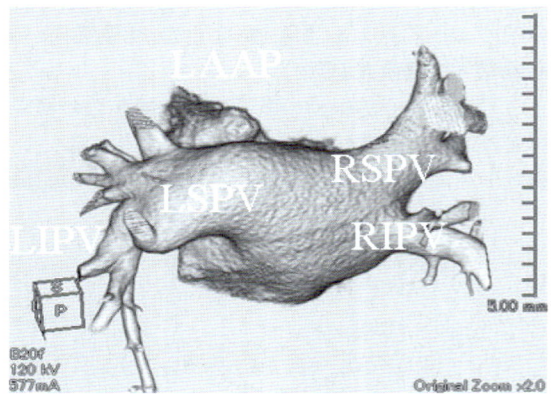

写真1　肺静脈と左心房の解剖学的関係
上：右前斜位，下：背面やや上方から．
RSPV：right superior PV　　RIPV：right inferior PV
LSPV：left superior PV　　LIPV：left inferior PV

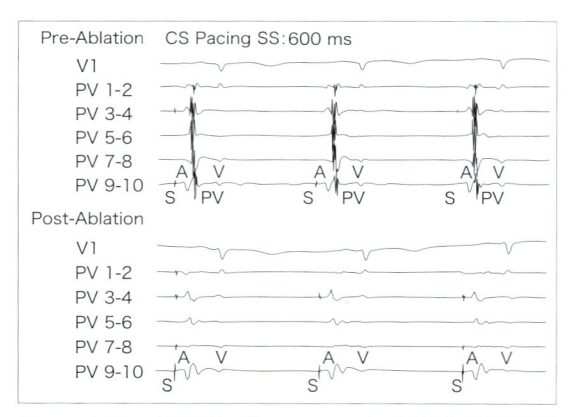

図3　カテーテルアブレーションによる肺静脈隔離術前後の肺静脈電位の変化

である．CS（coronary sinus）の遠位（CS1-2）から600 msecの連続刺激（S）を行った際に，左上肺静脈のPV（pulmonary vein）9-10に最も早期の肺静脈電位を有する心房期外収縮がみとめられ（矢印），それが左心房（A）に伝播している．このPV電極は円形のため(写真1），PV1-2にも同様に早期興奮（＊）が観察される．PV電極には細動中細かい興奮波が持続して観察される．CS電位は肺静脈興奮に遅れ，また細動中の興奮頻度も少ない．これらの観察結果から，この心房細動の発生には左上肺静脈の関与が大きいことが示唆された．

[肺静脈のカテーテル位置と肺静脈造影像，および造影CTから構築した左心房と肺静脈の立体構造]（写真1）

LSPV（left superior pulmonary vein）とCSに電極カテーテルが挿入されている．肺静脈の電極カテーテルは肺静脈の円周の電位を観察するため円形となっている．CT画像からは左心房全体の形態と左右上下肺静脈，左心耳（LAAP）の関係が明瞭となる．

[肺静脈隔離術前後の肺静脈電位]（図3）

カテーテルアブレーションで左上肺静脈のPV電位と左心房との間の電気的接合を切断すれば，心房細動の治療が可能となる．上段はアブレーション前のCS刺激（周期600ms）中のPV電位であるが，心房興奮（A）に続く鋭い振れの肺静脈電位（PV）を明瞭にみとめる．下段はアブレーション後で左心房興奮（A）のみとなり，それに続く肺静脈電位は完全に消失した．Vで示した波形は時相的にQRSに一致していることから心室興奮を反映したものである．

[経過]

カテーテルアブレーション後も数回の発作をみとめたが，以前無効であった抗不整脈薬を併用することで発作は完全に抑制できた．

心房細動は自然停止の有無で，発作性，持続性，永続性に分類される．発作性は数時間から数日で自然停止する心房細動をさす．それに対して持続性心房細動は，自然には停止しないが薬物や電気的手段を利用すれば停止可能である．一方，永続性心房細動になるとそれらの手段を用いても，もはや停止できない．このうち肺静脈起源の頻回興奮が原因となる発作性心房細動が，今回の局所起源の発作性心房細動である．これらの頻回興奮は肺静脈以外では，上大静脈やMarshall靱帯から生じることがある．頻発する心房期外収縮を伴い，契機となる局所興奮の関与が大きいため，薬剤抵抗性の場合は発生源となる心房局所へのカテーテルアブレーション治療も試みられる．

■藤木　明

2-36-2 心機能障害例の持続性心房細動

症例　51歳　男性

[主訴]

労作時の息切れ．

[病歴]

5年前に心不全で入院し，拡張型心筋症と診断され，その後3回過労を契機に心不全が増悪し，入退院を繰り返した．今回は心不全の治療強化を目的に入院した．なお心房細動は5年前から持続している．

[身体所見]

175 cm，90 kg，脈拍：113/分，不整，呼吸数：13/分，体温：36.5℃，血圧：100/68 mmHg，意識清明，貧血なし，チアノーゼなし，甲状腺腫大なし，頸静脈怒張あり，肝-頸静脈逆流あり，心音：Ⅲ（＋），心尖部に汎収縮期雑音（Levine Ⅲ/Ⅵ）を聴取する，肺野にラ音聴取せず，肝を右鎖骨中線上に2横指触知，両側下腿浮腫なし．

[血液検査]

INR 2.5．

[心電図]（図1）

心房細動頻脈をみとめる．

[胸部X線検査]（写真1）

心拡大（CTR：64％），肺うっ血，胸水をみとめる．

[心エコー図]（写真2）

傍胸骨左室長軸断面で左室壁運動のびまん性の低下をみとめる．左房径（LAD）：49 mm，左室拡張期末径/収縮期末径（LVDd/Ds）：69/57 mm，左室駆出分画（LVEF）：35％であった．僧帽弁逆流（MR）3度をみとめた．

[治療]

ジゴキシン，エナラプリル，スピロノラクトン，フロセマイド，ワルファリンの投与を受けていたが，軽労作で息切れをみとめた．ホルター心電図による心拍応答の検討では労作時の心拍数は容易に200/分程度まで増加したことから（図3），心房細動頻脈が心機能障害を増悪させている可能性を疑い，洞調律化を試みる方針とした．また除細動に際しては通常は前3週間の良好な抗凝固治療が必須とされるが，本例は以前から塞栓症予防のためワルファリンによる抗凝固治療がなされていたためそのまま継続した．

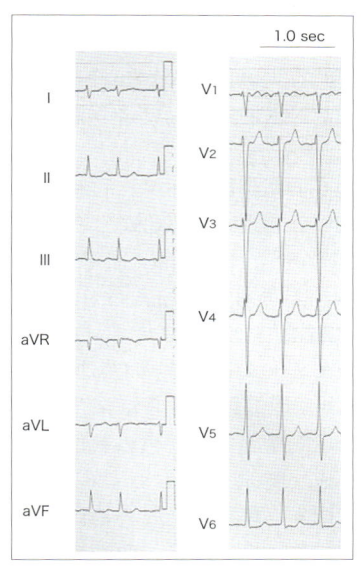

図1　入院時の12誘導心電図

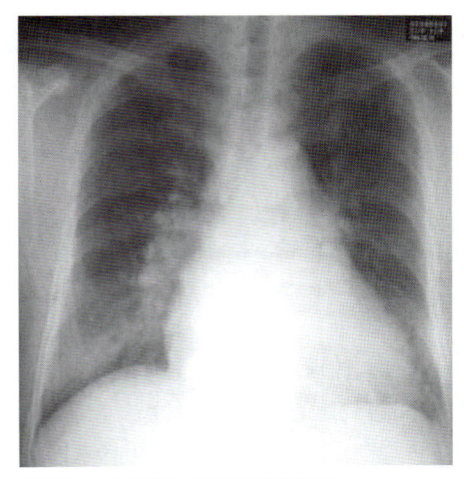

写真1　入院時の胸部X線写真
CTR：64％．

	入院時	除細動6カ月後
LAD:	49 mm	42 mm
LVDd/Ds:	69/57 mm	56/43 mm
LVEF:	35％	55％
MR:	(＋＋＋)	(－)

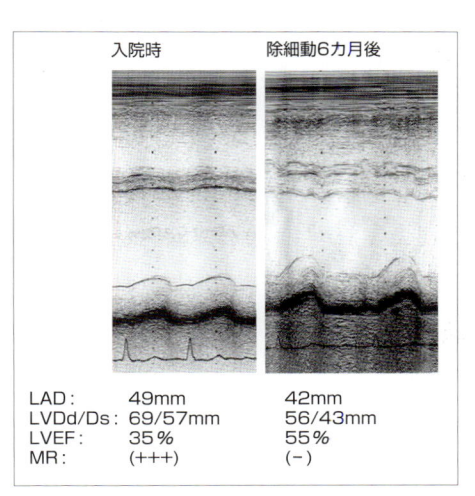

写真2　Mモード心エコー図（入院時と除細動6カ月後）

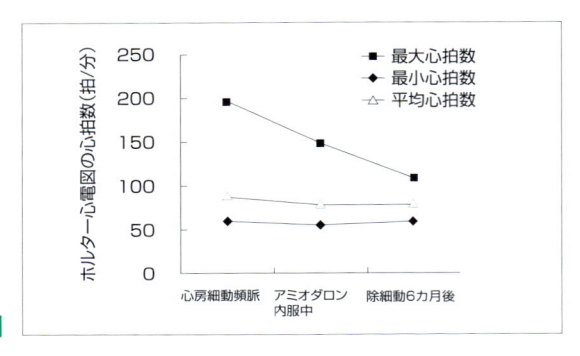

図2 ホルター心電図で計測した24時間平均心拍数の推移

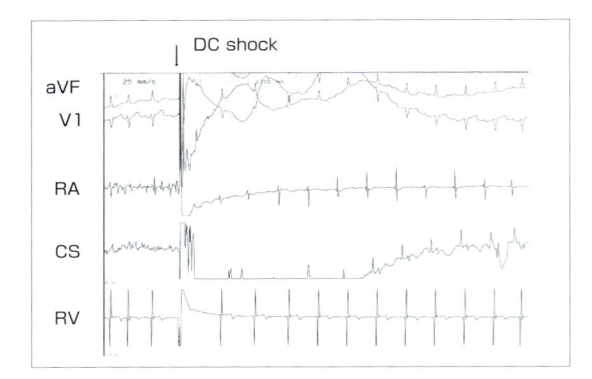

図3 電気的除細動による洞調律化

[経過]

除細動には電気的方法と薬物的方法があるが，持続が長い心房細動は電気的方法にしか反応しない．またせっかく洞調律に戻しても，すぐに心房細動が再発してしまうことも多い．本例はまずIII群抗不整脈薬のアミオダロンの経口投与を開始したところ，心房細動は継続したままで，平均

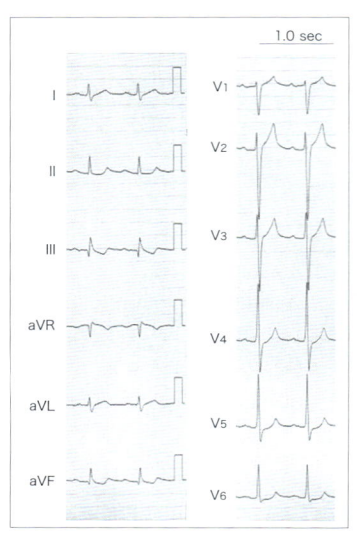

図4 洞調律維持6カ月後の12誘導心電図

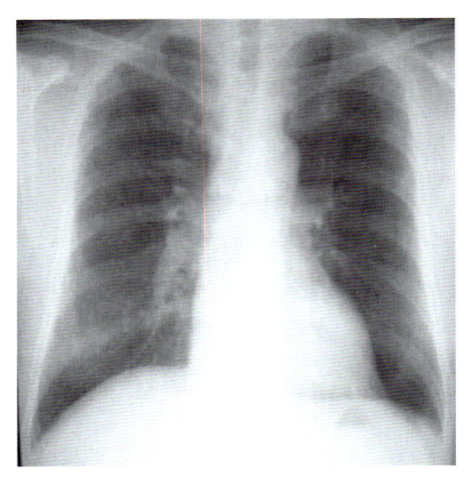

写真3 洞調律維持6カ月後の胸部X線写真

心拍数には大きな変化をみとめずに最大心拍数が150/分に減少した（図2）．アミオダロン投与開始3週間してから行った電気的除細動により洞調律に復帰した．

図3に除細動時の心内電位図を示す．電極カテーテルを右心房（RA），冠静脈洞（CS）と右心室（RV）に挿入した状態で行われた．RAとCSにみとめた細動波がQRSに同期して加えられたDC shock後に消失し洞調律化した．

洞調律が維持されてからのホルター心電図検査で求めた最大心拍数は120/分とさらに減少した（図2）．洞調律となって半年してからの胸部X線写真では，肺うっ血，胸水はみとめずCTRも46％と正常化した（図4，写真3）．また心エコー図（写真2）では左室径の縮小に伴い僧帽弁逆流が消失し，左房径の拡大も減少した．

心機能障害例に伴う持続性心房細動の中には，本例のごとく心房細動頻脈が心機能障害の原因となっている例が隠れている．このような例では心房細動の除細動と洞調律維持治療により心機能の回復が期待できる．

■藤木 明

2-37 心室頻拍

症例　75歳　男性

[臨床所見]

64歳時に急性心筋梗塞（下壁）の既往あり．洞調律時心電図（図1）では下方誘導（II，III，aV_F）異常Q波をみとめ，左室駆出分画は36％と低下していた．

突然頻拍を発症しショック状態にて当院CCUに

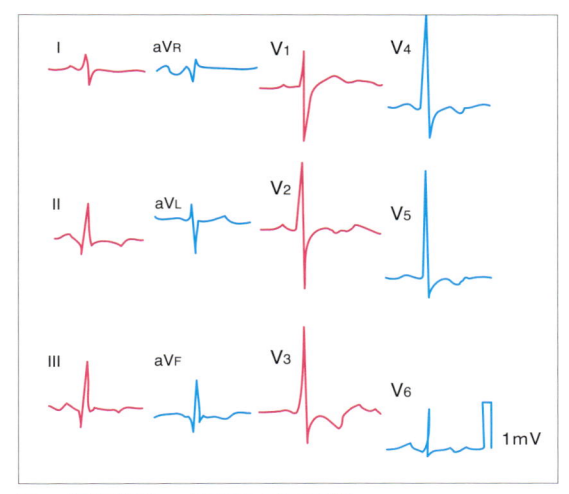

図1 洞調律時12誘導心電図記録

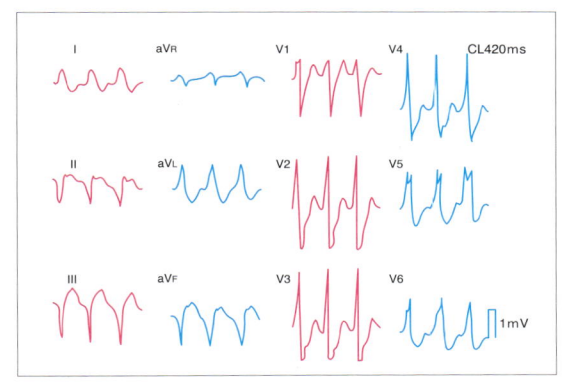

図2 来院時12誘導心電図記録

搬送された．来院時心電図（**図2**）は左脚ブロック左軸偏位型の持続性心室頻拍で心拍数143/minであった．直流通電にて洞調律に復帰した．

[電気生理学的検査]

図3のように，下壁心筋梗塞による瘢痕組織の

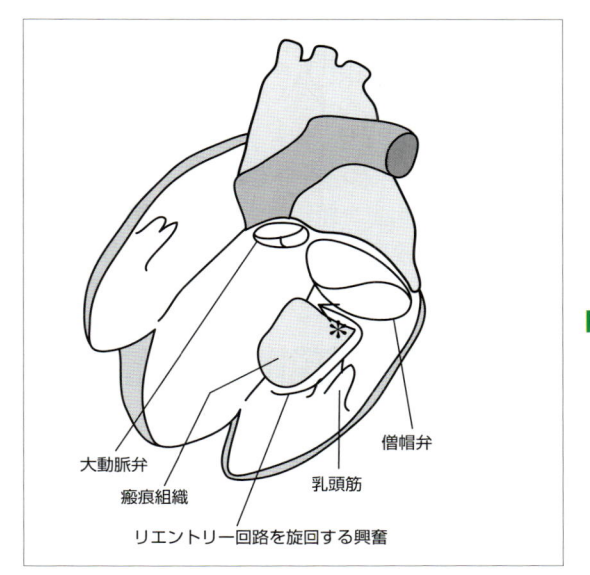

図3 心室頻拍のリエントリー回路のシェーマ
左室を切り開いてある．

周囲を旋回するリエントリー性の心室頻拍（mitral isthmus ventricular tachycardia）と診断．頻拍誘発後僧帽弁輪部と瘢痕組織の間の峡部（**図3，＊印**）を高周波カテーテルアブレーションしたところ頻拍は停止し（**図4，※印**），以後誘発も不能となった．

[治療]

心室頻拍（ventricular tachycardia）の治療法は基礎心疾患の有無，心機能などにより異なる．

1）心筋梗塞例や心機能が著しく低下した例ではIa，Ic群抗不整脈薬の使用は催不整脈作用の危険がある．

2）高周波通電によるカテーテルアブレーションは侵襲の少ない根治療法で，最近では治療成績も

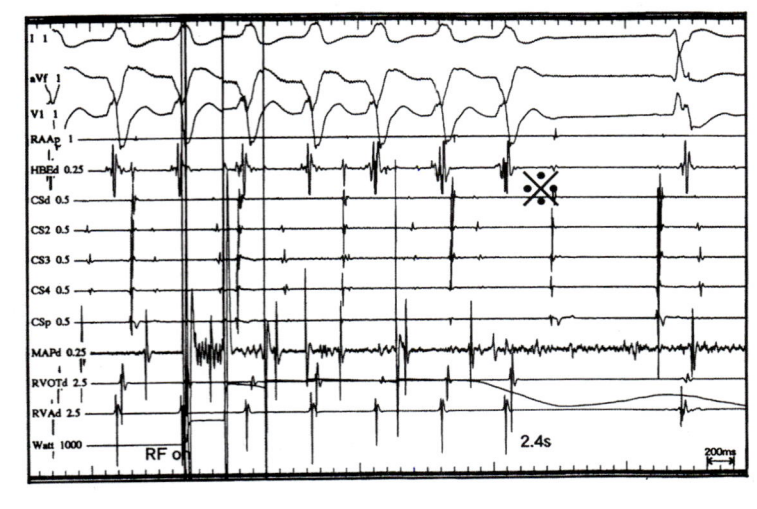

図4 高周波アブレーションによる心室頻拍の停止

RAAP：右心耳，HBEd：His束遠位電位，CSd：冠状静脈洞遠位電位，CS2-4：冠状静脈洞電位，CSp：冠状静脈洞近位電位，MAPd：マッピング遠位置電極，RVOTd：右室流出路遠位電位，RVAd：右室心尖部遠位電位，RFOn：高周波通電開始．通電開始2.4秒で心室頻拍は停止した．

3) 心室瘤などに伴うものでは外科的切除も行われる.

4) 心室細動へ移行したり，ショックに陥る重篤な例では植え込み型除細動機の適応となる.

5) 器質的心疾患を伴わない特発性心室頻拍にはCa拮抗薬やβ遮断薬が著効を示すものが多い.

■斎藤寛和・林　明聡

2-38　特発性心室細動

2-38-1　QT延長症候群

症例　16歳　男性

[主訴]
　失神.

[病歴]
　夕食後階段を2階まで昇ったところで突然倒れ，約1分間の失神をみとめた．翌日病院を受診し24時間ホルター心電図を施行された．その際，午後5時ころ友達と談笑中に再び失神し，TDP（torsades de pointes）の発作が記録された．

[家族歴]
　突然死（−），父親44歳QTc 0.50秒.

[身体所見]
　とくに異常所見をみとめず，聴覚も正常である．

心電図（図1）
　洞徐脈RR1.72秒の際にQT0.52秒で，Bazett補正ではQTc0.40秒となり正常範囲となる．しかしこの補正は不適切でBazett補正によるQT評価の限界を示している．Bazett補正QTcは徐脈領域は過小評価，頻脈領域は過大評価する傾向を有する．この例はTDPを生じた例であり，むしろ徐脈時にQTの実測値が0.52秒と延長していること自体が，異常と判定されるべきである．

ホルター心電図（図2）
　TDPによる失神発作時の心電図記録を示す．洞頻脈（RR短縮）に伴うQTの短縮が軽度で，RRが延長した際に過度のQT延長が生じ，期外収縮からTDPが発生した．心電図記録の上段にRR間隔を，下段にQT間隔をそれぞれ記載した．QTは最小0.50秒から最大0.64秒まで変動した．星印の心拍で最短のRRとなり，そこから9拍目でTDPが発生した．

[治療]
　先天性QT延長症候群に生じたTDPによる失神発作である．父親にもQT延長をみとめ，遺伝的素因を示唆する．発作には交感神経興奮が関与することが古くから指摘されている．しかし本例のごとく，必ずしも運動中に発作が生じるわけではなく，むしろ精神的動揺や驚きに一致して発作を生じるタイプもある．一般に運動が直接誘引となるのが先天性QT延長症候群の中でもLQT1と呼ばれ，IKsチャネルの遺伝子異常による機能不全が原因とされる．一方，LQT2はIKrチャネルの機能不全が原因とされ，本例のように交感神経と迷走神経興奮の不均衡が発作の誘引となる．β遮断薬は両タイプに対して有効である．本例では運動制限とプロプラノロール投与で治療した．これらの治療に抵抗する場合には植え込み型除細動器（ICD）の適応となる．

[薬物負荷試験]
　失神をみとめる先天性QT延長症候群であっても，本例のように発作心電図が記録されることは稀である．そのような場合に薬物負荷試験を行い診断にせまることができる．これまで失神発作を繰り返したが，発作の心電図記録がまったくなさ

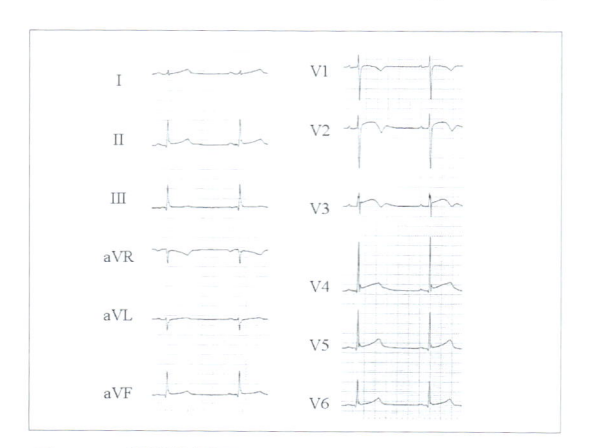

図1　12誘導心電図

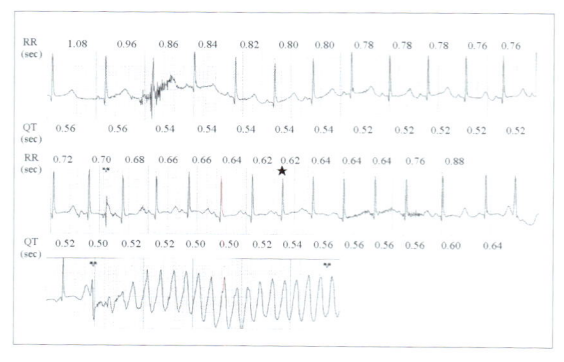

図2　24時間ホルター心電図に記録されたTDP（torsades de pointes）発作

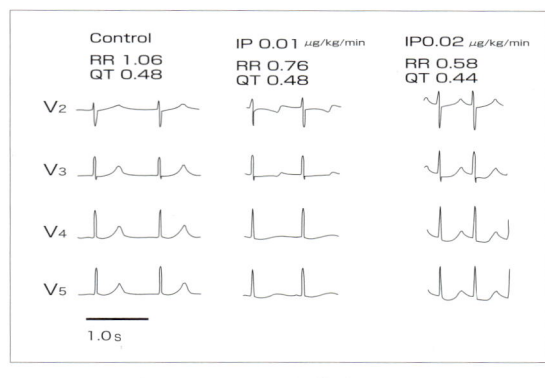

図3　イソプロテレノール負荷試験

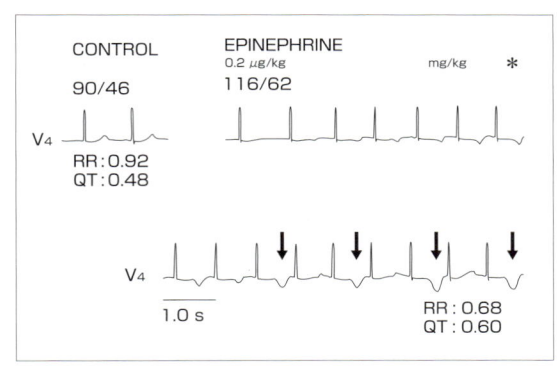

図4　エピネフリン負荷試験
＊印から数秒後が下段の心電図である．

れていなかった44歳女性のQT延長症候群に対しての薬物負荷試験を示す（**図3，4**）．なお薬物負荷試験は発作誘発試験であり，TDPから心室細動に移行する可能性を想定し，電気的除細動器や救急蘇生の準備をして行う必要がある．

[イソプロテレノール負荷試験]（図3）

　負荷前ではQTは0.48秒と軽度延長をみとめたのみであった．イソプロテレノール0.01μg/kg/minを点滴投与したところ，洞頻脈が生じた．しかしQTは短縮せず相対的に延長し，T波は平低化し一部では2峰性に変形した．さらにイソプロテレノールを0.02μg/kg/minに増量したところ，T波高は再び増高してQTは短縮した．

[エピネフリン負荷試験]（図4）

　エピネフリン0.2μg/kgを1分で静注したところQT延長とともに急速にT波が陰性化し，さらに1拍ごとに巨大な陰性T波（矢印）が出現するT wave alternans（T波交互脈）が生じた．この波形変化はTDPの前兆として知られている．この例ではTDPの危険性が高いため，それ以上の薬物負荷は行わなかった．

■藤木　明

2-38-2　Brugada症候群

症例　36歳　男性

[主訴]
動悸，眼前暗黒感，尿失禁．

[病歴]
半年ほど前より夜間就寝中に動悸と眼前暗黒感をみとめるようになった．就寝後数時間して突然うめき声をあげているのに家人が気づき，呼びかけたが応答がなかった．顔面蒼白で尿失禁をみとめたため家人が救急隊を要請した．救急病院へ搬送された際には自然に意識は回復していた．

[既往歴]
約10年前から検診で右脚ブロックを指摘されていた．

[家族歴]
父親が50歳で突然死．

[生活歴]
喫煙歴（−）．飲酒は機会飲酒程度．最近仕事上のストレスが多かった．

[身体所見]
身長170cm，体重73kg，血圧144/70，脈拍88/分・整，左右差（−），動脈硬化（−），意識清明，貧血（−），黄疸（−），頸部の静脈怒張（−），胸部：Ⅰ音，Ⅱ音正常，Ⅲ・Ⅳ音（−），心雑音（−），腹部と下肢に異常をみとめない．神経学的異常所見（−）．

心電図（図1）

洞調律であるが，左軸偏位とV₂誘導にsaddle-back型のST上昇をみとめる．またV₁誘導はrSR'の右脚ブロック型となっている．中年男性の夜間の失神発作ということからBrugada症候群を疑い，NaチャネルブロッカーのpilsicainideI（50mg/10分）の静注を行った．QRS幅の延長と

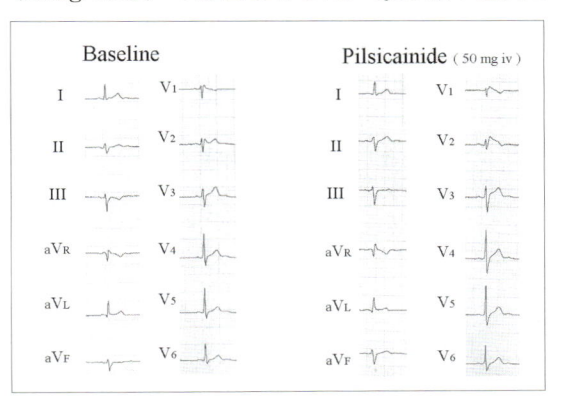

図1　12誘導心電図

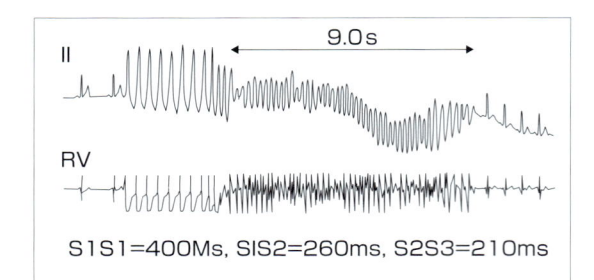

図2 心臓電気生理検査

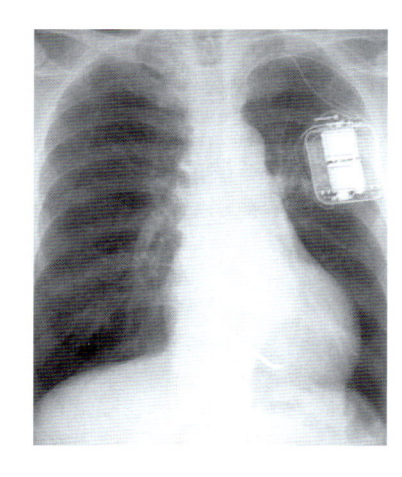

写真1 植込み型除細動器（ICD）装着後の胸部X線写真

ともに左軸偏位の増強，V_1，V_2誘導にcoved型のST上昇が生じた．これらの心電図変化と父親の突然死の家族歴は，強くBrugada症候群を示唆する．

[経過]

ホルター心電図検査では心室期外収縮が散発していたが連結期も長く，特に危険な所見はみとめなかった．不整脈の誘発試験として心臓電気生理検査を行った．右室心尖部（RV）に電極カテーテルを留置し，基本周期400msの心室ペーシングに，連結期260msと210msの2個の心室期外刺激を加えたところ，心室細動が誘発された（図2）．この心室細動は9秒で自然停止した．通常はこのような2連心室期外刺激で心室細動は誘発されず，本例には心室細動を発生しやすい基盤が存在することが示唆された．

[治療]

Brugada症候群で自然発作を有し，さらに家族に突然死をみとめる例であり，植込み型除細動器（ICD）を左鎖骨下に装着した（写真1）．その後自宅で就寝中に同様の動悸発作をみとめたが，ICDのショック治療がなされ，ただちに意識は回復した．ICDに記録された発作時の心電図から自然発作が心室細動であることが確認された（図3）．

Brugadaらが右側胸部誘導でのST上昇を伴う右脚ブロック例における心室細動の危険性を指摘して以来，同様の心電図所見を有する症例に関して様々な検討がなされている．

日本を含む東アジアの中年男性に多く，安静時の心室細動発作を特徴とする．検診心電図で同様の心電図異常がみとめられる頻度は1％以下である．突然死予防のためにはICD植え込みが絶対的適応となるが，たまたま健診で発見され，家族歴や既往歴のない例への対処法については意見が分かれる．機序として先天的なNaチャネルの異常が報告されているが，不明な点も多い．

■藤木 明

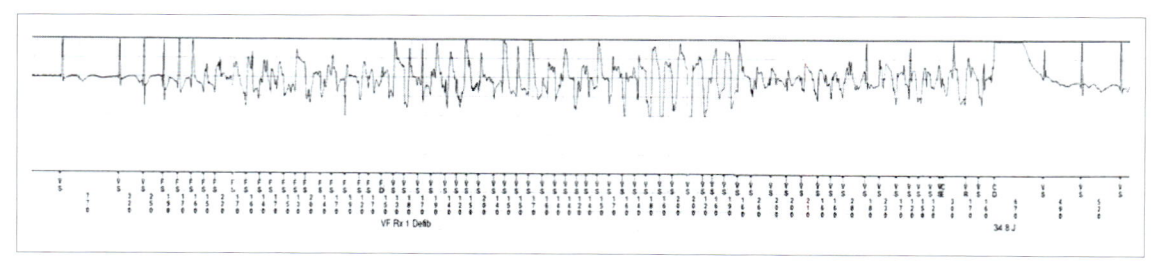

図3 ICDに記録された心室細動発作

3. 呼吸器系の疾患

1. 感染症
2. 循環器系の疾患
4. 消化器系の疾患
5. 肝の疾患
6. 胆・膵の疾患
7. 膠原病
8. 腎・尿路系の疾患
9. 内分泌系の疾患
10. 代謝の異常
11. 血液疾患
12. 神経疾患
13. 眼底
14. 救急医療

編集　北村　諭

A 感染性肺疾患

3-1 肺炎

3-1-1 肺炎球菌性肺炎

症例　72歳　女性

[現病歴]

5日前から咳嗽があり，前日より39℃の発熱，悪寒，咳嗽の増悪，鉄さび色の喀痰（写真1）および左胸痛を主訴に来院した．意識清明．体温38.1℃，呼吸数34/分，脈拍120/分．胸部聴診では右側胸部にcoarse cracklesを聴取をした．

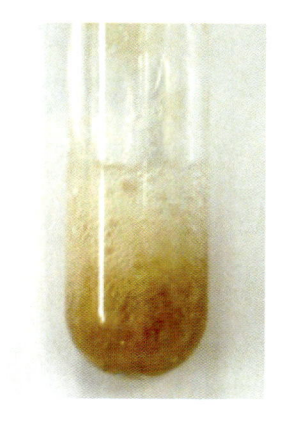

写真1　肺炎球菌肺炎の喀痰
鉄さび色と表現されるように，血液の混じった赤褐色を呈する．

[検査]

白血球18500/μl（桿状好中球14％，分葉好中球73％，好酸球1％，リンパ球9％），CRP 21.1mg/dl，その他の血液・生化学検査は異常なし．
胸部X線（写真2）
胸部CT（写真3）

[細菌学的検査]

喀痰グラム染色では，紫色に染まるダンベル型のグラム陽性双球菌をみとめ，肺炎球菌が疑われた（写真4）．肺炎球菌尿中抗原も陽性であった．喀痰培養では*Streptococcus pneumoniae*が分離され，薬剤感受性検査ではpenicillin GのMIC 0.06μg/mlで，ペニシリン感受性肺炎球菌（penicillin-susceptible *Streptococcus pneumoniae*：PSSP）であった．

[経過]

肺炎球菌肺炎の診断で入院となり，ただちにアンピシリンの点滴静注を開始した．この結果，翌日には解熱し，その後も臨床症状は改善した．血液検査および胸部X線も改善し，第7病日に退院となった．

[特徴]

肺炎球菌肺炎は，成人の市中肺炎としては最も頻度が高い．発症は急激で悪寒戦慄を伴う高熱を呈する．典型的なX線は大葉性肺炎を呈するが，気管支肺炎像をとることも多い．喀痰のグラム染色では，典型的なグラム陽性双球菌をみとめる．最近では少量の尿で検査する肺炎球菌迅速検出キットが使用可能であり有用である．治療にはペニシリン系抗菌薬が第一選択であるが，最近ではペニシリン耐性肺炎球菌（penicillin-resistant *Streptococcus pneumoniae*：PRSP）の増加が報告されており，ペニシリンのみならずセフェム系などの他の抗生物質に対しても交叉耐性をもつものが多い．成人の肺炎球菌感染症の予防には，肺炎球菌の外膜ポリサッカロイドに対する多価不活化ワクチン（23種類の血清型の肺炎球菌をカバーする）

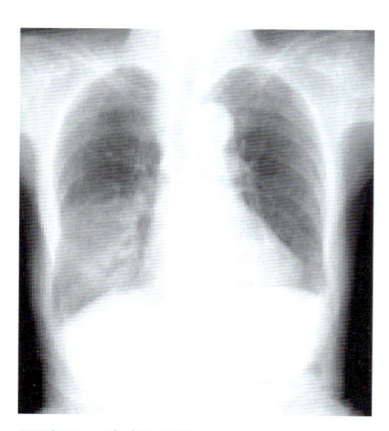

写真2　胸部X線
右中下肺野にair bronchogramを伴う浸潤影をみとめる．

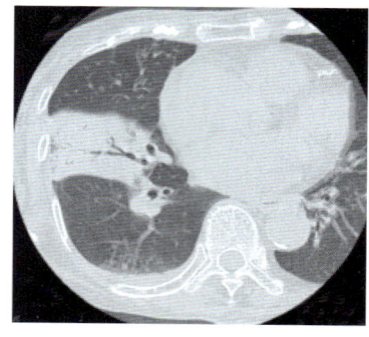

写真3　胸部CT
右中葉のS4にair bronchogramを伴うconsolidationをみとめる（大葉性肺炎のパターン）．

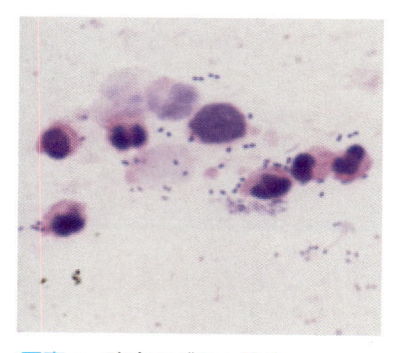

写真4　喀痰のグラム染色
ダンベル型のグラム陽性双球菌をみとめる．

が有用であり，65歳以上の高齢者，糖尿病や心血管障害などの慢性疾患を有する症例，脾摘患者などに勧められている．　　■山越志保・川畑雅照

[文献]

Mandell LA, Wunderink RG, Anzueto A, et al : Infectious Diseases Society of America/American Thoracic Society consensus guideline on the management of community-acquired pneumonia in adults. Clin Infect Dis, **44**: s27-72, 2007.
日本呼吸器学会呼吸器感染症に関するガイドライン作成委員会：成人市中肺炎診療ガイドライン．日本呼吸器学会，2005.

3-1-2　インフルエンザ桿菌肺炎

症例　79歳　男性

[現病歴]

糖尿病で経口血糖降下薬を内服中であった．3日前より38℃台の発熱と咳嗽，膿性痰を自覚し，その後，呼吸困難が増強し経口摂取も不能な状態となり受診した．胸部聴診では右側胸部に吸気時の coarse crackle と呼気時の rhonchi をみとめる．

[検査]

白血球数 12400/μl，CRP 17.3 mg/dl，UN 32 mg/dl，Cr 1.2 mg/dl．

胸部X線（写真1）
胸部CT（写真2）

[細菌学的検査]

喀痰のグラム染色ではグラム陰性の小桿菌（写真3）をみとめ，培養ではβラクタマーゼ非産生性の *Hemophillus influenzae* が分離され，薬剤耐性はみとめなかった．

[経過]

入院後，3世代セフェム（セフトリアキソン）を開始したところ，臨床所見は改善し，第8病日に退院となった．

[特徴]

健常者の市中肺炎の起炎菌としても一般的であるが，胸部X線では気管支肺炎の像を呈することが多い．気管支拡張症，COPDなどの慢性気道疾患の症例が急性増悪する際の起炎菌となる頻度も高い．H. influenzae のもつ莢膜により a～f の六つの血清型に分けられるが，莢膜をもたないものもあり nontypable と呼ばれる．成人の呼吸器感染症の原因菌の多くは nontypable であるが，type b（Hib）は6歳未満の乳幼児に感染し，中耳炎や髄膜炎の起炎菌となる．とくに髄膜炎は重篤で死亡率も高いため，最近では乳幼児を対象に不活化ワクチンであるHibワクチンの接種が行われるようになった．治療にはアンピシリンや2～3世代セフェムが選択されるが，その1～2割がβラクタマーゼ産生株であることが知られており，βラクタマーゼ安定性の高い3世代セフェムやβラクタマーゼ阻害薬の配合薬が推奨される．また，近年はβラクタマーゼ非産生性アンピシリン耐性菌（β-lactamase negative ampicillin resistant: BLNAR と略する）の増加が報告されており，ピペラシリンや3世代セフェム系が推奨されている．

■山越志保・川畑雅照

[文献]

日本呼吸器学会呼吸器感染症に関するガイドライン作成委員会：成人市中肺炎診療ガイドライン．日本呼吸器学会，2005.

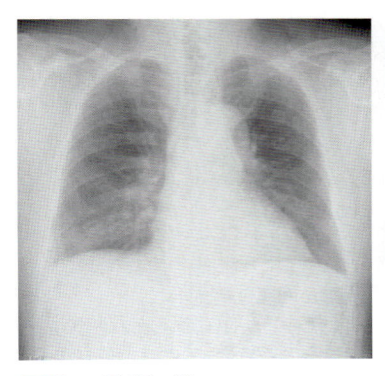

写真1　胸部X線
右下肺野の外側に淡い浸潤影，索状影をみとめる．

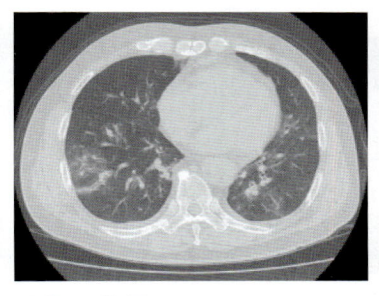

写真2　胸部CT
両側下葉に気管支壁の肥厚や小さな浸潤影や粒状影が散在している（気管支肺炎のパターン）．

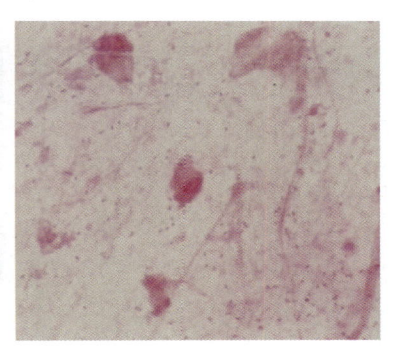

写真3　喀痰のグラム染色
グラム陰性の小桿菌を多数みとめる．

3-1-3 マイコプラズマ肺炎

症例　29歳　女性

[現病歴]

　生来健康．6日前より38℃台の発熱と夜も眠れない咳嗽，胸痛があり，3日前に前医を受診．胸部X線で肺炎と診断されセフェム系抗生物質を投与されたが，症状は改善しないため当院を受診した．体温38.2℃，呼吸数18/分，酸素飽和度（SpO$_2$）96％（大気圧下），脈拍94/分，血圧106/64 mmHgで，胸部聴診は正常であった．

[検査]

　白血球8000/μl（血液分画は正常），CRP 7.0 mg/dl．受診時寒冷凝集素は256倍と高値であり，マイコプラズマ抗体（補体結合反応）は受診時＜4倍であったが，治療終了時には64倍に上昇していた．他の検査所見に異常はみとめなかった．

胸部X線（写真1）
胸部CT（写真2）

[細菌学的検査]

　喀痰は採取できなかたため，咽頭ぬぐい液を採取しPPLO培地で培養した結果，典型的な目玉焼き状のコロニーの形成をみとめ，*Mycoplasma pneumoniae* が分離された（写真3）．

[経過]

　臨床所見およびセフェム系抗生物質が無効であったことよりマイコプラズマ肺炎を疑い，テトラサイクリン系抗生物質のミノサイクリンを開始した．この結果，翌日には解熱し，1週間後には咳嗽や胸痛も軽快し，CRPも陰性化した．

[特徴]

　マイコプラズマ肺炎は，基礎疾患のない若年者（10～30歳）に好発する非定型肺炎である．家庭や学校など集団内で流行することもある．頑固な乾性咳嗽が特徴で，喀痰は少ない．症状のわりに聴診所見は軽微であることが多い．血液検査では，白血球は正常であることが多い．診断には**表1**の診断基準が有用である．喀痰は少ないが，採取できてもグラム染色で菌をみとめない．喀痰が得られない場合，咽頭ぬぐい液を採取しPPLO培地（マイコプラズマの古い呼称 Pleuro-Pneumonia Like Organismの略）で典型的な目玉焼き状のコロニーを分離することができる．血清抗体価は診断に有用であるが，回復期に上昇することが多いため，ペア血清（発症時と2～3週後）で測定する必要がある．寒冷凝集素価の上昇が知られるが，非特異的な補助診断法に止まる．胸部X線では気管支肺炎像を示すことが多く，胸部CTではスリガラス影や粒状影，気管支壁の肥厚などが特徴的である．*Mycoplasma pneumoniae* は細胞壁をもたな

表1　非定型肺炎の診断基準
（日本呼吸器学会市中肺炎ガイドライン）

1. 年齢60歳未満
2. 基礎疾患がない，あるいは，軽微
3. 頑固な咳がある
4. 胸部聴診上所見が乏しい
5. 痰がない，あるいは，グラム染色で原因菌がない
6. 末梢血白血球数が10000/μl未満である

[6項目で判定] 4項目以上：非定型肺炎疑い
　　　　　　　3項目以下：細菌性肺炎疑い
（非定型肺炎の感度は77.9％，特異度は93.0％）
[5項目で判定] 3項目以上：非定型肺炎疑い
（上記1～5）　 2項目以下：細菌性肺炎疑い
（非定型肺炎の感度は83.9％，特異度は87.0％）

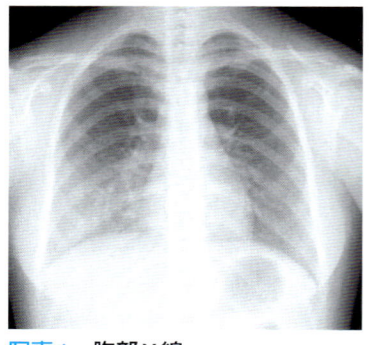

写真1　胸部X線
右下肺野にすりガラス状の浸潤影をみとめる（左右下肺野の濃度差に注目）

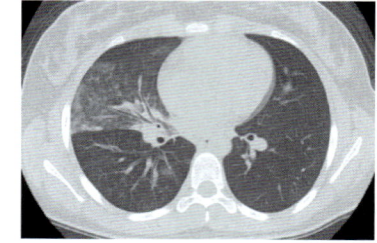

写真2　胸部CT
右中葉を中心に，粒状影およびすりガラス状の陰影をみとめ，気管支壁の肥厚も伴っており，気管支肺炎のパターンである．

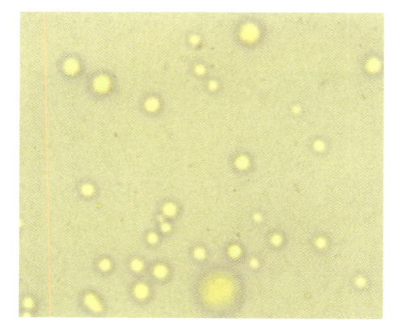

写真3　PPLO培地
1～2週間で，目玉焼き状のコロニーの形成をみとめる．その大きさは1mm以下ときわめて小さく，肉眼では見えにくいため，40～100倍の実体顕微鏡で観察する．

いため，細胞壁合成阻害薬のペニシリン系やセフェム系などのβラクタム系抗生物質は無効であり，蛋白合成阻害作用のマクロライド系やテトラサイクリン系が有効である．マイコプラズマ肺炎に伴う全身症状として，皮疹，頭痛，耳痛，関節痛などをきたすことがあり，まれに心筋炎，中枢神経症状，Guillan-Barré症候群，Stevens-Johnson症候群を合併することがある．

■山越志保・川畑雅照

[文献]
McCormack WM: Infections due to mycoplasmas. Harrison's Principles of Internal Medicine, 17th Ed, pp1067-1068, McGraw-Hill, 2008.
日本呼吸器学会呼吸器感染症に関するガイドライン作成委員会：成人市中肺炎診療ガイドライン．日本呼吸器学会，2005.
Stephen GB: Mycoplasma disease. Mandell, Douglas and Bennetts Principles and Practice of Infectious Diseases, 6th Ed(Mandell GL et al eds), pp2269-2279, Churchill, 2005.

3-1-4 レジオネラ肺炎

症例　68歳　男性

[現病歴]

3年前に冠動脈バイパス術．3日前から発熱，筋肉痛，咳嗽，オレンジゼリー状の血痰（写真1）をみとめ，その後，呼吸困難も増強したため当院を受診した．体温39.6℃，呼吸数36/分，脈拍82/分整，血圧110/70mmHgであった．

[検査]

白血球数16200/μl，CRP 25.2 mg/dl，Na 125mEq/l，GOT 67 IU/l，GPT 88IU/l，血液ガス（大気下）pH 7.43，PaO₂ 45Torr，PaCO₂ 33Torr，レジオネラ尿中抗原　陽性．

胸部X線（写真2）
胸部CT（写真3）

[経過]

市中肺炎の診断で入院となりアンピシリン-スルバクタムを開始したが，自覚症状は改善せず，呼吸不全の進行と胸部X線の悪化をみとめた．そこで，再度詳細な問診を行い，来院10日前に温泉旅行に行ったことが判明．重症肺炎でもあり，レジオネラ尿中抗原を行ったところ陽性であった．第3病日にレジオネラ肺炎と診断し，マクロライド系抗菌薬（アジスロマイシン）にリファンピシンを併用して治療を開始した．第7病日までは呼吸不全と胸部X線所見の悪化をみとめた（写真4）が，その後，自覚症状，呼吸状態，画像所見も改善した．なお，BCYE培地を用いて喀痰培養を行ったところ，*L.pneumophilia*が分離された（写真

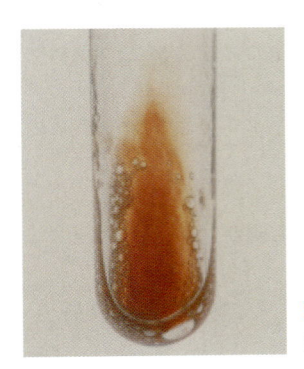

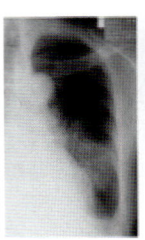

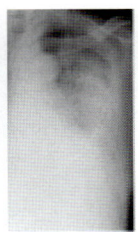

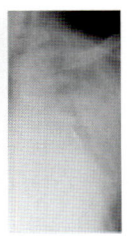

写真1　オレンジゼリー状の血痰

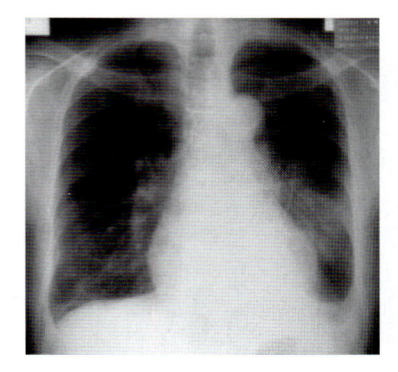

写真2　胸部X線
左中下肺野に浸潤影をみとめ，右下肺野にも薄い浸潤影をみとめ，両側の胸水も伴っている．

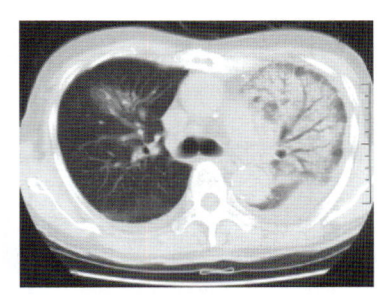

写真3　胸部CT
左肺野全体にair bronchogramを伴うconsolidationと胸水貯留をみとめ，右肺にも淡いすりガラス状陰影をみとめる．

第1病日　第2病日　第4病日　第7病日

写真4　左肺野の浸潤影の時間経過
急激な浸潤影の悪化をみとめる．

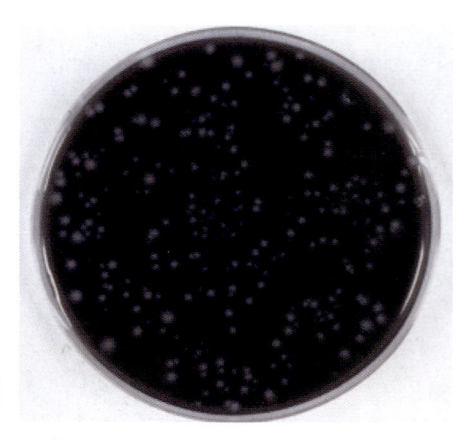

写真5 深緑色のBCYEα培地で分離されたL. pneumophilia

5).

[特徴]

レジオネラ肺炎は比較的頻度の少ない非定型肺炎で，土壌や環境水に生息している Legionella がエアロゾルの形で飛散され，これを吸入して発症する．温泉，ビルのクーリングタワー，24時間風呂などが感染源となり，時に集団発生する．軽症例も見られるが重症化するものが多い．頭痛，倦怠感，筋肉痛，下痢などの非特異的な症状をきたすことが多く，傾眠や昏睡などの精神神経症状，横紋筋融解症，低ナトリウム血症，肝機能障害，比較的徐脈などを呈することがある．典型的なX線像は胸膜直下からはじまる consolidation であり，急速に進行することが多い．胸膜炎を合併し胸水貯留を伴いやすい．Legionella は，グラム陰性桿菌であるが，細胞内寄生性が高いためグラム染色では染まりにくく，特殊な染色（ヒメネス染色）で検出できる．培養には BCYEα 培地（buffered charcoal yeast agar 培地）を用いる．レジオネラ尿中抗原は迅速かつ簡便であり広く用いられている．Legionella は，細胞内寄生性が高いため，βラクタム系抗生物質のように細胞内移行性の悪い薬剤は無効であり，マクロライド系，フルオロキノロン系抗生物質が使用される．なお，感染症法においては，レジオネラ症は4類感染症となっており，全例の届け出が義務付けられている．

■山越志保・川畑雅照

[文献]

日本呼吸器学会呼吸器感染症に関するガイドライン作成委員会：成人市中肺炎診療ガイドライン．日本呼吸器学会，2005.

Paul HE, Nicholas P : Legionella. Mandell, Douglas and Bennetts Principles and Practice of Infectious Diseases, 6th Ed (Mandell GL et al eds), pp2711-2724, Churchill, 2005.

3-2 肺化膿症

肺化膿症（lung abscess）
症例 57歳 女性

[臨床所見]

2年前に後・下壁心筋梗塞．12年前に糖尿病の診断を受け，2年前から糖尿病性網膜症・腎症を併発し通院治療中であった．約1カ月前から感冒様症状が続いていた．数日前から38℃台の発熱とともに咳，全身倦怠感が出現したため来院．

[血液検査]

白血球数13300/μl（好中球91.1％），CRP 2.3mg/dl，赤沈1時間値80mm，空腹時血糖376mg/dl，一日尿糖量48.6g，HbA$_{1c}$ 13.9％．

[画像診断]

胸部X線
　平面写真（写真1）
　断層写真（写真2）
胸部CT
　肺野条件（写真3）
　縦隔条件（写真4）

[定義]

肺組織の壊死，融解，空洞形成を伴う化膿性炎症．

[成因・誘因]

細菌を含む口腔内容物の吸引：意識レベルの低下（脳血管障害が主），食道疾患，口腔・咽頭の化膿性病変．

　気道の狭窄・閉塞：肺癌，異物．
　菌血症・敗血症の際の菌栓塞．
　横隔膜膿瘍，肝膿瘍からの波及．
　肺炎から進展（黄色ブドウ球菌，肺炎桿菌など）．

[起因微生物]

嫌気性菌
　グラム陰性桿菌：バクテロイデス属，フゾバクテリウム属など．
　グラム陽性球菌：ペプトストレプトコッカス属など．

好気性菌
　ブドウ球菌，肺炎桿菌，緑膿菌，プロテウスなど．

[臨床症状]

悪寒，発熱，咳，胸痛，大量膿性痰（腐敗臭，粘膜・漿液・純膿層形成）．

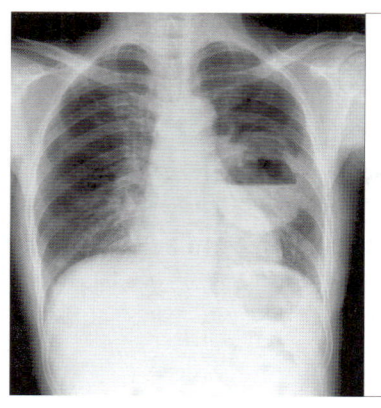

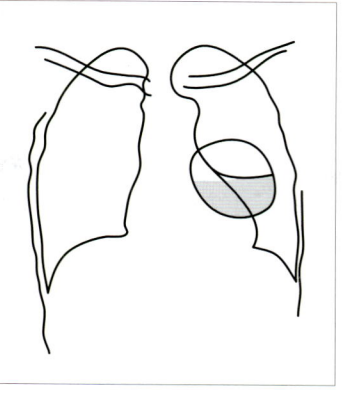

写真1　平面写真　右中肺野に鏡面像（ニボー）を伴う巨大円形陰影をみとめる．

写真2　断層写真　空洞内壁は凹凸不整である．

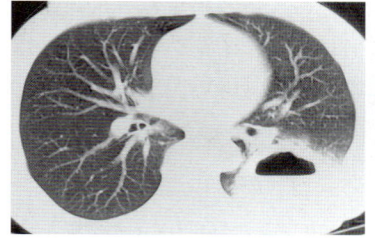

写真3　肺野条件
下葉背側（S6領域）に鏡面像を伴う半円形の塊状影．周辺に浸潤影をみとめる．

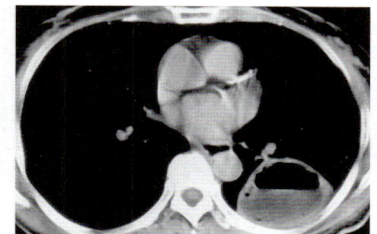

写真4　縦隔条件

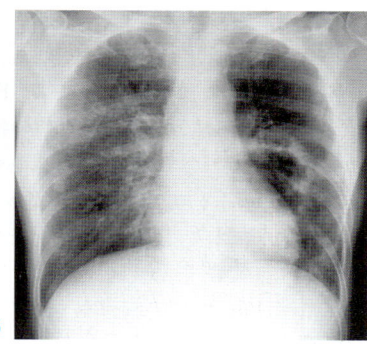

写真5

[検査]
白血球増多，好中球増多と核左方移動，CRP強陽性，赤沈値亢進．

[鑑別すべき疾患]
肺癌（とくに扁平上皮癌），肺結核・非定型抗酸菌症，感染性肺嚢胞症，クリプトコッカス症，Wegener肉芽腫．

[治療]
イミペネム＋クリンダマイシン
セフォチアム＋ミノサイクリン
セフォチアム＋クリンダマイシン　など．

[経過]
セフォペラゾン＋クリンダマイシン→イミペネム＋ミノサイクリンによる治療により治癒．
鏡面像の消失と空洞壁の菲薄化をみたが，空洞内容物の経気管支散布により，両側中下野に一過性に浸潤影の出現をみた（写真5）．　■大泉耕太郎

[文献]
Finegold SM：Lung abscess. In： Principles and Practice of Infections Diseases (Mandell, Douglas, Bennett eds), pp560-564, Churchill Livingstone, New York, 1990.

Hopkin JM：The suppurative lung diseases. In：Oxford Textbook of Medicine (Wetherall, Ledingham, Warrel eds), pp15.100-15.106, Oxford University Press, Oxford, 1988.

Johnson CC, Finegold SM：Pyogenic bacterial pneumonia, lung abscess, and empyema. In：Textbook of Respiratory Medicine (Murray, Nadel eds), pp803-855, W. B. Saunders, Philadelphia, 1988.

3-3　肺結核

初回治療例
症例　48歳　男性　自動車解体業

[臨床所見]
1997年12月，会社の同僚が肺結核（pulmonary tuberculosis）に罹患したために定期外検診が行われ，胸部異常影を指摘され，1998年1月26日本院に入院した．咳，右胸痛があり，聴診にて左上野に鋭利音が聴取された．

[検査]
赤沈1時間値60，ツベルクリン反応 30×25/45×52，喀痰中抗酸菌ガフキー5号，MTD (mycobacterium tuberculosis direct test)陽性，DNAプローブにて結核菌と同定，薬剤感受性検査：すべての

抗結核薬に感性，血液・生化学検査：異常なし，
末梢血 ：赤血球380万，Hb 12.0，白血球8000．

なお，本事業所では本例を含めて4例の肺結核患者が発見され，これら症例の喀痰中結核菌のRFLP（restriction fragment length polymorphism：制限酵素断片長多型，結核菌の指紋鑑定法）パターンは一致し，同一の菌株による集団発生であることが確認された．

[胸部X線]

入院時の胸部平面写真では写真1のとおり両側（とくに左）上野に浸潤影をみとめ，この部のCT像では左背側と右縦隔に接した部位に不正形の透亮像をみとめた．日本結核病学会X線分類bⅡ₁である．

[治療・経過]

イソニアジド（INH，H）0.3，リファンピシン（RFP，R）0.45，エタンブトール（EB，E）0.75，ピラジナミド（PZA，Z）1.2g連日の投与が行われ，2カ月後に培養，3カ月後に塗抹陰性化した．入院45日目の胸部X線で写真3のように胸水貯留像もみられたが，2カ月後にはPZAを中止した．胸水は3カ月後に消失し（初期悪化，initial aggravation），治療6カ月の胸部X線は写真4，5のように浸潤影は縮小し，透亮像は濃縮した（inspissation）．治療は9カ月まで行われた．

再治療慢性肺結核症
症例　40歳　男性　マッサージ師

[現病歴]

1983年4月初旬より咳が持続し，7月に某病院に入院．ガフキー5号でHREの治療が行われ，1984年1月退院．同年3月より再排菌HRE＋KM（カナマイシン）．HRE＋EVM（エンビオマイシン），その後EVM＋TH（エチオナマイド）＋INHなどが行われたが菌陰性化せず，1987年3月本院に入院した．

[検査]

赤沈1時間72，ガフキー2号，培養＋＋，白血球11700，貧血なし，血清アルブミン3，4，肝機能，電解質など正常，心電図も正常範囲，抗酸菌はナイアシンテスト陽性，感受性検査でINH 0.1，RFP 50，SM（ストレプトマイシン）200，EB 5，TH 50μg/mlに完全耐性を示した．

[胸部X線]

（写真6〜9）

[経過]

入院後AMK（アミカシン），OFLX（オフロキサシン），PAS（パラアミノサリチル酸），PZA，CS（サイクロセリン）の治療で菌陰性化し，1990年退院したが，再排菌のため1991年再入院した．一時

写真1

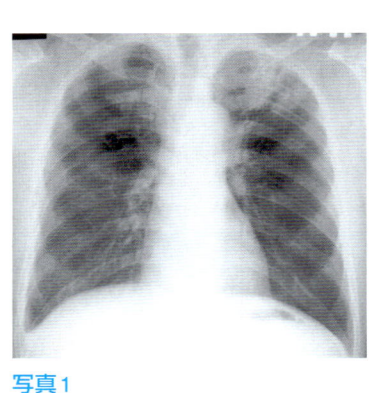

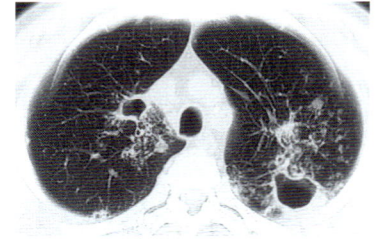

写真2

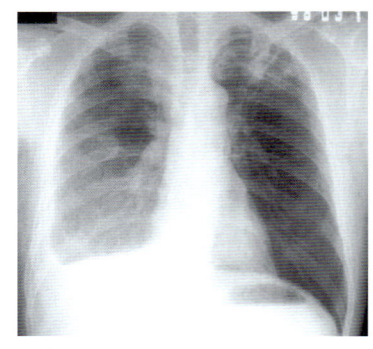

写真3

写真4

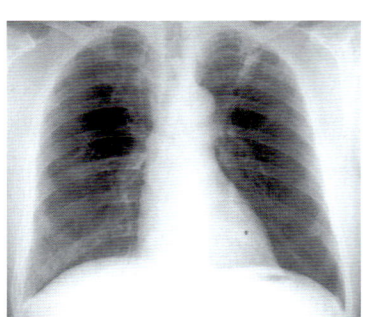

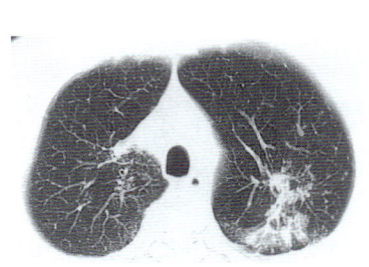

写真5

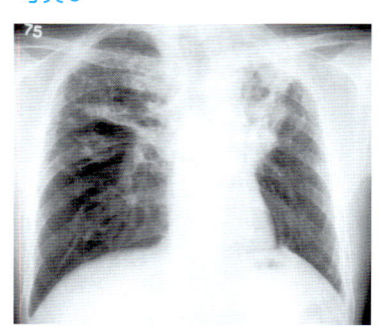

写真6　1987年3月の胸部平面写真
両側上中野に浸潤影と多房性の硬化輪状空洞がみられた．断層写真．

菌が陰性化したが，排菌持続し慢性排菌者（クロニクス）となり，1995年2月10日死亡した．

本例のクロニクスになった要因は，治療開始時重症であった，初回治療時SM, INHに耐性であったが（初回耐性），1剤ずつ薬剤を変更したために結局はすべての抗結核薬に耐性になったことなどによるものである．

その他の肺結核症
1）結核腫（結核性肉芽腫）
症例　42歳　男性　公務員

健康診断により右上野に限局した円形陰影がみられた（写真10）．TBLB（経気管支肺生検）にて写真11のように，類上皮細胞とラングハウス巨細胞を含む肉芽腫（granuloma）がみとめられ，抗結核薬の投与で改善した．

2）肺門リンパ節結核
症例　7歳　男性

発熱，咳が2カ月持続するため受診，胸部X線で写真12のように（断層写真）右肺門の腫大がみとめられた．BCG歴は不明で，ツベルクリン反応は12×16/27×34，赤沈1時間73で，胃液検査で抗酸菌は検出されなかった．母親が結核症であったことよりHREの投与で1年後にはX線は正常化した．

ちなみに，サルコイドーシスでは90％が肺門の腫大は両側で，結核ではほとんどが一側性である．

3）粟粒結核
症例　26歳　男性　会社員

1カ月前より発熱，息切れがあり，胸部X線にて写真13のように全肺野にびまん性粒状陰影がみ

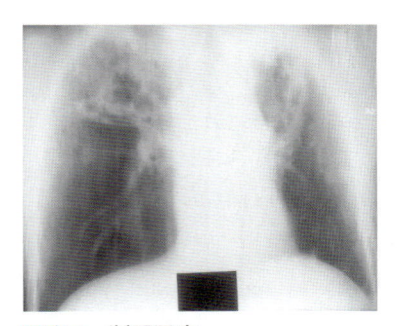

写真7　断層写真
胸厚の中心から腹側に2cm．

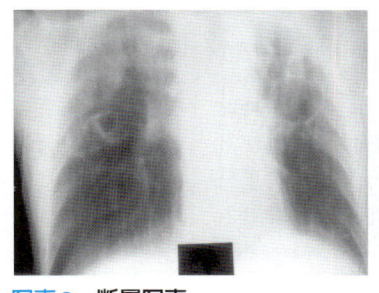

写真8　断層写真
胸厚の中心から背側に3cm．硬化多房空洞が明らかにみられる．

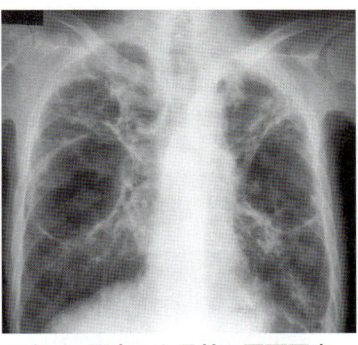

写真9　死亡2カ月前の平面写真
空洞が著明に拡大している．

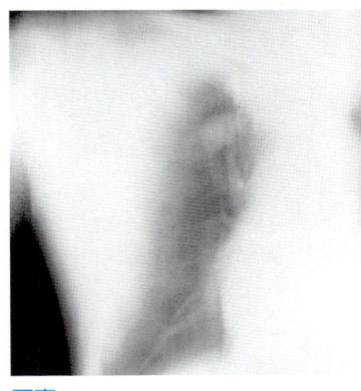

写真10

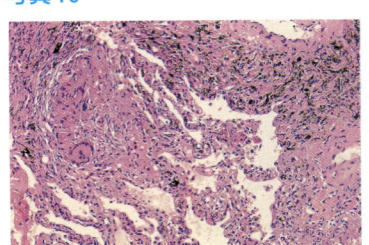

写真11

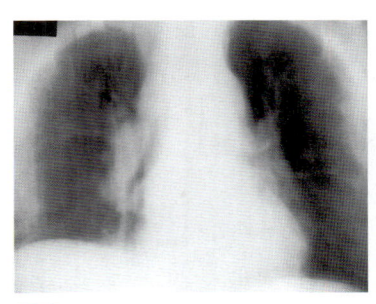

写真12

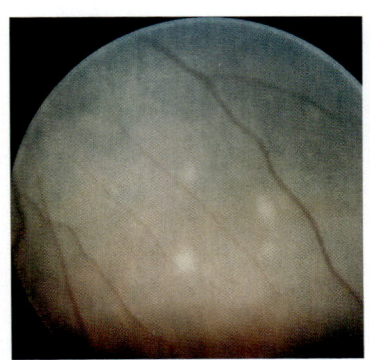

写真13

写真14

られた．

眼底検査で写真14のような白斑がみられ，脈絡膜結核結節が疑われ，HRESの治療で半年後にX線，眼底所見いずれもほぼ正常化した．なお喀痰中抗酸菌は塗抹陰性，培養で＋陽性，同定検査で結核菌であった．
■青柳昭雄

[文献]
日本結核病学会教育委員会：結核症の基礎知識．結核，**72**：523-545，1997．
日本結核病学会用語委員会：結核用語辞典，結核予防会，1992．

3-4 肺非結核性抗酸菌症

症例　64歳　女性

[臨床所見]

10年前，住民検診の胸部X線検査にて異常陰影を指摘された．しかし確定診断がつかず，経過観察となった．その後も毎年同様であった．しかしその間，陰影は漸次少しずつ悪化し，軽度の咳，痰があるようになった．4年前にX線像の悪化があり，空洞陰影も混在するようになったので検査を勧めたところ，喀痰から非結核性抗酸菌が検出された．そこで，INH + RFP，その後INH + OFLX（ofloxacin），さらにクラリスロマイシン（CAM）などでの治療を受けた．しかしX線所見は悪化し，咳，痰，ならびに発熱をみとめるようになったので，治療目的で本科を紹介されて，来院した．

[検査]
血算：RBC $411 \times 10^4 / \mu l$，Hb 12.6g/dl，Ht 38.5％，WBC $6500/\mu l$，Lymph 21.6％
血液スクリーニング：異常なし
検尿・検便：異常なし
ESR：42/72
ツ反：$9 \times 9 / 20 \times 15$
喀痰抗酸菌検査：塗抹検査　ガフキー5号，培養検査（++）280コロニー
PCR検査：*M. avium*（AccuProbeにても同定）
ナイアシンテスト：陰性
耐性検査：表2

[画像所見]

胸部正面像（写真1）

右中肺野に3個の空洞がみられ，両側中，下肺野に中，小結節陰影の散布をみる．肺尖部はクリアーである．心，横隔膜の辺縁は牽引され不整である．

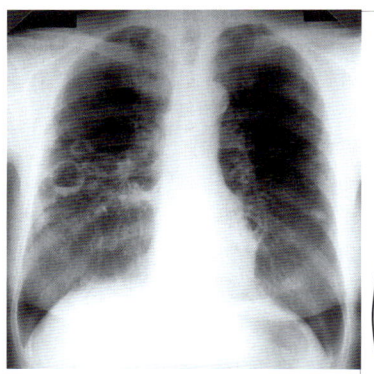

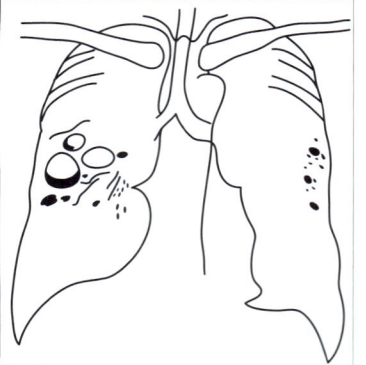

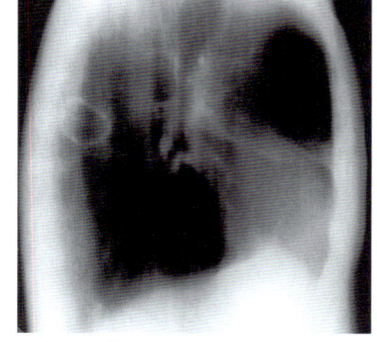

写真1　胸部正面像

写真2　胸部側面断層写真

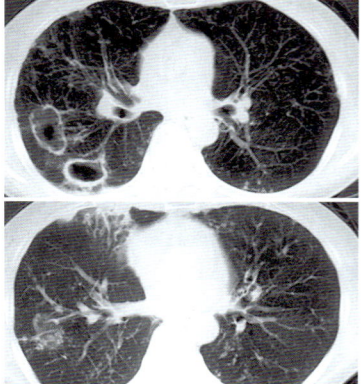

写真3　胸部CT像

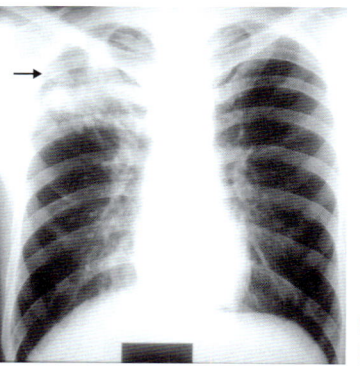

写真4　肺結核のX線像

胸部側面断層写真（写真2）
胸部CT（写真3）

　側面断層では背側に空洞をみとめるが，前方の中葉にも病変がある．CT上段では空洞がみとめられ，小葉中心性粒状陰影が気管支の分布に沿って広がっているが，融合傾向が少ない．下段では腹側にある右中葉の気管支は拡張し，壁が肥厚している．粒状陰影の散布も同様である．

肺結核のX線像（写真4）

　右上肺野に空洞（矢印）を伴った，濃淡のある浸潤陰影をみとめる．毛髪線，肺門，横隔膜は病巣に牽引されている．

　結核は，肺尖，上肺野の陰影が多く（初期結核を除く），空洞を伴いやすく，萎縮を伴った，濃淡に富む陰影が典型的である．

　非結核性抗酸菌症の中でもっとも多いMAC（*Mycobacterium avium*-intracellulare complex）感染症の続発型とされていたものは，既往の結核病変に感染すると考えられ，結核と類似の像を呈する．現在発症のほとんどをしめ，かつて原発性とされていた肺MAC症は，中・下肺野に多く，粗に粒状陰影が散布する．基本陰影の融合傾向，濃厚均等となる陰影，空洞周囲の散布巣などがMAC症では結核より弱い．とくに病変は中葉舌区に多く，気管支拡張病変と粒状陰影の散布からなる病変が最も一般的である．

［診断］

　非結核性抗酸菌とは，結核菌群以外の培養可能な抗酸菌を一括した呼称であり，それによる感染症を非結核性（非定型）抗酸菌症と呼んでいる．菌種名が判明したら，その名を付した感染症とする．たとえば本症例で分離されたのは*M. avium*であったので肺*M. avium*症となる．日本でみられる非結核性抗酸菌症の8割は*M. avium*-intracellulare complex（MAC）により起こり，2割弱が*M. kansasii*によって起こり，そのほかの菌種によるものは1割にすぎない．すなわち，呈示した症例はもっともありふれた非結核性抗酸菌症といえる．

　非結核性抗酸菌は自然界に広く存在し，病変と関係なく分離される（偶発排菌）こともあるので，診断基準が用意されている．非定型抗酸菌症研究協議会の診断基準や国立療養所非定型抗酸菌症共同研究班の診断基準が用いられてきたが，2008年には日本結核病学会と日本呼吸器学会共同で**表1**に示している診断基準が発表された．この基準により肺MAC症の判断が簡便となり，さらに2008年からクラリスロマイシンとリファブチンが非結核性抗酸菌症の保険適応薬として使用できるようになった．

　なお，年間発生率は人口10万対約4，肺抗酸菌症の約85％が結核で，約15％が非結核抗酸菌によるとされていたが，現在その頻度はさらに高くなっているものと考えられ，また，進展した症例が多くなってきている．結核菌と異なり，ヒト-ヒト感染はないとされている（**表1，2**）．

［鑑別疾患］

1．肺結核

　肺結核は同じく慢性感染症で，症状，一般検査所見，胸部X線所見，などが類似しているうえ，原因菌も抗酸菌であるので，菌の同定以外に鑑別する方法はない．生化学的同定のほか，現在はPCR法により簡単に，早く結果を知ることができるようになった．画像上の違いはすでに述べた．細菌学的には，小川培地に生えてくるコロニーの表面が，R型（表面がしわしわ，結核菌），S型（表面がなめらか，非定型抗酸菌）であることや，MACは自然耐性菌であることがあげられる．臨床的には，結核のほうが臨床症状がより強く，経過が早く，検出菌量が多いなどの違いがある．

2．肺膿瘍，肺炎

　肺膿瘍も浸潤陰影と空洞を有する同様の異常陰影を呈する．発熱，膿性痰などの症状が強いこと，白血球増多などの検査所見が強いこと，経過が早いこと，原因菌が異なることにより診断する．細菌性肺炎は急性炎症で，画像的には陰影の融合傾向が強く，濃厚な陰影が幅広く出やすい．

3．肺癌

　肺癌そのものでは，**写真1**のような陰影はきたさない．肺癌の末梢にできた肺膿瘍の場合や，非結核性抗酸菌症を合併した場合に類似の陰影をとる．

4．肺真菌症

　同じく慢性感染症であるので，症状，検査所見は類似し，肺クリプトコッカス症やアスペルギルス症で類似の陰影をとることがある．原因菌が分離さ

表1　非結核性抗酸菌症の診断基準（2008年版）
（日本結核病学会，呼吸器学会共同：肺MAC症を前提）

1）画像所見で多発小結節影や気管支拡張などが認められ，かつ
2）結核や肺癌など他疾患が否定される．そして，
3）2回以上の異なった喀痰検体での培養陽性

表2 呈示した症例から分離されたM. aviumの薬剤感受性

A. 耐性検査（薬剤添加小川培地）

INH	[0]	[0.1]	[1.0]	[5]
	+++	++ (270)	++ (250)	−
RFP	[0]	[10]	[50]	
	+++	+++	+++	
SM	[0]	[20]	(200)	
	+++	+ (160)	−	
EB	[0]	[2.5]	[5]	
	+++	++ (200)	+ (91)	
TH	[0]	[25]	[50]	
	+++	+ (1)	−	

B. MIC測定

INH	25	mcg/ml
RFP	> 50	
SM	25	
EB	25	
CPLX	6.25	
CAM	> 25	

Middlebrook 7H10寒天培地
5％CO₂インキュベーター　2週間判定

れれば鑑別は容易である．真菌に対する抗原検査や抗体検査，あるいはβ-D-グルカンなどをみる．

5．その他，Wegener肉芽腫症，気管支拡張症，中葉舌区症候群など

[治療]

M. kansasiiのように抗結核薬が有効なものもあるが，MACのように抗結核薬に耐性を示すものが多い．本例から分離された菌の薬剤耐性検査結果が**表2**である．これまでの薬剤使用歴もあり，検査したすべての薬剤に耐性であった．一般にMAC感染症には，RFP，EB，SMの3剤にクラリスロマイシン（CAM）を加えた治療が推奨されている．難治例ではニューキノロンも使用される．本例では，急速に進行していたので，RFP，EB，SMに加え，レヴォフロキサシン（LVFX）を使用した．その結果，X線像は一時改善したが11カ月後の現在，陰影はふたたびわずかに増悪の傾向にある．排菌は陰性が続いている．

[予後]

抗結核薬の投与で治癒するものもある．いったん菌陰性化したり，陰影が改善したりしたのち，ふたたび悪化するものもある．まったく反応しない場合もある．原則的に進行は緩徐である．やみくもに抗結核薬を長期使用し，その副作用をきたすべきではない．外科的処置を考慮する場合もある．

■松島敏春

[文献]

非定型抗酸菌症対策委員会：非定型抗酸菌症の治療に関する見解―1998年．結核，**73**：599-603, 1998.

日本結核病学会教育委員会：結核症の基礎知識．結核，**72**：524-545, 1997.

3-5　肺真菌症

【1-18 アスペルギルス症 参照】

侵襲性肺アスペルギルス症
症例　50歳　男性

[臨床症状]

慢性リンパ性白血病の診断にて，強力な化学療法が施行された．その後，汎血球減少がみられ，発熱，乾性咳嗽および胸部X線で異常陰影をみとめた．

[血液生化学検査]

WBC 500/μl（リンパ球95％，好酸球5％），GOT 18 IU/l, GPT 8 IU/l, Cr 0.6mg/dl, CRP 14.5 mg/dl, アスペルギルスガラクトマンナン抗原（ELISA）2.574.

[画像診断]

胸部X線

発症直後（写真1）では右上肺野に透亮像を伴う結節影をみとめる．4日後の胸部X線では空洞を伴う結節影が増大している（写真2）．

胸部CT（写真3）

右S2の領域に空洞を伴う結節影をみとめ，気胸を合併している．

[剖検時病理組織学的所見]

PAS染色で肺血管内にはY字状に分岐したアスペルギルス菌糸をみとめ（写真4），またGMS染色でも出血梗塞の病巣のなかにアスペルギルス菌糸をみとめる（写真5）．

[真菌学的検査]（写真6）

剖検時の左肺の吸引液培養にて黄緑色のコロニーのAspergillus flavusが分離培養されている．

[治療]

侵襲性肺アスペルギルス症（invasive pulmonary aspergillosis）は早期診断が困難で，急速に進行する予後不良の疾患である．治療はvoriconazole（VRCZ）4.0mg/kg/回（loading dose: 初日のみ 6.0mg/kg/回），1日2回点滴静注を行う．　　　■河野　茂・前崎繁文

写真1

写真2

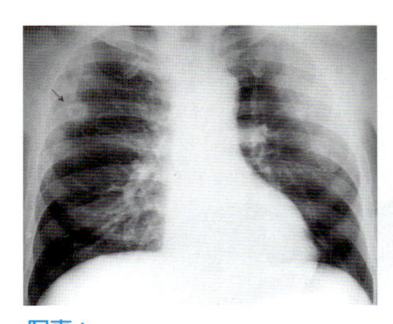

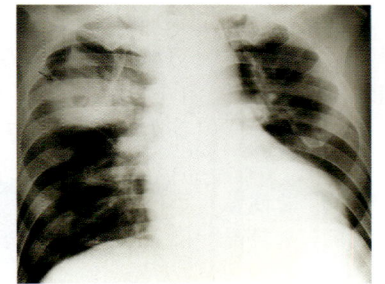

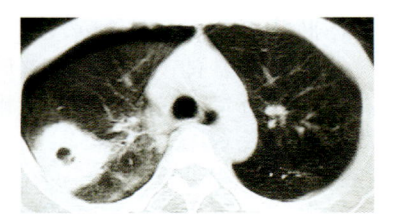

写真3

写真4

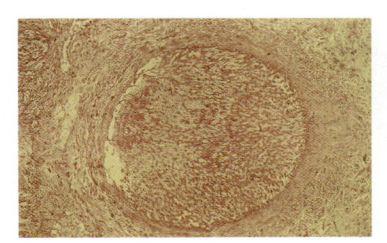

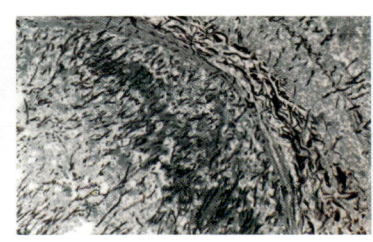

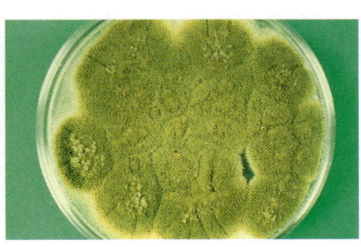

写真5

写真6

B　気道閉塞性疾患

3-6　慢性閉塞性肺疾患

症例　71歳　男性

[臨床所見]

約5年前より労作時呼吸困難を自覚症状したが，放置していた．風邪を引いたときには，咳ややや膿性の喀痰があり，症状が2〜3週間継続した．1年前より，呼吸困難が徐々に進行したために当院を受診した．喫煙歴は1日20本，約50年間である（Brinkmann Index：1000）．

[血液生化学検査]

赤血球$472 \times 10^4/\mu l$，白血球$5200/\mu l$，GOT 49，GPT 60，γ-GTP 109，CRP（－），UA 7.3．

[肺機能検査]

VC 2.23l（71%），FVC 1.27l（42.1%），$FEV_{1.0}$ 0.94l（48.7%），$FEV_{1\%}$（T）42.15，SaO_2 96%．ピークフロー250l/min．

[画像診断]

胸部単純X線（北村，1996）

写真1に示すように，全体にX線透過度が亢進し，肺血管陰影が乏しく，横隔膜は平低化している．両側横隔膜のシルエットサインは陽性で，横隔膜上にはくちばし状，くさび状の突出陰影があり，多発性ブラの存在を示唆している．肺動脈陰影（両側肺門）は拡張し，滴状心である．

胸部CT所見（肺野条件）

1）胸鎖関節直上部のCT

右側肺は全体に壁の薄い直径1〜4cmの囊胞よりなり，汎小葉型肺気腫の所見である．左側には直径0.5〜1cmの小LAA（low attenuation area）がびまん性にみとめられる(写真2)．

2）右主幹レベルのCT

同様に両側肺野全体にわたり，大小不同のLAAがびまん性に分布している．右縦隔側の気管分岐部後方には直径1〜1.5cmのブラがみられる(写真3)．

3）左上幹分岐部レベルのCT

両側肺野全体に小LAAが密に分布している．右S6領域のLAAはその直径も1〜2cmあり，不整形である(写真4)．

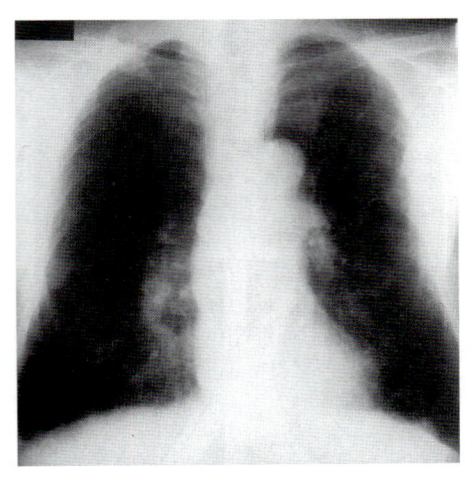

写真1

4）肺底区支分岐部レベルのCT

全肺野に直径0.5～1cmの不整形のLAAがびまん性に分布している．小葉中心型肺気腫が進行したものと考えられる(写真5)．

[治療]

COPDの治療の目的は，症状を軽減し，急性悪化の繰り返しを防ぎ，短期的にも長期的にも最善の肺機能を維持し，日常生活の活動範囲を広げ，QOLを改善することにある．禁煙は必須の条件であるが，薬物療法としては，抗菌剤，気管支拡張剤，吸入ステロイド剤，喀痰溶解剤などを適宜使

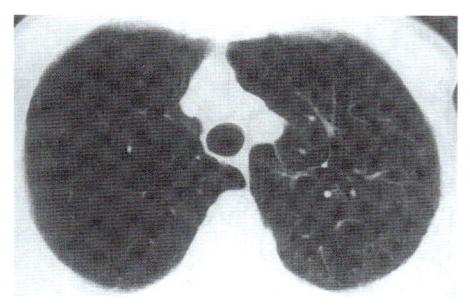

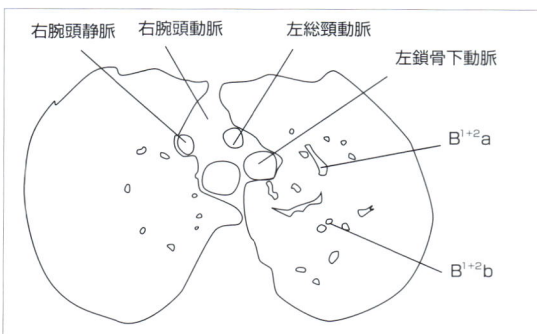

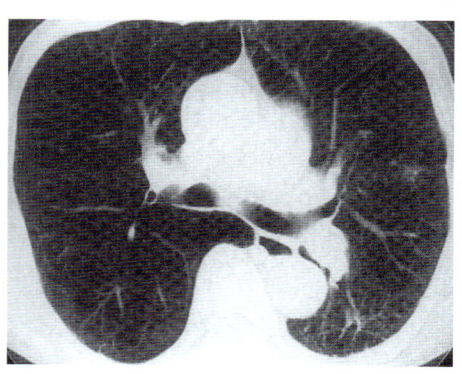

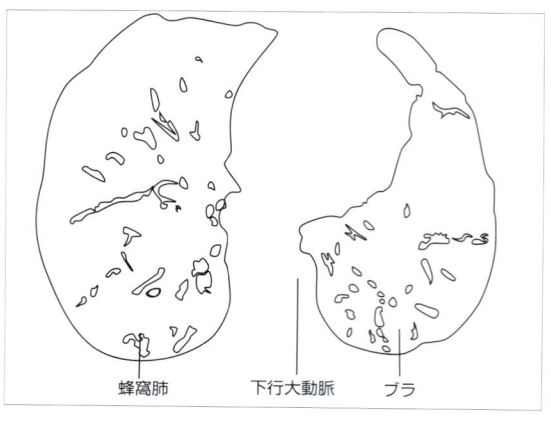

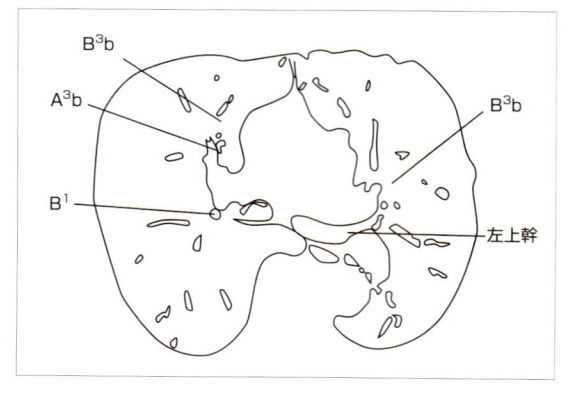

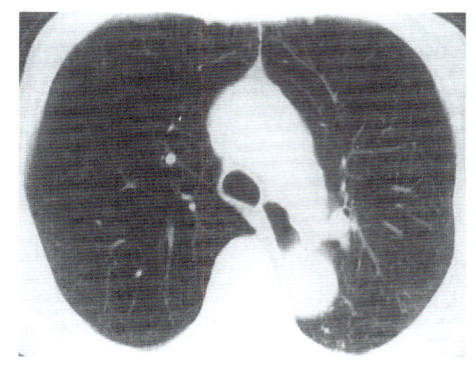

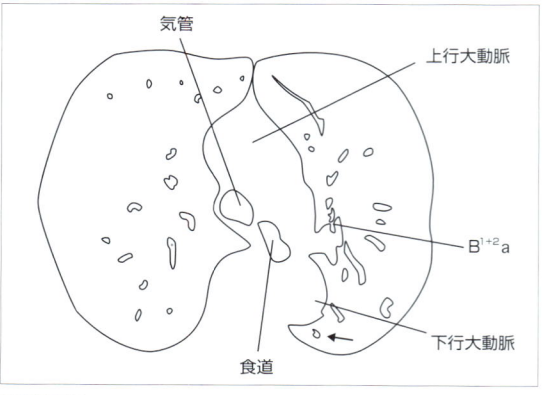

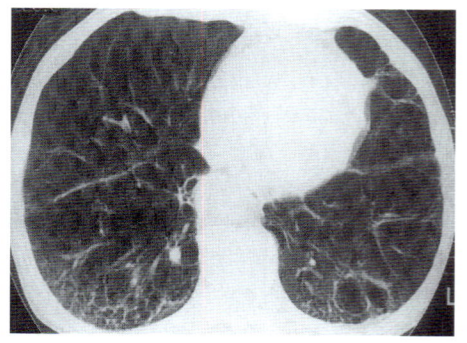

用する．また，最近，カルボシステイン（ムコダイン）がCOPDの急性悪化を有意に防止するとの論文（Zhengら，2008）が出ており，本症例には，臭化チオトロピウム水和物（スピリーバ）とムコダインを処方している．

[リハビリテーション]

進行した気流制限と高度の呼吸困難のある患者は，運動または日常生活で身体を動かすことをしなくなるため，ますます動けなくなる．全身の骨格筋は廃用症候群の結果，萎縮し，呼吸筋や呼吸補助筋も急激に萎縮してしまう．この患者にも，腹式呼吸，口すぼめ呼吸，1日3000歩以上の歩行をさせている．

さらに重症な患者には，目標歩行数を設定し，万歩計をもたせ，酸素吸入を行いながらも歩行させる．

■北村 諭

[文献]

北村 諭：胸部CT診断アトラス，南江堂，1995.
Zheng JP, et al：Lancet，**371**：2013-2018, 2008.

3-7 びまん性汎細気管支炎

症例 42歳 男性 会社員

[主訴]
咳・痰，労作時呼吸困難．

[既往歴]
15歳時，副鼻腔炎に罹患．

[嗜好]
喫煙歴，飲酒歴ともになし．

[現病歴]
約10年前から咳・痰を自覚，治療を受けていたが，3カ月前から咳と痰が増加，坂道を歩くときに呼吸困難を生じるようになったため来院した．

[身体所見]
体温36.9℃，ばち指やチアノーゼなし，胸部聴診所見上，coarse crackleと笛声音を聴取．

[血液検査]
WBC 16700/μl，CRP 5.12 mg/dl，赤沈 20 mm/hr，寒冷凝集素反応128倍，血液ガス（室内気）pH 7.451，PaO_2 63.1 Torr，$PaCO_2$ 40.1 Torr，HLA-354抗原陽性．

[呼吸機能検査]
％肺活量：57％，1秒率：50％，％残気量：201％．％DLco 77％．

[画像診断]
胸部X線所見（写真1）：肺野は全体に肺過膨張で，両側中下肺野を中心にびまん性粒状影・小結節影を呈している．気管支壁肥厚，気管支拡張所見もみとめる．

胸部HRCT所見（写真2）：びまん性に分布する数mm大の小葉中心性の粒状影とそれに連なる線状陰影や樹枝状影をみとめる．

[臨床経過]
病歴（持続性の咳・痰，労作時息切れ，慢性副鼻腔炎の既往），画像検査（HRCTで両肺野びまん性小葉中心性粒状病変）の結果から，びまん性汎細気管支炎（diffuse panbronchiolitis：DPB）（診断の手引き（表1）の確診例）と診断した．治療は14員環マクロライド（エリスロマイシン：EM）療法を開始したところ，数週間後から喀痰量の減少や呼吸困難の改善をみとめ，数カ月以降より，呼

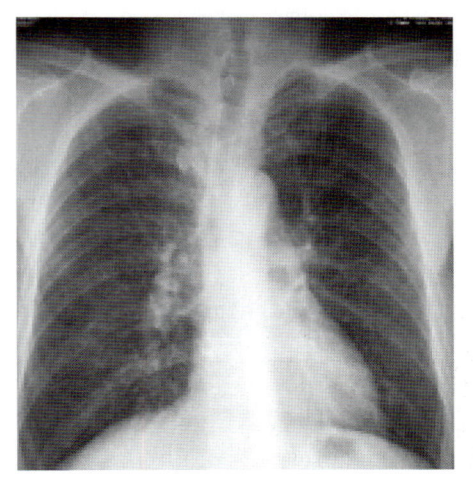

写真1 胸部X線
肺は過膨張で，中下肺野を中心とする小粒状影をみとめる．

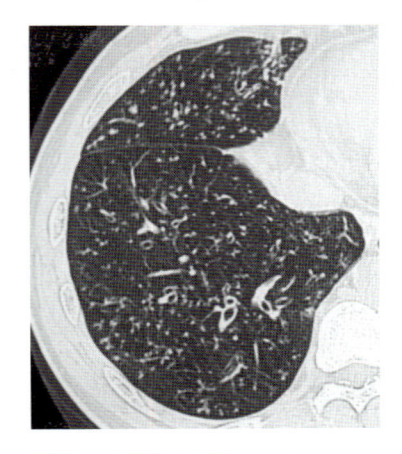

写真2 胸部HRCT
びまん性に小葉中心性の粒状影，分岐線状影をみとめる．

吸機能，胸部画像所見の改善がみとめられた．

[DPBの診断と鑑別診断]

DPBの診断の手引きを**表1**に示す（中田，1999）．持続性の咳・痰と労作時息切れがあり，慢性副鼻腔炎の既往または合併例の中で，びまん性の小葉中心性粒状影などの特徴的な画像所見をみとめれば，DPBと診断可能である．さらに寒冷凝集素価高値，HLA-B54抗原陽性，閉塞性換気障害をみとめれば，診断は確実となる．鑑別診断は，COPDや他の副鼻腔気管支症候群（sinobronchial syndrome: SBS）**(表2)** などがあげられる．COPDとの鑑別には呼吸機能検査が有用で，DPBでは肺拡散能は正常のことが多く，この点がCOPDと異なる．

[DPBとは]

DPBは1960年代に日本の本間，山中らによって確立された疾患で，両側，びまん性に存在する呼吸細気管支領域の慢性炎症を特徴とする．慢性副鼻腔炎と慢性下気道感染症が合併した病態は，SBS **(表2)** の一つとして考えられているが，DPBに該当する症例がほとんど存在しない欧米では長い間みとめられなかった．しかし，現在では東アジアに集積する疾患として国際的に広く認知されている．

発症に男女差はほとんどなく，発症年齢は40歳から50歳代をピークとして，幅広い年代層にわたる．多くの症例で小児から青年期に慢性副鼻腔炎症状が先行し，後に下気道症状が出現する．近年，日本での有病率は減少傾向にあるが，その原因として生活水準改善により栄養状態が良好になったこと，副鼻腔炎のみの段階でマクロライド療法により積極的に治療され，この段階で治癒してしまうことなどが考えられている．

発症の要因は明らかになっていないが，なんらかの環境要因とそれに対して感受性を示す内的要因との相互作用により発症する多因子疾患であると考えられている．DPB発症は，1）東アジア地域に多く，欧米では非常にまれであること，2）日本人DPB患者ではHLA-B54抗原の保有率が高いこと，3）家族発症がみとめられること，4）高率に慢性副鼻腔炎を合併あるいは既往にもち，系統的な気道粘膜防御系障害が示唆されることなどから，遺伝的要因の関与が考えられている．

[DPBの病理・病態生理]

病理組織学的には，呼吸細気管支を中心とした細気管支炎および細気管支周囲炎である．DPBでは呼吸細気管支領域にリンパ球，形質細胞などの円形細胞浸潤と脂肪を貪食した泡沫細胞の集簇がみとめられる．しばしばリンパ濾胞形成を伴い，肉芽組織や瘢痕巣により呼吸細気管支壁の肥厚・狭窄をきたし，進行すると気管支拡張を生じる．その結果，努力呼吸に際してair-trappingが生じ，1秒率が低下して閉塞性換気障害を引き起こす．進行すると，肺胞のチェックバルブ機構のため，残気量が増加，肺活量の減少が加わり混合性換気障害を呈するようになる．肺胞の破壊は少ないため，肺拡散能は正常に保たれる．

[DPB診断のポイント**(表1)**]

1．病歴・診察のポイント

持続性の咳・痰，および労作時息切れ，副鼻腔

表1　びまん性汎細気管支炎（DPB）の診断の手引き（抜粋）
（中田，1999，改変）

主要臨床所見

1. 必須項目
   1) 臨床症状：持続性の咳・痰，および労作時息切れ
   2) 慢性副鼻腔炎の合併ないし既往
   3) 胸部X線またはCT所見
      胸部X線：両肺野びまん性散布性粒状影，または
      胸部CT：両肺野びまん性小葉中心性粒状病変

2. 参考項目
   1) 胸部聴診所見：断続性ラ音
   2) 呼吸機能および血液ガス所見：
      1秒率低下（70％以下）
      および低酸素血症（80Torr以下）
   3) 血液所見：寒冷凝集素価高値

臨床診断の判定（上記項目のうち以下を満たすもの）
　確実：必須項目すべて＋参考項目の2項目以上
　ほぼ確実：必須項目すべて
　可能性あり：必須項目の1），2）

鑑別診断（鑑別診断上注意を要する疾患）
　慢性気管支炎，気管支拡張症，繊毛不動症候群，閉塞性細気管支炎，嚢胞性線維症など
　（病理組織学的検査は本症の鑑別診断上有用である）

表2　副鼻腔気管支症候群（SBS）に含まれる疾患・病態
（中田，1999，改変）

1. びまん性汎細気管支炎
2. Primary ciliary dyskinesia (immotile cilia 症候群)（Kartagener 症候群）
3. 免疫グロブリン欠損・低下症（IgA, IgG サブクラス）
4. Common variable immunodeficiency
5. Young 症候群
6. Bare lymphocyte 症候群
7. Yellow nail 症候群
8. Cystic fibrosis

炎の合併ないし既往が重要である．喀痰の性状は膿性で，喀痰量は多い．また，多くの症例は慢性副鼻腔炎を合併しており，副鼻腔炎症状（鼻閉，膿性鼻汁，嗅覚低下，後鼻漏など）を伴う．胸部聴診で重要な所見は，断続性ラ音（両側肺底部に，吸気時水泡音（coarse crackles）を聴取することで，時に喘鳴や吸気時のスクウォーク（squawk）を伴う．ばち指は約25％にみとめられ，呼吸不全が進行するとチアノーゼが出現する．

2．画像・検査所見のポイント

a．胸部X線所見

肺野は全体に肺過膨張で（横隔膜平低化，心胸比低下・滴状心，胸骨後腔の拡大），両側中下肺野を中心にびまん性粒状影・小結節影を呈している．気管支壁肥厚，気管支拡張所見（tram lines, bronchial cuffing, gloved finger sign（気管支粘液栓が詰まった複数の気管支鋳型状陰影）など）もみとめる．過膨張が著しいと，肺野の粒状影がマスクされる場合がある．

b．胸部HRCT所見

びまん性に分布する数mm大の小葉中心性の粒状影と，それに連なる線状陰影や樹枝状影（細気管支の炎症による壁の肥厚や拡張，粘液貯留による）がみとめられる．DPBの粒状影は肺動脈の先端領域に位置し，2〜3mmの距離を隔てて規則正しく分布，葉間や胸膜から2〜3mm離れて存在する．進行すると細気管支拡張像がみとめられる．Air-trappingのため，粒状影周辺は明るく低吸収域となる．また，中枢側の気管支壁肥厚もみとめられる．

HRCT撮影の重要性：DPBでは過膨張が著しい場合，胸部X線写真や通常（conventional）CTでは，肺野の粒状影がマスクされることがあり，HRCT撮影が望ましい．HRCTでは呼吸細気管支領域の病変が良好に描出され，その診断意義は高い．また，マクロライド療法有効例では数カ月から6カ月以降，画像所見の改善をみとめることから，治療効果のモニタリングにも重要な役割を果たすと考えられる．

c．副鼻腔X線検査

ほとんどの症例が小児期からの慢性副鼻腔炎を伴っており，DPBを疑った場合には，無症状でも副鼻腔X線撮影を行うことが重要である．上顎洞炎が最も多いが，しばしば篩骨洞，前額洞炎を含む汎副鼻腔炎を呈し，前頭洞の低・無形成がみられることもある．

d．細菌学的検査

本症の病態と自然経過において，気道感染と炎症の果たす役割は重要である（日本呼吸器学会，2003）．おもな原因菌として，初期から中期にはインフルエンザ菌（写真3）や肺炎球菌などの感染が多く，進行すると緑膿菌へと菌交代を生じる．緑膿菌はさまざまな菌体外毒素の産生やbiofilmを形成し，きわめて難治性の慢性気道感染症が形成される．

e．呼吸機能検査と血液ガス分析

閉塞性換気障害（1秒率低下）を特徴とする．進行すると肺活量が減少し，残気量（率）が上昇する．肺胞の破壊は少ないため，肺拡散能は正常に保たれており，COPDとの鑑別に有用である．血液ガス所見ではPaO_2低下，$AaDO_2$開大が比較的早期からみとめられ，進行すると$PaCO_2$上昇，呼吸性アシドーシスを生じる．

f．血液生化学・免疫学的検査

機序は不明であるが，寒冷凝集素価高値（64倍以上）を約80％の例でみとめる．慢性の気道感染や炎症を反映し末梢白血球数増加，CRP高値，赤沈亢進もみとめる．また，日本人のDPB患者ではHLA-B54抗原の保有率が高く，韓国の報告ではHLA-A11抗原がDPBとの強い関連を示唆することが知られており，これらの疾患感受性遺伝子の探索が，今後のDPB病態解明につながることに期待がもたれている．

g．気管支鏡検査

経気管支肺生検による組織学的診断は，DPB初期病変の主体をなす呼吸細気管支領域を採取しにくいことから診断率は低い．しかし呼吸細気管支病変を有する疾患（関節リウマチ合併例，HTLV-1陽性例など）や，非典型例では病理組織

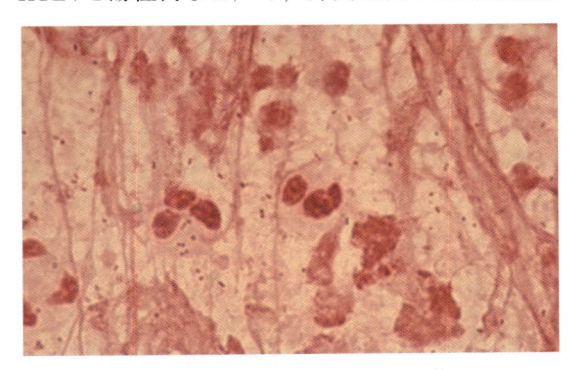

写真3 インフルエンザ菌のグラム染色像（東邦大学微生物・感染症学教室のご提供による）
多数の好中球とともに，グラム陰性短桿菌をみとめる．貪食像もみとめられる．

表3 マクロライド療法の特徴

1. 治療効果発現までに少なくとも1～3カ月を要する
2. 感受性のない緑膿菌を含め，細菌の種類によらない
3. 喀痰中の細菌が消失しなくとも病態の改善が得られる
4. 14員環，15員環マクロライドでは効果がみとめられるが，16員環マクロライドでは治療効果がみとめられない

学的検査が必要となる場合がある．

[経過・予後]

大部分は慢性の経過をたどる．慢性気道感染が持続・進行すると呼吸不全となり，肺性心を合併することもある．1980年代前半までのDPBはきわめて予後不良で，5年生存率は50％から70％であった．しかし1980年代以降，工藤によるEM少量長期療法の導入により，予後の著明な改善が得られ，早期に診断・治療がなされた場合，完治しうる疾患となった．

[治療]

マクロライド療法はDPBに対する基本療法であり，早期の症例ほど，より高い臨床効果が得られるため，診断後はすみやかに治療を開始すべきである．

マクロライド療法の特徴として，1) 治療効果発現までに1～3カ月を要する，2) 感受性のない緑膿菌を含め細菌の種類によらない，3) 喀痰中の細菌が消失しなくとも病態の改善が得られる，4) 14員環マクロライド（EM，クラリスロマイシン：CAM，ロキシスロマイシン：RXM），15員環マクロライド（アジスロマイシン：AZM）では効果をみとめるが，16員環マクロライド（ジョサマイシン：JM，など）では治療効果がみとめられないこと，などがあげられる．

また，DPBに対するマクロライド療法の効果は抗菌作用以外の機序（表4）が考えられており，生体細胞に対する作用や細菌感染に対する作用などが知られている．

マクロライド系抗菌薬の主な副作用は悪心・嘔吐，下痢，便秘などの胃腸障害や肝機能障害であるが，重篤な副作用は報告されていない．この薬剤の代謝は主に肝臓で行われるため，肝機能障害や肝臓での薬物代謝酵素に関する薬物相互作用（表4，5）に注意が必要である（藤田ら，2008b）．これはマクロライド系抗菌薬が薬剤代謝酵素であるCYP3A4と結合し，他のCYP3A4により代謝される薬物の代謝を阻害するためと考えられている．特に重大な相互作用に，QTc間隔延長，心室性頻脈（torsades de pointes）があり，テルフェナジン，シサプリド，ピモジドは併用禁忌（表4）となっている．その他，併用注意薬（表5）として，マクロライド系抗菌薬がCYP3A4に作用することにより，他の薬剤の血中濃度上昇・低下をきたす場合や，マクロライド系抗菌薬の血中濃度低下をきたす場合などがあり，併用の際は注意を要する．

マクロライド系抗菌薬のうち，現在までにDPBに対する有効性が確認されているのは14員環マクロライドであり，その中でも第一選択薬はEM（400または600mg/日，分2～3，経口投与）

表4 マクロライド系抗菌薬の抗菌作用以外の作用機序
（藤田ら，2008a）

菌に対する作用	宿主に対する作用
緑膿菌	モチライド作用（胃腸管運動促進活性）
血清感受性増強	炎症性サイトカイン産生抑制
エラスターゼ産生抑制	好中球機能抑制
ピオシアニン産生抑制	グルココルチコイド産生（機能）増強
バイオフィルム産生抑制	クロライドチャネル抑制
クオラムセンシング機構抑制	

表5 マクロライド系抗菌薬の併用禁忌
（藤田ら，2008b，改変）

マクロライド系抗菌薬	併用禁忌薬物
エリスロマイシン（EM）	エルゴタミン含有製剤，ピモジド，シサプリド
クラリスロマイシン（CAM）	ピモジド，エルゴタミン含有製剤，シサプリド
ロキシスロマイシン（RXM）	エルゴタミン含有製剤

表6 マクロライド系抗菌薬の併用注意薬
（藤田ら，2008b）

マクロライドがCYP3A4を阻害することにより，血中濃度上昇をきたす薬剤

ジゴキシン，テオフィリン，ジソピラミド，トリアゾラム，カルバマゼピン，シクロスポリン，タクロリムス，クマリン系抗凝血薬，リトナビル，スタチン薬

マクロライドのCYP3A4拮抗作用により，血中濃度低下をきたす薬剤

イトラコナゾール

CYP3A4を誘導するためにマクロライドの血中濃度低下をきたす薬剤

リファンピシン

で，臨床効果は2〜3カ月以内に認められることが多い．治療の効果は，最低6カ月は投与して判定する必要がある．治療期間は，自覚症状，診察・検査所見の改善，安定などがみとめられた場合，通算2年間の投与で終了するが，高度の呼吸障害を残す場合には投与を継続する．EMによる副作用や他剤との相互作用がある場合，またEM無効症例では，他の14員環，15員環マクロライドの投与を試みる．また，補助療法として去痰剤投与やネブライザー吸入療法，気管支拡張薬（テオフィリンやβ_2刺激薬など）の併用を行う．呼吸不全例には在宅酸素療法を導入する．

[DPBの急性増悪]

DPBの急性増悪とは，慢性安定期の状態から咳，膿性痰，発熱，息切れなどの症状が急性の経過で増悪することをいう（日本呼吸器学会，2003）．マクロライド投与中の急性増悪に対しては，インフルエンザ菌（写真3），モラクセラ，緑膿菌など安定期の気道感染菌と同一菌であることが多い．急性増悪を疑った場合には喀痰のグラム染色や培養を行い，可能な限り原因微生物を特定した後，抗菌薬を選定・投与することが重要である．特に緑膿菌の持続感染例で，持続感染の緑膿菌自体が急性増悪の原因菌になる場合の診断は，慎重に行う必要がある．培養検査だけではなく，グラム染色で貪食像を確認することや，他の原因微生物の感染を除外することが重要である．また，エンピリックに治療を開始した場合には，薬剤感受性が判明した後，薬剤感受性に応じde-escalationを行うことが大切である．

治療は（日本呼吸器学会，2007），インフルエンザ菌の場合，薬剤感受性が不明の場合には，経口薬では第3世代セフェム系やニューキノロン系抗菌薬を，注射薬ではピペラシリン（BLNARに対しても良好な感受性を示す）やβ-ラクタマーゼ阻害薬配合ペニシリン系薬（タゾバクタム配合ピペラシリン）などを選択する．モラクセラの場合にはβ-ラクタマーゼ産生菌がほぼ100％にみとめられるため，薬剤感受性が不明の場合には，経口薬，注射薬ともにβ-ラクタマーゼ阻害薬配合ペニシリン系薬を第一選択とする．緑膿菌の場合には，以前に緑膿菌が分離されており，薬剤感受性が判明している場合にはそれを参考にする．薬剤感受性が不明の場合には，経口薬ではニューキノロン系薬を，注射薬では抗緑膿菌活性を有するペニシリン系薬や，抗緑膿菌用第3世代・第4世代セフェム系，カルバペネム系抗菌薬，ニューキノロン系抗菌薬を選択する．また，アミノグリコシド系抗菌薬の併用も考慮する．いずれの菌においても薬剤感受性が判明した後，それに従った適切で狭域なスペクトラムを有する抗菌薬に変更することが重要である．また緑膿菌の場合，菌株により感受性が大きく異なるため，必ず薬剤感受性検査を行い，良好な感受性を示す抗菌薬を選択する必要がある．

■藤田和恵・弦間昭彦

[文献]

藤田和恵，ほか：びまん性汎細気管支炎．COPDのすべて（工藤翔二編），pp304-308，文光堂，2008a．

藤田和恵，ほか：マクロライド系抗菌薬．化学療法の領域増刊号，24：S202-211，2008b．

中田紘一郎：DPBの診断指針改訂と重症度分類策定．厚生省特定疾患びまん性肺疾患調査研究班　平成10年度研究報告書．109-111，1999．

日本呼吸器学会　呼吸器感染症に関するガイドライン作成委員会：成人気道感染症診療の基本的考え方．日本呼吸器学会，2003．

日本呼吸器学会　呼吸器感染症に関するガイドライン作成委員会：成人市中肺炎診療ガイドライン．日本呼吸器学会，2007．

C アレルギー性肺疾患

3-8 気管支喘息

【7-12 気管支喘息，14-6 呼吸困難→気管支喘息参照】

症例　36歳　女性

[臨床所見]

3年前から感冒罹患後に長引く咳をみとめていた．3日前から鼻汁と咳が出現し，明け方に喘鳴と呼吸困難も自覚したため来院した．5歳時にアトピー性皮膚炎の既往歴あり．喫煙歴はない．意識は清明．胸部聴診上，呼気性の wheezes を聴取した．

[血液検査]

WBC 6900 /μl, 好酸球 14％, Hb 12.8 g/dl, Plt 33.6 万/μl, CRP 0.80 mg/dl, IgE 270 U/ml, 特異的 IgE はハウスダスト・ヤケヒョウヒダニ・スギで陽性．

[肺機能検査]

FVC 2.34l，％FVC 80.7％，$FEV_{1.0}$ 1.55l，％$FEV_{1.0}$ 66.2％，気管支拡張薬吸入後 FVC 2.61l，$FEV_{1.0}$ 1.92l．1秒量の改善は 23.9％（12％以上）かつ絶対量で 370ml（200 ml 以上）で気流制限の可逆性をみとめ，フローボリューム曲線ではピークフローおよび下行脚の下方への凸パターンが改善している（図1）．

[診断基準]（表1）

気管支喘息とは，気道の慢性炎症と種々の程度の気道狭窄，気道過敏性の亢進，臨床的には繰り返し起こる咳，喘鳴，呼吸困難で特徴づけられる．気道狭窄は自然に，あるいは治療により可逆性を示す（Global strategy for asthma management and prevention，喘息予防・管理ガイドライン2006作成委員，2006）．典型的な発作を繰り返す症例における診断は困難でないが，発症初期で喘鳴や呼吸困難をみとめない場合には診断に苦慮することもある．本症例は，繰り返す咳や喘鳴，呼吸困難などの症状と可逆性の気流制限をみとめており，他の心肺疾患の除外を行い，気管支喘息と診断した．

[鑑別すべき疾患]（表2）

喉頭蓋炎などの上気道疾患，気管内腫瘍や異

表1　成人喘息での診断の目安

1. 発作性の呼吸困難，喘鳴，咳嗽（夜間，早朝に出現しやすい）の反復
2. 可逆性気流制限：自然に，あるいは治療により寛解する
   PEF 値の日内変動 20％以上
   β_2 刺激薬吸入により1秒量が 12％以上かつ絶対量で 200ml 以上増加
3. 気道過敏性の亢進：アセチルコリン，ヒスタミン，メサコリンに対する気道収縮反応の亢進
4. アトピー素因：環境アレルゲンに対する IgE 抗体の存在
5. 気道炎症の存在：喀痰，末梢血中の好酸球数の増加，ECP 高値，クレオラ体の証明，呼気 NO 濃度上昇
6. 鑑別診断疾患の除外：症状が他の心肺疾患によらない

表2　鑑別すべき疾患

1. 上気道疾患：喉頭炎，喉頭蓋炎，vocal cord dysfunction
2. 中枢気道疾患：気管内腫瘍，気道異物，気管軟化症，気管支結核，サルコイドーシス
3. 気管支から肺胞領域の疾患：COPD，びまん性汎細気管支炎，肺線維症，過敏性肺炎
4. 循環器疾患：うっ血性心不全，肺血栓塞栓症
5. アンジオテンシン変換酵素阻害薬などの薬物による咳
6. その他：自然気胸，迷走神経刺激症状，過換気症候群，心因性咳嗽
7. アレルギー性呼吸器疾患：アレルギー性気管支肺アスペルギルス症，好酸球性肺炎，アレルギー性肉芽腫性血管炎（Churg-Strauss 症候群）

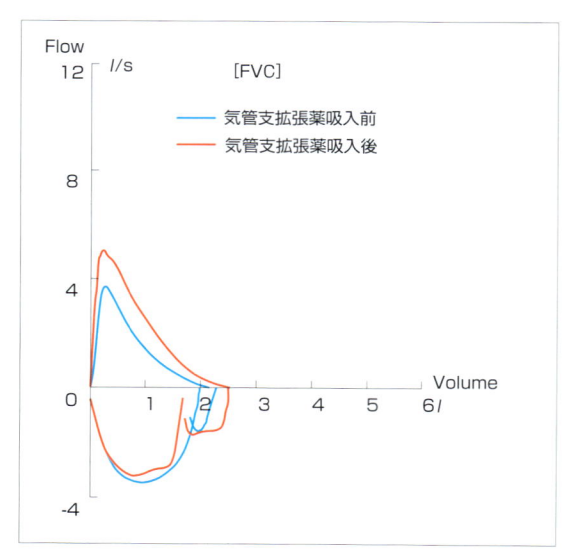

図1　フローボリューム曲線

表3　重症度に対応した喘息の段階的薬物療法

	重症度	ステップ1 軽症間欠型	ステップ2 軽症持続型	ステップ3 中等症持続型	ステップ4 重症持続型
喘息症状の特徴	頻度	週1回未満	週1回以上だが毎日ではない	毎日	毎日
	強度	症状は軽度で短い	月1回以上日常生活や睡眠が妨げられる	月1回以上日常生活や睡眠が妨げられる	日常生活に制限
				短時間作用性吸入β刺激薬頓用がほとんど毎日必要	治療下でもしばしば増悪
	夜間症状	月に2回未満	月2回以上	週1回以上	しばしば
PEF FEV$_{1.0}$	%FEV$_{1.0}$, %PEF	80％以上	80％以上	60％以上80％未満	60％未満
	変動	20％未満	20〜30％	30％を超える	30％を超える
長期管理薬 ○：考慮 ●：連用		○喘息症状がやや多いとき（たとえば月に1〜2回），血中・喀痰中に好酸球増加のあるときは下記のいずれか1剤の投与を考慮 ・吸入ステロイド（低用量） ・テオフィリン徐放製剤 ・ロイコトリエン受容体拮抗薬 ・DSCG ・抗アレルギー薬	●吸入ステロイド薬（低用量）連用 ●上記で不充分な場合は， ・テオフィリン徐放製剤 ・ロイコトリエン受容体拮抗薬 ・長時間作用性β$_2$刺激薬（吸入/貼付/経口） ●合剤の使用可 ○DSCGや抗アレルギー薬の併用可	●吸入ステロイド薬（中用量）連用 ●合剤の使用可 ●下記のいずれか1剤を併用 ・テオフィリン徐放製剤 ・ロイコトリエン受容体拮抗薬 ・長時間作用性β$_2$刺激薬（吸入/貼付/経口） ○Th2サイトカイン阻害薬の併用可	●吸入ステロイド薬（高用量）連用 ●合剤の使用可 ●下記の複数を併用 ・テオフィリン徐放製剤 ・ロイコトリエン受容体拮抗薬 ・長時間作用性β$_2$刺激薬（吸入/貼付/経口） ○Th2サイトカイン阻害薬の併用可 ●上記のすべてでも管理不良の場合 ・経口ステロイド薬の追加
発作時		短時間作用性吸入β$_2$刺激薬	短時間作用性吸入β$_2$刺激	短時間作用性吸入β$_2$刺激薬	短時間作用性吸入β$_2$刺激薬

物などの中枢気道疾患，COPDや間質性肺炎などの末梢気道から肺胞領域の疾患，うっ血性心不全などの循環器疾患，アンジオテンシン変換酵素阻害薬などの薬物による咳など．

[病理組織像]

線毛上皮細胞剥離と杯細胞の増生，気道粘膜下の好酸球浸潤，気管支内腔の狭窄，粘液栓，基底膜直下網状層の肥厚，平滑筋の肥大を示す．

[治療]（表3）

喘息症状の頻度・強度・夜間症状および呼吸機能（%PEF，%FEV$_{1.0}$とその変動）により重症度を判断し，段階的薬物療法を行う（日本アレルギー学会，2007）．急性増悪（発作）に対しては，発作強度に応じてβ$_2$刺激薬吸入，エピネフリン皮下注射，アミノフィリン点滴静注，ステロイド薬点滴静注などを反復して用いる．また，持続する気道炎症はリモデリングを惹起し，重症化・難治化につながることから，吸入ステロイド薬を用いた早期介入が重要視されている．

[予後]

吸入ステロイド薬の普及に伴い，日本における喘息死は1997年以降減少し，2006年には3000人

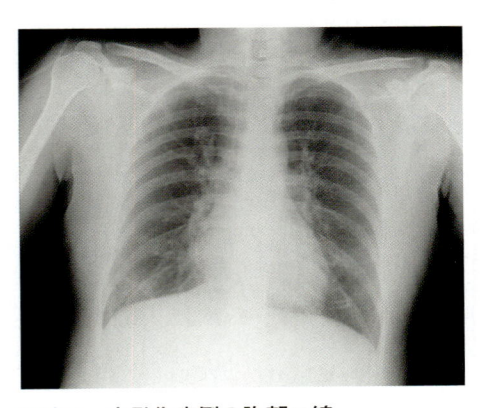

写真1　大発作症例の胸部X線

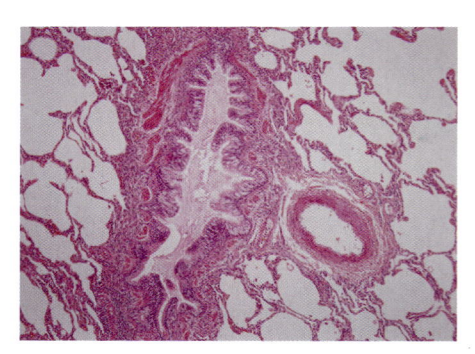

写真2　喘息発作死亡例の病理組織像

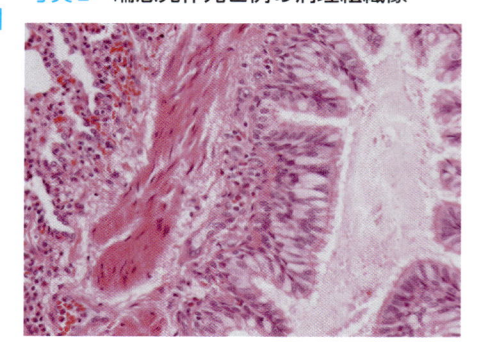

写真3　喘息発作死亡例の病理組織像

を下回っている．しかし，喘息死の高齢化現象がみとめられており，その対策が重要である．喘息死の予防・対策としては，日頃からの喘息自己管理・治療に関する患者教育および迅速かつ適切な急性増悪への対応が重要である．

a．喘息大発作（31歳，女性）（写真1）

7歳時に気管支喘息と診断されたが，発作時のβ_2刺激薬吸入のみで治療していた．数日前より発作の悪化をみとめ，意識障害を合併したため搬送された．胸部X線写真では，横隔膜の平坦化や肋間腔の開大を認める．気管挿管・人工呼吸管理を行い，救命した．

b．喘息発作により死亡した症例の気管支粘膜組織所見（28歳，男性）（写真2, 3）

気管支内腔の粘液栓，杯細胞の著明な増生，上皮下の好酸球浸潤や平滑筋攣縮を示す上皮の波打ち状の変形をみとめる．　　　　■細野達也・坂東政司

[文献]

Global strategy for asthma management and prevention: Global Initiative for Asthma (GINA). URL: http://www.ginasthma.org

日本アレルギー学会：アレルギー疾患診断・治療ガイドライン2007，協和企画，2007．

喘息予防・管理ガイドライン2006作成委員：喘息予防・管理ガイドライン2006，協和企画，2006．

3-9　過敏性肺炎

症例　49歳　女性

[臨床所見]

生来健康であったが，8月1日39.8℃の発熱，咳，呼吸困難があり，入院した．入院7日目には症状がほぼ軽快したので帰宅したところ，翌朝再び38.5℃の発熱，咳，呼吸困難が出現した．両側下肺野に捻髪音を聴取する．

[血液検査]

白血球9200（好中球84％，リンパ球15％，単球1％，好酸球0％），CRP 3.1，赤沈20/35．

マイコプラズマ抗体（−），クラジミア抗体（−），寒冷凝集反応（−）．

[画像診断]

胸部X線像（写真1）

両側中下肺野にびまん性にすりガラス様陰影をみとめる．

胸部HRCT（写真2）

小葉中心性に境界不鮮明な小粒状影を多数みとめる．

[肺機能検査]

％VC 72.1％，％$FEV_{1.0}$ 84.9％，％DLco 37.4％

[動脈血ガス分析]

PH 7.429，PaO_2 75.9，$PaCO_2$ 35.7，BE 0.4．

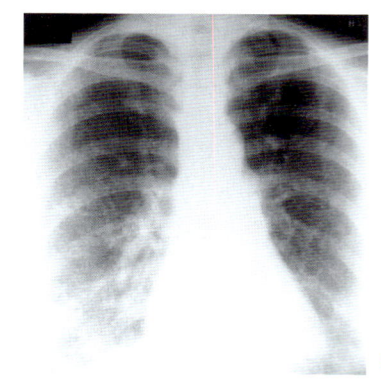

写真1

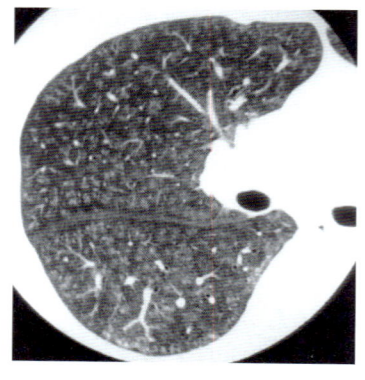

写真2

[気管支肺胞洗浄（BAL）]
　細胞数：$1.0 \times 10^6/ml$.
　細胞分画：リンパ球93.7％，肺胞マクロファージ6.3％，好中球0％，好酸球0％．
　リンパ球分画：CD3 90.0％，CD4 20.4％，CD8 76.0％，CD4/CD8比＝0.27.

[病理組織像]（写真3）
　膜性細気管支から肺胞にかけて非乾酪性類上皮細胞肉芽腫の形成を多数みとめる．また，肺胞隔壁の浮腫，細胞浸潤など胞隔炎の所見をみとめる．標本は胸腔鏡下肺生検により採取された．

[特異抗体の測定]（写真4）
　夏型過敏性肺炎の原因抗原である *Trichosporon asahi* に対する間接蛍光抗体法の結果を示す．患者血清は128倍希釈まで陽性であった．

[診断]
　発熱，咳，呼吸困難を主訴とし，自宅において症状が再燃し，画像においてびまん性に小葉中心性粒状影をみとめ，BALにてリンパ球，ことにCD8の著増をみとめ，肺生検にて非乾酪性類上皮細胞性肉芽腫の形成をみとめることから，過敏性肺炎（hypersensitivity pneumonitis）の診断がつく．夏季に発症し，帰宅誘発試験が陽性であり，抗トリコスポロン抗体が陽性であることから，夏型過敏性肺炎の確診がつく．

[鑑別診断]
　胸部HRCT上，びまん性に小葉中心性パターンを示す疾患としてびまん性汎細気管支炎，結核症，非結核性抗酸菌症，マイコプラズマ肺炎，肺好酸球性肉芽腫症，珪肺などがあるが，臨床所見，血液検査，呼吸機能検査所見から否定される．肉芽腫性肺疾患としてサルコイドーシス，結核症，非結核性抗酸菌症，肺好酸球性肉芽腫症があげられるが，画像およびBAL所見から否定される．
　BAL所見からリンパ球増多をきたす疾患として薬剤性肺炎，サルコイドーシス，膠原病性間質性肺炎があるが，画像および病理所見から否定される．異型肺炎は，画像，BAL，病理所見から否定される．

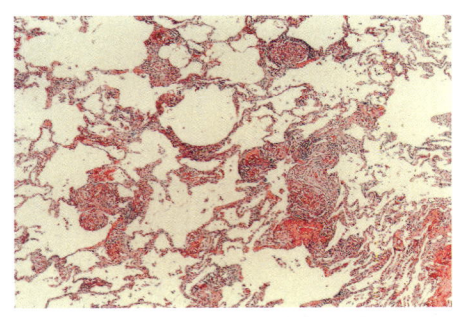

[治療・予防]
　治療と予防の3原則は，患者を抗原から隔離し，環境から抗原を除去し，ステロイド剤の投与を行うことにある．急性型，亜急性型は治癒するが，慢性型では肺の線維化をきたし，呼吸不全で死亡することがある．

■安藤正幸

表1　過敏性肺炎の治療・予防

抗原からの隔離	本症が疑われたらまず入院を原則とする．
抗原の除去対策	治療と予防上もっとも重要なことである．
夏型過敏性肺炎	室内換気の推進，カビた腐木などの除去，室内の清掃．
農夫肺	防塵マスクの使用．
空調病，加湿器肺	フィルターの交換，機材の清潔．
鳥飼病	鳥飼育の禁止．
薬物療法	ステロイド剤が著効を示す

3-10　薬物性肺炎（金剤肺炎）

症例　46歳　主婦

[臨床所見]
　約3カ月前に両膝関節，肘関節，手指関節痛が出現し，関節リウマチとの診断でShiosol 50mg 9回，合計450mg投与された．注射開始2カ月後から咳，労作時息切れを覚え，1カ月後にはさらに増強（H-J V度）したので某病院に入院した．入院時37℃の微熱と胸部X線ですりガラス状陰影がみとめられたので，抗生剤が投与されたが陰影はしだいに増強した．そこで肺結核を疑われ，転院後抗結核剤が使用されたが，陰影は改善しないため入院した．

[検査]
　WBC 6900/μl, ESR/h 47mm, CRP（++）, RA（-）, Al-P 5.5IU/l, GOT 15IU/l, GPT 13IU/l, LDH 477IU/l,

写真3

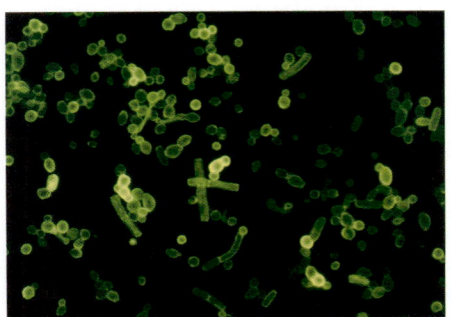

写真4

写真1

写真2

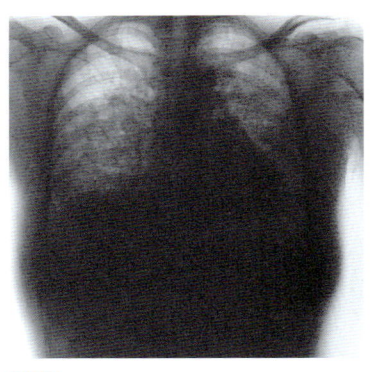

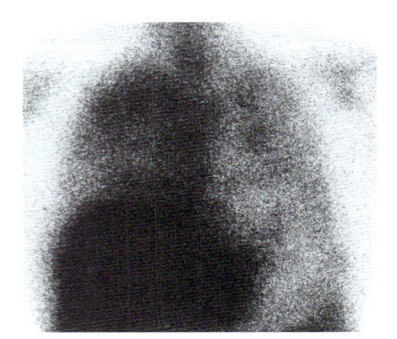

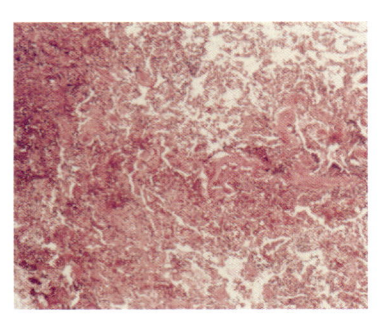

写真3

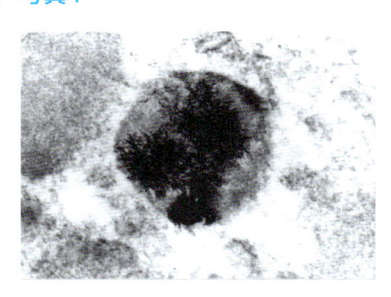

写真4

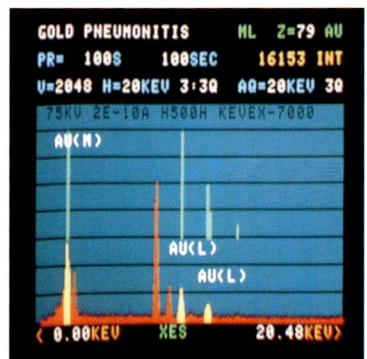

写真5

喀痰培養一般菌：有意菌なし，抗酸菌：塗抹（−），培養（−），Mycoplasma抗体40倍（−），ツ反10×11mm，％VC 36.4％，％FEV$_{1.0}$ 88.1％，％DLco 37.3％，PaO$_2$ 73.0Torr，白血球遊走阻止試験（leucocyte migration inhibition test：LMIT）金剤に対して陽性．

[画像診断]

胸部X線像（写真1）

両側中下肺野びまん性に浸潤性陰影がみられる．

67Gaシンチグラム（写真2）

両肺に集積がみられるが，とくに右上肺に著明．

病理組織像（開胸肺生検）（写真3）

慢性びまん性間質性肺炎．細気管支から肺胞空の間質に中等度の小円形細胞浸潤がみられ，間質は線維性に肥厚している．肺胞腔には単核細胞や泡沫細胞がみられ，所によっては器質化所見をみとめる．

分析電顕所見（写真4，5）

肺胞マクロファージのライソゾーム中に鉤針様構造物がみられ，分析電顕で金であることが証明された．

[治療]

原因薬剤の即時中止とステロイド剤の投与を行う．抗癌・免疫抑制剤や漢方薬，金製剤の一部による薬剤性肺炎を除外すれば，一般に薬物性肺炎はステロイド剤が奏功する．

本例は，プレドニゾロン60mg/日の内服により，3カ月後には陰影は改善し，1年後には異常陰影は消失した．

表1　治療指針

1. 原因薬剤の即時中止
2. ステロイド剤の投与
   a) 重症例はパルス療法
   b) 中軽症例はプレドニゾロン30～60mg/日程度の内服により有効な場合が多い．ただし，早期に治療を開始しないと，線維化所見を残すこともある．

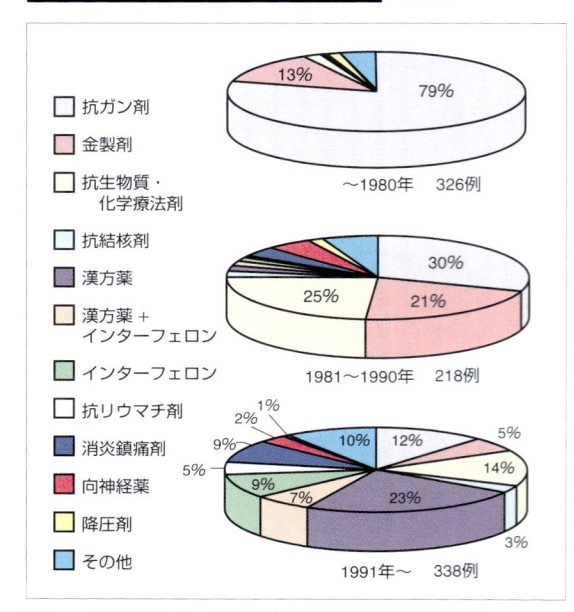

図1　年代別にみた薬物性肺炎の原因薬別頻度

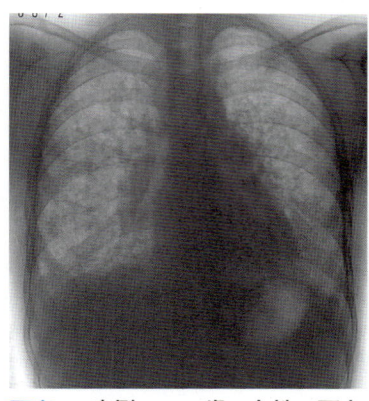

写真6 症例1：15歳，女性，死亡

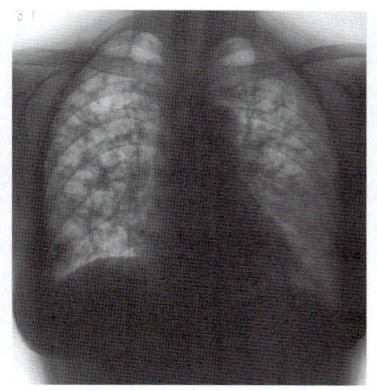

写真7 症例2：59歳，女性，改善

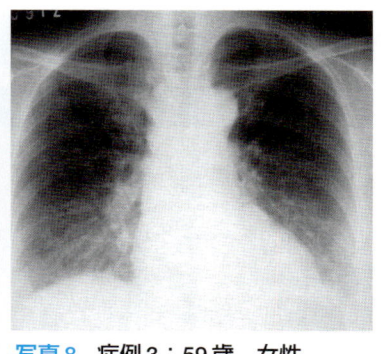

写真8 症例3：59歳，女性
経口金製剤（オーラノフィン）による，軽度改善．

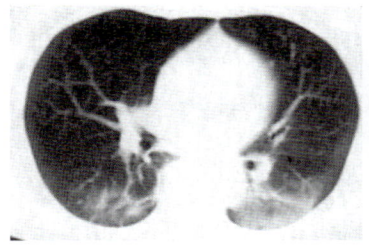

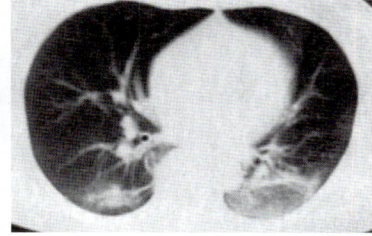

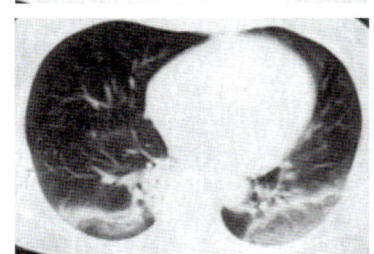

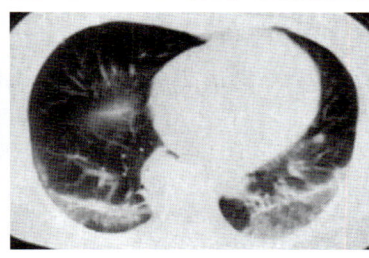

写真9 （写真8と同じ症例）

[考察]

1）薬物性肺炎（drug induced pneumonia）の種類と頻度（図1）

図1に示すように，薬物性肺炎の報告数は増加し，その種類も多岐にわたっている．金剤肺炎は全薬物性肺炎の5～21％をしめるが，最近やや減少傾向にある．

2）金剤肺炎（gold pneumonitis）の胸部X線

自験例を示したが，すりガラス状陰影，散布性の綿花状陰影，湿潤性陰影などいろいろである．

症例1：15歳，女性，死亡（写真6）
症例2：59歳，女性，改善（写真7）
症例3：59歳，女性，経口金製剤（写真8，9）

3）金剤肺炎の予後

自験例ならびに文献上収集しえた87例では改善16例，線維化3例，不完全改善13例で，死亡率は18.4％であった．平均投与量は937.8±1913.2mgであるが，大量投与例が数例あるので中央値をみると450mgで，投与量・投与期間の明らかな45例についてみると，図2に示すように投与期間，投与量の少ないものに改善例が多い．

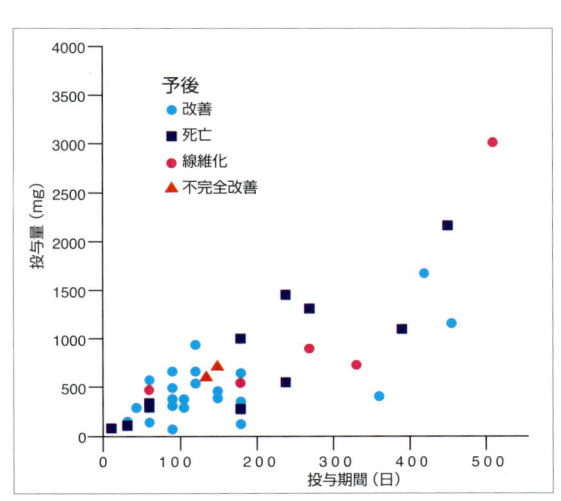

図2 金剤肺炎の予後（n=45）投与量と投与期間との関連

■近藤有好

D 原因不明の肺疾患

3-11 サルコイドーシス

【13-2 内因性ぶどう膜炎 参照】

症例　22歳　男性　学生

[臨床所見]

乳児期に肺炎，幼児期に猩紅熱の既往があるが，以後は著患を知らない．1998年4月の検診で胸部異常影を指摘された．問診の結果，約半年前から軽い乾性咳嗽があったという．タバコは20本/日×9年間，吸入歴(-)．

身長187cm，体重76.8kg，表在リンパ節触知せず．

[画像診断]

胸部平面写真（写真1）

両側肺門部のリンパ節腫脹が著明で，上縦隔リンパ節の腫大もみとめる．肺野に明らかな陰影はみとめられない．

胸部CT

1) 肺野条件（主気管支やや下部）（写真2）では，部分的な血管径の拡大，および血管の走行に隣接した辺縁不整の淡い小結節影を多数みとめる．

2) 縦隔条件では，肺門リンパ節（写真3），上縦隔リンパ節（写真4）の腫脹が明らかである．

[気管支鏡検査]

写真5は左主気管支の部分であるが，壁に血管の増生をみとめる．しかし，結節や気管支狭窄，粘膜不整などはみとめられない．

[気管支肺胞洗浄液（BALF）検査]

左B5において行い，回収率49.3％，総細胞数$22.7×10^6$，マクロファージ33.5％，リンパ球66.3％，好中球0.2％，CD4/CD8比4.21．

[呼吸器能検査]

肺活量6.711（対標準142.5％），1秒率70.3％，DLco 29.7ml/min/mmHg（同，90.5％），DLco/Va 4.2ml/min/mmHg/l（同，72.2％）．動脈血 PO_2 103.0mmHg，PCO_2 41.5mmHg，pH 7.433．

[血液学的検査など]

ツ反6×6mm，赤沈値8mm/hr，CRP 1.69mg/dl．TP 7.0g/dl，γ-gl 16.5％，ACE IU/l，リゾチーム14.7μg/ml，IL-R 1318U/ml．

[組織学的検査]

経気管支肺生検（TBLB）（左B3～6で施行）では，末梢肺組織中にepithelioid granulomaの初期像と思われる病変が散見された（写真6）．

[眼科的所見]

軽度の角膜後面沈着物，前房炎症，隅角結節，硝子体混濁を両眼にみとめた．

写真1　胸部平面写真

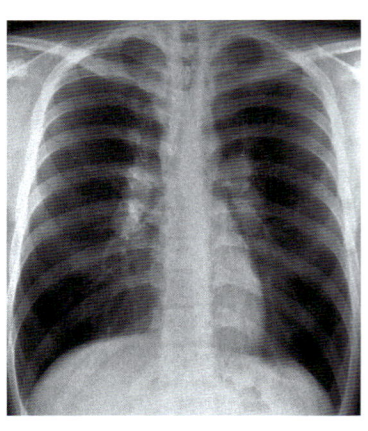

写真2　CT（肺野条件）

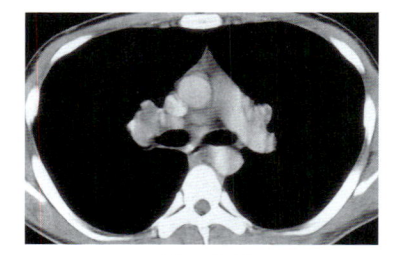

写真3　CT（縦隔条件）

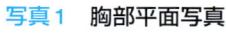

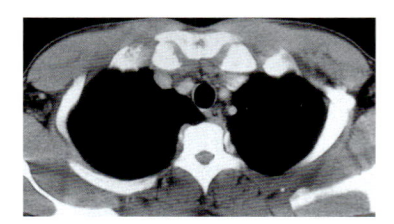

写真4　CT（縦隔条件）

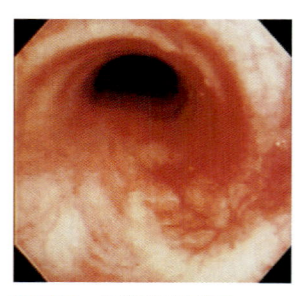

写真5　気管支鏡所見

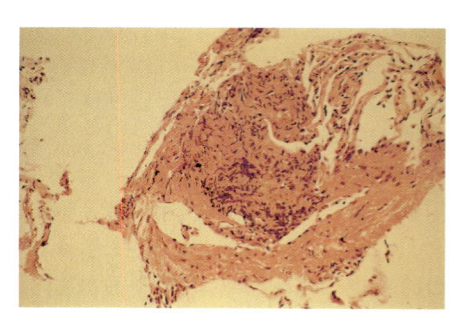

写真6　TBLBによる末梢肺組織（HE染色）

[その他の所見]

心電図などに著変をみとめず，中枢神経病変もみとめない．

[鑑別診断]

悪性リンパ腫，肺結核などが鑑別の対象となるが，本例では，画像，BALF，TBLB，血液学的所見など，すべてが典型的で，サルコイドーシス（sarcoidosis）と確定診断された．

[治療]

サルコイドーシスのステロイド治療絶対適応は心サルコイドーシスと中枢神経系サルコイドーシスのみであり，一般には経過観察で十分である．ただし，2～10％の症例が難治性で，進行性の経過をたどり，症例に応じた治療が必要となる．

[問題点]

本症例では，心・神経サルコイドーシスの所見がないが，サルコイドーシス性眼病変があり，ステロイド剤による局所的点眼治療が行われている．経過は良好である．

■本間行彦・馬場顕介・伊藤しげみ

[文献]

平賀洋明：サルコイドーシスの診断基準．厚生省特定疾患びまん性肺疾患調査研究班昭和63年度研究報告書，pp13-16, 1989.

折津 愈：サルコイドーシス．今日の診断指針，第4版，医学書院，pp915-917, 1997.

3-12 特発性間質性肺炎（特発性肺線維症）

症例　73歳　男性

[臨床所見]

約5年前より乾性咳嗽が出現し，また約1年前より平地歩行にて呼吸困難も自覚するようになった．その後，徐々に労作時呼吸困難が増強したため，当科へ紹介受診となった．喫煙歴は1日20本，51年間．膠原病の既往はなく，職業歴は事務職で，明らかな粉塵吸入歴もなし．鳥類や鳥関連抗原との濃厚な接触歴や常用薬物の使用もない．身体所見では，手指にばち指をみとめ，胸部聴診上，両側肺底部を中心にfine cracklesを聴取した．

[血液検査]

WBC 8900/μl, Hb 14.8 g/dl, Plt 40.8万/μl, CRP 3.1 mg/dl, LDH 222 mU/ml, KL-6 1050 U/ml, SP-D 154 ng/ml, SP-A 99.7 ng/ml, 抗核抗体およびリウマチ因子 陽性．

動脈血ガス分析（室内気吸入）: pH 7.45, PaO_2 69.6 Torr, $PaCO_2$ 37.1 Torr, HCO_3^- 25.4 mEq/l, A-aDO$_2$ 34.0 Torr

[肺機能検査]

FVC 1.62l, %FVC 49.8％, FEV$_{1.0}$ 1.36l, %FEV$_{1.0}$ 84.0％, %DLco 32.6％.

[画像診断]

胸部X線（写真1）

両側下肺野を中心とした網状・輪状影をみとめる．陰影の分布は肺野末梢側に優位である．

胸部CT（写真2, 3）

両側肺底部を中心に蜂巣肺（honeycombing）をみとめる．病変は下肺野末梢側（背側外層）に優位である．また，牽引性気管支拡張や小葉間隔壁の肥厚および軽度のすりガラス陰影もみとめる．

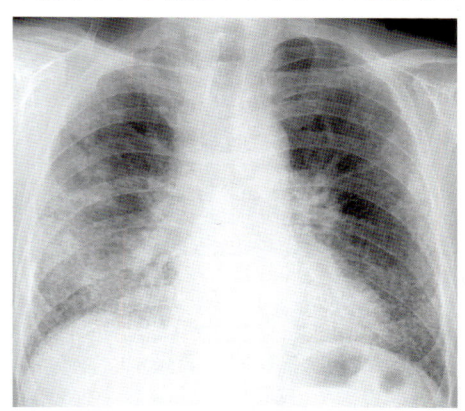

写真1　胸部X線

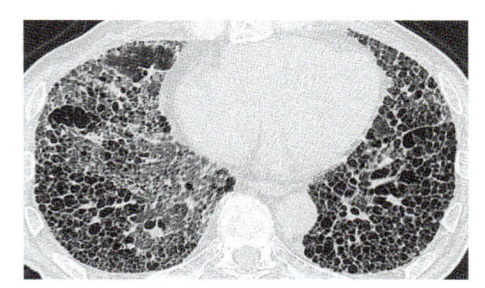

写真2　胸部CT

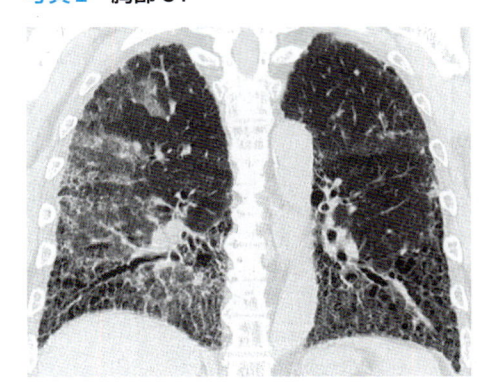

写真3　胸部CT

この蜂巣肺は，肺胞隔壁が線維性肥厚によりたたみ込まれるため，その部分の肺胞道や細気管支が拡張して形成される．

[診断基準]（表1）

特発性間質性肺炎（idiopathic interstitial pneumonias: IIPs）は，特定されない原因によって発症する間質性肺炎の総称である．現在IIPsは，特発性肺線維症（IPF），非特異性間質性肺炎（NSIP），特発性器質化肺炎（COP），急性間質性肺炎（AIP），剥離性間質性肺炎（DIP），呼吸細気管支炎を伴う間質性肺疾患（RB-ILD）およびリンパ球性間質性肺炎（LIP）に分類されており，臨床情報，画像情報，病理情報を総合的に評価し，診断する（American Thoracic Society/European Respiratory Society, 2002）．日本では『特発性間質性肺炎 診断と治療の手引き』（2004）が刊行されている．本症例は，IIPsの50～60％を占めるIPF症例で，

表1 特発性肺線維症（IPF）の臨床診断基準

以下の主診断基準のすべてと副診断基準4項目中3項目以上を満たす場合，外科的肺生検を行わなくとも臨床的に特発性肺線維症（IPF）と診断される

主診断基準
1) 薬剤性，環境曝露，膠原病など，原因が既知の間質性肺疾患の除外
2) 拘束性障害（VCの低下）やガス交換障害（安静時や運動時のA-aDo$_2$の増大，安静時または運動時のPaO$_2$の低下，あるいはDLcoの低下）などの呼吸機能検査異常
3) HRCTで両側肺底部・胸膜直下優位に明らかな蜂巣肺所見を伴う網状影とわずかなすりガラス陰影

副診断基準
1) 年齢＞50歳
2) ほかの原因では説明し難い労作性呼吸困難の緩徐な進行
3) 罹病期間≧3カ月
4) 両側肺底部に吸気時捻髪音（fine crackles）を聴取

注：経気管支肺生検（TBLB）や気管支肺胞洗浄（BAL）を行った場合は，その所見が他疾患の診断を支持しないこと．

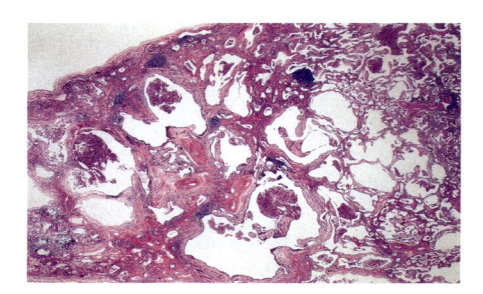

写真4 IPFの病理組織所見

その臨床診断基準を示す．主診断基準および副診断基準をすべて満たすため，外科的生検を行わず，臨床的にIPFと診断した．

[鑑別すべき疾患]

IIPsのほかの病型，関節リウマチをはじめとする膠原病に伴う間質性肺炎，石綿肺（アスベストーシス），薬剤性肺炎，慢性過敏性肺炎など．

[病理組織像（胸腔鏡下肺生検）]（写真4）

過去に外科的（胸腔鏡下）肺生検を施行したIPF症例の病理組織像を示す．病理像はUIP（usual interstitial pneumonia：通常型間質性肺炎）であり，胸膜直下を主体とした小葉辺縁部の肺胞虚脱（たたみ込み），線維化を伴う肺胞構造の再構築（リモデリング）および末梢気腔の拡張（蜂巣肺形成）をみとめる．これらの病変の分布は斑状，不規則な分布を示す．

[治療]

原因不明の疾患であり，その治療法は未だに確立されていない．副腎皮質ステロイド薬とシクロ

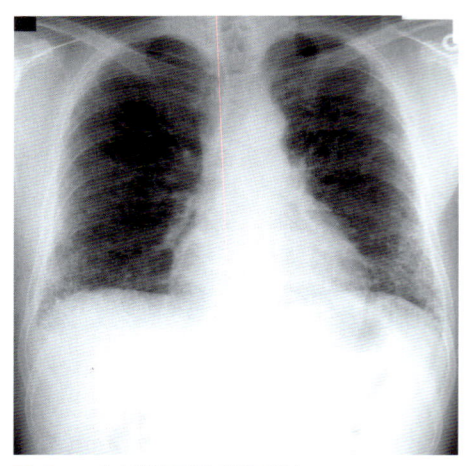

写真5 急性増悪例（増悪前）

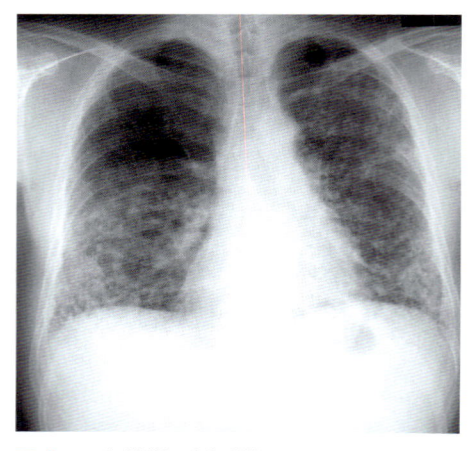

写真6 急性増悪例（増悪後）

ホスファミドやアザチオプリンなどの免疫抑制薬との併用による抗炎症療法のみでは生存期間の改善は困難であり，肺胞上皮損傷と線維芽細胞の異常制御をターゲットとした新たな治療戦略として，N-アセチルシステインやピルフェニドン，エンドセリン受容体拮抗薬などが注目されている．肺移植が行われることもある．呼吸不全に対しては，酸素療法を行う．

[予後]

診断確定後の平均生存期間は2.5〜5年と予後不良であるが，IPFの自然経過（進行速度）は個々の症例でさまざまである．死因としては原疾患の進行による慢性呼吸不全や急性増悪，肺癌や呼吸器感染症などの合併症が重要で，経過観察時には肺癌の併発をつねに注意すべきである．

a. 急性増悪（72歳，男性）（写真5，6）

IPFの経過観察中に感染（急性気管支炎）を契機とし，急性増悪をきたした1例．急性増悪発症以前には両側肺底部を中心とした線状網状影をみとめる．今回，新たに上〜中肺野に微細〜小粒状，すりガラス陰影が出現している．

本症例のように，IPFの経過中に1カ月以内の経過で，胸部画像所見の悪化とともに自覚症状（呼吸困難）の増強，動脈血酸素分圧の低下がみられた場合は急性増悪と考えられる．参考所見としてCRP，LDHの上昇とともに，間質性肺炎血清マーカーであるKL-6，SP-A，SP-Dの上昇も参考となる．鑑別診断としては，明らかな肺感染症や気胸，悪性腫瘍，肺塞栓，心不全が重要である．IPF急性増悪時には，メチルプレドニゾロン1g，3日間のステロイドパルス療法などのステロイド薬や免疫抑制薬（シクロホスファミドやシクロスポリン）の併用療法が施行されるが，予後不良である．

b. 肺癌の合併（80歳，男性）（写真7）

左下葉，胸膜直下に発生した扁平上皮癌の切除標本．IPFでは，肺癌の発生率が10〜30％と高率である．男性の重喫煙者に多く，下葉に合併しやすい．

c. 非特異性間質性肺炎（NSIP）（55歳，女性）（写真8）

亜急性から慢性に経過し，病変の時相が比較的均一で，ステロイド薬に反応することが多いIIPsの1疾患単位．画像所見は，両側下肺野背側優位なすりガラス陰影や浸潤影を示し，IPFと異なり線状・網状影は目立たず，粗大輪状陰影（蜂巣肺）はみとめない．しかし，線維化病変の強いNSIP（fibrotic NSIP）では，IPFと鑑別が困難な場合もある．

■坂東政司

[文献]

American Thoracic Society / European Respiratory Society: International multidisciplinary consensus classification of the idiopathic interstitial pneumonias. *Am J Repir Crit Care Med*, **165**: 277-304, 2002.

日本呼吸器学会びまん性肺疾患診断・治療ガイドライン作成委員会編：特発性間質性肺炎　診断と治療の手引き，南江堂，2004.

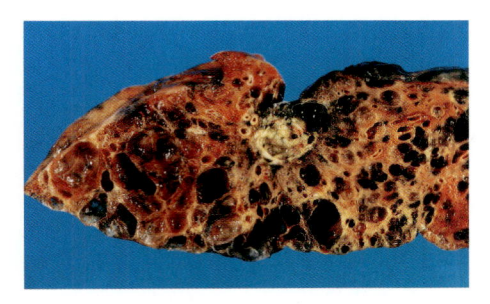

写真7　肺癌合併例の切除肺肉眼所見

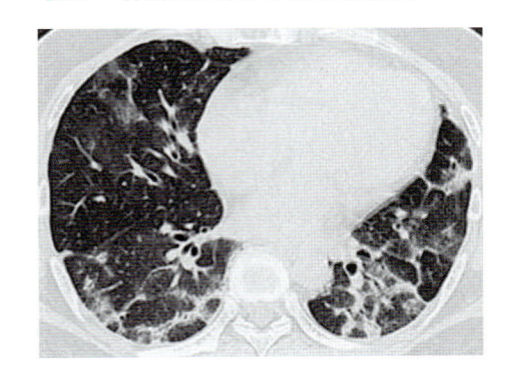

写真8　NSIPの胸部CT

3-13　特発性器質化肺炎

症例　34歳　女性

[臨床所見]

咽頭痛出現．市販薬を服用．その後全身倦怠が出現．徐々に呼吸困難感が出現．発熱も続くため10日後に当院を受診し，胸部X線写真上広範な浸潤影をみとめ入院となる．

体温37.8℃，背部の両側肺野でfine crackleを聴取した．

喫煙歴：10本×14年，飲酒歴：ビール約1000mlを毎日1年半前から．

[検査]

WBC 8410/μl (Seg 78, Eos 3, Mon 8, Lym 11), GOT 68 IU/l, GPT 48 IU/l, LDH 420IU/l, CRP 8.7mg/dl, ESR 117mm/h.

血液ガス分析（大気吸入下）pH 7.596, $PaCO_2$ 23.8Torr, PaO_2 65.0Torr.

喀痰：一般細菌，結核菌，細胞診ともに陰性．

[画像所見]

入院時胸部X線（写真1）

両側下肺野を中心に浸潤影がみられ，病変は左肺野に強く，胸壁に接する病変もみられる．左上肺野，右中肺野には淡い浸潤影もみられる．左心陰影は明瞭であるため，左肺野に病変の主体は下葉であると推察される．また右下肺野の病変はair bronchogramを伴っている．肋骨横隔膜角は鋭であり，胸水の存在は示唆されない．

胸部CT肺野条件（写真2）

両側下葉に胸膜面に接する強い肺野濃度の上昇があり，明瞭なair bronchogramを伴っている．右下葉には中葉との葉間に接してやや淡い肺野濃度の上昇をみとめ，左下葉もS8の領域にやや淡い肺野濃度の上昇がみられる．胸水はみとめられない．

[病歴・検査・画像からの鑑別診断]

1．細菌性肺炎

画像上，両側にair bronchogramを伴う陰影であり，自覚症状が出現してから10日前後であるため，マイコプラズマ肺炎，肺炎球菌肺炎などは鑑別が必要となる．細菌性肺炎で本例のように広範な陰影を呈し，いままで抗生剤が投与されていなければ，まず細菌培養で起因菌が培養される場合が多く，マイコプラズマ肺炎であれば，喀痰のグラム染色で多数の好中球をみとめても，細菌がみられない点が特徴である．

2．肺結核

空洞性病変がなく，下肺野に病変が優位であるので，可能性は低い．またこのような進展例では結核菌塗抹陽性となる確率がきわめて高い．

3．PIE症候群

画像上は矛盾しないが，末梢血中に好酸球の増加はみられない．

4．慢性好酸球性肺炎

画像上は矛盾しない．PIE症候群と同様に末梢血の好酸球の増加がみられない．本例はIgEも増加していなかった．

5．薬剤性肺臓炎

本例は症状発現後市販薬を服用しているが，市販薬（漢方剤も含む）やその他の薬剤による間質性肺炎は鑑別の必要がある．本例は市販薬を一度しか服用しておらず，画像上もair bronchogramが目立ち，すりガラス状の陰影に乏しいなど，可能性は低い．

6．急性好酸球性肺炎

感冒様症状が先行し，急性に両側びまん性に陰影が出現し，末梢血中には好酸球の増加はみられないが，気管支肺胞洗浄（BAL）で好酸球が増加している疾患である．画像上はair bronchogramが目立ち，間質性病変（すりガラス状病変，淡い肺野濃度上昇，小葉間隔壁の肥厚など）がほとんどみられない点が一致しない．しかし，本疾患を除外するためにはBALが必要である．本例は喫煙開始時期に発症するとの報告もみられる．また薬剤による急性好酸球性肺炎の報告もある．

7．特発性器質化肺炎（COP）

本症は1985年にBOOP（bronchiolitis obliterans organizing pneumonia）として提唱された臨床病理学的疾患概念である．その後ATS/ERSのinternational consensus statementにて閉塞性細気管支炎の所見が必ずしも目立たず，器質化肺炎が主体である症例が多く，COP（cryptogenic organizing pneumonia）との名称が提唱された．それ以後日本でもCOPに統一された．多くの症例では感冒様症状に引き続き，発熱，呼吸困難などの症状が出現する．胸部X線写真上はしばしば陰影は移動し，抗生剤は無効でステロイドホルモン剤が奏効する．本邦患者の平均年齢は50歳代で，男女差はみられ

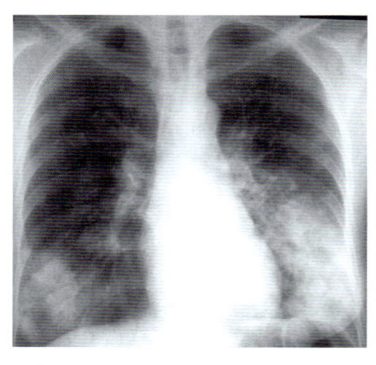

写真1

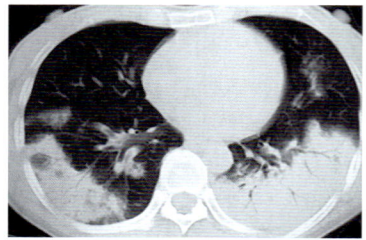

写真2

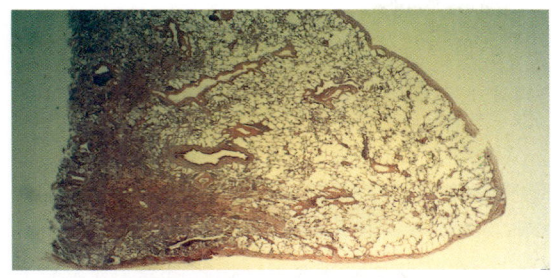

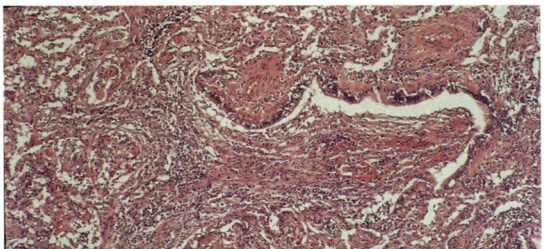

写真3

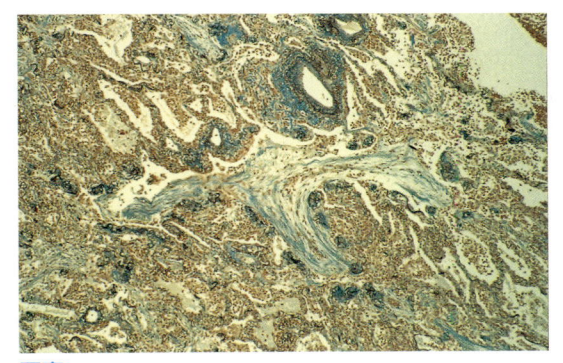

写真4

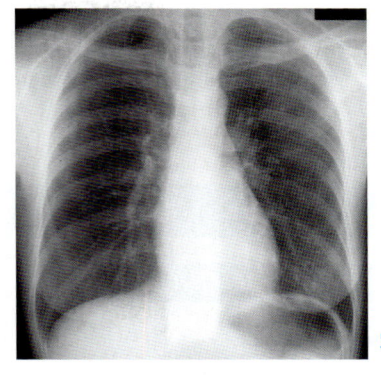

写真5

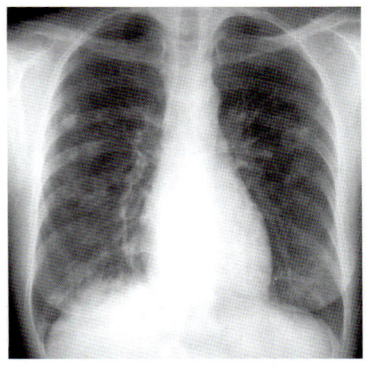

写真6

ない（Izumi, 1992）．画像上の特徴は陰影の広がりは非区域性であり，肺野濃度の上昇が強い部分ではしばしばair bronchogramを呈する．

[経過]
　上記の鑑別診断をふまえ，まず抗生剤治療を開始したが，まったく反応がないため，急性好酸球性肺炎，またはCOPを強く疑い，気管支肺胞洗浄と経気管支肺生検（TBLB）を施行した．
　BALでは好酸球の増加はみられず，TBLBにて肺胞内に器質化肺炎像がみとめられたため，COPと診断してステロイド治療を開始した．

[病理像]
　以前はBOOPの確定診断には呼吸細気管支を閉塞する肉芽性病変を証明する必要があったが，COPという概念が導入されて以来，臨床症状，HRCTでCOPに矛盾しない所見がみとめられ，TBLBで器質化肺炎がみとめられれば，臨床病理診断としてよい．

[肺生検の病理像]（埼玉県立循環器・呼吸器センター病理科 河端美則先生のご厚意による）
　写真3の上段は肺生検のルーペ像のHE染色．左3分の1に肺胞腔を充填する病変がみられる．
　写真3の下段は病変部の強拡大（HE染色）．標本中央に呼吸細気管支を閉塞する肉芽がみられ，周囲の肺胞は器質化物で充填され，胞隔の肥厚もみられる．

EVG染色（写真4）
　標本中央に青色に染まる呼吸細気管支を閉塞する肉芽が明瞭にみとめられる．

[治療]
　重症例ではステロイドパルス療法が行われる（メチルプレドニゾロン1000mgを3日間）．経口ステロイド剤はプレドニゾロン1mg/kg程度で開始し，臨床症状に合わせて減量する．本例はステロイドパルス後，経口でプレドニゾロン40mgを投与．
　写真5はプレドニゾロン40mgを4週間投与したのちの胸部X線写真である．陰影はほぼ消失している．しかし，外来でプレドニゾロン減量中に写真6に示すとおり，両側中下肺野を中心に淡い浸潤影で再燃した．COPの場合は，このようにステロイド減量に伴い再発する場合があるので注意が必要である．本例はステロイドを再度40mgに増量し，減量のペースを緩徐にし，その後の経過は順調である．

■松岡緑郎

[文献]
American Thoracic Society/European Respiratory Society : International multidisciplinary consensus classification of the idiopathic interstitial pneumonias. *Am J Respir Crit Care Med*, **165** : 277-304, 2002.
Izumi T, Kitaichi M, et al : Bronchiolitis obliterans organizing pneumonia : Clinical features and difference diagnosis. *Chest*, **102** : 715-719, 1992.

E 全身性疾患の肺病変

3-14 膠原病の肺病変

皮膚筋炎に伴う間質性肺病変

症例 43歳 男性

既往歴と家族歴に特記することなし．

[現病歴・臨床経過]

9月初旬，全身倦怠感，37℃の発熱，手・指に紅斑（写真1）あり．紅斑は顔面（写真2），肘，膝，臀部にも出現した．咽頭痛はあるが関節痛はない．CK 499IU/d*l*．発熱が続くため，26日からプレドニゾロン20mg/日を服用．30日両前腕部に筋肉痛出現したため，プレドニゾロン80mg/日に増量．10月10日上下肢の筋肉痛増強し，筋力も低下し，トイレでしゃがむと立ち上がれなくなる．水が飲めなくなり，飲んだ水が鼻から出るようになる．18，19，20日にメチルプレドニゾロン1000mgのパルス療法を行う．11月10日に呼吸苦が訴えられる．胸部X線（写真3A）と胸部単純CT（写真3B，3C）を図3に示した．動脈血ガス分析にてPaO₂ 72.2mmHg，PaCO₂ 25.2mmHgとなり，14日に持続的気道陽圧法（CPAP）をはじめる．14日にシクロホスファミド700mg点滴静注を行う．23日に経鼻気管挿管を行う．25日血痰出現し死亡．臨床経過を図1に示した．

[検査]

血液（9月15日）：白血球4100/μ*l*，赤血球500×10⁴/μ*l*，Hb 14.4mg/d*l*，血小板15.7×10⁴/μ*l*，GOT 48 IU/*l*，GPT 29 IU/*l*，LDH 711IU/*l*，ALP 341 IU/*l*，Crea 0.8mg/d*l*，TP 6.0g/d*l*，Alb 3.2g/d*l*，CK 125 IU/*l*（正常150以下），myoglobin 1950ng/m*l*（正常50以下），aldolase 138U/m*l*（正常），ESR 12mm/h，CRP 1.0mg/d*l*，IgG 1373mg/d*l*，IgA 362mg/d*l*，IgM 155mg/d*l*，抗核抗体80倍以上，抗ds DNA抗体（−），抗Jo-1抗体（−），C3 66mg/d*l*，C4 41mg/d*l*，RF 2U/m*l*．

呼吸機能（11月4日）：%VC 87%，%FEV₁.₀ 78.1%，

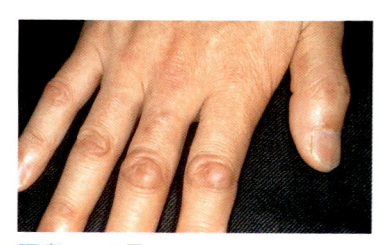

写真1 10月
右第2，3，4，5指の近位指節関節部にやや浸出性の紅斑がみられる（プレドニゾロン開始10日後）．紅斑や落屑は改善している．

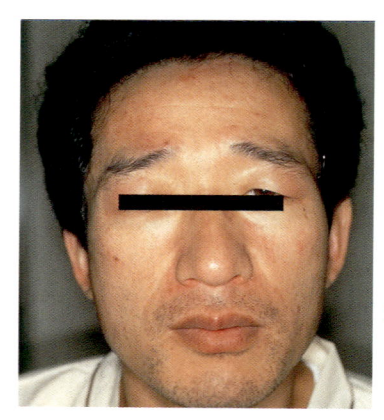

写真2 10月
両上眼瞼に浮腫性紅斑がみられる．前額部と鼻周囲に紅斑がみられる（プレドニゾロン開始10日後）．

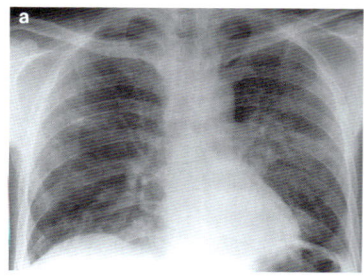

写真3A 胸部X線写真 11月18日
両側中肺野に網状陰影がみとめられる．

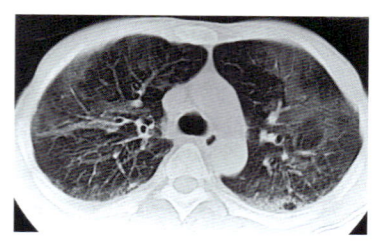

写真3B 胸部単純CT 11月14日
両側中肺野の背部および側前部にすりガラス様の淡い濃度上昇がみとめられる．

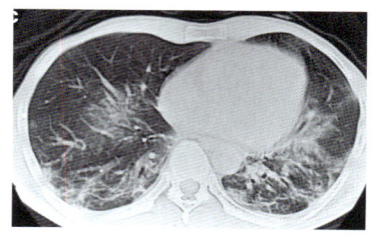

写真3C 胸部単純CT 11月14日
両側下肺野の背部および左側心膜周囲に網状の濃い濃度上昇がみとめられる．

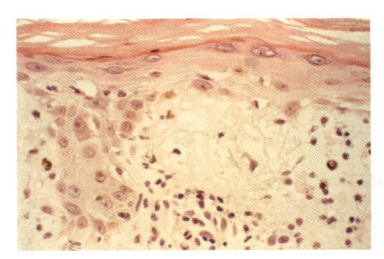

写真4 頸部生検皮膚の病理組織所見 9月24日
表皮細胞の壊死と液状変性がみられ，真皮上層に著明な浮腫とリンパ球浸潤がみとめられる（HE染色，40×2.5倍）．

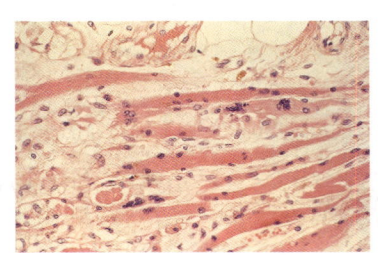

写真5 剖検時の大腿四頭筋の病理組織所見 11月25日
筋の萎縮が著明で，筋線維の核に nuclear chain（核鎖）と central nucleus（中心核小体）がみとめられる（HE染色，20×4倍）．

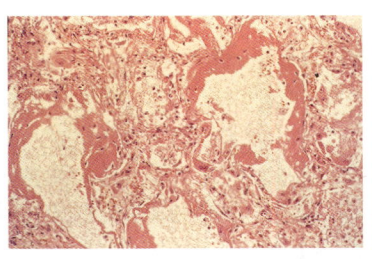

写真6A 剖検時の肺の病理組織所見 11月25日
diffuse alveolar damage の exsudative stage（滲出期）であり，hyaline membrane（ヒアリン膜）がみられる（HE染色，10×4倍）．

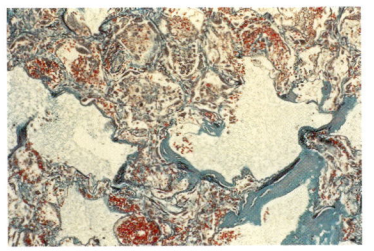

写真6B 11月25日
肺胞は浮腫と出血により虚脱状態になっている（EM染色，10×3.3倍）．

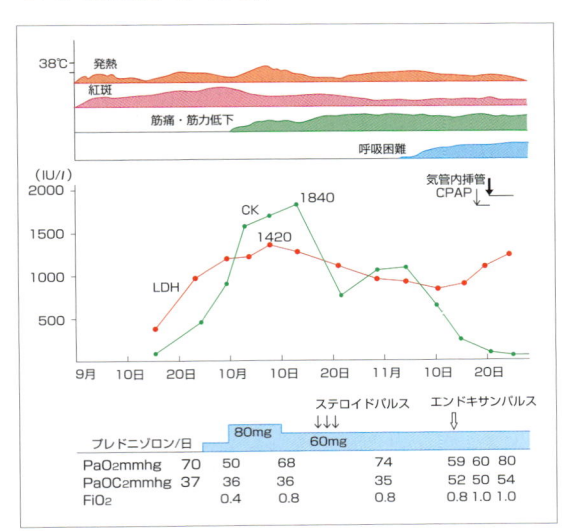

図1 臨床経過

抗トキソプラスマ抗体5×以下，抗ツツガムシ抗体4×以下，抗EBV VCA IgG抗体80×，抗EBV VCA IgA抗体10×以下，抗サイトメガロウイルスIgG抗体32×．

尿所見：蛋白1（＋），糖（±），潜血（−），沈渣異常なし．

便潜血（−）．

心電図：正常範囲．

病理組織所見（写真4〜6）．

[治療]

1．ステロイド薬大量療法（プレドニゾロン60〜80mg/日）
2．ステロイドパルス療法（メチルプレドニゾロン1000mg，3日間点滴静注）
3．エンドキサンパルス療法（エンドキサン500〜800mg，点滴静注，4週に1回）
4．シクロスポリンA（サンディミュン150〜200mg/日）
5．血漿交換療法

■粕川禮司

3-15 Wegener肉芽腫症

症例　64歳　男性

[臨床所見]

4年前に，鼻出血，中耳炎，発熱，胸部X線上多発結節および空洞影をみとめ，同時に急速進行性腎不全を示したため，血液透析療法および副腎皮質ステロイド療法が開始された．以降，維持血液透析を継続し，少量副腎皮質ステロイド療法（5mg/日）にて経過観察中，7月に呼吸困難，血痰，発熱（38℃）が出現，増悪し，当科へ紹介緊急入院となった．

[血液検査]

WBC 9700/μl，RBC 392×10^4/μl，Hb 13.1g/dl，Plt 14.1×10^4/μl，BSR 30/hr，CRP 3mg/dl，LDH

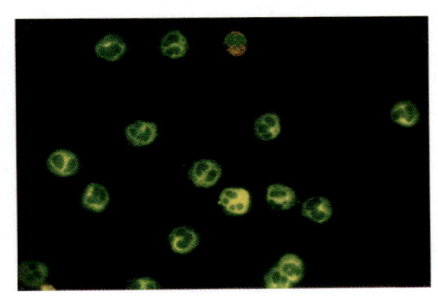

写真1

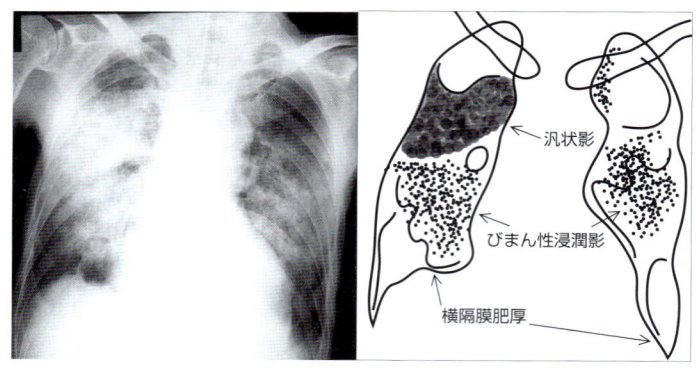

1266 IU/l, GOT 416 IU/l, GPT 16 IU/l, BUN 48 mg/dl, Cr 8.2 mg/dl, Na 138 mEq/l, K 5.8 mEq/l, CK 504 IU/l, CH50 28 IU/l, IgG 1020 mg/dl, HBs Ag（－），HBC（－），抗核抗体＜40×, 抗DNA抗体＜10 EU, リウマチ因子 陰性, 血中免疫複合体 陰性, 抗GBM抗体 陰性, C（PR-3）ANCA 620 EU（気管支肺胞洗浄液（BAL）30 EU），P（MPO）-ANCA＜10 EU.

[画像診断]

血清中の抗好中球細胞質抗体（ANCA）（写真1）

好中球の核が抜けて細胞質がびまん性陽性所見を示す．

入院時の胸部X線（写真2）

両側肺門を中心としたびまん性浸潤陰影および斑状影, 横隔膜肥厚をみとめる．

入院時の胸部CT（写真3）

両側性小葉中心型の小粒状影および輪状陰影を示す．air bronchogram もみとめる．

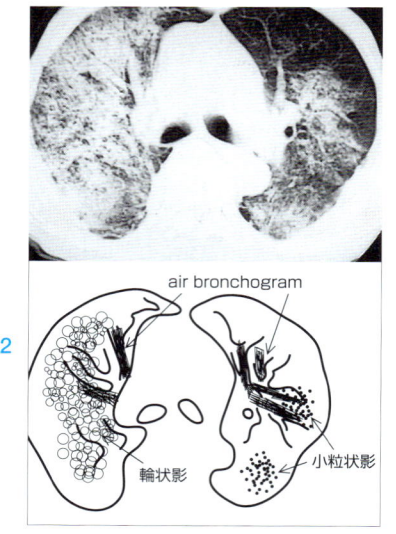

肺生検所見1（写真4）

地図状壊死と好中球浸潤を伴う肉芽腫性炎を示す．

肺生検所見2（写真5）

典型的な異物型多核巨細胞をみとめる．

鑑別診断（表1）

[考察]

本症の現症, 検査所見を整理すると次のようになる．

1）発熱, 急速進行性腎炎（維持血液透析），肺病変
2）急性相反応物質（WBC, CRP）の増加, LDH, GOTの上昇, C（PR-3）ANCA陽性, 胸部画像所見上両側びまん性浸潤影を示す．

本疾患のように臨床的に肺血管炎を示す疾患の鑑別診断としては, 表1に示すようなものがある

表1 肺血管炎の分類（頻度・血管径による）（吉田, 2009）

	血管径	疾患名	特徴
I．頻度の多いもの	中・小血管	Wegener 肉芽腫症	C（PR-3）ANCA 陽性, まれに P（MPO）-ANCA 陽性, 肉芽腫性炎, 壊死, 出血
	中・小血管	Churg-Strauss 症候群〔アレルギー性肉芽腫性血管炎（AGA）〕	P（MPO）-ANCA 陽性, 好酸球浸潤, 出血, 壊死
	毛細血管	P（MPO）-ANCA 関連血管炎（顕微鏡的多発血管炎；肺腎症候群）	P（MPO）-ANCA 陽性, 肺出血, 間質性肺炎, 急速進行性腎炎
II．頻度の少ないもの	大血管	Behçet 病	大動脈瘤, 出血
	大血管	高安病, 巨細胞性動脈炎	肺高血圧, 梗塞, 壊死
	中血管	結節性多発動脈炎	出血, 梗塞
	小血管	膠原病（SLE, RA）	間質性肺炎, リンパ球浸潤
	毛細血管	Henoch-Schönlein 紫斑病	紫斑, 蛋白尿・血尿, 関節痛, 腹痛, IgA 高値
		Goodpasture 症候群	肺出血, 血尿, 急速進行性腎炎 抗GBM抗体
III．その他	サルコイドーシス, 薬剤性血管炎, リンパ増殖性疾患など		

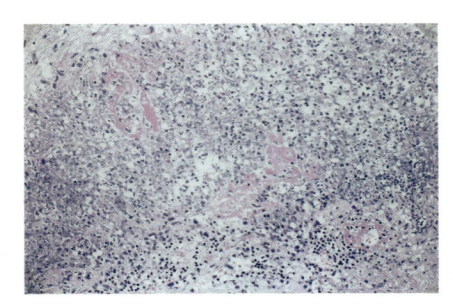

写真4

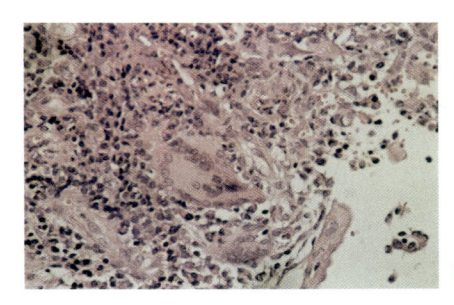

写真5

が，なかでも，臨床的に肺と腎の症候を同時に呈する疾患としてWegener肉芽腫症（Wegener's granulomatosis），P(MPO)-ANCA関連血管炎（肺腎症候群，顕微鏡的多発血管炎），全身性エリテマトーデス（SLE），Goodpasture症候群などがあげられる．

本症の鑑別診断上，P(MPO)-ANCA関連血管炎（顕微鏡的多発血管炎；肺腎症候群）に高率に見いだされるP(MPO)-ANCA，SLEの抗核抗体，抗DNA抗体，Goodpasture症候群に見いだされる抗GBM抗体は陰性である．近年Wegener肉芽腫症に比較的高率に見いだされるC(PR-3) ANCAが，本例では血清およびBALにて陽性を示し，胸部X線，CTではびまん性浸潤影を示し，血性痰の出現をみとめ，肺出血が疑われた．肺生検により，多核巨細胞を伴う地図状出血壊死，肉芽腫性炎をみとめ，Wegener肉芽腫症と確診された．しかし，まれにP(MPO)-ANCA腸性の症例もある点に注意を要し，臨床，組織学的所見により総合的に判断する．

Wegener肉芽腫症の病型別治療（図1）

Wegener肉芽腫症は，肉芽腫性疾患で壊死性血管炎を示すANCA関連血管炎症候群である．早期に診断し，図1に示すように副腎皮質ステロイド剤，免疫抑制剤を主体とする強力な免疫抑制療法を発症早期に，病型別に至適投与することにより寛解へ導くことができる疾患である．また，Wegener肉芽腫症は再発しやすい疾患であり，一方，死因として感染症，呼吸不全が多い点に留意して免疫抑制療法中の感染症対策を十分配慮して，長期間の治療・管理にあたることが重要である．

治療後の胸部X線

両肺末梢に結節状陰影，胸膜の軽度癒着像をみ

図1 Wegener肉芽腫症に対する免疫抑制療法

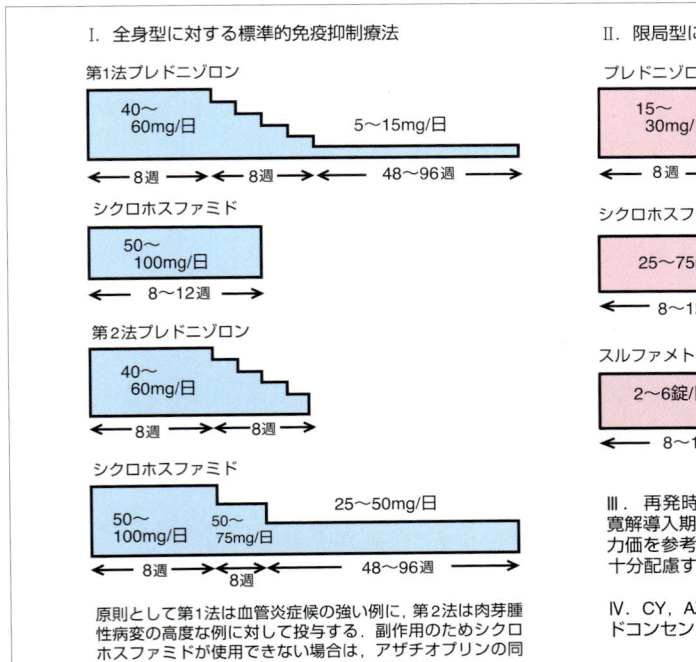

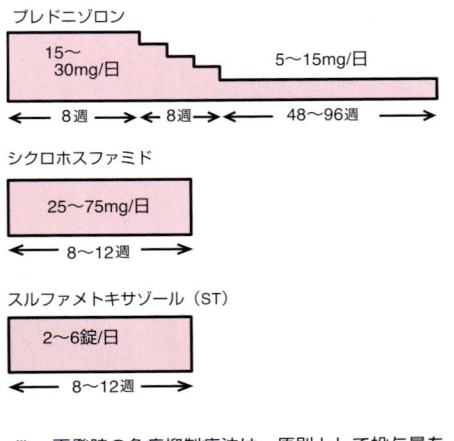

I. 全身型に対する標準的免疫抑制療法

第1法プレドニゾロン
40～60mg/日 → 5～15mg/日
8週｜8週｜48～96週

シクロホスファミド
50～100mg/日
8～12週

第2法プレドニゾロン
40～60mg/日
8週｜8週

シクロホスファミド
50～100mg/日｜50～75mg/日｜25～50mg/日
8週｜8週｜48～96週

原則として第1法は血管炎症候の強い例に，第2法は肉芽腫性病変の高度な例に対して投与する．副作用のためシクロホスファミドが使用できない場合は，アザチオプリンの同量かメトトレキセト2.5～7.5mg/週を使用する．

II. 限局型に対する標準的免疫抑制療法

プレドニゾロン
15～30mg/日 → 5～15mg/日
8週｜8週｜48～96週

シクロホスファミド
25～75mg/日
8～12週

スルファメトキサゾール（ST）
2～6錠/日
8～12週

III. 再発時の免疫抑制療法は，原則として投与量を寛解導入期の例に戻すが，各症例の臨床所見，ANCA力価を参考に投与量を慎重に決定する．感染症対策を十分配慮する．

IV. CY，AZ，MTXの使用にあたっては，インフォームドコンセントを患者に十分話し，了解を得て使用する．

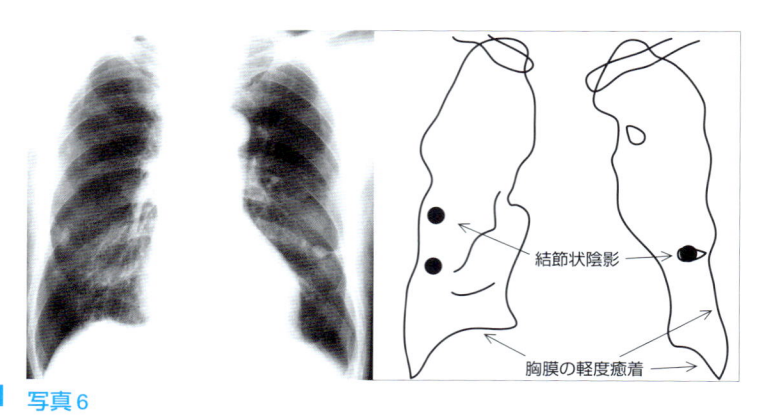

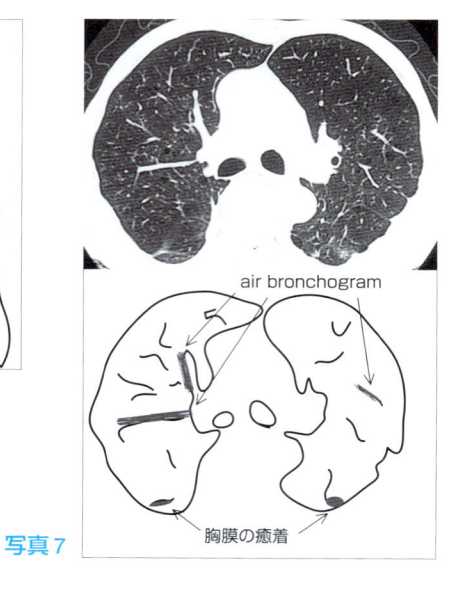

写真6

とめる（写真6）．
治療後の胸部CT
　軽度air bronchogramと胸膜の癒着を示す（写真7）．
　本症例は，入院後ただちに気管内人工呼吸酸素療法およびステロイドパルス療法（メドロール1g×3日間）および後療法としてプレドニゾロン40mg/日，シクロホスファミド50mg/日，ST合剤（バクタ®）2錠/日が行われ，肺出血はすみやかに改善し，陳旧性のWegener肉芽腫症による結節影をみとめるのみであり，治療後3週間で退院した．

■吉田雅治

写真7

[文献]
吉田雅治：Wegener肉芽腫症．橋本博史編：血管炎, pp 219-227, 朝倉書店, 2001.
吉田雅治：Wegener肉芽腫症．臨床免疫学, 下巻, pp 323-329, 2005.
吉田雅治：Wegener肉芽腫症．宮田敏男・黒川　清編：分子腎臓病学, pp 460-466, 日本臨牀社, 2006.

F　化学物質・放射線による肺障害

3-16　じん肺

症例　53歳　男性

[臨床所見]
　18歳から採石場（みかげ石）に勤めており，29歳のとき，現場の検診で胸部の異常陰影を指摘されたが，自覚症状がないので放置していた．
　40歳になって坂道を急いで歩くと，数十mで息切れを感じるようになった．咳や痰は軽度である．

[検査]
　VC 3.36 l（90％），$FEV_{1.0}$ 2.76 l（82％），PaO_2 73.4 Torr，$PaCO_2$ 33.4 Torr，pH 7.467，PER 5.57 l/s．

[画像診断]
胸部X線正面像（写真1）
　両側上肺野にびまん性の粒状影をみとめ，一部は融合し結節状となっている．

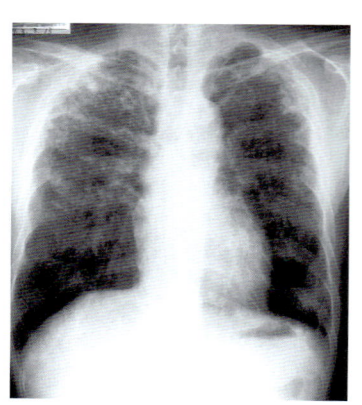

写真1　胸部X線正面像

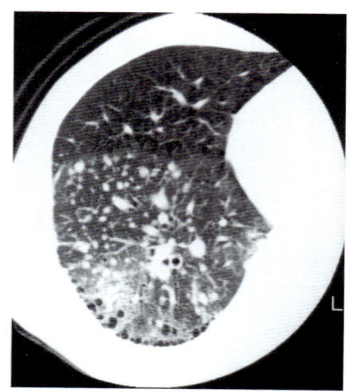

写真2　CT

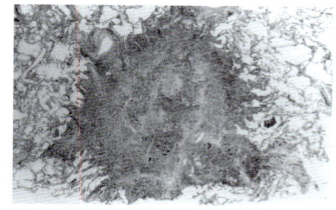

写真3

写真4

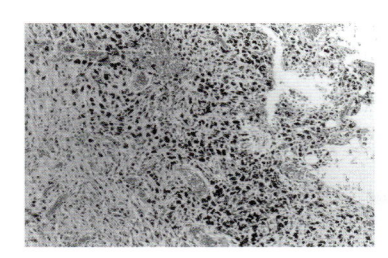

写真5

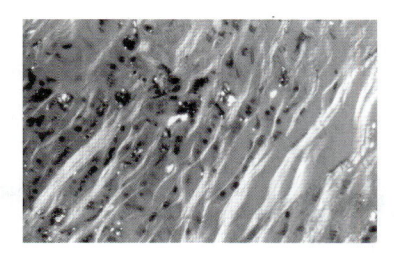

写真6

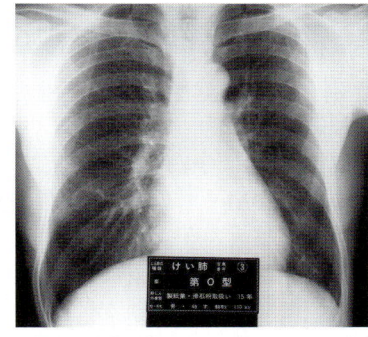

写真7　第0型

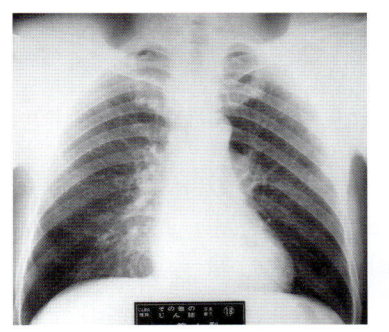

写真8　第1型

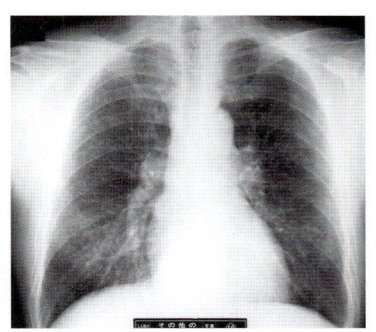

写真9　第2型

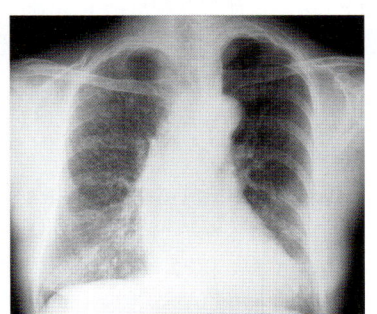

写真10　第3型

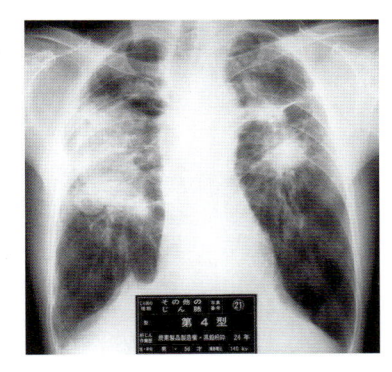

写真11　第4型

CT所見（写真2）

　比較的病変が軽度な下葉では，3mm大のmicronoduleが血管，気管支とは無関係に，一定の間隔をおいて存在している．胸膜直下には小囊胞が多発している．結節の融合・増大により生じたprogressive massive fibrosisもみとめられる．micronoduleは，微細な血管と連続して存在する小葉中心性の分布をし，結節周囲の気腫化をみとめる．

組織所見

　1) 珪肺結節弱拡大像（×10）（写真3）．
　2) 求心性の玉ねぎ状の膠原線維増生をみとめ，中心部に硝子化が出現している（×100）（写真4）．
　3) 辺縁には塵埃を貪食した大食細胞（マクロファージ）の集簇がみられる（×100）（写真5）．
　4) 結節内には偏光装置でケイ酸結晶が証明される（×400）（写真6）．

表1　じん肺におけるX線写真の病型分類とその所見

型		X線写真の像
第0型		粒状影のないもの．
第1型		両肺野にじん肺による粒状影または不整形陰影が少数あり，かつ，じん肺による大陰影がないとみとめられるもの．
第2型		両肺野にじん肺による粒状影または不整形陰影が多数あり，かつ，じん肺による大陰影がないとみとめられるもの．
第3型		両肺野にじん肺による粒状影または不整形陰影がきわめて多数あり，かつ，じん肺による大陰影がないとみとめられるもの．
第4型		じん肺による大陰影があるとみとめられるもの．
	A	陰影が一つの場合には，その最大径が1cmを超え5cmまでのもの．数個の場合には，個々の陰影が1cm以上で，その最大径の和が5cmを超えないもの．
	B	陰影が一つまたはそれ以上で，Aを超えており，その面積の和が一側肺野の1/3（右上肺野相当域）を超えないもの．
	C	陰影が一つまたはそれ以上で，その面積の和が一側肺野の1/3（右上肺野相当域）を超えるもの．

標準フィルム（第0型〜第4型，写真7〜11）

■山木戸道郎

3-17 放射線肺臓炎

症例　46歳　男性

[臨床所見]

　肺小細胞癌で4月22日に入院し，5月6日よりプラチナ製剤＋エトポシドの併用化学療法を4週間隔で3コース行った．化学療法に併用して原発巣（右S2）と肺門，縦隔に放射線治療（1回照射150cGy，総線量51Gy）を行った．原発巣は著明に縮小し，9月7日に退院し外来で観察していたが10月はじめころより38℃を超える発熱と呼吸困難が出現し，放射線肺臓炎が疑われ，10月12日に入院となった．

[検査]

　CRP 7.6 mg/dl（＜0.2），ESR 115 mm/h，LDH 892 IU/l（＜480），WBC 1520/μl.

　血液ガス：pH 7.436，PO_2 55 Torr，PCO_2 34 Torr.

　白血球は化学療法と照射の影響で低値を示したが，CRP，ESR，LDHの上昇，高度の低酸素血症をみとめ，放射線肺臓炎（radiation pneumonitis）にみられる典型的な検査値異常である．

[画像診断]

治療前（写真1）

　右肺門部に7×3cm大の腫瘤をみとめ，組織型は小細胞癌である．

治療後（写真2）

　化学療法，放射線治療後の胸部X線像である．腫瘍はほぼ完全に消失している．

治療後（54日目）（写真3）

　右肺門部の陰影増強と，末梢に向かう淡い浸潤陰影をみとめる．

治療後（61日目）（写真4）

　右肺門部陰影ならびに上葉の浸潤影の濃度増強とわずかな肺容量の減少をみとめる．

治療後（89日目）（写真5）

　右上葉の陰影の癒合と線維化が起こり，肺容量はさらに低下している．

治療後（57日目）（写真6）

　CTであるが，右肺全体にすりガラス状の浸潤影をみとめ，一部は陰影が癒合し濃度増加がみられる．

[病理組織像]

　写真3の時期のTBLB標本

　写真7：肺胞間質（胞隔）は水腫状に肥厚し，上皮の剥離と隔壁の一部に硝子膜の付着（矢印）をみとめる．また間質に軽度のリンパ球浸潤がみられる．

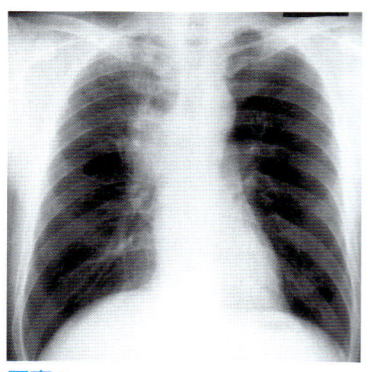

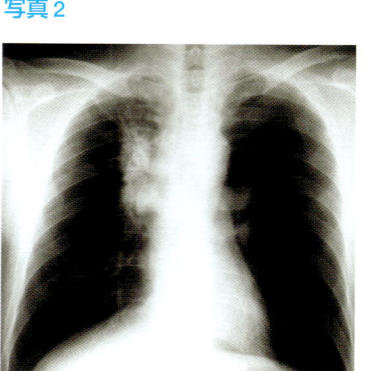

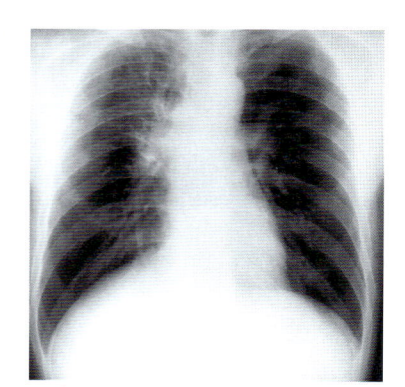

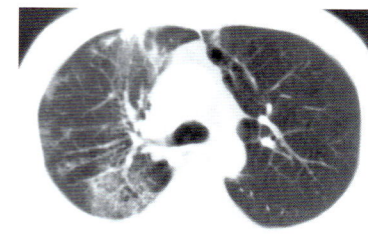

写真1

写真2

写真3

写真4

写真5

写真6

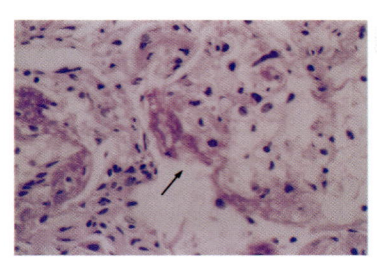

写真7

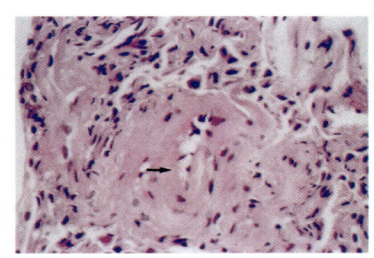

写真8

写真8：間質内の小動脈壁内皮細胞腫大と肥厚, foam cell (initimal foam cell plaque) の存在 (矢印) をみとめる.

[治療]

本症例に対しては，入院直後から副腎皮質ホルモン（プレドニゾロン）60mgの内服を開始し，4〜7日間隔で10mgずつ漸減し，最後に5mgを10日間投与し中止した．

放射線肺臓炎に対する定型的な治療はなく，一般的には副腎皮質ホルモンが用いられる．早期の症例では著効を示すこともあるが，多くは炎症が消退しても線維化を残し肺容量が減少する．感染をしばしば合併するので抗生剤の投与や，低酸素血症には酸素療法が必要である．

[予後]

肺臓炎の範囲が狭く，早期に治療を開始すれば著効を示すこともあるが，多くは進行性で線維化を生じる．肺臓炎が広範に生じると，治療に反応せず急性の経過をとり死亡する症例もある．また炎症が消退しても線維性変化を残し慢性の呼吸不全をきたす．

■高山浩一・中西洋一

[文献]

北村　諭：放射線肺臓炎．図説病態内科講座，第8巻呼吸器2（北村　諭編），pp46-59，メヂカルビュー社，1994．
Movsas B, Raffin TA, Epstein AH, et al : Pulmonary radiation injury. Chest, **111**: 1061-1076, 1997.

G　肺血管性病変

3-18　肺血栓・塞栓症

症例　71歳　女性

[臨床所見]

来院1週間前より労作時息切れが出現し，1日前より呼吸困難感を訴えるようになり近医を受診した．動脈血液ガス分析にて低酸素血症，心臓超音波検査にて著明な右室負荷所見がみとめられ，肺血栓塞栓症疑いにて当科紹介となる．

胸部聴診上，II音肺動脈成分の亢進をみとめる．

[血液検査]

T-Bil 0.7mg/dl, GOT 31 IU/l, LDH 506IU/l.

[動脈血液ガス分析]

pH7.465，PO_2 47.6Torr，PCO_2 32.8Torr．

[心カテーテル検査]

平均肺動脈楔入圧12mmHg，肺動脈圧65/23（平均39）mmHg，大動脈圧114/72（平均86）mmHg，心拍出係数1.63l/min/m^2．

[画像診断]

肺血栓塞栓症の確定診断には，画像診断は必須であり，なかでも肺動脈造影，肺換気血流シンチグラフィーは，重症度の判定および治療において重要である．一般的に，本疾患の診断には，胸部X線，心電図，心臓超音波検査，肺動脈造影，肺換気血流シンチグラフィーが用いられ，胸部造影CT，胸部MRIなどが有用なこともある．

胸部X線（写真1）

当科入院時の胸部X線で，心胸郭比の拡大，肺動脈の拡大および右肺野の透過性亢進をみとめる．

心電図（図1）

当科入院時の心電図である．心拍数115/分の洞調

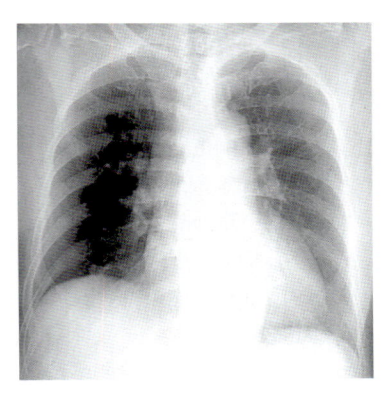

写真1

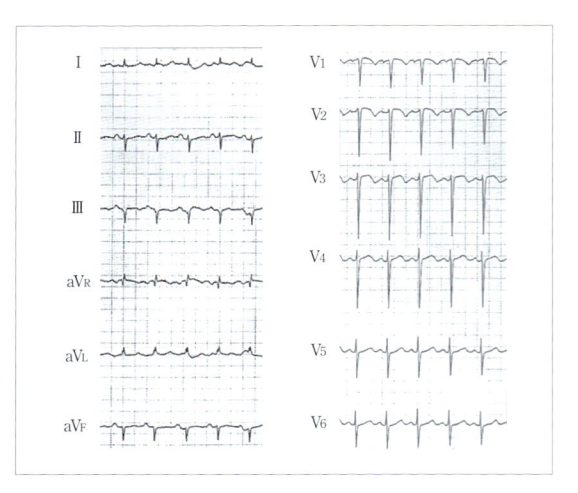

図1

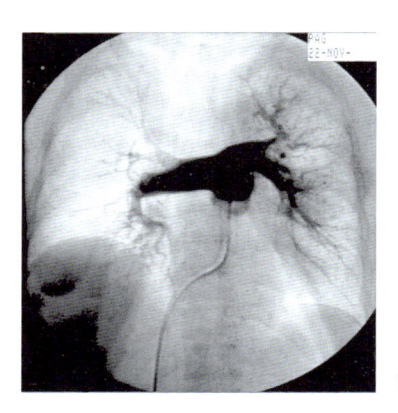

写真2

写真3　写真4

写真5

律性頻脈と右前胸部誘導での陰性T波をみとめる。

肺動脈造影（digital subtraction angiography：DSA）（写真2）

入院時の肺動脈造影である．多発性に血流低下をみとめ，とくに右上葉および中葉に血流低下をみとめる．

肺換気シンチグラム（写真3）
肺血流シンチグラム（写真4）

入院時の肺換気シンチグラムと肺血流シンチグラムである．肺換気シンチグラムには欠損像をみとめないが，肺血流シンチグラムでは両側ともに多発性の血流欠損像を呈しており，換気シンチグラムと血流シンチグラムでのミスマッチをみとめる．

[治療]

肺血栓塞栓症は，致命的な疾患であり，診断に続いて適切な治療を早急に行う必要性がある．酸素投与を行いながら，全身状態の改善に務めると同時に，血栓溶解療法，抗凝固療法，塞栓部位と臨床症状に応じて外科的治療も考慮しなければならない．また，下肢静脈血栓の合併をみとめる症例では，再発予防目的に下大静脈フィルターを用

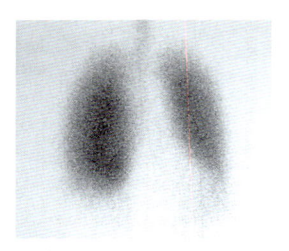

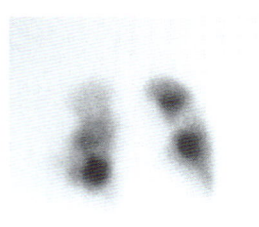

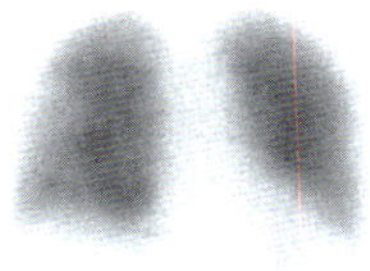

いることもある．

治療後の肺血流シンチグラム（写真5）

本症例では，血栓溶解療法および抗凝固療法を施行した．一部に血流欠損部位が残存するのみで著明な改善がみられた．　■白土邦男・熊坂祝久

3-19　原発性肺高血圧症

症例　32歳　女性

[臨床所見]

3年前より歩行時に息切れを自覚するようになった．しだいに息切れが増悪（Hugh-JonesⅢ度）し，また失神発作も出現したため，当科へ精査入院となった．

聴診上Ⅱp亢進，三尖弁領域でLevineⅢ度の収縮期心雑音，肺動脈弁領域でLevineⅡ度の拡張期心雑音をみとめる．浮腫はみとめなかった．

[臨床検査]

WBC 8200/μl, Hb 14.8 g/dl, plt 12.0 × 10^4/μl, GOT 33 IU/l, GPT 23 IU/l, LDH 587 IU/l（↑）, T-Bil 0.8 mg/dl, CRP 0.2 mg/dl, 抗核抗体 × 160.

動脈血ガス分析：pH 7.413, PaO$_2$ 64 Torr, PaCO$_2$ 35.3 Torr, A-aDO$_2$ 44.0 Torr．

肺機能検査：VC 2.48 l, ％VC 89.9％, FEV$_{1.0}$ 1.96 l, ％FEV$_{1.0}$ 77.1％, DLco 49.8％．

[画像診断]

胸部X線（写真1）

左第2弓の突出，左右主肺動脈の拡張，心拡大をみとめる．

心電図（図1）

右軸偏位（電気軸140度），V$_1$でのR波の増高

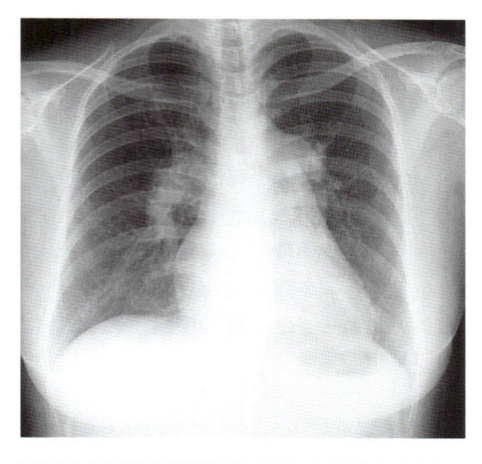

写真1

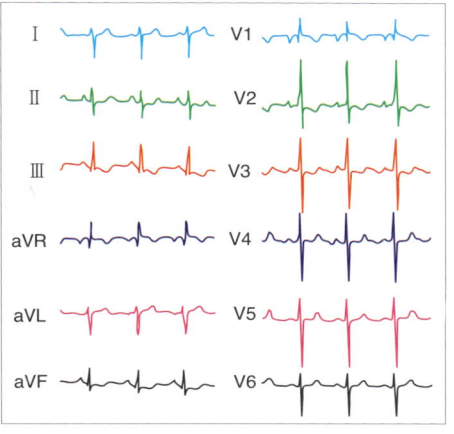

写真2

図1

写真3

写真4

（＞0.5 mV），V_5での深いS波（R/S＜1），Ⅱ, Ⅲ, aV_F，V_1～V_3でのストレインパターンなど圧負荷型の右室肥大所見をみとめる．

心臓超音波（写真2）

断層法で観察すると，左室短軸断面では，収縮期に心室中隔の扁平化あるいは左室方向へ凸となる所見がみられる．

パルスドプラ法では，三尖弁逆流波形の解析により肺動脈収縮期圧が112mmHg（右房圧を10 mmHgと仮定）と推定された．

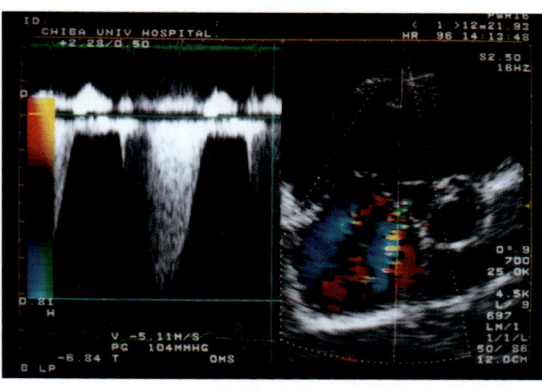

肺血流シンチグラム（写真3）

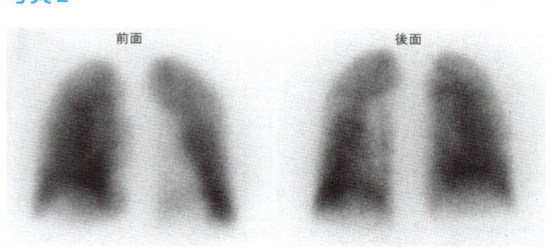

慢性肺血栓塞栓症との鑑別に有用である．原発性肺高血圧症（特発性や遺伝性肺動脈性肺高血圧症）などの肺動脈性高血圧症では，正常あるいは斑状に血流欠損をみとめることがあるが，肺動脈区域枝レベル以上の欠損をみとめない．

胸部造影CT（写真4）

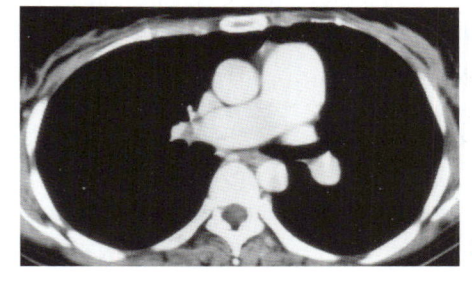

肺動脈主幹部の拡張，右心系の拡大をみとめる．肺動脈に血栓や狭窄はみとめられない．

表1

	上大静脈	下大静脈	右房	右室	肺動脈	肺動脈楔入圧
収縮期圧/拡張期圧（mmHg）	6/0	7/−1	7/−1	112/0	114/46	7/4
平均圧（mmHg）	3	3	3	40	68	5
酸素飽和度（%）	58.8	71.6	59.7	58.3	57.9	

肺血管反応試験（PGE1）	前	後
肺動脈平均圧（mmHg）	72	6.6
心拍出数（l/min）	2.97	3.62
心係数（l/min/m^2）	2.08	2.53
肺血管抵抗（dyne・sec・cm^{-5}）	1777	1348
混合静脈血酸素分圧（Torr）	29	34

右心カテーテル検査(表1)

肺動脈圧の上昇(肺動脈平均圧25 mmHg以上)をみとめる．肺動脈楔入圧は正常(15 mmHg以下)であり，左心不全は否定される．肺血管抵抗は著しく上昇している．酸素飽和度にステップアップがないことから，左右短絡がないことがわかる．混合静脈血酸素分圧29.0 Torrと組織低酸素症をみとめた．

肺血管反応性試験は，Ca拮抗薬の有効群をみつけるために行われ，PGI_2やNOが使用される．当時PGI_2が承認されていなかったため，PGE_1を使用した．本例ではPGE_1投与後，肺動脈平均圧が66 mmHgに低下し，心拍出量も増加した．反応群は，平均肺動脈圧が40 mmHg以下まで少なくとも10 mmHg以上低下した(心拍出量は増加あるいは不変)場合とされるため，本症例はそれに相当しないと判断した．

[病理組織像](写真5，別症例)

剖検肺(HE染色)

Plexiform lesionをみとめる．肺動脈中膜肥厚，内膜肥厚，血栓がみとめられる．高度の病変では，肺動脈のフィブリノイド壊死を伴う血管炎も出現することがある．

[治療]

在宅酸素療法，ワルファリンによる抗凝固療法を行い，肺血管反応不良群のため，PGI_2誘導体であるベラプロスト投与を開始したが，NYHA Ⅲ度持続，6分間歩行距離150 mと悪化がみられた．PGI_2持続静注療法を開始したところ，5カ月後にはNYHA Ⅱ度，6分間歩行距離320 mまで改善した．また，導入前のBNPは228 pg/mlであったが，2年後(15 ng/kg/min)には14.4 pg/mlと正常化した．

現在は，NYHAⅡ～Ⅲ度では，エンドセリン受容体拮抗薬であるボセンタンやPDE-5阻害薬であるシルデナフィル，長時間作用型のベラプロストなどの経口薬が使用され，改善が十分でない場合，それらの併用療法が試みられる．経口薬に不応な例やNYHA Ⅳ度の例にはPGI_2持続静注療法が行われる．それでも改善しない場合，肺移植(55歳未満)を考慮する．従来，予後はきわめて不良であったが，PGI_2持続静注療法が可能となり，NYHAⅢ～Ⅳ度の重症例に限定した検討でも，1年目，2年目，3年目，5年目の生存率はそれぞれ85％，70％，63％，55％と，予後の改善がみられるようになった． ■田邉信宏・栗山喬之

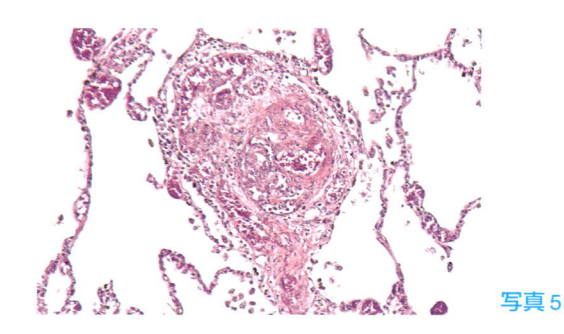

[文献]

Barst RJ, Gibbs SR, Chofrani HA, et al : Updated evidence-based treatment algorithm in pulmonary arterial hypertension. *J Am Coll Carduol*, **54** : s78-s84, 2009.

栗山喬之：肺高血圧症の分子病態解明と治療の最前線．日内会誌，**95** : 1666-1690, 2006.

中野 赳，ほか：肺高血圧症治療ガイドライン(2006年改訂版)(2005年度合同班研究報告)．http://www.j-circ.or.jp/guideline/で公開．

3-20 肺水腫

【14-7 呼吸困難→急性心不全 参照】

肺水腫(pulmonary edema)は透過型(血管内皮が障害されて血管透過性が亢進している)と非透過型(血管内皮が障害されていない)とに大別される．透過型はARDSと重複するので，おもに非透過型を呈示する．

症例1 70歳 男性

[臨床所見]

主訴：呼吸困難，血痰．

現病歴：7年前より気管支喘息，高血圧症，陳旧性心筋梗塞にて通院中．2日前より咳嗽，咽頭痛，その後発熱，呼吸困難，喘鳴，血痰をみとめた．呼吸困難増悪し，救急車にて入院．体温37度，脈拍118/分，血圧155/91 mmHg．両肺野に喘鳴を聴取，下腿浮腫あり．

[血液検査]

WBC 12300/ml, Hb 10.8 g/dl, CRP 15.3 mg/dl, TP 6.6 g/dl, Alb 3.1 g/dl, GOT 16 U/l, GPT 12 U/l, LDH 617 U/l, CPK 177 U/l, BUN 18.1 mg/dl, Cre 1.2 mg/dl, PaO_2 59.2 Torr, $PaCO_2$ 26.1 Torr.

[画像診断]

胸部X線(写真1)

両側肺門中心にバタフライ状に広がる浸潤影をみ

写真5

とめる.

胸部 CT
肺野条件（写真2）：肺野内側に air bronchogram を伴う肺胞性陰影をみとめる．その周囲は網状影であり，小葉間隔壁の肥厚を示す．

縦隔条件（写真3）：肺胞性陰影および両側胸水を示す．

心エコー
三尖弁逆流（写真4）：Bモードでは四腔ともに軽度拡大，左室壁運動全周性低下，左室駆出率低下（46％）をみとめた．ドプラにて肺高血圧を示す第3度の三尖弁逆流がみられ，推定右室圧47mmHgと高値であった．

B-B'step（写真5）：Mモードでは僧帽弁前尖に左室拡張期末期圧上昇を示す B-B' step が観察された．

治療後の胸部X線（写真6）・胸部CT（写真7）：バタフライ状陰影および胸水は完全に消失している．

[診断]
気管支炎による心不全からきた非透過型肺水腫．

[治療]
肺水腫の場合，心機能低下のため，肺静脈系から逆行性に水分が overflow して，肺間質，肺胞，胸膜腔内に貯留する．また，低酸素がさらに心機能低下，肺毛細血管障害を起こして悪循環を形成する．組織の低酸素状態改善のために，1）酸素，2）前負荷減少（利尿剤，血管拡張剤），3）心筋収縮力改善（カテコラミン，ジギタリス製剤）投与，を行い，改善を図る．治療にはすみやかに反応することが多い．

症例2　67歳　男性
[臨床所見]
主訴：呼吸困難．

現病歴：5年前より僧帽弁閉鎖不全，慢性心不全にて通院中．本日就寝時起座呼吸，喘鳴出現し，救急車にて入院．体温36.6℃，脈拍78/分，血圧158/72 mmHg．両肺野に喘鳴および水泡音を聴取，拡張期心雑音を聴取，下腿浮腫なし．

[血液検査]
WBC 10900/μl，Hb 13.9 g/dl，CRP 0.2 mg/dl，TP 7.9 g/dl，Alb 4.1 g/dl，GOT 25 U/l，GPT 8 U/l，LDH 695 U/l，CPK 132 U/l，BUN 22.6 mg/dl，Cre 1.2 mg/dl，PaO_2 31.7 Torr，$PaCO_2$ 38.7 Torr．

[画像診断]
胸部X線（写真8）

両肺門中心に淡い浸潤影，右状肺野に air bron-

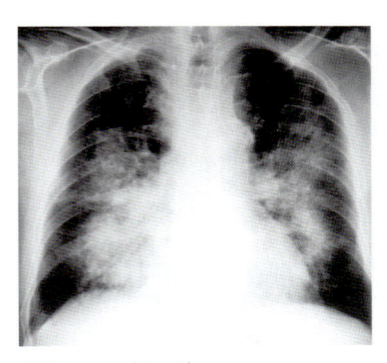

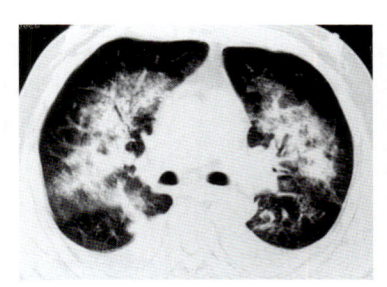

写真1　胸部X線

写真2　胸部CT：肺野条件

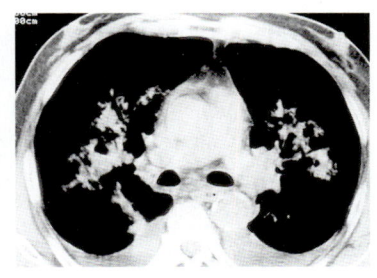

写真3　胸部CT：縦隔条件

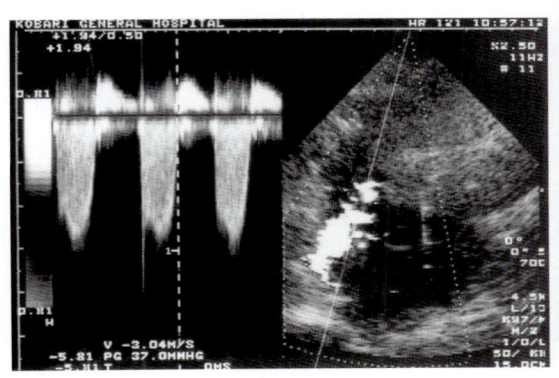

写真4　心エコー：三尖弁逆流

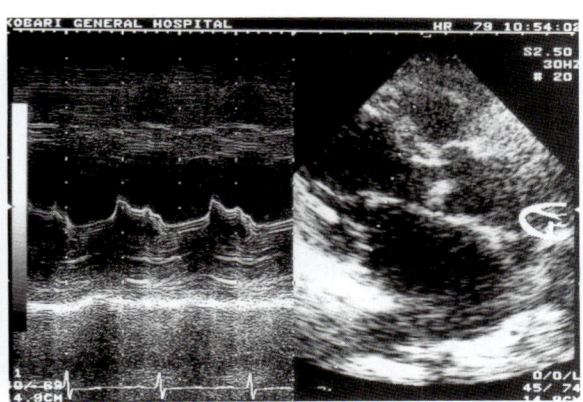

写真5　心エコー：B-B' step

写真6　治療後の胸部X線

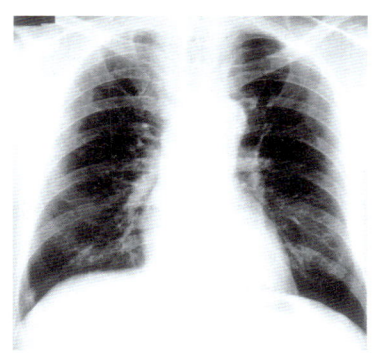

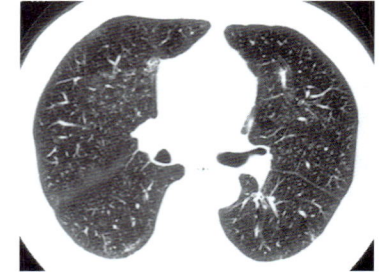

写真7　治療後の胸部CT

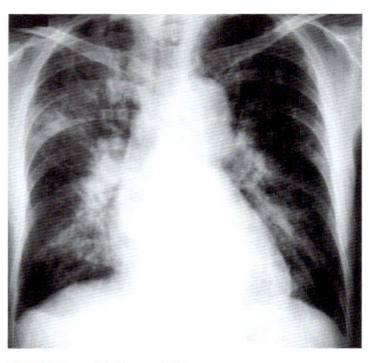

写真8　胸部X線

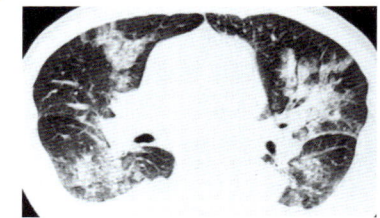

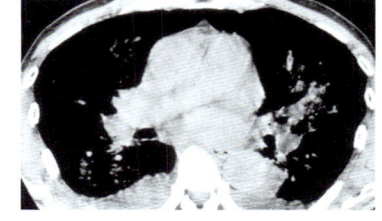

写真9　胸部CT

写真10　胸部CT

chogramを伴う淡い肺胞性陰影，心拡大，肺動脈拡大をみとめる．

胸部CT（写真9, 10）

両肺野散在性に肺胞性陰影，air bronchogram，網状陰影をみとめる．肺外側に病変はない．両側胸水をみとめる．

[診断]

弁膜症による心不全急性増悪．

[治療]

前症例と同様．

症例3　46歳　女性

[臨床所見]

主訴：呼吸困難．

現病歴：4日前に富士山登山をした．2日前より咳嗽，血痰出現，下腿浮腫出現．症状改善せず，本日来院．体温36.2℃，脈拍60/分，血圧120/70 mmHg．両肺野に軽度喘鳴を聴取，拡張期心雑音を聴取，下腿浮腫あり．

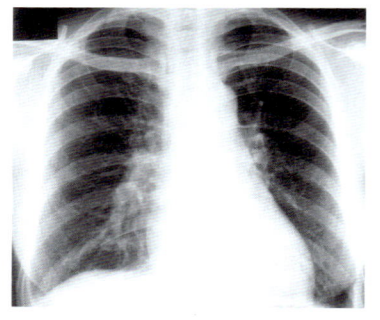

写真11　胸部X線

[血液検査]

特記すべきことなし．

[画像診断]

胸部X線（写真11）

両肺門に淡い浸潤影，両側胸水をみとめる．

[診断]

高地肺水腫．

[治療]

高地肺水腫は透過型肺水腫に属する．重症では緻密な全身管理が必要であるが，本症例のように軽症では，低地に戻っていれば安静，利尿剤のみで改善する．

■二宮浩樹・長谷川鎮雄

3-21　急性呼吸促迫症候群

症例　37歳　女性

[臨床所見]

出産後に子宮出血が続いたため子宮腟上部切断術を受けた．術前後の総出血量は3600 ml，輸血は2000 ml行った．術後2日目より突然の呼吸促迫，酸素吸入にても改善しない低酸素血症，胸部X線にて両側性の浸潤影をみとめた．身体所見ではチアノーゼと両肺にクラックルを聴取した．

[検査所見]

ESR 76mm/hr，WBC 18000/μl，RBC 225×10^4/μl，Hb 6.8 g/dl，Plt 26.2×10^4/μl，FDP 3840 ng/ml，AST 13 IU/l，ALT 7 IU/l，LDH 617 IU/l，CRP 32.3 mg/dl，動脈血ガス（100% O$_2$，人工呼

写真1　胸部X線（発症時）

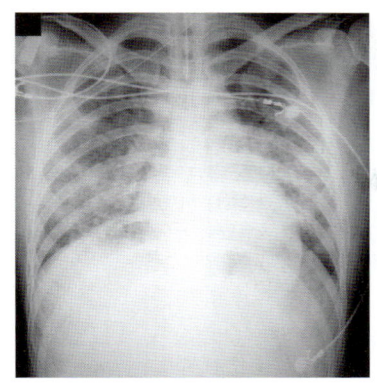

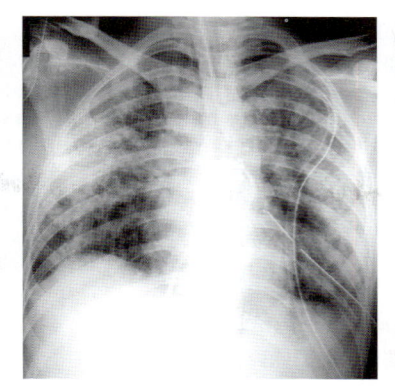

写真2　胸部X線（発症後14日目）

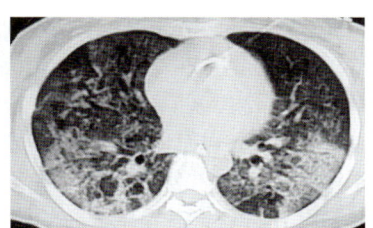

写真3　胸部CT（発症後7日目）

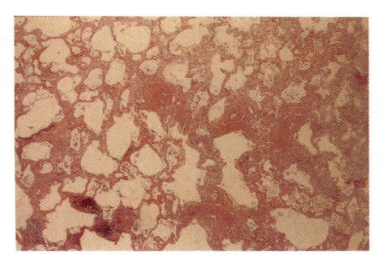

写真4　病理組織像（弱拡大）

吸）PaO₂ 102 Torr，PaCO₂ 40 Torr，pH 7.49．

[画像診断]
胸部X線（発症時）（写真1）
　両側性の浸潤影をみとめる．陰影は肺門部に比較的強い蝶型陰影（butterfly shadow）で，融合性で気管支透亮像（air bronchogram）を伴う．肺胞充満性陰影と考えられ，肺胞性肺水腫を示唆した．気管内挿管チューブ，心電図電極などがみられる．

胸部CT（発症後7日目）（写真3）
　びまん性に肺野濃度の上昇がみられるが，両側背部はとくに陰影が強くconsolidationとなっていることが特徴的である．間質性浮腫のため気管支・血管周囲の陰影は増強しカフ（cuff）を形成している．

胸部X線（発症後14日目）（写真2）
　びまん性の浸潤影がみられるが，この時期になると末梢側が優位となっている．発症後の11病日に気圧外傷のため合併した左気胸に対して胸腔ドレーンが留置されている．14日目に肺生検が行われた．

病理組織（HE染色，弱拡大）（写真4）
　開胸肺生検によって得られた肺組織にて，正常肺構造の広範な破壊がみられ，肺胞上皮は脱落し，間質結合織の肥厚がみられる．びまん性肺胞障害（diffuse alveolar damage：DAD）の像である．

病理組織（HE染色，強拡大）（写真5）
　右側では間質性線維芽細胞の増生が著明であり，DADのorganizing stage（修復期）の像がみられる．左側の気腔に面した部には肺胞隔壁を被覆するように硝子膜形成がみられ，急性期のDADの所見である．

[臨床経過]
　急性経過，低酸素血症，両側性のX線浸潤影，心不全ではないことから急性呼吸促迫症候群（acute respiratory distress syndrome：ARDS）と診断された．原因としては出血性ショック，過剰輸血，汎発性血管内凝固症候群（DIC）などが考えられた．発症時には副腎皮質ステロイドの大量投与（パルス療法）を行ったが改善はみられず，生検後はステロイドの減量と蛋白分解酵素阻害剤や抗生剤の投与を行い，人工呼吸を続けた．発症1ヵ月後から動脈血ガスは徐々に改善し，125日目に人工呼吸から離脱し，140日目には歩行を開始した．

[寛解後の画像所見]
胸部X線（写真6）

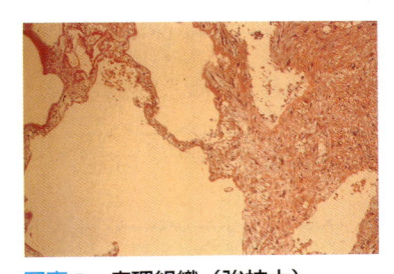

写真5　病理組織（強拡大）

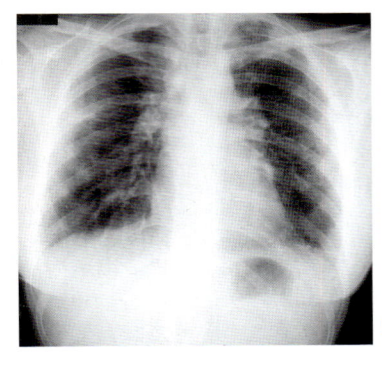

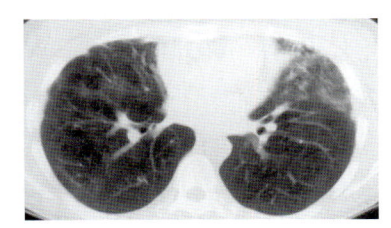

写真7　寛解後のCT

写真6　寛解後のX線

肺野の陰影はほぼ改善したが，肺野の縮小（両側横隔膜の軽度挙上）とわずかな線状陰影が残存した．

胸部CT（写真7）

左肺腹側に肺野濃度の上昇の強い部位がみられるが，ほかの部位にも斑状にわずかなすりガラス状陰影をみとめる．発症後7日目のCTとは病変分布が異なり，腹側に強い．このことはこの線維化がARDS病変の進行ではなく，ARDS治療による酸素中毒や人工呼吸の過膨脹による肺障害（気量外傷）であることを示唆する．　■金澤　實・桑原克之

[文献]

Bernard GR, Artigas A, et al: The American-European Consensus Conference on ARDS. Definitions, mechanisms, relevant outcomes, and clinical trial coordination. *Am J Respir Crit Care Med*, **149**: 818-824, 1994.

金澤　實，福永興壱: 好中球と急性呼吸促迫症候群 (ARDS). 呼吸と循環, **46**: 1083-1089, 1998.

Kollef M, Schuster DP: The acute respiratory distress syndrome. *N Engl J Med*, **332**: 27-37, 1995.

H　換気の異常

3-22　睡眠時無呼吸症候群

症例　42歳　男性

[臨床所見]

20歳ころよりはげしいいびきを指摘されていた．28歳で結婚し，35歳ころより妻に夜間睡眠中の無呼吸を目撃されている．3年前から夜間の頻尿，起床時の頭痛，昼間の過剰な眠気があり，自動車運転中にこれまで2度の追突事故を起こしている．

身長168cm，体重96kg（10年で約20kgの体重増加あり）．

血圧154/102 mmHg，眼球結膜に充血，短頸で小顎である．扁桃肥大あり咽頭が狭小化している．心音，呼吸音に異常はない．

[血液検査]

RBC $6.28 \times 10^6/\mu l$, Hb 17.2g/dl, GOT 71 IU/l, GPT 183 IU/l, γ-GTP 117 IU/l, Triglyceride 337 mg/dl, Total Cholesterol 312 mg/dl, FBS 142 mg/dl, HbA_{1c} 7.4%, IRI 44.8 μU/ml.

動脈血ガス分析：pH 7.38, PaO_2 78mmHg, $PaCO_2$ 44mmHg, HCO_3^- 24mEq/l.

[診断]

終夜ポリソムノグラフィー検査
測定項目

1. 睡眠段階の判定：脳波，筋電図，眼球運動図
2. 呼吸異常の判定：不整脈の有無→ECG
   無呼吸の有無→鼻・口のサーミスター
   無呼吸の型→胸部・腹部の呼吸運動（食道内圧の測定）
   低酸素血症の程度→パルスオキシメーター
3. 循環系の異常：不整脈の有無→ECG
   血圧の変化→血圧の連続測定

診断基準

疾患概念：「7時間の睡眠中に30回以上の無呼吸をきたす疾患」

無呼吸（apnea）は10秒以上の換気の停止と定義される．低換気（hypopnea）は1回換気量が昼間の基準値の50％以下となる状況が10秒以上続く場合とされ，睡眠1時間あたりの無呼吸低換気指数（apnea hypopnea index）が，5回/時間以上の症例を睡眠呼吸障害とする．

無呼吸の種類（図1）

1. 中枢型：胸郭（rib cage：RC）と腹部（abdomen：AB）の換気運動もない気流（airflow）停止であり，中枢の呼吸調節系の異常に基づく．

2. 閉塞型：胸腹部の換気運動があるにもかかわらず，鼻・口での気流が停止する病態であり，上気道の機械的な閉塞による気流の中断を意味する．圧倒的にこのタイプが多い．

3. 混合型：はじめは中枢型で，しだいに閉塞型に移行するタイプである．混合型は閉塞型と本質的に同じものである．

[ポリソムノグラフィー検査]（図2）

1. 睡眠段階はstage1, 2の浅睡眠をみとめるが，stage 3, 4の深睡眠とREM睡眠がほとんどみとめられない．脳波上arousalsすなわち覚醒が大半をしめる．

2. 動脈血酸素飽和度の著しい低下をみとめる．

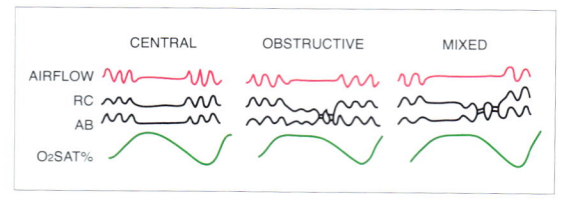

図1

図2

図3

3. 閉鎖型無呼吸が49.7回/時間，低換気が9.3回/時間あったことが記録された．

4. 動脈血酸素飽和度の最低値が62%であった．

5. 平均無呼吸時間は37.7秒であった．

6. 最長無呼吸時間は73秒であった．

[合併病態]

1. 心血管系：高血圧，不整脈，虚血性心疾患，脳血管障害

2. 血液内分泌系：多血症，肥満，高脂血症，糖尿病

[治療]

1. nasal CPAP（経鼻的持続気道陽呼吸）により上気道に加圧し，吸気時の気道閉塞を防止する．低圧（3〜6cmH$_2$O）で無呼吸は消失するが，部分的な上気道の閉塞すなわちいびきは残る．高圧（5〜15cmH$_2$O）ではいびきも完全に消失する．すべての睡眠段階の無呼吸の消失と動脈血酸素飽和度の低下の回避が治療の目標となる．

2. 耳鼻科手術：睡眠中に生じる気道狭窄の観血的除去を目的とする．代表的な術式として口蓋垂口蓋咽頭形成術がある．

図3はnasal CPAP治療後のポリソムノグラフィー検査の結果である．

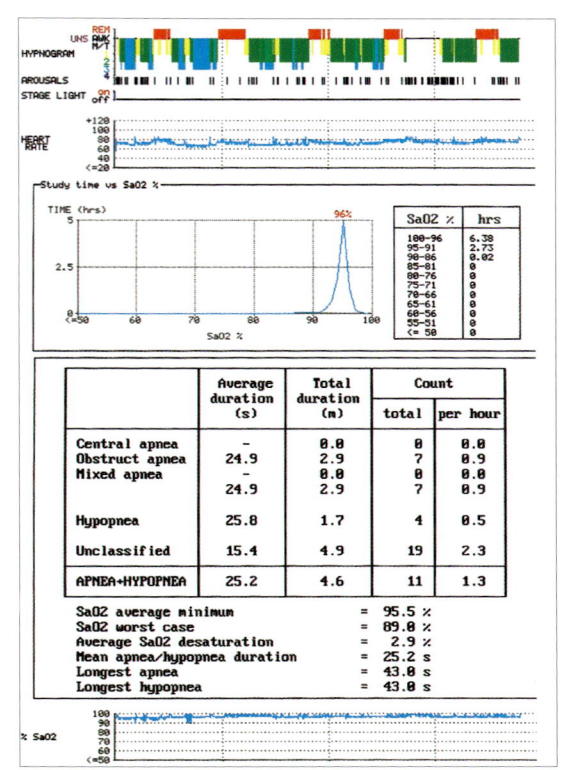

図2の診断夜データとの比較をすると

1. 睡眠段階はstage1，2の浅睡眠とstage3，4の深睡眠とREM睡眠が周期的にみとめられ，正常な睡眠構築を示している．脳波上arousalsすなわち覚醒が激減している．

2. 動脈血酸素飽和度の低下がない．

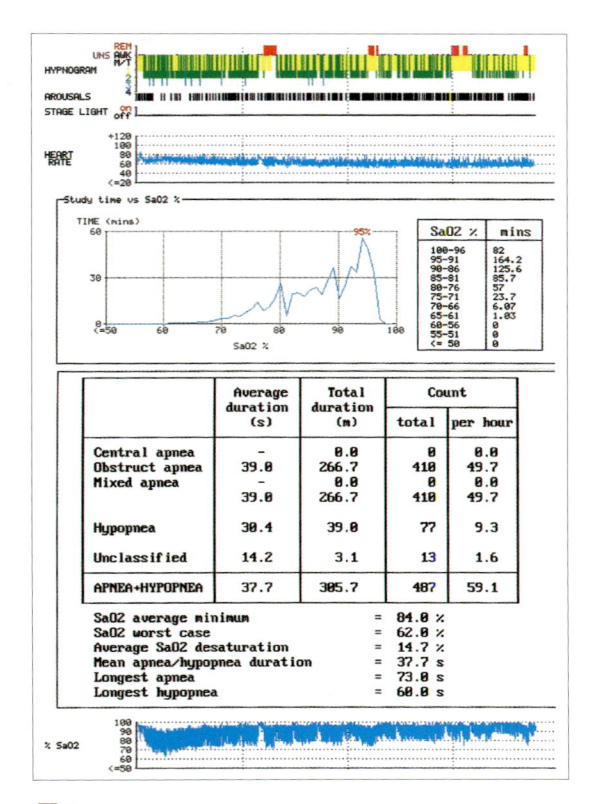

3. 閉塞型無呼吸が0.9回/時間，低換気が2.3/時間と著しい低下をみとめる．1時間あたり5回以下であり，正常に復している．

4. 動脈血酸素飽和度の最低値は89%となった．

■小野容明・太田保世

3-23 肺胞低換気

症例 13歳 男性

[臨床所見]

5歳頃より肥満傾向にあったが，とくに自覚症状はなかった．2年前には体重が92kgとなり，睡眠時のいびき，日中の眠気，労作時呼吸困難が出現してきた．2カ月前より仰臥位での安静時呼吸困難が出現したため前医に受診し，経皮酸素飽和度モニターにて夜間の著明な低酸素血症をみとめたため，精査加療目的に当科紹介入院となった．

身体所見では，身長166 cm，体重137 kgと著明な肥満をみとめ，意識はやや混濁（JCS I-1）していた．手指・口唇にチアノーゼ，下腿・足背に浮腫をみとめた．心拍数88/min，整，血圧130/80 mmHgで，呼吸数は28/minと促迫していた．

[血液検査]

WBC 12000/μl, RBC 556万/μl, Hb 13.7g/dl, Ht 47.5%, Plt 294000/μl, GOT 50 IU/l, GPT 95 IU/l, LDH 278 IU/l, 総コレステロール 158 mg/dl, 中性脂肪 112 mg/dl, 尿酸 8.6 mg/dl, 空腹時血糖 107mg/dl, HbA_{1c} 6.5%と，白血球増多，肝機能障害，高尿酸血症，耐糖能障害をみとめる．また，血中BNPが235.0pg/mlと高値で，心負荷が示唆される．

[肺機能検査]

VC 1.75L（47%），FVC 1.75L（47%），$FEV_{1.0}$ 1.47l, %$FEV_{1.0}$ 64.0%, FRC 1.05l, TLC 2.56l（44%），RV 0.76l（73%），DLco 26.1 ml/min/mmHg（67%）と高度の拘束性換気障害と軽度の拡散能低下をみとめる（図1）．動脈血ガス分析では pH 7.363, $PaCO_2$ 64.2Torr, PaO_2 45.5 Torr, HCO_3^- 35.7mEq/l, SaO_2 79.8と高炭酸ガス血症を伴う低酸素血症をみとめる．

[画像診断]

胸部単純X線写真（写真1）

心胸郭比67%と著明な心拡大をみとめ，肺門陰影の軽度増強をみとめる．明らかな肺野の透過性低下はみとめない．高度肥満のため両側横隔膜は挙上し肺野の面積が低下している．

心電図（図2）

心拍数101/分で不整脈はなく，右軸偏位（電気軸96度）であったが，明らかな右室肥大の所見はみとめない．

胸部CT（写真2）

著明な心拡大と肺容積の低下をみとめる．肺血管陰影は軽度増強しているが，肺野の透過性低下や胸水はみとめない．

心エコー（写真3）

断層法では，左室・左房の拡大はなく右房，右室の軽度拡大と心室中隔の軽度圧排をみとめる．左室の壁運動は全体的に軽度低下し，肉眼的駆出率は45%と軽度低下している．

パルスドプラ法では，2度の三尖弁逆流をみとめ，圧較差が35 mmHgと推測されるため，右房圧を10 mmHgと仮定すると肺動脈収縮期圧は45 mmHgとなり，肺高血圧症の存在が示唆される．

腹部CT（写真4）

皮下脂肪が著明に増加しているとともに，腹腔内全体にも脂肪沈着がみられる．肝は全体的に低

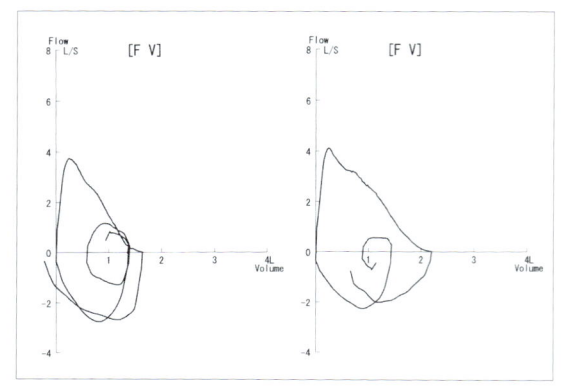

図1

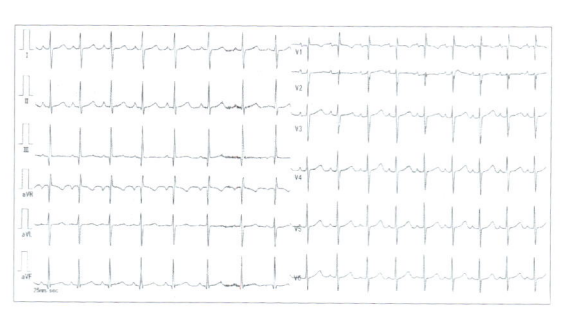

図2

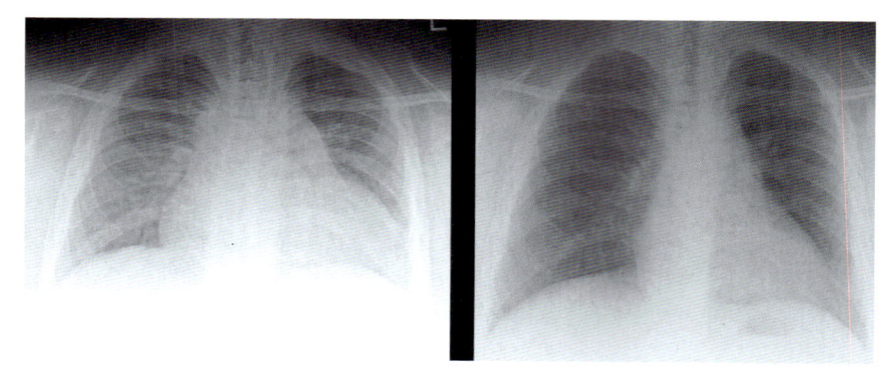

写真1

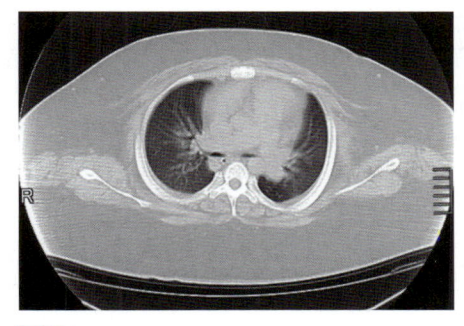

写真2

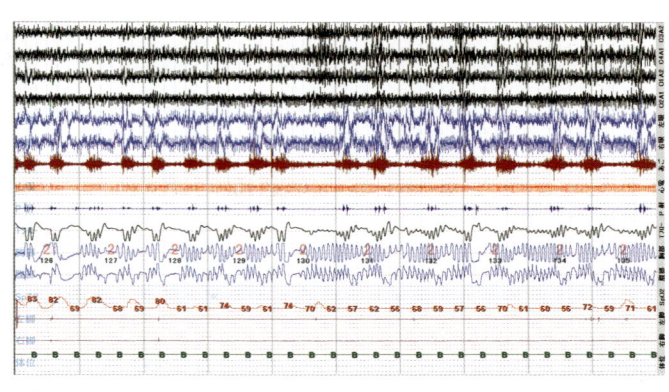

図3

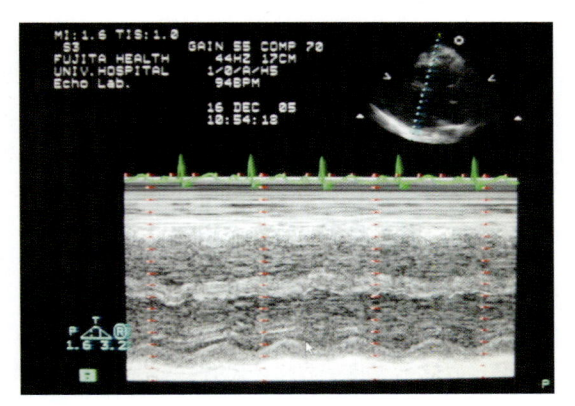

写真3

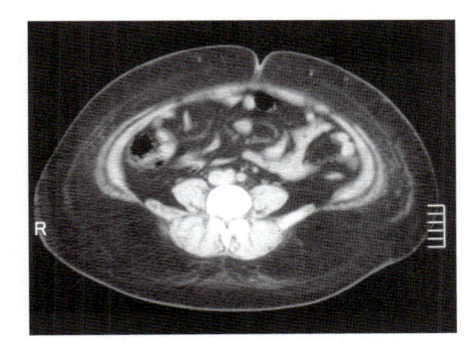

写真4

吸収域であり，脂肪肝と考えられる．
終夜ポリソムノグラフィー検査（図3）

　無呼吸指数73.2回/時（閉塞性61.3回，中枢性3.3回，混合性8.5回），無呼吸低呼吸指数74.9回/時，3％酸素飽和度低下指数52.3回/時，低酸素曝露時間（＜90％）243分（52％），最低酸素飽和度24％，微小覚醒指数67.3回/分，睡眠効率92％と，重症の閉塞性無呼吸症候群（OSAS）を示唆する所見であった．

[治療]

　以上の所見より，高度の肥満を原因として睡眠時無呼吸症候群に肺胞低換気とうっ血性心不全を併発したいわゆる肥満低換気症候群と診断した．

　治療は呼吸状態の改善を目的として，非侵襲的陽圧換気療法（NIPPV）を終日施行するとともに，肥満に対し，1600 kcal/日の食事療法を開始した．

　NIPPV（吸気圧 20 mmHg，呼気圧 16 mmHg）施行時の終夜ポリソムノグラフィー検査では，無呼吸低呼吸指数0.1回/時，低酸素曝露時間6.5分と著明な呼吸状態の改善をみとめた．

　食事療法の結果，入院1カ月後には体重が122 kgまで減少し，NIPPVは夜間に施行するのみで，日中の動脈動脈血ガス分析値は，pH 7.401, $PaCO_2$ 54.1 Torr, PaO_2 63.7 Torr, HCO_3^- 32.8 mEq/l と改善した．肺機能検査（図1右）でも，VCが2.54l（68％）と増加し，胸部X線写真（写真1右）では，心拡大の改善と肺野面積の増加をみとめた．血中BNP値も2.2 pg/mlに改善した．

　その後，在宅にて夜間のみNIPPVを継続しながら，食事療法・運動療法を行うことで100kgまでの減量に成功し，約1年でNIPPVから離脱し現在に至っている．

　肥満低換気症候群（obesity hypoventilation syndrome：OHS）は，いわゆるPickwick症候群とほぼ同義に用いられていることが多いが，本来Pickwick症候群は，1956年にBudwellが，覚醒時高炭酸ガス血症，日中の傾眠，睡眠時無呼吸，筋攣縮，チアノーゼ，多血症，右心肥大，右心不全を示した高度な肥満をもつ症例に名付けたものである（SeveringhausとMitchell，1962）．すなわちこの概念は，肥満を伴う重症のOSASとOHSの双方を含むものである．厳密な意味でのOHSは，明らかな閉塞性無呼吸がみとめられずOSASと診断しえない高度の肥満患者で，日中の高炭酸ガス血症がみとめられる例に限って用いるべきであると思われ，本例はPickwick症候群の

診断が適切であろう．

肥満が肺胞低換気をきたす機序としては，上気道の狭窄，上気道筋群の活動性低下などOSASと共通するもののほかに，低酸素換気応答の低下，呼吸努力の増加，死腔換気率の増加，呼吸筋力の低下，下部胸郭のコンプライアンスの低下，気道抵抗の増加など多くの要素が関与しており不明な点も多い．

■佐々木文彦

[文献]

Severinghaus JW, Mitchell RA : *Clin Res*, **10** : 122, 1962.

3-24　過換気症候群

症例　17歳　女性

[臨床経過]

元来健康であったが，深夜に突然少量の喀血があり，近医に入院．喀血は1回のみであったため1日で退院したが，翌日の夜再び喀血したため精査加療目的で緊急入院となった．来院時，息苦しさがあり，喀血に対する不安から過換気傾向（呼吸数28回/分）がみられたが，しだいに増強，その後，悪心，嘔吐もみとめられた．血圧は130/82mmHgであり，脈拍は72/分であった．

過換気時，動脈血ガス（**表1**）では動脈血CO_2分圧，($PaCO_2$)，28 mmHgと著しい低CO_2血症がみられ，pH 7.54と呼吸性アルカローシスがみとめられた．

入院後，症状がいったん安定したのちに喀血の原因精査のため気管支鏡検査（気管支ファイバースコピー）を行ったが，検査終了時に過換気状態になり，手足のしびれ感を訴え，顔面蒼白となった．チアノーゼはみとめられていない．ただちにビニール袋を用いての再呼吸を行わせ，同時に精神安定剤ジアゼパム（セルシン）の点滴静注を行い呼吸困難感は改善した．後日，出血部位確認のために行った再度の気管支ファイバースコピー，気管支，肺血管造影の際にも過換気傾向がみられた．

その後も軽度の咳嗽，腹満感，腹部不快感，腹鳴を訴えることが多く，ときに吐気，嘔吐がみられた．

患者は神経質な性格で，種々の検査時には緊張しやすい傾向がみられた．検査の前に検査の内容やその安全性，必要性についてわかりやすく説明し，検査に対する不安，恐怖心を少しでも軽くするよう努めた．その後は症状の再発はなく退院となる．安静時の動脈血ガスは正常であり呼吸性ア

表1　動脈血ガス

	過換気発作時	非発作時（安静時）
PaO_2 (mmHg)	103.3	91.6
$PaCO_2$ (mmHg)	28.0	43.3
pH	7.54	7.41
HCO_3 (mmol/l)	23.6	27.1
SaO_2 (%)	99.1	97.0

表2　血液・生化学検査

WBC (/μl)	7100	Na (mEq/l)	141
RBC (10^4/μl)	388	K (mEq/l)	4.2
Hb (g/dl)	9.4	Cl (mEq/l)	103
		Ca (mg/dl)	139
TP (g/dl)	6.7		
ALb (g/dl)	4.2	CRP (mg/dl)	0.2
GOT (IU/l)	15		
GPT (IU/l)	8		
LDH (IU/l)	360		

ルカローシスはみとめられない（**表1**）．

なお，喀血に対しては出血部位の気管支動脈塞栓術を施行し，その後の出血をみていない．

[臨床検査]

表2に血液・生化学データを示しているが，Na，K，Cl，Caなどの電解質異常はなく，軽度の貧血をみとめるのみである．

胸部X線（**写真1**）および胸部CTでは，喀血と関連するものと考えられる右下肺野に軽度の線状影の増強をみとめるほかは，とくに異常所見をみとめない．

症状寛解時（非発作時）の呼吸機能検査（**表3**）では肺活量2880ml（98％）1秒量2580l，1秒率90％でいずれも正常であり，フロー・ボリューム曲線でもとくに異常をみとめない．また，心電図（**図1**）でもとくに異常所見はみとめられない．

[概念]

過換気症候群（hyperventilation syndrome）は，

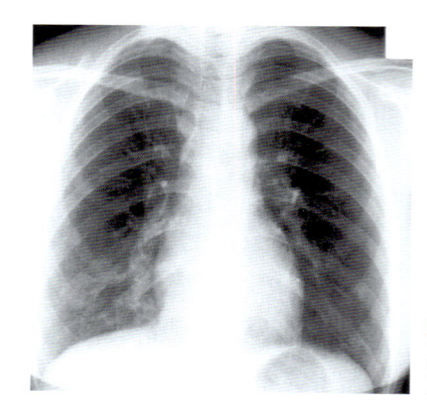

写真1
胸部X線（背腹像）

表3 スパイログラム，フロー・ボリューム曲線

VC	2880 ml	$\dot{V}$peak	5.49 l/s
%VC	98%	$\dot{V}$50	2.76 l/s
$FEV_{1.0}$	2580 ml	$\dot{V}$25	1.39 l/s
$FEV_{1.0}$%	90%	$\dot{V}$50/$\dot{V}$25	1.99 l/s

とくに原因となる器質的疾患がなく，発作性の過換気状態，それに引き続く呼吸困難，テタニー症状，意識障害，動悸などの多彩な身体・精神症状を伴う一群の機能的疾患である．なんらかの心因性要素が基盤にあって発症することが多く，はげしい運動，疲労，入浴，注射などによる疼痛，恐怖，興奮などの身体的・精神的ストレスが加わると発症する．

過換気状態が招来されると，動脈血CO_2分圧は低下し，呼吸性アルカローシスが生じ，それに伴って種々の症状が発現する（図2）．女性が男性の約2倍と多く，一般に20歳前後の女性に頻発する．

[臨床症状]

呼吸器系，循環器系，消化器系および神経系の症状と多種多彩な症状を呈する．器質的疾患の場合と異なり，症状が理学的所見や臨床検査所見と必ずしも一致しないことが特徴である．

発作時の症状

著しい過換気状態にありながら，呼吸困難，空気飢餓感，胸内苦悶感などがみられる．また，四肢のしびれ感などの知覚異常や，テタニー型全身性筋硬直，めまい，意識混濁や失神などの意識障害もみとめられる．発作持続時間が長く，通常は30分から1時間程度である．

寛解期の症状

頭重感，めまい，肩こり，四肢尖端の冷感，しびれ感，胸痛，心悸亢進，おくび，食道閉塞感，不眠，腹痛，腹満などの症状が増悪，寛解を繰り返し，長期間持続することがある．

[検査所見]

発作性過換気に伴い，動脈血CO_2分圧の低下，呼吸性アルカローシスがみとめられる．

呼吸器疾患の合併がなければ，呼吸機能は正常である（表3）．心電図上では過換気発作時に一過性に洞性頻脈，QTの延長，STの低下，T波の逆転などがみとめられることがある．脳波では強い過換気発作時に徐波がみられるが，一過性である．アルカローシス，血中Caイオンの減少が手足のしびれ感，知覚異常，テタニー様症状を引き起こすと考えられている．

[診断]

以下の診断基準があげられる．

1．本症候群に特徴的な呼吸困難などの臨床症状があり，呼吸性アルカローシスに関連した手足のしびれ感やめまい，意識障害などの症状．

2．随意的にコントロール困難な過換気発作とそれらに伴う動脈血CO_2分圧の低下，呼吸性アルカローシス．

3．任意の努力性過呼吸により発作誘発が可能．

4．呼吸停止（息こらえ），紙袋再呼吸法，または5%CO_2ガス吸入による症状の改善．

5．鑑別診断を下すべきほかの直接的な器質的疾患がみとめられないこと．

[鑑別診断]（表4）

1）呼吸器疾患

気管支喘息（運動誘発喘息），肺炎，自発性気胸，肺塞栓症，間質性肺炎などがあげられるが，胸部画像所見（胸部X線，CTなど）呼吸機能検査，動脈血ガス分析などによりおおむね鑑別することができる．

2）その他

サリチル酸剤や覚醒剤などの薬物の服用，うっ血性心不全，肝不全（肝硬変），甲状腺機能亢進症，種々の中枢神経系の疾患（てんかん など）があげられる．

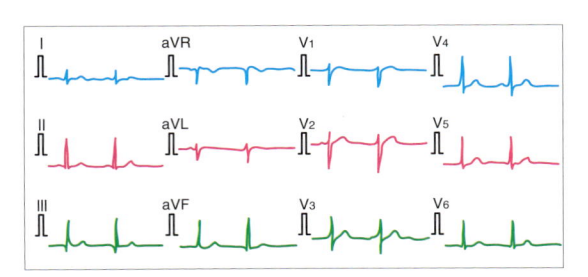

図1　心電図（非発作時）

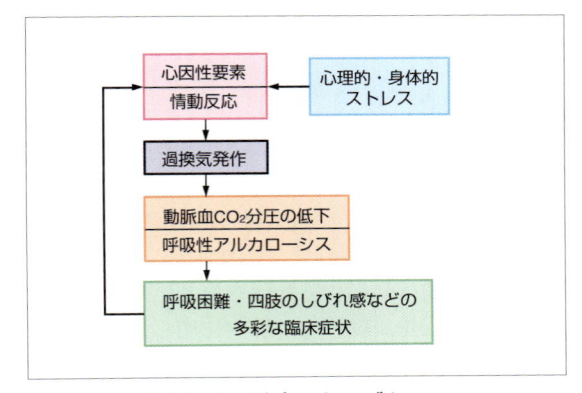

図2　過換気症候群の発症メカニズム

表4 過換気をきたす要因・疾患

1. 呼吸器疾患	1) 肺炎
	2) 間質性肺炎, 肺線維症
	3) 肺血栓塞栓症
	4) 気管支喘息
	5) 肺水腫
	6) 自然気胸
2. 心疾患	うっ血性心不全
3. 代謝性疾患	1) 代謝性アシドーシス
	2) 甲状腺機能亢進症
4. 脳神経疾患	1) 脳血管障害
	2) 脳炎, 髄膜炎
	3) 脳腫瘍
5. 薬剤	1) サリチル酸塩
	2) キサンチン誘導体
	3) プロゲステロン
	4) βアドレナリン受容体刺激剤
6. 過換気症候群	
7. その他	1) 発熱
	2) 疼痛
	3) 妊娠など

3) 精神的要因

類似症状を呈する神経循環無力症（neurocirculatory asthenia），不安神経症（anxiety neurosis），ヒステリーも鑑別を要する．

[治療]

発作時

1) 疾患の本態を十分理解させ，発症のメカニズムやそれに伴う症状，さらにこれが特別の器質的疾患によるものではなく，心配のないことなどを説明し，不安や緊張の除去に努める．

2) 紙袋再呼吸法（paper bag rebreathing）：ある程度の大きさの紙袋（またはビニール袋）を鼻，口にあて再呼吸を繰り返す．または3〜5％CO_2再呼吸により症状が改善することを体得させる．

3) 不安，緊張などの情動反応が強いときはベンゾジアゼピン系抗不安薬（ジアゼパムなど）あるいはフェノバルビタールが有効なことが多い．

発作寛解期

1) 過換気発作が再呼吸法により制禦可能であることを認識させ，発作に対する不安の解消に務める．さらに必要に応じて心理療法を中心とした心身医学的アプローチ（心身医療）を行う．

2) 薬物療法では抗不安薬（ジアゼパムなど）を必要に応じて投与し，経過を観察する．

■吉田 稔

[文献]

井上雅樹，長谷川鎮雄：過換気症候群．呼吸器疾患，State of Arts, 1995-1998, pp481-483. 医歯薬出版，1994.

太田保世：過換気症候群．呼吸器病学（太田保世，川上義和編），pp373-379, 中外医学社，1990.

吉田 稔：換気異常を呈する疾患．過換気症候群．今日の内科学，第3版（宮本昭正，水島 裕編集代表），pp565-566, 医歯薬出版，1993.

I 胸膜の疾患

3-25 胸膜炎

症例 26歳 女性

6月25日および26日の夜間に左胸痛と軽度の息切れ感を自覚，翌27日に悪寒，38℃の発熱をみとめたため，29日に某院受診．胸部X線で左側胸水貯留をみとめ入院（写真1），ペニシリン系抗菌薬無効で，胸水検査にてリンパ球優位であったため当院に転院となった．

[入院時現症]

156 cm，46 kg，体温37.5℃，血圧120/78 mmHg，脈拍88/分，整．貧血所見なく，表在リンパ節腫大をみとめず．左胸部中部から肺底部にかけて打診にて鈍，聴診にて呼吸音減弱をみとめた．その他の身体所見に明らかな異状をみとめず．

[入院時検査]（表1）

赤沈の亢進，CRPの上昇がみられ，ツベルクリン反応は強陽性所見であった．

胸水穿刺液は，浸出液の所見でリンパ球が92％と著増し，アミラーゼ値の上昇や糖の低下はみとめないがアデノシンデアミナーゼ（ADA）が高値であった．ヒアルロン酸の上昇はなく，腫瘍マーカーの上昇もみとめなかった．胸水中に一般細菌はみとめず，抗酸菌塗抹，培養およびPCR検査はいずれも陰性であった．

[入院後経過]

結核性胸膜炎と診断し，安静療養とイソニアジド・リファンピシン・エタンブトール・ピラジナマイドによる標準化学療法（4HREZ/2HRE）を開始したところ病状は安定し，1カ月後には胸水はほぼ消失，胸膜は瘢痕様肥厚像を呈したが，その後徐々に改善した．経過中，肺内に明らかな病変をみとめず，また喀痰はなく，胃液の抗酸菌検査も陰性であった．6カ月間の治療にて終了したが，そ

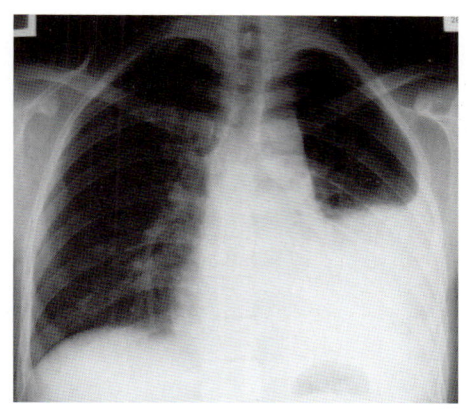

写真1　入院時の胸部単純X線

表1　入院時検査

血液学検査		血清学的検査	
WBC	6200/μl	IgG	1860 mg
Sta	6%	IgA	265 mg
Seg	74%	IgM	189 mg
Lym	13%	IgE	1063 U/ml
Mon	6%	ANA	×160
Eos	1%	抗DNA	(−)
RBC	495×10⁴/μl	RA	(−)
Hb	11.2 g/dl	P-ANCA	(−)
Ht	34.1%	C-ANCA	(−)
Plt	34.1×10⁴/μl		

赤沈
75/116 mm

腫瘍マーカー
CEA　1.2 ng/ml

血液生化学検査

TP	7.6 g/dl
Alb	3.6 g/dl
CRP	6.2 mg/dl
Amylase	70 IU/l
AST	18 IU/l
ALT	7 IU/l
LDH	189 IU/l
CK	40 IU/l
ALP	141 IU/l
TC	172 mg/dl
TG	90 mg/dl
Glucose	118 mg/dl
BUN	7 mg/dl
Cre	0.5 mg/dl
UA	3.7 mg/dl
Na	136 mEq/l
K	99 mEq/l
Cl	85 mEq/l

PPD反応
$\frac{16 \times 14}{22 \times 21}$（46×44；水疱）

胸水
淡黄色	
比重	1.041
TP	5.0 g/dl
Amylase	64 IU/l
LDH	336 IU/l
Glucose	96 mg/dl
ADA	72.2 U/l
ヒアルロン酸	47000 ng/ml
細胞分画	Neu 7%
	Lym 92%
	Mon 1%
細胞診	陰性
抗酸菌塗抹	陰性
培養	陰性
PCR	陰性

の後の経過観察で再燃をみとめていない．

[鑑別診断]

　胸膜炎の症例で，原因の鑑別が必要となるが，まず胸水から得られる情報を基本とする．胸水は性状，生化学検査から漏出性と滲出性に分けられるが（表2），胸膜炎では滲出性である．胸水中の細胞分画は，好中球優位あるいはリンパ球優位のことが多く，抗酸菌感染症の場合は後者となる．リンパ球優位の場合には，SLEや関節リウマチなどの膠原病による場合や，リンパ腫なども考えられる．自然気胸に随伴する胸水や，寄生虫疾患の場合は好酸球が目立つ．

　生化学検査で感染性の場合は糖が低下するが，関節リウマチでも糖が低値となることが多い．また，特徴的なものとしてADAとヒアルロン酸がある．ADAは結核性胸膜炎の際に増加することが知られており（Zarić, 2008），50 IU/ml以上の場合にはその疑いが強い（とくにアイソザイムADA-2の上昇）．胸水ADA/血清ADA＞1.5となる．しかし胸水型の悪性リンパ腫でも上昇することが知られており，やはり多角的な検査が必要である．ヒアルロン酸は10万ng/ml以上の場合に胸膜中皮腫である可能性が高くなるが，胸膜中皮腫でも低値のことがあり，注意を要する．このほか，胸膜中皮腫の診断ではメソテリンのような新しく開発された腫瘍マーカーが有用で，また，癌性胸膜炎では種々の腫瘍マーカーも利用される．この際，胸水中の正常値というものはなく（検査に供する量の胸水があること自体が異常といえる），血清値との比較を行うが，胸水が経時的に濃縮されている可能性も考慮しなければならない．結核性胸膜炎での胸水リゾチーム上昇，IFN-γ上昇も診断に有用な場合がある．

　細菌学的検査の有用性はいうまでもないが，塗抹・培養検査のみならず，PCR法などを用いた遺伝子検査により短時間で確実な結果を得ることができる．結核性胸膜炎は胸膜直下の病変の波及による一種のアレルギー反応的な機序で生じることがあり，ほとんどの症例で容易に菌を検出することはできない．このほか，微生物の抗原を検出することで診断が可能な場合がある．

　癌性胸膜炎の場合は，細胞診が最も有用である．免疫染色を追加し原発巣や組織型を同定したり，リンパ腫についての表面抗原の検索を行う．

表2　滲出性胸水の基準

胸水蛋白濃度/血清蛋白濃度　＞0.5
胸水LDH/血清LDH　＞0.6
胸水LDHが血清LDH基準値上限の2/3以上

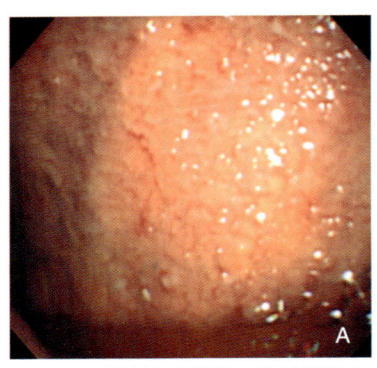

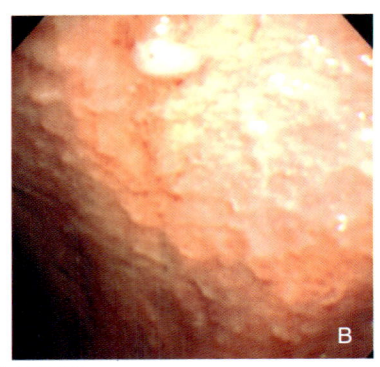

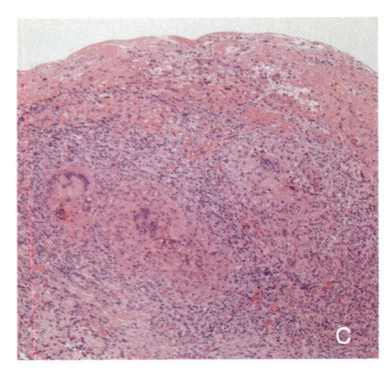

写真2　結核性胸膜炎の胸腔鏡像と生検組織
A，B：壁側胸膜に小粒状・顆粒状隆起が散在し，一部白苔の被覆をみる．C：隆起部の生検組織：典型的な類上皮細胞肉芽腫病変をみとめる．（国立病院機構 蛇沢　晶先生，益田公彦先生のご厚意により掲載）

胸膜生検は，とくに病態が遷延化している場合や胸膜肥厚が進行する症例で行われる．結核症（結核性膿胸）などで，特異炎症の像が得られた場合には有用であるが，線維素線維性の炎症像のみで活動性の胸膜炎ということ以上の診断が困難なこともある．また，コープ針などによる生検では，病変部位から生検できたかどうか，すなわち診断的意義のある標本かどうかに注意を要する．

最近，胸腔鏡の普及は著しく，局所麻酔下で内科医が行う施設も多くなってきた．結核性胸膜炎では，従来から抗酸菌検査は陰性で生検でも肉芽腫病変を得られないことが多かったが，積極的に胸腔鏡検査を行うことにより，多くの症例において壁側胸膜表面に小粒状隆起病変が多発し，一部は表面に白苔を伴うという所見を呈していることがわかった（Sakuraba, 2006）．また，この小隆起病変の生検では高率に肉芽腫病変がみとめられ，またZiehl-Neelsen染色陽性の抗酸菌菌体が認識されることがあり（写真2），きわめて興味深い．

画像検査の進歩も著しい．CT，MRIともに解像度の向上が著しく，癌性胸膜炎や胸膜中皮腫の浸潤性病変の評価にも有用である．またFDG-PETスキャンは病変の部位，進展度の評価や良性悪性の鑑別診断としても有用な検査法である．胸部CTでは胸膜の部分的な肥厚しかとらえられない場合でも，FDG-PETで著しい集積を認めた場合には，診断の確定のために積極的に胸腔鏡検査を行うことが重要である．ただし，結核性胸膜炎や尿毒症性胸膜炎でも陽性像となることがあり，注意は必要である．

[予後]

感染性胸膜炎は診断と適切な治療により，予後良好であるが，とくに結核性胸膜炎の場合は10～50％に胸膜の瘢痕性肥厚や癒着がみられ，時に胸郭の縮小や胸郭運動の障害をきたし，著しい拘束性換気障害をきたすことがある．外科的に剥皮を要することもある．癌性胸膜炎は進行期の悪性腫瘍であることを示しており，著しい改善を見込めないことが多い．また胸膜中皮腫は治療抵抗性の予後不良の悪性腫瘍である．　　■濱田　薫・木村　弘

[文献]

Sakuraba M, et al : Thoracoscopic pleural biopsy for tuberculous pleurisy under local anesthesia. *Ann Thorac Cardiovasc Surg*, **12**: 245-248，2006．

Zarić B, et al : Differential diagnosis of tuberculous and malignant pleural effusions : what is the role of adenosine deaminase ? *Lung*, **186**: 233-240，2008．

3-26　膿　胸

症例　44歳　女性

[臨床所見]

入院4日前から，熱感，全身倦怠感を自覚，入院3日前からは胸痛，呼吸困難，全身倦怠感，労作時易疲労性などを訴え近医を受診し，胸部X線像で右肺の異常陰影を指摘されて当科に紹介入院となった．

[血液検査]

WBC 28300（↑），RBC 438×10^6，Hb 13.3，Ht 40.7，Plt 488×10^3（↑），Neutrophil 86％（↑），Eosinophi 0％，Basophil 0％，Lymphocyte 3％（↓），Monocyte 6％，CRP 27.5（↑），TP 6.3（↓），ZTT 7.6，TTT 1.2，ALP 963（↑），γ-GTP 180（↑），GOT 43（↑），GPT 92（↑），LDH 211，ChE 4.26（↓），CK 20（↓）．

[入院時の胸部X線・CT]

　写真1は，入院時，ドレナージ前の胸部X線（正面像，右デクビタス像）である．多房性の膿胸であることがわかる．写真2は入院時のCTであり，同様に多房性の膿胸腔の存在が確認できる．

[MRI]

　写真3は入院8日目のMRIである．右側胸腔内に被包化された膿胸腔が存在し，これによる中葉，下葉の虚脱がみられ，またリンパ節の腫大もみられる．

[胸腔穿刺による起炎菌・感受性試験]

　起炎菌：α-Streptococcus．
　感受性試験にて感受性のあった抗菌薬のみを示す．ABPC, EM, MINO, CLDM, CCL, OFLX．

[入院後の処置]

　入院後，ただちに胸腔チューブを挿入し，胸腔ドレナージを施行して排膿を行う一方，膿の細菌学的検査を行った．胸腔からは漿液性の膿が約200 ml排出された．しかし膿胸発生から時間が経過しているため，多房性の膿胸であり（写真3），1カ所へのドレナージでは膿の排出は困難であり，ドレーンの追加挿入などを反復する一方，感受性のある抗生物質ミノマイシンの全身投与，およびポビドン・ヨード加生理食塩水にて胸腔内洗浄を反復した．

[その後の経過・治療]

　写真4および写真5は入院2カ月後の胸部単純X線およびCTである．治療により膿胸腔は消失したが，肥厚した胸膜（peel）を残した．いわゆる慢性胸膜炎の状態である．peelによるtrapped lungの状態であることから，肺剥皮術を施行し，全治退院した．

[原因]

　1）細菌性肺炎の直接進展
　2）肺・縦隔，胸壁，横隔膜の炎症性病変からの進展
　3）遠隔部位の炎症の血行性進展
　4）肺・食道の手術，穿孔性外傷
　5）食道の穿孔，横隔膜ヘルニア内容の胸腔内への破裂

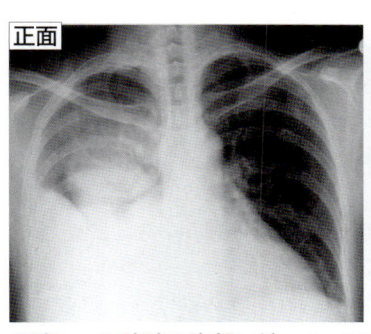

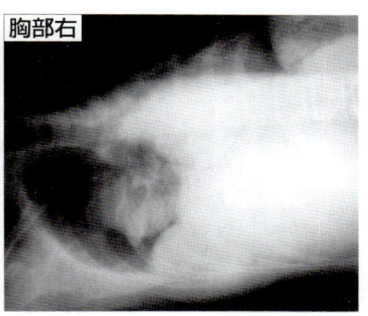

写真1　入院時の胸部X線　左：単純正面像，右：右デクビタス像．

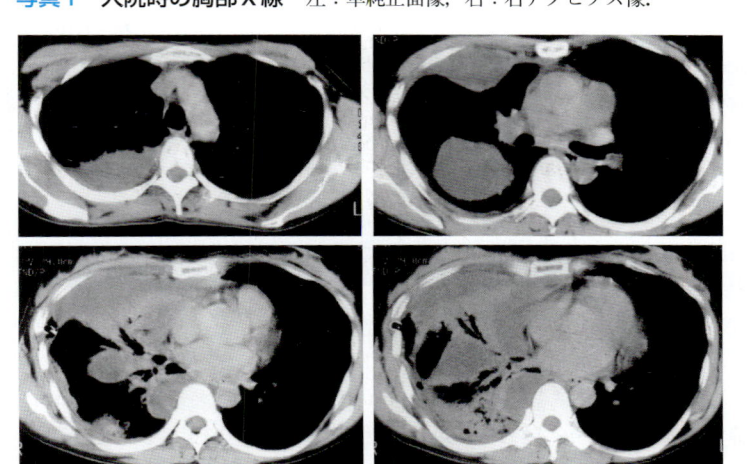

写真2　入院時の胸部CT

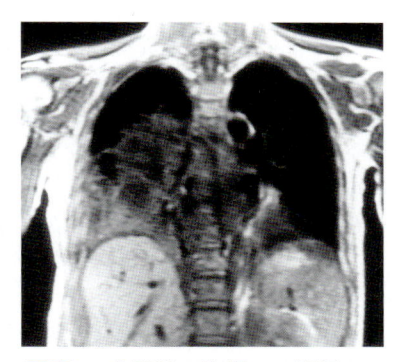

写真3　入院時の胸部MRI所見

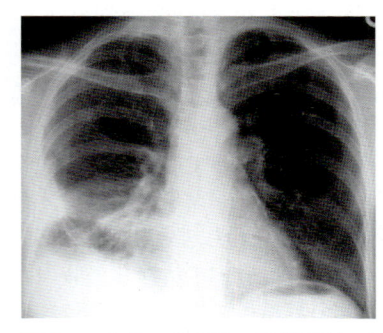

写真4　入院2カ月後の胸部単純X線

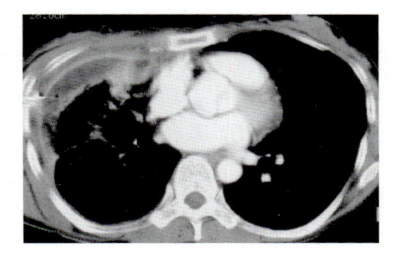

写真5　入院2カ月後の胸部CT

表1 膿胸の種類

臨床病理から	急性膿胸（発症後4～6週間以内）：3カ月でわける報告もある 慢性膿胸（発症後4～6週間以後）
発生原因から	原発性 続発性
瘻孔の有無	有瘻性 無瘻性
起炎菌から	結核性　化膿菌性 混合性　無菌性
X線所見から	全膿胸型 部分膿胸型
病理学的所見から	exsudative (acute) phase　　滲出性（急性）期 fibrinopurulent (transitional) phase　線維素（移行）期 organizing (chronic) phase　　器質化（慢性）期

[種類]

膿胸の種類を表1に示す.

[急性膿胸が慢性膿胸となる原因]

1）医師への受診の遅延，医師の診断の遅延
2）急性期における抗生物質の選択の誤り，抗生剤への過信
3）不適切な胸腔ドレナージ，早期のドレーン抜去
4）胸膜内の厚い炎症性被膜 (peel) による被包
5）気管支瘻の存在
6）膿胸腔における異物の存在
7）慢性炎症性肺疾患（結核など）

[治療]

急性膿胸治療の原則は，1）膿の検索による起炎菌の同定と，感受性試験による抗生剤の選択と感染の制御，2）膿胸腔内容の排出，3）肺の再膨脹による胸腔内死腔の閉鎖である.

穿刺排膿，あるいは抗生物質による全身的化学療法のみで膿胸が治癒する場合もある．しかし，画像診断によって膿胸腔の存在が確認された場合は，胸腔チューブを挿入して，排膿術を行う．同時に適切な抗生剤の投与，あるいは胸腔洗浄などを行い，胸腔内の清浄化と肺の再膨脹，胸膜癒着による膿胸腔の閉鎖を早急に図る．有瘻性でなければ通常はこのような方法で治癒させうる．

しかし，上述した種々の理由で慢性膿胸化した場合は，手術も含めた治療法が必要となる．以下に，膿胸に対する治療法を列記するが，それぞれの状況によって選択する．

1）排膿法
a）閉鎖性排膿法：胸腔チューブを挿入して低圧持続吸引によって排膿を図る．
b）開放性排膿法：外科的に肋骨を切除して，ドレーンを開放的に留置する方法，胸壁に開放創を作成する開窓術，さらに胸壁を大きく開く開放療法，などがある．

2）剥皮術
肥厚した胸膜 peel を剥離して膿胸嚢を除去し，肺の再膨脹を図る術式である．慢性膿胸に対する理想的な術式である．

3）胸膜肺全摘術
一側肺と膿胸嚢を一塊として全摘する方法である．肺の病変が一側肺に広範囲に及んだり，有瘻性膿胸の場合に用いられる．手術侵襲が大きな術式である．

4）膿胸腔縮小術
a）胸郭成形術：肋骨を切除して胸郭を虚脱させて膿胸腔を縮小させる方法である．これに後述の充填法を併用することもできる．
b）充填術：膿胸腔に有茎性の胸壁筋，腹壁筋，大網などを充填して膿胸腔の縮小を図る方法である．

■渡辺洋宇

[文献]

American Thoracic Society： Management of nontuberculous empyema. *Am Rev Resp Dis,* **85**：93, 1962.

3-27　自然気胸

症例　21歳　男性

[臨床所見]

身長178 cm，体重57 kg．生来健康．安静時に突然の右胸部痛と咳が出現し持続するため当科を受診し，胸部X線で異常をみとめられ，入院となった．

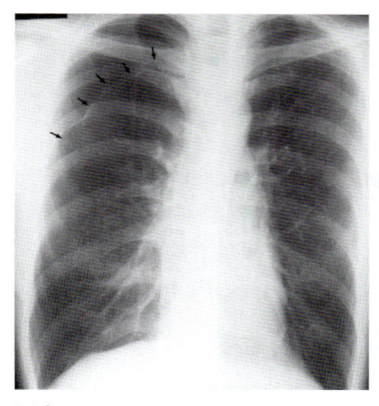

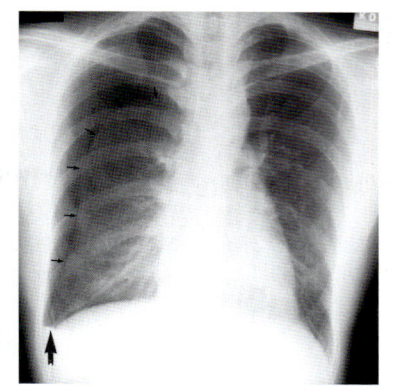

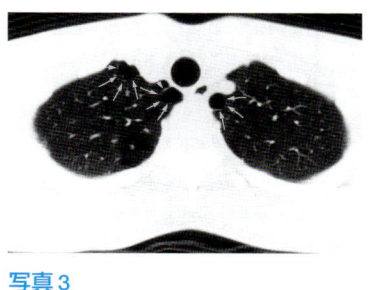

写真1

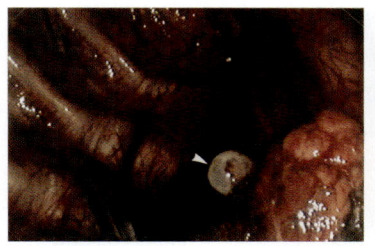

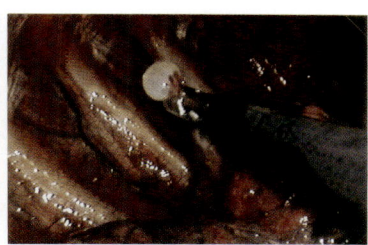

写真2

写真3

写真4

写真5

聴診上右呼吸音の減弱と打診上右胸部の鼓音をみとめる．

[動脈血液ガス分析]

PO_2 86.8 mmHg，PCO_2 35.1 mmHg．

[画像診断]

胸部X線（深吸気時）（写真1）

右上肺野は透過性が亢進し，肺血管影をみとめない（細矢印）．右肺は軽度虚脱している．

胸部X線（深呼気時）（写真2）

右肺の虚脱は吸気時よりさらに著明で（細矢印），横隔膜肋骨角には少量の胸水をみとめる（太矢印）．

脱気後の胸部CT（写真3）

右肺尖部前面と縦隔側に無血管野が存在し，ブラをみとめる（矢印）．左縦隔側にもブラをみとめる（矢印）．

[治療]

症状および肺虚脱の程度により治療法が異なり，軽度のものは安静だけで経過をみることもある．

症状や虚脱の程度が高度になるにしたがって脱気，胸腔ドレナージ，手術（ブラ切除術，胸膜擦過術など）が適宜選択される．しかし保存的治療のみでは再発の可能性が高く，近年では胸腔鏡下ブラ切除術が低侵襲で根治性も高く主流となっている．

[胸腔鏡所見]

肺尖部にブラがみとめられた（矢印）（写真4）．鉗子にて把持し自動縫合器を用いてこれを切除した（写真5）．

■白日高歩・松添大助

J 腫瘍性肺疾患

3-28 原発性肺癌

症例 58歳 女性

[臨床所見]

毎年健康診断での胸部X線検査を施行していたが，異常を指摘されたことはなかった．本年の健診にて左中肺野の異常陰影を指摘されたため，精査目的に当院を受診した．咳嗽，喀痰，血痰，胸痛などの自覚症状はみとめない．喫煙歴はなし．職業歴は事務職で，明らかな粉塵吸入歴はなし．身体所見では，胸部聴診上，ラ音は聴取せず．表在リンパ節は触知せず，ばち指もみとめなかった．

[血液検査]

WBC 4000/μl，Hb 13.9 g/dl，Plt 22.0万/μl，CRP 0.01 mg/dl，総蛋白 7.5 g/dl，クレアチニン 0.50 mg/dl，BUN 11 mg/dl，AST 19 mU/ml，ALT 14 mU/ml，LDH 208 mU/ml，ALP 248 mU/ml，γ-GTP 25 mU/ml，Na 142 mmol/l，K 3.8 mmol/l，Cl 104 mmol/l，空腹時血糖 94 mg/dl，腫瘍マーカー：CEA 0.8 ng/ml，CYFRA 1.8 ng/ml，ProGRP 18.1 Pg/ml．

[肺機能検査]

FVC 3.45l，％FVC 140.8％，FEV$_{1.0}$ 2.68l，FEV$_{1.0}$％ 78.8％，％DLco/V$_A$ 97.0％．

[画像診断]

胸部X線（写真1）

左中肺野に胸膜陥入を伴う辺縁不整な結節陰影をみとめる．胸膜肥厚や肋骨横隔膜角（CPA）の鈍化なし．

胸部CT（写真2）

肺野条件では，左S^{6}に一部胸膜の引き込みや血管の巻き込みを示す辺縁不整な直径24mm大の結節をみとめる．結節周囲には散布性病変はなし．中枢側の気管支壁肥厚や気管支拡張性変化なし．縦隔条件では，肺門および縦隔リンパ節の有意な腫大なし．胸水貯留もなし．

PET（positron emission tomography）（写真3）

左肺S^{6}に結節に一致した集積をみとめる．SUV$_{max}$は3.38で，後期で3.95と軽度増強パターンを示す．縦隔リンパ節や頸部・腹部への集積所見はなし．

[臨床経過・治療]

画像検査にて原発性肺癌が強く疑われたため，経気管支腫瘍生検を施行し，肺腺癌と病理診断した．脳MRIおよびPET検査にて病期診断を行い，T1N0M0，臨床病期IAと判断し，左下葉切除術および縦隔リンパ節郭清（ND2a）を施行した．胸膜面は比較的強い胸膜陥入をみとめた．

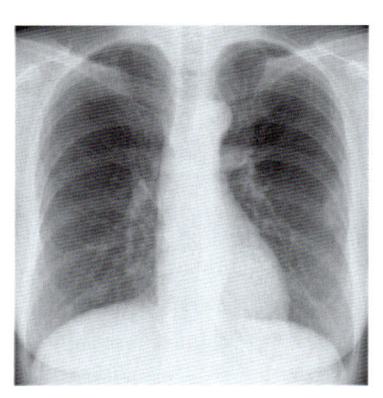

写真1　胸部X線

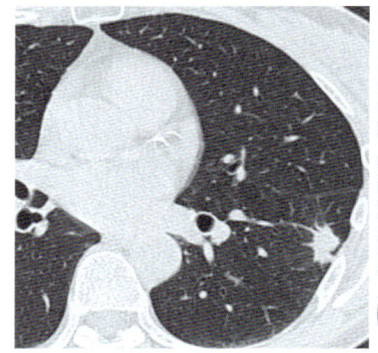

写真2　胸部CT

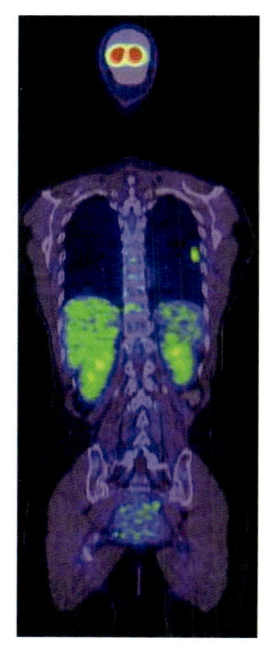

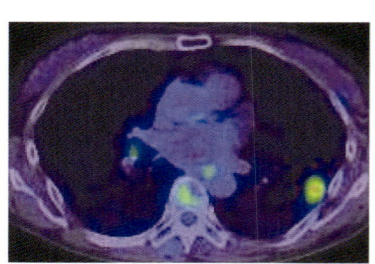

写真3　PET

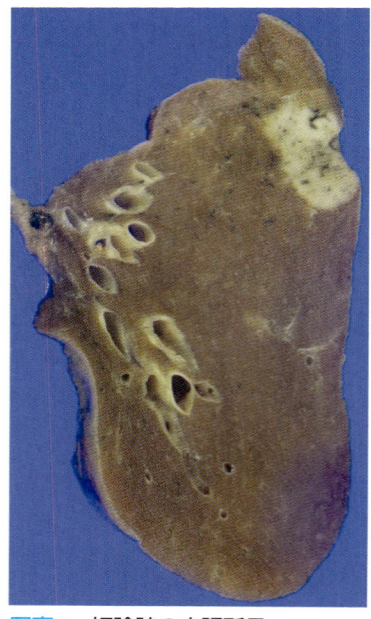

写真4　切除肺の肉眼所見

[切除肺病理所見]（写真4, 5）

肉眼的には左S⁶に胸膜陥入を伴う25mm大の腫瘍をみとめる．組織学的には，中心部は乳頭状，辺縁は細気管支肺胞上皮癌の進展を示す肺腺癌（mixed subtypes）であった．癌細胞は胸膜外弾性板を超えて浸潤しており，線維性に肥厚した胸膜表面への露出をみとめた（p2）．郭清リンパ節には転移をみとめず，T2N0, stage IB）と病理病期診断した．現在，術後化学療法としてUFT内服中である．

[疫学の動向]

肺癌は1998年以降，日本での悪性腫瘍における死因の第1位である．最近では，死亡者数は年間6万人を超え，肺癌全体の5年生存率は約20％ときわめて悪性度の高い癌である．肺癌は通常四つの組織型（腺癌，扁平上皮癌，大細胞癌，小細胞癌）に分類され，腺癌が最も多い．

[診断法の進歩]

近年画像診断法が進歩し，とくにCTのスクリーニング使用により10mm大の小型肺癌が発見されるようになっている．しかし，小型肺癌の術前診断は困難で，中でもground glass opacity（GGO）と呼ばれる淡い濃度上昇を示す病変（写真6）の確定診断はきわめて困難である．肺門部肺癌の診断には，呼吸器内視鏡の役割が重要である．扁平上皮癌および小細胞癌の典型的所見を示す（写真7, 8）．肺門部早期癌の診断には，気管支腔内超音波断層法（EBUS）や自家蛍光気管支鏡が導入されている．病期診断にはPETまたはPET/CTが導入され，縦隔リンパ節および脳を除く遠隔転移診断，再発チェックなどに用いられている．

[治療]

肺癌治療ガイドラインに基づいた治療を行う．肺癌治療は，外科療法，化学療法，放射線療法などが選択されるが，治療方針は病理診断，臨床病期（TNM分類），年齢や全身状態（performance status：PS）などにより決定され，小細胞肺癌と非小細胞肺癌（腺癌・扁平上皮癌・大細胞癌）では治療方針が異なる．切除不能非小細胞肺癌では，シスプラチン（またはカルボプラチン）と1990年代後半に開発された第3世代抗癌薬であるpaclitaxel, docetaxel, gemcitabine, vinorelbine, irinotecanを用いた2剤併用化学療法が行われる．また，分子標的薬として，上皮成長因子チロシンリン酸化阻害薬（EGFR-TKI）であるgefitinibやerlotinibが登場し，EGFR遺伝子変異をみとめる場合にはgefitinibを初回治療に用いることもある．

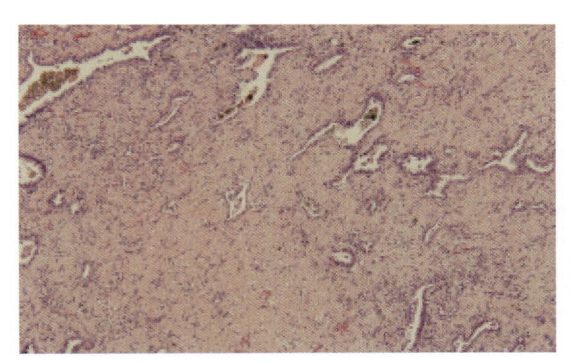

写真5　切除肺の病理所見

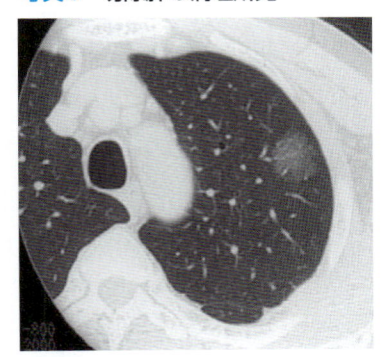

写真6　ground glass opacity（GGO）
55歳，男性，腺癌（pT1N0M0）．

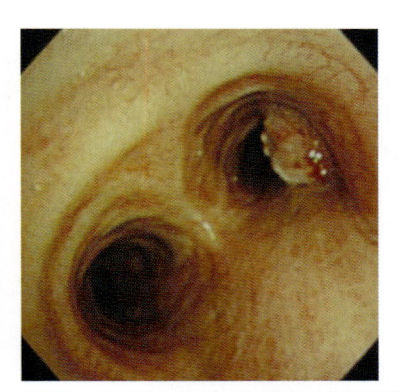

写真7　扁平上皮癌の気管支内視鏡所見

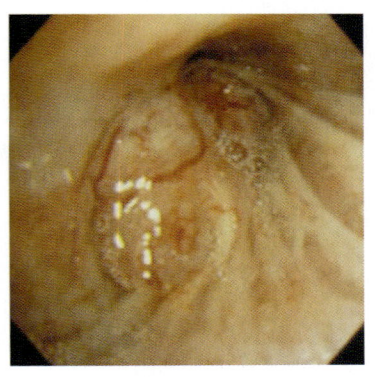

写真8　小細胞癌の気管支内視鏡所見

[予後]

切除例の5年生存率は，IA：80％，IB：60％，IIA：55％，IIB 45％，IIIA：30％程度である．

■坂東政司

[文献]

Ettinger DS, et al : Non-small cell lung cancer practice guidelines in oncology. *J Natl Compr Canc Netw*, **4**：548-582, 2006.

日本肺癌学会（編）：EBMによる肺癌ガイドライン2005年版，金原出版，2005．

Rivera MP, Mehta AC: Initial diagnosis of lung cancer: ACCP evidence-based clinical practice guidelines, 2nd ed. *Chest*, **132**：131S-148S, 2007.

3-29　転移性肺腫瘍

症例 70歳 男性

[臨床所見]

8カ月前に他院でS字状結腸癌切除術を受け，人工肛門造設し，5FU製剤内服していたが，2カ月前から坂や階段を上る際の息切れ，咳嗽，ときに喀痰を自覚．胸部X線検査で右肺に異常影を発見され，精査のため当院に入院す．喫煙指数1000，胸部の身体所見に著変なし．

[臨床検査]

RBC 334×10^4/μl，WBC 4770/μl，Plt 215×10^3/μl，総蛋白 6.2g/dl，Alb 2.6g/dl，T.Bil 0.4mg/dl，LDH 507 IU/l，AST 16 IU/l，ALT 8 IU/l，ALP 156 IU/l，CRP 3.3 mg/dl，αFP 1251 ng/ml，NSE 15.8 ng/ml，CEA 1.3 ng/ml，CA19-9 5.7U/ml，Fibrinogen 472 mg/dl，FDP 7.2μg/ml，ABG：PaO$_2$63.7Torr，PaCO$_2$38.4 Torr，F-Vカーブ：％FVC 73.1％，FEV$_1$/FVC 88.0％，PPD反応（－），胸水：血性，比重 1.031，蛋白 3.8，好中球 12％，リンパ球 68％，好酸球 18％，腫瘍細胞（－），喀痰細胞診（－），気管支鏡検査 著変みとめず，洗浄水細胞診（－），生検不能．

[画像診断]

胸部単純X線とCT

右全肺野にびまん性に小粒，状網状影をみとめ，右葉間胸膜腔を含む胸水貯留が疑われる（写真1）．

末梢肺野に小粒状影とスリガラス状楔形陰影があり，一部に小粒状の濃度上昇をみとめる．下肺野では，左側にも同様所見がある．右胸水貯留（写真2）．

入院後，呼吸不全状態が急速に悪化し，前記所見の増悪に加えて右肺動脈陰影の拡張をみとめる（写真3）．

[病理組織像]

剖検肺の右下肺野のHE染色ルーペ像（写真4）：肉眼的に血管内に増殖して中心部が壊死に陥った腫瘍組織が多数散在．

同上組織の光顕像（×200）（写真5）：大小さまざまな血管腔内に腫瘍組織をみとめ（▼印），血管外肺野にはまったく腫瘍組織をみとめない．

[参考例]

直腸癌切除後5年目に胸部X線検査で右肺に異常影を発見されたが，自他覚症状なく，喀痰細胞診で陽性．

胸部単純X線（写真6）では，左上，中肺野にやや境界の不明瞭な腫瘤影をみとめる．

胸部CT（写真7）では，上肺野（S3）に二つの結節像があり，前方部の腫瘤内には透亮像をみとめる．

集痰法による喀痰細胞診（写真8）では，粘液産生を示す腺癌細胞をみとめた（Papanicoloau染色，×1000）．

切除組織標本のHE染色ルーペ像（写真9）：一部に空洞形成をみとめる．

[治療]

転移性肺腫瘍（metastatic lung tumor）の大部分

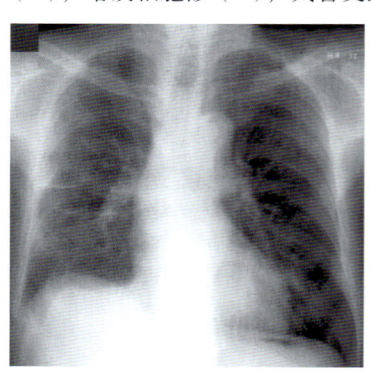

写真1　胸部単純X線（初診時）

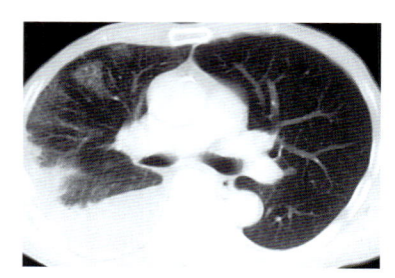

写真2　胸部CT

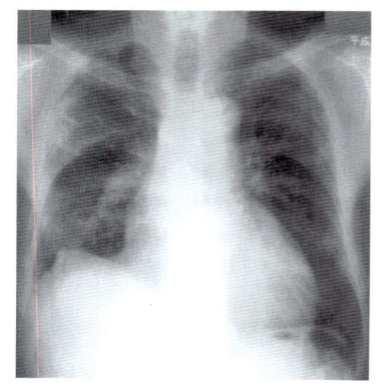

写真3　胸部単純X線（入院後）

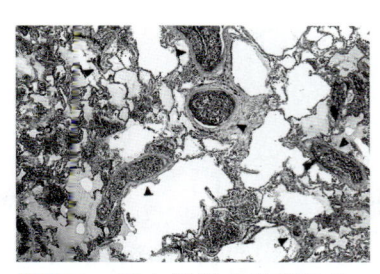

写真5 同上組織の光顕像（×200）

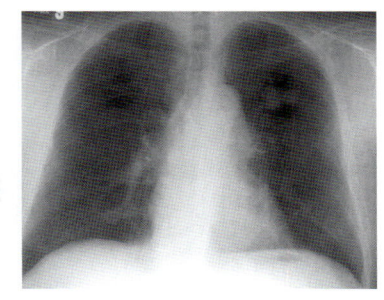

写真6 胸部単純X線（入院時）

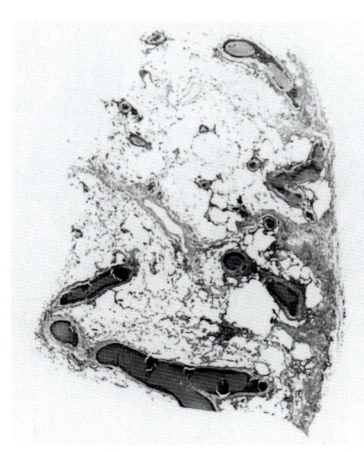

写真4 剖検肺の右下肺野のHE染色ルーペ像

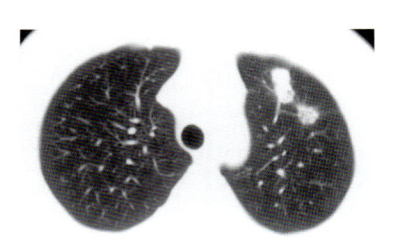

写真7 胸部CT

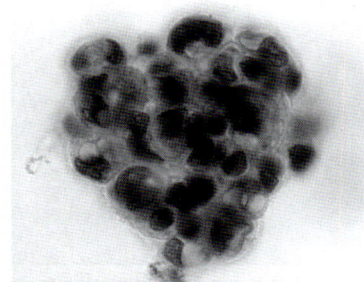

写真8 喀痰細胞診

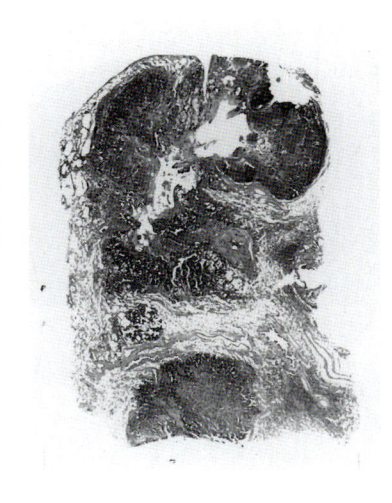

写真9 切除組織標本のHE染色ルーペ像

は癌細胞の血行性転移で，さまざまな陰影を呈する．転移再発までの期間が長くて，原発巣の再発，他臓器への転移がなく，肺転移が小型で少数であれば切除療法によって延命効果を得る場合がある．そのほか，原発腫瘍の特徴に応じて，薬物，放射線療法が奏功する場合がある．びまん性の陰影を呈する本例のような症例では，癌性リンパ管症と同様に呼吸不全症状が強く，原発巣が既知でない場合は鑑別診断が重要である．

■小倉　剛

K　縦隔の疾患

3-30　縦隔腫瘍・胸腺腫（高分化胸腺癌）

症例　64歳　女性

[臨床所見・血液検査]

1カ月前から微熱，ときどき乾性咳嗽あり，眼瞼下垂，脱力感なし．軽度貧血（RBC 384万）．腫瘍マーカーに異常なし．

[画像診断]

胸部正面X線（写真1）

左第1弓，第2弓に重なって異常陰影がみとめられる．

胸部CT（縦隔条件）（写真2, 3）

大動脈弓の高さから右肺動脈基部の高さにかけて左前縦隔に6cm×4cm大の腫瘤影をみとめる．縦隔リンパ節腫大はみとめない．

胸部MRI

T_1強調では石灰化部以外は比較的均一にみえる（写真4）．

T_2強調ではかなり不均一にみえる（写真5）．

病理組織像

異型の目立つ多角形および紡錘形の腫瘍細胞からなり，脈管侵襲も明らかである．核分裂像もみられる．リンパ球の混在のみられる部分（写真6）と扁平上皮癌と思われる（写真7）の混在がみられる．診断：高分化胸腺癌．

[治療]

胸骨縦切開により腫瘍摘出を行った．腫瘍は左胸腺原発で，心嚢，左縦隔胸膜，左肺，左腕頭静脈，左横隔神経に浸潤していたので，これらを合併切除した．胸腺は腫瘍，前縦隔脂肪組織ととも

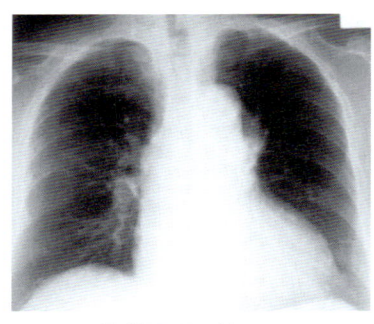

写真1 胸部正面X線

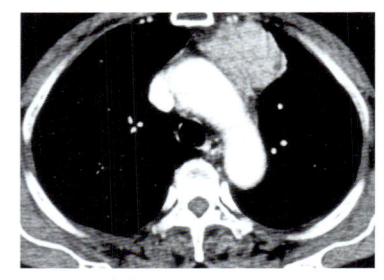

写真2 胸部CT
内部はほぼ均一なsoft tissue densityである．大動脈壁への浸潤所見はない．

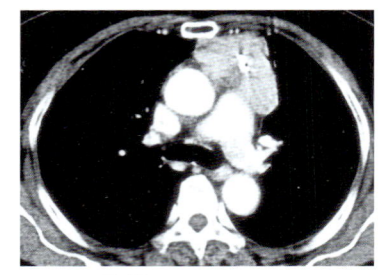

写真3 胸部CT
腫瘍の中心部に石灰化像がある．分葉状構造もみとめる．腫瘍の造影効果はない．

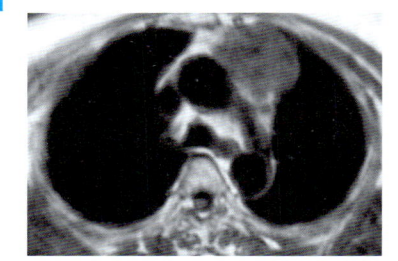

写真4 胸部MRI（T_1強調）

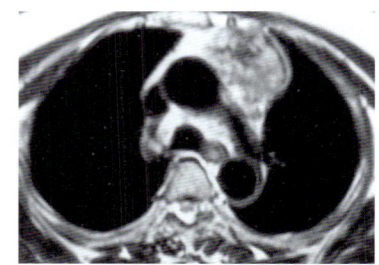

写真5 胸部MRI（T_2強調）

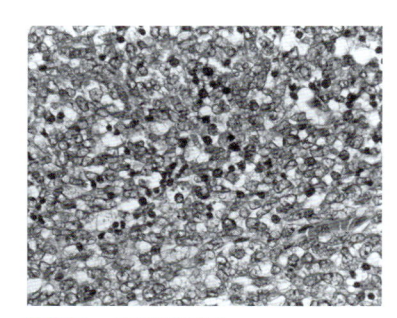

写真6 病理組織像

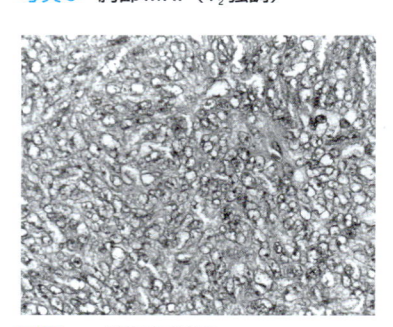

写真7 病理組織像

に完全摘出した．

術後放射線照射46Gyを行ったのち，化学療法としてシスプラチン＋シクロフォスファミド＋アドリアマイシン＋ビンクリスチンを2コース行い退院した．

退院後は経過良好で，術後2年間再発の徴候はない．

[鑑別診断]

腫瘍影が前縦隔から肺に向かって突出しているので胸腺関連腫瘍（胸腺腫，胸腺癌，奇形腫群腫瘍，胸腺囊胞）をまず念頭におき，肺癌，悪性リンパ腫，胸膜中皮腫の鑑別が重要である．存在部位から縦隔原発腫瘍の可能性が高い．

CT，MRIで実質性腫瘍であるので胸腺囊胞は否定できる．奇形腫群腫瘍は成熟奇形腫と未熟胚細胞性腫瘍とに分けられ，後者は女性にはほとんどない．成熟奇形腫は内部がきわめて不均一か，または囊胞状形態（囊胞状奇形腫）をとる．本例はそのいずれでもない．奇形腫群腫瘍は否定しうる．

孤立性胸膜中皮腫は大部分が良性で，周囲臓器に浸潤することは少ない．一方，びまん性胸膜中皮腫は胸膜に沿って進展し，本例のように縦隔内進展を主とすることは少ない．

CT，MRIでは腫瘍影と肺との境界は明瞭で肺内腫瘍の縦隔内進展とは考えにくい．胸腺腫と胸腺癌は否定しえない．また両者を画像から鑑別することは困難である．

悪性リンパ腫の可能性も残る．しかし，胸腺癌および悪性リンパ腫では縦隔リンパ節の腫大をきたすことが多く，胸腺腫のリンパ節転移は少ない．本例では縦隔リンパ節の腫大はみとめられない

[高分化胸腺癌]

胸腺腫と胸腺癌は明確に区別しうるものではなく，その境界領域に存在するのが高分化胸腺癌

表1　胸腺腫のWHO分類

1. A型胸腺腫（medullary thymoma）
2. AB型胸腺腫（mixed thymoma）
3. B1型胸腺腫（predominantry cortical thymoma）
4. B2型胸腺腫（cortical thymoma）
5. B3型胸腺腫（well differentiated thymic caricnoma）
6. C型胸腺腫（胸腺癌，thymic carcinoma）

（well differentiated thymic cancer）である．胸腺癌という名は付いているものの，ただ「胸腺癌」という場合には本症を含めないことも多い．

本腫瘍の特徴は

1. 胸腺上皮細胞（腫瘍細胞）とリンパ球の混在がみとめられる．
2. 腫瘍内に幼若Tリンパ球が存在する．
3. 重症筋無力症などの特異な合併を伴うことがある．
4. 光顕で細胞異型性や核異型性，核分裂像，脈管侵襲像など悪性所見がある．

胸腺癌では1〜3がなく，4があることが特徴とされる．胸腺腫では1〜3があり，4がないことが特徴とされる．筆者は高分化胸腺腫癌は胸腺腫の一亜型と考えている．

参考までに胸腺腫のWHO分類を表1にあげておく．

■門田康正

[文献]

Kirchner T, Schalke B, Buchwald J, et al：Well-differentiated thymic carcinoma. An organotypical low-grade carcinoma with relationship to cortical thymoma. *Am J Surg Pathol*, **16**：1153-1169, 1992.

Shimosato Y, Mukai K：Epithelial Tumors. In： Tumors of the Mediastium, Atlas of Tumor Pathology, Third series, Fascicle 21, AFIP, Washington DC, pp40-158, 1997.

L　まれな肺疾患

3-31　肺胞蛋白症

症例　46歳　男性　消防士

[臨床所見]

1995年3月の定期健康診断の際，胸部写真にて異常陰影を指摘された．自覚症状がみられないため放置していた．1996年12月に感冒様症状があり，軽度の労作時息切れがみられるため当科受診，胸部X線写真で異常陰影を指摘され，精査入院となった．自覚症状なし．貧血や黄疸なく，表在リンパ節触知しない．胸部聴診上心肺に異常をみとめない．

[血液検査]

RBC 505×10^4/μl, WBC 7800/μl, GOT 38 IU/ml, GPT 36 IU/ml, LDH 715 IU/ml, CRP（−）, CEA 10.2 ng/ml, CA19-9 7U/ml.

[胸部X線]（写真1）

胸部正面像：肺門より中肺野から下肺野にかけて両側性に，びまん性に小粒状・網状陰影がみられる．肺容積の縮小はみられない．心・胸郭比は正常範囲で心肥大なし，胸水貯留もみられない．

[胸部CT]（写真2）

両側性に淡い肺野濃度の上昇，斑状影がみられる．淡い肺野濃度上昇域内にメロン皮様に小葉間隔壁や小血管影の肥厚をみる．crazy-paving appearanceとも称される．

[肺機能検査]

%FVC 98％, %FEV$_{1.0}$ 79％, %DLco 79％．動脈血ガス分析（室内気）：PaO$_2$ 80 Torr, PaCO$_2$ 39 Torr, pH 7.41.

[気管支肺胞洗浄液：BALF]（写真3）

BALではあたかも米の研ぎ汁様の混濁した乳白

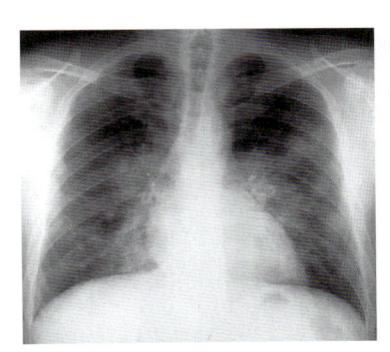

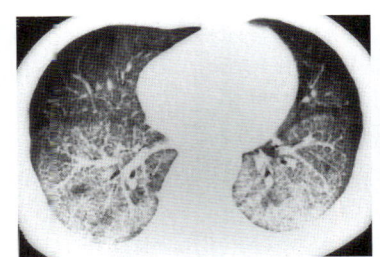

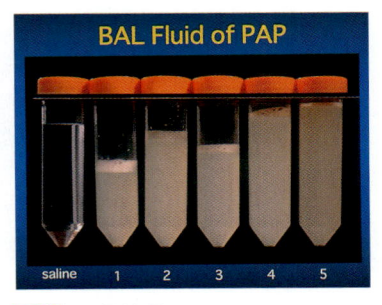

写真2　胸部CT

写真3　BALF

写真1　胸部正面X線写真

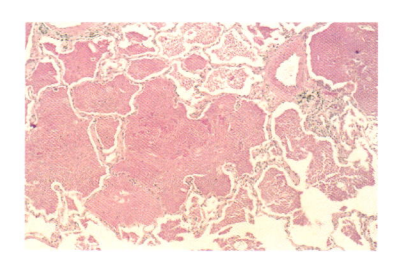

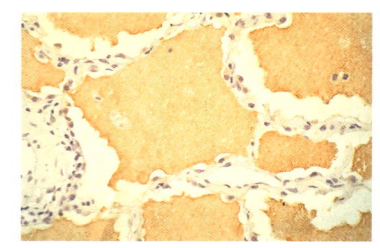

写真4　PAS染色（×100）　　　写真5A　SP-A染色（×400）　　　写真5B　電子顕微鏡所見

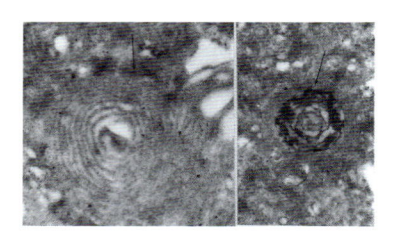

色の洗浄液が回収された．BAL を繰り返すと白濁の程度がやや薄れてくる．

[病理組織像]

写真4は無構造なエオジン好性のPAS陽性の顆粒状物質が肺胞腔内に充満した組織像を示している．肺胞腔内，肺胞壁に炎症細胞の浸潤はみられない．SP-A 染色（写真5A）により，この物質はサーファクタント蛋白-A が陽性である．電顕（写真5B）ではラメラ封入体に相当する同心円状の層状構造物をみとめる．

[治療]

治療は肺洗浄法が有効で，すでに確立された治療法である．全身麻酔下での全肺洗浄が行われる．近年，特発性肺胞蛋白症の病因として抗GM-CSF自己抗体が指摘されている．治療法としてGM-CSFの吸入療法が注目されている．有効率は60～70％で，副作用はほとんど見られない．本法の作用機序は明白でない．　　　■阿部庄作

3-32　肺胞微石症

症例　41歳　女性

[家族歴]

兄は7歳時，無自覚．検診でびまん性肺陰影を発見され，1年後，開胸肺生検で本症と診断され，肺胞微石症（pulmonary alveolar microlithiasis）の日本第1例である．両親の胸部X線像は正常．

[家族発生]

肺胞微石症は常染色体劣性遺伝による遺伝的肺疾患で，責任遺伝子 SLC34A2 が日本症例で同定され，本例のように同胞発生が高頻度（日本症例で50/101，50％が同胞発生）で，本症診断時には必ず家族の胸部X線所見の検討が必要である．患者分布は全国的，患者数は世界最多である．

[臨床所見]

6歳時，無自覚．検診でびまん性肺陰影を発見され，30年以上，無自覚のまま経過した．41歳時，呼吸困難を訴え，びまん性肺陰影の悪化をみとめ，呼吸不全で死亡した．

[検査]

12歳時，％VC 86％，1秒率92％，41歳時，％VC 41.5％，1秒率99.1％，GPT 17 IU/l，BUN 4mg/dl，Ca 9.4mg/dl，RBC 474×10^4/μl，Hb 14.3％，WBC 8900/μl．

日本症例で血清SP-A，SP-D高値がみとめられ，気管支肺胞洗浄液は微石をみとめることがあるが，一般に細胞数増加のみである．

[画像診断]

胸部単純X線

12歳時，肺胞微石症初期（写真1）：両肺野びまん性に微細粒状の微石陰影が密に分布している．

41歳時，肺胞微石症末期（写真2）：両肺野びまん性の微細粒状の微石陰影が密度を増し，肺尖部のブラ形成を伴う．

参考

兄9歳時，肺胞微石症初期（写真3）：両肺野びまん性に微細粒状の微石陰影が密に分布している．

胸部HRCT所見

41歳時，肺胞微石症末期（写真4）：気管支血管束，小葉間隔壁にそって密な石灰化をみとめ，背側胸膜下に多発性微小嚢胞像もみとめる．

参考

43歳呼吸不全出現症例，肺胞微石症末期（写真5）：肺底部背側，胸膜下に濃厚な融合性石灰化をみとめる（倉敷中央病院 石田 直氏提供）．

[病理組織像]

兄，発見時，肺生検材料（写真6）：本症に特徴的な肺胞内の層状，年輪状の微石形成をみとめる．剖検例では胸膜下，気管支血管束，小葉間隔壁に沿って，密な微石形成をみとめ，骨化もみとめる．微石形成は肺のみ．

参考

走査電子顕微鏡所見

開胸肺生検材料，肺胞内微石表面像（写真

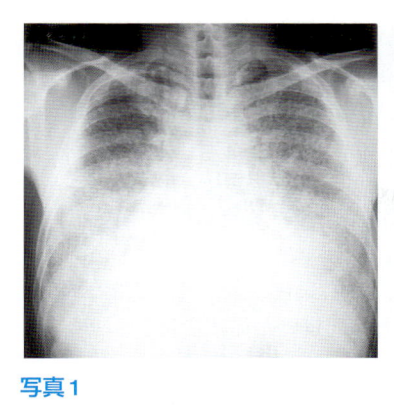

写真1

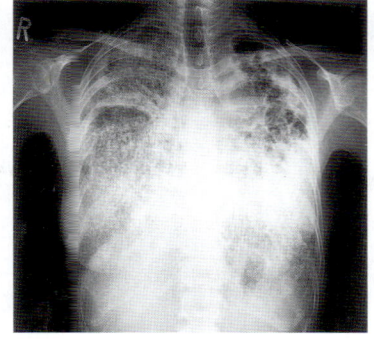

写真2

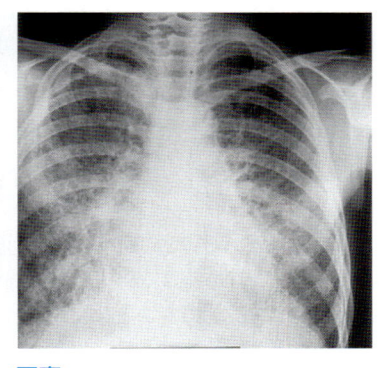

写真3

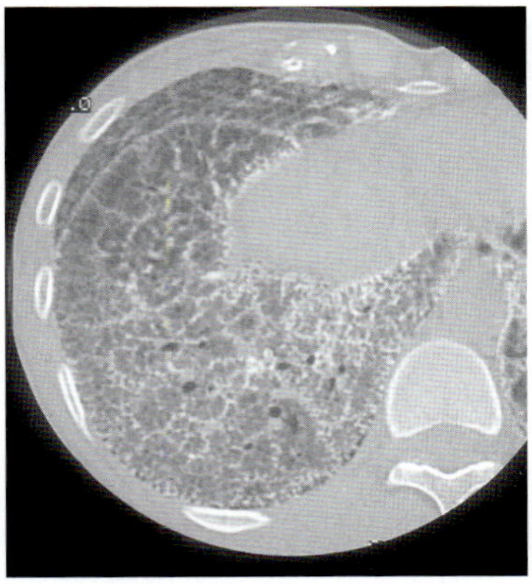

写真4

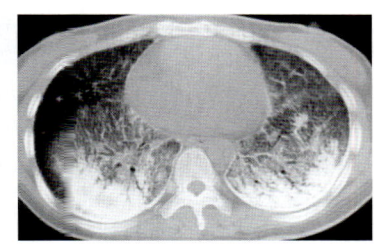

写真5

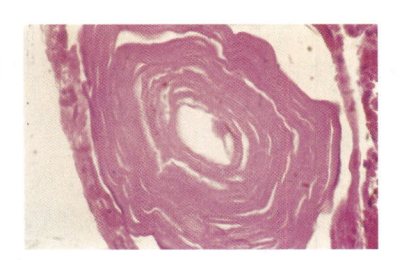

写真6

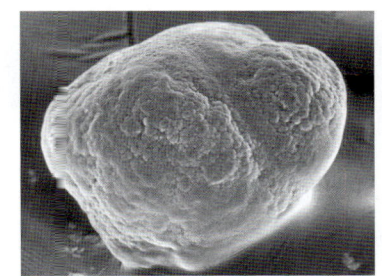

写真7

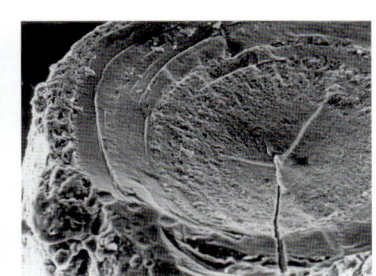

写真8

7）：凹凸不整，カリフラワー状である（東京都立広尾病院 川上雅彦氏提供）．

開胸肺生検材料，肺胞内微石割面像（**写真8**）：周辺部に層状，年輪状の微石形成をみとめる（東京都立広尾病院 川上雅彦氏提供）．

[治療]

本症の肺胞内微石を除去し，微石形成を阻止する適切な治療はない．気管支肺胞洗浄も有効ではない．本症若年者症例は，自他覚症状がなく，びまん性肺陰影をみとめるのみで，10〜20年の長期経過は良好であるが，慎重に長期経過を追求する．中年以後の本症症例は本例のような小児期発見後30年以上の長期経過例を含めて，予後不良で，胸部X線像でブラ形成，気胸を伴い，末期には呼吸不全が出現し，家庭酸素療法が必要となる．外国では，呼吸不全を示す本症症例に肺移植も実施されている．

■立花暉夫

[文献]

萩原弘一，立花暉夫，上甲 剛：肺胞微石症．呼吸器症候群（第2版）I，まれなびまん性肺疾患，別冊日本臨牀新領域別症候群シリーズ，No.8，492-501，2008．

立花暉夫：肺胞微石症．呼吸，**12**：300-306，1993．

立花暉夫：肺胞微石症．図説病態内科講座，8巻，呼吸器2（高久史麿監修，北村諭8巻編集），pp262-267，メジカルレビュー，1994．

立花暉夫：びまん性肺石灰化症，転移性肺石灰化症．日本臨牀，呼吸器症候群，下巻，pp1008-1010，1994．

立花暉夫：肺胞微石症．呼吸器科，**5**：99-105，2004．

3-33 過誤腫性肺脈管筋腫症

症例　36歳　女性

[臨床所見]

3歳からけいれんあり，34歳時に結節性硬化症といわれた．

4年前から労作時の息切れを自覚していた．2年前の健康診断で胸部異常影を指摘された．顔面に粟粒大の丘疹をみとめた．

[血液検査]

WBC 9500/μg, Hb 11.9 g/dl, GOT 9 IU/l, GPT 12 IU/l, LDH 508 IU/l, CRP 1.02 mg/dl.

動脈血液ガス分析：pH 7.391, $PaCO_2$ 34.7 Torr, PaO_2 60.7 Torr.

[画像診断]

胸部X線（写真1）

両側肺の過膨脹所見，すなわち横隔膜低位（第11肋骨が横隔膜に隠れない），滴状心，肋間腔の開大がみとめられる．肺野はびまん性に線状網状影がみとめられる．

胸部CT（thin sliced）（写真2）

びまん性に小囊胞がみとめられる．本症例は入院時右気胸を合併していたので，胸腔ドレーンが留置されている．

[組織学的所見]

本症例は，確定診断を得るために，胸腔鏡下肺生検を施行した．

肺組織の弱拡大（HE染色，×5）（写真3）：多発性の囊胞の形成と，間質の結節状変化をみとめる．

強拡大（HE染色，×100）（写真4）：結節状変化部には，平滑筋細胞の増生をみとめる．

免疫染色（写真5）：結節状変化部の一部は，HMB-45に陽性である．

以上の所見から，びまん性過誤腫性肺脈管筋腫症と診断された．

本症は臨床所見，頭部CT所見より，結節性硬化症が合併していると確認された．

[治療]

現在のところ病因が不明である．治療法も根本的なものはない．

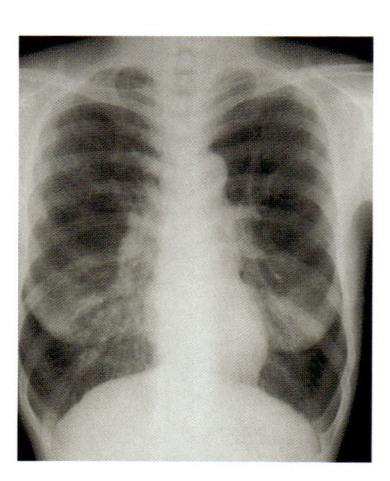

写真1

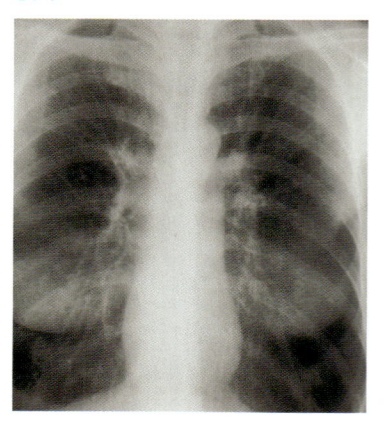

写真2

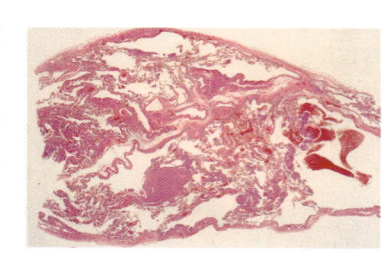

写真3

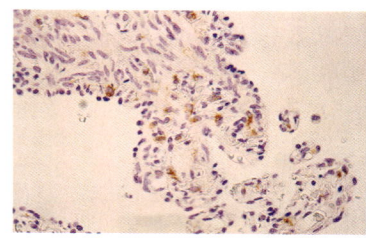

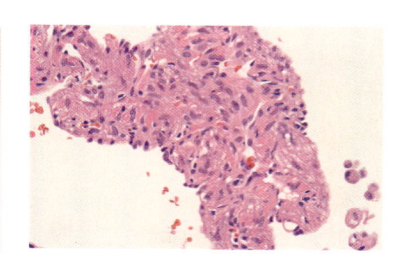

写真4

写真5

写真6

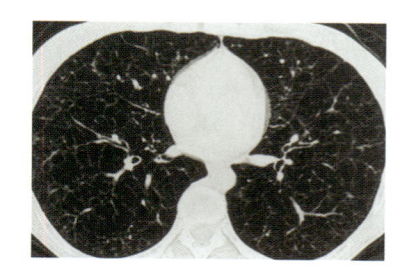

写真7

1. 内科的治療
　1）プロゲステロン療法
　2）抗エストロゲンであるタモキシフェン
が有効なときもある．

2. 外科的治療
　約70％の症例が気胸を併発する．
　1）胸腔ドレナージおよび薬剤による胸膜癒着術
　2）気胸に対する手術療法
があるが，治療は難渋することが多い．

3. 神経所見に対する治療（抗てんかん薬など）
　20〜25％に多発性硬化症を合併する．

[予後]
　進行性の呼吸機能悪化がみとめられる．本症も酸素吸入が必要で，在宅酸素療法が必要になった．

　写真6, 7にさらに高度に進行した例の胸部X線写真とCT（thin sliced）を示す．

■菅間康夫

4. 消化器系の疾患

1. 感染症
2. 循環器系の疾患
3. 呼吸器系の疾患

5. 肝の疾患
6. 胆・膵の疾患
7. 膠原病
8. 腎・尿路系の疾患
9. 内分泌系の疾患
10. 代謝の異常
11. 血液疾患
12. 神経疾患
13. 眼底
14. 救急医療

編集　寺野　彰

A　上部消化管

4-1　逆流性食道炎

症例　67歳　男性

[臨床所見]

　25年前より，満腹時あるいは高脂肪食摂取時の胸やけを自覚していたが，放置していた．15年前，近医にて上部消化管内視鏡検査を受け，食道胃接合部の口側にびらんが確認され，逆流性食道炎と診断された．以後，アルギン酸ナトリウムの処方を受けていたが，胸やけは改善せず，精査加療を求めて来院した．

[画像診断]（写真1）

　下部食道粘膜5時方向に出血および白苔を伴う長径5mm以上の粘膜傷害を，8時方向に白苔を伴う長径5mm以上の粘膜傷害があり，互いに横方向の癒合を示さない．したがって，ロサンゼルス分類Grade Bの逆流性食道炎と判断する．なお，食道下端に広範なバレット上皮をみとめる．

[参考]

　食道内視鏡所見重症度ロサンゼルス分類（Armstrongら，1996）

　Grade A：長径が5mmを超えない粘膜傷害のあるもの

　Grade B：少なくとも1カ所の粘膜傷害の長径が5mm以上あり，それぞれ別のヒダ上に存在する粘膜傷害が互いに連続していないもの

　Grade C：少なくとも1カ所の粘膜病変は2条以上の粘膜ヒダに連続して広がっているが，全周性でないもの

　Grade D：全周性の粘膜傷害

　粘膜傷害（mucosal brake）：食道粘膜の炎症は，びらんと潰瘍とを内視鏡的に鑑別することは困難であり，両者を合わせて粘膜傷害とよぶ．

[食道内pHモニタリング]（図1）

　下部食道括約筋（lower esophageal sphincter：LES）より5cm口側にpHセンサを置き，24時間の観察・記録を行う．

　所見：食後期に頻回あるいは長時間持続するpHの低下がみとめられる．24時間の記録中のpH4以下の時間割合は37％である（正常上限は5％）．したがって，食後期を主とした著明な食道内酸逆流が指摘される．

　食道内酸逆流診断のためpHモニタリングは，適応を選んで行うのがよい（AGA national office, 1996）．

[参考]

　食道内酸逆流の判定：LESより5cm口側においたpHセンサーによる記録で，食道内pHが4以下まで急速に低下した時点を逆流と判定する．

　病的酸逆流の判定：24時間食道内pHモニタリングで，pH4以下の時間の総和の割合が5％以上のものを病的酸逆流とする．

[食道内圧検査]（図2，3）

　嚥下に伴う食道蠕動波高は中部食道（LESより10cm口側）で30mmHg，下部食道（LESより5cm口側）で20mmHgと著しい低下をみとめる（健常者ではそれぞれ70～100mmHg，80～120mmHg）．LES圧も不安定で，やや低い圧を呈する．

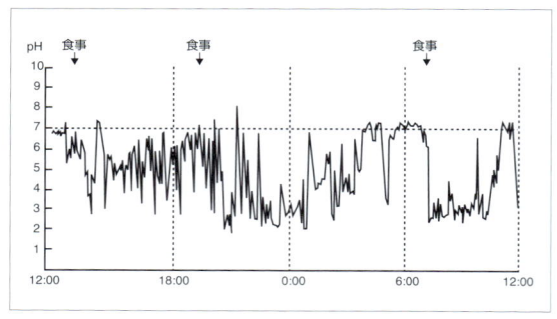

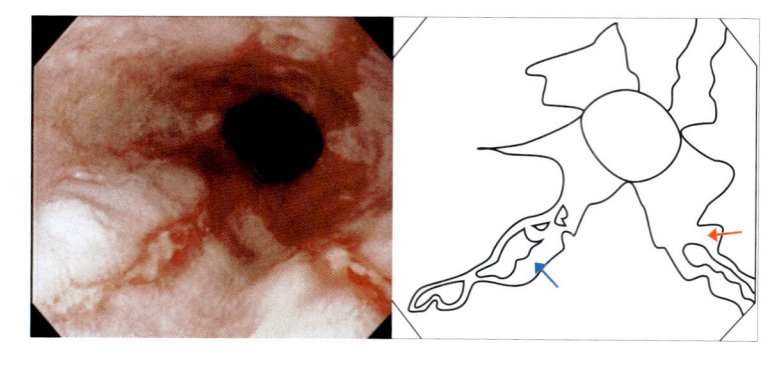

図1　pHグラフ

写真1　内視鏡像1
赤矢印：出血と白苔を伴う粘膜傷害，青矢印：白苔を伴う粘膜傷害．

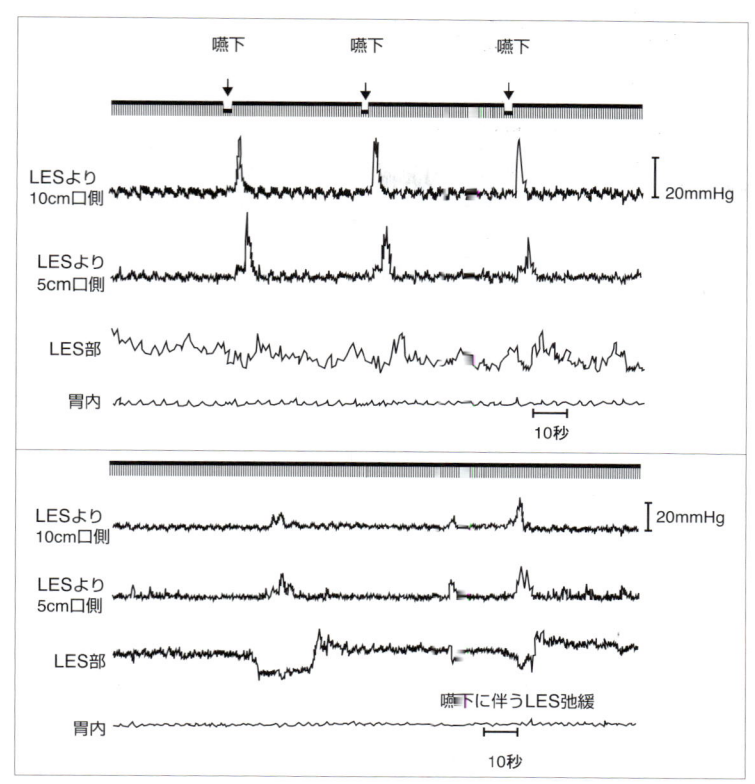

図2　内圧グラフ1
↓：逆流が起こりやすく，逆流物の排除が遅れる状態である．

図3　内圧グラフ2
一過性LES弛緩（嚥下と関係なく突然にLESが圧を失う現象で，食道内酸逆流の重要な機序である）．

表1

生活指導	就寝時姿勢	上半身挙上（肥満者のみ）
	体重減少	
	食事指導	大量摂食禁止，高脂肪食禁止，胸やけ誘発食品回避，間食禁止
	腹部緊迫禁止	ベルトなど，前屈姿勢の回避
薬物療法	酸のコントロール	制酸剤による酸中和
		酸分泌抑制剤
		H₂受容体拮抗薬
		プロトンポンプ阻害薬
	消化管運動機能低下の是正	消化管運動機能賦活薬
	粘膜表面の保護	アルギン酸ナトリウム
手術療法	逆流防止術	噴門形成術

　一過性LES弛緩は，嚥下に伴うLES弛緩と比べ，弛緩している時間が長く，弛緩している間の食道には蠕動運動が起こらないことが多い．そのため，一過性LES弛緩のときには食道内酸逆流が起こりやすい．

［治療］（表1）
　逆流性食道炎・食道潰瘍の治療は，病態の基礎にある消化管運動機能低下の是正，食道粘膜傷害を起こす直接的要因の酸をコントロールすることの2点に集約され，食道粘膜の酸暴露を防ぐことにポイントがある．粘膜傷害のあるものでは，プロトンポンプ阻害薬による酸分泌抑制あるいは手術療法が第一選択となる．

［治療後の内視鏡像］（写真2）
　本症例では，プロトンポンプ阻害薬8週間投与により粘膜傷害は消失し，バレット上皮を残すのみと

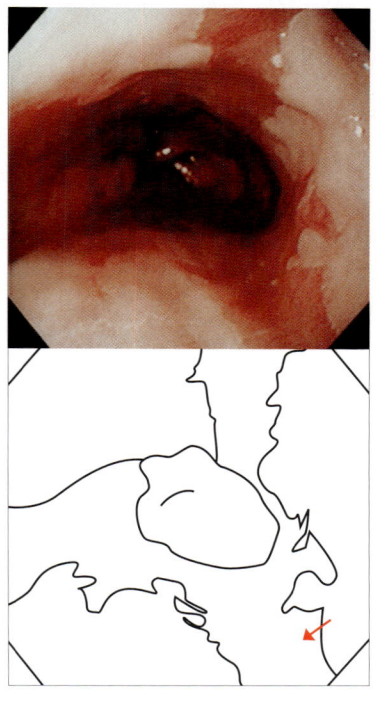

写真2
内視鏡像2
矢印は赤色の円柱上皮に被覆されたバレット粘膜．白苔および出血は消退し，粘膜傷害も治癒している．

なった.

■本郷道夫・佐竹　学

[文献]

Armstrong D, Bennett JR, et al: The endoscopic assessment of esophagitis: A progress report on observer agreement. *Gastroenterology*, **111**: 85-92, 1996

AGA National Office: American Gastroenterological Association medical position statement: Guidelines on the use of esophageal pH recording. *Gastroenterology*, **110**: 1981, 1996.

DeVault KR, Castell DO, et al: Guidelines for the diagnosis and treatment of gastroesophageal reflux disease. *Arch Intern Med*, **155**: 2165-2173, 1995.

4-2　Mallory-Weiss症候群

症例　42歳　男性

[臨床所見]

多量の飲酒後，頻回の嘔吐ののちに，吐気をきたして来院した.

上腹部痛ならびに貧血を軽度にみとめるも，ショック症状はみられない.

[血液検査]

WBC 5600/μl, RBC 380 × 10^4/μl, Hb 12.8g/dl, Ht 35.7％.

[画像診断]（写真1）

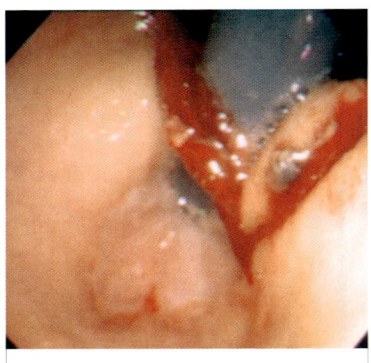

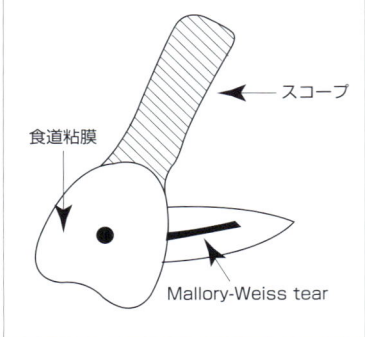

写真1

EC junction 直下に一条の Mallory-Weiss tear がみられる. clot の付着がみられるも，現在 active blee-ding はみられない.

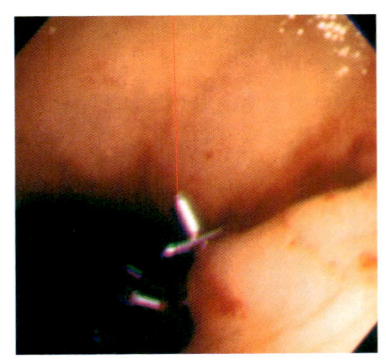

写真2

[治療]

Mallory-Weiss症候群の治療は，出血の程度により決定される. 軽症例がほとんどであるため，薬物療法が選択されることが多い.

1) 薬物療法
 a) 酸分泌抑制剤（H$_2$-blocker, PPI）
 b) 粘膜保護剤（アルギン酸ナトリウム, アルミゲルなど）
2) 内視鏡的止血術（クリップ装置，エタノール局注など）
3) 血管造影法を中心に用いた塞栓療法
4) 外科手術：保存的療法で止血が困難な症例に対して行われるが，非常にまれである.

クリップによる止血術：クリップ装置により，Mallory-Weiss tearが縫縮され，止血がなされている. また，この縫縮術は治癒を促進させる効果がある（写真2）.

■多田正弘

4-3　アカラシア

症例　37歳　男性

[主訴]

嚥下障害.

[現病歴・経過]

当科受診2年前から食物が通りにくいという症状が出現し，ときどき嘔吐していた. 体重は2年間で75kgから57kgまで減少した. 当科受診時，X線造影検査で食道は軽度拡張あり，食道最大径は3.5cmであった. その後，体重はやや増加し60kgとなったが，嚥下障害は持続していた.

初診1年半後のX線造影像を写真1に示す. 最大径4.2cm，紡錘型，拡張度Ⅱ度に相当する. 内視鏡検査では食道，食道胃接合部，噴門部に異常をみとめなかった. 初診2年後には最大径4.6cmとなり，写真1の4ヵ月後にバルーン拡張術を実施した（写真2）. これによって嚥下障害は改善し，体

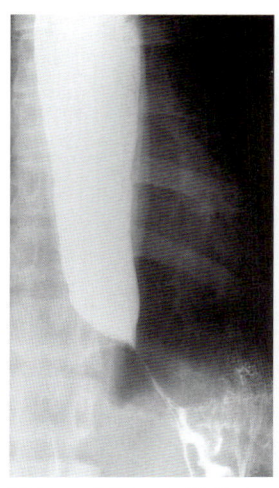

写真1 初診1年半後のX線像
紡錘型，拡張度Ⅱ度．

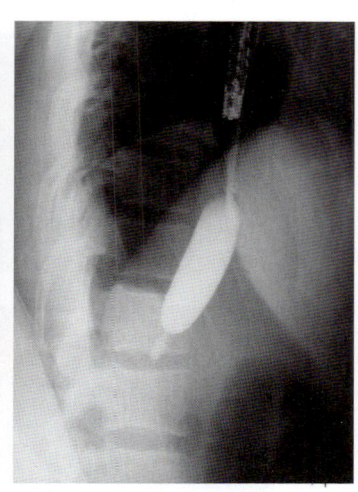

写真2 写真1の4カ月後にバルーン拡張術を実施

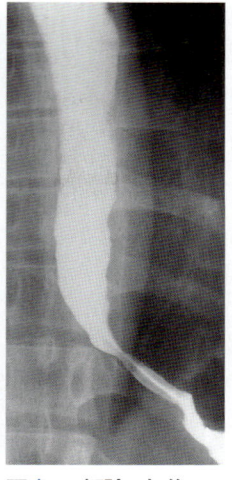

写真3 初診3年後のX線像

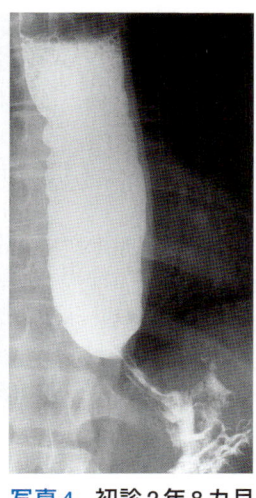

写真4 初診2年8カ月後のX線像

重も70kgまで回復した．
　初診3年後には径3.5cmとX線所見もやや改善した**(写真3)**．その後，嚥下障害はときどき起こるが，体重減少もなく経過していた．
　しかし，初診2年8カ月後のX線像**(写真4)**をみると，食道はふたたび径4.5cmとなり，拡張度はⅡ度ながらフラスコ型に変化しつつあるようにみえる．
　初診3年10カ月後には**写真5**のように径5.0cm，下端部は"鳥の嘴"像（bird's beak）を示している．
　初診4年10カ月後には径6.0cmの拡張像を示したが，初診5年10カ月後では**写真6**のように径4.7cm，フラスコ型を示し，不規則な収縮波が中～下部食道に発生しているのがみとめられる．胃泡は消失している．
　その後も，嚥下障害の程度は不変であり，経過観察中である．

[食道X線像の分類]

　形態によって次の3型に分類されている（食道疾患研究会，1983）．
　1）紡錘型（spindle type, Sp）：食道下部が筆先状またはV字状を示す**(写真1, 3, 5)**．
　2）フラスコ型（flask type, F）：食道下部がフラスコ状またはU字状のもの**(写真6, 7)**．
　3）S状型（sigmoid type, S）：食道の縦軸がS字状のもの**(写真8)**．

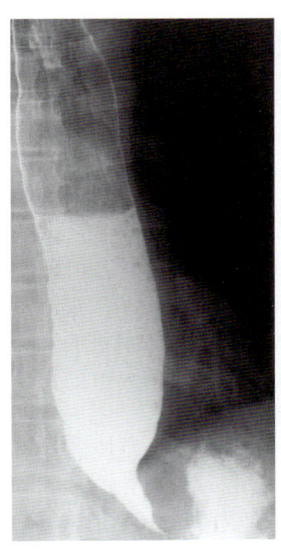

写真5 初診3年10カ月後のX線像

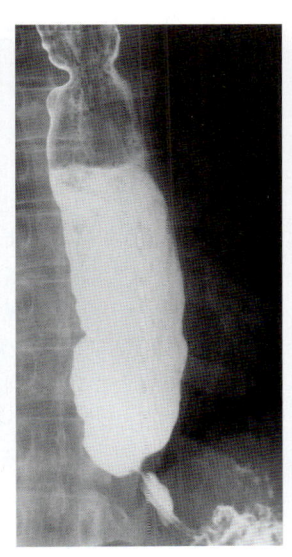

写真6 初診5年10カ月後のX線像

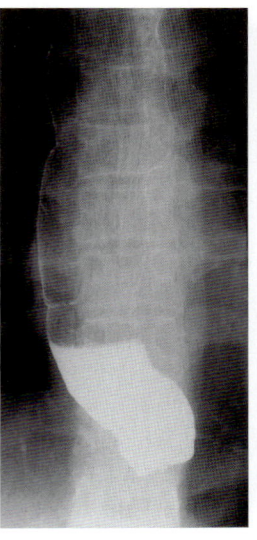

写真7 フラスコ型のX線像

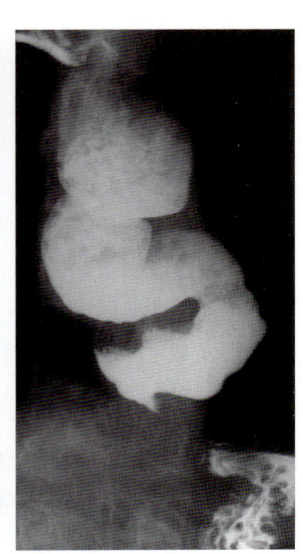

写真8 S状型のX線像

また拡張度（立位正面像の最大径）によって，次の3度に分類される（食道疾患研究会，1983）．

- Ⅰ度：grade Ⅰ：＜3.5cm
- Ⅱ度：grade Ⅱ：3.5〜6.0cm
- Ⅲ度：grade Ⅲ：6.0cm＜

[鑑別診断]

病歴とX線像から通常診断は容易である．食道拡張が起こる前の初期には診断がむずかしいことがある．この場合は，食道内圧検査によって，食道下部括約筋（LES）静止圧の上昇（正常のこともある）と，嚥下時のLES弛緩の不全，体部蠕動波の欠如などを証明する．

[治療]

- a．薬物療法　　1）硝酸塩，亜硝酸塩
- 　　　　　　　　2）Ca拮抗薬
- b．拡張術　　　1）バルーン拡張術
- 　　　　　　　　2）ブジー拡張術
- c．手術　　　　1）開腹術
- 　　　　　　　　2）腹腔鏡下手術
- d．新しい試み：ボツリヌス菌毒素局注

■中村孝司

[文献]

食道疾患研究会：食道アカラシア取扱い規約．金原出版，1983．

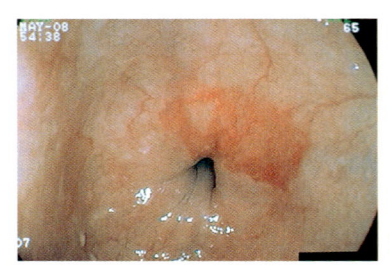

写真1

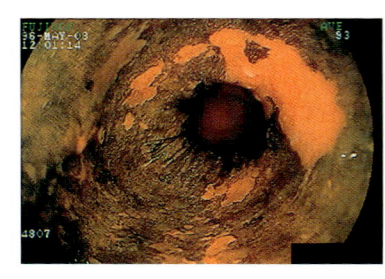

写真2

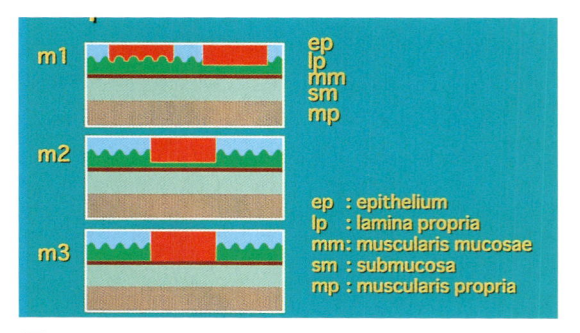

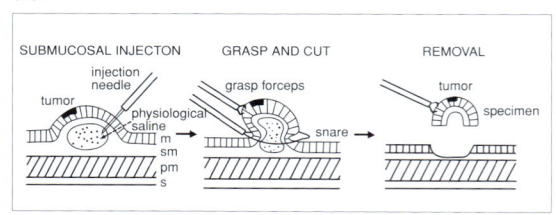

図1

図2

4-4　食道癌

症例　51歳　男性

[臨床所見]

他院の検診にて胃内視鏡の精査をすすめられ，食道に発赤斑をみとめた．生検にて扁平上皮癌と診断され当院を紹介される．

[血液検査]

異常なし

[画像診断]

内視鏡像（通常）（写真1）

下部食道に1/3周をしめる発赤したわずかな陥凹あり．陥凹面の一部には正常粘膜が島状にみられる（矢印）．

ヨード染色像（写真2）

発赤した陥凹面はヨード（ルゴール液）にて不染域として描出される．通常観察にて島状に正常粘膜がみられたが，ヨード染色でも島状に濃染している．

正常食道粘膜はグリコーゲンを含んでいるためヨードにて黒褐色に染色されるが，癌細胞にはグリコーゲンがなく，ヨードにて不染となる．

[治療]

分類

粘膜下層までにとどまる癌は食道表在癌とよばれる（食道癌では表在癌で転移を伴わない場合のみ早期癌という）．表在癌は粘膜固有層および粘膜筋板までにとどまる粘液癌（m癌）と粘膜下層に浸潤したsm癌とに分類され，さらにm1〜m3，sm1〜sm3に細分化されている（図1）．

- m1：上皮内にとどまるか，わずかに粘膜固有層に浸潤するもの．
- m2：粘膜固有層に中程度浸潤するもの．
- m3：粘膜固有層にmassiveに浸潤しているもので粘膜筋板を超えないもの．

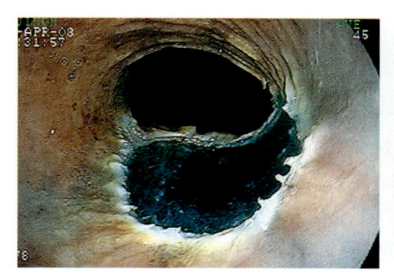

写真3

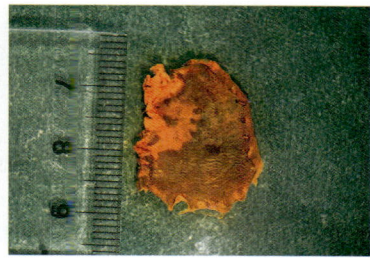

写真4

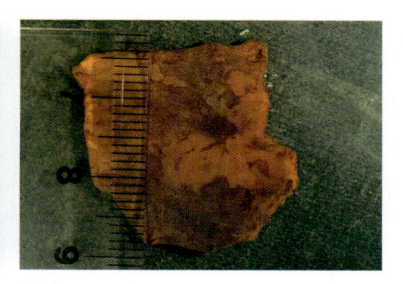

写真5

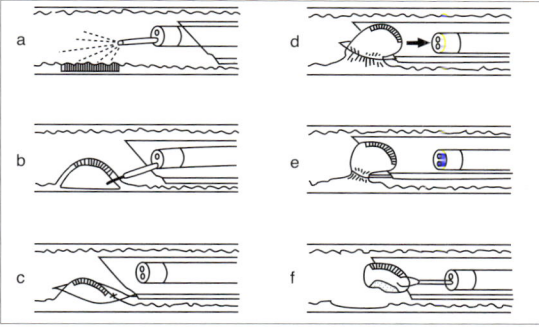

図3

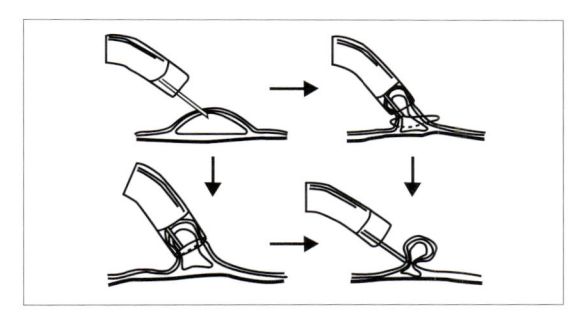

写真6

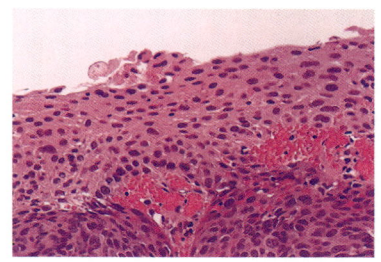

写真7

図4

　m1およびm2ではその大きさにかかわりなく、転移はみられないので、内視鏡治療の適応となる.

　本症例の内視鏡像は陥凹がわずかであり、陥凹面も平滑なことによりm1と考えられたので、内視鏡的粘膜切除術（endscopic mucosal resection：EMR）を行った.

EMRの手技
1) double channel scopeを使用する方法**（図2）**
2) EEMR-tube法（多田ら、1984）**（図3）**
3) cup法（EMR-C法：井上ら、1993）**（図4）**

の3種類があり、筆者らはEEMR-tube法を行っている．写真3はEEMR-tube法（幕内ら、1990）にて吸引して病変周囲にsnareをかけた状態をしめす．写真4はその切断直後の像である．

[切除標本のマクロ像]
　本症例では病変が2分割の切除となった．写真5が切除標本にヨード染色をほどこした口側部分，写真6が胃側部分をしめしている．病変の大きさは23×16mmであった．

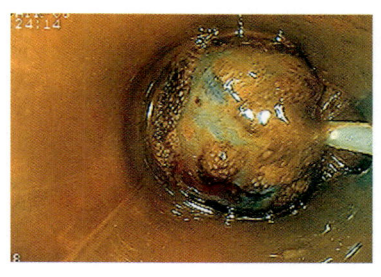

[病理組織像（切除標本）]（写真7）
　ほとんどの部分で上皮内にとどまる扁平上皮癌で、一部で粘膜固有層にわずかに浸透している（m1癌）．

■星原芳雄

[文献]
井上晴洋，竹下公矢，ほか：早期食道癌に対する内視鏡的粘膜手術の実際（EMRTとEMRC）．胃と腸，**28**：161-169，1993．

幕内博康，町村貫郎，ほか：食道粘膜癌の内視鏡診断と治療．消化器内視鏡，**2**：447-452，1990．

多田正弘，柳井秀雄，ほか：Strip-off biopsyの開発．Gastroenterol Endosc，**28**：833-839，1984．

4-5　食道・胃静脈瘤

症例　56歳　男性

[現病歴]
　吐血にてA病院を受診．食道静脈瘤破裂と診断され，B病院を紹介され入院となった．B病院の内視鏡でF3RC2の食道静脈瘤と胃噴門部静脈瘤（Lg-c）がみとめられ，絶食，止血剤の投与で経過

観察された．食道静脈瘤の原因は肝外門脈閉塞症（EHO）であり，精査加療のため当科に紹介され，入院となった．

[血液検査]

TP 5.8g/d*l*, Alb 3.4g/d*l*, AST 47 IU/*l*, ALT 43 IU/*l*, CHE 128 IU/*l*, T.Bil 1.4 mg/d*l*, WBC 5000/μ*l*, RBC 294×10^4/μ*l*, Hb 8.7 g/d*l*, Hct 26.1％, Plt 11.7×10^4/μ*l*, APTT 32.2秒, PT 92.8％, HBs-Ag（-）, HCV-Ab（-）．

[入院時画像診断]

腹部CT検査

下部食道は肥厚し，内腔に径7mmくらいの静脈瘤をみとめた．平衡相で門脈の血流は確認できるが，狭小化がみられた．肝門部から肝内への海綿状血管増生（cavernomatous transformation）がみられた．また，肝動脈が発達しており，肝への血流は動脈優位の状態であった．脾腫をみとめるが，肝臓は腫大や萎縮がなく，肝表面も平滑であり，肝硬変の所見はみとめられなかった．

上部消化管内視鏡検査（写真1）

結節状（F3）の食道静脈瘤1条と連珠状（F2）の食道静脈瘤3条をみとめた．いずれも上部食道（Ls）まで発達した青色静脈瘤（Cb）であり，発赤所見（red color sign: RC sign）の一つであるcherry red spot（CRS）を約半周（RC2）にみとめられた（写真1A, 1B）．また，F3静脈瘤の食道・胃接合部付近に白色栓（white plug）（矢印）をみとめ，今回の出血点と考えられた（写真1C）．門脈圧亢進症取扱い規約により，これらの食道静脈瘤の内視鏡記載所見は"Ls F3 Cb RC2（CRS, white plug）"となる．また，胃噴門部から穹窿部にかけてF2の胃静脈瘤がみとめられ（写真1D），"Lg-cf F2"と記載した．

超音波内視鏡検査（20MHz細径プローブ，ultrasonic miniprobe：UMP）（写真2）

切歯より30cmのところに大きな貫通血管（径4.6mm）があり，食道周囲に並走食道静脈（para-esophageal vein：Para-v）の発達をみとめた（写真2A）．胃噴門部の胃静脈瘤（Lg）径は6mmであった（写真2B）．

[治療経過]

本例は待機例であり，再出血の危険性が高い．肝予備能は良好であり，食道静脈瘤治療として硬化療法（EO・AS併用法およびAPC地固め法）を，孤立性胃静脈瘤治療（Lg）としてCA・EO併用法を選択した．食道静脈瘤はRC signを伴うhigh-risk varicesであり，食道静脈瘤から治療を開始し，食道静脈瘤がほぼ治療された時期にLg治療を開始する計画を立てた．

■食道静脈瘤（EV）治療

EO・AS併用法は，まず5％ethanolamine oleate（EO）の血管内注入法（EO法）の繰り返しによって，あらゆる食道静脈瘤とその供血路を閉塞する．次に，EO法後に残存した細血管に対して1％Aethoxysklerol（AS）の血管周囲注入法（AS法）にて完全消失させる手技である．さらに，再発防止を考慮した手技として，アルゴンプラズマ凝固法（APC）にて下部食道を全周性に焼灼し，全周性潰瘍を形成させる．この潰瘍の治癒によって，下部食道の粘膜ないし粘膜下層は厚い線維組織に置換され，静脈瘤の新生を抑制するのがAPC地固め法である．

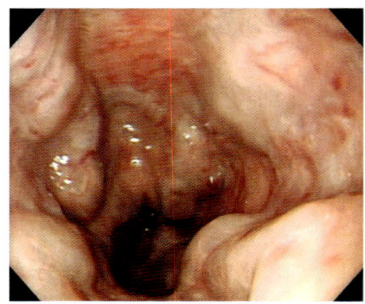

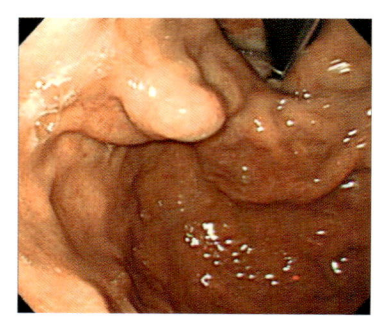

写真1A

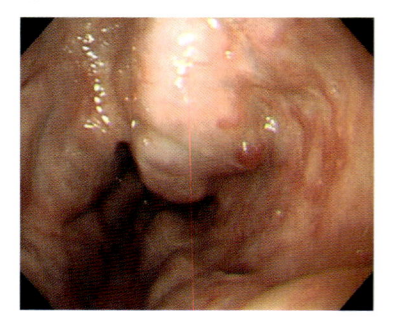

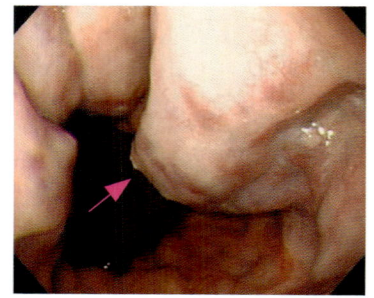

写真1B　写真1C　写真1D

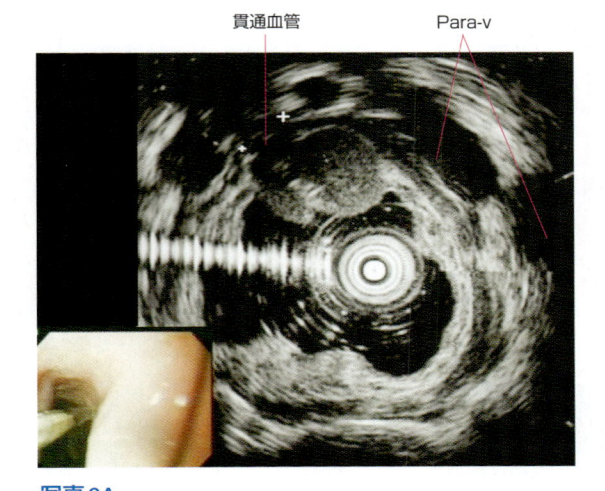

写真2A
貫通血管　Para-v

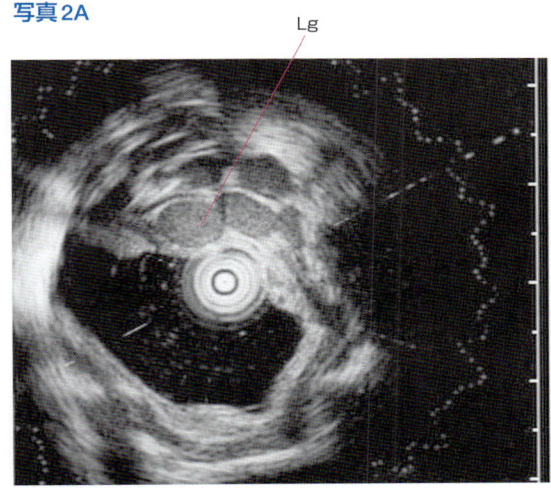

写真2B
Lg

EV 治療1回目（EO法）

　white plugを有するF3静脈瘤を穿刺し，造影剤添加5％EOを注入したところ，UMPで予測したようにEOは食道壁外シャントへ流れたためただちに中止し**（写真3A）**，引き続きシャント血管の治療として無水エタノール（ET）1m*l*を注入した．注入後そのままの状態で2分間待ってから，再度造影剤のみを注入したところ，供血路が造影されてきたので，ただちにEOに変えて供血路（後胃と短胃静脈）にEO 20m*l*を注入し終了した**（写真3B）**．

EV 治療2回目（EO法）

　1週後の内視鏡では，4条あった静脈瘤のうち2条が前回の治療でほぼ消失していた**（写真4A）**．6時の方向の静脈瘤**（写真4B）**を穿刺し5％EOを注入したところ環状静脈瘤が描出され，その後供血路（左胃静脈）へ注入できた**（写真4C）**．注入したEO量は16m*l*であった．

EV 治療3回目（EO法）

　2回目の治療から1週後には，前回治療した静脈瘤の対側の静脈瘤（12時方向）を穿刺し**（写真5A）**，EO 14m*l*を供血路まで十分に注入した**（写真5B）**．

EV 治療4回目（EO法）

　前々回治療した6時方向の静脈瘤は消腿している．前回治療した12時方向の静脈瘤はまだ形態が残っており不完全治療と判断し**（写真6A）**，再度5％EOを注入したところ，食道静脈瘤は一部血栓化していた．前回供血路であった左胃静脈はほとんど描出されず，短胃静脈が造影された．注入したEO量は15m*l*であった．1週後の内視鏡では食道静脈瘤はほぼ消失したので**（写真6B）**，AS法に移行する前に胃静脈瘤治療を施行した．

■胃静脈瘤治療

　胃静脈瘤治療としてCA・EO併用法，すなわち62.5％α-cyanoacrylate monomer（CA）（lipoidol

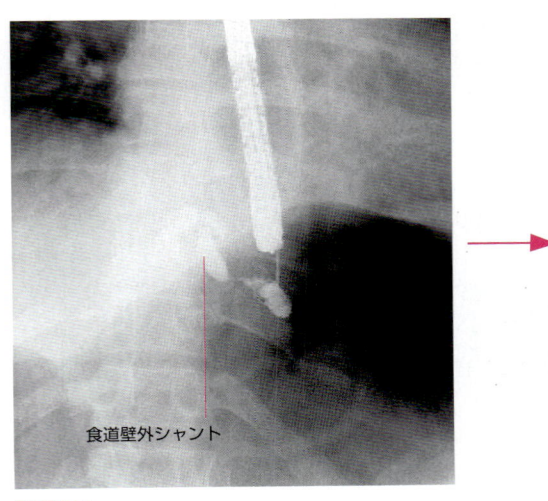

写真3A
食道壁外シャント

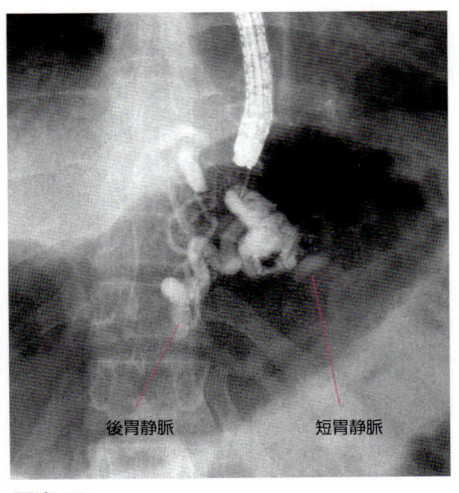

写真3B
後胃静脈　短胃静脈

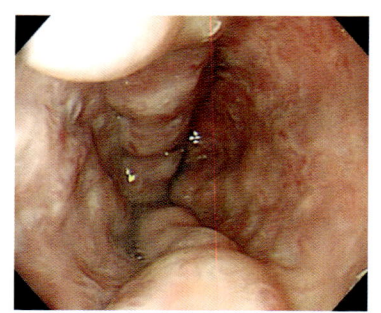

写真4A

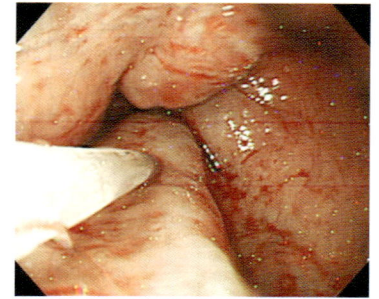

写真4B

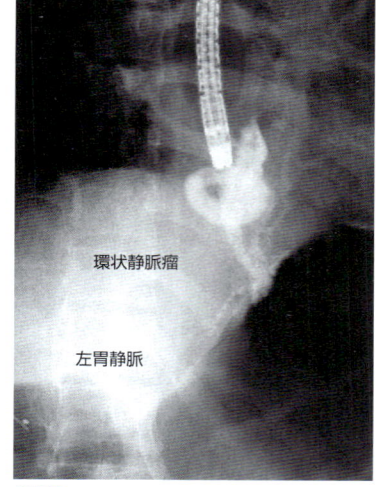

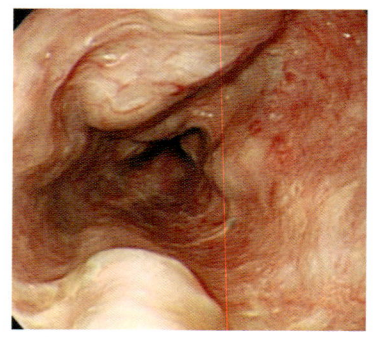

写真4C
環状静脈瘤
左胃静脈

写真5A

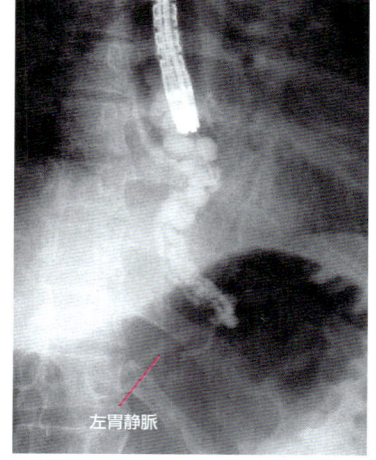

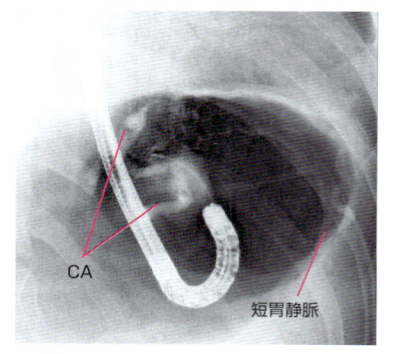

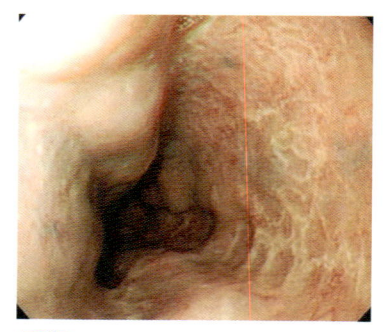

写真5B
左胃静脈

写真7A
CA
短胃静脈

写真6A

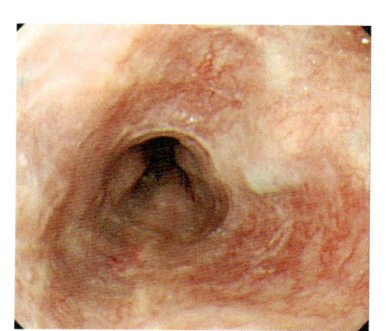

写真6B

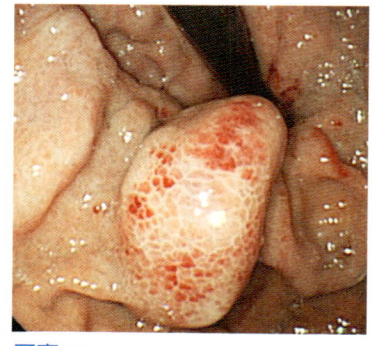

写真7B

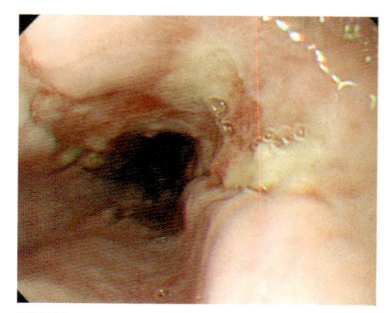

写真8A

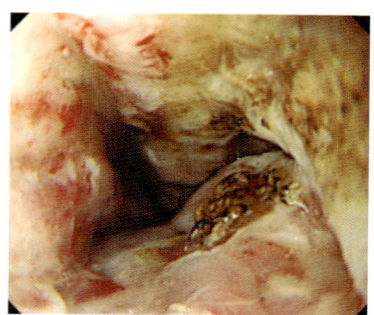

写真8B

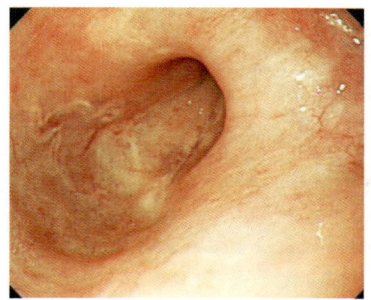

写真9A 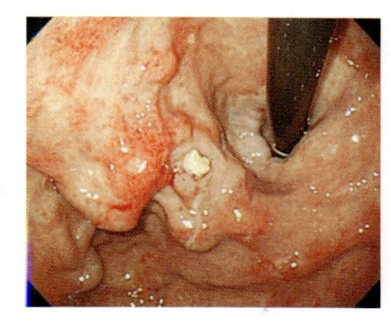　　　　　　　　　写真9B 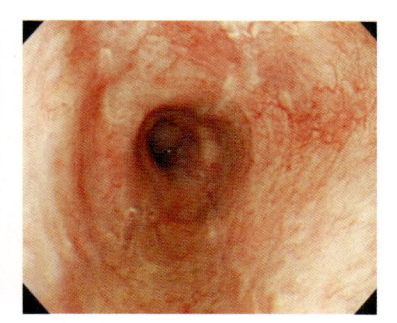　　　　　　　　　写真10A

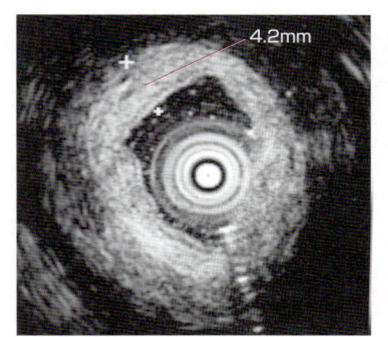

写真10B 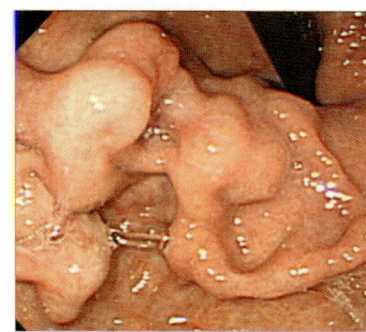　　　　　　　　　写真10C 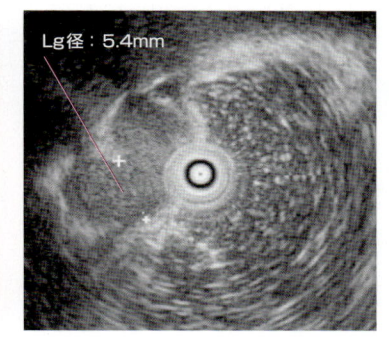　　　　　　　　　写真10D

との混合液）であらゆるLgを閉塞し，さらに供血路をEOで閉塞する手技を選択した．なお，MDCTの検討から，Lgの供血路は短胃静脈と後胃静脈であることを確認した．

Lg 治療（CA・EO併用法）

　胃静脈瘤（Lg-cf F2）（写真1D）に対して，62.5%CAを1.4m*l*注入し，Lgと供血路（後胃静脈）の一部を閉塞した．さらに，もうひとつの供血路（短胃静脈）に対してEO 3m*l*を注入した（写真7A）．静脈瘤造影から排出路は腎静脈系短絡路と下横隔膜静脈であった．1週後の内視鏡では，CAを注入したLgの粘膜面はアレア強調像を呈しており，CA法の効果が期待できると考えた（写真7B）．ただし，アレア強調像を呈しているLgの後壁側にF1のLgがみとめられたが，出血の危険性はないと考え，経過観察することとし，Lg治療は1回で終了した．

■食道静脈瘤（EV）治療再開

EV治療5回目（AS法）

　Lg治療1週後の内視鏡では，食道静脈瘤はほぼ消失していた．そこで，残存していた細血管に対してAS法を施行した．ASの総注入量は20m*l*であった．

EV治療6回目（APC地固め法）

　AS法1週後の内視鏡ではAS注入部位に浅い潰瘍形成をみとめた（写真8A）．潰瘍の間の正常下部食道（食道・胃接合部から口側に約5cmの範囲）に対して，全周性にAPCを焼灼した（APC地固め）（写真8B）．1週後の内視鏡では潰瘍は治癒し，食道静脈瘤は完全消失（F0 RC0）していたので治療終了とした．

[本症例の治療後の経過観察]

治療9カ月後の内視鏡所見

　食道静脈瘤は完全消失（F0 RC0）の状態で再発はなく（写真9A），胃の観察では，Lg治療部位からCAの一部脱落がみとめられた．また，治療Lgの後壁側にみられたF1静脈瘤は増大傾向を示していた（写真9B）．

治療1年3カ月後の内視鏡およびUMP所見

　食道静脈瘤は消失したままで再発はなく（写真10A），UMPでは食道粘膜ないし粘膜下層は高エコーパターンを呈し，径4.2mmと肥厚していた（写真10B）．この厚い線維組織が静脈瘤再発をブロックしているものと考えた．しかし，一部残存していたLgはさらに増大していた（Lg-cf F2）（写真10C）．UMPではLg径が5.4 mmであった（写真10D）．治療適応と考え入院治療となった．

Lg再治療（CA・EO併用法）

　Lgに対して，62.5%CA1.4m*l*を注入し，供血路（後胃静脈）にEO4.0m*l*を注入し，1回の治療で終了した．

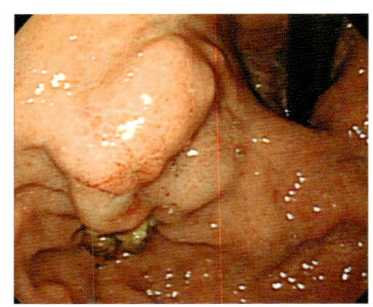

写真11A 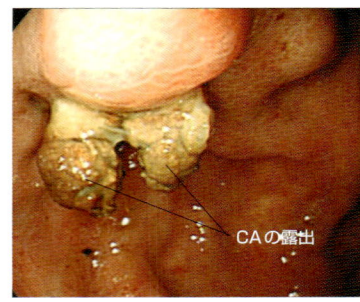　写真11B　CAの露出

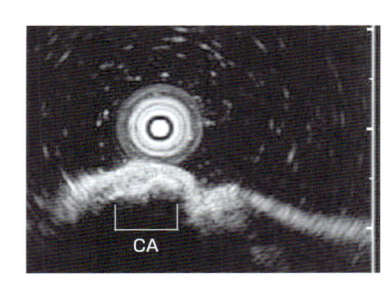

写真11C　CA

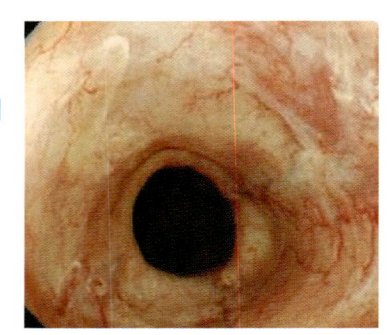

写真12A 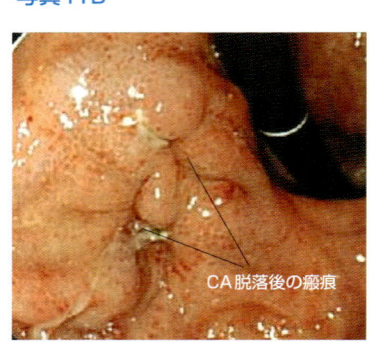　写真12B　CA脱落後の瘢痕

Lg再治療6カ月後（EV治療1年9カ月後）の内視鏡およびUMP観察

前回注入したLgからCAの一部脱落がみとめられた（写真11A, 11B）。UMPでは残存管腔はなく、再発はないと判断した（写真11C）。

Lg再治療1年3カ月後（EV治療2年9カ月後）

食道静脈瘤の再発はなく、Lgに注入したCAはほとんど脱落し、瘢痕化し再発はみとめられない（写真12A, 12B）。

その後の経過

治療後の状態は良好で、現在外来にて経過観察中である。　　　　　　　　　　　■小原勝敏

4-6　急性胃粘膜病変

症例1　61歳　男性
[現病歴]

生来健康であったが、ある日昼食後に、突然心窩部痛が出現した。翌日当科受診し、上部消化管内視鏡検査を施行された。最近日常に変わったことはなく、体調不良もなし、薬剤などの服用もしていない。

[身体所見]

腹部は平坦・軟、心窩部に軽度の圧痛をみとめた。

[画像診断]

上部消化管内視鏡検査（写真1, 2）。

[治療・経過]

PPIの内服治療を開始し、3日目には症状は完全に消失した。3週間後の上部消化管内視鏡検査では、瘢痕を残さず治癒していた。

症例2　6歳　女児
[現病歴]

ある日突然、上腹部痛、嘔吐が出現した。近医にて点滴加療を受けるも、嘔吐が続き、吐物が褐色調になったため、当院を受診し、緊急内視鏡検査を施行された。

とくに体調不良はなく、薬剤などの服用もないが、患児は内向的な性格で、2週間ほど前に就学したところであった。

[身体所見]

腹部は平坦・軟、心窩部に圧痛をみとめた。

[血液検査]

白血球数10600/μl、赤血球数505万/μl、Hb 14.4g/dl、Hct 42.3%、血小板数28.8万/μl。

[画像診断]

上部消化管内視鏡検査（写真3, 4）

[治療・経過]

絶食のうえ、H_2-blockerおよび止血剤の投与を行った。2日後には症状は消失し、4日後より経口摂取を開始した（写真5）。

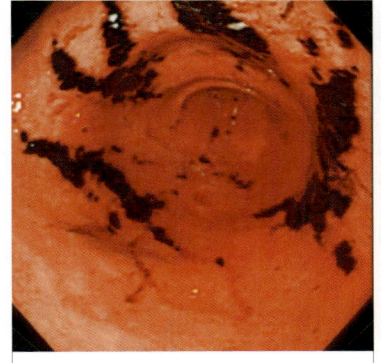

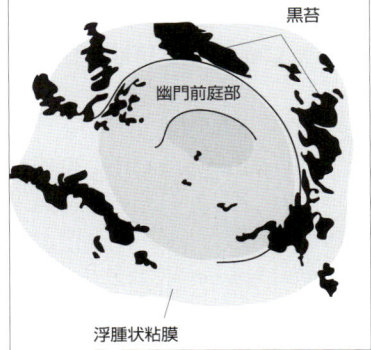

写真1 上部消化管内視鏡検査
幽門前庭部から胃角部にかけて，帯状の黒苔を数状みとめる．その周辺の粘膜は全体に浮腫状で，出血，びらんがみとめられる．

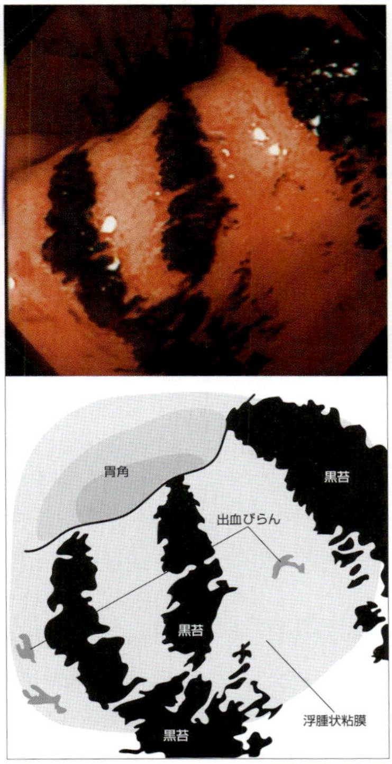

写真2 上部消化管内視鏡検査
胃角部小彎に帯状の黒苔をみとめる．周辺粘膜は浮腫状で出血，びらんを伴う．

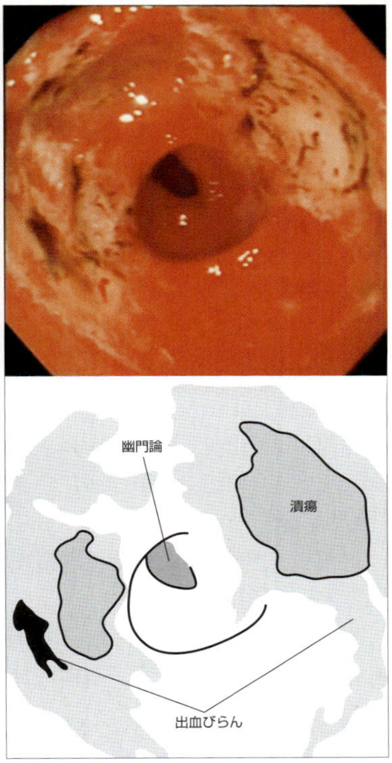

写真3 上部消化管内視鏡検査
幽門前庭部に前後壁を中心として，浅い不整形の潰瘍をみとめる．

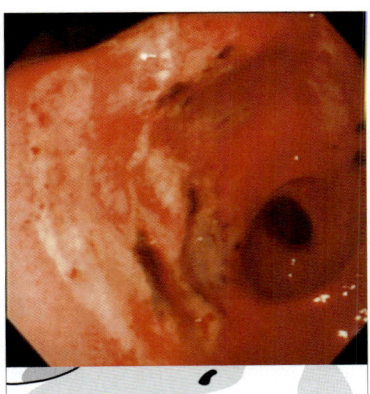

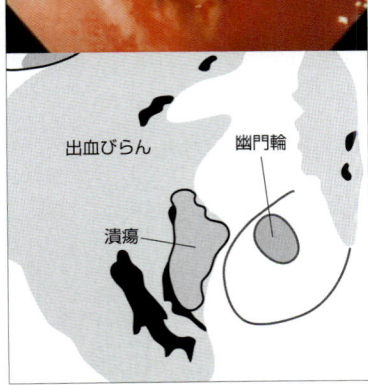

写真4 上部消化管内視鏡検査
潰瘍は比較的浅く，一部oozing様の出血を伴っている．

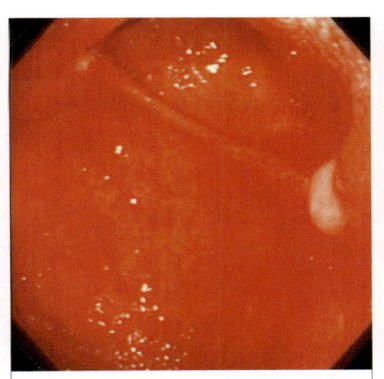

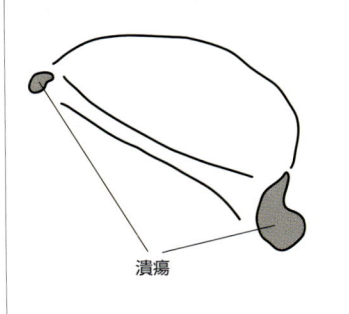

写真5 上部消化管内視鏡検査
治療開始2週間後の内視鏡像．幽門前庭部の潰瘍は縮小し，前庭部対称性潰瘍の治癒期の像を呈している．

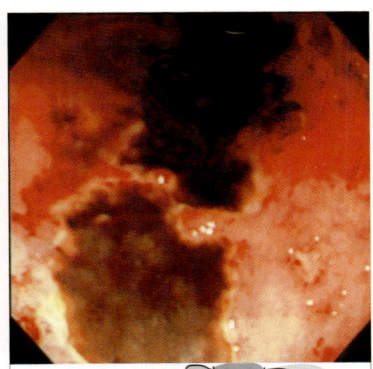

写真6 上部消化管内視鏡検査
胃体部小彎に，上部から下部にわたり浅い地図状の潰瘍をみとめる．

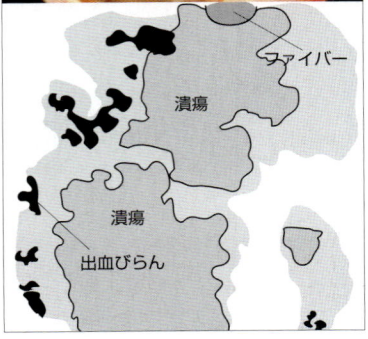

症例3　70歳　女性

[現病歴]

成人T細胞白血病にて入院加療中であった．ステロイド治療中に食思不振が出現し，その2日後吐血し，緊急内視鏡検査を施行された．ステロイド治療以外に，持続する発熱に対し，NSAID坐薬を屯用していた．

[身体所見]

著明な貧血をみとめ，腹部は平坦・軟，心窩部に軽度圧痛をみとめた．

[血液検査]

WBC 4400/μl，RBC 194×10^4/μl，Hb 5.4g/dl，Hct 17.2%，Plt 3.7×10^4/μl．

[画像診断]

上部消化管内視鏡検査（写真6）

[治療・経過]

絶食のうえ，H$_2$-blockerの投与を行ったが，潰瘍の治癒にはいたらず，基礎疾患の悪化のために死亡した．

[考察]

急性胃粘膜病変（acute gastric mucosal lesion：AGML）は，多くの場合，突発する上腹部痛，嘔気，嘔吐，ときに吐血・下血などの症状を伴って発症する．発生要因としては，ストレス，薬剤，アルコールなどの飲食物などがあげられるが，原因がはっきりしない場合もみられる．

内視鏡像は，1）急性潰瘍：浅く，不整形で多発の傾向がみられるもの，2）出血性びらん：斑状，帯状，地図状に，黒苔や白苔，出血が入り交じった出血壊死状の粘膜像がみとめられるもの，に大別できる．

■勝部知子・木下芳一

4-7　慢性胃炎

症例　62歳　男性

[臨床所見]

約1カ月前より，胃に軽いもたれ感が出現するようになった．既往歴には特記すべきものなし．全身状態は良好で，腹部は聴診・触診上異常所見なし．

[血液検査]

WBC 7860/μl，RBC 452×10^4/μl，Hb 15.4g/dl，ガストリン 159pg/ml，ペプシノーゲンI 28.2$\mu g/l$，ペプシノーゲンII 17.0$\mu g/l$，ペプシノーゲンI/II 1.7，抗壁細胞抗体 陰性，抗内因子抗体 陰性．

[胃液検査（テトラペプタイド刺激）]

BAO 0.7mEq/hr，MAO 3.7mEq/hr，MA 30.3 mEq/l，BAO/MAO 0.19．

[*Helicobacter pylori* の検査]

血清抗 *Helicobacter pylori* -IgG抗体：陽性
生検胃粘膜による検査
　迅速ウレアーゼ試験：前庭部大彎　陰性
　　　　　　　　　　　胃体部大彎　陽性
　鏡検（ギムザ染色）：前庭部大彎　陰性
　　　　　　　　　　　胃体部大彎　陽性
　培養：前庭部大彎　陰性
　　　　胃体部大彎　陽性
^{13}C尿素呼気試験：陽性

[画像診断]

胃X線像（写真1）

前庭部・胃角部・胃体下部小彎の胃小区は，大小不同の顆粒状変化を呈している．皺襞が胃角部と胃体下部小彎では消失している．

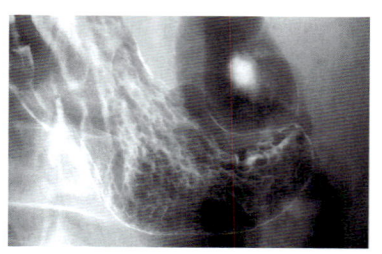

写真1

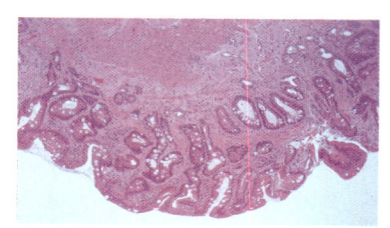

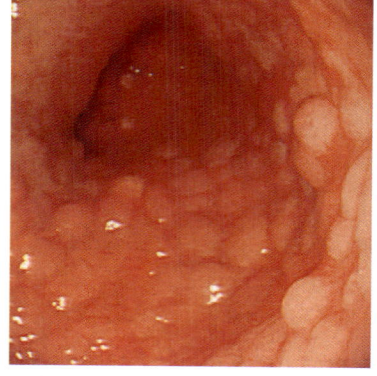

写真2

写真4

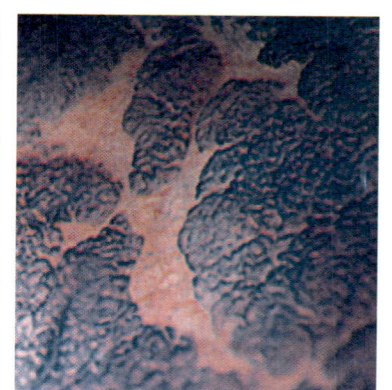

写真3

表1 The Updated Sydney System に基づく診断

生検部位	H. pylori	好中球浸潤	単球浸潤	固有腺萎縮	腸上皮化生
前庭部大彎	正常（なし）	なし	正常	高度	高度
前庭部小彎	正常（なし）	なし	正常	高度	高度
胃角部	正常（なし）	なし	正常	高度	高度
胃体部大彎	中等度	中等度	中等度	正常（なし）	正常（なし）
胃体部小彎	正常（なし）	なし	正常	高度（なし）	高度（なし）

胃内視鏡像（1）（写真2）

前庭部に白濁した扁平な小隆起がびまん性にみられる．隆起は大小不同があり不整形のものが多い．これは腸上皮化生による変化である．このほか，内視鏡的萎縮境界が開放Ⅱ型であった．

胃内視鏡像（2）（写真3）

腸上皮化生はメチレンブルー染色法により青くなる．

生検病理組織像（写真4）

前庭部大彎の白濁した扁平な小隆からの生検．粘膜上皮は切片全域にわたって不完全型腸上皮化生を示す（HE染色，25倍）．

[診断]

慢性胃炎（chronic gastritis）の基本的な変化は胃固有腺の萎縮とそれに付随した腸上皮化生の出現である．このような変化の進展に多くの場合は *Helicobacter pylori* が関与し，時には自己免疫機構が関与する．

慢性胃炎が進展するほど胃酸とペプシン分泌能の低下は高度となり，また血中のガストリン値の上昇，ペプシノーゲンⅠとペプシノーゲンⅡの低下，ペプシノーゲンⅠ/Ⅱの低下が顕著となる．自己免疫機構が関与していれば，抗壁細胞抗体と抗内因子抗体が陽性化し，悪性貧血が出現する．

胃X線検査（写真5～7）

胃固有腺の萎縮領域の拡大に伴って胃体部の皺襞は消失し（換言すれば，胃体部の皺襞が存在する領域は萎縮のない胃底腺が存在する領域である），胃小区の大小不同・不整化・凹凸が顕著となる．

胃内視鏡検査（写真8，9）

胃固有腺が萎縮した領域の粘膜は赤みが乏しい

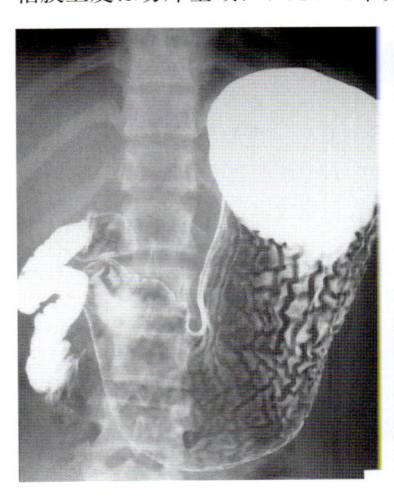

写真5
胃固有腺が萎縮した領域なし．皺襞は胃角部から胃体部の全周に存在している．

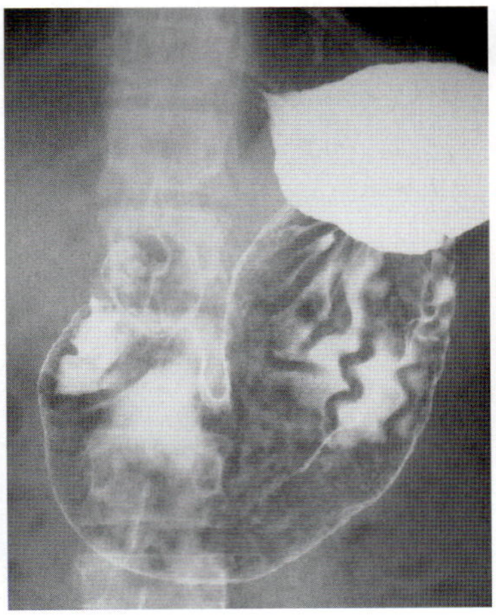

写真6
胃固有腺の萎縮領域が胃体部小彎に進展．皺襞は胃角部と胃体下部では消失している．

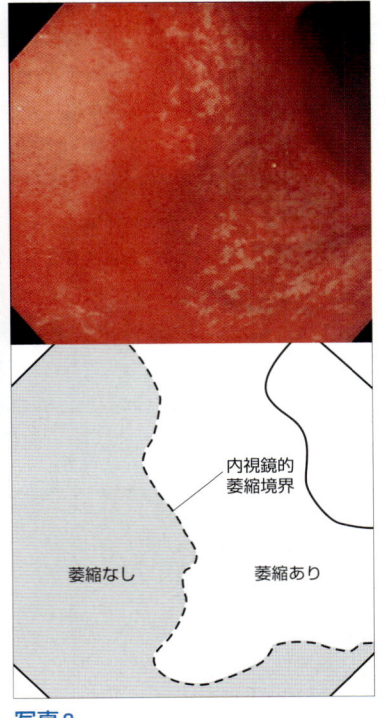

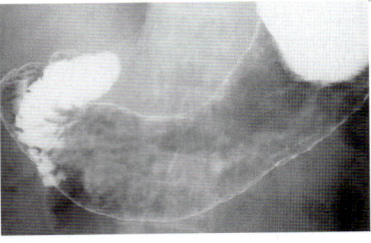

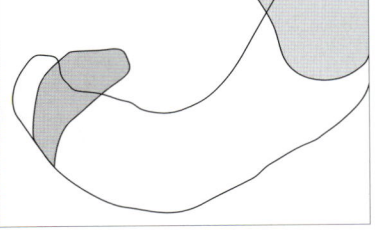

写真7
胃固有腺の萎縮領域が胃の全域に進展．皺襞は胃体部の全域で消失している．

写真8
胃固有腺が萎縮した領域と萎縮しない領域の境界部．これを内視鏡的萎縮境界とよび，萎縮境界のパターン分類（閉鎖型Ⅰ～Ⅲ，開放型Ⅰ～Ⅲ）がなされている．

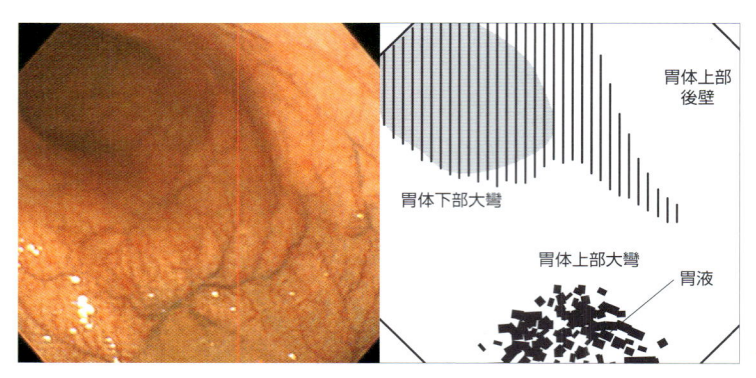

写真9

胃体上部後壁
胃体下部大彎
胃体上部大彎
胃液

色調になるとともに，赤い血管網が明瞭に透見されてくる．胃腸上皮化生は本症例のように白濁した扁平な小隆起として幽門前庭部にびまん性にみとめられることもあるが，みとめられないこともある．メチレンブルー染色法によってはじめて正確にその有無と部位が診断できる．

胃固有腺の萎縮領域が胃の全域に進展すると，胃体部は皺襞が消失し赤い血管網が明瞭に透見されるようになる．

生検病理診断（表1）

The Updated Sydney System の基準に基づき，前庭部大彎・小彎（いずれも幽門輪より2〜3 cm以内），胃角部ならびに胃体中部大彎（噴門部より8 cm），胃体部小彎（胃角部より4 cm）の計5カ所を生検し，H. pyloriの生息，好中球浸潤，単球浸潤，固有腺萎縮，腸上皮化生の程度を正常・軽度・中等度・高度の4段階で判定する．

[治療]

自覚症状のない場合は治療は不要である．種々の上腹部症状がある場合には，各種の攻撃因子抑制薬，防御因子増強薬，胃運動機能調節薬，不安・抗うつ薬，消化・健胃薬などを症状の種類・程度に応じて適宜配合する．これらの薬剤によって上腹部症状が消失しても，血液検査，胃液検査，胃X線検査そして胃内視鏡などの異常所見は不変である．*Helicobacter pylori*の除菌によって，胃固有腺の萎縮の改善と胃腸上皮化生の消失例が報告されているが，同菌の除菌療法は慢性胃炎の治療としてみとめられていない．　　　■田中三千雄

4-8　消化性潰瘍

【14-9 腹痛→消化管穿孔　参照】

胃潰瘍（gastric ulcer）
症例　50歳　男性

[臨床所見]

約1カ月前より上腹部痛が生じ，食欲が減退してきた．時に嘔気あり，一度嘔吐したが，吐物にはコーヒー残渣様のものが混じていた．3年前にも上腹部痛があり，胃潰瘍と診断された既往がある．

[血液検査]

WBC 8200/μl, RBC 350×10^4/μl, Hb 10.5g/dl, Plt 17×10^4/μl, AST 30, ALT 35, T-Bil 1.0mg/dl, CEA 2.5, CA19-9 30, TP 7.0g/dl, Alb 4.2g/dl.

[内視鏡所見]

A1 stage（**写真1**）：来院時の上部消化管内視鏡像．胃角部小彎に出血を伴う，活動期の潰瘍をみ

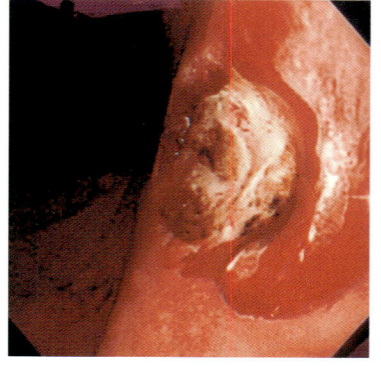

写真1 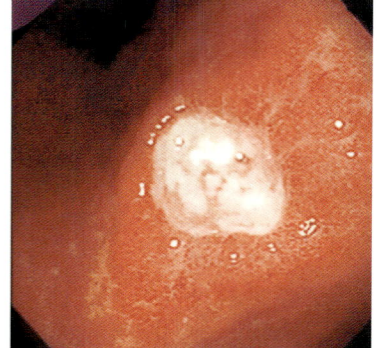　　　写真2 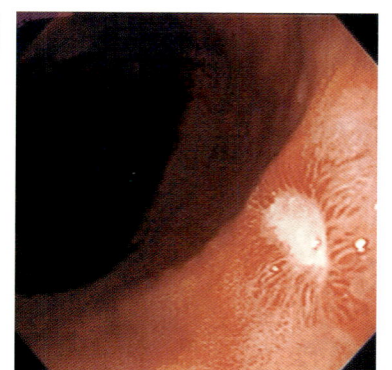　　　写真3

とめる．潰瘍底には凝血塊をみとめ，辺縁は浮腫状である．皺襞集中はみられない．

A2 stage**（写真2）**：治療開始後5日目の内視鏡像．潰瘍底には凝血塊はみとめられなくなり，辺縁の浮腫は消失している．辺縁に再生上皮がみとめられる．

H1 stage**（写真3）**：治療開始後10日目の内視鏡像．潰瘍は縮小し，潰瘍底には再生上皮がみられ，潰瘍周辺には皺襞集中がみられる．この時点での潰瘍辺縁からの生検では悪性所見はみとめられなかった．

S1 stage**（写真4）**：治療開始後2カ月目の内視鏡像．白苔は消失し，瘢痕となっているが，粘膜面は発赤調でまだ未熟な再生上支であることを示している．赤色瘢痕といわれる状態である．

S2 stage**（写真5）**：治療開始後3カ月目の内視鏡像．再生上皮は周囲の粘膜と同様の色調を呈し成熟した上皮となっている．白色瘢痕像である．

[治療]

内視鏡診断後，ただちに以下の処方で治療開始した．動脈性出血ではなかったため，内視鏡的止血法は施行されなかった．

[処方]

オメプラゾール　　20mg/日　分1
スクラルフェート　3.0g/日　分3

治療開始後8週目で，健康保険適用上，以下の処方に変更し，維持療法とした．

ファモチジン　　　20mg/日　分2
スクラルフェート　3.0g/日　分3

[X線所見]

充満像（写真6）

胃角上部小彎側にニッシェ（profile niche）をみとめる．

二重造影像（写真7）

胃角上部小彎上に皺襞集中を伴う大きなニッシェがある．

圧迫像（写真8）

圧迫像にて深いニッシェとHampton線が観察される．

二重造影像（写真9）

胃体部後壁に皺襞集中を伴う胃潰瘍瘢痕がみとめられる．

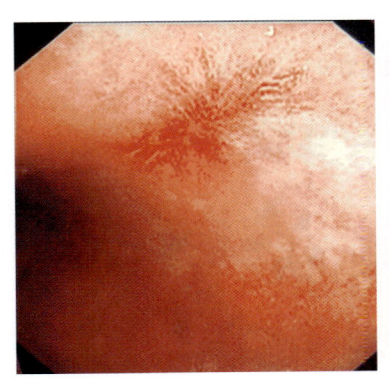

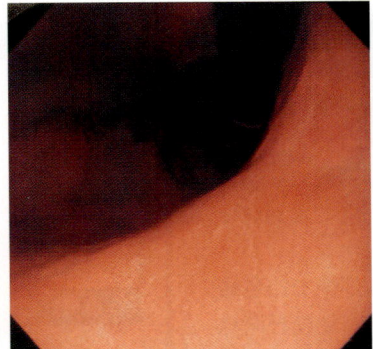

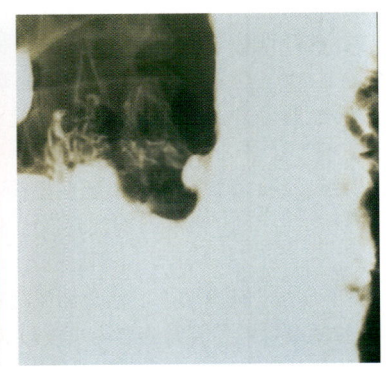

写真4

写真5

写真6

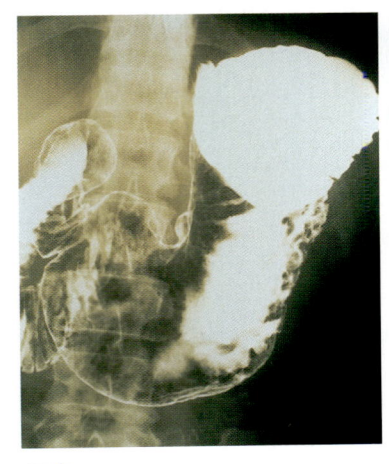

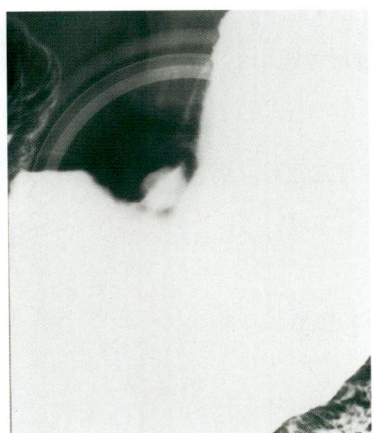

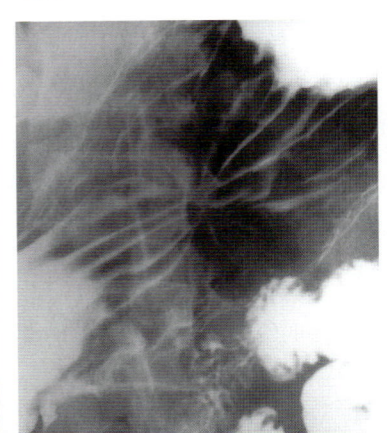

写真7

写真8

写真9

写真10　　　　　　　　　　　　　　　　　　　写真11

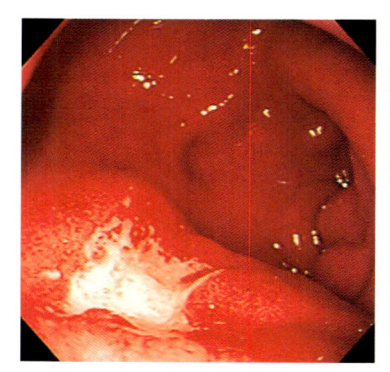

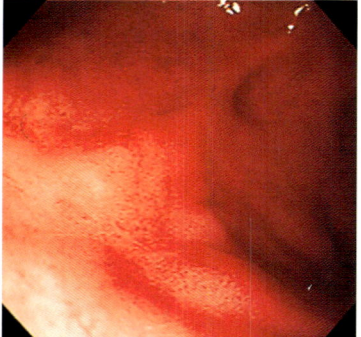

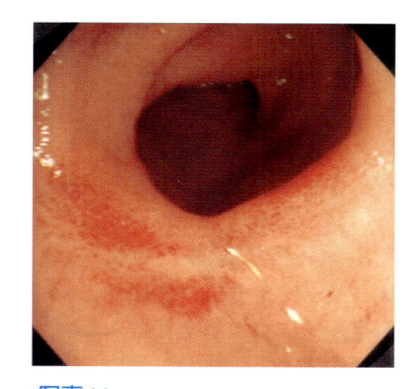

十二指腸潰瘍（duodenal ulcer）

症例　32歳　男性

[臨床所見]

3カ月前より，空腹時および明け方にしくしくした上腹部痛を覚えた．摂食により疼痛は軽減した．1週間前に黒いタール様の便が出た．最近ふらつき感があり，動悸を感じるようになった．

[血液検査]

WBC 7500，RBC 300×10^4，Hb 8.5g/dl，Plt 20×10^4，AST 33，ALT 35，T-Bil 1.1mg/dl，CEA 3.5ng/ml．

[内視鏡所見]

A1 stage（写真10）：十二指腸球部に出血を伴う活動期の潰瘍をみとめる．前壁と後壁に1個ずつの潰瘍がある．

S1 stage（写真11）：治療開始後4週間で赤色瘢痕期となった．瘢痕周囲は幼弱な上皮で覆われている．

S2 stage（写真12）：治療開始後6週間で白色瘢痕期に至った．潰瘍瘢痕の上皮は周囲粘膜と同様の成熟した上皮である．

[X線所見]

圧迫像（写真13）

十二指腸球部の圧迫像である．皺壁が集中し，その中心にニッシェをみとめる．

[治療]

十二指腸潰瘍は，高酸状態で発生するため，おもに攻撃因子抑制薬が単独で用いられる．

[処方]

オメプラゾール　20mg/日　分1

治療開始後6週間で，以下の処方に変更し，維持療法とした．

ファモチジン　20mg/日　分2

[解説]

崎田・三輪分類（図1）

消化性潰瘍の治癒過程は，活動期（A1, A2），治癒期（H1, H2），瘢痕期（S1, S2）に分類される．消化性潰瘍の特徴として，瘢痕期からの再発があげられる．

Helicobacter pylori（Hp）

これまで無菌と信じられてきた胃の中にHelicobacter pyloriという細菌が生息していることが判明した．胃十二指腸潰瘍患者の大部分の胃が

図1　胃潰瘍の経過（崎田・三輪分類）

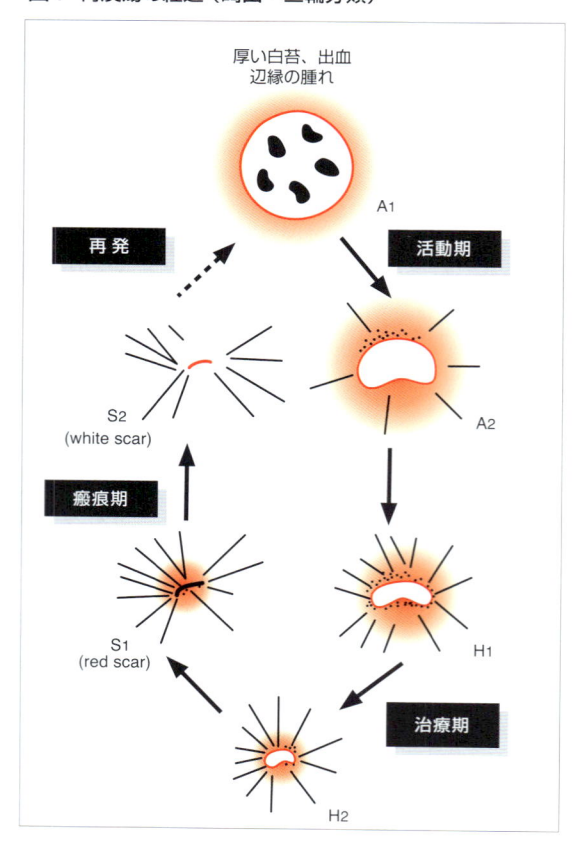

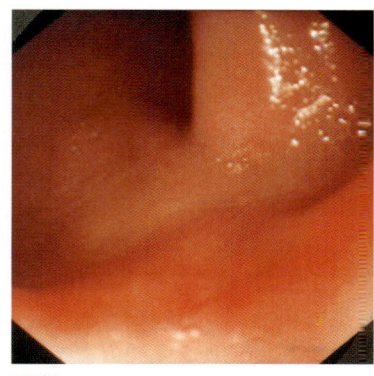

写真12

写真13

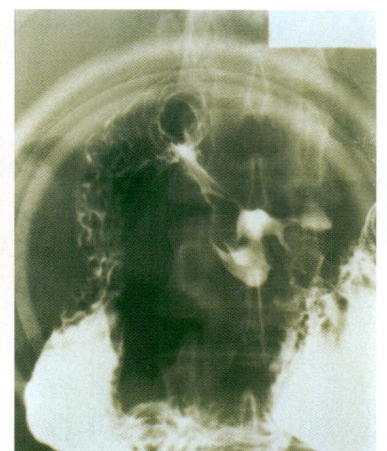

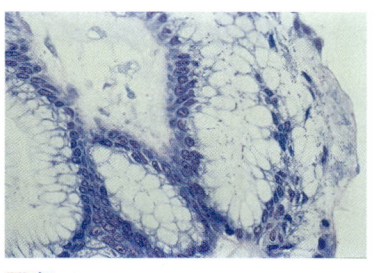

写真14

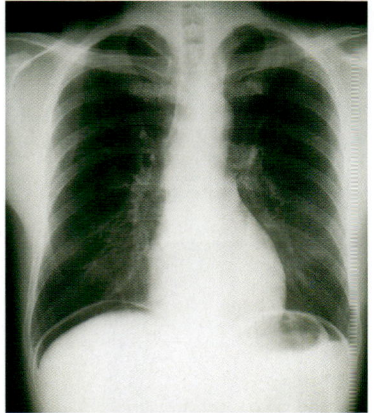

写真15

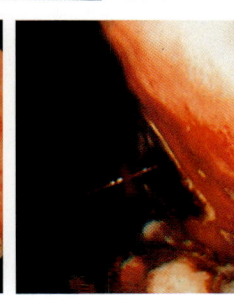

写真16

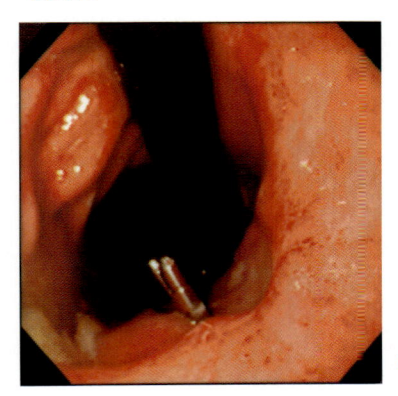

写真17

いる．Hp診断法としては，迅速ウレアーゼ試験，培養法，組織学的検索，尿素呼気試験，血清抗体検査などが用いられている．除菌法としては，プロトンポンプ阻害剤とアモキシシリン，クラリスロマイシンなどの抗生物質を1週間投与することにより80％前後の除菌率が得られる．

組織像（写真14）

胃生検組織のギムザ染色標本である．胃上皮細胞に接して粘液内に多数のHpが観察される．(獨協医科大学病理学（人体分子）藤盛孝博教授提供)

[合併症]

穿孔例（perforation）

立位胸部X線像（正面）（写真15）

十二指腸潰瘍の穿孔例である．夜半の急激な上腹部痛によって発症した．このような場合，横隔膜を撮影範囲に入れた立位腹部および胸部単純X線撮影が重要である．横隔膜下部にfree airが三日月状に撮影されている．

出血例（GI bleeding）

消化性潰瘍による出血例は多く，吐血もしくはタール便によって発症する．緊急内視鏡による診断とクリップによる止血法あるいはアルコール注入などが用いられる．

内視鏡像（胃潰瘍）（写真16）

潰瘍底からの動脈性出血である．ただちに内視鏡下クリップ法による止血が施行された（写真17）．　　　　　　　■寺野　彰・増山仁徳・平石秀幸

この細菌に感染しており，その除菌によって潰瘍再発が防止できることが報告され，現在世界的にHpの診断法，除菌法が研究され臨床に応用されて

[文献]

寺野　彰編：吐血，下血．文光堂，1994．
寺野　彰編：消化性潰瘍－21世紀への道標－．国際医書出版，1996．

4-9 胃ポリープ・粘膜下腫瘍

胃ポリープ
症例1　53歳　男性

　2006年5月に職場の健康診断を受け，胃体部に隆起性病変を指摘され近医を受診した．上部消化管内視鏡検査を受けたところ，胃体下部前壁に白色調の扁平隆起性病変を指摘された．生検病理組織ではgroup Ⅲと診断され，精査加療目的で当院に紹介となった．

[入院時現症]
　自他覚所見に特記すべき異常なし．

[内視鏡所見]
　胃体下部前壁に径約2cmの大小不同の白色結節の集簇した扁平隆起性病変をみとめた（写真1）．
　インジゴカルミン色素散布で病変の境界，結節の表面性状はより明瞭となった（写真2）．
　Narrow Band Imaging（NBI）併用拡大観察で病変口側の小隆起を観察すると比較的整った表面粘膜構造パターンと網目膜様の微小血管パターンをみとめた（写真3）．
　当院での内視鏡下生検病理組織検査も前医と同様にgroup Ⅲと診断された．以上の結果から胃腺腫と診断した．患者にfocal cancerの存在する可能性，癌化の可能性を説明し，厳重な経過観察または現時点での内視鏡的切除（EMRまたはESD）について説明したところ，ESDを希望したのでESDを施行し，病変を一括切除した（写真4）．

[病理組織学的所見]
　病理組織学的には大きさの揃った高円柱状の異型上皮が長管状に密に増殖し，核は細長く，基底側に配列して極性を保持しており，腺腫と診断した（写真5は矢印の範囲が病変部，写真6は強拡大像）．切除標本の病巣辺縁にはすべて正常粘膜

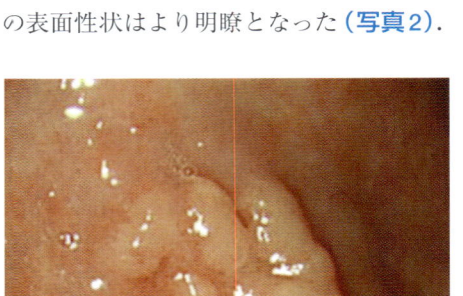

写真1

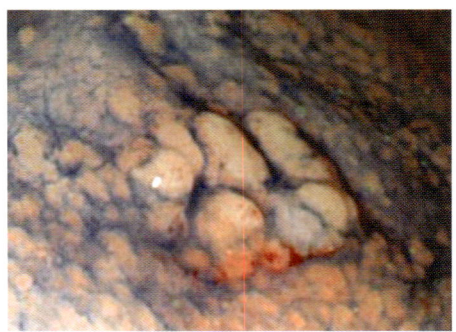

写真2

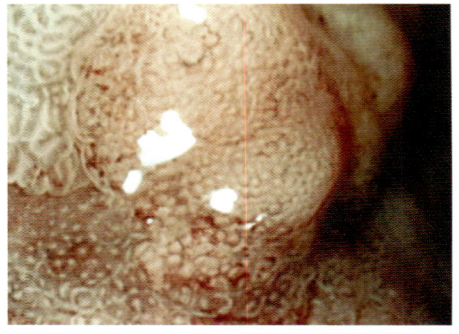

写真3

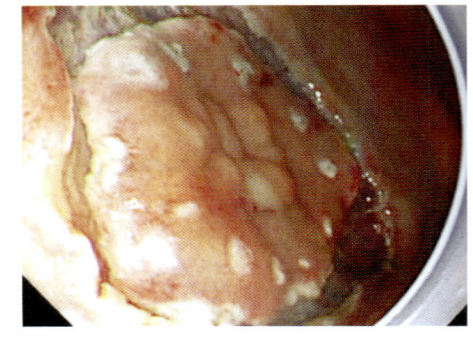

写真4

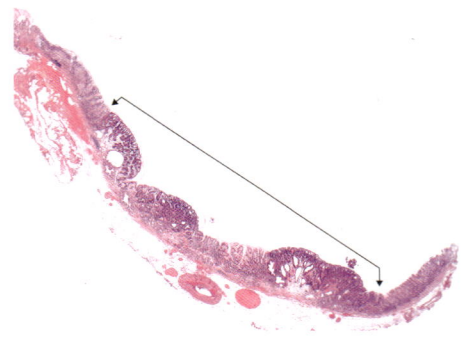

写真5

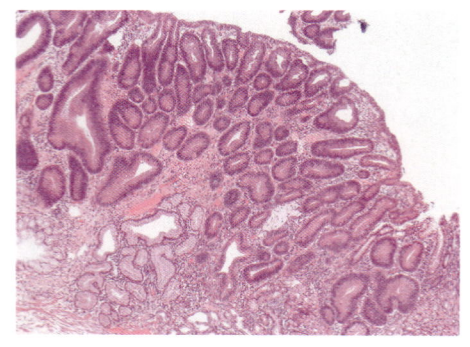

写真6

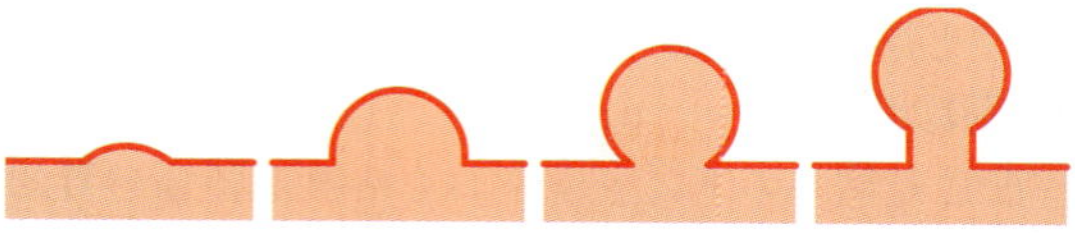

| I型：隆起の起始部が滑らかで，明確な境界線を形成しないもの | II型：隆起の起始部に明確な境界を形成しているが，くびれをみとめないもの | III型：隆起の起始部に明らかなくびれを形成しているが，茎のみとめられないもの | IV型：明らかに茎のあるもの |

図1　胃隆起性病変の肉眼分類

がみとめられ，完全切除と診断した．

[分類]

胃ポリープの肉眼型の分類には山田・福富分類（1996）が一般に用いられている．I型（平滑な隆起），II型（半球状），III型（亜有茎），IV型（有茎）に分類される**(図1)**．

[鑑別診断]

胃ポリープの定義は「胃粘膜上皮の異常増殖に基づく胃内腔への突出」とされ，通常は，非上皮性の病変や悪性病変は含めず，良性のニュアンスをもつものとされている（磨伊・望月，1993）．

腺腫：胃の腺腫は一般に内視鏡的には白色調を示すことが多い．腺腫の癌化率に関しては11〜26.7％の報告があるが（磨伊・望月，1993），malignant potentialの高い病変と認識して対応することが必要である．大きさ4cm大の有茎性ポリープで術前生検病理診断はgroup IIIであったが，内視鏡的切除標本ではfocal cancerがみとめられた**(写真7)**．

過形成性ポリープ：ポリープ頂部表面の発赤が強く，びらん，小白苔を付着していることが多い．拡大観察で網目状の胃小窩紋様がみられる．癌化率は0.5〜5％と報告されている（鈴木編，1999）**(写真8)**．

胃底腺ポリープ：萎縮のない胃底腺領域に発生するポリープで，一般的には数mm大，山田・福富分類のI, II型を呈する．表面の性状は周囲の胃底腺粘膜とほぼ同様で，短期間に増加したり，消失したりすることがある**(写真9)**．

胃粘膜下腫瘍

症例2　60歳　女性

[内視鏡所見]

1995年に胃体上部大彎に大きさ15mm大の表面平滑な腫瘤を指摘された**(写真10)**．超音波内視鏡検査では第4層の固有筋層に連続する径約13mm大の内部やや不均一な低エコー腫瘤像をみとめた**(写真11)**．平滑筋腫，gastrointestinal stromal tumor（GIST）などの粘膜下腫瘍を疑い，その後，定期的に内視鏡的検査を施行し経過観察を行った．その後の経過で腫瘤が徐々に増大し，2005年1月の上部消化管内視鏡検査では腫瘤は径約25mm大となった**(写真12)**．胃X線造影検査では胃体上部大彎に，周囲のバリウムをはじく立

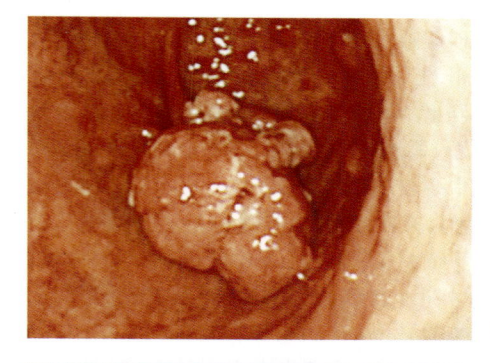

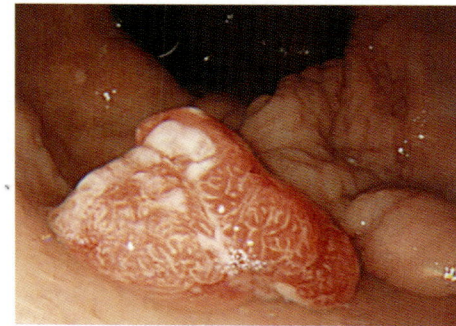

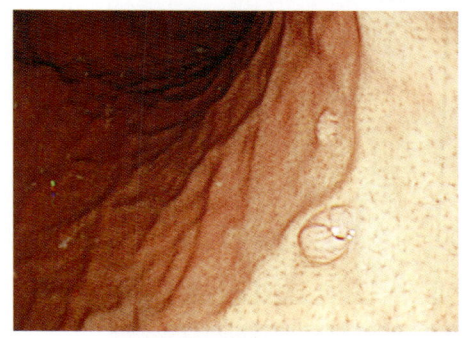

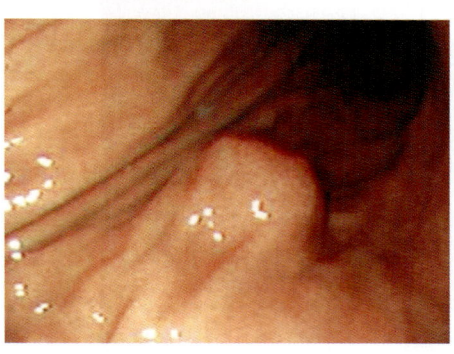

ち上がりが明瞭な隆起性病変をみとめた．腫瘍の表面は平滑で，矢印に示すように腫瘍の口側と肛門側から腫瘍中心部に向かってbridging foldがみとめられた(写真13)．造影CTでは矢印に示すように腫瘍中心部にやや造影不良のlow density areaを有する腫瘍をみとめた(写真14)．以上の所見から胃固有筋層から発育した平滑筋腫，平滑筋肉腫，GISTなどが疑われた．約10年の経過で増大傾向を示し，腫瘍径が20mmを超えていること，CTなどで内部がやや不均一なことから悪性の可能性も完全に否定できないこと，また患者の希望もあり，外科的に胃部分切除術を施行し病変を摘出した．

[病理組織学的所見]

粘膜下層から主に固有筋層にかけて境界明瞭な腫瘤性病変が存在した．平滑筋に似たsmall spindle cellsの交錯する組織像がみられ(写真15)，免疫染色でc-Kit, CD34強陽性でGISTと診断された．核分裂数も少なく，核異型も弱いことから良性のGISTと診断された．

[鑑別診断]

正常胃粘膜の下に主座をおく粘膜下腫瘍の質的診断には超音波内視鏡やCTが有用である．最近では超音波内視鏡下に腫瘍を穿刺し組織診断を行う超音波内視鏡下穿刺吸引法（endoscopic ultrasonography - guided fine needle aspiration : EUS-FNA）も施行されている．上部消化管粘膜下腫瘍に対する組織採取率，組織診断率は約80％と報告されている（佐竹ら，2008）．

平滑筋腫，平滑筋肉腫：固有筋層から発生するが，まれに粘膜筋板から発生するものもある．CTにおいては血管造影効果が良好な腫瘤として描出される．大きさ2cmを超えるもの，腫瘍内部が不均一なものは平滑筋肉腫を疑うが，筋腫でも大きなものは出血，壊死により内部構造の乱れが生じるため良悪性の鑑別は必ずしも容易ではない．

迷入膵：超音波内視鏡像は筋原性腫瘍に比べて高エコーになることが多い．まれに導管が描出されることがある．超音波内視鏡では第3層の粘膜下層に存在する．

胃脂肪腫：黄色調で一般には弾性軟の腫瘍．CT numberで脂肪濃度を観察すれば鑑別診断は容易である．

GIST：消化管の中胚葉由来間葉系腫瘍の80％をしめる．発生部位は胃が約半数をしめ，小腸20〜30％，大腸と食道が5％とされる（芳野，2008）．

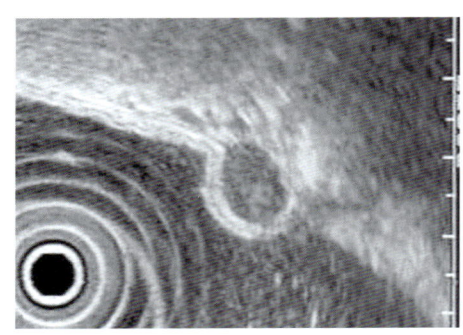

写真11

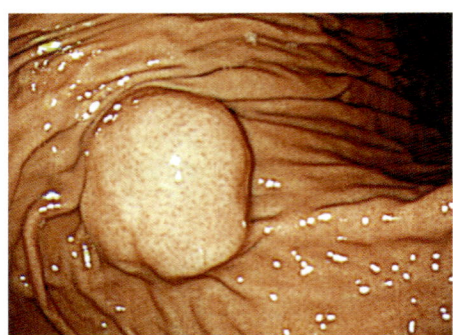

写真12

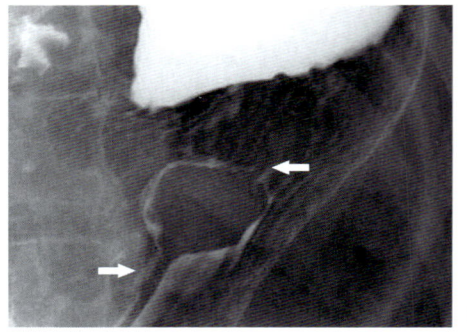

写真13

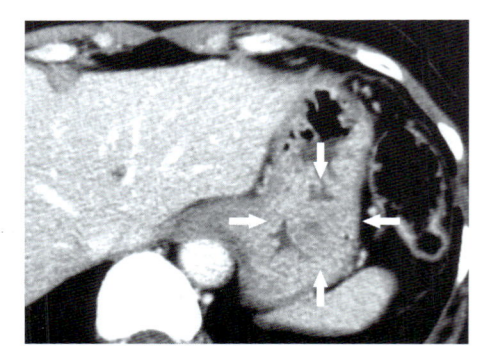

写真14

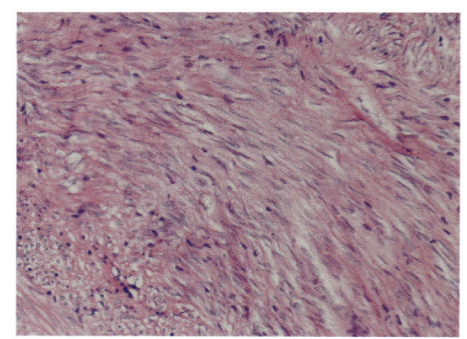

写真15

一般には第4層の固有筋層に存在する低エコー腫瘤として超音波内視鏡では描出される．大きさ2cmを超えるもの，内部が不均一なもの，境界不明瞭なものは悪性を疑うとされる．GISTの悪性度評価は核分裂数を基準になされるが，まれには2cm以下で核分裂像がほとんどない症例でも転移がみられることがあり，すべてのGISTに対して注意深いフォローアップが必要との意見もある．■片岡洋望

[文献]

磨伊正義，望月福治：胃疾患のX線・内視鏡診断と臨床病理．医学書院，1993．
佐竹真明，西川 潤，良沢昭銘，ほか：EUS-FNAによる粘膜下腫瘍の診断．消化器内視鏡，**20**：607-611，2008．
鈴木 茂編：電子内視鏡テキスト1，上部消化管．秀潤社，1999．
山田達哉，福富久之：胃隆起性病変．胃と腸，**1**：145-150，1996．
芳野純治：消化管GIST－診断・治療の新展開．胃と腸，**43**(2)：125-126，2008．

4-10　早期胃癌

IIc型早期胃癌

症例　42歳　女性

[臨床経過]

1995年1月より心窩部痛あり，同年3月の造影X線検査で胃体下部後壁に皺襞集中を伴った陥凹性病変が発見された．

[画像診断]

内視鏡所見（写真1）

胃体中部小彎やや後壁の，皺襞の棍棒状肥大，中断を伴った浅い陥凹性病変．

造影X線所見（写真2）

造影X線検査では，同部位に星芒状の浅い陥凹と，集中皺の棍棒状肥厚・中断をみとめる．これらの所見はいずれもIIcの特徴的な所見である．

超音波内視鏡（EUS）所見（写真3）

癌の壁深達度診断に欠かせない超音波内視鏡検査（EUS）では，胃壁は5層に分類される．すなわち図1に示すように高エコーの最内層から低エコーの第2層，高エコーの第3層，低エコーの第4層，そして高エコーの第5層である．このうち第1層と第2層は粘膜筋板を含む粘膜層，第3層は粘膜下層，第4層は固有筋層，第5層は漿膜下層を示す．第2層の低エコー層はほぼ粘膜筋板に相当し，一般的にはこれを超えて浸潤の場合には，内視鏡的粘膜切除

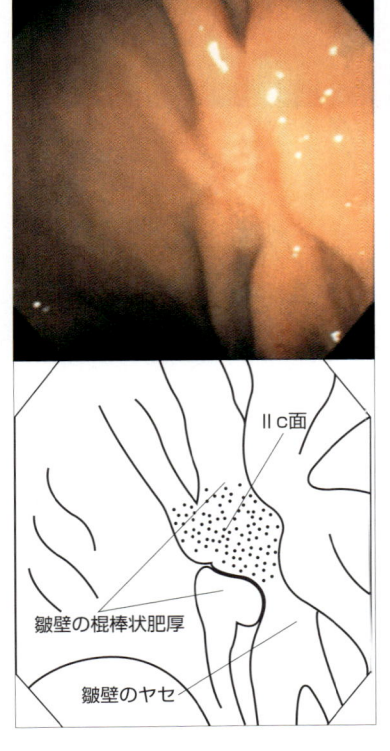

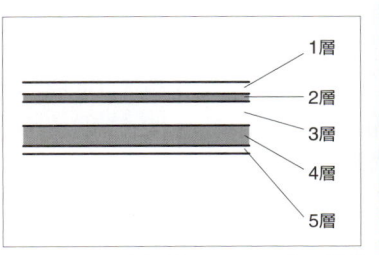

図1　超音波内視鏡による胃壁の構造

写真1

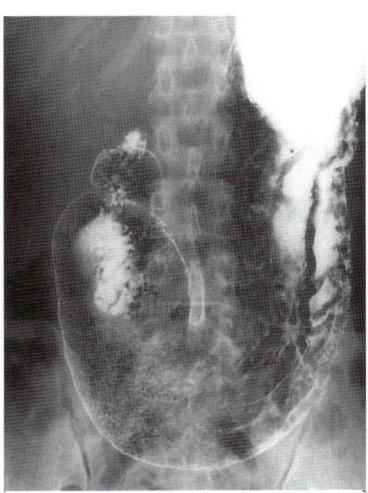

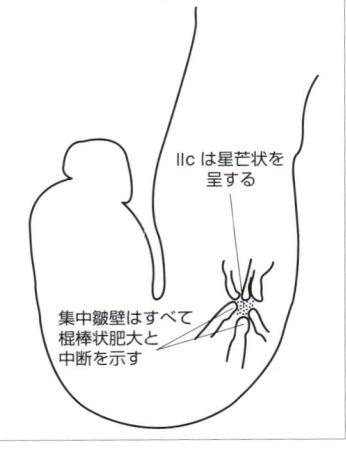

写真2

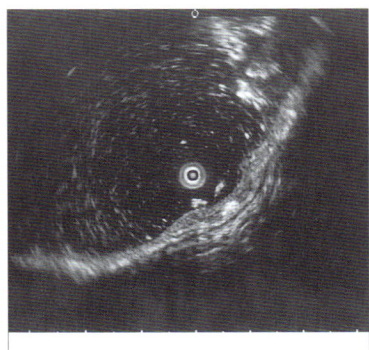

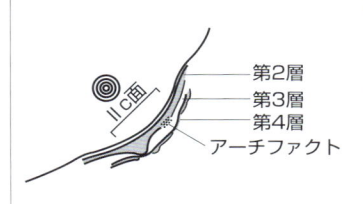

写真3
第4層が保たれsm癌と診断.

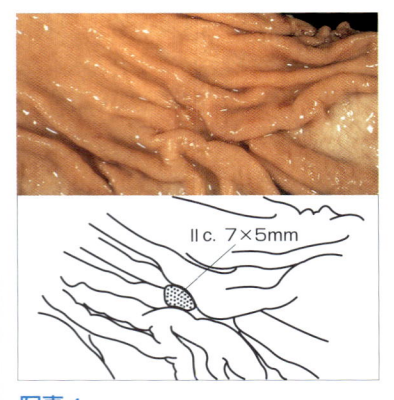

写真4

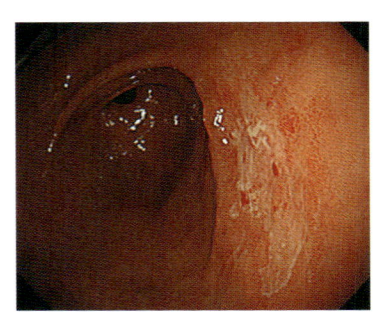

写真6
矢印はIIc面を示す.

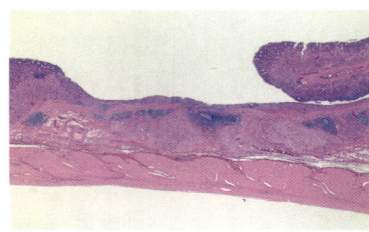

写真5

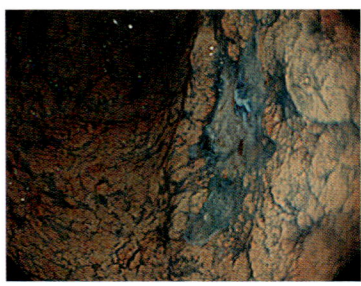

写真7

術（EMR），内視鏡下粘膜下層剥離術（ESD）の適応外となる．

本例では第3層にmassiveな腫瘍の浸潤がみとめられ，第4層は保たれsm癌と診断できる．EMRの適応はなく外科切除が行われた．

切除標本マクロ所見（写真4）
陥凹面の大きさは7×5mm，写真はホルマリン固定後のもの．

病理組織所見（写真5）
sm層にmassiveに浸潤した腫瘍で，組織型はadenocarcinoma tubulare（por1）である．

IIc型早期胃癌
症例　65歳　女性

[臨床経過]
胃検診で他部位に異常を指摘され，2007年4月の内視鏡検査で前庭部後壁に約径15mmの陥凹性病変がみとめられた．

[画像診断]
内視鏡所見（写真6，7）
前庭部後壁に不整なびらんを有する浅い陥凹性病変をみとめる．0.2％インジゴカルミンを撒布すると病変部がより明瞭になった．

超音波内視鏡（EUS）所見（写真8）
EUSでは，第1，2層（m層）の不整な壁肥厚をみとめたが，第3層（sm層）は保たれており，m癌と診断した．

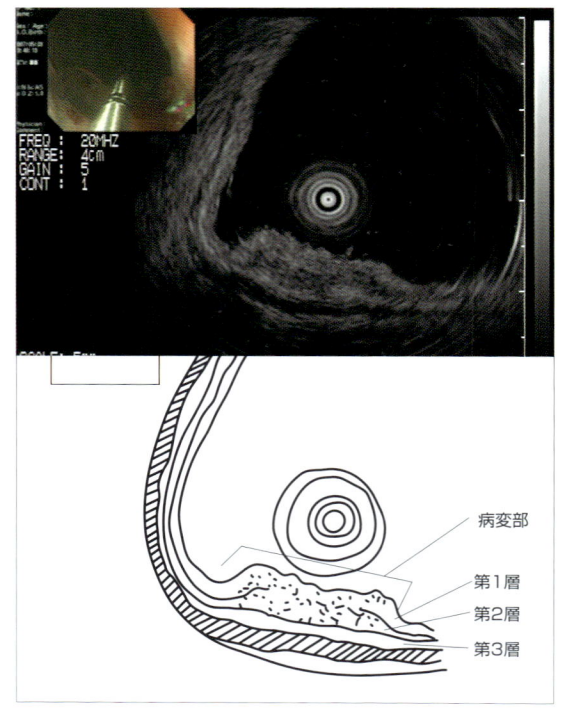

写真8

内視鏡下粘膜下層剥離術（ESD）術中所見（写真9～11）
病変から5mmほど離してマーキングを行った．その後，グリセオールを局注した後，ITナイフで病変の全周を切開し，さらに粘膜下層を剥離した．

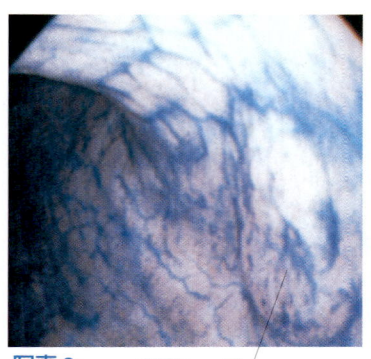

写真9　透明キャップ

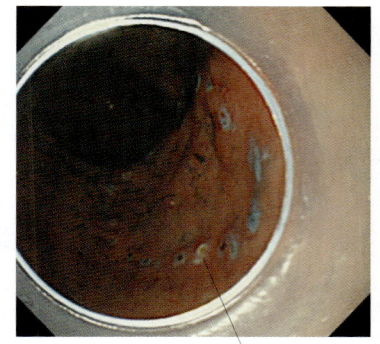

写真10　マーキング

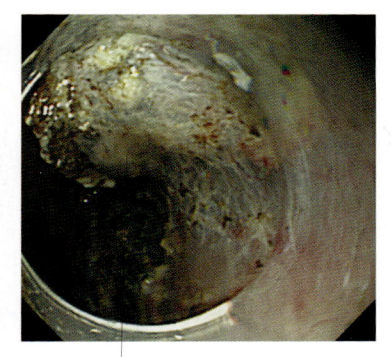

写真11　病変部の粘膜が剥離されている

ESD後所見（写真12）

一括切除後．切除面には出血，穿孔はみとめない．

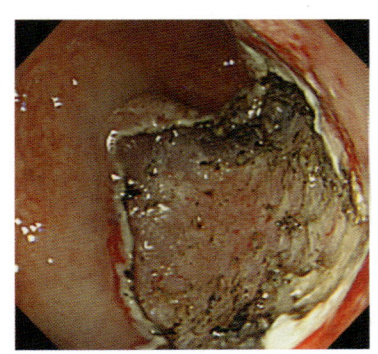

切除標本マクロ所見（写真13）

切除標本は40×30mm．Ⅱc病変の大きさは25×12mmで一括切除されている．写真はホルマリン固定後のものである．

病理組織所見（写真14）

腫瘍は粘膜層に限局している．組織型はmoderately differentiated adenocarcinoma（tub 2）であった．

[コメント]

早期胃癌のなかでⅡcを伴う胃癌（Ⅱc型，Ⅱc＋Ⅲ型など）が70％をしめ，もっとも多い．EUSはEMRやESDの適応を決めるのに欠かせない．

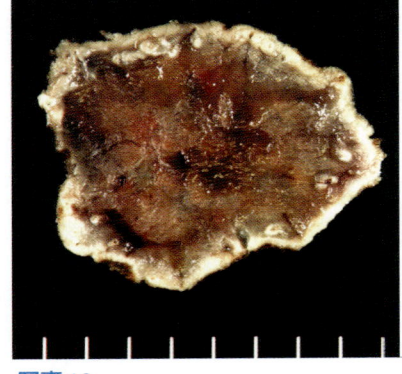

写真12

写真13　Ⅱc．大きさは25×12mm　マーキング

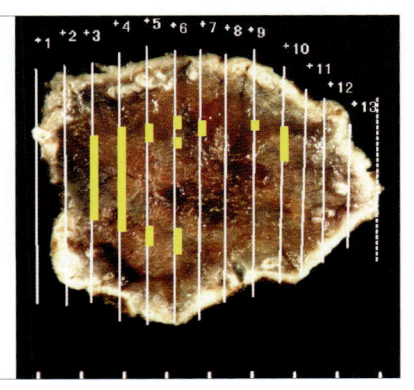

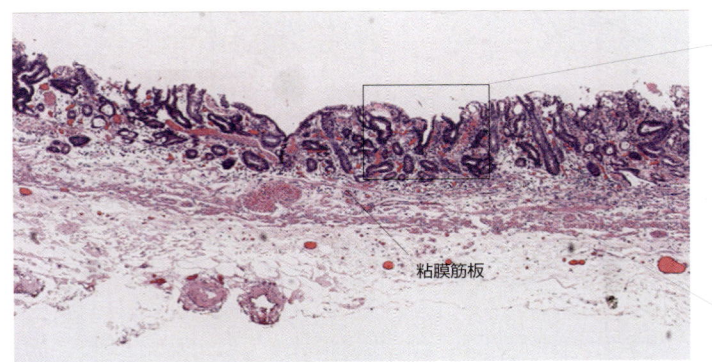

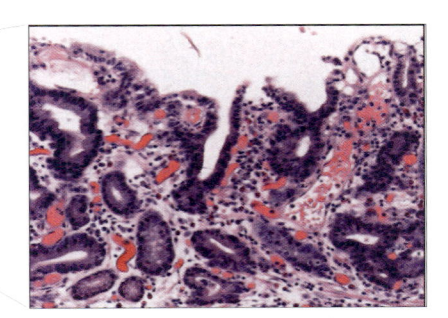

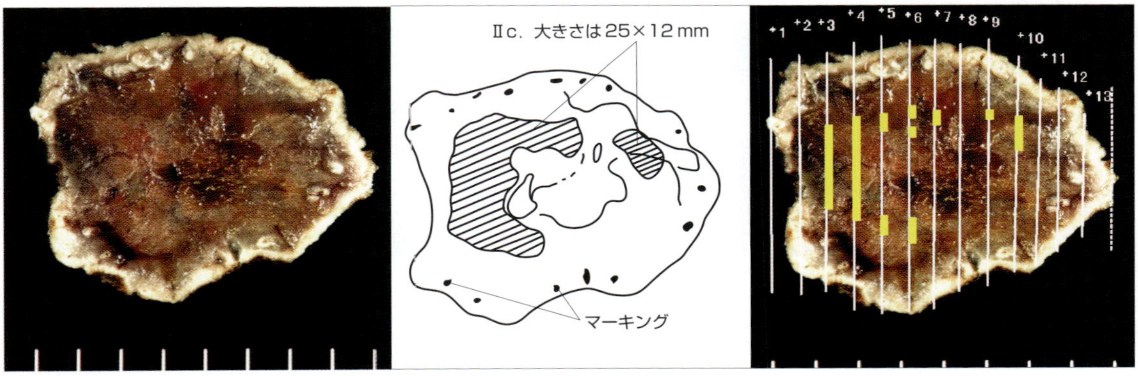

写真14　粘膜筋板

IIa型早期胃癌
症例　62歳　男性

[臨床経過]
胃検診に他部位をチェックされ，1994年6月の内視鏡検査で前庭部後壁に径約1cmの隆起性病変が発見された．

[画像診断]
内視鏡所見（写真15, 16）
幽門前庭部後壁の扁平な隆起で，中心部がわずかに陥凹している．色素法でも同様の所見である．

超音波内視鏡（EUS）所見（写真17）
EUSでは第2層が保たれておりm癌と診断し，EMRを実施した．

切除標本マクロ所見（写真18）
EMR標本で隆起の周囲に十分な健常粘膜を含んで切除されている．

病理組織所見（写真19）
粘膜上半分が濃染し，いわゆる2階建て構造をとっている．組織型はvery well differentiated adenocarcinoma，深達度mである．

[コメント]
早期胃癌のなかでIIa型は約9％をしめる．2cm以内のIIa型は転移がきわめてまれであり，EMR（ESD）のもっともよい適応である．

I型早期胃癌
症例　72歳　女性

[臨床経過]
1998年5月の内視鏡胃検診で胃体下部小彎の隆起が発見された．

[画像診断]
内視鏡所見（写真20）
体下部小彎の表面平滑，やや発赤した広基性隆

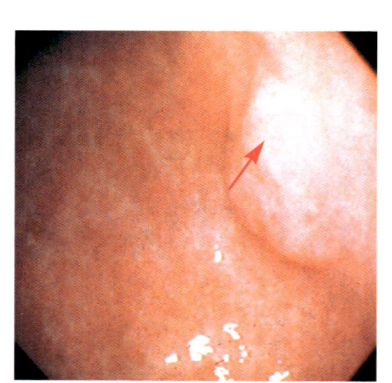

写真15　なだらかな立ち上がりの扁平な隆起．頂上がわずかに陥凹しているが潰瘍ではない（矢印）．

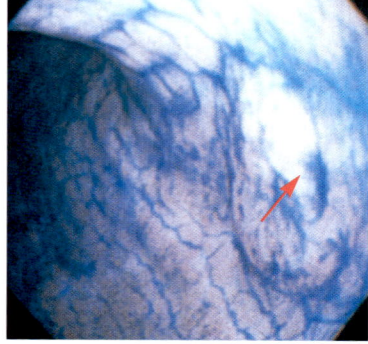

写真16　インジゴカルミン撒布後．隆起の中心部にわずかに色素のたまりがみられる（矢印）．

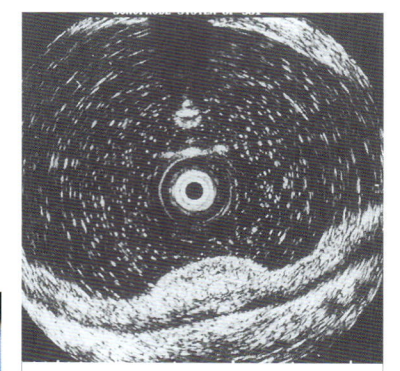

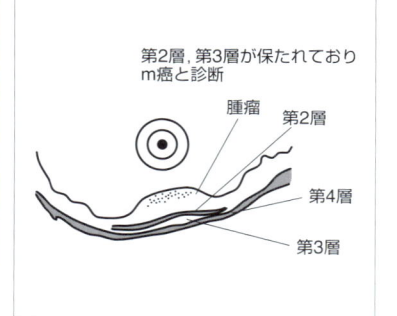

写真17

写真18

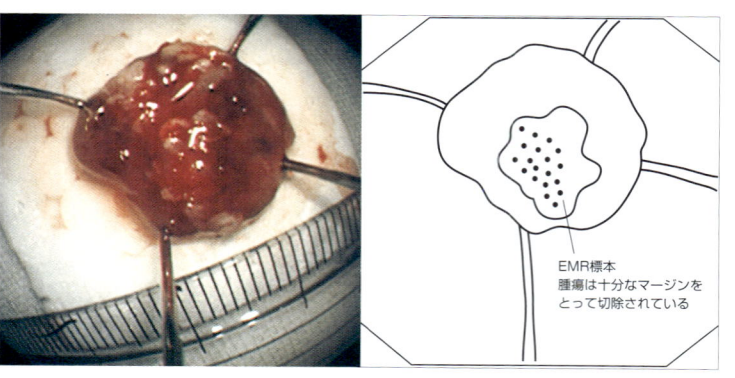

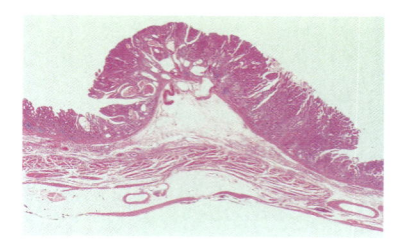

写真19

起.

造影X線所見（写真21）

造影X線写真では同部位に半球状の腫瘤影をみとめる．表面は平滑だが大きさは35mmである．

超音波内視鏡（EUS）所見（写真22）

第3層には異常をみとめず，m癌と診断したが大きさが35mmと大きく，分割切除となる可能性が高く外科切除となった．

切除標本マクロ所見（写真23）

固定後の写真で，大きさは33×30mmである．

病理組織所見（写真24）

隆起全体が腫瘍細胞からなり，深達度はm，組織型はadenocarcinoma papillotubulare（tub 1）.

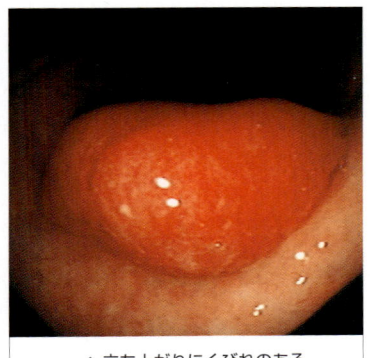

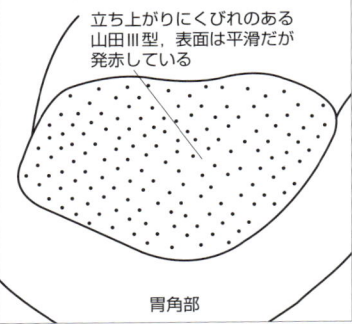

写真20

立ち上がりにくびれのある山田Ⅲ型，表面は平滑だが発赤している

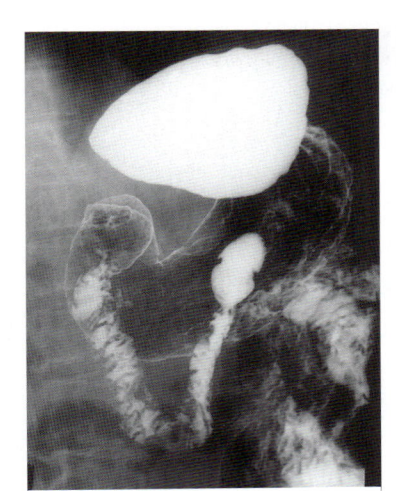

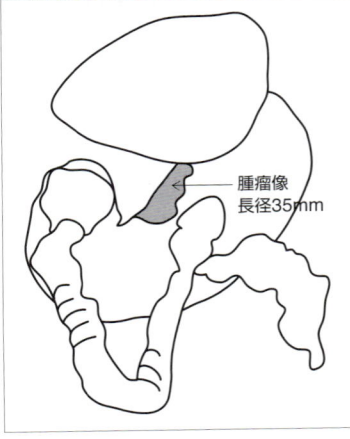

胃角部

写真21

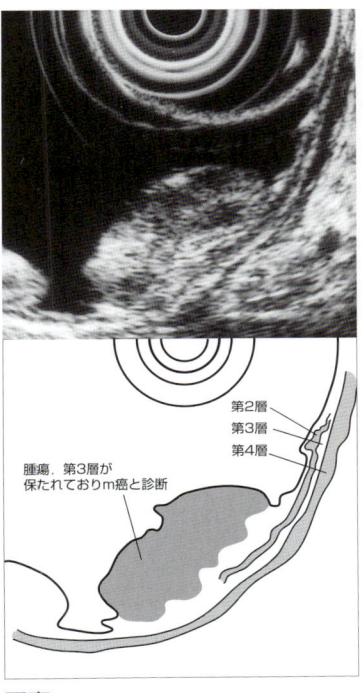

腫瘤像 長径35mm

写真22

第2層
第3層
第4層

腫瘍，第3層が保たれておりm癌と診断

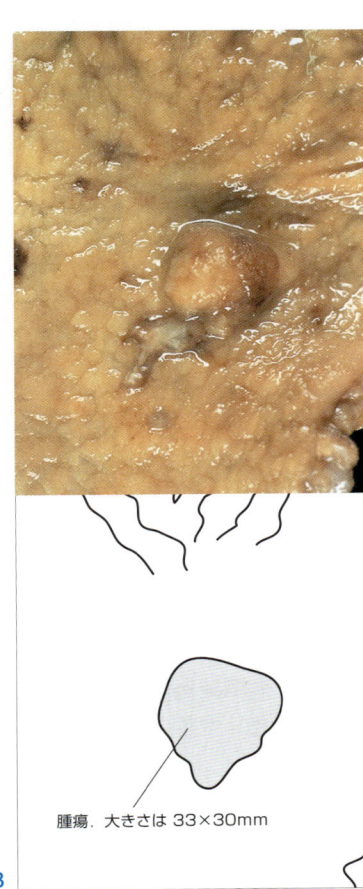

写真23

腫瘍．大きさは33×30mm

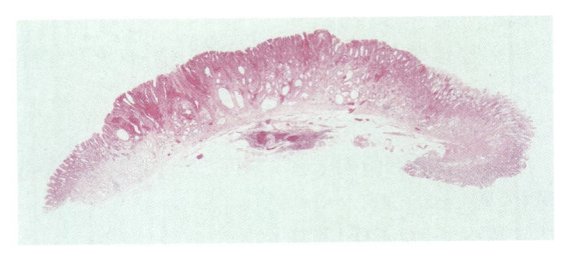

写真24

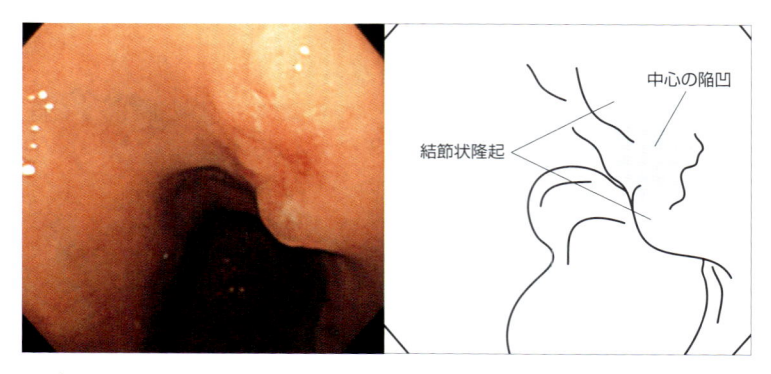

写真 25

写真 26

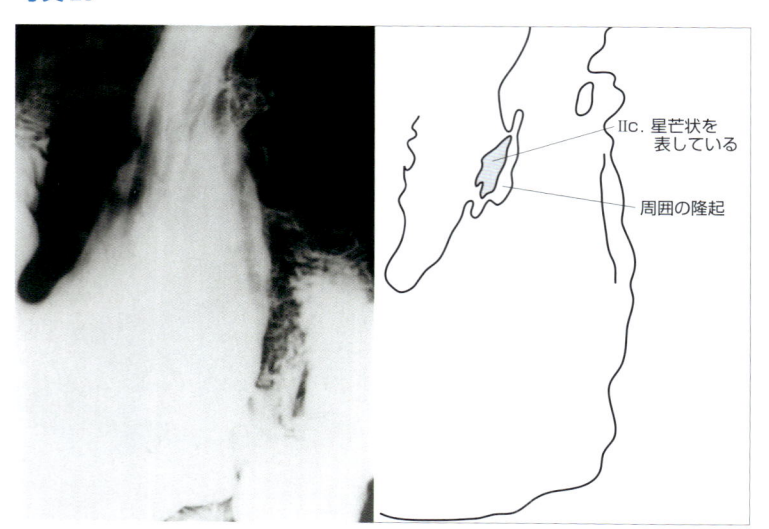

写真 27

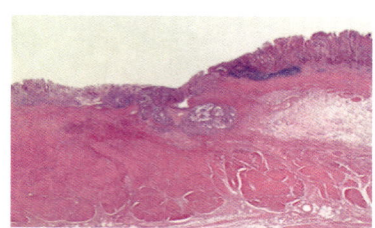

写真 28

[コメント]

早期胃癌のなかでI型は約7％をしめる．EMRは一括切除が望ましい．分割切除となると癌の遺残が起こりやすい．

IIa＋IIc型早期胃癌
症例　63歳　女性
[臨床経過]

1997年12月より心窩部不快感あり，翌年2月内視鏡検査により胃体中部に隆起性病変を指摘．

[画像診断]
内視鏡所見（写真25）

胃体部後壁の不規則な陥凹を伴う結節状隆起性病変である．

造影X線所見（写真26）

圧迫により，鋸歯像を示す陥凹とそれをとりまく透亮像（隆起）をみとめる．

切除標本マクロ所見（写真27）

新鮮切除標本で，切除されてみると隆起は軽度で中心陥凹も上皮化している．

病理組織所見（写真28）

陥凹部は上皮化しているが，腫瘍は粘膜下層に達している．組織型はmoderately differentiated adenocarcinomaである．

[コメント]

早期胃癌のなかでIIa＋IIc型は約7％をしめる．IIa＋IIc型は陥凹部で深達部が深く通常EMR（ESD）の適応とはならないことが多い．

■荒井　肇・吉井重人・金子榮藏

4-11　進行胃癌

1型進行胃癌
症例　50歳代　男性
[臨床経過]

検診にて異常を指摘されたため，前医受診．上部消化管内視鏡検査にて噴門直下に腫瘍をみとめたため，精査加療目的にて当科紹介となる．

[画像診断]
X線造影所見（写真1，2）

噴門直下に，約70mm大，表面不整の隆起性病変をみとめる．側面変形も明らかで1型進行癌として矛盾しない．

内視鏡所見（写真3，4）

噴門直下に亜有茎性の隆起性病変をみとめる．約70mm大，表面不整で一部白苔を伴う．周囲との境界は明瞭で，形態も1型進行胃癌に矛盾しない所見である．

切除標本マクロ（写真5）

胃全摘出標本である．U領域後壁に，70×65mmの1型腫瘍をみとめる．

病理組織学的所見（写真6）

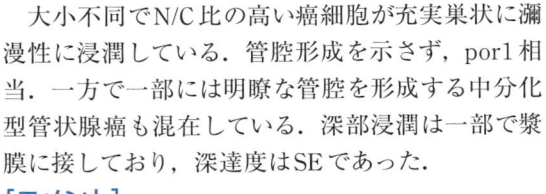

大小不同でN/C比の高い癌細胞が充実巣状に瀰漫性に浸潤している．管腔形成を示さず，por1相当．一方で一部には明瞭な管腔を形成する中分化型管状腺癌も混在している．深部浸潤は一部で漿膜に接しており，深達度はSEであった．

[コメント]

本症例は，免疫染色により（Chromogranin A, Synaptophysin），一部にneuroendocrine differentiationを伴っていることが判明した．

2型進行胃癌
症例　60歳代　男性

[臨床経過]

スクリーニング目的の上部消化管内視鏡検査にて腫瘍を指摘され，精査加療目的にて当科紹介となる．

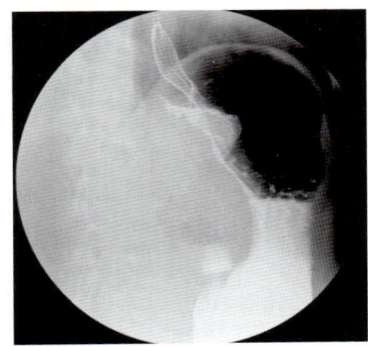

[画像診断]
X線造影所見（写真7，8）

前庭部大彎後壁に，約30mm大，境界明瞭な周堤を伴い中心に陥凹を有する，表面不整の隆起性病変をみとめる．側面変形も明らかで2型進行癌として矛盾しない．

写真1

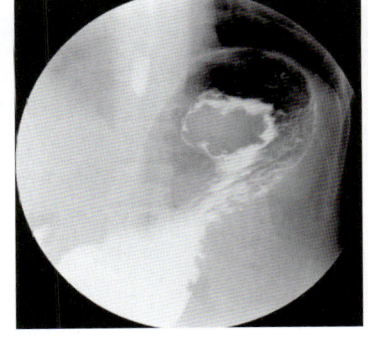

写真2

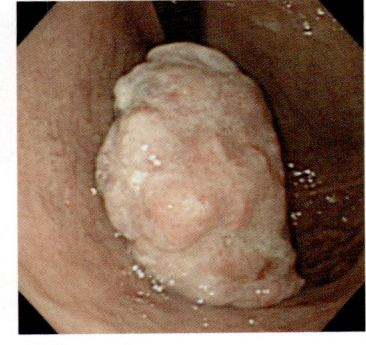

写真3

写真4

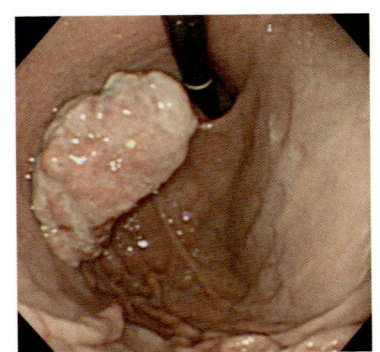

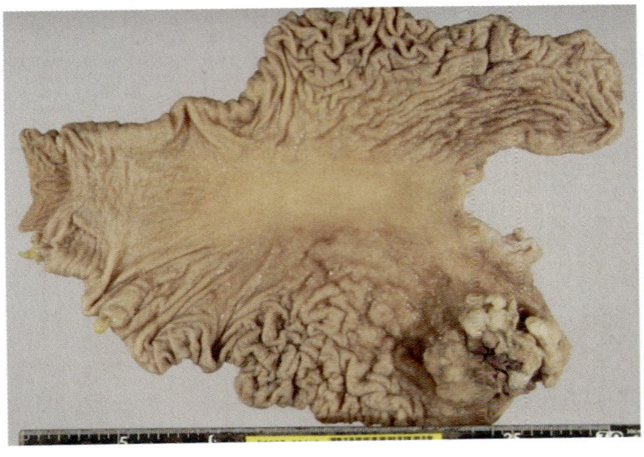

写真5

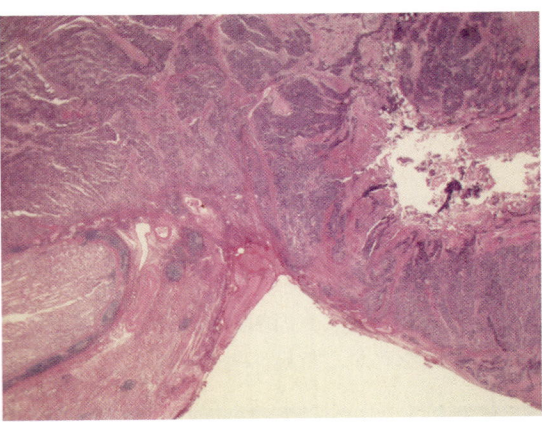

写真6

写真7

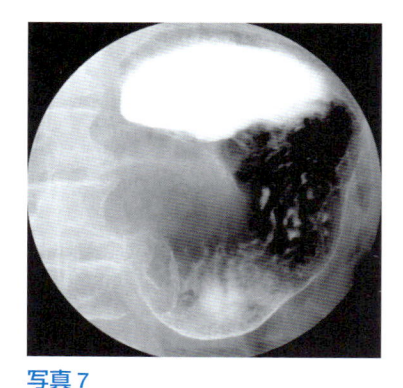

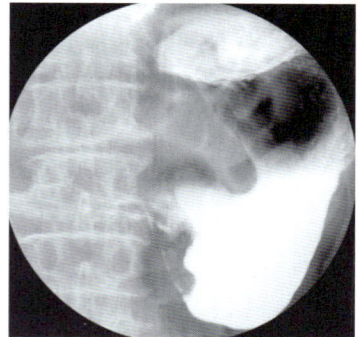

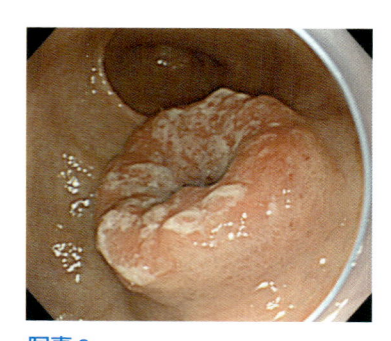

写真8

写真9

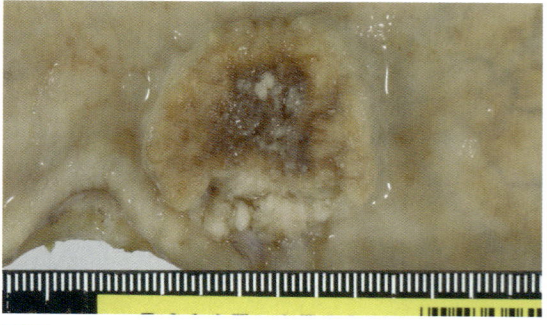

写真10

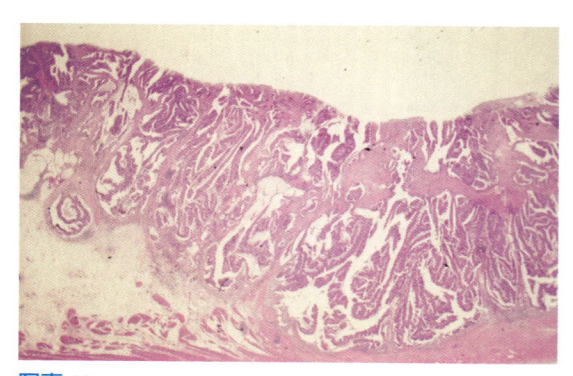

写真11

内視鏡所見（写真9）

前庭部大彎後壁に，周囲との境界が明瞭な中心に深い陥凹を有する隆起性病変をみとめる．大きさは約30mm，表面不整で発赤しており，一部白苔を伴う．形態も2型進行胃癌に矛盾しない所見である．

切除標本マクロ（写真10）

幽門側胃切除標本である．前庭部大彎後壁に，30×30mmの2型腫瘍をみとめる．

病理組織学的所見（写真11）

好酸性胞体をもつ腫瘍細胞が小血管を含む線維性の間質を伴い乳頭状構造をとりながら固有筋層まで増生しており，深達度はMPであった．

［コメント］

臨床的には，遭遇する頻度の最も高い進行胃癌の形態である．3型との違いは，周堤の境界が明瞭であるかどうかである．

3型進行胃癌

症例　30歳代　男性

［臨床経過］

某年5月頃より食後の膨満感，吃逆を自覚するも放置していた．同年8月の会社検診にて異常を指摘され近医受診．上部消化管内視鏡検査にて前庭部に全周性の潰瘍性病変と狭窄をみとめ，精査加療目的にて当科紹介となる．

写真12

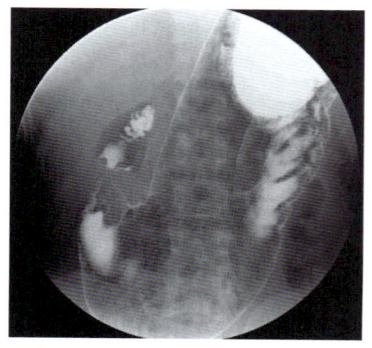

写真13

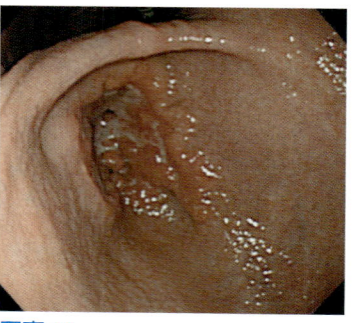

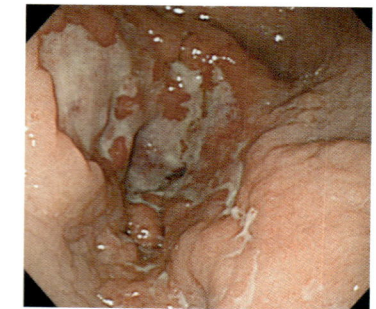

写真14

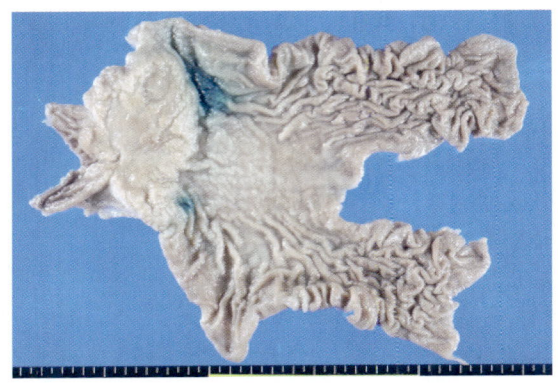

写真15

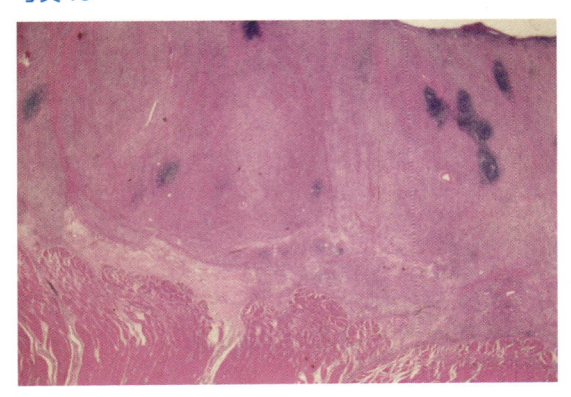

写真16

[画像診断]
X線造影所見（写真12）
　前庭部に全周性狭窄をみとめる．中心部にバリウムの溜まりをみとめ，中心が陥凹していることがわかる．狭窄中心部に潰瘍性病変を有する病変である．

内視鏡所見（写真13，14）
　前庭部の粘膜肥厚，前周性狭窄をみとめる．中心部に広い不整な潰瘍をみとめ，3型進行癌に矛盾しない所見である．

切除標本マクロ（写真15）
　幽門側胃切除標本である．幽門部を中心に，90×60mmの3型腫瘍をみとめる．

病理組織学的所見（写真16）
　腫瘍は主としてpoorly differentiated tubular adenocarcinomaよりなり，一部にsignet-ring cell carcinoma, moderately differentiated tubular adenocarcinomaもみとめる．深達度はMPであった．

[コメント]
　本症例は30歳代の男性であった．有症状の症例は，比較的若い症例でも必要に応じて検査を勧めるべきと考えられた．

4型進行胃癌
症例　50歳代　男性
[臨床経過]
　受診1カ月前から心窩部不快感を自覚．その後心窩部痛を自覚したため近医受診．上部消化管内視鏡検査，胃造影検査にて4型進行癌を指摘され，精査加療目的にて当科紹介となる．

[画像診断]
X線造影所見（写真17）
　胃体上部から前庭部にかけて壁硬化像と雛壁肥厚をみとめる．胃の伸展性が失われており，4型進行癌に矛盾しない所見である．

内視鏡所見（写真18，19）
　胃体下部から胃角部にかけて伸展不良を，体下部大彎にⅡc病変をみとめる．体部，穹隆部の進展は良好であり，粘膜面の変化も乏しく，癌の広がりは内視鏡所見では同定しにくい．びまん浸潤型癌，4型進行癌に矛盾しない所見である．

切除標本マクロ（写真20）

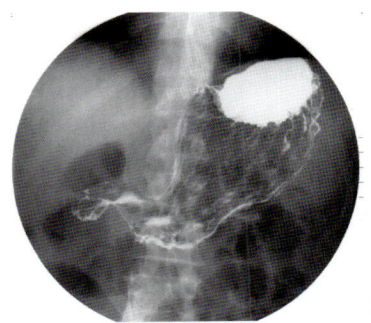

写真17

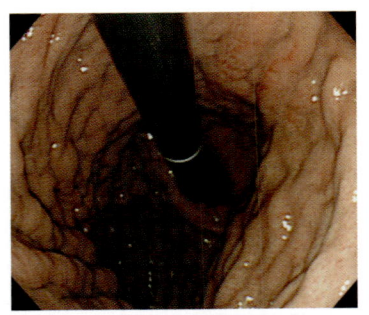

写真18

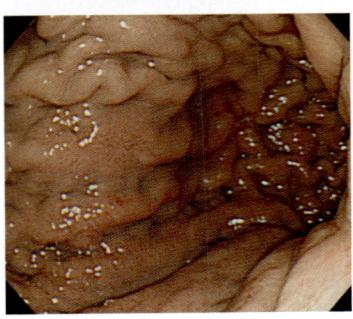

写真19

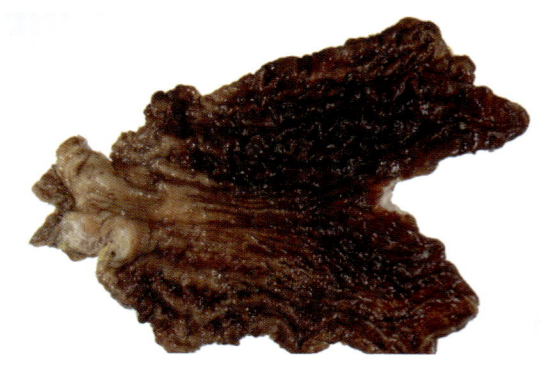

写真 20

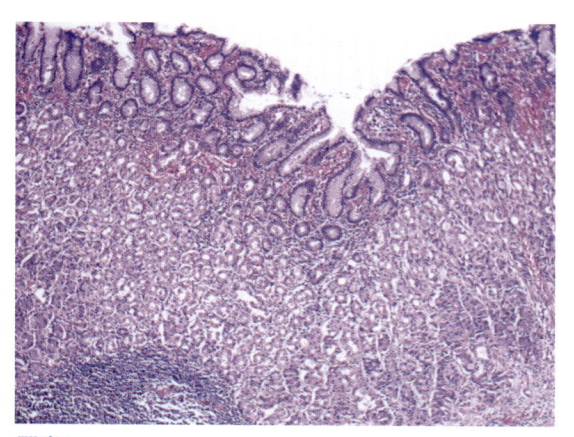

写真 21

胃全摘出標本である．標本上ではほぼ全範囲で壁肥厚をみとめる．肉眼では癌の広がりを同定できない．

病理組織学的所見（写真21）

ほぼ全範囲に非充実型低分化腺癌（por2）をみとめる．病理上でも正確な進展範囲は同定しにくい．腫瘍は漿膜面まで浸潤している．深達度はSEであった．

[コメント]

本症例は膵尾部癌の合併もみとめた．手術後adjuvant chemotherapy 施行中であるが，2年経過し，再発をきたした．

■中川 学

4-12 胃悪性リンパ腫

胃悪性リンパ腫は，その大部分がindolentリンパ腫であるMALT（mucosa-associated lymphoid tissue）リンパ腫とaggressiveリンパ腫であるdiffuse large B-cellリンパ腫に大別される．本項では，近年その疾患概念が確立され，治療法として Helicobacter pylori（以下 H. pylori）除菌療法が第一選択であるMALTリンパ腫の症例を述べる．

症例　62歳　女性

[臨床所見]

検診による上部消化管内視鏡検査にて異常を指摘され，紹介受診となる．自覚症状なし．身体所見，血液学的所見に異常なし．

[画像診断]

上部消化管内視鏡検査所見（写真1）

1) 体下部前壁および後壁にひだの集中を伴う陥凹および陥凹周囲粘膜の肥厚像をみとめた（写真1上）．また，体上部，体中部や前庭部にも褪色調のわずかに陥凹した病変の散在をみとめた．

2) 体下部前壁の病変の近接像であるが，陥凹辺縁に蚕食像はみとめなかった（写真1下）．

鑑別診断として良性潰瘍，Ⅱc型の早期胃癌があげられる．ひだの集中を伴う治癒期の良性潰瘍としては，陥凹周囲の粘膜肥厚像が強すぎることより，また，Ⅱc型の早期胃癌としては陥凹辺縁に蚕食像をみとめないことより否定的で，病変の多発性を考えるとMALTリンパ腫を第一に疑った．

病理組織所見（写真2）

1) 弱拡大にて固有胃腺の減少をみとめた（写真2上）．

2) 強拡大にて中型の異型リンパ球の著明な増生および固有胃腺の破壊像（lymphoepitheal lesion：LEL）をみとめ，低悪性度MALTリンパ腫と診断した（写真2下）．

PCR法によるIgH遺伝子の再構成（写真3）

1) 慢性胃炎の症例をコントロールとして用いたが，ポリクローナルを示している．

2) 本症例は，モノクローナルを示した．

超音波内視鏡検査所見（写真4）

第2層（粘膜層）の低エコー性肥厚像をみとめた．しかし，胃周囲リンパ節腫大はみとめなかった．

そのほか全身検索にて他部位に病変はみとめず，MALTリンパ腫，臨床病期Ⅰと診断した．また，H. pylori 感染は胃生検組織の培養により陽性が確認された．

治療としてH. pylori の除菌療法を施行し，H. pylori は陰性化した．内視鏡所見は徐々に改善を示し，組織学的にも除菌療法後4～6カ月の時点で腫瘍細胞は消失し，その後2年10カ月経過しているが再発をみとめていない．

治療後の上部消化管内視鏡検査所見（写真5）

陥凹および陥凹周囲の粘膜肥厚像は消失し，同部位に褪色斑をみとめるのみとなった．

治療後の病理組織所見（写真6）およびPCR法に

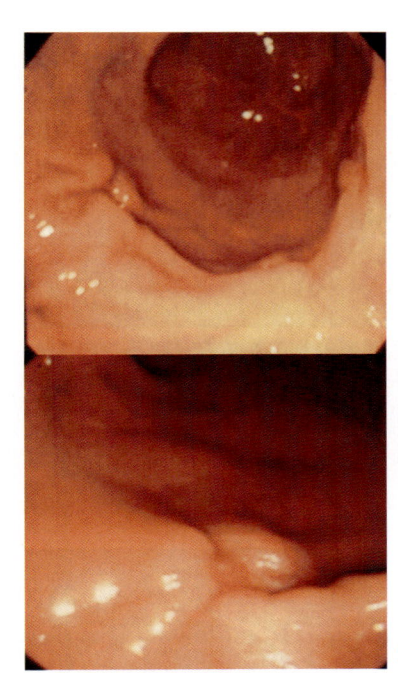

写真1
写真2 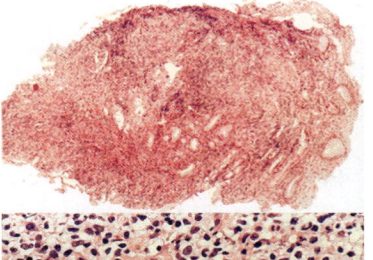 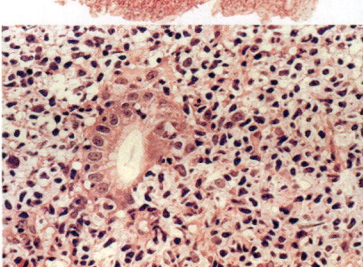
写真3 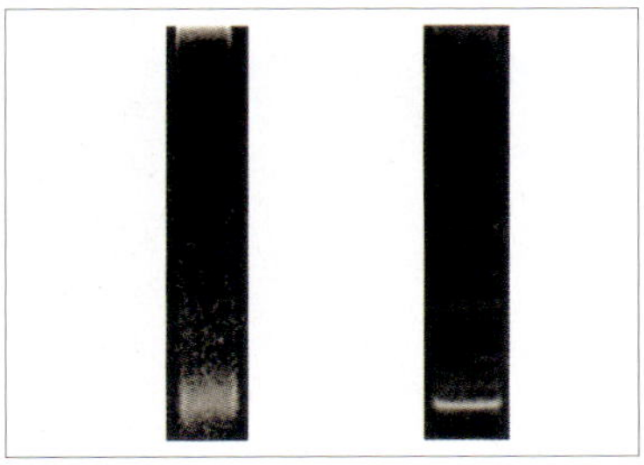
写真4 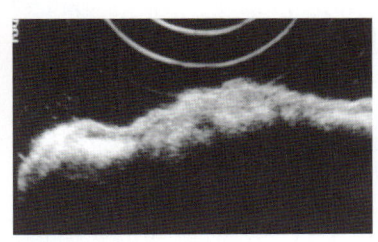
写真5 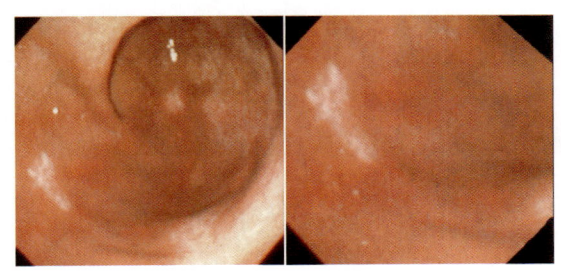
写真6 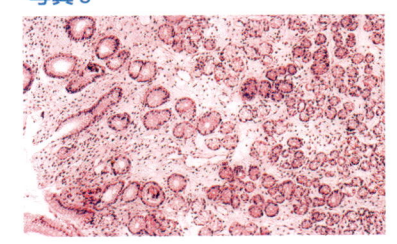

よる IgH 遺伝子の再構成

1) 褪色斑から得られた生検組織にて，腫瘍細胞の消失と固有胃腺の再生傾向を確認した．
2) ポリクローナルへと変化した．

[コメント]

　胃悪性リンパ腫の治療については，病理組織学的にMALTリンパ腫であるかdiffuse large B-cellリンパ腫であるか，また，臨床病期が限局期であるか進行期であるかによってその治療方針が異なる．近年では H. pylori 陽性の限局期MALTリンパ腫に対しては，1993年のWotherspoonらの報告以来，H. pylori 除菌療法が第一選択とされ，日本においても約70％の奏功率が得られている．

■小田一郎・斉藤大三

[文献]

Wotherspoon AC, Doglioni C, et al: Regression of primary low-grade B-cell lymphoma of mucosa-associated lymphoma tissuue type after eradication of Helicobacter pylori. Lancet, **342**: 575-577, 1993.

B　下部消化管

4-13　小腸出血

　従来，小腸は消化管のなかでも内視鏡的アプローチが非常に困難な臓器であったが，近年になってカプセル内視鏡とダブルバルーン内視鏡が相ついで実用化され，内視鏡的アプローチが可能になってきた．とくにダブルバルーン内視鏡は，バルーン付きオーバーチューブで途中の腸管のたわみを抑制するため，高い操作性を維持したまま深部小腸に到達でき，鉗子口から各種処置具を挿入することで内視鏡的治療も可能である．

症例1　小腸angioectasia
62歳　女性

　B型肝硬変で近医通院中，タール便が約1カ月間持続するため，上部・下部消化管内視鏡検査を

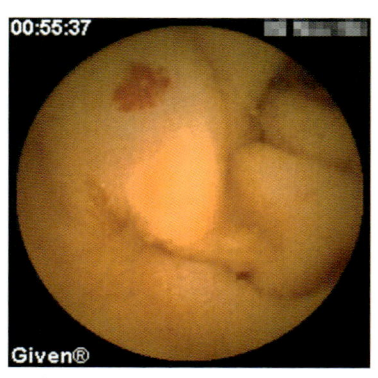

写真1　初回のカプセル内視鏡
上部空腸にangioectasiaをみとめるが，出血はみとめない（獨協医科大学医療情報センター長 中村哲也教授ご提供）．

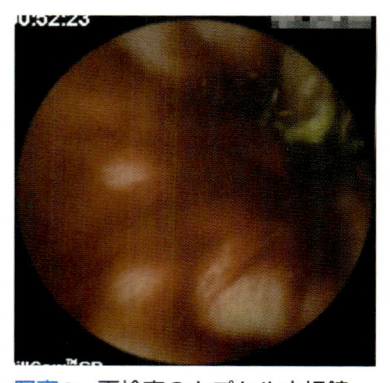

写真2　再検査のカプセル内視鏡
上部空腸から血性腸液をみとめた（獨協医科大学医療情報センター長 中村哲也教授ご提供）．

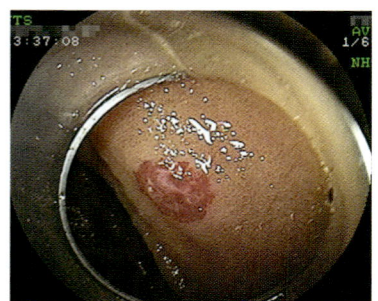

写真3　経口的ダブルバルーン内視鏡
幽門から約40cmの上部空腸に4mm大のangioectasiaをみとめた．

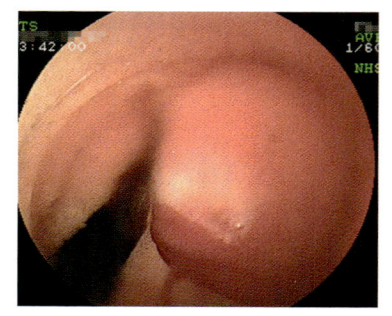

写真4
治療のため，アルゴンプラズマ凝固法で焼灼を加えたところ，出血しはじめた．

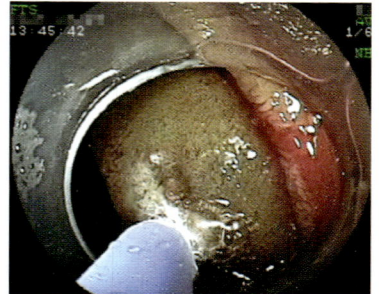

写真5
エピネフリン加生理食塩水の局注により，出血をコントロールするとともに，焼灼による穿孔を予防しながら焼灼した．

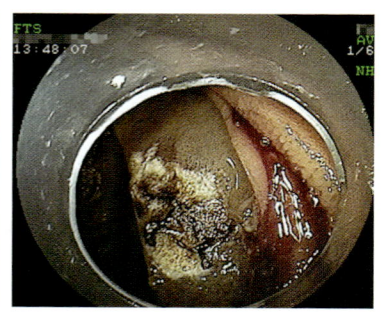

写真6
十分に焼灼治療を行った．

行ったが，出血源不明であり，紹介受診となった．腹部造影CTでは，悪性腫瘍や炎症性腸疾患を疑う所見はなく，小腸の出血性病変が疑われカプセル内視鏡検査を行った．初回のカプセル内視鏡検査で，上部空腸にangioectasia（写真1）をみとめたが出血しておらず，出血源である可能性もあったが，日常生活にも支障がなかったことから，経過観察となった．しかし，その後も鉄欠乏性貧血は続き，時折黒色便もみられたことから，再びカプセル内視鏡検査を行ったところ，上部空腸から血性腸液（写真2）をみとめ，初回検査でみつかったangioectasiaが出血源と確定でき，内視鏡的治療の必要があると判断された．

当院で，経口的ダブルバルーン内視鏡を行ったところ，幽門から約40cmの上部空腸に4mm大のangioectasia（写真3）をみとめた．アルゴンプラズマ凝固法（APC）で焼灼を加えると出血しはじめた（写真4）ため，エピネフリン加生理食塩水を局注することで，出血をコントロールするとともに，焼灼による穿孔を予防して，十分に焼灼（写真5，6）した．その後は再出血することなく経過している．

上部・下部消化管内視鏡検査で出血源を同定できず，小腸出血が疑われたが，カプセル内視鏡による経過観察によって，出血源を確定でき，ダブルバルーン内視鏡による的確な治療が可能であった．

症例2　小腸GIST
57歳　女性

十二指腸潰瘍の既往があり，腹痛，黒色便，ふらつきをみとめたため，救急外来を受診．上部消化管内視鏡検査では出血源をみとめなかったが，Hb 7.9g/dlまで低下しており，精査目的で入院となった．下部消化管内視鏡検査でも異常なかったが，腹部造影CTで左下腹部に4cm大の造影効果のある腫瘤（写真7，8）がみとめられた．腹部血管造影では，上腸間膜動脈の空腸枝に栄養されるhypervascular tumor（写真9）をみとめた．経口的ダブルバルーン内視鏡では，トライツ靱

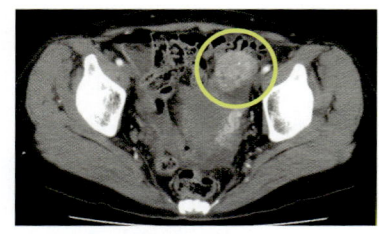

写真7　軸断面の腹部CT
左骨盤部に4cm大の造影効果のある腫瘤をみとめた.

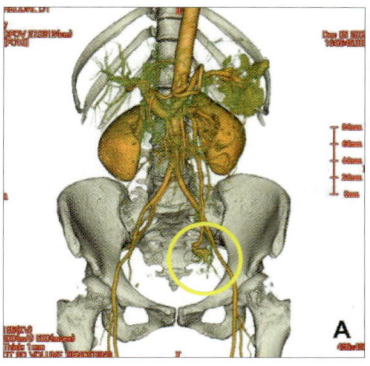

写真8　腹部3D Angio CT
左骨盤部に太い流入血管を伴う腫瘤をみとめた.

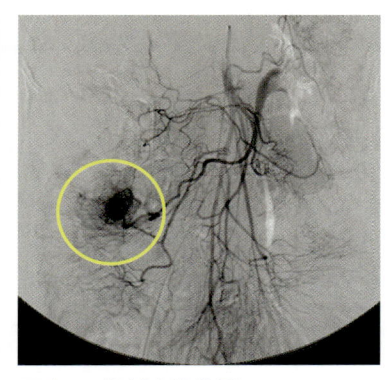

写真9　腹部血管造影
腹腔内での位置は移動していたが，上腸間膜動脈の空腸枝に栄養される腫瘤を確認できた.

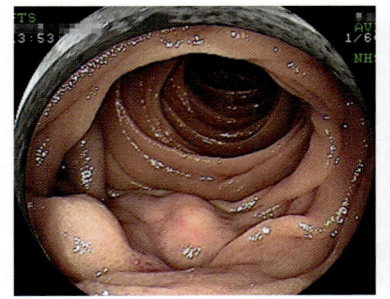

写真10　経口的ダブルバルーン内視鏡
トライツ靱帯から25cmのあたりに2.5cm大の不正形の粘膜下腫瘤をみとめ，表面の一部に発赤と絨毛の萎縮をみとめた.

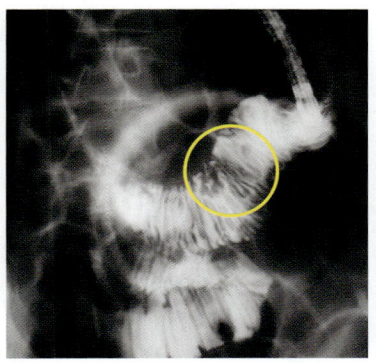

写真11　ダブルバルーン内視鏡
先端バルーンを拡張しての選択的造影でも粘膜下腫瘤が確認できた.

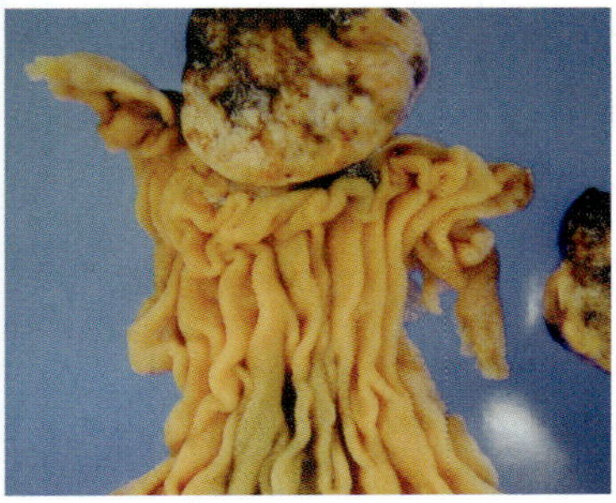

写真12　手術標本
腫瘤の小腸内腔への突出は軽度で，壁外性に発育していた.

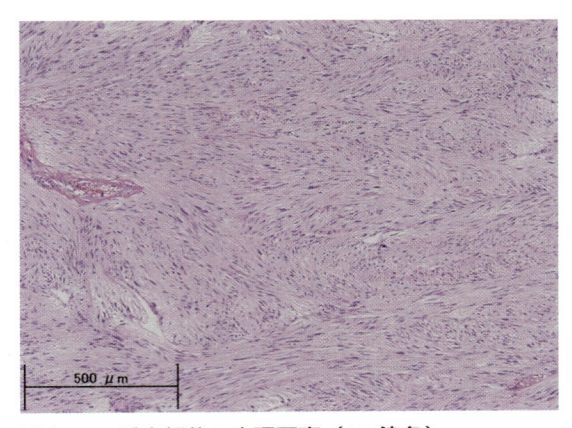

写真13　腫瘤部分の病理写真（HE染色）
紡錐形細胞が束をつくって交錯して増生する．核は長楕円形で，直角に交錯する像は平滑筋を思わせる.

帯から25cmのあたりに2.5cm大の不正形の粘膜下腫瘤をみとめ，表面の一部に発赤と絨毛の萎縮をみとめた（**写真10，11**）．病変の対側に点墨し，生検を行って免疫染色をした結果，粘膜筋板の一部でCD34陽性，c-kit陽性であり，他の検査とあわせてGISTと診断した．

後日，全身麻酔下に下腹部正中切開にて開腹し，点墨と空腸間膜対側の4cm大の腫瘤を確認して小腸部分切除術を行った．切除標本（**写真12**）の病理検査で紡錐形細胞が束をつくって交錯して増生（**写真13**）しており，免疫染色でもCD34陽性，c-kit陽性，デスミン陰性でGISTと診断．MIB1陽性率は5％以下であり，増殖性は低いと考えられた．術後2年半，再発なく経過している．

小腸出血で発症した小腸腫瘤を，ダブルバルーン内視鏡で空腸のGISTと術前診断し，手術することができた．

■矢野智則・山本博徳

4-14 偽膜性大腸炎

症例　75歳　女性

[臨床]

　左大腿骨頸部骨折に対する手術を施行され術後6日間，セファロスポリン系の抗生剤を静注された．術後約1カ月より発熱，下腹部痛および悪臭の強い泥状便がみとめられ当科受診．身体的には左下腹部に軽度の圧痛をみとめた．

[検査]

　血算：WBC 11500, RBC 3.2×10^6, Hb 9.8, Hct 29.3, Plt 28.9×10^4.

　生化学：TP 4.2, Alb 2.2, BUN 17, Crtn 1.0, Na 139, K 3.9, Cl 102, CRP 36.

　糞便中の Clostridium difficile 毒素（Latex凝集法）が陽性．

　糞便の嫌気性培養で Clostridium difficile が陽性．

[内視鏡所見]（写真1）

　S状結腸に径2〜6mmで境界明瞭な白色に偽膜をみとめる．偽膜は一部癒合し地図状となっている．軽度の出血もみられる．

[病理組織像]（写真2）

　びらん部に偽膜の付着をみとめる．偽膜はフィブリン，粘膜，多核白血球および壊死細胞片などで構成される．

　本症例は，術後に投与された抗生剤が原因となり，腸管内の Clostridium difficile が異常増殖（菌交代現象）した結果ひきおこされた偽膜性大腸炎（Pseudomenbranous colitis）と考えられた．

[治療]

1. 原因となっている抗生剤の投与を中止する．
2. 腸管の安静，補液．
1）重症例では絶食とし中心静脈栄養を行う．
2）脱水，電解質アンバランス，低アルブミン血症がある場合はこれを補正する．
3. Clostridium difficile に感受性のある抗生剤の投与．

1）vancomycin 0.5〜2.0g/dayを4回に分割して経口投与する．あるいは，
2）metronidazole 1.2〜1.5g/dayを経口投与する．

注：止痢剤および抗コリン剤は毒素の腸管内停滞を助長するため投与しない．

　本症例は絶食，中心静脈栄養とし，metronidazoleの経口投与を行った．治療開始3日後に解熱し，6日後には普通便となった．20日後の大腸内視鏡検査では偽膜の消失をみとめた．

■久保克浩・藤野雅之

[文献]

星加和徳：偽膜性腸炎の診断方法と治療．Medicina, 34(1)：63-64, 1997.

横山善文，伊藤　誠：偽膜性大腸炎の初期徴候の捉え方とその対応．綜合臨床，46(9)：2407-2408, 1997.

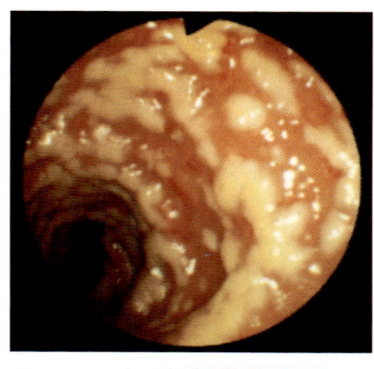

写真1

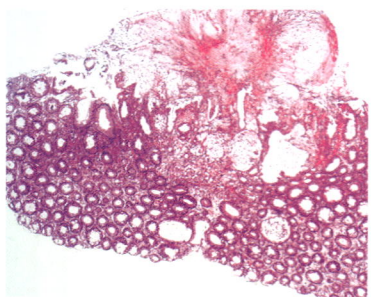

写真2

4-15 腸型 Behçet病

症例　30歳　男性

[臨床所見]

　25歳時に両側ぶどう膜炎，陰部潰瘍，口腔内潰瘍，下腿の結節性紅斑をみとめ，完全型Behçet病と診断された．外来で経過観察されていたが，30歳時，右下腹部痛が出現し，当科へ精査入院となった．針反応陽性．

[血液検査]

　赤沈54mm/hr，WBC13500/μl，CRP1.35mg/dl，IgG 1020mg/dl，C3 105mg/dl，C4 59mg/dl 抗核抗体陰性，HLA B51陽性．

[画像診断]

　典型的な腸型Behçet病では，回腸末端から回盲部に大きく，円形または卵円形の深い下掘れ潰瘍を形成し，周囲の粘膜は健常所見．

注腸検査像（写真1）

大腸内視鏡像（写真2）

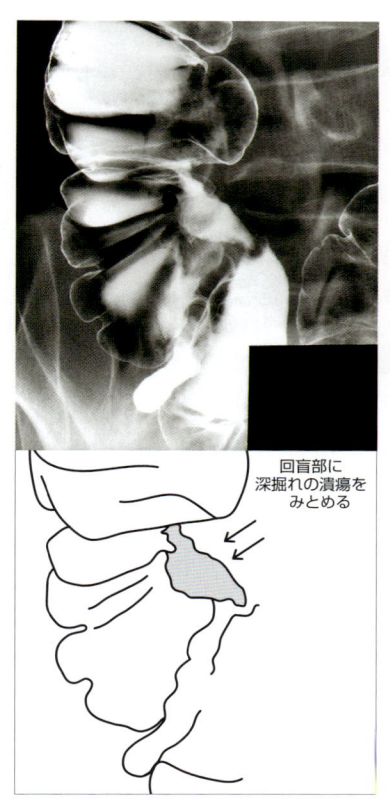

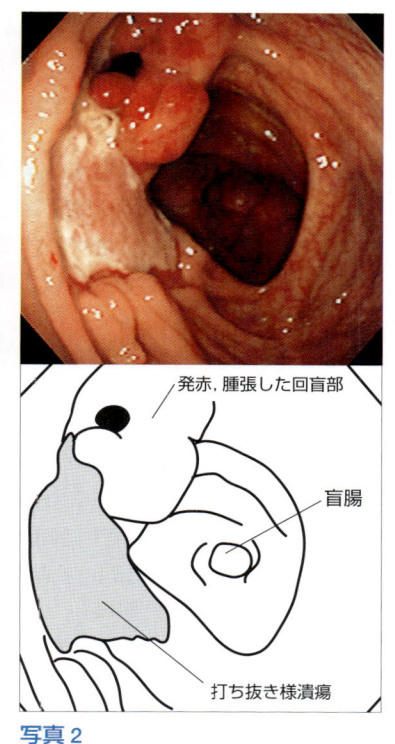

写真1

写真2（回盲部に深掘れの潰瘍をみとめる／発赤，腫脹した回盲部／盲腸／打ち抜き様潰瘍）

[鑑別診断]

1) 単純性潰瘍
2) Crohn病
3) 腸結核

1)の潰瘍そのものはBehçet病のそれとほぼ同一の特徴をもち，随伴症状の有無が鑑別の参考となる．

2), 3)については病理組織で肉芽腫が特徴像で，潰瘍周囲の粘膜に炎症があることが多い．大量下血，穿孔などを起こすことあり．

[治療]

内科的治療

サラゾピリン，ペンタサ，ステロイド，免疫抑制薬，成分栄養などであるが治療抵抗性のことも多い．急性期にはステロイドの大量療法や中心静脈栄養なども行うことがある．コルヒチン，ペントキシフィリンの有効性が報告されている．近年，抗TNF-α抗体の有効性の報告が多い．

外科的治療

穿孔例は絶対的手術適応で，瘻孔形成や内科治療抵抗例が相対的手術適応．回盲部切除術，右半結腸切除術などであるが，吻合部の口側に再発が多い．

本例は回盲部潰瘍の穿孔をきたし，腹腔鏡下回盲部切除術を施行した．　　　　■日比紀文・岡沢 啓

[文献]

三浦誠司，小平 進，ほか：腸管型Behçet病．別冊 日本臨牀領域別症候群，**6**（下巻）：401-404，1994．

沖永功太：腸型Behçet病．別冊・医学のあゆみ 消化器疾患—state of arts，1．胃・腸：436-439，1998．

4-16　Crohn病

【4-23 Crohn病にみられる肛門病変 参照】

症例　18歳　男性

[臨床所見]

3カ月前より便回数は1回/日であったが軟便となった．1カ月前，肛門部に膿瘍が出現し，近医にて切開を受けた．その後，発熱，腹痛，下痢が出現，治療を受けたが改善せず，5kgの体重減少をきたした．他医受診，病歴よりCrohn病を疑われ，当病院を紹介された．

身長172cm，体重56kg．右下腹部に軽度の圧痛，肛門部3時方向に潰瘍，膿瘍あり．そのほかの身体所見に異常をみとめない．

[血液所見]
　赤血球：435×10⁴/μl，ヘモグロビン：12.1g/dl，白血球：12700/μl，血小板：46.2×10⁴/μl，血清総蛋白：7.5g/dl，血清アルブミン：3.7g/dl，総コレステロール：115mg/dl，血清鉄：38mg/dl，CRP：3.9mg/dl．

[画像所見]

注腸X線所見（写真1）
　上行結腸，横行結腸に縦列する不整形潰瘍をみとめ，Crohn病と診断した．

大腸内視鏡検査（写真2）
　上行結腸，横行結腸に縦走潰瘍をみとめた．

大腸生検（写真3）
　非潰瘍部から採取された標本上非乾酪性類上皮細胞肉芽腫をみとめた．

[Crohn病の診断]
　Crohn病は，腹痛，下痢，体重減少，発熱を主徴とし，高頻度に肛門病変（写真4）を伴う．そのほか貧血，低蛋白血症，腸性関節炎，口内アフタ，など消化管外病変を伴うことが多い．確診は小腸，大腸の画像所見，生検標本上の非乾酪性類上皮細胞肉芽腫の証明による（八尾，1996）．日本ではCrohn病の95％は，X線，内視鏡検査，または切除標本上の縦走潰瘍（長さ4〜5cm以上），敷石像の証明（写真5〜8）によって診断されている（Yaoら，2000）．病理学的非乾酪性類上皮肉芽腫はCrohn病に特徴的であるが，ルーチンの生検標本による非乾酪性類上皮細胞肉芽腫の証明は12％にすぎない．最近，小腸内視鏡検査も行われるが，小腸型Crohn病では狭窄，内瘻（写真9）などのために病変部を十分に観察できないことが多い．

[鑑別診断]
　1）潰瘍性大腸炎：小腸病変の有無，連続性病変か飛び越し病変（Crohn病，写真10）か，などで鑑別される．
　2）腸結核：潰瘍の走行［輪状（腸結核），縦走（Crohn病）］，結核菌，乾酪性肉芽腫の証明などで鑑別される．
　3）腸Behçet病，単純性潰瘍：Behçet症候の有無，潰瘍の形態（打ち抜き様潰瘍）で鑑別される．

[治療]（飯田，2005）
　Crohn病は10代後半〜20代の若年者に好発し，長期にわたり再発・再燃を繰り返すので，内科的治療は病勢の緩解と長期にわたる緩解維持を目的とする．

内科的治療
　1）原則として初回治療は入院・絶食のうえ，栄養療法（経腸栄養，中心静脈栄養）が行われる．炎症所見が高度で，栄養療法で緩解が得られない

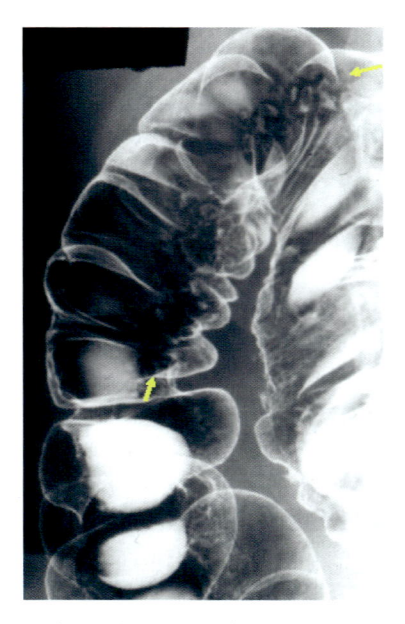

写真1　注腸X線写真
横行結腸〜上行結腸に縦走潰瘍がみられる（矢印）．

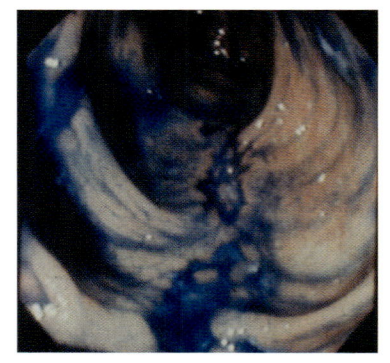

写真2　大腸縦走潰瘍の内視鏡写真

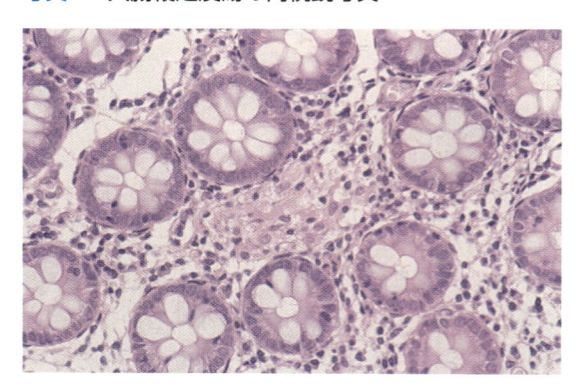

写真3　直腸生検にて検出された非乾酪性類上皮細胞肉芽腫

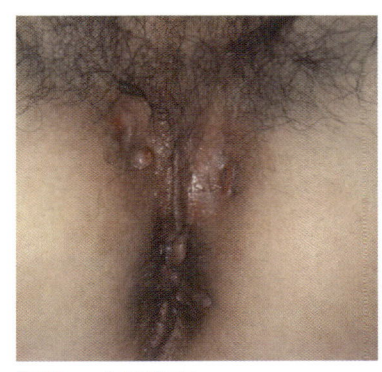

写真4　肛門病変
瘻孔, 膿瘍がみられる.

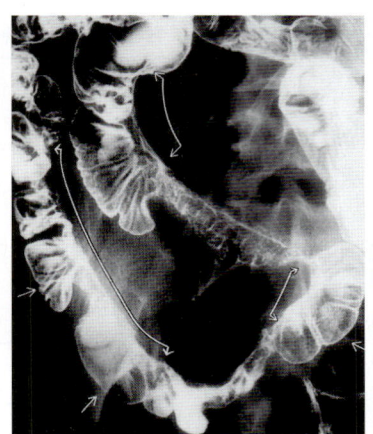

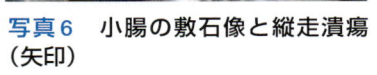

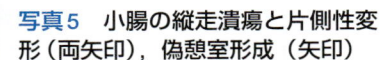

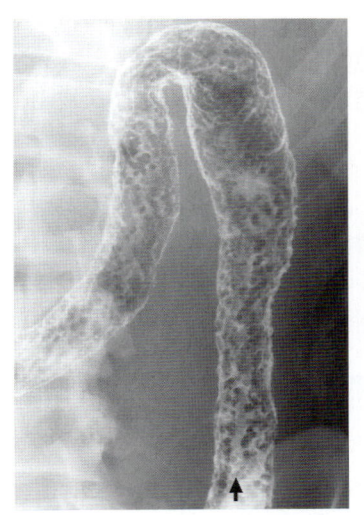

写真6　小腸の敷石像と縦走潰瘍（矢印）

写真5　小腸の縦走潰瘍と片側性変形（両矢印）, 偽憩室形成（矢印）

写真8　大腸敷石像の内視鏡写真
（写真7と同一症例）

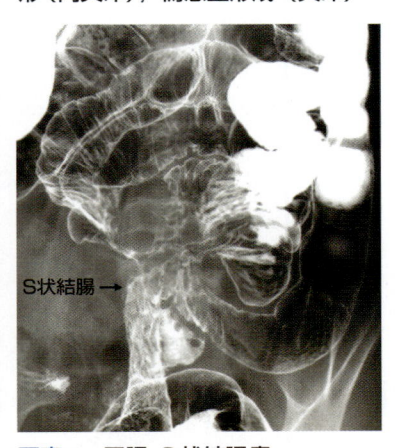

写真9　回腸-S状結腸瘻

写真7　大腸の敷石像と縦走潰瘍のX線写真

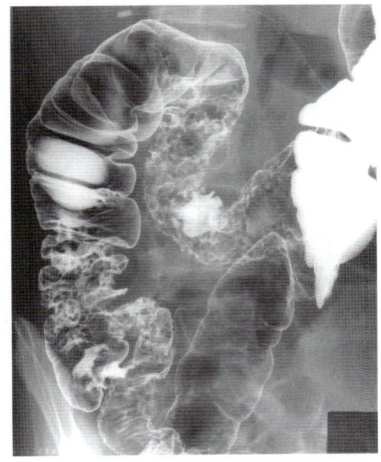

写真10　飛び越し病変
上行結腸と横行結腸の病変の間には非病変部がみられる.

ときは副腎皮質ホルモンの併用, またはインフリキシマブが用いられる.

2）インフリキシマブ：難治例に対して使用される. 効果発現は迅速であるが免疫抑制作用による感染症, アナフィラキシーに対する注意が必要である.

3）他の薬物療法：5-アミノサルチル酸, 副腎皮質ホルモン, 免疫抑制剤などが用いられる. いずれも臨床症状は改善するが潰瘍など病変を治癒させる効果はないとされる.

外科的治療

完全に病変部を切除しても, 外科治療後の再発の頻度が高いので内科的治療でコントロールできない症例に対して行われる.

本症例は経過途中にみられた発熱, 関節痛, 結節性紅斑に対し一時的にプレドニンが使用されたが, 栄養療法にて緩解した.　　　　■八尾恒良

［文献］

飯田三雄：クローン病の薬物療法に関する研究－治療指針改定案（2005）. 厚生労働科学研究費補助金難治性疾患克服研究事業－難治性炎症性腸管障害に関する調査研究, 平成16年度報告書, pp15-20, 2005.

八尾恒良：新しいCrohn病の診断基準（案）について. 胃と腸, **31**: 451-464, 1996.

Yao T, Matui T, Hiwatasi N: Crohn's disease in Japan. *Dis Colon Rectum*, **43**（suppl）: s85-93, 2000.

4-17 潰瘍性大腸炎

症例　51歳　男性

[臨床所見]

27歳時に血便と腹痛をみとめ，某病院で潰瘍性大腸炎（ulcerative colitis）と診断され，サラゾスルファピリジン（サラゾピリン）の内服とβ-メタゾンの注腸で治療が開始された．その後，再燃と緩解を7回繰り返していた．入院5カ月前に一時血便が出たが，通院加療を受けなかった．1カ月前よりふたたび血便をみとめ，前述の治療を受けたが，粘血便が1日十数回続き，腹痛も改善しないため当院を紹介されてきた．

[血液検査]

赤沈38mm/1時間，CRP 1.3mg/dl，シアル酸80mg/dl．

末梢血：RBC397×10^4/μl，WBC10520/μl，Hb 11.4g/dl，Ht 34.7％，MCV 87.4，MCH 28.7，Plt32×10^4/μl．

血液化学：総蛋白濃度5.1g/dl，アルブミン濃度2.7g/dl．

表1　診断の手順

慢性の粘血便・血便
↓問診：抗生物質服用，放射線照射，海外渡航
↓検査：細菌・寄生虫
画像検査：大腸内視鏡検査（注腸X線検査）
↓
大腸粘膜生検
↓鑑別診断
診断確定

[大腸内視鏡検査]

粘血便をきたす疾患は多数あるので，鑑別疾患を頭に入れながら大腸内視鏡検査を施行した．

粘血便をきたす疾患

感染性腸炎：細菌性赤痢，腸管出血性大腸菌，カンピロバクター，サルモネラ菌，腸結核，アメーバ赤痢．

非特異性腸炎：Crohn病，虚血性大腸炎，薬剤性大腸炎（抗生物質起因性大腸炎），放射線照射性腸炎，腸型Behçet，大腸リンパ濾胞増殖症．

下痢が著明であるので，腸洗浄なしに大腸内視

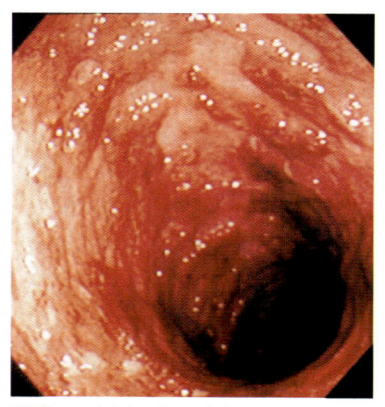

写真1　症例の大腸内視鏡像
粘膜の血管非透見，発赤，びらんおよび不整形潰瘍がみられる．ハウストラの消失がある．

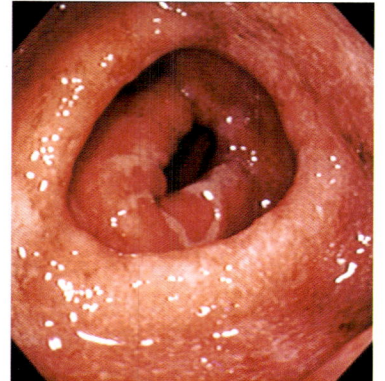

写真2　潰瘍性大腸炎の内視鏡像
粘膜は浮腫と細胞浸潤により，細顆粒状と発赤を呈する．

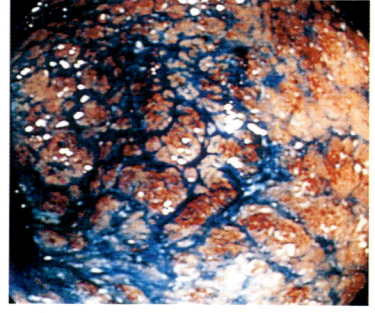

写真3　潰瘍性大腸炎の内視鏡像
びまん性に浮腫，発赤およびびらんがみられる（色素散布で凹凸がうき出てくる）．

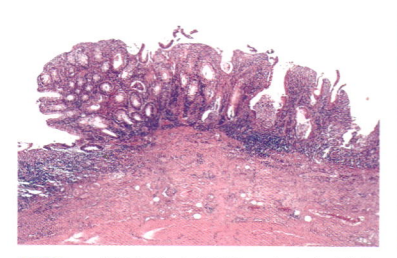

写真4　潰瘍性大腸炎の病理組織像（手術例）
小円形細胞浸潤は粘膜固有層と粘膜下層の管腔側にみられる（HE染色）．

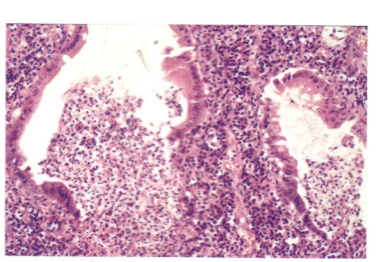

写真5　病理組織の拡大像
杯細胞は消失して，幼弱な上皮細胞より形成され，その一部は腺窩膿瘍により上皮細胞は破壊されている（HE染色）．

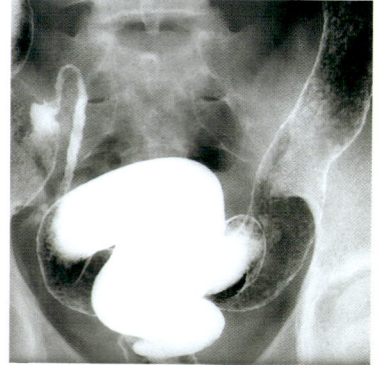

写真6　本症の注腸X線写真
ハウストラは消失し，粘膜は粗ぞうである（全大腸炎型）．

写真7 本症の注腸X線写真
ハウストラの消失とともに，カラーボタン状の下掘れ潰瘍像，鋸歯状像がみられる（全大腸炎型）．

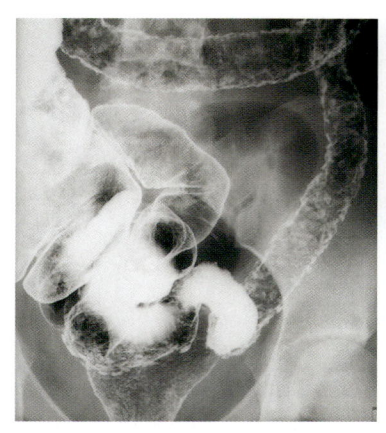

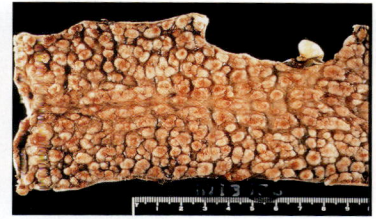

写真8 偽ポリポーシスの切除大腸肉眼像
残存した腸粘膜がポリポーシス様にみられる．

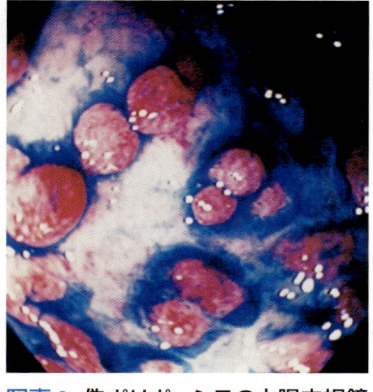

写真9 偽ポリポーシスの大腸内視鏡像
色素散布により残存粘膜がポリポーシス様にみられる．

鏡を施行したところ，直腸から連続性に，びまん性に血管透過性は消失し，粘膜は粗ぞうまたは細顆粒状を呈していた．さらに，内視鏡を挿入するともろくて易出血性で，さらに無数のびらん，潰瘍が存在していた（写真1）．参考に別の症例の粘膜粗ぞう像（写真2）と発赤・びらん像（写真3）を示す．

[病理組織学的検査]
　病理組織を顕微鏡でみると，小円形細胞（リンパ球，形質細胞）がびまん性に粘膜固有層に浸潤し，大腸上皮細胞の変化として粘液を含む杯細胞が消失し（goblet cell depletion），好中球の浸潤や腺窩膿瘍（crypt abscess），腺の配列異常がみられる（写真4，5）．

[診断手順]（表1）
　内視鏡検査の普及によりX線検査にファースト・チョイスでなくなったが，内視鏡検査ができない場合は，注腸X線検査を行い，下記の所見を読みとる．
　1）粘膜像は粗ぞうまたは細顆粒状をびまん性に呈している（写真6）．
　2）多発性のびらん（棘形成 spicula），潰瘍像（鋸歯状像，カラーボタン状の下掘れ潰瘍像，犬歯状像 dog-tooth）（写真7）．
　3）偽ポリポーシス（pseudopolyposis）（写真8，9）．
　そのほか，ハウストラの消失（鉛管状 lead pipe）（写真10），腸管の狭小・短縮がみられる．

[治療]
　本症の薬物療法は重症度に応じて，薬物の選択と投与法を変える（表2，3）．
　重症：1）および2）のほかに，全身症状である

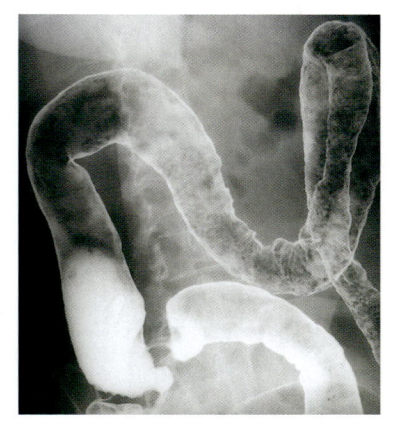

写真10 本症の注腸X線写真
右半結腸はハウストラが消失し，鉛管状を呈する（全大腸炎型）．

3）または4）のいずれかを満たし，かつ6項目のうち4項目以上を満たすものとする．
　軽症：6項目すべてを満たすものとする．
　上記の重症と軽症との中間にあたるものを中等症とする．
　劇症：1）重症基準を満たしている．
　2）15回/日以上の血性下痢が続いている．

表2　潰瘍性大腸炎の重症度分類

	重症	中等症	軽症
1）排便回数	6回以上	重症と軽症との中間	4回以下
2）顕血便	（+++）		（+）〜（−）
3）発熱	37.5℃以上		（−）
4）頻脈	90/分以上		（−）
5）貧血	Hb 10g/dl以下		（−）
6）赤沈	30mm/時以上		正常

表3 潰瘍性大腸炎の治療指針

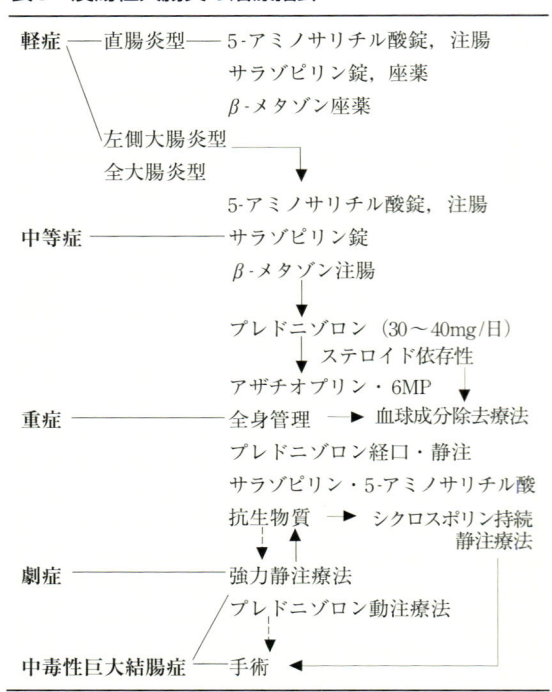

```
軽症 ── 直腸炎型 ── 5-アミノサリチル酸錠，注腸
                    サラゾピリン錠，座薬
                    β-メタゾン座薬
       左側大腸炎型
       全大腸炎型
                 ── 5-アミノサリチル酸錠，注腸
中等症 ──          ── サラゾピリン錠
                    β-メタゾン注腸
                    プレドニゾロン（30〜40mg/日）
                            ↓ ステロイド依存性
                    アザチオプリン・6MP
重症 ──           ── 全身管理 ── 血球成分除去療法
                    プレドニゾロン経口・静注
                    サラゾピリン・5-アミノサリチル酸
                    抗生物質 ── シクロスポリン持続
                                 静注療法
劇症 ──           ── 強力静注療法
                    プレドニゾロン動注療法
中毒性巨大結腸症 ── 手術
```

3) 38℃以上の持続する高熱がある．
4) 10000/mm^{3}以上の白血球増多がある．
5) 強い腹痛がある．

[合併症]

腸管合併症：偽ポリポーシス，腸穿孔，消化管大量出血，中毒性巨大結腸症，癌化．

腸管外合併症：壊疽性膿皮症．　　　　■朝倉 均

4-18　大腸ポリープ

症例　65歳　男性
[臨床所見]

自覚症状はとくになかったが，会社の検診で免疫学的便潜血反応陽性を指摘されため来院．腹部所見に異常をみとめなかった．

[血液検査]

WBC 7800/μl, RBC 400×10^4/μl, Hb 10.5g/dl, Ht 40.1％, Fe 42μg/dl, CEA 0.6ng/dl, CA19-9 50U/ml.

[画像診断]
注腸造影検査
二重造影像でS状結腸に有茎性ポリープをみとめる（写真1）．
大腸内視鏡検査
S状結腸に正常粘膜に被覆される茎を有し，発赤した頭部を有するポリープをみとめる（写真2）．

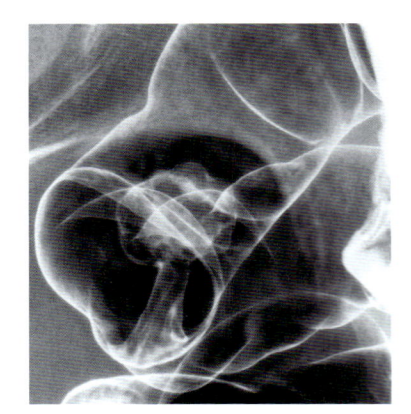

写真1　注腸造影像
S状結腸の二重造影で有茎性ポリープをみとめる．

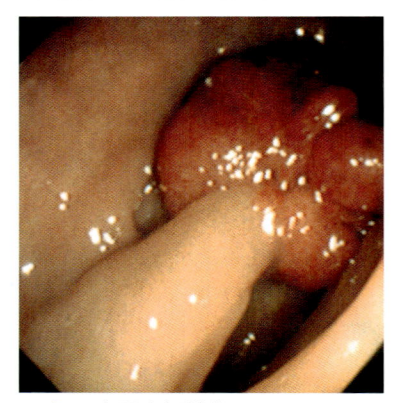

写真2　大腸内視鏡像
S状結腸に茎を有し，頭部に強い発赤を伴うポリープがみられる．

表1　ポリープの組織分類

組織分類	組織型
腺腫	腺管腺腫 腺管絨毛腺腫 絨毛腺腫
過誤腫	若年性ポリープ Peutz-Jeghers型ポリープ
炎症性	炎症性ポリープ 良性リンパ濾胞性ポリープ
その他	過形成性ポリープ

[診断]

ポリープの定義は"粘膜の限局した隆起"とされ，組織学的には表1のように分類される．ポリープの診断は生検や内視鏡的ポリープ摘除術（ポリペクトミー）による完全生検によって組織診断される．ポリープでもっとも頻度の高いものは腺腫（写真3, 4）であり，そのほか若年性ポリープ（写真5, 6），Peutz-Jeghers型ポリープ（写真7, 8），炎症性ポリープ（写真9），過形成性ポリープ（写

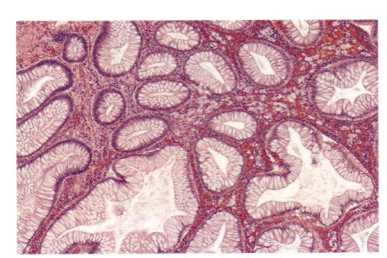

写真3 管状腺腫の組織像

写真4 絨毛腺腫の組織像
管状と絨毛腺腫が混在するものは管状絨毛腺腫と分類される.

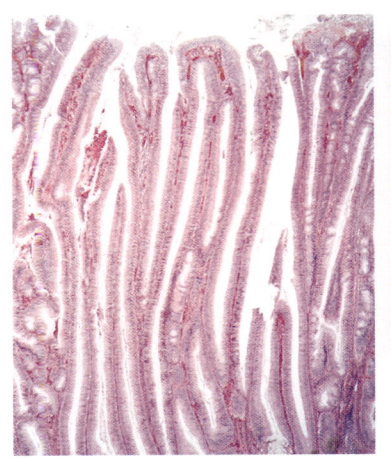

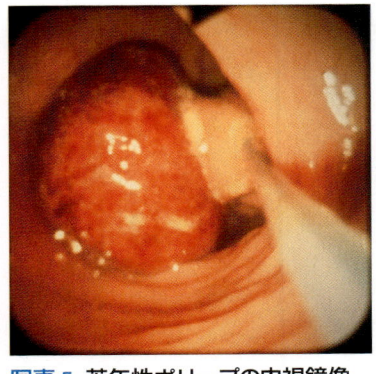

写真5 若年性ポリープの内視鏡像
発赤が強く易出血性でびらんを伴う.

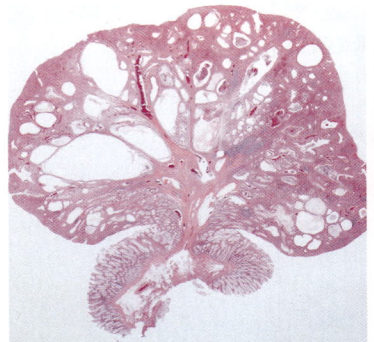

写真6 若年性ポリープの組織像
組織学的には囊胞状に拡張した腺管が広い間質のなかに散在する.

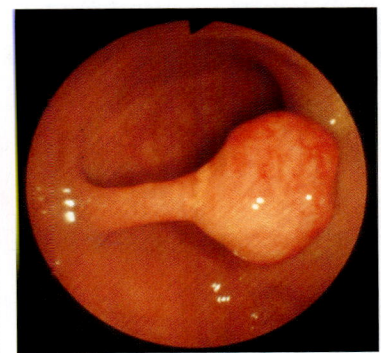

写真7 Peutz-Jeghers症候群にみられたポリープの内視鏡像

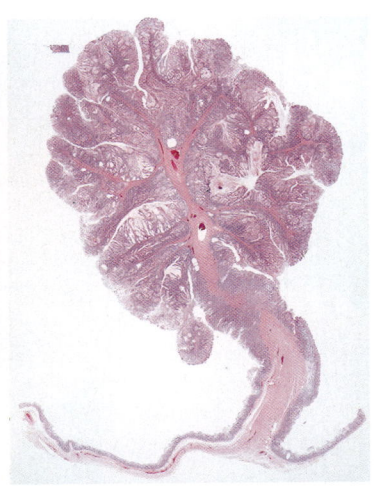

写真8 Peutz-Jeghers症候群にみられたポリープの組織像
組織学的には平滑筋の樹枝状の増生と腺管の増生が特徴である.

写真9 炎症性ポリープの内視鏡像
炎症性腸疾患に伴ってみられる. 棍棒状で正常粘膜に被覆されている. mucosal tagとも呼称される.

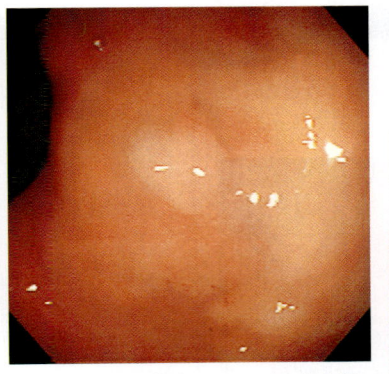

写真10 過形成性ポリープの内視鏡像 半球状,平坦な小隆起で表面平滑で周囲粘膜より白っぽいことが多い.

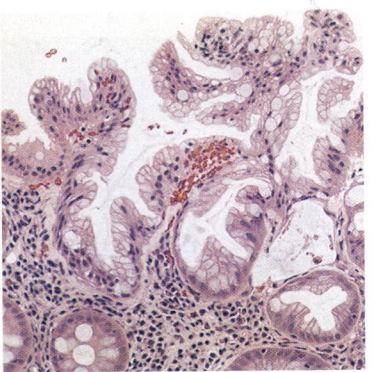

写真11 過形成性ポリープの組織型
組織所見では鋸歯状腺管が特徴である.

真10, 11)などがある. ポリープは形態学的に**写真2**のような隆起を主体とするものは隆起型, **写真12**に示すような平坦な腫瘍は表面型と分類される.

[治療]

ポリープの治療はおもに内視鏡的摘除術によってなされる. その方法は**写真13**に示すホットバイオプシーと**写真14**に示すスネアによるポリペクトミー, 図1, **写真15**に示す粘膜切除術（endoscopic mucosal resection：EMR）の3法がある. その適応は, ホットバイオプシーは5mm以下の小さなポリープ, スネアポリペクトミーは有茎, 亜有茎の隆

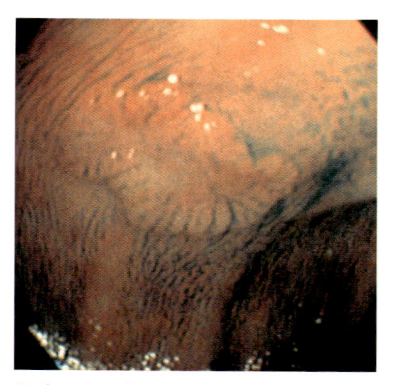

写真12 平坦な腫瘍性病変
表面型腫瘍と分類される．

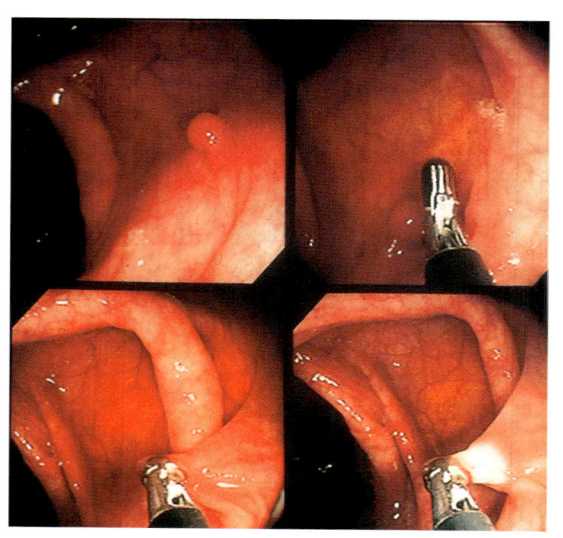

写真13 ホットバイオプシーの実際 小ポリープを鉗子で把持し，高周波を通電し基部が白色に変性したところで組織を回収する．鉗子内の組織で組織診断を行う．

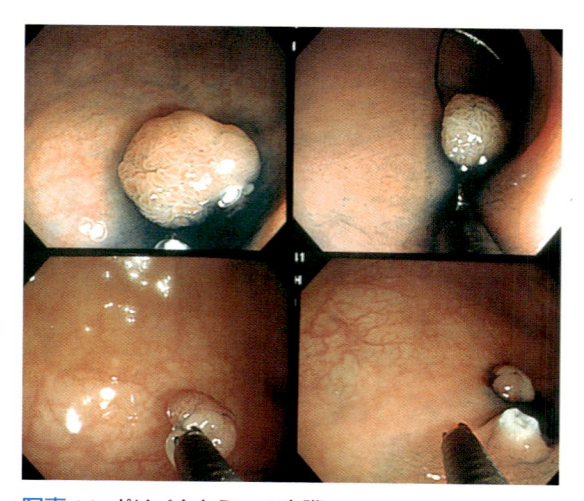

写真14 ポリペクトミーの実際
ポリープをスネアで絞扼し，高周波を通電して切除する．ポリープは回収し組織診断を行う．

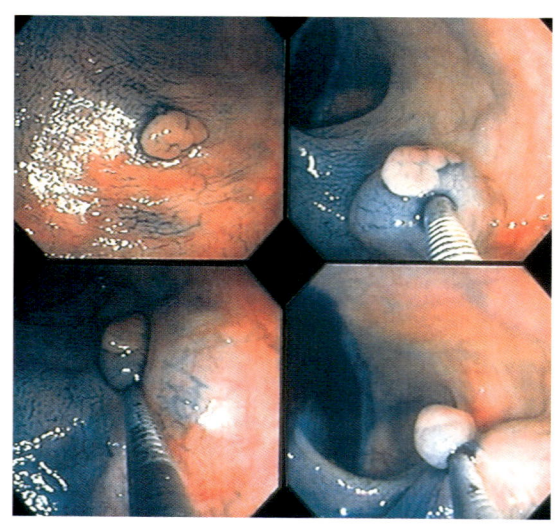

写真15 粘膜切除術の実際
図1に示した手順で行う．

図1 粘膜切除術の手順

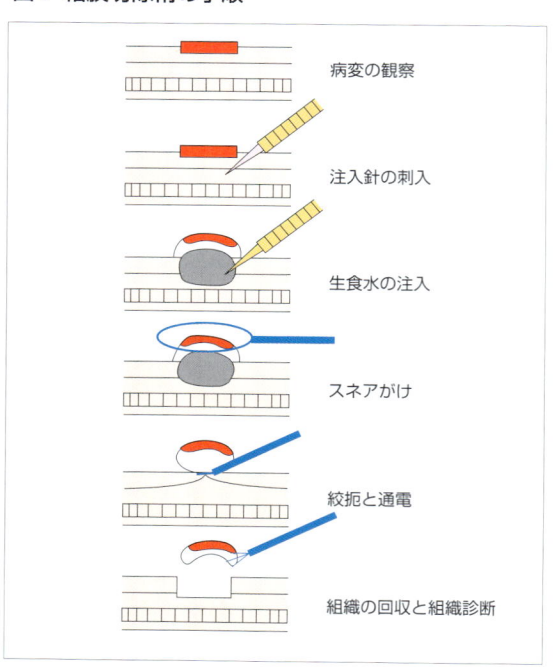

- 病変の観察
- 注入針の刺入
- 生食水の注入
- スネアがけ
- 絞扼と通電
- 組織の回収と組織診断

起性ポリープ，粘膜切除術は表面型腫瘍に対して選択される． ■五十嵐正広

4-19 大腸癌

症例1　56歳　女性
［臨床所見］

　血便を主訴に来院．理学所見では下腹部正中に子宮筋腫術後の瘢痕を認め，左下腹部に軽度の圧痛をみとめた．血液検査には特記すべき異常はみ

とめなかった．

[画像検査]

注腸X線像（写真1）

S状結腸に比較的立ち上がりのなだらかな隆起性病変を疑わせる約1cm大の陰影欠損像をみとめた．

大腸内視鏡像（写真2）

病変は約1cm大のIIc+IIa病変で，いわゆる緊満感を呈している．また陥凹面は内視鏡的に正常粘膜構造をみとめなかった．

切除標本（写真3）

病変は腹腔鏡下で切除された．約1cm大のIIc+IIa病変で周辺隆起はやや過形成の正常粘膜で被覆され，陥凹面には正常粘膜構造をみとめなかった．

組織像（写真4）

病変は明らかな粘膜下層浸潤を示す高分化腺癌で，非隆起型発育を呈しており，表面陥凹型起源の粘膜下層浸潤癌と考えられた．なお1群リンパ節に転移をみとめた．

[治療]

大腸癌検診の普及や内視鏡技術の進歩によって，近年多くの早期大腸癌が発見されるようになり，その治療法も変遷してきている．リンパ節転移のない粘膜下層(sm)微小浸潤癌(smへの垂直浸潤距離が1000μm未満)であれば局所切除で根治可能であり，リンパ節郭清は必要ないことが多いとされている．現在，大腸早期癌に対しては低侵襲な治療選択肢がいくつか存在する．内視鏡治療のガイドラインに明記されている．表1に現状における治療法についてまとめる．

表1の治療選択は，リンパ節転移の有無が基準となっている．よってリンパ節転移のないsm微小浸潤癌と明らかな浸潤癌を鑑別するために，通常の注腸X線や内視鏡観察に加えて，超音波内視鏡や表面微細観察による深達度診断も行われている．

進行大腸癌では，手術療法が基本となり，結腸癌では部分切除術，直腸癌では肛門機能や神経温存も考慮した術式が選択される．肝転移に対しても，根治が期待できれば切除術が選択されることも多い．また根治が困難な症例では，手術・化学・放射線・温熱・免疫療法などを組み合わせた集学的治療が行われる．最近ではEGFRの異常やras mutationの有無によって抗癌剤の適応が異なる報告がみられる．

症例2 48歳 女性

[臨床所見]

血便を主訴に来院．身体所見・血液検査には特

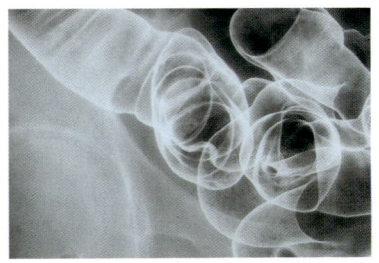

写真1

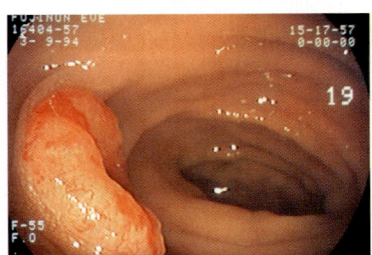

写真2

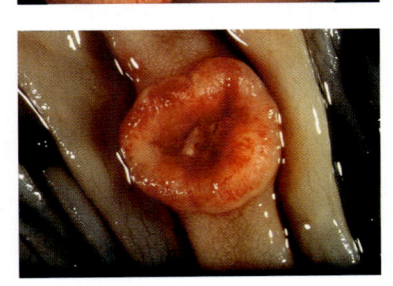

写真3

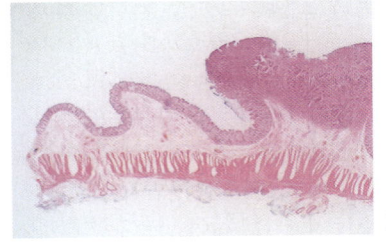

写真4

表1 大腸腫瘍性病変の治療方針

病変の種類	治療法	侵襲	リンパ節郭清
腺腫 粘膜内癌 sm微小浸潤癌	ポリペクトミー 内視鏡的粘膜切除術 （ストリップバイオプシー）	低	不可能
明らかなsm浸潤癌	腹腔鏡下手術 開腹根治手術	中 高	可能 確実
進行癌 （明らかな転移なし）	開腹根治手術	高	確実
進行癌 （切除可能な肝転移あり）	開腹手術 （肝切除術を含む）	高	
進行癌 （手術不能例）	集学的治療		

写真5

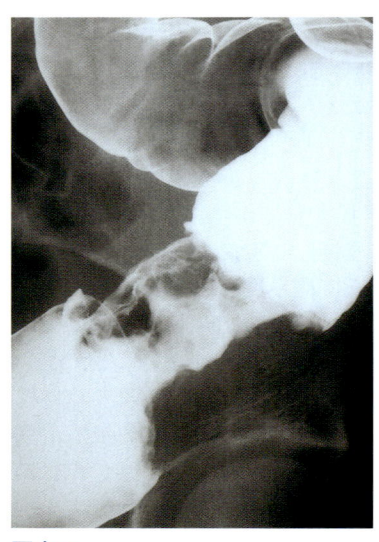

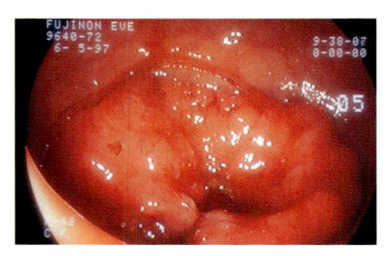

写真6

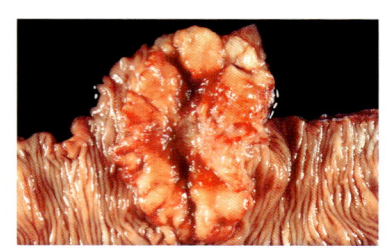

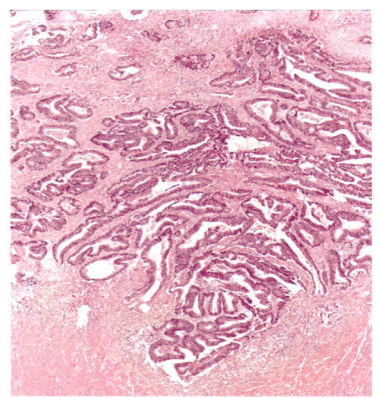

写真7

写真8

記すべき異常はみとめなかった．

[画像検査]
注腸X線像（写真5）
S状結腸に不整形の狭窄像をみとめ，リンゴをかじったあとの芯のようにみえる（いわゆるapple core sign）．

大腸内視鏡像（写真6）
S状結腸に全周性に腫瘍性の狭窄像をみとめ，その粘膜面は不整である．

切除標本（写真7）
病変はS状結腸切除術により摘出され，約5×8cm大の2型の進行癌であった．

組織像（写真8）
病変は固有筋層まで浸潤する高分化腺癌で，リンパ節転移はみとめなかった．

[分類]
大腸癌は深達度によって，早期癌と進行癌に分類され，大腸早期癌は「癌浸潤が粘膜内に限局するか，または粘膜下層までにとどまるもので，リンパ節転移の有無にはこだわらない」と定義されている．また早期癌（図1）・進行癌（図2）ともに肉眼形態によって分類されているが，進行癌の多くは2型が占めている．組織型は**表2**のように分類されている．高分化腺癌がもっとも多く，ついで中分化腺癌が多い．粘液癌や低分化腺癌など，ほかの組織型はまれである．

[分子病理学的解析]
大腸腫瘍には家族性大腸ポリポージス（familial adenomatous polyposis：FAP）や遺伝性非ポリポージス大腸癌（hereditary nonpolyposis colorectal cancer：HNPCC）などの遺伝性大腸癌が存在し，分子病理学的解析が盛んに行われている．その解析結果から，大きく四つの大腸癌発癌経路が現在考えられている（図3）．第一はVogelsteinらが証明し

図1 大腸早期癌の肉眼形態分類

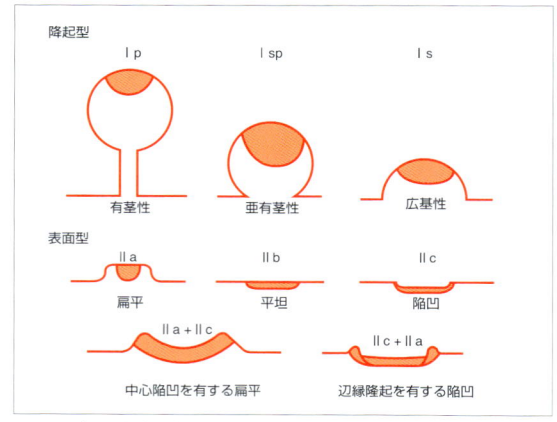

隆起型
- Ｉp 有茎性
- Ｉsp 亜有茎性
- Ｉs 広基性

表面型
- Ⅱa 扁平
- Ⅱb 平坦
- Ⅱc 陥凹
- Ⅱa+Ⅱc 中心陥凹を有する扁平
- Ⅱc+Ⅱa 辺縁隆起を有する陥凹

図2 大腸進行癌の肉眼形態分類

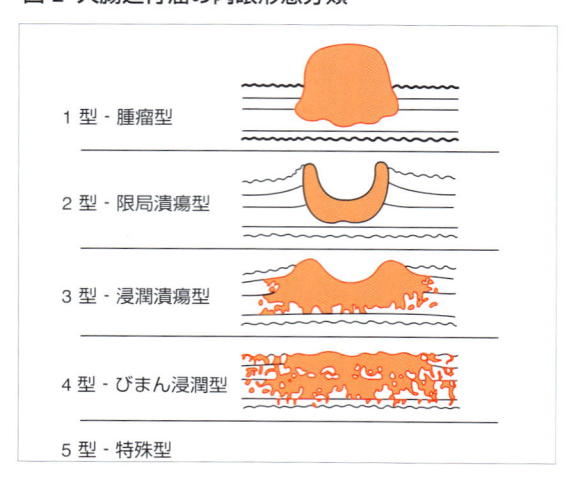

- 1型 - 腫瘤型
- 2型 - 限局潰瘍型
- 3型 - 浸潤潰瘍型
- 4型 - びまん浸潤型
- 5型 - 特殊型

図3 大腸癌の発癌経路

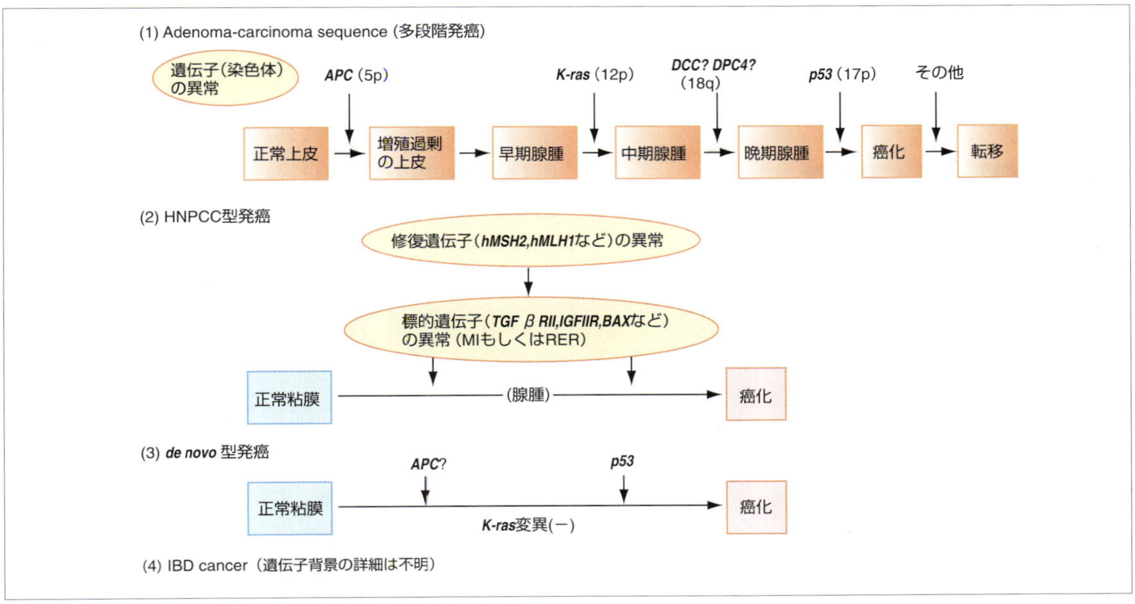

(1) Adenoma-carcinoma sequence（多段階発癌）

遺伝子(染色体)の異常：APC (5p) → K-ras (12p) → DCC? DPC4? (18q) → p53 (17p) → その他

正常上皮 → 増殖過剰の上皮 → 早期腺腫 → 中期腺腫 → 晩期腺腫 → 癌化 → 転移

(2) HNPCC型発癌

修復遺伝子(hMSH2, hMLH1など)の異常 → 標的遺伝子(TGFβRII, IGFIIR, BAXなど)の異常（MIもしくはRER）

正常粘膜 —（腺腫）— 癌化

(3) de novo型発癌

APC?　p53
正常粘膜 ――――――――→ 癌化
　　　　K-ras変異(−)

(4) IBD cancer（遺伝子背景の詳細は不明）

表2 大腸癌の病理組織学的分類

腺癌 (adenocarcinoma)
　高分化腺癌 (well differentiated adenocarcinoma)
　中分化腺癌 (moderately differentiated adenocarcinoma)
　低分化腺癌 (poorly differentiated adenocarcinoma)
粘液癌 (mucinous carcinoma)
印鑑細胞癌 (signet-ring cell carcinoma)
扁平上皮癌 (squamous cell carcinoma)
腺扁平上皮癌 (adenosquamous carcinoma)
未分化癌 (undifferentiated carcinoma)
その他の癌 (miscellaneous carcinoma)

たadenoma-carcinoma sequenceで，FAPがこれに相当し，APC遺伝子（腺腫の発生に関与），ras遺伝子（腺腫の増大や異型度の亢進に関与），p53遺伝子（腺腫の癌化に関与）などの複数個の遺伝子異常が集積した結果発癌する（多段階発癌）．第二はHNPCCが相当する発癌経路で，DNAミスマッチ修復遺伝子異常（多くはhMSH2遺伝子かhMLH1遺伝子）の結果，遺伝子変異が集積し発癌する．実際にHNPCCでは，ミスマッチ修復遺伝子異常の結果，TGFβRII, IGFIIR, BAXなどの増殖やアポトーシスに関与する遺伝子に変異がある．腫瘍のDNAをPCR法で増幅し調べると，これらの遺伝子変異はreplication error（RER）またはmicrosatellite instability（MI）とよばれる変異バンドとして検出可能である．第三はde novo型発癌で，日本で多く発見されている表面陥凹型癌がその候補とされている．表面陥凹型癌は腺腫成分がなく，小さくても深部浸潤しうる．またほとんどras遺伝子異常がみられないことより，通常のadenoma-carcinoma sequenceは異なる発癌経路をとる病変と考えられている．さらに，腸炎癌（IBD cancer）があるが遺伝子背景の詳細は不明な点が多いとされている．methylationが関与する可能性が高いと考えられている．　　　　　　　■日下利広・藤盛孝博・寺野　彰

[文献]

大腸癌研究会編：大腸癌取扱い規約，第7版，金原出版，2006．
藤盛孝博：大腸SM癌の取扱い．消化管の病理学，第2版，pp 21-35，医学書院　2008．
畠山勝義：大腸悪性腫瘍．内科学，第9版（杉本恒明・矢崎義雄総編集），pp 863-868，朝倉書店，2007．

4-20　イレウス

症例　56歳　男性

[臨床所見]

1週間前よりやや便秘傾向であったが，前日夕方より腹部膨満感が出現し，朝方より37.6℃の発熱と嘔吐・腹痛を伴うようになり，排便・排ガスともみとめられなくなったため入院となった．入院時，腹部は膨満，腸蠕動は亢進し，金属性腸雑音も聴取された．

[血液検査]

WBC 12800/μl, RBC 550×10^4/μl, Ht 54%, Hb 16.2g/dl, CRP 11.2mg/dl, ESR 64mm/hr, GOT 40IU/l, GPT 38IU/l, LDH 492IU/l, CEA

12.4 ng/m*l*.

[画像診断]

腹部単純X線像（写真1）

立位撮影で小・大腸管内の異常ガス像と鏡面像形成（niveau）をみとめる．

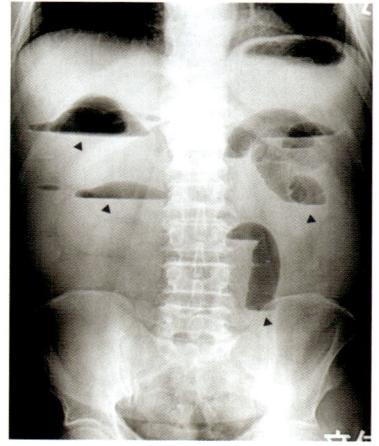

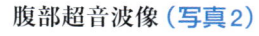

腹部超音波像（写真2）

液体貯留を伴う腸管の著明な拡張とKerckring皺襞の描出（key board sign）をみとめる．

腹部CT（写真3）

拡張した腸管内に液体の貯留をみとめ，小腸ではKerckring皺襞がみられる．

[治療経過]

（**写真4**：第2病日，**写真5**：第3病日）

写真1

写真2

写真3

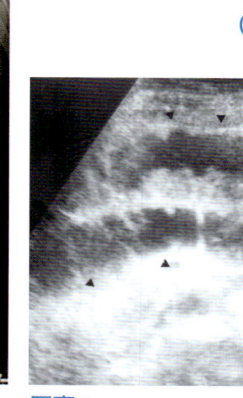

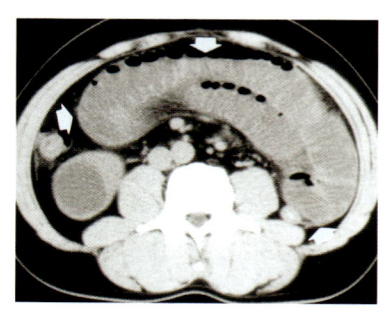

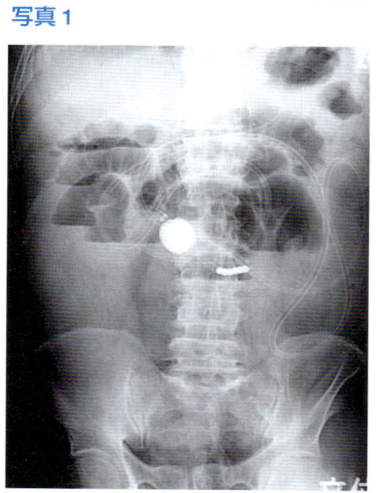

写真4

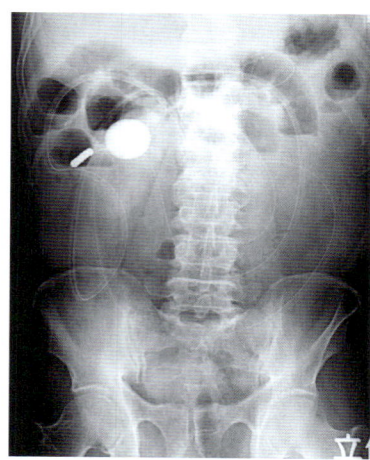

写真5

写真6

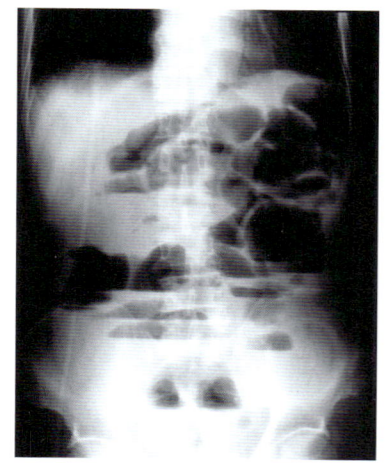

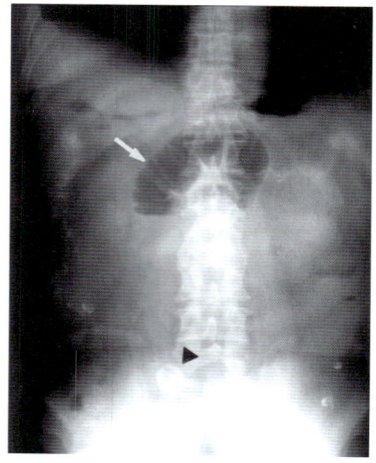

写真7

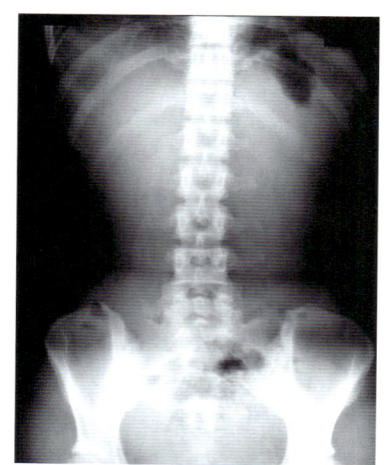

写真8

十分な輸液を施行しながら，経鼻的に小腸内に挿入したイレウス管（Miller-Abbott 二重管）から腸内容の持続吸引を開始した．イレウス管挿入後 niveau は消失し，腸管内異常ガス像は軽減（ただし横行結腸ガスは残存）したため，第3病日にいったんイレウス管を抜去したが，その3日後に再度イレウスとなった．精査の結果，横行結腸進行癌による閉塞性イレウスと診断された．

[参考]
1）癌性腹膜炎：胃癌術後に腹膜播種をきたしイレウスとなった（写真6）．
2）胆石イレウス：胆嚢結石が胆嚢・十二指腸球部瘻より小腸内に逸脱し回盲部より 50cm の回腸に嵌頓した（写真7）．
3）絞扼性イレウス：突発性のはげしい腹痛・嘔吐と無ガスイレウスが特徴である（写真8）．

■馬場忠雄・石塚義之

4-21 虚血性大腸炎

症例　58歳　女性
[臨床所見]
9月20日，検診目的で上部消化管造影検査を受けた．9月23日午後9時ころ腹痛が出現，徐々に増強し，下血も伴うようになったため翌日当科を受診し入院となった．両側腹部に圧痛をみとめる．
[血液検査]
WBC 9700/μl，RBC 355×10⁴/μl　Hb 11.0g/dl，Ht 33.6％，CRP 11.0mg/dl，赤沈 30mm/hr，便潜血反応　強陽性，便細菌培養　陰性．
[画像診断]
腹部単純X線像（写真1）
　小腸ガス像，ニボー像がみられる．下行結腸には注腸造影像における拇指圧痕像に合致するガス

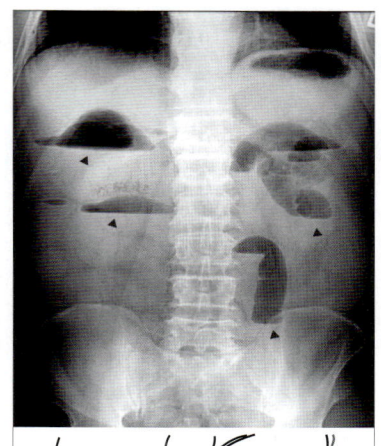

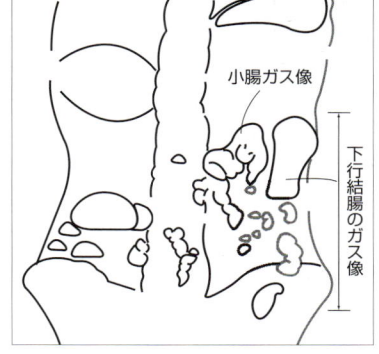

写真1

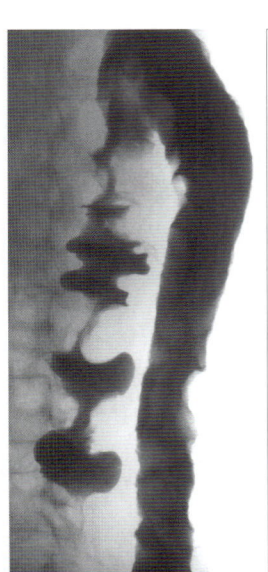

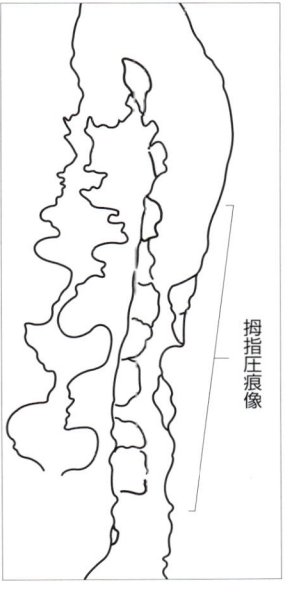

写真2A

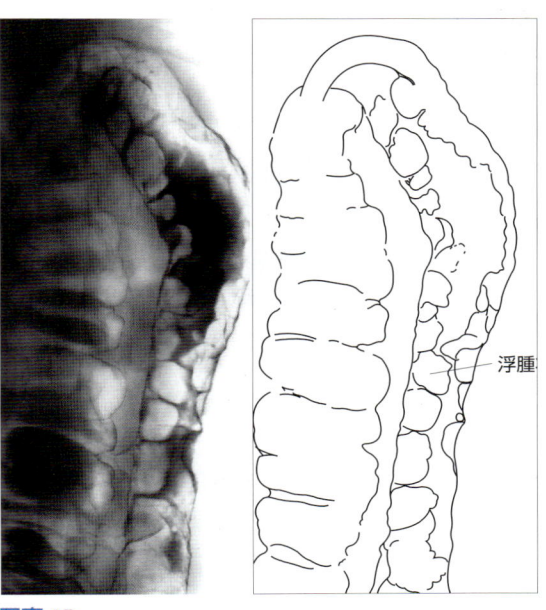

写真2B

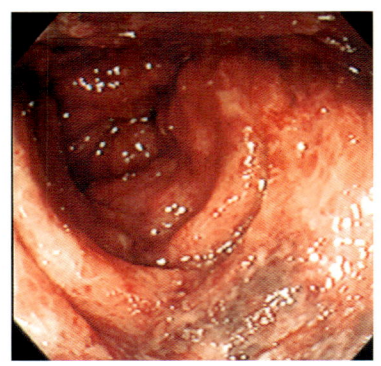

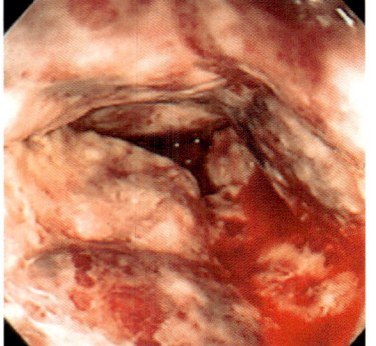

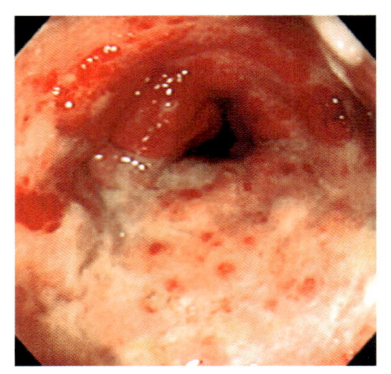

写真3A

写真3B

写真4

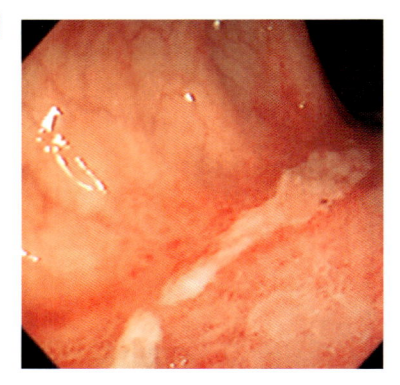

写真5

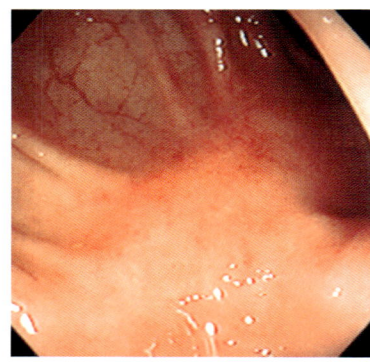

写真7

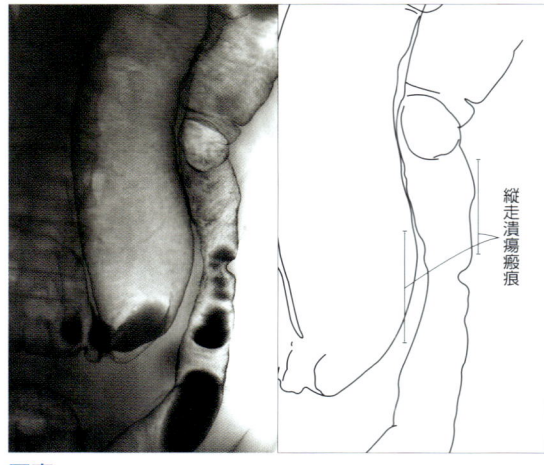

写真6

像がとらえられている．

注腸造影像（第1病日）

下行結腸に充満像（写真2A）で拇指圧痕像をみとめ，二重造影像（写真2B）では，柔らかい多発性の浮腫状隆起として描出されている．

大腸内視鏡像（第2病日）

下行結腸（写真3A，3B）の粘膜は全周性に暗赤色調で浮腫状に膨隆し，びらん・出血をみとめる．

大腸内視鏡像（第7病日）（写真4）

下行結腸の粘膜は発赤・浮腫状で，幅広い縦走潰瘍がみとめられる．前回に比し浮腫はやや軽快傾向がみられる．このときの生検組織像では，間質の硝子化を伴う線維化，軽度の炎症性細胞浸潤，また腺管の萎縮・拡張をみとめ，虚血性大腸炎に矛盾しない所見であった．

[治療・経過]

虚血性大腸炎（ischemic colitis）は，壊疽型と非壊疽型に分類される．前者は緊急手術が必要となるが，後者は絶食と輸液のみの保存的治療で治癒しうる．本例は非壊疽型の虚血性大腸炎と診断され，保存的治療で改善した．

第22病日の内視鏡像（写真5）

縦走潰瘍は縮小し，周囲の浮腫・発赤も著明に改善している．

第25病日の注腸造影像（写真6）

下行結腸には管腔の狭小化とハウストラの消失をみとめ，その中央部付近に2条の淡い線状バリウム斑と，それに一致して偏側性変形が描出されている．略治した縦走潰瘍による所見と解釈される．

第56病日の内視鏡像（写真7）

粘膜の発赤・浮腫は改善し，縦走潰瘍瘢痕をみとめる．

■飯田三雄・武田昌治

[文献]

飯田三雄，松本主之，ほか：虚血性腸病変の臨床像—虚血性大腸炎の再評価と問題点を中心に．胃と腸，**28**：899-912，1993．

飯田三雄：虚血性腸炎の診断と治療．総合臨床，**52**：601-602，2003．

4-22 消化管ポリポージス

1. 家族性大腸ポリポージス

家族性大腸ポリポージスの症例の家系図を**図1**に示す．

症例1（41歳）の注腸X線写真（**写真1**）．この症例が発端となり，家族性大腸ポリポージスの家系であることが判明した．全大腸に密生したポリープと横行結腸に癌がみられる（矢印）．

症例2（45歳）は症例1の兄である．症例1の診断の半年後に大腸癌（矢印）を合併したポリポージスと診断された（**写真2**）．

症例3（18歳）は症例1の長男である．全大腸に密生したポリープがみとめられた（**写真3**）．

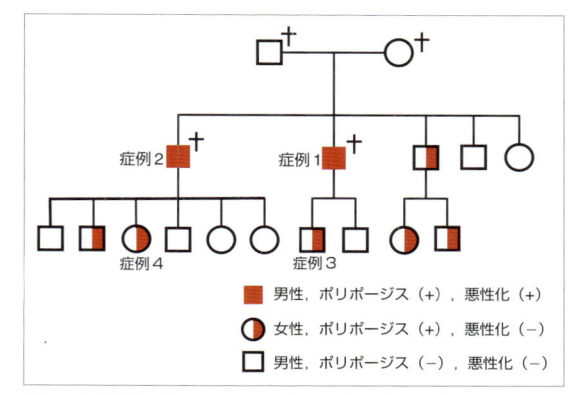

症例4（14歳）は症例2の長女である．全大腸に密生したポリープがみとめられた（**写真4**）．

2. Peutz-Jeghers症候群

Peutz-Jeghers症候群の症例の家系図を**図2**に示す．

図1 家族性大腸ポリポージスの症例の家系図

写真1

写真2

写真3

写真4

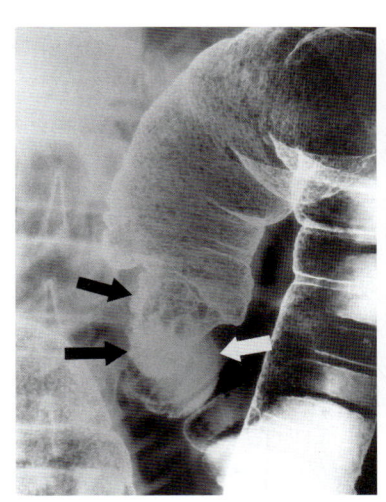

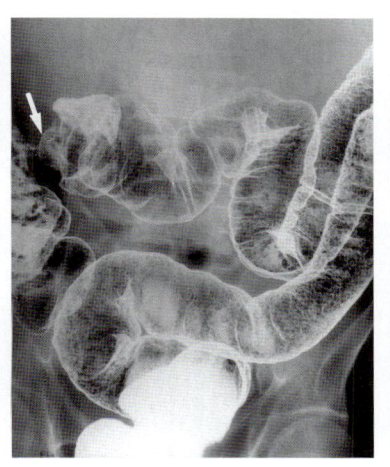

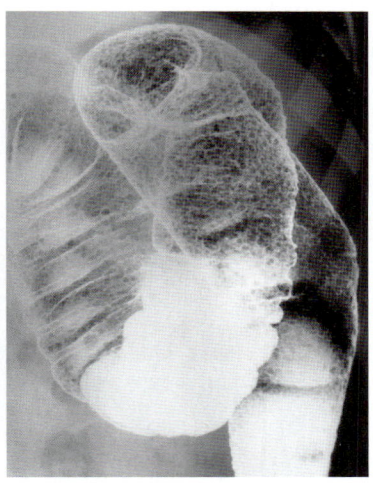

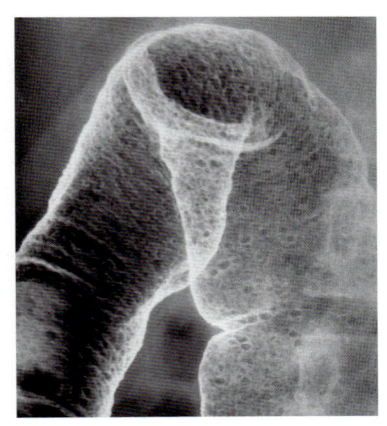

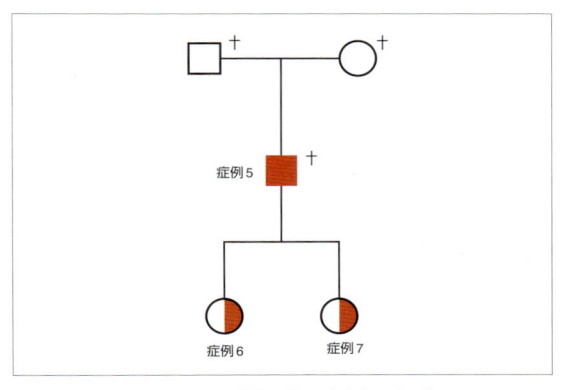

図2 Peutz-Jeghers症候群の症例の家系図

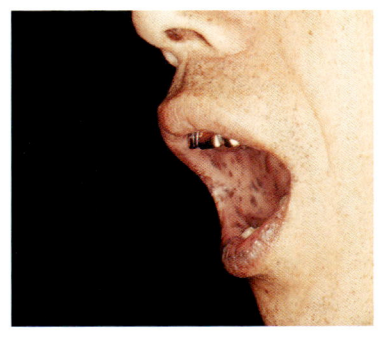

写真5A

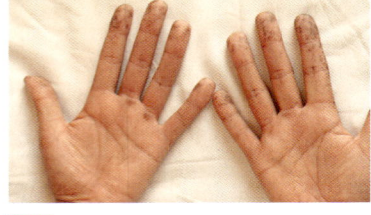

写真5B

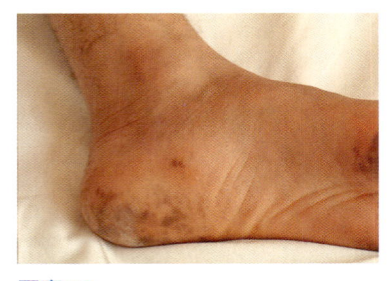

写真5C

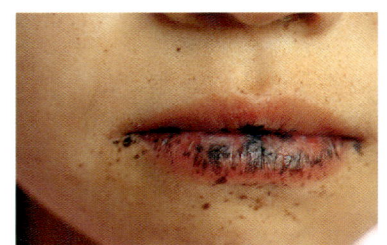

写真6

写真7

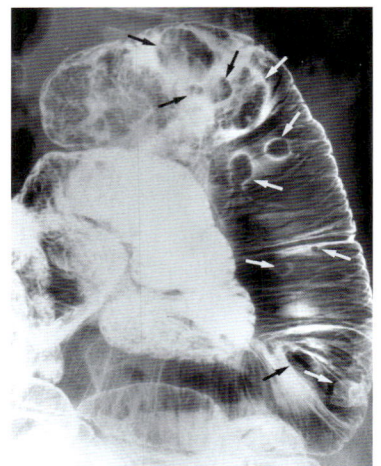

写真8

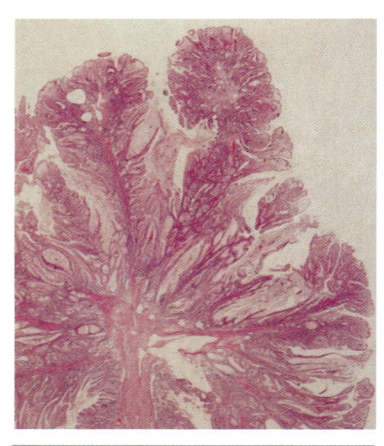

写真9

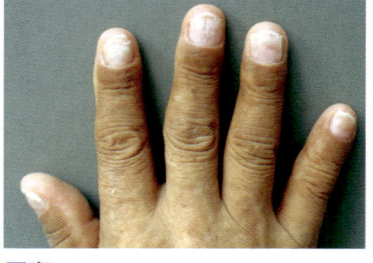

写真10A

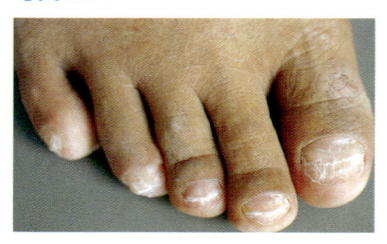

写真10B

写真10C

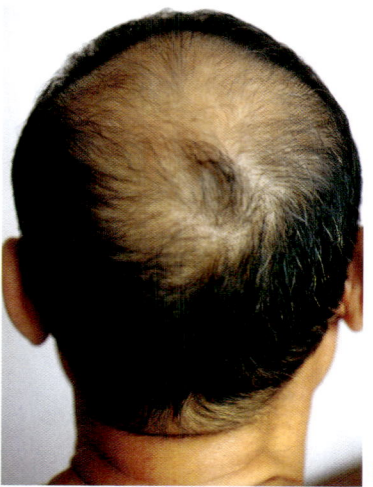

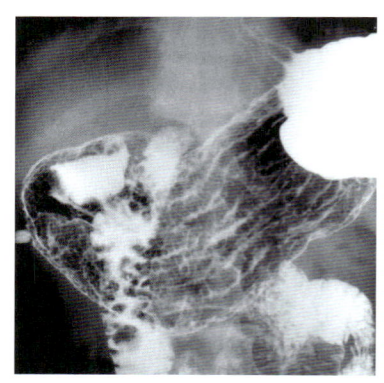

写真11

症例5（33歳）の口唇と口腔内（写真5A），手掌（写真5B），足底（写真5C）の色素沈着．この症例が発端となり家系が判明した．胃，小腸，大腸に多数のポリープがみとめられた．診断から20年後に胃癌で死亡した．

症例6（11歳）の口唇の色素沈着（写真6）．本例は症例5の長女である．本例も胃，小腸，大腸に多数のポリープがみとめられた．

症例7の小腸造影写真（写真7）．大小多数のポリープをみとめる（矢印）．本例は症例5の次女

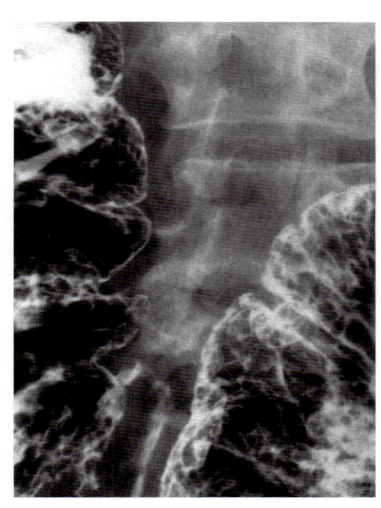

写真12A 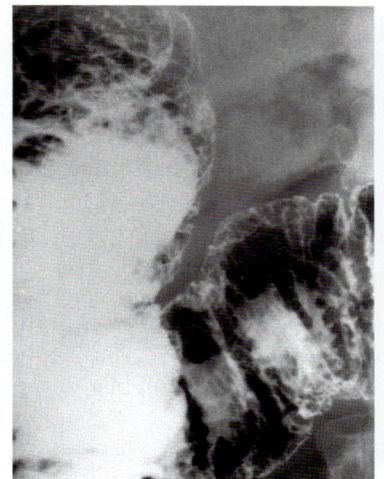　　　　　　　　写真12B 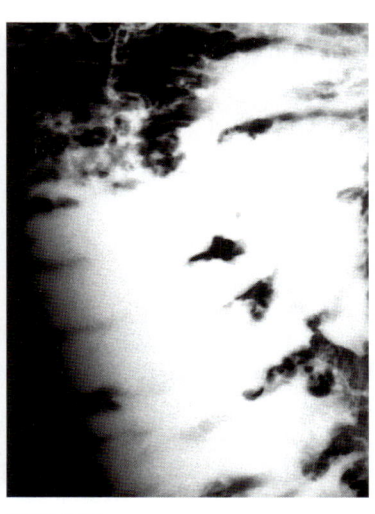　　　　　　　　写真12C

（検査時23歳）であり，胃，小腸，大腸に多数のポリープがみとめられた．

症例7の小腸ポリープの内視鏡写真（**写真8**）．

回盲弁から大きな有形性ポリープが大腸へ逸脱している．

写真8の摘除標本の組織像（**写真9**）．樹枝状に

表1　消化管ポリポージスの分類・特徴

症候群	症状発現年齢	ポリープの部位			病理組織	消化管外病変	ポリープの悪性化	遺伝性
		胃	小腸	大腸				
1. 家族性腺腫性ポリポージス症候群								
1）家族性大腸腺腫症								
家族性大腸ポリポージス	15〜30歳	＋	＋	＋＋＋	腺腫	−	高率	優性遺伝
Gardner症候群	15〜30歳	＋	＋	＋＋＋	腺腫	骨腫，軟部腫瘍	高率	優性遺伝
Zanca症候群	−	−	−	＋＋＋	腺腫	軟骨腫瘍	高率	優性遺伝
Flat adenoma症候群	32〜85歳	＋	＋	＋	腺腫	hepatoblastoma，線維腫	高率	優性遺伝
2）Turcot症候群	20〜30歳	−	−	＋＋＋	腺腫	中枢神経腫瘍	高率	劣性遺伝
2. 家族性過誤腫性ポリポージス								
Peutz-Jeghers症候群	10〜30歳	＋＋	＋＋＋	＋＋	過誤腫，過形成	粘膜皮膚の色素沈着	低率	優性遺伝
若年性大腸ポリポージス症候群	0〜10歳	−	−	＋＋＋	過誤腫，過形成	−	低率	優性遺伝
Ruvalcaba-Myhre-Smith症候群	−	−	−	＋	過誤腫，過形成	巨脳症，陰茎の色素沈着，精神発達遅滞	−	優性遺伝
多発性過誤腫（Cowden）症候群	−	＋＋	＋＋＋	＋＋	過形成，過誤腫，炎症	乳癌，甲状腺癌，脂肪腫，血管腫	低率	優性遺伝
神経線維腫症（von Recklinghausen症候群）	−	＋＋＋	＋＋	＋＋＋	神経線維腫，神経鞘腫	皮膚腫瘍，色素沈着	低率	優性遺伝
3. 非家族性消化管ポリポージス症候群								
Cronkhite-Canada症候群	30〜80歳	＋＋＋	＋＋	＋＋＋	過形成，囊胞化，炎症	脱毛，色素沈着，爪の変形	高率	なし

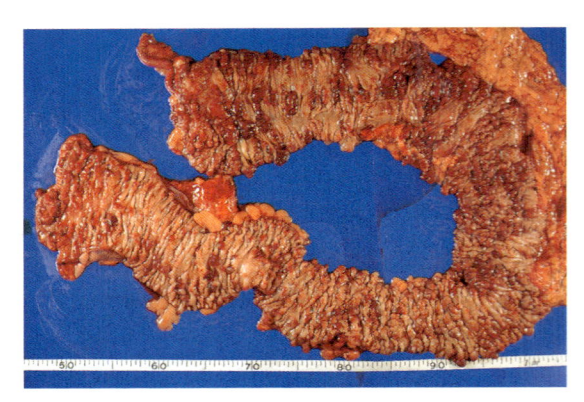

写真13

分岐する粘膜筋板と異型のない腺管がみられる．

3. Cronkhite-Canada 症候群

症例8は52歳，男性．下痢を主訴として来院した．手指（**写真10A**），指趾（**写真10B**）の爪の変形，脱毛（**写真10C**）をみとめた．

症例8の胃二重造影像（**写真11**）．密生したポリープをみとめる．

症例8の大腸X線写真（**写真12A, 12B, 12C**）と手術摘出標本（**写真13**）．本例は直腸癌を合併し，外科手術が施行された．　　　　　■宇野良治

4-23　Crohn病にみられる肛門病変

【4-16 Crohn病　参照】

症例　21歳　男性

[臨床所見]

半年前より肛門部に違和感があったが放置．その後，時折，下痢や夜間の寝汗を伴う微熱が生じ，徐々に食後に下腹部痛が加わった．さらに下痢は頻回となり，就寝中も下痢を催した．合わせて肛門部の痛みと下着が汚れるようになったため，大腸肛門科を受診．痔瘻を指摘され手術を受けたが創傷の治癒が遷延し，血液検査でCRPの上昇やESRの亢進がみられ，さらには低栄養状態を指摘されたため，当科へ精査入院となった．

[経過]

当科初診時に口内炎と結節性紅斑，関節腫脹をみとめた．小腸造影，注腸造影でスキップした縦走潰瘍および敷石状病変をみとめ，さらに大腸内視鏡検査では上記以外に縦列するアフタ性潰瘍がみられ，生検組織から非乾酪性類上皮細胞肉芽腫をみとめた．

[臨床血液検査]

CRP 4.8mg/dl，ESR 48mm/hr，Hb 9.5g/dl，WBC 9800/μl，Plt $53.2×10^4$/μl，Alb 2.6g/dl．

[解説]

形態学的検査にて縦走潰瘍，敷石状病変，非乾酪性類上皮細胞肉芽腫がみられCrohn病と診断されている．本例は肛門病変と下痢，腹痛，発熱という経過をたどり，血液検査結果では炎症反応の亢進と低栄養を呈し，さらには口内炎や結節性紅斑，関節病変などの典型的な腸管外合併症を有している．Morson & Lockhart-Mummrery（1953）によりCrohn病と肛門病変との関連が病理学的に明らかにされて以来，Crohn病と肛門病変，とくに痔瘻との関係を裏づける報告が出されるようになった．

Crohn病に肛門病変合併の頻度が高い理由として，1）周囲のリンパ組織が豊富である，2）解剖学的に狭窄している部位であることがあげられる．これらと同じ特徴を有する回腸末端部，幽門輪と並んで直腸肛門部がCrohn病変の好発部位である．

一般内科医でも肛門部の視診および指診にて肛門病変を発見することにより，約60％の確率で（桜井ら，1992），Crohn病の診断のきっかけを得ることができる．臨床的にCrohn病が疑われる場合は腸病変の検索と同時に肛門部の診察を欠かさないことが重要である．

またCrohn病に合併する肛門病変は，一般の肛門病変とは異なり，複雑かつ難治性で再発率が高く治療に抵抗性であることが特徴である．

次にCrohn病に合併する典型的な肛門病変をあげる．肛門病変が単独でみられるのは約半数であり，残り半数は複数の病変が併存する（高野ら，1983）．

[痔瘻，肛門周囲膿瘍]（写真1）

痔瘻，肛門周囲膿瘍の発生の原因として，肛門管歯状線の肛門陰窩付近に発生した裂肛や肛門潰瘍の遠位側に深い下掘れ潰瘍が形成され，そこに便の貯溜が持続するうちに深部に進展し，感染を繰り返し，皮膚に穿通し外瘻が形成されるといわれている（Hughus, 1978）．一次口周囲に深い潰瘍が存在することや，肛門縁より離れた部位周辺の皮膚に強い炎症性変化を伴う二次口が存在することなどの特徴を有する．その頻度は肛門病変の約70％を占めている（岩垂ら，1992）．Crohn病の痔瘻の特徴は，1）多発性，2）周囲組織への貫通，穿孔傾向が強く，3）瘻管走行が複雑化している

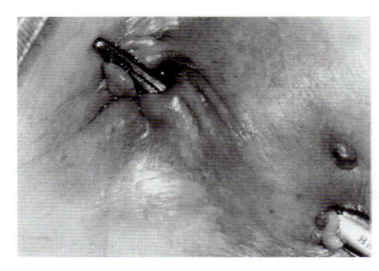

写真1 貫通性を示す痔瘻，肛門周囲膿瘍

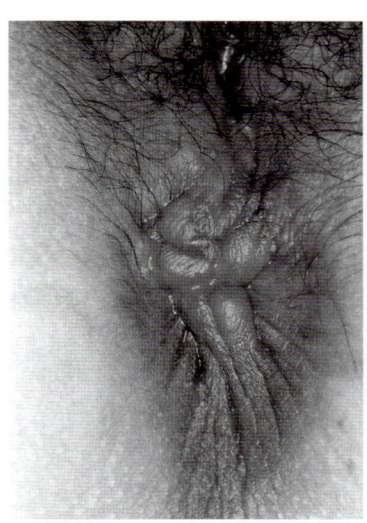

写真2 スキンタッグ

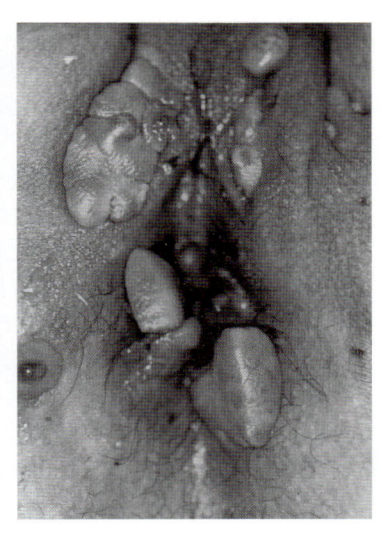

写真3

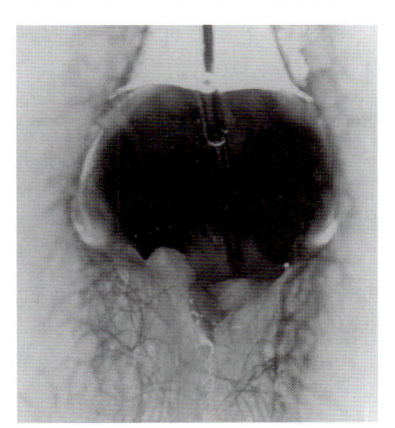

写真4 裂肛

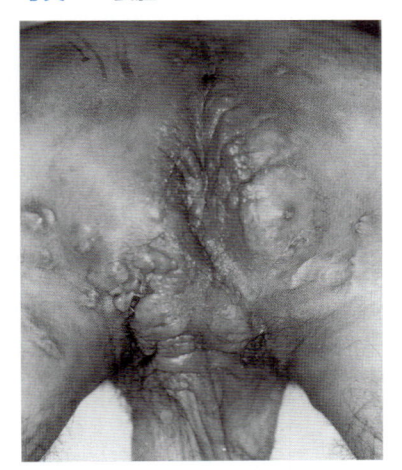

写真5 膿皮症，坐骨直腸窩痔瘻を合併

（岩垂ら，1992）．Crohn病痔瘻は裂肛を原発口とするものが多い．

[スキンタッグ：肛門皮垂]（写真2，3）

スキンタッグ（skin tag）は肛門管付近に発生した肛門潰瘍の周辺皮膚の浮腫性変化が潰瘍治癒後も残存することにより生じ，肛門部の不快感や清潔保持の妨げとなる．その本態は不明であるが，単独例は少なく，ほかの病変と複合例が多い．外科的処置を必要としないものがほとんどである．

[裂肛]（写真4）

裂肛（anal fissure）は肛門管の前後壁に多く発生し，多発傾向がある．Crohn病の裂肛は無痛性であるが，排便時の疼痛や圧痛があるのが特徴である．

[肛門潰瘍]

肛門潰瘍は肛門管の縦軸方向に伸びる潰瘍性病変であり，潰瘍周囲の皮膚や直腸粘膜に浮腫性変化を伴っている．裂肛や肛門潰瘍は単純例は少なく，スキンタッグや肛門周囲膿瘍との合併が多い．

[膿皮症：化膿性汗腺炎]（写真5）

肛門部のアポクリン汗腺の導管に細菌感染を生じ発生する．多くが痔瘻を合併している．肛門周囲から臀部にかけ排膿する二次口が多数みられる．病変が及んでいる皮膚は褐色を帯び，凹凸した硬結を伴い，瘻管は皮下の浅い所を走る．患者の多くが男性であり，痔瘻に合併するものが約60％にみられる（岩垂，1993）．

[治療]

Crohn病に伴う肛門病変の治療は，腸管病変と肛門病変がともに活動期にある場合には，肛門病変のみの治療では効果不十分なことが多い．とくに頻回の下痢は肛門病変の増悪因子であり，腸管病変の緩解導入療法を先行または併用する必要がある．しかし肛門部症状が改善しない場合には，適応があればQOLの観点からもすみやかに外科的治療に踏み切るべきである．

近年，抗TNFα抗体製剤の登場により，腸管病変のみならず難治性痔瘻に対しても高い改善率をみとめるようになった．しかし抗TNFα抗体

製剤は閉鎖された膿瘍腔を有する場合は禁忌であり，必要であればCTやMRIで瘻管や膿瘍を確認し，排膿が十分行われるよう外科的処置を行った上で投与すべきである．

痔瘻に対する術式は，全瘻管を切開開放する切開開放術式と，全瘻管には侵襲を加えない括約筋温存術式に大別される．きわめて難治な肛門病変によりQOLが著しく損われる場合には，便遮断による局所安静を目的に人工肛門造設を検討する．肛門狭窄を有する場合には，必要に応じて腰椎麻酔下で肛門拡張術を行い，その後も外来で定期的にブジーを行う．まれではあるが，難治性痔瘻に痔瘻癌を合併することがあり，予後不良である．

■高添正和・河口貴昭・岩垂純一

[文献]

Hughus LE: Surgical Pathology and management of anorectal Crohn's disease. *JR Soc Med*, **71**：644-651, 1978.

岩垂純一，隅越幸男，小野力三郎，ほか：痔瘻の外科的治療．日本大腸肛門病学会誌, **45**：1084-1091, 1992.

岩垂純一：特集：内科医も知ってほしい肛門病，その他の疾患．クリニカ, **21**：63-68, 1993.

Morson BC, Lockhart-Mummery HE: Anal lesion in Crohn's disease. *Lancet*, **19**：1122-1123, 1953.

桜井俊弘，八尾恒男，二見喜太郎，有馬純孝：内科医によるCrohn病肛門病変診察の問題点．日本大腸肛門病学会誌, **45**：1066-1072, 1992.

高野正博，藤好建史，相良奉至，ほか：肛門病変．クローン病．日本肛門病学会誌, **36**：506-517, 1983.

5. 肝の疾患

1. 感染症
2. 循環器系の疾患
3. 呼吸器系の疾患
4. 消化器系の疾患
6. 胆・膵の疾患
7. 膠原病
8. 腎・尿路系の疾患
9. 内分泌系の疾患
10. 代謝の異常
11. 血液疾患
12. 神経疾患
13. 眼底
14. 救急医療

編集　小俣政男

5-1 急性肝炎・劇症肝炎

症例　22歳　女性

　2月1日38℃の発熱出現し，心窩部痛，悪心を伴ったため2日に近医受診し，感冒の診断で解熱剤などの処方を受け解熱した．しかし，食欲不振，全身倦怠感，悪心が増強し，4日からは異常な言動がみられるようになった．自宅で安静にしていたが改善傾向がみられないため，6日近医受診し，一般検査の結果，著明な肝障害をみとめたため急性肝炎の診断で入院した．しかし，7日には明らかな指南力低下がみとめられ，劇症肝炎の疑いで当科に搬送された．

［入院時現症］

　栄養・体格中等度．意識状態は肝性昏睡Ⅲ度．眼瞼結膜に貧血はないが，眼球結膜に軽度黄疸をみとめた．頸部リンパ節の腫脹なく，胸部の身体所見には異常をみとめなかった．腹部では腹水はなく，肝濁音界の縮小をみとめた．下腿に浮腫はみとめなかった．

［入院時一般検査］（表1）

　血清総ビリルビンの上昇と血清トランスアミナーゼの著明な上昇，血液凝固因子の著明な低下がみとめられた．

［鑑別診断］

　典型的急性肝炎の症例（発熱，全身倦怠感などの感冒様症状で発症し，悪心・嘔吐などの消化器症状と黄疸を呈して受診し，血清トランスアミナーゼの高値をみとめる）であるが，急性の肝障害をきたす原因の鑑別が必要である（**表2**）．また，原因とは別に，急性肝不全をきたす可能性があり，すみやかな重症度判定が必要である．重症度の判定には強く遷延する自覚症状，意識レベルの低下，肝萎縮（肝濁音界の縮小，CT検査，超音波検査などの画像診断）（**写真1〜3**），血液凝固能（プロトロンビン時間：PT）の低下，脳波の徐波化（**図1**）などが重要である（滝川ら，1994a）．この症例は，IgM-HBc抗体陽性，PT10％以下，肝性昏睡Ⅲ度

表1　入院時一般検査所見

血液学検査		血清学的検査	
WBC	7080 /μl	IgG	1921 mg/dl
RBC	471×10⁴/μl	IgA	281 mg/dl
Hb	12.0 g/dl	IgM	641 mg/dl
Plt	22.4×10⁴/μl	補体価（CH50）	9 U/ml
血液生化学検査		ANA	(+)
T.Bil.	8.0 mg/dl	AMA	N.T.
D.Bil.	5.4 mg/dl	抗M2抗体	N.T.
GOT	710 IU/l	**ウイルス学的検査**	
GPT	2586 IU/l	IgM anti-HA	(−)
LDH	352 IU/l	IgM anti-HBc	(+)
γ-GTP	74 IU/l	HBs Ag	(−)
Al-P	541 IU/l	anti-HBs	(+)
T.P.	6.5 g/dl	anti-HBc (×1)	98%
Alb.	3.1 g/dl	(×200)	56%
BUN	4.7 mg/dl	HBVDNA(probe法)	(−)
CRNN	0.5 mg/dl	HBV DNA polymerase	0 cpm
NH₃	115 μg/dl	anti-HCV	(−)
Na	137 mEq/l	HGV RNA	(−)
K	3.9 mEq/l	TTV DNA	(−)
Cl	102 mEq/l	IgM anti-EBV VCA	(−)
血液凝固検査		IgM anti-CMV	(−)
APTT	80/31.3 sec/control	**その他**	
PT	10%	AFP	
HPT	5%	hHGF	10.68 ng/ml
fibrinogen	81 mg/dl	Hyaruronate	376 ng/ml
AT-Ⅲ	10%	Ⅳ collagen 7S	7.2 ng/ml
FDP D-dimer	2.9 ng/ml		

表2　急性肝障害のおもな原因・鑑別診断

原因	鑑別法
肝炎ウイルス HAV，HBV，HCV，HDV，HEV，(HGV，TTV)	ウイルスマーカー
肝炎ウイルス以外の感染症 EBV，CMV，Herpes virus，Palbo virus，レプトスピラ（Weil病），クラミジア，ほか	血清学的検査
薬物性肝炎	病歴，白血球，好酸球増多，リンパ球刺激試験
アルコール性肝障害	病歴，γ-GTP高値，高脂血症
自己免疫性肝炎	自己抗体陽性，血清IgG高値
非アルコール性脂肪肝炎	コリンエステラーゼ高値，肥満，高脂血症，糖尿病合併，肝生検
中毒性肝障害	病歴，薬物血中濃度
代謝性肝障害 Wilson病，急性妊娠性脂肪肝，ヘモクロマトーシス，アミロイドーシス	病歴，血清銅，セルロプラスミン，CT，MRI，血清鉄，フェリチン，肝生検
循環障害 うっ血肝，ショック，VOD，Budd-Chiari症候群	病歴，肝腫大，CT，MRI，肝生検
悪性腫瘍の浸潤 肝細胞癌，悪性リンパ腫，白血病など	肝腫大，LDH高値，腫瘍マーカー，末梢血液像，肝生検

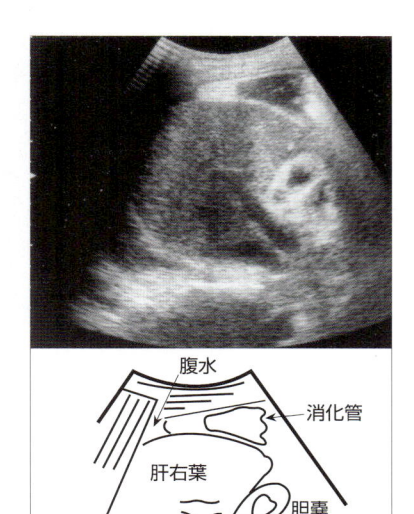

写真1 腹部超音波検査

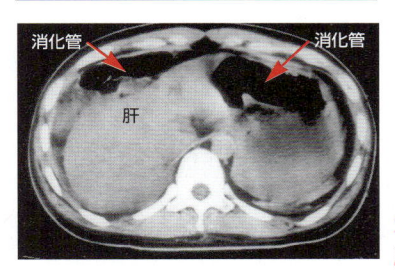

腹水／消化管／肝右葉／胆嚢／右門脈

写真2 腹部CT検査

消化管／肝

よりB型肝炎ウイルスによる劇症肝炎急性型と診断された（表3）．

[治療]

急性ウイルス性肝炎では一般的には、特殊な治療の必要はなく全身倦怠感や食欲不振に対応して安静と栄養補給を行うだけで自己終息的に治癒する．急性肝炎の約1～2％が本症例のように劇症化するといわれており，その場合は救命のために厳重な管理と集中治療を要する．劇症肝炎に対して行われているおもな治療法を表4に示す（滝川ら，1994b）．本症例では図2のような経過で救命された．回復期の腹腔鏡所見（写真4）と生検査肝組織所見（写真5）を示す．

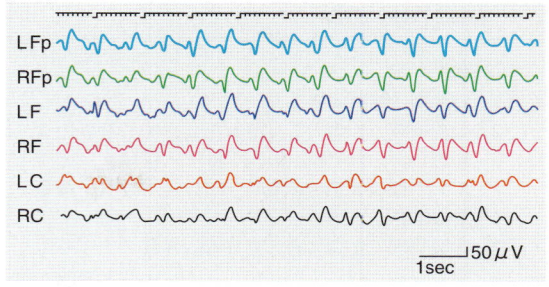

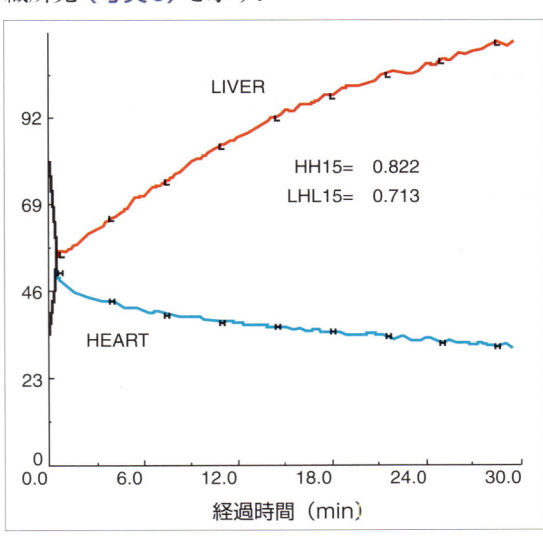

図1 脳波

表3 劇症肝炎の診断基準

劇症肝炎とは肝炎のうち初発症状発現後8週以内に高度の肝機能障害に基づいて肝性昏睡Ⅱ度以上の脳症をきたし，プロトロンビン時間40％以下を示すものとする．そのうちには発病後10日以内に脳症を発現する急性型とそれ以後に発現する亜急性型がある．

第89回日本消化器病学会総会，2003年

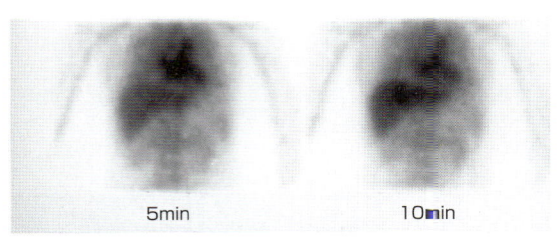

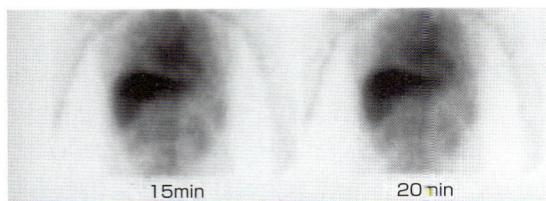

写真3 アシアロシンチグラフィー

肝細胞に特異的に取り込まれるトレーサーである^{99m}Tc標識ガラクトース付加アルブミンを用いたシンチグラフィー，静脈内投与されたトレーサーが血管内（心）から消失し，肝に集積していくのがわかる．
右グラフ：横軸はトレーサー注入後の経過時間，縦軸は肝・心それぞれの領域におけるガンマーカメラの計数率を示す．HH15は心における注入3分後の計数率に対する15分後の計数率の非を示す．LHL15は15分後における肝と心の合計に対する肝の計数率を示す．健常人の値はそれぞれ0.537±0.037，0.942±0.017（平均±標準偏差）である．この症例では，トレーサーの心への停滞と肝の取り込みの低下が著明であり，機能肝細胞量の低下が確認できる．

表4　劇症肝炎の治療法

全身管理
1. 安静度：絶対安静
2. 栄養管理：原則として絶飲絶食，中心静脈栄養管理（グルコースを中心に水分，電解質，ビタミン，微量元素を調節，原則としてアミノ酸製剤は使用しない）
3. 呼吸管理：必要に応じて気管内挿管，人工呼吸器装着
4. 循環管理：心・肺・腎機能維持（中心静脈圧測定，アルブミン，ときにドパミン，ドブタミン持続点滴）

特殊療法
1. 人工肝補助：血漿交換＋血液濾過透析
2. 肝細胞保護：プロスタグランジン（E_1，E_2，I_2）
   インターフェロン
   サイクロスポリン
   副腎皮質ステロイド？
3. 肝再生促進：サイクロスポリン？，HGF

合併症対策
1. 肝性脳症：ラクツロース，フルマゼニル
2. 脳浮腫：頭蓋内圧モニタリング，頭部挙上，マニトール
3. 腎不全：血液透析，ドーパミン
4. 消化管出血：ヒスタミンH_2受容体拮抗薬
5. 血液凝固線溶異常：アンチトロビンⅢ製剤ほかの蛋白分解酵素阻害薬（メシル酸ガベキサート，など）
6. 低血糖：血糖値モニタリング，グルコース注射
7. 感染症：血液・尿・喀痰の頻回培養，抗生剤・抗菌薬の投与

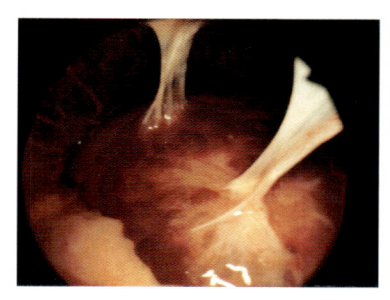

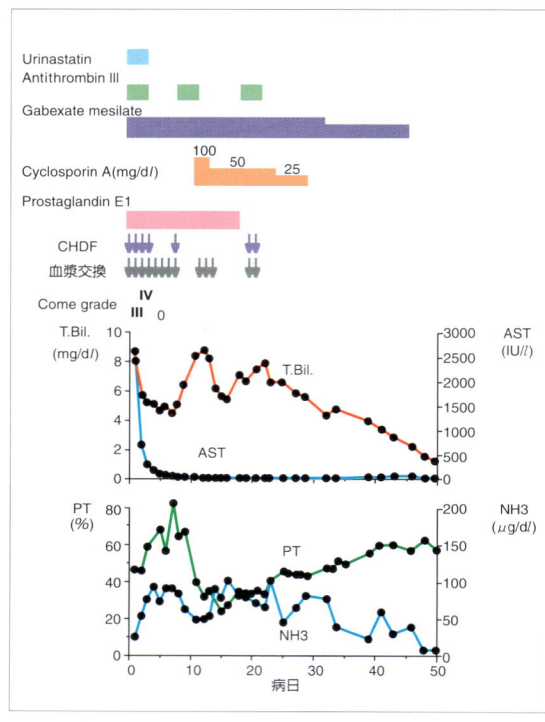

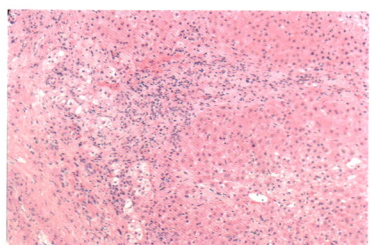

図2　臨床経過

内科的に有意に救命率を改善する治療法は確立されておらず，欧米では肝移植が治療の主体となっており，60〜80％の救命率が得られている．

■鈴木一幸・滝川康裕

[文献]

滝川康裕，鈴木一幸，佐藤俊一：重症肝障害時の肝予備能の評価．ICUとCCU，**18**：3-11, 1994 a.

滝川康裕，佐藤俊一：劇症肝炎．内科，**73**：1202-1206, 1994 b.

滝川康裕，鈴木一幸，佐藤俊一：劇症肝炎の救命率．臨床消化器内科，**12**：1454-1551, 1997.

5-2　慢性肝炎・肝硬変

症例　38歳　男性

[臨床所見]

38歳，近医にて肝機能異常指摘．腹腔鏡肝生検によりB型慢性肝炎と診断．以後肝機能著明に変動持続．40歳，2回目腹腔鏡肝生検にて肝硬変進展を確認．その後HBeAg seroconversion し，肝機能低値安定化持続．45歳，超音波下腫瘍生検にてHCCを確認．51歳死亡．

[血液検査]

慢性肝炎診断時：T.Bil 0.8mg/dl, AST 377IU/l, ALT 664IU/l, T.P 8.0g/dl, Alb 4.1g/dl, γ-glb

[予後]

近年の日本における劇症肝炎の救命率は約30％（急性型が約50％，亜急性型が約10％）であり（滝川ら，1997），原因によっても異なる．

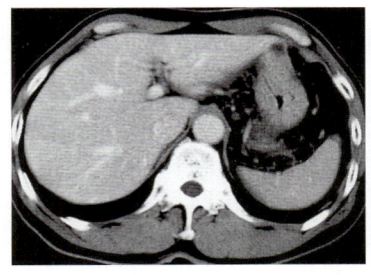

写真1

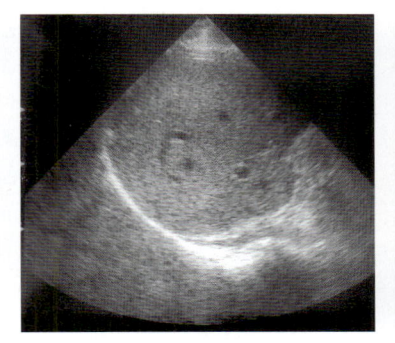

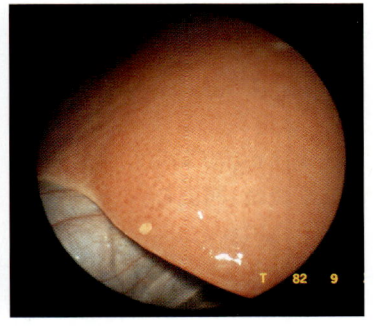

写真2

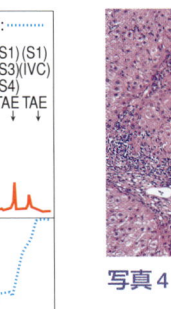

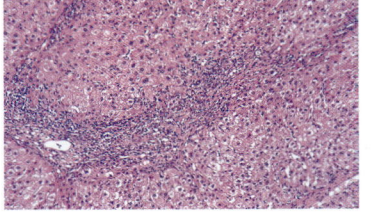

写真3

写真4

図1　B型慢性肝炎より肝硬変進展長期経過観察例

2.17g/d*l*, TTT 12.1U, ZTT 18.6U, ChE 5011IU/*l*, T.chol 190mg/d*l*, PT 85％, WBC 6500/μ*l*, Plt 15×10⁴/μ*l*, HBsAg（＋）, HCV-Ab（－）, HBeAg（＋）, HBeAb（－）.

肝硬変診断時：T.Bil 0.9mg/d*l*, AST 24IU/*l*, ALT 28IU/*l*, T.P 7.0g/d*l*, Alb 3.6g/d*l*, γ-glb 2.2g/d*l*, TTT 5.8U, ZTT 14.2U, ChE 4546IU/*l*, T.chol 187mg/d*l*, PT 71％, WBC 4700/μ*l*, Plt 5.6×10⁴/μ*l*, HBsAg（＋）, HCV-Ab（－）, HBeAg（＋）, HBeAb（－）.

[経過]（図1）
[診断]
慢性肝炎診断時：
画像診断

腹部CT（写真1）
　肝表面平滑．脾腫（－）．
腹部超音波（写真2）
　肝内部 fine texture．
腹腔鏡肝生検組織診断
腹腔鏡（写真3）
　肝表面軽度不整．サーモンピンク色調で赤色紋理陽性．
肝生検組織（写真4）
　門脈域は拡大，bridging fibrosis（＋），一部に小葉のひずみを伴う．門脈域炎症細胞浸潤（＋），piecemeal necrosis（＋）．F3A4（国際分類）．F3A3（新犬山分類）（HE染色）．
肝硬変診断時：
画像診断
腹部CT（写真5）
　肝表面凹凸不整．脾腫（＋）．

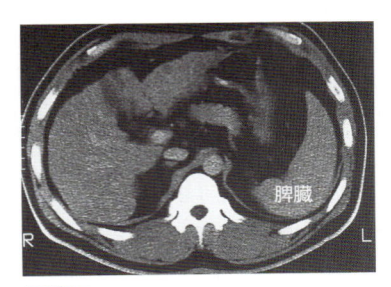

写真5

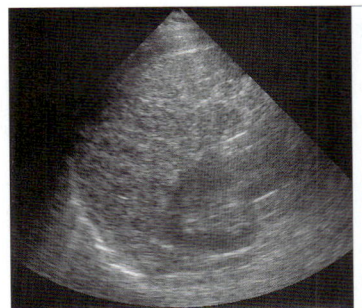

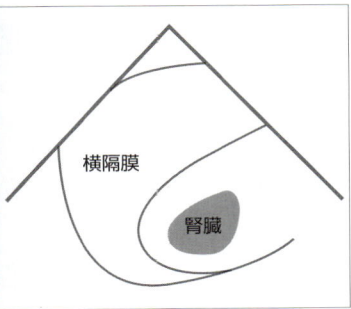

写真6

腹部超音波（写真6）
肝内部 coarse texture．

腹腔鏡肝生検組織診断
腹腔鏡（写真7）
肝表面半球状結束肝硬変．

肝生検組織（写真8）
肝全体に portal-portal, portal-central bridging fibrosis（＋），再生性結節肥大を示す．壊死炎症所見は軽減．F4A2（国際分類）．F4A2（新犬山分類）．（Azan-Mallry stain）．

上部消化管内視鏡像（写真9）
肝硬変進展後，食道胃脈瘤をみとめる．LmF2CbRC（＋）Lg（＋）．

[治療]
慢性肝炎（chronic hepatitis：CH）の治療の目的は，抗ウイルス剤による根本的な治療と肝機能改善を目指す保存的治療に分けられる．

肝硬変（liver cirrhosis：LC）では，肝癌，食道胃静脈瘤，肝不全などの合併症に対する治療が必要に応じて加わる．

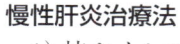

慢性肝炎治療法
1) 抗ウイルス療法（インターフェロン，ラミブジン，アデホビル，エンテカビルなど）
2) ウルソ，強力ミノファーゲンCなど

食道胃静脈瘤治療法
1) 内視鏡的静脈瘤結紮術（EVL）
   硬化療法（EIS）
2) interventional radiology（TIPS，BRTO）など

肝不全治療法
1) 減食塩，利尿剤，アルブミン製剤
2) 過量蛋白摂取制限，ラクツロース，分枝鎖アミノ酸製剤など

■ 井上長三・矢野右人

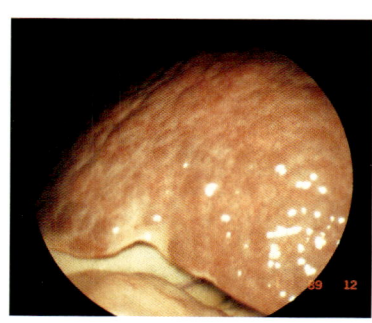

5-3　原発性胆汁性肝硬変

症例　53歳　女性

[現病歴]
50歳時に検診で肝機能異常と高コレステロール血症を指摘され，近医で慢性肝炎として肝庇護剤（グリチルリチン製剤）の静脈投与と食事療法を受けていた．52歳から1年間は自己都合で治療中断していたが，しだいに皮膚掻痒感を伴うようになったため再び同医に受診したところ，軽度黄疸を指摘され，当科に紹介された．飲酒歴，輸血歴はなく，数年来体重の変動もみとめていない．家族歴にも特記すべきことはない．

[血液検査]
T.Bil 3.3 mg/dl, D.Bil 2.5 mg/dl, AST 75 IU/l, ALT 68 IU/l, ALP 1309 IU/l, γ-GTP 302 IU/l, T.P 7.3 g/dl, Alb 3.5 g/dl, γ-glob 2.5 g/dl, IgG 1,920 mg/dl, IgM 541 mg/dl, T.cho 285 mg/dl, Plt 13.9×10^4/μl, PT 94％, WBC 5100/μl, HBs抗原（－），HCV抗体（－），抗核抗体×160（centromere型）陽性，抗ミトコンドリア抗体×320陽性．

写真7

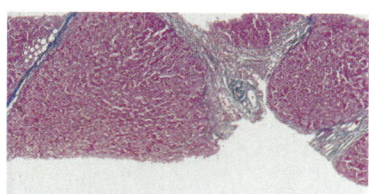

写真8

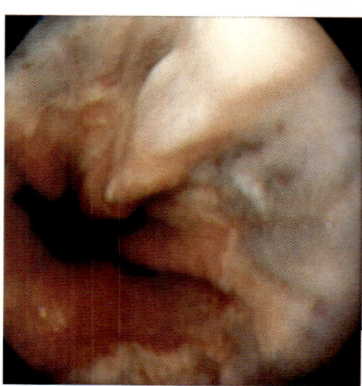

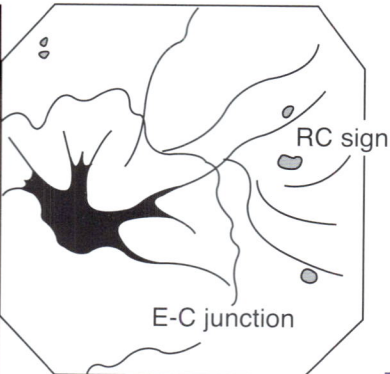

写真9

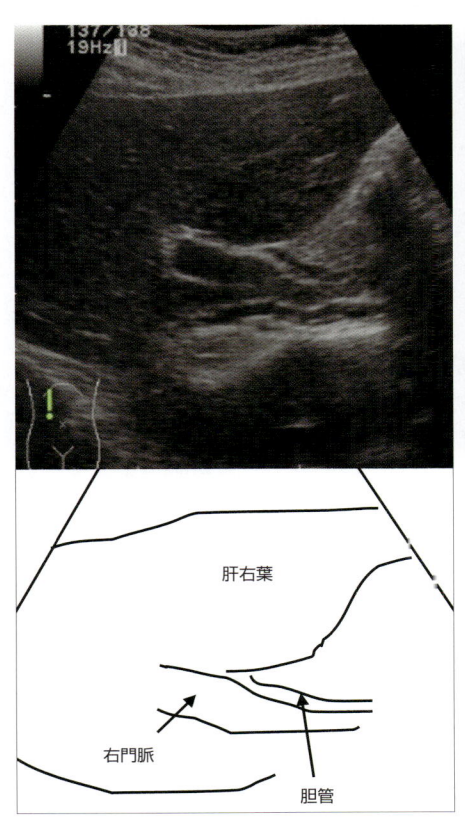

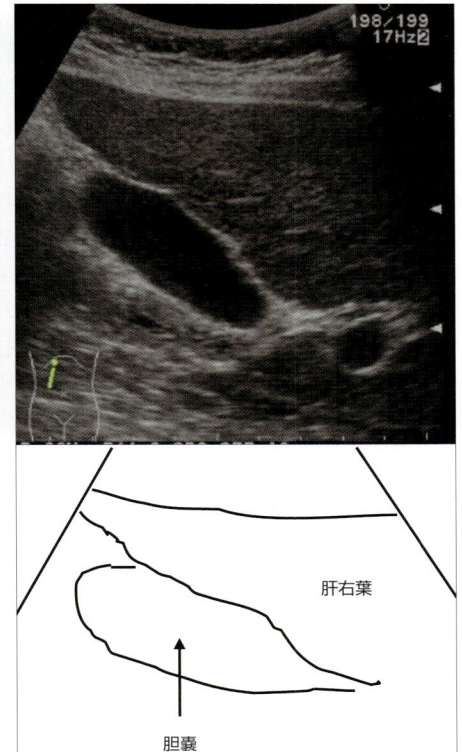

写真1
腹部超音波写真

（左図ラベル）肝右葉／右門脈／胆管
（右図ラベル）肝右葉／胆嚢

[画像診断]

写真1：腹部超音波写真

肝辺縁は鈍であり表面は顆粒状を呈し，慢性肝障害の所見である．肝内および肝外胆管の拡張や胆嚢腫大はなく，閉塞性黄疸の所見は乏しい．

写真2：初診時の腹部超音波下肝生検による肝組織像（HE染色，×400）

門脈域での胆管の消失と小葉内に炎症細胞浸潤をみとめる．原発性胆汁性肝硬変病理学的分類のScheuer分類Ⅱ～Ⅲ期に相当する．

写真3：眼瞼黄色腫

眼瞼やその中心側に多くみられる黄色の小結節で，脂質を含有する細胞の真皮内集簇である．

[鑑別診断]

黄疸の鑑別のためには閉塞性黄疸をきたす疾患を画像診断でまず否定することが重要である．本例では簡便で侵襲性の低い腹部超音波検査を行った（写真1）．その他の慢性肝障害の原因として考えられる体質性黄疸，ウイルス性肝炎，アルコール性肝障害，薬物性肝障害，脂肪肝などは血液検査および現病歴から鑑別できる．血液生化学検査所見（胆道系酵素上昇・総コレステロール上昇・IgM上昇，抗ミトコンドリア抗体陽性）および典型的な肝組織学的所見（中等大小葉間胆管ないし隔壁胆管の慢性非化膿性破壊性胆管炎chronic non-suppurative destructive cholangitis：CNSDCあるいは胆管消失）から本症例は原発性胆汁性肝硬変（primary biliary cirrhosis：PBC）と診断でき

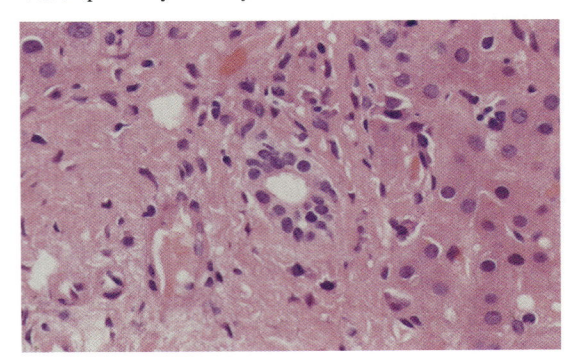

写真2　肝組織像

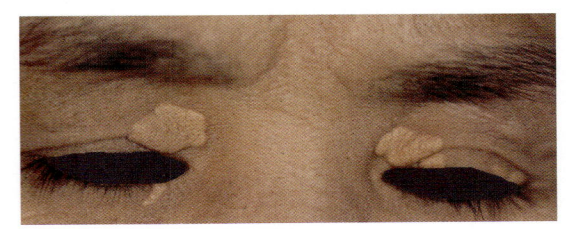

写真3　黄色腫

る．

PBCは，自己免疫機序により慢性胆汁うっ滞から胆汁性肝硬変に至る疾患であり，中年女性に好発する．皮膚掻痒感で初発することが多く，黄疸はいったん出現すれば多くの場合消退することなく漸増し，門脈圧亢進症状が高頻度に出現する（症候性PBC）．一方，肝障害に基づく自他覚症状を欠く場合無症候性PBCと呼称し，数年以上無症状で経過する場合がある．合併症として高脂血症が持続する場合，写真3にみられるような皮膚黄色腫を伴うことがあり，しばしば，Sjögren症候群，関節リウマチ，慢性甲状腺炎などの自己免疫性疾患を合併する．診断は厚生労働科学研究費補助金　難治性疾患克服研究事業　難治性の肝疾患調査研究班による診断基準に基づいて行う（戸田・大西，2005）．

[本症例の経過]

第一選択薬剤であるウルソデオキシコール酸が開始され，黄疸は改善し，しばらくの間T.Bil値は3～5mg/dℓ程度で推移していたが，初診時から42カ月後食道静脈瘤の破裂による消化管出血を契機として黄疸が増悪し腹水貯留をきたすようになったため，48カ月後に長男をドナーとした生体部分肝移植が施行された．術後経過は順調であり肝胆道系酵素は正常に保たれているが，移植6カ月後から抗核抗体が陽性となり，12カ月後からは抗ミトコンドリア抗体も陽性となっている（図1）．

[治療]

病態の進展に即した治療法が選択される（廣原ら，2005）．

1．ウルソデオキシコール酸（ursodeoxycholic acid: UDCA）

親水性胆汁酸であるが，利胆作用，肝細胞保護作用，胆汁酸置換作用，免疫調節作用を有し，病初期からの長期投与における安全性と有用性が立証されており，本症の第一選択薬としてもっとも頻用されている．症状，肝胆道系酵素や組織学的所見など病態を改善することは明らかであるが，生存率に関する有用性については一定の見解がない．

2．皮膚掻痒感に対する治療

掻痒感は血中胆汁酸や誘因物質により起こるとされ，患者のQOLを損なう症状である．胆汁酸吸着を目的として陰イオン交換樹脂であるコレスチラミンや抗ヒスタミン薬が投与される．

3．骨病変に対する治療

長期にわたる胆汁うっ滞によりビタミンD, Kの吸収障害，カルシウム代謝障害をきたすこと，とくに中年女性に好発することから骨病変合併が多い．予防的に適宜補充療法や骨代謝改善薬の投与が勧められる．

肝硬変期

1．他の原因による肝硬変に対する一般的治療と同様である．

2．末期肝不全に対する唯一有効な治療法として肝移植の評価に定まっている．術後成績は他原因疾患に比較して良好で10年生存率70％以上である（日本肝移植研究会，2006）．移植の適応は米国Mayoクリニック，日本肝移植研究会による予後予測式や米国脳死肝移植における指標MELDスコアなどを参考として決定されるが，臨床的には血清総ビリルビン値が8mg/dℓ以上，腹水・肝性脳症・消化管出血のコントロールが不良であるような場合は早期に移植を検討すべきとされる．今後の問題としてはPBCの再発があげられる．移植後70％以上に抗ミトコンドリア抗体は陽性となり再発の確定には組織学的診断が重要となるが，その判断は難しい場合が多い．組織学的再発率は10～20％程度とされるが，進行は緩徐であるため移植後10年までの予後に影響はないと考えられている．■廣原淳子・關　壽人・岡崎和一

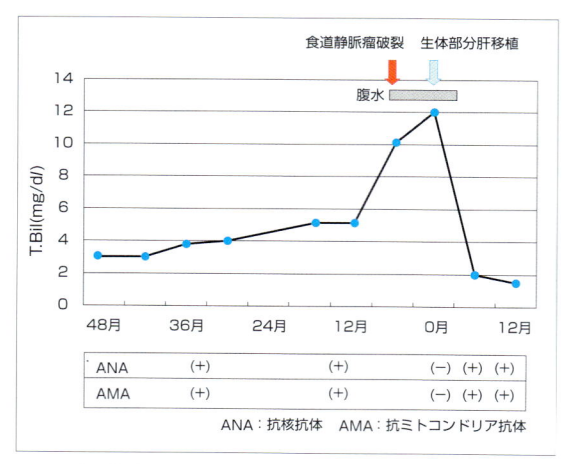

図1　初診時からの経過

[文献]

廣原淳子，仲野俊成，ほか：原発性胆汁性肝硬変．臨床消化器病学（石井裕正，朝倉　仁ほか編），pp470-475，朝倉書店，2005.

日本肝移植研究会：肝移植症例登録報告．移植，41：

5-4 自己免疫性肝炎

症例　58歳　女性

[現病歴]

3年前よりSjögren症候群にて眼科通院中である．検診ごとに軽度肝機能障害を指摘されていたが，放置していた．2週間前から全身倦怠感が増強したため当院受診した．点眼薬以外の薬物服用歴はなく，飲酒歴，輸血歴，海外渡航歴もない．数年来体重の増減はなく，家族歴にも特記すべきことはない．

[血液検査]

T.Bil 1.8mg/dl，AST 212IU/l，ALT 284IU/l，ALP 396IU/l，γ-GTP 74IU/l，T.P 7.0g/dl，Alb 3.5g/dl，γ-glob 2.8g/dl，IgG 2520mg/dl，IgM 141mg/dl，Plt 15.6×10^4/μl，PT 94％，WBC 4200/μl，IgM-HA抗体（−），HBs抗原（−），IgM-HBc抗体（−），HCV-RNA（−），抗核抗体×640（homogeneous型）陽性，抗平滑筋抗体×160陽性，抗ミトコンドリア抗体×20未満．

[画像診断]（写真1）

肝細胞壊死と形質細胞の浸潤をみとめる．

[鑑別診断]

中年の女性の肝細胞障害の中で比較的頻度の高い疾患すなわちウイルス性肝炎，アルコール性肝障害，薬物性肝障害，脂肪肝などが否定された場合に，自己免疫性肝疾患を念頭において診断を進める．血液生化学検査所見，とくにγ-グロブリン値，IgG値の上昇，自己抗体高力値陽性から本症が疑われたため，腹部超音波下肝生検が施行された．肝組織学的所見は自己免疫性肝炎に特徴的であり（写真1），本症例は自己免疫性肝炎（autoimmune hepatitis：AIH）と診断された．

自己免疫性肝炎は中年以降の女性に好発し，慢性に経過する肝炎であり，自己免疫機序が関与すると考えられている．発症には免疫遺伝的素因の関与が指摘されており，欧米ではHLA-DR3が，日本ではHLA-DR4の保有者が多い．診断は日本の自己免疫性肝炎診断指針（厚生省「難治性の肝炎」調査研究班，1996）および国際診断基準（Alverez，1999），簡略化した国際診断基準（Hennes，2008）によるスコアリングシステムにそって進められる．自己抗体，とくに抗核抗体，抗平滑筋抗体などが陽性であり，血清γ-グロブリン値またはIgG値が2g/dl以上の高値となる．自己抗体により4群（表1）に分類されるが，日本の多くは1型である．肝組織学的所見では肝細胞壊死所見およびpiecemeal necrosisを伴う慢性肝炎あるいは肝硬変であり，しばしば著明な形質細胞浸潤をみとめるのが特徴である．

多くの例は慢性に経過し肝硬変に至るが，急性肝炎様発症を示す例もある．急性発症時にはγ-グロブリン値，IgG値，自己抗体力価などの項目で診断基準を満たさない症例もあり，原因不明の急性肝障害では本症を疑うことが重要である．自己免疫性肝疾患である原発性胆汁性肝硬変（primary biliary cirrhosis：PBC）や原発性硬化性胆管炎との合併例も存在し，overlap症候群と呼称されている．PBC同様，種々の自己免疫疾患が合併することが知られており，慢性甲状腺炎，Sjögren症候群，関節リウマチが多い．これら合併症の存在が本症診断の契機となることもある．

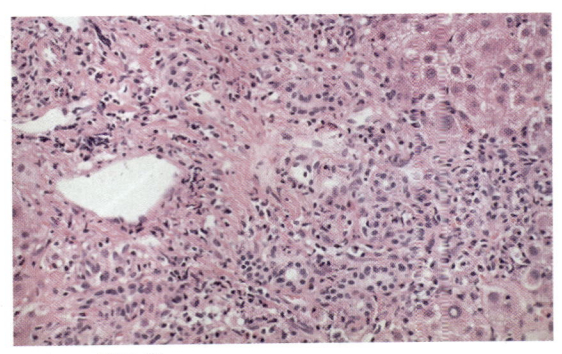

写真1　肝生検
腹部超音波下肝生検による肝組織像（HE染色，×200）

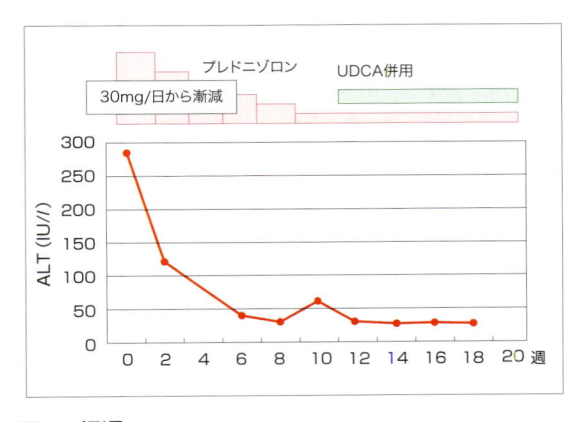

図1　経過

表1 自己免疫性肝炎の自己抗体と分類

型		抗核抗体	抗平滑筋抗体	肝腎ミクロソーム抗体（LKM1-抗体）	可溶性肝抗原抗体	HCV抗体
1		+	+	−	−	−
2	a	−	−	+	−	−
	b	−	−	+	−	+
3		−	−	−	+	−
4		−	+	−	−	−

[本症例の経過]

日本での診断基準にも合致し，またAIHスコアでも確診例に相当し，自己免疫性肝炎と診断された．副腎皮質ステロイドのプレドニゾロンを30mg/日から開始したところすみやかにトランスアミナーゼ値は改善したため以後漸減した．ALT値が正常化した10週目に5mg/日に減量したところALT値が再燃傾向を示したため，ウルソデオキシコール酸300mg/日を併用したところ，その後ALT値は正常範囲内で推移しプレドニゾロン5mg/日を維持量として継続投与している(図1)．

[治療]

1. 免疫抑制薬，とくに副腎皮質ステロイドが著効を奏す．プレドニゾロン初期投与量は十分量（30mg/日以上）とし，血清トランスアミナーゼ値の改善を効果の指標とする．維持量は血清トランスアミナーゼの正常化をみて決定する．トランスアミナーゼが改善したあとも組織学的改善が得られるまではかなりの時間を要するため，副腎皮質ステロイドは長期にわたり維持することが勧められる．副腎皮質ステロイド抵抗性，また副作用により長期服用が困難な場合はアザチオプリンの併用を行う．

2. 日本ではC型肝炎ウイルス血症を伴う自己免疫性肝炎が約10％程度あり，治療の選択には慎重な対応が求められる．国際診断基準のAIHスコアが高い症例ではステロイド治療を，低い症例では抗ウイルス治療が考慮される．

3. 副腎皮質ステロイドは多くの例で非常に有効であるが，その一方で長期投与による副作用，すなわち糖尿病，消化性潰瘍，骨粗鬆症，易感染性などへの対応も重要となる．

4. ウルソデオキシコール酸の併用は副腎皮質ステロイドの減量時に有用である．

5. 非代償性肝硬変から肝不全に至れば肝移植の適応について検討を行う．

■廣原淳子・關　壽人・岡崎和一

[文献]

Alverz F, et al: International Autoimmune Hepatitis Group Report: review of criteria for diagnosis of autoimmune hepatitis. *J Hepatol*, **31**: 929-938, 1999.

厚生省「難治性の肝炎」調査研究班，自己免疫性肝炎診断指針1996．肝臓，**37**: 46-48, 1996．

Hennes EM, et al: Simplified criteria for the Diagnosis of Autoimmune Hepatitis. *Hepatology*, **48**: 169-176, 2008.

5-5　アルコール性肝障害

[14-13 せん妄→アルコール中毒・禁断症状 参照]

症例　48歳　男性

[現病歴]

20年来の大酒家．3日間の連続飲酒後に，食事摂取不能になり，入院となる．

[血液検査]

Alb 3.3，T.bil 2.1，AST 136，ALT 64，ALP 281，γGTP 991，Plt 53000，PT 49.0％，Hepaplastin test 57％，HCV-RNA (RT-PCR) negative，HBsAg negative．

[画像診断]（写真1, 2）

[治療]

入院後，禁酒，栄養補正で，食事摂取可能となり退院した．しかし退院後も，飲酒を続けたこと

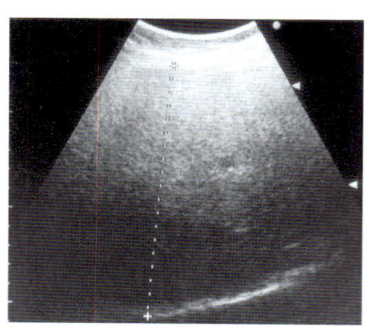

写真1　腹部超音波像
肝内脈管の不明瞭化とエコーレベルの減衰．

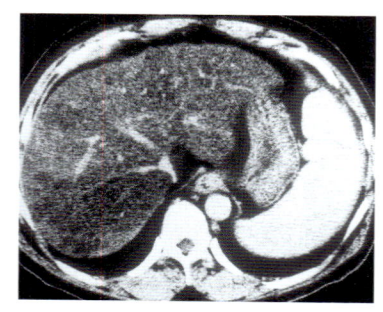

写真2　腹部CT
肝臓のlow densityと脾腫．

により，入退院を繰り返した．

1年後，出血性胃炎からの吐血により入院し，多臓器不全に陥り死亡した．

[経過]
1．禁酒
2．栄養補正：高蛋白・高カロリー食，ビタミン補給
3．薬物療法：副腎皮質ステロイド，グルカゴン・インスリン療法
4．アルコール離脱症候群には抗不安薬，脳症には活性型B1の補給

[解剖所見]（写真3A, 3B, 4）

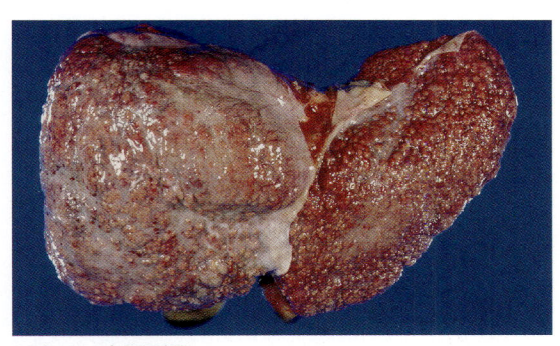

写真3A 肉眼所見
細顆粒状の表面と左葉の腫大．

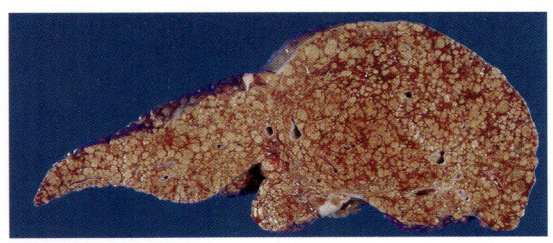

写真3B 肉眼所見
細顆粒状の割面．

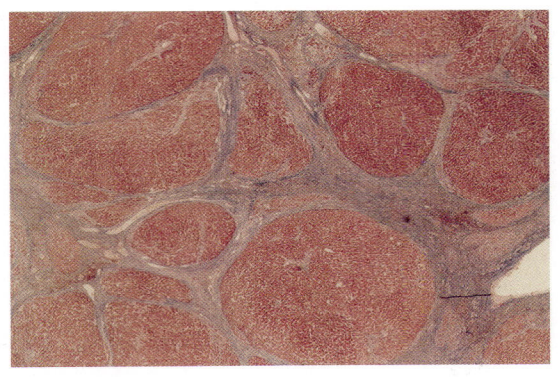

写真4 顕微鏡所見
小葉間隔壁の拡大と線維の増生．

アルコール性肝硬変に矛盾しない．

■宮口信吾・渡辺 哲・岡崎 勲

5-6 非アルコール性脂肪性肝炎（NASH）

症例 61歳 男性
家族歴：特記事項なし．
既往歴：特記事項なし．
飲酒歴：なし．
現病歴：5年前，検診で高血圧とトランスアミナーゼ値の異常を指摘された．近医にて降圧剤が処方され，血圧は良好にコントロールされたが，トランスアミナーゼ値の改善はなく，当科を紹介され，精査目的で入院となった．降圧剤は5年間変更されていない．
入院時現症：身長164cm，体重69kg，体格指数（BMI）25.7，血圧124/85mmHg，脈拍86/分・整，体温35.6℃，結膜に貧血・黄疸なし，表在リンパ節触知せず，胸部聴診異常なし，腹部は平坦・軟で，肝を1横指触知，浮腫なし，神経学的に異常なし．
入院時一般検査（表1）：AST 61 IU/l，ALT 96 IU/lと上昇をみとめ，T-CHO，TGは正常域内，HbA$_{1c}$ 7.2％であり糖尿病の合併が疑われた．空

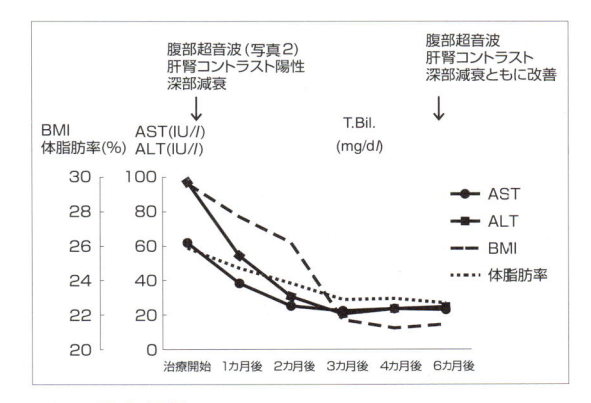

図1 臨床経過
食事・運動療法を行い，BMI，体脂肪の減少と並行してトランスアミナーゼ値の低下がみとめられた．

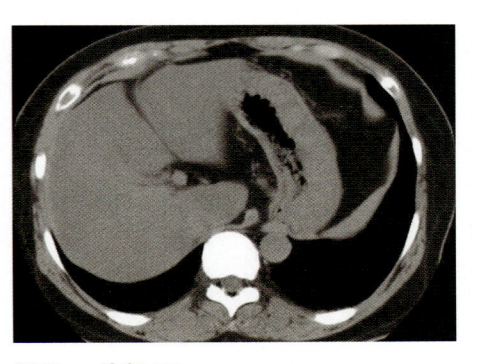

写真1 腹部CT
肝はびまん性に低吸収を呈している．

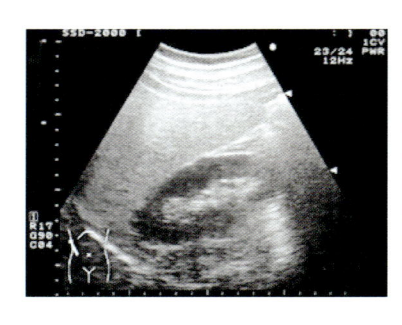

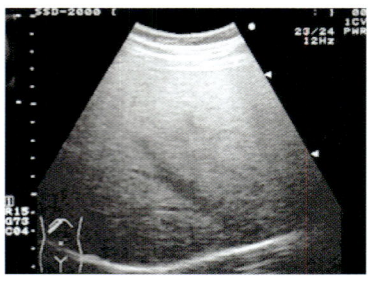

写真2
肝は全体に高エコーを呈し，肝腎コントラスト陽性，深部減衰がみられ，脂肪肝と考えられた．

腹時血中インスリン値（IRI）28μU/ml，インスリン抵抗性の指標であるHOMA-IR 7.9と高インスリン血症を呈していた．自己抗体，各種肝炎ウイルスマーカーは陰性で，線維化マーカーのヒアルロン酸は軽度上昇していた．

[画像診断]

腹部CT（写真1）：肝はびまん性に低吸収であり，脂肪肝の存在が示唆された．腫瘍性病変はみとめられなかった．

腹部超音波（写真2）：肝は全体に高エコーを呈し，肝腎コントラスト陽性，深部減衰がみられ，脂肪肝と考えられた．脾腫はみとめられなかった．

肝生検組織（写真3A，写真3B）：中心静脈周囲を中心に肝細胞周囲の線維化（pericellular fibrosis），類洞にそった線維化（perisinusoidal fibrosis）がみとめられ，肝細胞には大滴性脂肪沈着や風船様変性が，小葉内には炎症細胞浸潤がみられた．

[鑑別診断]

持続的なALT値の異常を示す患者をみた場合，HBVやHCVなどのウイルス感染，過剰なアルコール摂取，薬物性肝障害，自己免疫性肝疾患，

表1　入院時一般検査所見

血液学検査		血清学的検査	
WBC	5530/μl	IgG	1730 mg/dl
RBC	482×10⁴/μl	IgA	162 mg/dl
Hb	14.7 g/dl	IgM	43.8 mg/dl
Plt	26.3×10⁴/μl	ANA	(−)
		AMA	(−)
血液生化学検査		血液凝固検査	
T.Bil	0.4 mg/dl	PT	107％
D.Bil	0.2 mg/dl	HPT	102％
AST	61 IU/l		
ALT	96 IU/l		
LDH	179 IU/l	ウイルス学的検査	
γ-GTP	59 IU/l	HBsAg	(−)
Al-P	313 IU/l	anti-HBs	(−)
T.P	7.1 g/dl	anti-HBc	(−)
Alb	3.9 g/dl	HBV DNA(PCR)	＜2.6LC/ml
ChE	1.06 pH	anti-HCV	(−)
BUN	14 mg/dl		
CRNIN	0.9 mg/dl	その他	
FBS	114 mg/dl	AFP	6 ng/ml
T-CHO	146 mg/dl	Hyaluronate	74 ng/ml
TG	108 mg/dl	Ferritin	226 ng/ml
Na	139 mEq/l	HOMA-IR	7.9
K	4.9 mEq/l	HbA1c	7.2％
Cl	101 mEq/l		

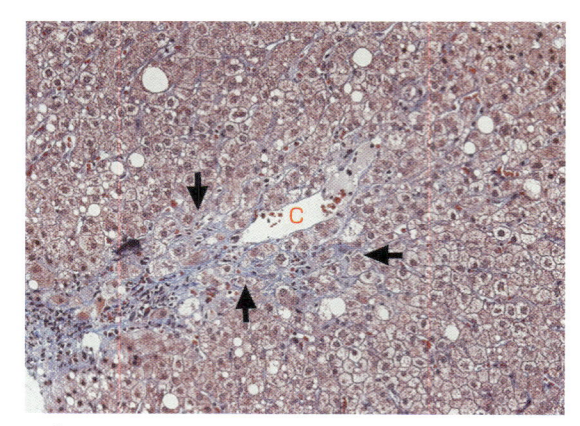

写真3A
中心静脈（C）周囲に，肝細胞周囲や類洞にそって細い線維化（pericellular/perisinusoidal fibrosis，青く染色されている，図の矢印）がみられる（MA染色）．

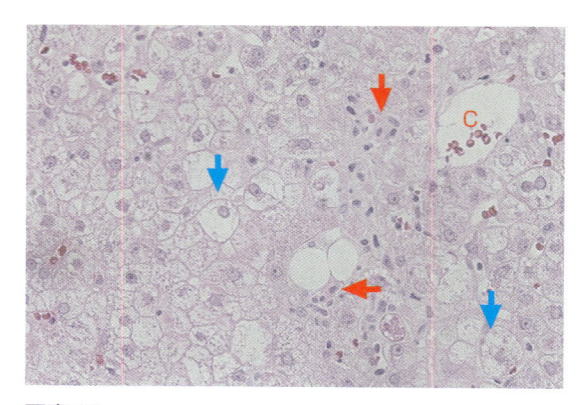

写真3B
中心静脈（C）周囲に，多数の風船様に腫大した肝細胞（青矢印）や炎症細胞浸潤（赤矢印）がみとめられる（HE染色）．

肝腫瘍性疾患，非アルコール性脂肪性肝疾患（non-alcoholic fatty liver disease：NAFLD）を念頭に病歴の聴取，諸検査を実施する（表2）．本症例は，肝炎ウイルスマーカー，自己抗体が陰性，飲酒や新たな薬物の投与はなく，画像上腫瘍性病変もみとめられず，ALT上昇の原因としてNAFLDがもっとも疑われた．

NAFLDは，肝障害を惹起する程度のアルコール摂取歴がないにもかかわらず，アルコール性肝障害に類似した組織像を呈し，単純性脂肪肝から脂肪性肝炎，肝硬変を含む広い疾患概念である．NAFLDのなかで，非アルコール性脂肪性肝炎（non-alcoholic steatohepatitis：NASH）はNAFLDの重症型で，肝の脂肪沈着に加え炎症・線維化を伴い，肝硬変に進展し，肝細胞癌を合併しうる．単純性脂肪肝（first hit）からNASHへの進展には，酸化ストレス，エンドトキシン，炎症性サイトカインなどのsecond hitが加わることが重要視されているが，second hitの詳細は明らかにされていない．単純性脂肪肝とNASHでは予後が大きく異なることから，両者の鑑別は重要であるが，NASHの臨床像（表3）に特徴的なものはなく，NASHの診断には肝生検が必須である．NASHの病理所見は，大滴性脂肪沈着，肝細胞の風船様変性に加え，Mallory体，多核白血球浸潤，pericellular/perisinusoidal fibrosisが特徴で，いずれの所見も中心静脈周囲に強い．線維化が進展するとしだいに架橋を形成し，肝硬変に至る．病理診断の重症度にはBruntの分類（2004）がよく用いられる（表4）．本症例はGrade 2，Stage 2のNASHと考えられた．

[治療]

NASHの治療は食事療法と運動療法が基本になる．両者を併用し，1kg/1〜2週程度の減量を図ることが提唱されている．食事・運動療法を行っても十分な効果が得られない場合には薬物療法の対象になるが，現在のところ，NASHの薬物療法として確立されたものはない．NASHの本態には内臓脂肪蓄積とインスリン抵抗性が存在することから，インスリン抵抗性改善剤の投与が有望視されている（Belfortら，2006）．本症例は食事・運動療法を行い，BMI，体脂肪率の減少と並行して良好なトランスアミナーゼ値の低下が得られ，エコー上も脂肪沈着の減少がみられた（図1）．

■岩佐元雄・竹井謙之

[文献]

Belfort R, et al: A placebo-controlled trial of pioglitazone in subjects with nonalcoholic steatohepatitis. *N Engl J Med*, **355**: 2297-2307, 2006.

Brunt EM: Nonalcoholic steatohepatitis. *Semin Liver Dis*, **24**: 3-24, 2004.

表2 ALT値異常－主な原因と鑑別のポイント

ウイルス性肝炎	HBs抗原，HCV抗体など
アルコール性肝障害	飲酒歴
薬物性肝障害	薬物服用歴
自己免疫性肝疾患	自己抗体 （抗核抗体，抗ミトコンドリア抗体など）
新生物	画像（超音波，CT，MRIなど）
NAFLD	肥満指数（BMI） メタボリックシンドローム

表3 NASHの臨床像の特徴

年齢：40〜60歳代が多い
合併症：肥満40〜100％，糖尿病21〜75％，
　　　　脂質異常症21〜81％，高血圧約60％
症状：なし48〜100％
　　　腹部不快感
　　　全身倦怠感
現症：肝腫大
検査所見：AST，ALT 50〜100IU/l
　　　　　AST＜ALT
　　　　　γ-GTP軽度上昇

表4 NASHの病理診断の重症度（Bruntの分類）

grading					staging	
	脂肪沈着	中心静脈域の肝細胞の風船様変性	炎症細胞浸潤		Stage 1	中心静脈周囲に肝細胞周囲や類洞にそって線維化
Grade 1：軽度	軽度〜中等度	＋	実質：軽度，門脈域：〜軽度		Stage 2	Stage 1＋門脈域の線維化
Grade 2：中等度	軽度〜高度	＋＋	実質：中等度，門脈域：〜中等度		Stage 3	架橋形成
Grade 3：高度	高度	＋＋＋	実質：中等度〜高度，門脈域：軽度〜中等度		Stage 4	肝硬変

脂肪沈着：軽度＜33％，中等度33〜60％，高度＞66％

5-7 体質性黄疸・代謝性肝硬変

体質性黄疸(Dubin-Johnson 症候群)
症例 20歳 男性

[臨床所見]

4年前高校入学時の検診にて皮膚黄染を指摘されていた．以後，ときどき皮膚黄染を自覚していた．外痔核の加療のため当院外科を受診し，このとき，黄疸を指摘され，当科へ精査入院となった．

自覚症状なし．眼球結膜に軽度の黄染をみとめる．

[血液検査]

TP 6.8g/dl, Alb 4.3g/dl, T.Bil 3.0mg/dl, D.Bil 1.5mg/dl, AST 11U/l, ALT 8U/l, ALP 82U/l, γGTP 9U/l, RBC 473×10^4/μl, WBC 7140/μl, Plt 28.6×10^4/μl, ICG R$_{15}$(15分停滞率)4.4%, BSP R$_{45}$ 9%, BSP R$_{180}$ 16.7%, HBs Ag (−), HCV Ab (−), PT 96%.

[画像所見](写真1, 2)(図1)
[鑑別診断]

慢性肝疾患や閉塞性黄疸とは，一般肝機能検査や肝の画像検査が正常であることより鑑別できる．

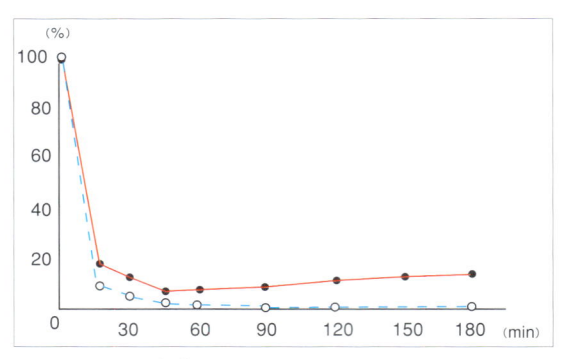

図1 BSPの血中クリアランス
R$_{30}$, R$_{45}$ はほぼ正常であるが，60分以降の再上昇が特異的にみられる．実線は本症例，破線は健常者のBSPクリアランスを示す．ICGのクリアランスは正常である．

そのほかの体質性黄疸として，非抱合型高ビリルビン血症をきたす Gilbert 症候群，Crigler-Najjar 症候群(Ⅰ型，Ⅱ型)と抱合型高ビリルビン血症をきたす Rotor 症候群が存在する．それぞれの診断基準により容易に鑑別できる(足立，2001, 2007)．

本症候群は肝細胞毛細胆管側膜のATP依存性有機アニオン輸送蛋白MRP2(ABCC 2とも称す)の欠損にて発症する．最近，遺伝子診断が可能となった．

[治療]

特別の治療は行われていない．MRP2にて輸送されて胆汁中へ排泄される有機アニオン系の各種薬剤(イリノテカン，セフォジジム，プラバスタチン，メトトレキサートなど)の代謝が遅延しており，投与の際には注意を要する．

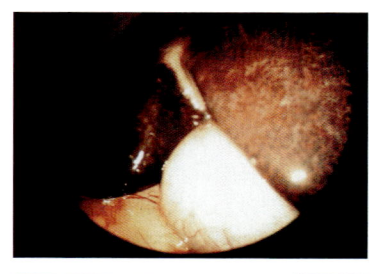

写真1 腹腔鏡像
特徴的な黒色肝を示す．

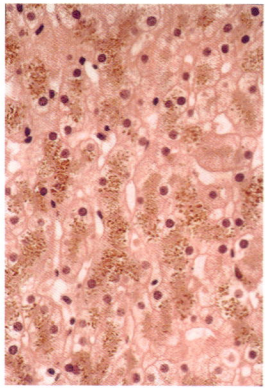

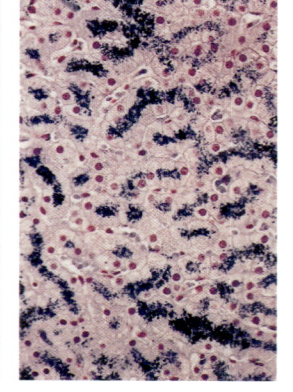

写真2 病理組織像(シルバーマン針生検)
A：HE染色．肝細胞の細胞質内に褐色粗大顆粒の沈着を多数みとめる(×400)．
B：Schmorl染色．メラニン，リポフスチンなどの顆粒が青色に染色されるが，本症候群における顆粒の本体は十分には解明されていない(×400)．

代謝性肝硬変
(ヘモクロマトーシス：hemochromatosis)
症例 62歳 女性

[臨床所見]

4年前から検診にて肝障害を指摘されていた．腹部膨満感と全身倦怠感を訴え，近医を受診し，このとき左卵巣嚢腫を見いだされ，当院産婦人科にて摘出術を受けた．しかし，血小板減少と肝障害を伴っていたため当科へ転科となった．47歳時閉経．自覚症状として全身倦怠感あり．皮膚は青銅色である．手掌紅斑とクモ状血管腫をみとめる．腹部正中線上に辺縁鈍で硬い肝臓を剣状突起下に3横指触知する．

[血液検査]

TP 7.6g/dl, Alb 3.3g/dl, T.Bil 1.0mg/dl, AST 63U/l, ALT 27U/l, ALP 64U/l, γGTP 7U/l, Glu 106 mg/dl, HbAic 5.5％, WBC 3800/μl, RBC 336×10^4/μl, Hb 11.3g/dl, MCV 105.7, reticulo 2.1％, Plt 8.3×10^4/μl, ICG R$_{15}$ 19.1％, HB sAg (−), HCV Ab (−), PT 70％, Fe 212μg/dl, UIBC 27μg/dl, フェリチン 6425ng/ml, トランスフェリン 155μg/dl, HLA A$_2$A$_{24}$B$_7$Bw$_{61}$Cw$_3$Cw$_7$, 標識鉄代謝 T^1/$_2$ 225min, 心電図 異常なし.

[画像所見]（写真3〜6）

[鑑別診断]

　ヘモクロマトーシスは全身性の鉄過剰により皮膚の色素沈着および臓器障害（肝硬変，糖尿病，心筋障害など）をきたすもので，原因不明のもの（特発性，遺伝性）と二次性とがある．そのほかの代謝性肝硬変には銅代謝異常によるWilson病やα_1-antitrypsin欠乏症などがあげられる．肝炎ウイルスマーカーや自己抗体が陰性のとき，代謝性肝硬変を疑い血清鉄や銅そしてそのキャリアー蛋白を測定し鑑別する．ヘモクロマトーシスと鑑別すべき疾患としては高フェリチン血症を伴うアルコール性肝硬変が重要であり，上述の諸検査に加え，家族歴，既往歴を確実に聴取する．最近，ヘモクロマトーシスの原因遺伝子とされる*HLA-H/HFE*のアミノ酸変異（Cys282Tyr, His63Asp）が欧米で同定されているが，日本で検索された症例では，現在のところみとめられていない．将来遺伝子診断が鑑別に有用となる可能性もある．なお本例では肝硬変以外の顕著な臓器障害はみとめなかった．

[治療]

　本症の治療は臓器に沈着した過剰な鉄の排除と肝硬変，心機能不全，糖尿病などの臓器障害に対する対症療法である．

1．瀉血療法

　初回治療として瀉血1回200〜400mlを週1〜2回行い，維持療法として2〜3カ月に1度200〜400mlの瀉血を生涯続ける．ヘモグロビン値11g/dl，総蛋白が6g/dl以下にならないように注意する．

2．薬物療法

　貧血を伴うヘモクロマトーシスではdeferroxamine mesylateを用いたキレート療法が行われる．Desferal®1000mgを1〜2回に分けて筋肉内注射し，その投与1〜2時間後にvitamin Cを200mg経口投与する．この治療による尿中への除鉄は1日10mg程度と効率が悪く，瀉血禁忌症例のみに施行する．

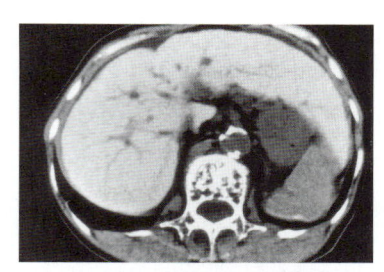

写真3　CT
肝のCT値106.5，脾CT値70.3と鉄が沈着した肝は放射線高吸収を示す．肝左葉の著明な腫大をみとめる．

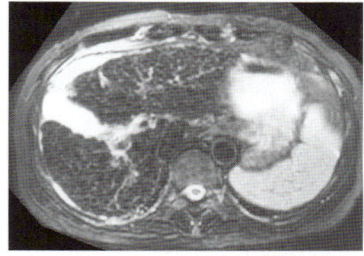

写真4　MRI T$_2$強調像（CT画面より尾側）
鉄沈着に伴い肝の信号強度はT$_2$強調できわめて低い．

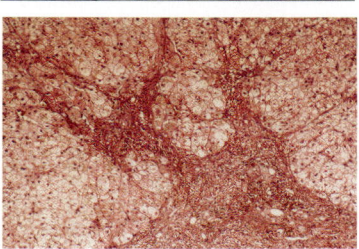

写真5　病理組織像（シルバーマン針生検）
写真5A
HE染色．幅広い線維性隔壁によって一部偽小葉が形成されている（×100）．

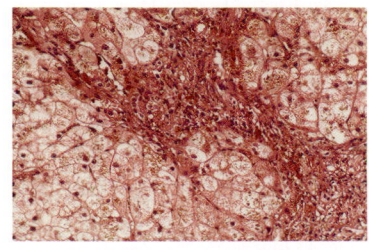

写真5B
HE染色．肝細胞とKupffer細胞の細胞質内に褐色の色素顆粒をみとめる（×200）．

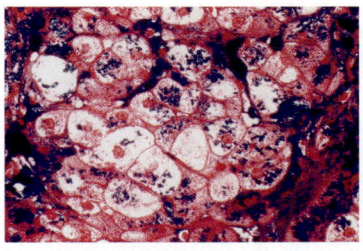

写真5C
ベルリンブルー染色．肝細胞とKupffer細胞に青く染色される鉄の沈着を著明にみとめる（×400）．

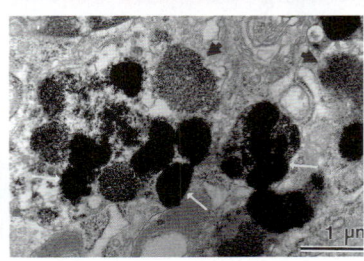

写真6　電顕像
肝細胞の細胞質内にフェリチン顆粒（黒い矢印）とライソゾーム内のヘモジデリン沈着（白い矢印）をみとめる（×30000）．

3．対症療法

　肝不全，心不全，糖尿病などに対する一般的な庇護療法が主である．欧米では肝移植も行われて

いる．肝細胞癌の合併は14～30％と高率であり，画像検査を頻回に行い早期発見に努める（浦部，2007）．

■垣内雅彦・足立幸彦

[文献]

足立幸彦，上砂俊法：体質性黄疸．臨床肝臓病―症例による生検・電顕画像・治療―（市田文弘，市田隆文編），pp271-282，日本メディカルセンター，2001．

足立幸彦：体質性黄疸（先天性黄疸）．内科学，第9版（杉本恒明・矢崎義雄編），pp979-982，朝倉書店，2007．

浦部晶夫：ヘモクロマトーシス．内科学，第9版（杉本恒明・矢崎義雄編），pp1534-1536，朝倉書店，2007．

5-8 肝細胞癌

症例　69歳　男性

[臨床所見]

　元来，大酒家で30歳のときにアルコール性肝障害の指摘を受けた．その後も飲酒は継続しており，62歳のときに急性膵炎の診断を受け近医に入院する．急性膵炎は改善するも，ふたたびアルコール性肝障害の指摘を受ける．その後は断酒を実行し，近医で定期的に肝と膵の腹部超音波検査を受けていた．1997年7月，半年ぶりに受けた腹部超音波検査で肝腫瘍の指摘を受け，当科に精査入院となった．自覚症状はなく，明らかな慢性肝障害の身体所見はみとめられない．

[血液生化学検査]

　Alb 4.0g/dl，T.Bil 0.8mg/dl，GOT 28，GPT 23，WBC 6200，Plt 15.8×10^4，PT 96％，ICG-R15 14％，AFP 35ng/ml，AFP-L3分画 40.6％，PIVKA-II 439mAU/ml，HCV抗体 陰性，HCVR-NA 陰性，HBs抗原 陰性，HBc抗体低力価 陽性．

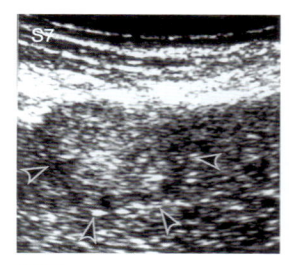

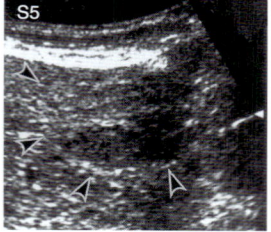

[画像診断]

超音波診断

　写真1Aに示すように肝右葉後上区域（S7）にリングを伴わず腫瘍境界は全体不明瞭で，腫瘍内部は高エコーでモザイク像を示す22×15mmの腫瘍をみとめた．さらに写真1Bに示すように肝右葉前下区域（S5）にリングを伴わず腫瘍境界は全体不明瞭で，腫瘍内部は低エコーで中心部に中隔と思われる線状エコーをみとめる23×22mmの腫瘍がみられた．この超音波像からでは肝細胞癌の質的判断は困難と思われるが，AFP-L3分画陽性（40.6％），PIVKA-II高値から肝細胞癌（hepatocelluar carcinoma：HCC）が第一の鑑別診断にあがった．

肝CT診断・MRI診断

　写真2に示すように，S7の腫瘍は単純CTでは淡い低吸収域としてみとめられ，造影早期相では淡い高吸収域となり造影後期相では等吸収域としてみとめられた．さらにMRIではT_1強調像でlow intensity，T_2強調像ではhigh intensityの腫瘍としてみとめられた．またガドリニウム造影像では腫瘍濃染が確認された．紙面の都合上，S5の腫瘍は示していないが，基本的に同様のCT，MRI所見であった．

血管造影像

　写真3に示すように，2個の腫瘍濃染像を示すhypervascularな腫瘍をみとめた．

CTアンジオグラフィー像（CTA）・CTAP像（CTAP）

　写真4において，左から，それぞれの結節のCTA像，CTAP像，病理肉眼像を示す．S7の腫瘍，S5の腫瘍ともにCTA像では濃染像，CTAP像

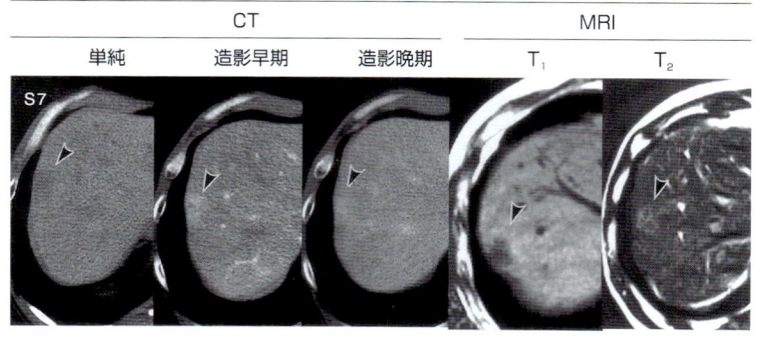

写真1A　　写真1B

写真2

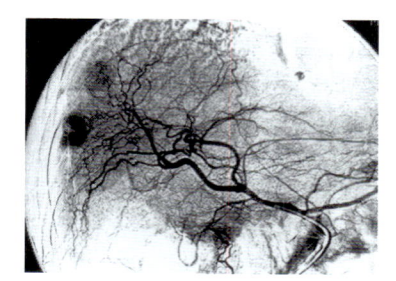

写真3　血管造影

では欠損像として描出された．また両腫瘍の間に腫瘍径6mmの同じ造影パターンを示す腫瘍性病変をみとめ，肝内転移が疑われた．以上の画像診断と腫瘍マーカーの上昇から非B非C型肝炎に合併した肝細胞癌と診断した．

術中超音波像（intraoperative US：IOUS）

写真5に示すように両腫瘍とも腫瘍境界は一部不明瞭でnodule in nodule像（モザイク像）を示すなど，エコーあるいは高エコーの腫瘍であった．またCTA，CTAPで指摘された肝内転移は描出できなかった．以上の画像診断からS7の肝細胞癌は単結節周囲増殖型，S5の肝細胞癌は単結節周囲増殖型あるいは多結節癒合型と診断し肝右葉切除を施行した．

[病理組織像]

ホルマリン固定標本において，S5の腫瘍は20×14mm，S7の腫瘍は17×12mmで両者とも単結節周囲増殖型の肝細胞癌と診断された．いずれも腫瘍細胞は索状型や偽腺管構造を示して増殖し，おもに中分化相当の肝細胞癌である．構成する腫瘍細胞は淡明な胞体を有し，核小体が明瞭なものがみとめられる．隔壁はみとめられるが，被膜の形成は不明瞭．また脈管浸潤および肝内転移巣もみとめられる．背景の肝病変は門脈域の炎症細胞浸潤が比較的目立つ慢性肝炎像を呈している．

[まとめ]

肝細胞癌は，同じような病変の進展度であっても肝予備能により異なった治療法が選択される．何を選択するかは現在診断されている肝細胞癌の悪性度と背景肝病変の状況（異時性多中心性発癌の可能性を含めて）を十分に評価して，現存する肝細胞癌に対する治療が患者の長期生存に寄与するかどうかを判断して治療方針が決定される．

本症例は肝内転移を伴った多結節性の肝細胞癌でAFP-L3分画も陽性であった．それぞれの癌結節は3cm以下でも単結節周囲増殖型あるいは多結節癒合型と診断され，悪性度の高い肝細胞癌と診断された．肝機能が良好であったので癌結節局所の治療ではなく広範囲肝切除（肝右葉切除）を選択した．治療後AFP-L3分画，PIVKA-Ⅱともに陰性化し，1年間無再発生存中で外来観察している．

一般的には肝細胞癌の治療として以下の方法がある．

1. **内科的治療**
   1) 経皮的局所療法RFA（PEIT，PMCTなど）
   2) 肝動脈塞栓療法（TAE），肝動注化学療法
2. **放射線治療**
3. **外科的治療**

肝機能が良好な症例（おもに慢性肝炎）が選択される．

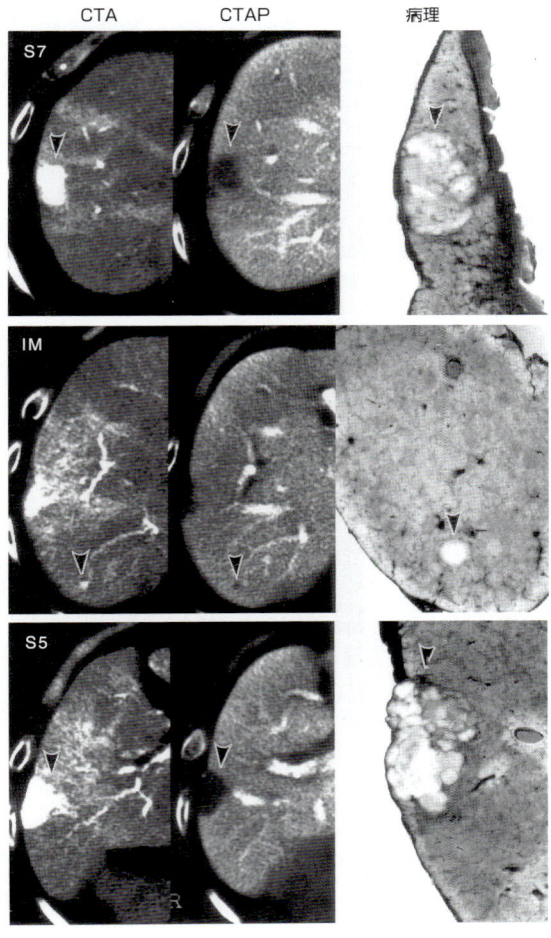

■谷川久一

写真4

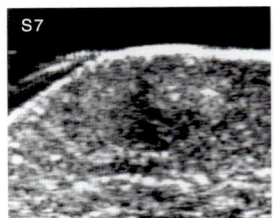

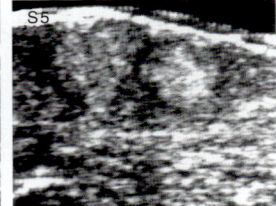

写真5 IOUS

5-9 特発性門脈圧亢進症

症例 36歳 女性

[臨床所見]

生来健康であったが，健診にて汎血球減少を指摘され当科外来を受診した．外来の腹部超音波検査にて高度の脾腫を指摘され，精査目的にて入院となった．

[血液検査]

Alb 4.1g/dl, T.Bil 0.9mg/dl, GOT 24 IU/l, GPT 17 IU/l, ALP 156 IU/l, γGTP 11 IU/l, ChE 379 IU/l, WBC1300/μl, RBC 320×10^4/μl, Plt 4.9×10^4/μl, ICG15分値 12％, HBsAg（−），HBsAb（−），HCVAb（−）．

[画像診断]

肝シンチグラフィー（写真1）

^{99m}Tcフチン酸を用いた肝シンチグラフィーでは肝臓はほぼ正常大であるが，高度の脾腫をみとめる．

腹部CT（写真2）

肝臓はほぼ正常大であるが，高度の脾腫をみとめる．

経直腸門脈シンチグラフィー（写真3）

^{99m}TcO$_4^-$（10mCi）を直腸内に注入し5分間撮像

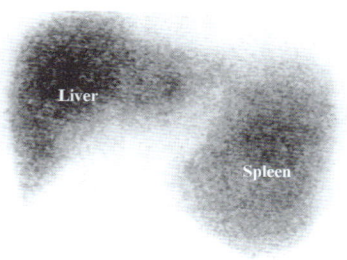

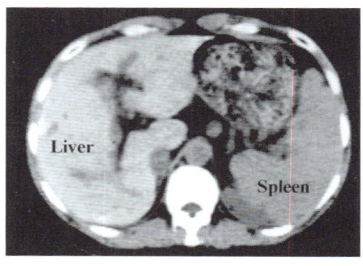

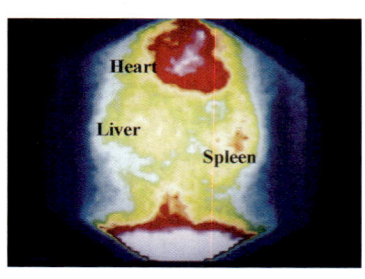

写真1

写真2

写真3

写真4

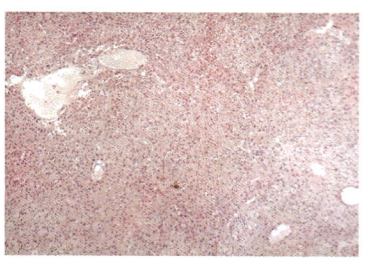

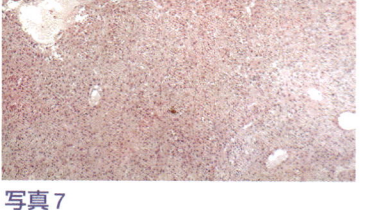

写真5

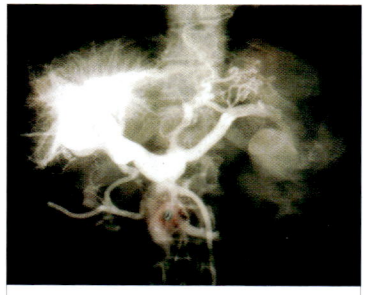

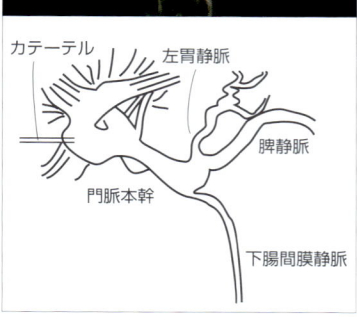

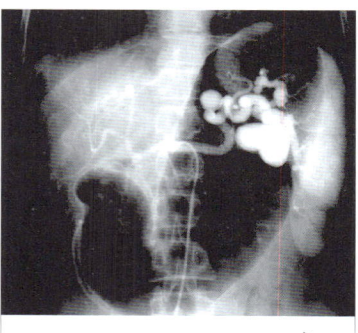

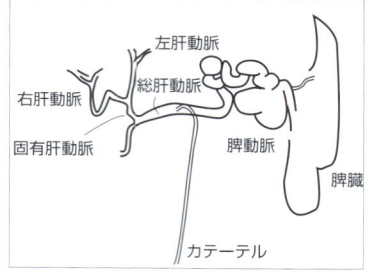

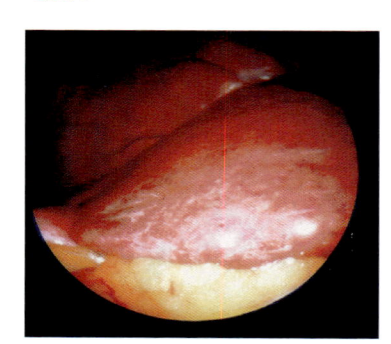

写真6

写真7

写真8

表1　特発性門脈圧亢進症と肝硬変の鑑別

	特発性門脈圧亢進症	肝硬変
病因	不明	肝炎ウイルス アルコール
頻度	少ない	多い
年齢・性	中年・女性	中年・男性
経過	不変	進行性
病理所見	門脈域の線維化のみ	偽小葉を形成する
肝細胞癌合併	少ない	多い

した．心臓に高度のRI集積をみとめ，脾臓にも中等度のRI集積をみとめるが，肝臓への集積は軽度であり門脈圧亢進のパターンである．門脈シャント率は72％の高値を示した．

経皮経肝門脈造影（percutaneous transhepatic portography：PTP）**（写真4）**

門脈本幹の拡張をみとめる．門脈圧は26mmHg，脾静脈圧は22mmHgでいずれも高値を示している．

腹腔動脈造影（写真5）

脾腫は著明で脾動脈は屈曲蛇行し，脾門部に径1～2cmの動脈瘤を数個みとめる．肝固有動脈分枝も屈曲が強い．

腹腔鏡（写真6）

色調は赤褐色調で肝表面は波打ち状の隆起と陥凹をみとめる．

［病理組織像］（写真7）

腹腔鏡下肝生検による肝組織像である．偽小葉の形成はなく肝硬変の所見はみとめない．門脈径の大小不同と門脈周囲の線維化をみとめる．

［治療］

特発性門脈圧亢進症（idiopathic portal hypertension：IPH）は予後が良好な疾患であり，肝硬変へほとんど移行しないことより，肝臓に対する特別な治療は行われない．食道・胃静脈瘤に対しては内視鏡的硬化療法や静脈瘤の離断術を行う．脾腫が原因となる血球減少の著しい場合には部分脾動脈塞栓術や摘脾を行う．

［摘出した脾臓］（写真8）

汎血球減少が著明なため摘脾を行った．摘出した脾臓は170×120×90mmであり，脾門部に動脈瘤を数個みとめる．摘脾後にWBC 5700/μl，RBC 389×10^4/μl，Plt 26.3×10^4/μlとなり，汎血球減少は改善した．

［鑑別診断］

門脈圧亢進症の大部分は肝硬変によるため，肝硬変との鑑別が大切である**（表1）**． ■塩見　進

［文献］

橋爪　誠：門脈血行異常症の診断と治療のガイドライン．門脈血行異常症調査研究班平成18年度研究報告書，pp103-108，2007．

児島邦明，二川俊二：特発性門脈圧亢進症．日本臨牀―肝・胆道系症候群，No.8，225-227，1995．

塩見　進：特発性門脈圧亢進症．わかりやすい内科学，第3版（井村裕夫編），文光堂，p535，2008．

6. 胆・膵の疾患

1. 感染症
2. 循環器系の疾患
3. 呼吸器系の疾患
4. 消化器系の疾患
5. 肝の疾患

7. 膠原病
8. 腎・尿路系の疾患
9. 内分泌系の疾患
10. 代謝の異常
11. 血液疾患
12. 神経疾患
13. 眼底
14. 救急医療

編集　早川哲夫

A 胆道疾患

6-1 胆石症

症例　75歳　女性

[臨床所見]

20年前に右季肋部痛あり，近医にて胆石を診断された．2日前より，右季肋部痛および発熱（39℃台）をみとめ，悪寒・戦慄を伴うようになった．

[血液検査]

WBC 14800/μl，RBC 319×10⁴/μl，Hb 9.8 g/dl，Plate 1.7×10⁴/μl，PT 15％，FDP 9.38，AT-III 64，T.Bil 1.7 mg/dl，GOT 16 IU/ml，GPT 13 IU/ml，ALP 909 IU/ml，LAP 109 mU/ml，γ-GTP 119 IU/ml．

[画像診断]

腹部超音波検査（写真1）

A：総胆管内は著明に拡張し，内腔に約15mm径の結石をみとめる．さらに総胆管下部には胆泥様エコーをみとめる．

B：胆嚢壁は肥厚し，内腔には底部に約2cm径の結石，頸部には胆泥をみとめる．

MRCP像（写真2）

A：胆嚢内には結石を無信号領域としてみとめる．

B：総胆管内にも，複数の結石を無信号領域としてみとめる．

[臨床診断]

以上より，胆嚢総胆管結石に胆道感染を合併し，DICを呈した急性閉塞性化膿性胆管炎と診断した．

[治療]

1．急性閉塞性化膿性胆管炎（AOSC）

胆道内圧上昇に対してただちに減圧術を施行する．減圧術には，内視鏡を用いた経乳頭的アプローチと，経皮経肝的アプローチがあるが，非観血的アプローチを第一選択とする．

内視鏡的胆道ドレナージ術（ENBD）（写真3）

本例に対してENBDを施行した際，AOSCを惹起した総胆管結石が確認された．

2．総胆管結石

減圧術により胆道内圧が正常化し，臨床的にAOSCが軽快すると，その原因疾患である総胆管結石を治療する．総胆管結石の治療法としては，1）内視鏡的砕石術（乳頭切開術またはバルーン拡張術），2）体外衝撃波結石破砕療法（ESWL），3）手術（腹腔鏡下，または開腹）などがあり，施設により選択順位が異なる．本例では，傍乳頭憩室の存在により内視鏡的乳頭バルーン拡張術（EPBD）を施行し，機械破砕バスケットによる破

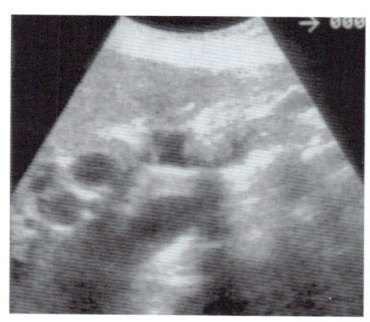

写真1A 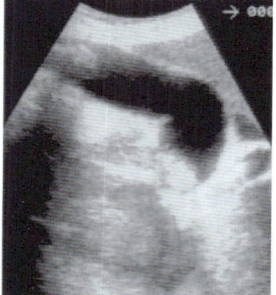　　写真1B 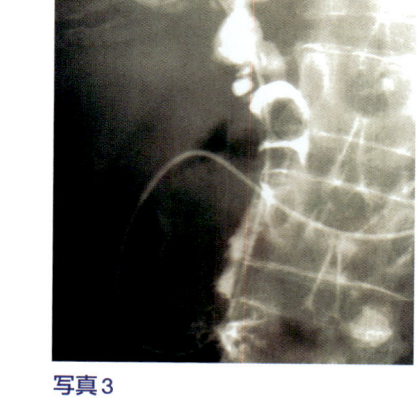　　写真3

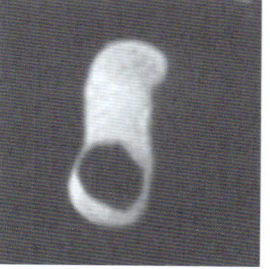

写真2A 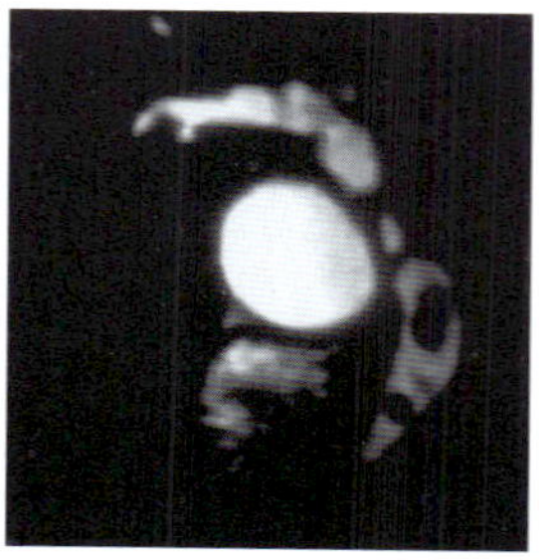　　写真2B 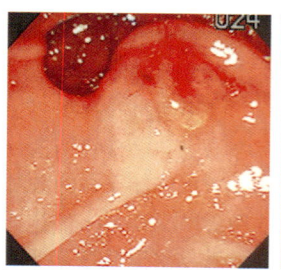　　写真4A 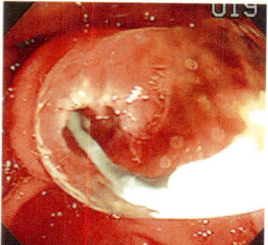　　写真4B

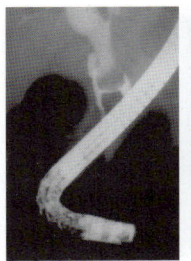

写真5A 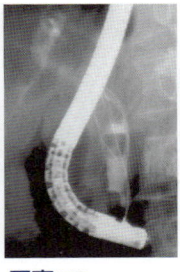　　写真5B 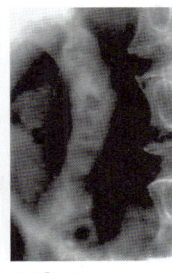　　写真5C

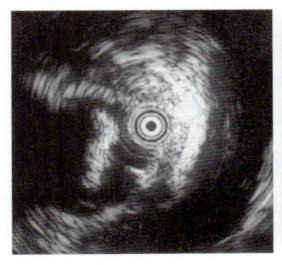

写真6A 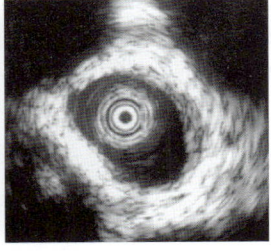　　写真6B

砕術（EML）を併用して非観血的に砕石した．

EPBD（内視鏡像）（写真4）
A：十二指腸乳頭直上部に憩室をみとめる．
B：バルーン拡張術施行により，胆嚢開口部からの機械破砕バスケットの挿入が容易になるとともに，小結石の砕石が可能になる．

EPBD（砕石・採石手順）（写真5）
A：内視鏡的逆行性胆管造影にて胆道結石の存在を確認する．
B：EPBDにより拡張した乳頭部より，バスケットを挿入して砕石・採石を順次行う．
C：一連の砕石・採石術後に残存する小破砕片は自然排泄する．

IDUS（写真6）
胆管内の結石の存在は，腔内超音波によって確認することができる．
A：治療前の総胆管結石は，音響陰影を伴う高エコー像として描出される．
B：EPBD治療後，結石エコーは消失している．

3．胆嚢結石
総胆管結石治療終了後の，併存する胆嚢結石への対応は，患者の年齢，症状，結石の状態，胆嚢の機能などにより異なる．また，その選択肢も施設により異なる．高齢者では，経過観察可能な場合が多いが，若年者の場合，積極的に胆嚢結石治療を行う施設が多い．その場合，胆嚢摘出術（腹腔鏡下，または開腹）が一般的である．本例は経過観察とした．

■田妻　進

6-2　膵・胆管合流異常

進行胆嚢癌合併症
症例　69歳　女性

[臨床症状]
生来健康であったが，突然黄疸を発症し来院した．腹痛など腹部症状はなく，また身体的検査においても異常はみとめなかった．

[血液検査]
T. Bil 7.6 mg/dl, D. Bil 6.2 mg/dl, GOT 182 U/l, GPT 168 U/l, ALP 830 U/l, γ-GPT 1120 IU/ml, Hb 11.6g/dl, HbsAg（－）, HCV（－）, Amylase 238 U/l.

[画像診断]
腹部超音波，CT
胆嚢と思われるところに周囲組織に浸潤した径8cmの腫瘤をみとめる（6-5 胆嚢癌の項参照）．
ERCP（写真1）
胆嚢管は描出されず，3管合流部から肝門部にかけて胆管の強い狭窄をみとめる．膵管は乳頭括約筋作用の及ばない高位で胆管と合流している．

[治療・経過]
手術不能で保存的治療が行われたが2カ月後に死亡した．剖検では胆嚢の高分化型腺管腺癌であった．

[コメント]
膵・胆管合流異常（pancreaticobiliary maljunction）

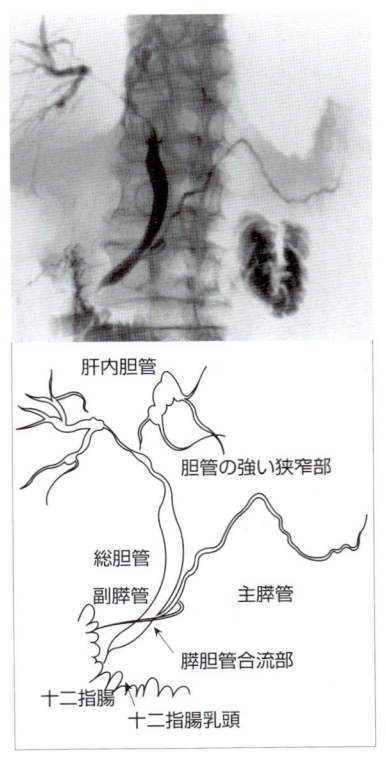

写真1

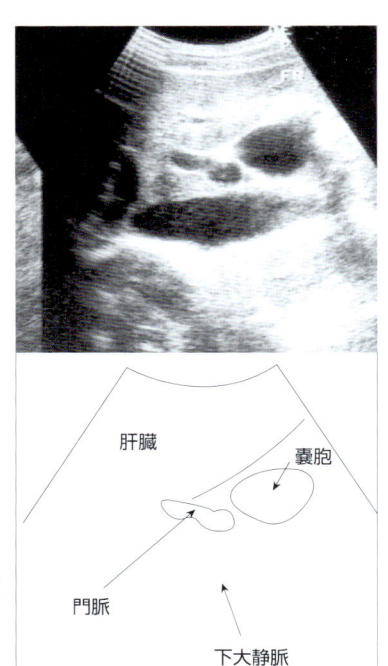

写真3

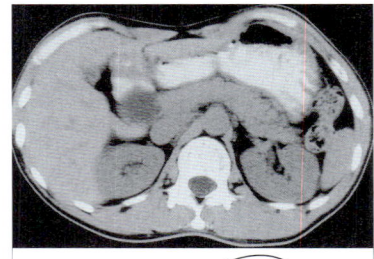

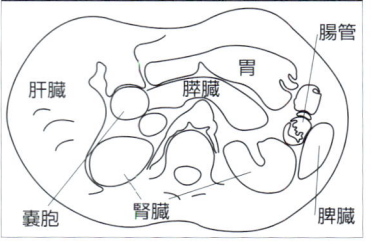

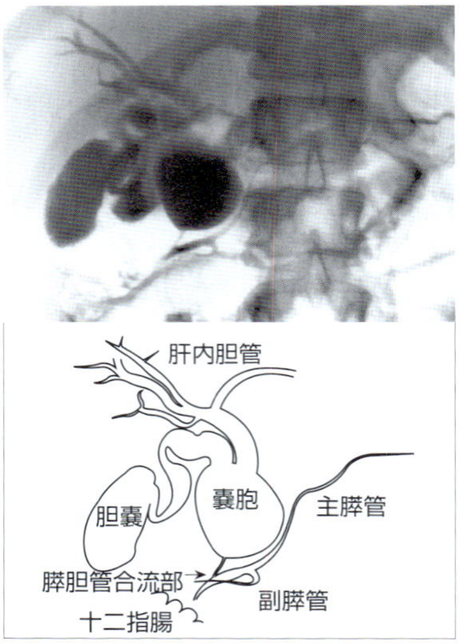

写真2

写真4

には，総胆管が囊胞状に拡張する囊胞型と囊胞状に拡張しない非囊胞型がある．成人例の非囊胞型合流異常は症状がなく，合併する胆囊癌で発見されることが多い．本例も，閉塞性黄疸にて発見され，合流異常に合併した進行胆囊癌であった．

囊胞型

症例 26歳 女性

[臨床所見]

乳幼児期に数回自家中毒として緊急入院している．学童期に黄疸が発症したが，原因は不明であった．第一児妊娠時，上腹部痛が出現し，超音波検査にて上腹部に囊胞状腫瘤がみとめられた．

[血液検査]

T.Bil 0.6 mg/d*l*, GOT 18 U/*l*, GPT 16 U/*l*, ALP 132 U/*l*, γ-GPT 6 U/*l*, Hb 12.8 g/d*l*, Amylase 142 U/*l*.

[画像診断]

腹部超音波

上腹部に囊胞がみとめられる（**写真2**）．

CT（出産後）

膵頭部に囊胞（低吸収域）がみとめられる（**写真3**）．

ERCP（出産後）（**写真4**）．

総胆管は囊胞状に拡張し，胆囊の拡張もみとめられる．合流異常は存在するが，膵管系には著変をみない．

[治療・経過]

妊娠後期に起こった上腹部痛は，対症療法にて軽快し，出産後精査を行い囊胞型合流異常と診断され，経過をみて囊胞切除および胆道再建が施行された．

[コメント]

成人の囊胞型合流異常の典型例である．多くは，乳幼児期から消化器症状を呈し，しばしば緊急入院を必要としている．妊娠を契機に発症することも多い．

■大井 至

6-3 硬化性胆管炎

症例 55歳 男性

主訴：全身搔痒感，尿黄染

既往歴：3年前より糖尿病，飲酒歴（－）

現病歴：7月，腹痛にて受診．膵に腫瘤性病変を指摘され入院．精査の結果，腫瘤形成性膵炎と診断され，外来通院中であった．翌々年3月に，尿の黄染とともに全身搔痒感を自覚し受診，閉塞性黄疸にて入院となった．

[血液検査]

WBC 8600/μ*l*, RBC 455×10⁴/μ*l*, Hb 15.3g/d*l*, PLT 30.2×10⁴/μ*l*, T-Protein 7.7g/d*l*, Alb 3.8g/d*l*, T-Bil 3.7mg/d*l*, D-Bil 2.6mg/d*l*, AST 265mU/m*l*, ALT 468mU/m*l*, ALP 294mU/m*l*, LAP 167mU/m*l*, γ-GTP 876mU/m*l*, FBS 153mg/d*l*, Amylase 50U/d*l*, CA19-9 20U/m*l*, Elastase I 228ng/m*l*.

[画像所見]

体外式超音波像（写真1）

肝内胆管は著明に拡張し，上部胆管（左右肝管

合流部）において閉塞していた．閉塞部は上部胆管から下部胆管にまで及び，狭窄した胆管が中心部を貫通する所見がみられた．狭窄部は胆管壁の均一な肥厚像としてとらえられ，胆管壁の最外層の高エコー層はやや厚くなっているものの内側の低エコー層の肥厚が顕著であった．また，膵体部にやや低エコーの腫瘤が描出されたが，前回入院時よりかなり縮小していた．

腹部CT（ヘリカルCT）（写真2）

肝内胆管の拡張と肝門部胆管の狭窄をみとめた．狭窄部の胆管は全周性の肥厚を呈し中心部に胆管腔がみとめられた．腫瘤性変化は乏しく，胆管の形態も保持されていた．

直接胆管造影（PTBD像）（写真3）

入院後，減黄を目的に右肝管より経皮経肝胆管ドレナージ（PTBD）を行った．ドレナージ後に直接胆管造影を行うと，左右肝管合流部にて完全閉塞を呈していた．写真3は約1カ月後の胆管造影像であるが，閉塞は解除され，上部胆管に平滑な狭窄所見がみとめられるのみとなった．

胆管内超音波像（IDUS像）（写真4）

PTBDルートを介して細径超音波プローブによる胆管内超音波検査（IDUS）を行うと，胆管狭窄部の胆管壁は一様に肥厚していた．とくに，内側の低エコー層の肥厚が著明で，エコー輝度は胆管癌に比べるとやや低く，またエコーの配列も均一である．さらに，その外側の高エコー層もよく保たれていることから，良性狭窄が示唆された．

胆道内視鏡像（PTCS）（写真5）

同じく，PTBDルートからPTCSを行うと，狭窄部には隆起性病変や新生血管像はみとめられなかった．狭窄部の生検でも，結合組織の増生と炎症細胞の浸潤をみとめるのみであったことから，胆管癌はほぼ否定でき，原発性硬化性胆管炎（primary sclerosing cholangitis：PSC）と診断した．

肝生検組織像（写真6）

PSCの病期（stage）を診断するために肝生検を

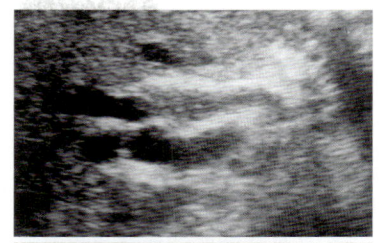

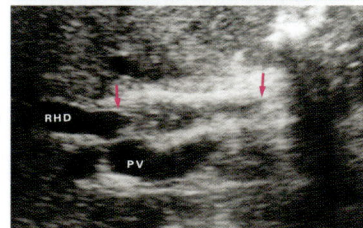

写真1 体外式超音波像
RHD：拡張した右肝管，PV：門脈，矢印：胆管狭窄部．

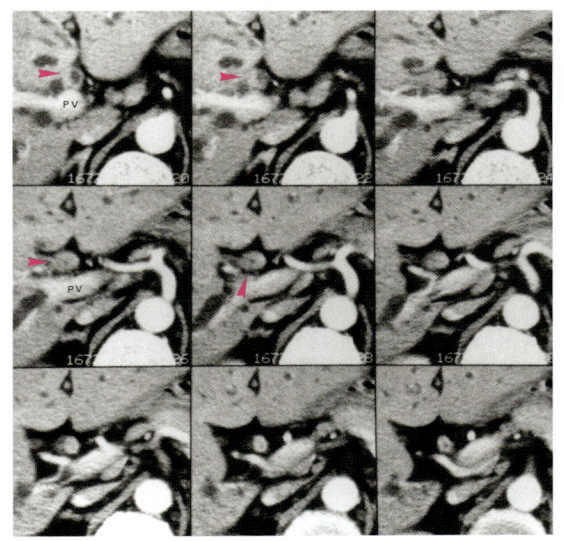

写真2 腹部CT（ヘリカルCT）
PV：門脈，矢頭：胆管．

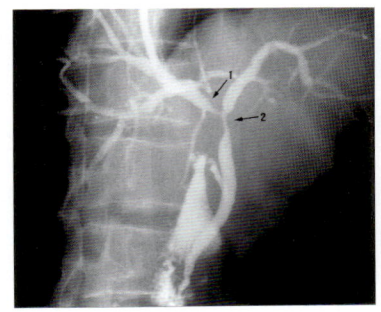

写真3 直接胆管造影（PTBD 1カ月後）

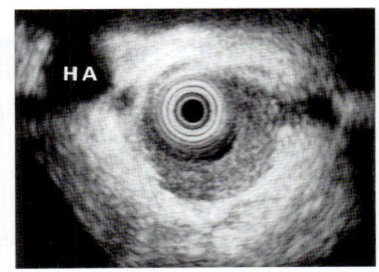

写真4A 胆管内超音波（IDUS）
直接胆管造影の部位1での走査．
HA：右肝動脈．

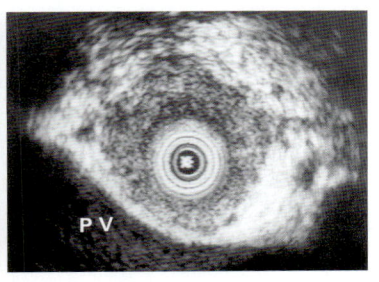

写真4B 同
直接胆管造影の部位2での走査．
PV：門脈．

行うと，いわゆるonion skinの像はみとめられず，門脈域の軽度の炎症所見をみとめるのみで，La Russoらの分類のstage 1に相当するものと思われた．

膵腫瘍の超音波像（写真7）

この症例は，約2年前に腫瘤形成性膵炎で発症している．このときの体外式超音波像と超音波内視鏡像（EUS）では，腫瘤のエコーレベルはかなり低く，膵管が腫瘤内を貫通する像（penetrating duct sign）がみとめられ，炎症性腫瘤に特徴的な像を呈していた．

[治療]

以上より，原発性硬化性胆管炎（PSC）と診断し，プラスティックステントによる内瘻術を行った．ursodeoxycholic acid（UDCA）製剤の内服も併用して良好な経過を示した．

[コメント]

近年，このような壁肥厚性胆管病変をめぐっては混乱が生じている．最近では従来から提唱されてきた原発性硬化性胆管炎（PSC）のなかでも潰瘍性大腸炎に合併するものは別扱いとすべきであり，また自己免疫性膵炎や後腹膜硬化症などを合併するものは全身性のIgG4-related sclerosing diseaseとしてとらえるべきであるとされている．したがって，この症例は現在では自己免疫性機序による硬化性胆管炎と考えるのが妥当であるものの，当時はこのような疾患概念がなくPSCと診断した．しかし，PSCと診断するには胆管像で憩室様所見，枯れ枝状所見，数珠状拡張所見が必要とされており，この点からも本例はIgG関連硬化性胆管炎の一例と思われる．

この病変に対してはステロイドホルモンが著効を示すこともよく知られ，まれに自然治癒することもあるとされている．本例では一時的なステンティングとウルソ酸が有効性を示し再発もみられなかった．他方，PSCでは胆管癌の合併率が高く，進行すると肝移植が唯一の治療法となる点からも厳密な鑑別診断が望まれる．　　■堀口祐爾

[文献]

Wiesner RH：Current concepts in primary sclerosing cholangitis. *Mayo Clin Proc*, **69**：969-982, 1994.

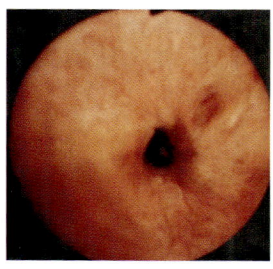

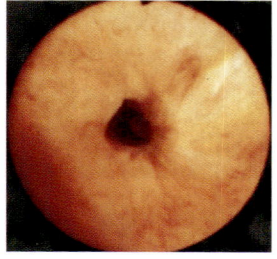

写真5　経皮経肝胆道内視鏡像（PTCS）

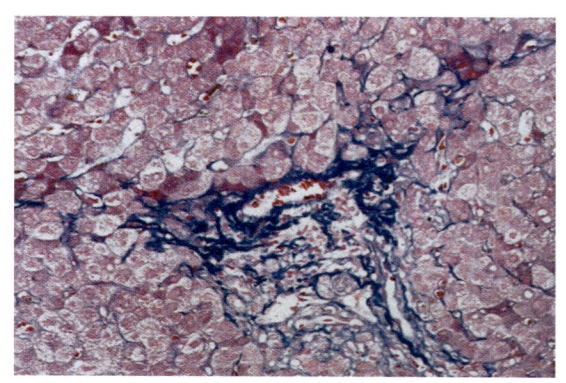

写真6　肝生検組織像

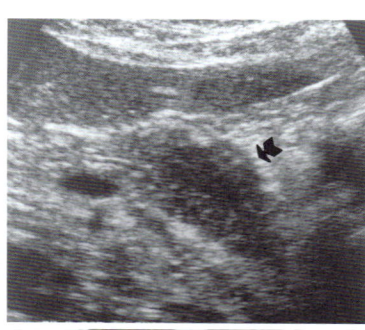

写真7A

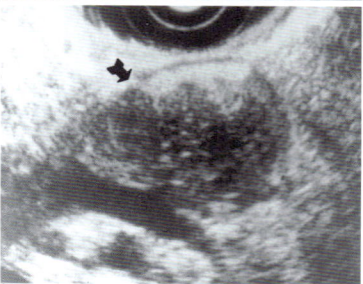

写真7B

写真7　約2年前の膵超音波像（炎症性腫瘤）
7A：体外式超音波像，7B：超音波内視鏡像（EUS）．

6-4　胆管癌

症例　71歳　男性
[臨床所見]

1カ月前より上腹部不快感が出現し，近医を受診したところ，黄疸を指摘された．腹部超音波検査により閉塞性黄疸の診断となり，当院を紹介された．

[血液検査]

WBC 4600/μl, RBC 443×10^4/μl, Hb 13.9g/dl,

PLT 26.2×10⁴/μl，GOT 371IU/ml，GPT 598IU/ml，ALP 1712 IU/ml，T-Bil 4.0mg/dl，D-Bil 2.6 mg/dl．

[画像診断]

超音波検査（写真1）
　肝外胆管の拡張がみとめられ，下部胆管での閉塞機転を疑わせる所見である．下部胆管は消化管ガスなどで描出不良となることが多く，本例でも膵内胆管の腫瘍は明瞭には描出されていない．

単純CT（写真2）
　拡張した肝外胆管がみとめられる．膵内胆管では内腔のCTレベルが周囲膵組織に近くなり，膵との境界が不明瞭となっている．

造影CT（写真3）
　膵内胆管内の腫瘍が造影されている．一部に胆管内腔がみとめられる．明らかな膵浸潤はこのCTからはみとめられない．

ERCP（写真4）
　ERCPでは下部胆管に透亮像をみとめる．胆管の走行に偏位はなく，胆管内腔の腫瘍の存在を疑う所見である．

MRCP（写真5）
　ERCP同様下部胆管に腫瘍による透亮像をみとめる．

経口胆道鏡（写真6）
　下部胆管に内腔全体をしめる隆起をみとめた．粘膜面の発赤が著明である．

腔内超音波検査（写真7）
　胆管腫瘍と周囲の膵との境界は一部不整であり，膵浸潤の存在を示している．

血管造影（写真8）
　血管浸潤はみとめられない．

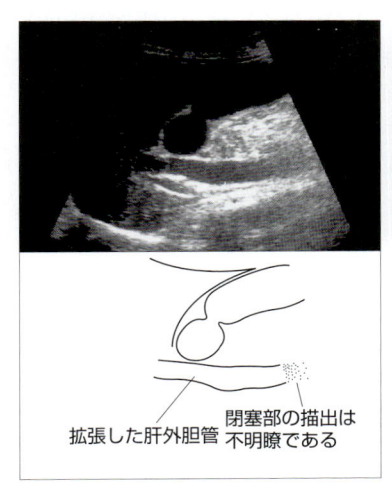

写真1　超音波検査

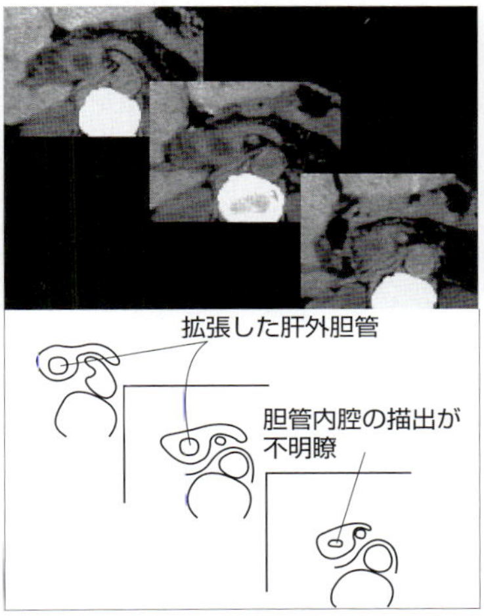

写真2　単純CT

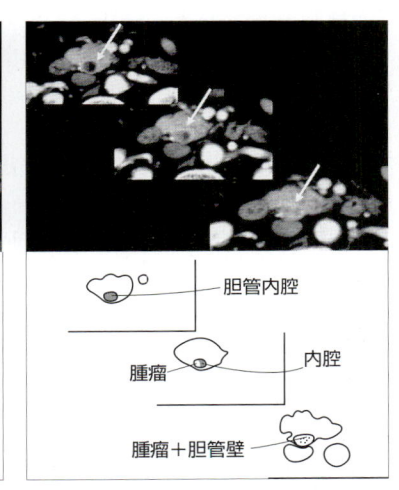

写真3　造影CT

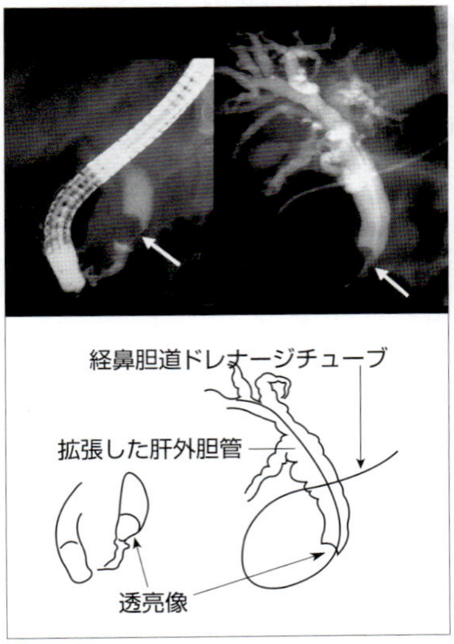

写真4　ERCP

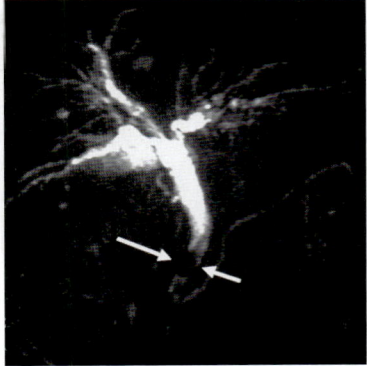

写真5　MRCP

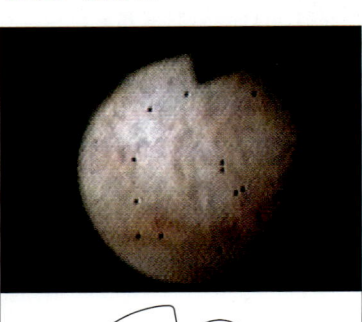

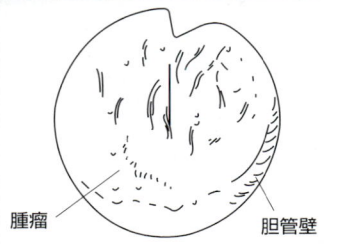

写真6　経口胆道鏡

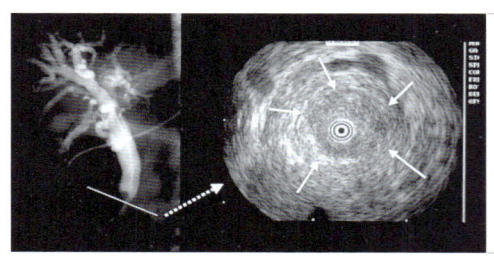

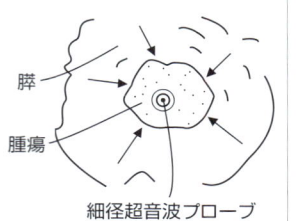

写真7　腔内超音波検査

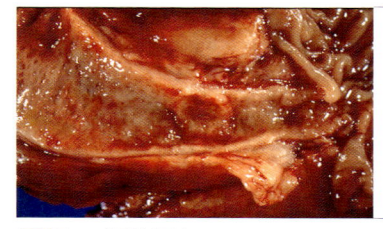

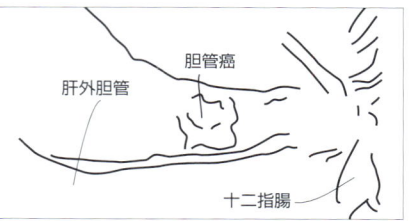

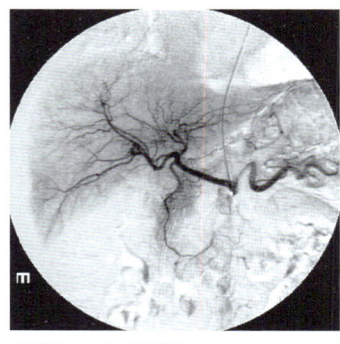

写真8　血管造影

写真9　切除標本

[治療]

以上より膵浸潤を伴う結節浸潤型胆管癌と診断され，幽門輪温存膵頭十二指腸切除術が行われた．

[切除標本・病理所見]（写真9）

下部胆管（膵内）に限局する結節浸潤型の胆管癌であり，一部膵への浸潤もみとめられた．組織学的にはpapillary adenocarcinomaであった．

[コメント]

本例は典型的な結節浸潤型胆管癌であるが，MRCP・ERCPでは透亮像として描出されるため総胆管結石との鑑別が難しい．しかし，造影CTにより下部胆管に造影効果がみとめられることにより，腫瘍性病変であることは容易に診断可能である（写真3）．腔内超音波検査は細径超音波プローブを胆管内から走査することにより胆管周囲の超音波画像を描出する方法である．ほかのmodalityに比べると解像度に優れた画像を得ることができ，本例でもCTでは評価困難な膵浸潤の有無を術前に診断することが可能であった（写真7）．

■露口利夫・税所宏光

6-5　胆嚢癌

症例　48歳　女性

[臨床所見]

2週間ほど前より右季肋部に鈍痛を覚えていたが，黄疸を認めるようになり来院した．右上腹部に圧痛を認めた．20歳に虫垂切除術を受けた以外の既往歴はない．

[血液検査]

T.Bil 5.6mg/d*l*, GOT 254IU/m*l*, GPT 279IU/m*l*, LDH 690IU/m*l*, ALP 397IU/m*l*, γ-GTP 242IU/m*l*, Amylase 81IU/m*l*, HBs-Ag（−），HCV抗体（−），CEA 1.3ng/m*l*, AFP 6.6ng/m*l*, CA19-9 27ng/m*l*, PIVKAⅡ 0.8mAU/m*l*.

[画像診断]

超音波（写真1）

胆嚢は全体に腫大し，壁の不均一な肥厚を認めるが，境界は比較的明瞭である．体部から底部に高エコーと低エコーの混在した像がみられ，腫瘍が疑われる．

超音波内視鏡（写真2）

胆嚢は，体部から底部にかけて，不整な高エコーの腫瘤像によりほぼ充満されている．壁も不均一に肥厚しているが，境界は比較的明瞭である．

造影CT像（写真3）

胆嚢は胆嚢内腔に不規則に突出する腫瘍により濃染されるが，胆嚢壁の辺縁は比較的明瞭である．総胆管にはPTCドレナージのチューブによる造影（矢頭）がみられるが，総胆管周囲にも腫瘍像（矢印）がみられる．

PTC像（写真4）

胆嚢管分岐部のやや下方の総胆管に2.5～3.0cm位の狭窄像（矢印）がみられ，それより上流に著明な拡張がみられる．胆嚢は頸部まで明瞭に造影されるが，体部より造影剤は充満されず，上に凸な欠損像（小さい矢印）を呈する．

ERCP像（写真5）

膵管は尾部まで明瞭に造影され，異常所見はみとめられないが，総胆管が主膵管の十二指腸壁よ

写真1

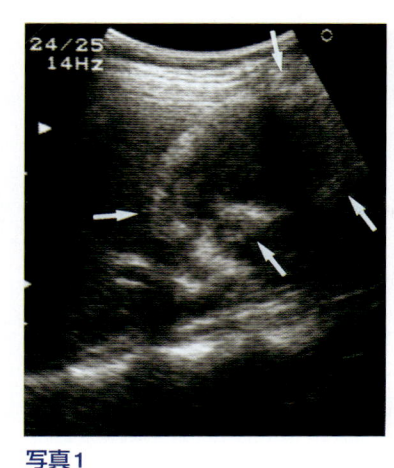

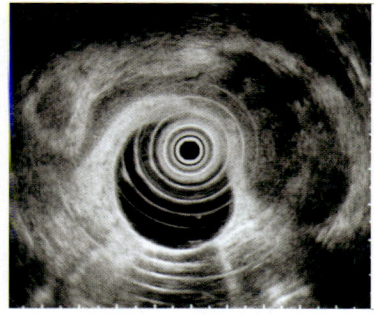

写真2

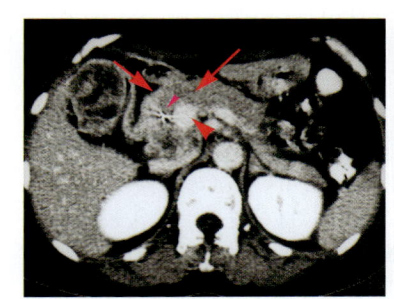

写真3

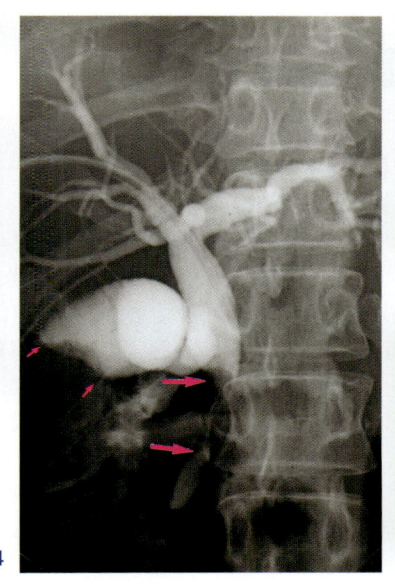

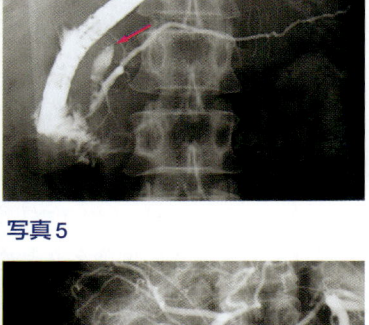

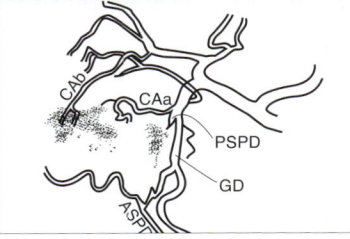

写真4

写真5

写真6

り1.5cm位離れた上流より造影され，総胆管が主膵管に合流する胆管合流型の膵胆管合流異常がみられる．さらに，総胆管下部で先細り型の閉塞像（矢印）を呈している．

血管造影像（選択的腹腔動脈造影）（写真6）

　胃十二指腸動脈および肝動脈前枝より分岐した胆嚢動脈の前区域枝（CAa）と後区域枝（CAb）はいずれも急峻な狭小化ないし途絶し，胆嚢部で濃染像を呈す．また，後上膵動脈は分岐部近くで途絶し，膵頭部領域で細かな濃染像を示す．

[鑑別診断]

　本例でERCP像より膵胆管合流異常症のみられることは明らかで，それに合併した胆道癌と診断することも比較的容易である．問題は，胆嚢か総胆管のいずれが原発かである．さらに，総胆管下部に原発した癌に加え，胆嚢炎の合併した胆石症の可能性も考慮される．しかし，血管造影などの画像所見で胆嚢に腫瘍濃染像が認められることより胆嚢にも悪性病変が存在すると診断される．一般に，総胆管に原発した癌では胆嚢に転移進展する以前に閉塞性黄疸を呈する．これに対し，胆嚢癌では総胆管か肝門部に進展してはじめて黄疸が発生することより，本例の様な場合は胆嚢が原発と考えられる．膵胆管合流異常症における胆管癌の合併率は5％前後であるのに対し，胆嚢のそれは15〜20％と非常に高い．

[治療]

　入院時閉塞性黄疸を呈していたので，US検査後，ただちにPTCドレナージを行い黄疸の軽減を計った．その後各種画像診断をすすめたところ，胆嚢の辺縁は比較的明瞭で肝床への明確な浸潤像に乏しかったので，膵頭十二指腸切除術に加えて肝床切除術が行われた．

[手術・病理所見]

　胆囊は体部から底部にかけて結節状の腫瘍に充満され，肝床へも軽度の浸潤がみられた．胆石の合併はなかったが，総胆管から膵頭部周辺の12番，13番へのリンパ節転移が広範にみられた．手術所見は，S_3，H_0，Hinf$_2$，Binf$_3$，P_0，N_4，$M(-)$，$St(-)$，BW_0，HW_0，EW_0であり，進行度はStage IVであった．手術の結果は相対的治癒切除であった．病理組織像は低分化型腺癌であった（6-2 膵・胆管合流異常の項も参照）．

■澤武紀雄

6-6 十二指腸乳頭部癌

症例　75歳　女性

　2007年3月上旬に家族に黄疸を指摘され近医を受診．腹部超音波検査にて肝内胆管の拡張をみとめ（写真1），当科紹介となった．

[入院時現症と血液生化学検査]

　眼球結膜や皮膚の黄染をみとめ，腹部所見では右季肋部に圧痛のない腫大した胆囊を触知した．総ビリルビン値，トランスアミナーゼ値，胆道系酵素値の上昇をみとめた．炎症反応の上昇はなく，CA19-9の高値をみとめた（表1）．

[入院時CT・MRCP]

　腹部CTでは左右肝内胆管の拡張を超音波検査同様にみとめ，胆囊や総胆管の拡張もみとめた（写真2）．MRCPでは胆管は乳頭部近傍まで拡張しており，胆管の狭窄や結石を疑わせる陰影欠損像はみとめなかった（写真3）．

[鑑別診断]

　腹部超音波検査やCTにて胆管拡張をみとめ，血液生化学検査からも閉塞性黄疸が疑われた．MRCPでは胆管癌や膵臓癌などによる胆管狭窄や胆管結石による閉塞性黄疸は否定的であった．乳頭部近傍まで胆管の拡張がみとめられたことより，乳頭部腫瘍が疑われた．

表1　Laboratory data on admission

WBC	7100	/μl	T.Bil	12.7	mg/dl
RBC	443×10⁴	/μl	AST	399	IU/l
Hb	13.2	g/dl	ALT	279	IU/l
Ht	40.9	%	LDH	282	IU/l
Plt	22.4×10⁴	/μl	ALP	1947	IU/l
			γ-GTP	1678	IU/l
CRP	0.16	mg/dl	AMY	124	IU/l
			TP	7.5	g/dl
CEA	2.1	ng/ml	Alb	3.4	g/dl
CA19-9	77.3	U/ml	FBS	108	mg/dl
			Na	143	mEq/l
HBsAg		(−)	K	4.8	mEq/l
HCVAb		(−)	Cl	107	mEq/l
TPHA		(−)	BUN	19	mg/dl
STS		(−)	Cre	0.7	mg/dl

[内視鏡検査]

　内視鏡的逆行性胆道膵管造影を予定し，側視鏡である十二指腸内視鏡を用いて乳頭を観察すると，主乳頭と思われる部位に腫瘍をみとめ乳頭部癌を強く疑った（写真4）．乳頭部の生検を行い，胆道造影と膵管造影を行い，さらに胆管内超音波検査を行った（写真5）．胆管内超音波検査は膵管あるいは胆管内への癌進展の診断，膵浸潤，十二指腸浸潤の診断に非常にすぐれ，86〜96％の正診率とされており（伊藤ら，2001），本症例でも胆管内への浸潤をみとめた．

　その後，閉塞性黄疸治療のため胆管にチューブステントを留置した．また，膵炎予防のため膵管にもチューブステントを留置した（写真6）．胆管チューブステント留置による胆汁ドレナージにより総ビリルビン値，トランスアミナーゼ値，胆道系酵素値は改善した．

[乳頭部癌の概念]

　十二指腸乳頭部癌は胆道癌の一種で，十二指腸乳頭部（ファーター乳頭部ともよばれる）とは胆管と膵管が合流して十二指腸に開口する部位を指し，

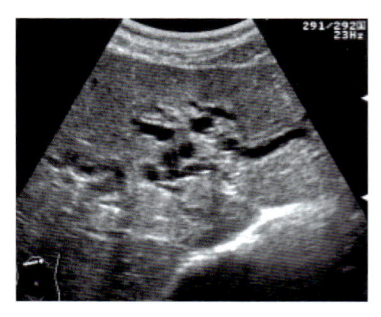

写真1　腹部超音波検査

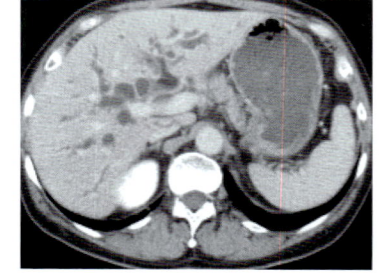

写真2A　腹部CT

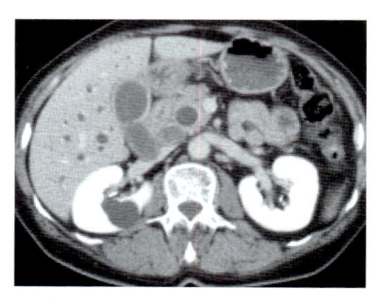

写真2B　腹部CT

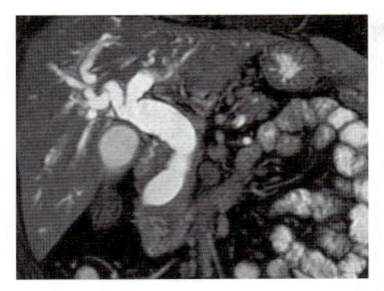

写真3　MRCP

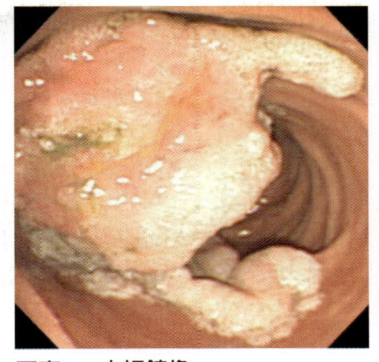

写真4　内視鏡像

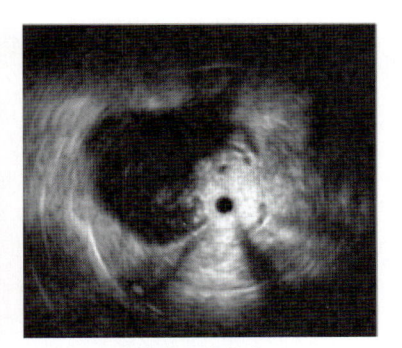

写真5　胆管内超音波像

この部位に発生する癌とされている．第5版胆道癌取扱い規約（日本胆道外科研究会編，2003）から乳頭部の範囲および区分を示す（図1）．

[乳頭部癌の症状]

解剖学的特徴から早期より閉塞性黄疸を呈するが，黄疸は消長する場合もある．本症例のように胆道閉塞により緊満した無痛性の胆嚢を触知（Courvoisier徴候）することもあり，胆汁流出障害による白色便や胆管炎・胆嚢炎・膵炎のため腹痛や発熱をみとめる場合もある．

[肉眼的形態分類]

第5版胆道癌取扱い規約から乳頭癌の肉眼型を示す（図2）．

腫瘤型（非露出腫瘤型，露出腫瘤型），混在型（腫瘤潰瘍型，潰瘍腫瘤型），潰瘍型，その他の型（正常型，ポリープ型）に分類され，本症例は露出腫瘤型と診断した．写真7にそれぞれの内視鏡像を示す．非露出腫瘤型は正常十二指腸粘膜におお

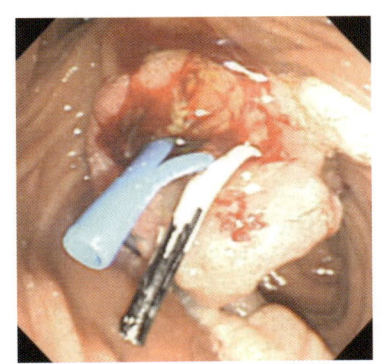

写真6　内視鏡像

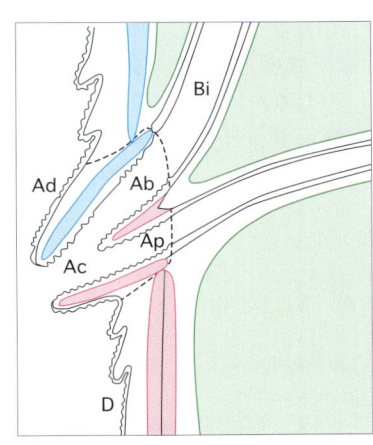

図1　乳頭部の範囲および区分

Ab：乳頭部胆管
Ap：乳頭部膵管
Ac：共通管部
Ad：大十二指腸乳頭
（以上，A：乳頭部）
Ph：膵頭部
D：十二指腸

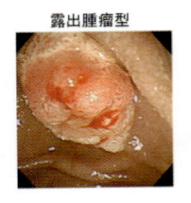

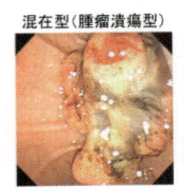

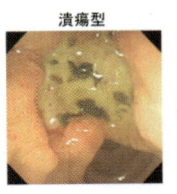

写真7　乳頭部癌の内視鏡像

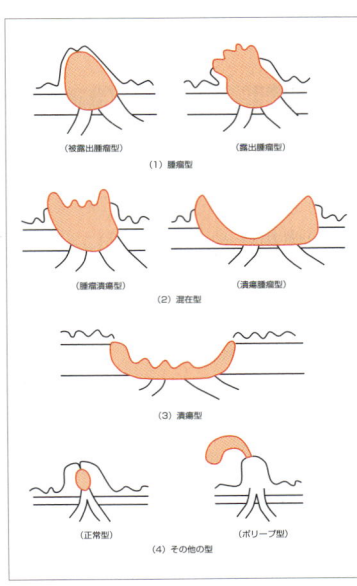

図2　乳頭部癌の肉眼的形態分類

われており，乳頭部の切開により腫瘍が露出する．

[治療]

進展度に応じて大きく以下の治療が行われている．

1．内視鏡的切除：癌が非常に早期の場合，内視鏡にて乳頭部切除する場合があるが，一般的ではない．

2．外科療法：幽門輪温存膵頭十二指腸切除術もしくは膵頭十二指腸切除．

3．化学療法：切除不能な場合に施行．

本症例は生検にて腺癌と判明し遠隔転移がないことを確認したため，幽門輪温存膵頭十二指腸切除術を施行した．

[病因]

明らかな病因は不明であるが，家族性大腸腺腫症においては十二指腸乳頭部の腺腫や癌の発生頻度が一般人口に比べて高いことが報告されている．

[予後]

早期より黄疸などの症状が出現し早期に発見されやすいため，手術可能場合は予後良好である．Stage I の5年生存率は90％以上と報告されている．しかしながら，膵浸潤やリンパ節転移例では予後不良である（木下，2001）． ■林　香月

[文献]

伊藤彰浩，廣岡芳樹，ほか：十二指腸乳頭部腫瘍のUS，EUS，IDUSによる診断．消化器画像，3（2）：183-188，2001．

木下壽文：十二指腸乳頭部腫瘍の外科的切除と長期予後．消化器画像，3（2）：202-207，2001．

日本胆道外科研究会編：外科　病理胆道癌取扱い規約（第5版），金原出版，2003．

6-7　胆道良性腫瘍の鑑別

胆道の真性の良性腫瘍はまれな疾患である．日常の臨床の場でもっとも頻度の多い胆囊腺腫の症例を呈示して，ほかの疾患との鑑別診断における画像上の特徴を記す．

胆囊腺腫（gallbladder adoenoma）
症例　62歳　男性
[臨床所見]

2年前より胆囊ポリープの診断にて外来通院中，腹部超音波検査にて腫瘍径の増大を指摘され，精査入院となった．

自覚症状なく，他覚所見にも異常を認めず．

[血液検査]

WBC 4800/μl, RBC 440×10^4/μl, Plt 29.3×10^4/μl, T.Bil 0.6mg/dl, GOT 20IU/l, GPT 17IU/l, LDH 211IU/l, ALP 229IU/l, γ-GTP 28IU/l, LAP 35IU/l, ChE 1.21IU/l, Amylase 140IU/l, Lipase 22IU/l, PT 84.4％IU/l, CEA 1.7ng/ml.

[超音波検査（US）]（写真1）

胆囊体部に比較的広基性の，径20mm弱の隆起性病変をみとめる．病変内部は，実質エコーの中に無エコー領域が散在している．

[造影CT]（写真2）

胆囊体部に隆起性病変をみとめ，均一に造影される．

[超音波内視鏡（EUS）]（写真3）

胆囊体部に径20mm弱の隆起性病変をみとめる．胆囊壁の構造（本症例では3層に描出）は保たれており，病変の表面の形状は比較的なめらかである．病変内部は比較的高エコーの中に無エコー部位が散在しているが，コレステローシスを示す高輝度なエコー像は示さない．

[カラードプラUS（SDUS）]（写真4）

腫瘍内に豊富な血流が樹枝状に描出される．

[内視鏡的逆行性胆囊造影（ERC）]（写真5）

圧迫により，胆囊体部に広基性の隆起性病変をみとめる．

[標本]

写真6A：固定標本を示す．胆囊体部にIsp型腫瘍をみとめる．

写真6B：ルーペ像を示す．軽度の異型を伴う腺管の管状増生からなる隆起性病変．細胞の異型は高度ではなく，クロマチンの増生は顕著ではなく，病理組織学的に腺腫と診断される．

[治療]

胆囊腺腫は種々の画像診断を駆使しても胆囊癌

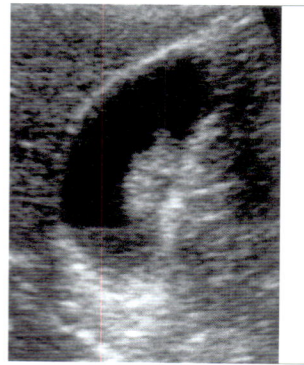

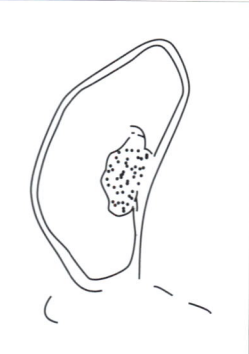

写真1

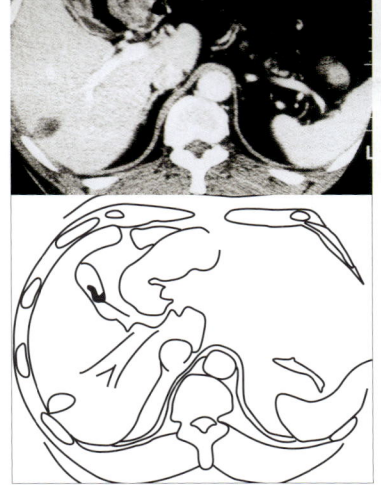

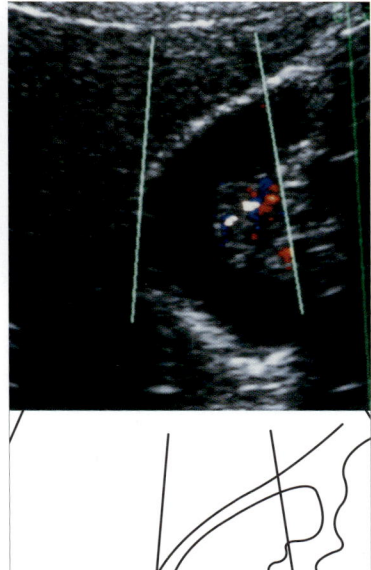

写真2

写真3

写真4

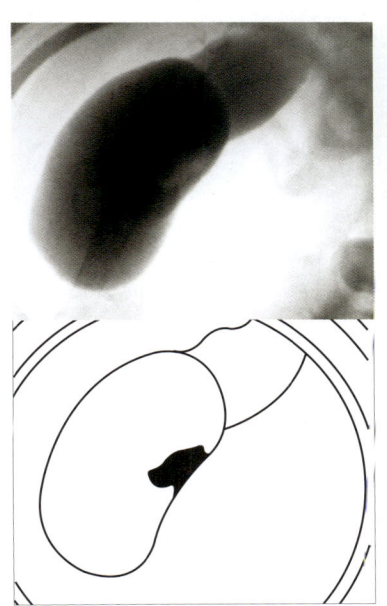

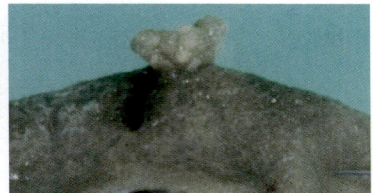

写真6A

写真5

写真6B

との鑑別診断は難しく，また，腺腫と診断される場合でも将来の癌化が否定できないので，外科的切除が望ましい．

胆嚢腺腫以外の隆起性病変は，それ自体による臨床症候が明らかでない場合は経過観察がとられる．

[鑑別診断]

胆嚢腺腫と鑑別診断が必要な胆嚢隆起性病変には**表1**のように種々の疾患がある．また，鑑別診断に用いられる検査法も**表2**のように種々のものがある．近年は，胆道病変のほとんどは通常の体外式超音波検査で発見され，**表3**に代表的な良性

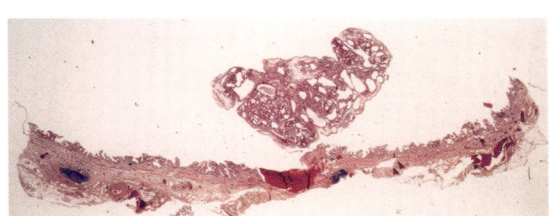

表1　良性胆嚢隆起平病変の分類（Christensen, 1970）

Benign tumors	Benign pseudotumors
Epithelial	Hyperplasia
Adenoma, papillary	Adenomatous
Adenoma, nonpapilliary	Adenomyomatosis
Supporting tissue	Heterotopia
Hemangioma	Gastric mucosa
Lipoma	Intestinal mucosa
Leiomyoma	Liver
Garanular cell tumor	Polyp
	Inflammatory
	Cholesterol
	Miscellaneus
	Fibroxanthogranulomatous inflammation
	Parasitic infection
	Other

表2　胆道疾患の画像診断法

- 超音波検査
  - 体外式超音波(US)
    (通常US，カラードプラ，ティッシュハーモニックイメージング，三次元画像粘膜表示，など)
  - 超音波内視鏡(EUS)
  - 管腔内超音波(IDUS)(経乳頭的，経皮経肝的)
  - 術中超音波
  - 血液造影下CO_2注入造影超音波(US，EUS，IDUS)
- 胆道造影法
  - 排泄法(経口法，経静脈的，点滴法)
  - 経皮経肝胆管造影法(PTC)
  - 経皮経肝胆囊造影法(PTCC)
  - 内視鏡的逆行性胆道膵管造影法(ERCP)
  - 腹腔鏡下胆道造影法
- 放射線検査法
  - 腹部単純撮影
  - 低緊張性十二指腸造影
  - 胆道シンチグラフィー
  - 血管造影法
  - コンピューティッドトモグラフィー(CT)
  - 核磁気共鳴画像(MRI)
  - 核磁気共鳴胆道膵管像(MRCP)
- 内視鏡
  - 十二指腸内視鏡
  - 腹腔鏡
  - 胆道鏡(経皮経肝的，経乳頭的，術中)

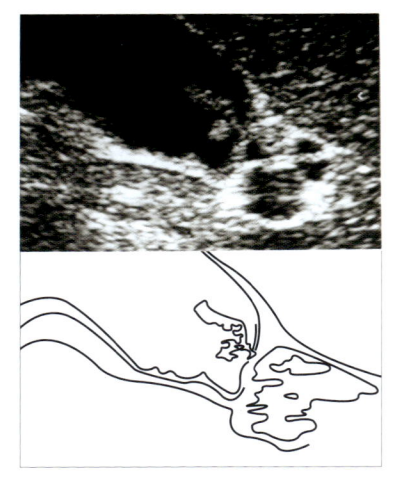

写真7　コレステロールポリープの症例1
胆囊頸部に分葉状のポリープをみとめる．

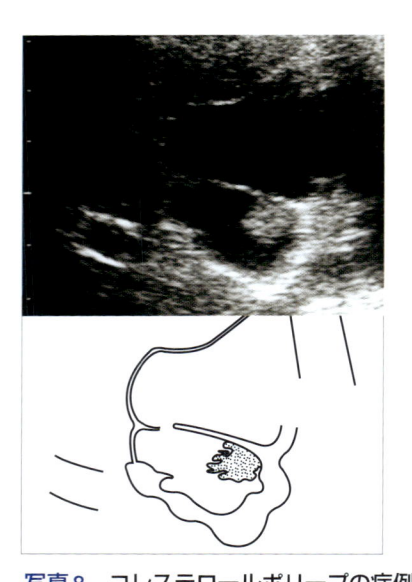

写真8　コレステロールポリープの症例2
胆囊頸部の類円形，有茎性のポリープで，高輝度多粒子構造を呈している．

胆囊隆起性病変と(**写真7，8，9，10**)，臨床上それらと鑑別診断を必要とすることの多い胆石(**写真11**)，胆泥(**写真12**)の超音波画像の特徴とカラードプラと造影超音波検査の血流評価からの鑑別点を示す．ほかの画像診断でも胆囊隆起性病変の鑑別診断の基本は，病変の形状(大きさ，表面の形態，胆囊壁との連続性，茎の有無と形状など)と移動性の有無である．

なお，胆管の良性腫瘍は胆囊よりもさらにまれであるが，真性腫瘍は腺腫がほとんどであり，そ

表3　代表的な良性胆囊隆起性病変と他疾患の超音波画像の特徴

	エコー像	基部	血流(造影効果)
腺腫	表面は比較的平滑，内部は実質エコー，点状の無エコーを伴うことあり．	広基性のことが多い	あり
コレステロールポリープ	表面形状は分葉状(小さなものは球状)，内部は高エコーの多粒子構造，多発傾向あり．	有茎性，細い	あり
炎症性ポリープ	表面形状は分葉状，内部は実質エコー，点状の無エコーを伴うことあり．	有茎性	あり
胆囊腺筋腫症	中央に無エコー領域(RAS)が存在，点状高エコー(壁在結石)を伴うことあり．	胆囊壁内に存在	あり
胆石	表面は平滑かつ球状，内部は均一な強い高エコー．	なし(可動性あり)	なし
胆泥	表面は平滑，内部は比較的均一な実質エコー，点状高エコー(小結石)を伴うことあり．	なし(可動性あり)	なし

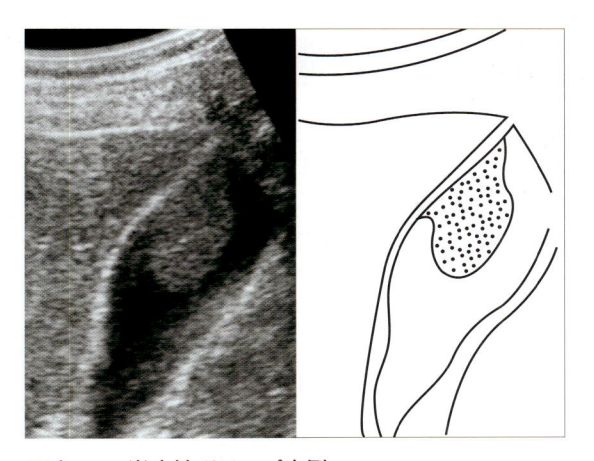

写真9A　炎症性ポリープ症例
USでは広基性で比較的均一な実質エコーの腫瘍として描出され，癌や腺腫との鑑別が困難である．

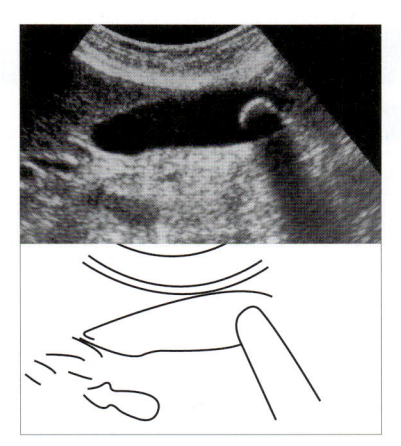

写真11　胆石症例
類円形で強い音響陰影を伴っている．

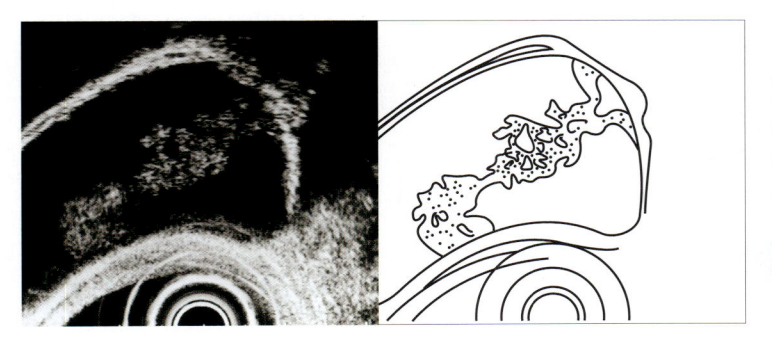

写真9B　炎症性ポリープ症例
EUSでは有茎性であるが，縦に細長い形を示し，分葉部分も存在し，癌や腺腫のエコー像とは異なる．

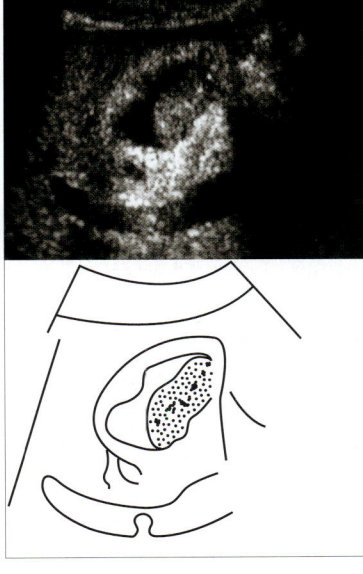

写真12　胆泥症例
内部は実質エコーを呈し広基性腫瘍様であるが，内部に小結石を示す高エコー像が存在し，体動により形状と位置が変化する．

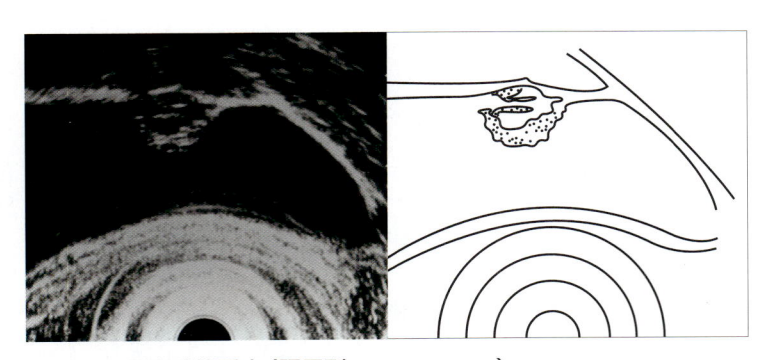

写真10　胆嚢腺筋腫症（限局型：fundal type）
胆嚢壁の一部にRokitansky-Aschoff sinus（RAS）の増生と，壁肥厚をみとめる．

のほかに（表1）に示した胆嚢の病変とほぼ同様の病変がみられる．画像診断による鑑別診断も胆嚢病変とほぼ同様である．
　　　　　　　　　　　　　■廣岡芳樹

[文献]
Christensen AH:Benign tumors and pseudotumors of gallbladder. *Arch Path*, **90**：423-432, 1970.
廣岡芳樹，内藤靖夫，早川哲夫：胆嚢ポリープ．現代医学，**42**：147-155, 1994.

B 膵疾患

6-8 急性膵炎

症例　13歳　男性

[主訴]

上腹部痛，嘔吐．

[家族歴・既往歴]

特記すべきことなし．

[現病歴]

早朝に突然上腹部痛が出現，近医へ緊急入院となった．血清アミラーゼ525 μ/dl，白血球数34500/mm³であり，急性膵炎と診断，保存的治療を行ったが，腹痛・発熱が持続するため，当科へ転院となった．

[入院時現症]

意識清明，結膜に貧血・黄染をみとめず，腹部は全体に膨満し，著明な圧痛・抵抗をみとめた．体温38.7℃，血圧168/80 mmHg，脈拍数120/分．左右の側胸部から側腹部にかけて青黒い出血斑をみ

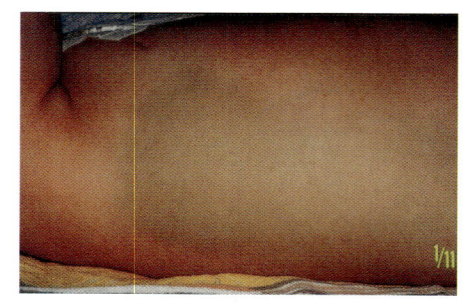

写真1

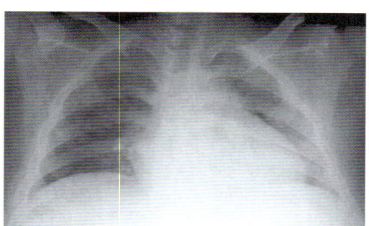

写真2

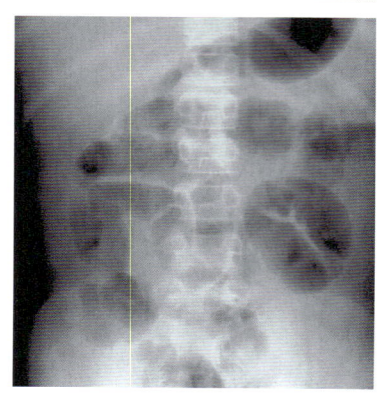

写真3

表1　入院時の検査成績

総蛋白	5.7 g/dl	↓
アルブミン	2.9 g/dl	↓
総コレステロール	136 mg/dl	
血糖	105 mg/dl	
BUN	8.0 mg/dl	
クレアチニン	0.6 mg/dl	
Na	138 mEq/l	
K	3.9 mEq/l	
Cl	95 mEq/l	
Ca	8.4 mg/dl	
GOT	76 IU/l	↑
GPT	100 IU/l	↑
LDH	780 IU/l	↑
ALP	201 IU/l	↑
γ-GTP	87 IU/l	↑
アミラーゼ	193 u/dl	
膵型アミラーゼ	160 u/dl	
リパーゼ	1.2 U/ml	
エラスターゼ1	2300 ng/ml	↑
赤血球数	390×10⁴/mm³	↓
ヘモグロビン	11.5 g/dl	↓
ヘマトクリック	34.4 %	
血小板数	46.5×10⁴/mm³	
白血球数	26100/mm³	↑
血沈	105 mm/h	↑
CRP	6+	↑
血液ガス分析		
PaO₂	55 mmHg	↓
PaCO₂	31 mmHg	
pH	7.49	
B.E.	−1.5	

とめた．いわゆるGrey-Turner徴候である（**写真1**）．

[入院時検査成績]（表1）

急性膵炎の重症度判定基準（厚生省難治性膵疾患調査研究班，1990年）に含まれる臨床検査成績の陽性項目はアルブミン2.9 g/dl，LDH 780 IU/l，PaO₂ 55 mmHgであった．

[画像診断]

胸部X線写真（写真2）

横隔膜挙上，心陰影拡大，肺うっ血像，胸水貯留をみとめる．

腹部X線写真（写真3）

小腸ガス像が増加，麻痺性イレウスの像を示し，いわゆるsentinel loop signをみとめる．

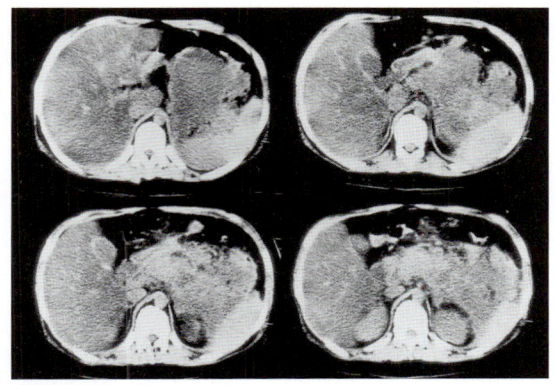

写真4

腹部CT写真（写真4）

膵は全体に著明に腫大し，辺縁不明瞭で内部不均一である．前腎傍腔・小網内から後腎傍腔，腎下極以遠に及ぶ広範囲に侵出液の貯留をみとめる（CT Grade V）．また，高度の脂肪肝の所見をみとめる．

[診断の手順（図1）・鑑別診断]

急性膵炎の多くは軽症の浮腫性膵炎として2, 3日の絶食で軽快するが，いったん重症化すると多臓器不全を併発して死亡することもある（致死率30％）．したがって，急性膵炎の診断では発症早期に重症度を判定し，適切な治療をできる限り早く開始することが肝要である．

急性膵炎の確定診断に血中膵酵素の測定は不可欠である．血中アミラーゼ値は急性膵炎と鑑別を要する急性腹症をきたす疾患（腸間膜動脈血栓症，急性虫垂炎，子宮外妊娠，消化性潰瘍の穿孔，糖尿病性ケトアシドーシスなど）でも上昇するので，リパーゼあるいはアミラーゼ・アイソザイム（膵型アミラーゼ）を同時に測定するのがよい．血中膵酵素値は膵炎の重症度を反映しないので，急性膵炎の診断がついたのちは厚生労働省の判定基準に基づいて重症度判定を行う．身体所見では黄疸や出血傾向，皮膚の変色などに注意する．Grey-Turner徴候（写真1）やCullen徴候があれば重症の急性膵炎（acute pancreatitis）と診断できる．

画像診断，とくにCTは膵壊死，浸出液，炎症の拡がりを客観的に診断できるのみでなく，囊胞，膿瘍，出血などの合併症の診断に有用である．

[治療の手順]

急性膵炎の初期には膵内外の多量の侵出液のため，循環血漿量が減少して，ショックや腎不全に陥りやすくなるため，血圧，尿量，中心静脈圧をモニターしながら補液を行う．さらに発症2～14日目では活性化した膵酵素あるいはサイトカインが心不全，呼吸不全，腎不全，肝不全などの多臓器不全（MOF）を引き起こす．この時期にはプロテアーゼインヒビターの投与が有用である．つぎに問題になるのは腹腔内の囊胞，膿瘍や消化管出血である．感染性膵壊死あるいは膿瘍は敗血症を引き起こし，DICからMOFとなるので，重症例では発症早期よりイミペネム（IPM/CS）のような膵移行性と抗菌力の優れた抗生物質を使用する．

■北川元二・早川哲夫

図1 診断の手順

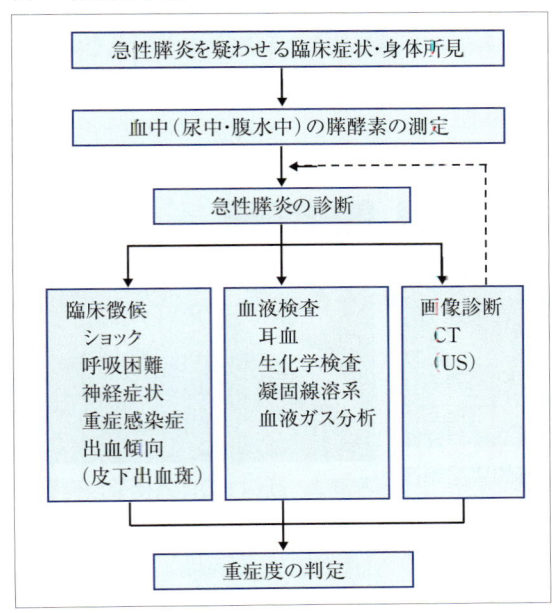

```
急性膵炎を疑わせる臨床症状・身体所見
        ↓
血中（尿中・腹水中）の膵酵素の測定
        ↓
  急性膵炎の診断
    ↓    ↓    ↓
臨床徴候  血液検査   画像診断
ショック  貧血      CT
呼吸困難  生化学検査  (US)
神経症状  凝固線溶系
重症感染症 血液ガス分析
出血傾向
（皮下出血斑）
    ↓    ↓    ↓
      重症度の判定
```

[文献]

近藤孝晴，早川哲夫：急性膵炎．図説病態内科講座6．肝胆膵（戸田剛太郎編），pp320-331，メジカルビュー社，1994．

近藤孝晴，早川哲夫，柴田時宗ほか：Grey-Turner徴候・Cullen症候．消化器科，**8**：308-313, 1988．

中野 哲：急性膵炎．最新内科学大系53，膵疾患1，膵炎（竹内 正，本間達二編），pp191-208，中山書店，1992．

6-9 慢性膵炎

症例1　73歳　男性

主訴：心窩部痛の再発発作．

[嗜好]

21歳から3合の飲酒を毎日．1日30本の喫煙．

[現病歴]

1991年，飲酒後に腹痛発作．他院に入院治療．

精査の結果，慢性膵炎と診断され，禁酒・食事療法．その後もときに腹痛発作．1993年1月2日から再び腹痛発作が出現．他院にて血中膵酵素，胃内視鏡検査，注腸検査で異常なく，対症療法で軽快．2月22日午前7時に腹痛再発．増悪したので当院を受診，入院．

[現症]

身長165cm，体重54kg，体温36.5℃，脈拍72/分，血圧136/80mmHg．腹部は平坦で軟．腸音正常．心窩部に中等度の圧痛，膵部に中等度の叩打痛あり．

[検査]

CRP 0．肝機能，腎機能，血糖，血清脂質，電解質正常．血中 Amylase 460 IU/l，Lipase 68 IU/l で高値．検尿，検便で異常なし．腹部超音波検査（US）で主膵管の著明な不整拡張（径8mm）と頭部主膵管内に音響陰影を伴う大きな結石を1個みとめた．CT検査でも同様な所見をみとめた（写真1）．

[経過]

慢性膵炎の急性増悪発作と診断．絶食，鎮痛薬，静脈からの点滴補液，蛋白分解酵素阻害薬の点滴静注により疼痛は軽減し，2日で消失．疼痛消失2週後に内視鏡的膵胆管造影（ERCP）を施行し，膵管の拡張と頭部主膵管内に大きな結石を1個みとめた（写真2）．

[予後]

再入院し，17日間に6回にわたる体外衝撃波砕石療法（ESWL）を施行し，結石の完全除去に成功した（写真3）．CTでも膵石の完全消失を確認した．結石除去後，膵管拡張は軽減し，5.5年後の現在まで無症状．

[解説]

本例は高齢発症の慢性膵炎確診例である．原因はアルコール性である．かなり進行した例であるが，糖尿病所見や脂肪便をみとめず，移行期である．腹痛があり，膵石の尾側の膵管拡張が著明で，乳頭側の主膵管に狭窄をみとめない．合併症もない．そこで，間欠期にESWLを施行した．良好な結果が得られた症例である．

症例2　40歳　男性

主訴：心窩部痛の再発発作．

[嗜好]

20歳から3合以上の飲酒を毎日．32歳時に急性膵炎発作で入院．慢性膵炎と診断したが禁酒を守れず．その後，ときに心窩部鈍痛あり．喫煙は1日20本．

[現病歴]

1988年，大量飲酒の翌朝に腹痛発作が出現．入院して急性膵炎の治療をうけ，軽快．その後も鈍痛発作をくり返し，仮性膵嚢胞が出現してしだいに増大するので，精査・治療目的で当院に紹介され，入院．

[現症]

身長158cm，体重38.7kg，体温37.0℃，脈拍84/分，血圧106/66mmHg．腹部は平坦で，軟．心窩部に圧痛を伴う鷲卵大，弾性硬の腫瘤を触知．

[検査]

発作直後のCRP 4.0．肝機能，腎機能，血糖，血清脂質，電解質正常．血中 Amylase 2143 IU/l，Lipase 286 IU/l，Elastase I 4532 ng/dl と高値．検尿，検便正常．腹部USとCTで主膵管の不整拡張と膵の前上方に2個の仮性膵嚢胞（径35×41mmと41×45mm）をみとめた（写真4）．ERCPでは膵管系全体の不整拡張．嚢胞との交通はない．膵液中に粘液なく，膵液のK-ras変異，CEA，細胞診は陰性．

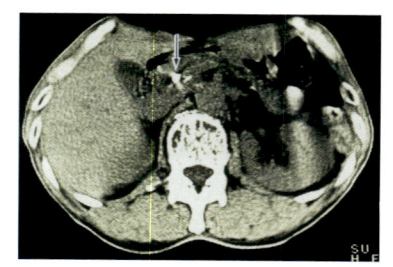

写真1　症例1の腹部CT
主膵管の著明な不整拡張（径8mm）と頭部主膵管内に大きな結石を1個みとめる（矢印）．

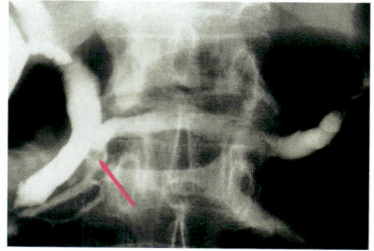

写真2　症例1の内視鏡的膵胆管造影
膵管系の不整拡張と頭部主膵管内に大きな結石による陰影欠損を1個みとめた（矢印）．

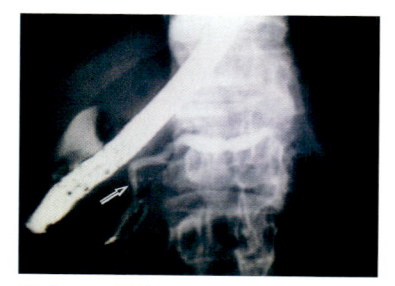

写真3　症例1の体外衝撃波砕石療法施行後の内視鏡的膵胆管造影
体外衝撃波砕石療法により結石は消失し，尾側膵管の拡張は軽減している．矢印は術前に結石が存在していた場所を示す．

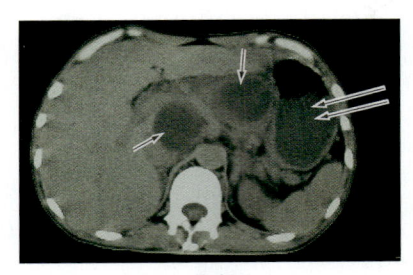

写真4 症例2の腹部CT
膵の前上方に2個の仮性膵嚢胞（径35×41 mmと41×45 mm）をみとめる（矢印）．胃は左方へ圧排されている（矢印）．

[経過]
　慢性膵炎確診例に急性増悪発作の結果生じた仮性膵嚢胞と判断した．患者の希望で保存的治療法を選択した．絶食，鎮痛薬，中心静脈栄養，蛋白分解酵素阻害薬の点滴静注により疼痛はしだいに軽減した．しかし，圧痛，嚢胞の消失には4週間を要した．軽快後のセクレチン試験で最高重炭酸塩濃度とアミラーゼ分泌量の低下あり．75g糖負荷試験は正常．体重は増加．9.8年後の現在，ときに鈍痛あるも仮性膵嚢胞の再発なし．

[解説]
　本例もアルコール性慢性膵炎の確診例である．病期は移行期である．慢性膵炎に伴う仮性膵嚢胞は消失しがたいのが通例である．著者の経験でも自然消失は20％で，60％が手術を要した．

　　　　　　　　　　　　　　　■原田英雄

6-10　自己免疫性膵炎

症例　55歳　男性
　2002年1月ころより上腹部痛が出現し，2002年4月8日に前医受診．肝機能障害がみとめられたため翌日入院．精査の結果，膵癌が疑われ，当院外科を4月30日に紹介受診．しかしながら画像上膵癌らしくみえないため当科に紹介され，精査加療目的に5月8日当科入院となった．

表1　入院時の血液検査所見

WBC	4900/μl	Amy	74IU/l
Hb	14.8g/dl	Lip	25U/l
Plt	22.5×10⁴/μl	FBS	118mg/dl
TP	6.5g/dl	CRP	0.06mg/dl
Alb	3.6g/dl	HbA$_{1c}$	5.4％
AST	97IU/l	CEA	3.5ng/ml
ALT	226IU/l	CA19-9	12U/l
AlP	152IU/l	IgG	1419mg/dl
γGTP	247IU/l	IgG4	320mg/dl
T.B	0.8mg/dl	抗核抗体	×40

[入院時現症]
　身長174cm，体重78.8kg，血圧126/86mmHg，脈拍80分・整，体温36.1℃，頭頸心肺腹部に特記すべき所見なし，リンパ節触知せず．

[入院時血液検査所見]（表1）
　肝機能障害をみとめるものの，ビリルビンの上昇はみられなかった．IgGは正常であったが，IgG4の異常高値（≧135mg/dl）をみとめた．腫瘍マーカーの上昇はみとめられなかった．

[診断]
画像診断
腹部エコー（写真1）
　膵全体が腫大し，低エコーを示す．
腹部CT（写真2）
　膵全体が腫大し，膵周囲にはlow densityの被膜様構造（capsule-like rim, 矢印）をみとめる．

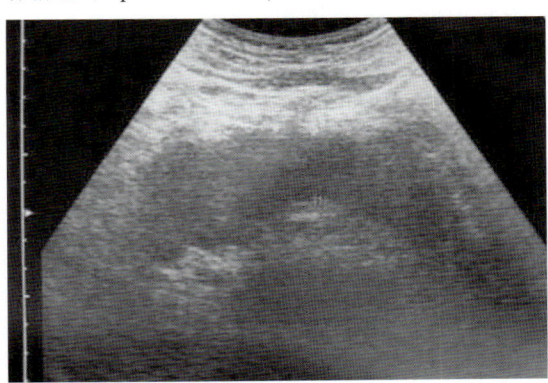

写真1

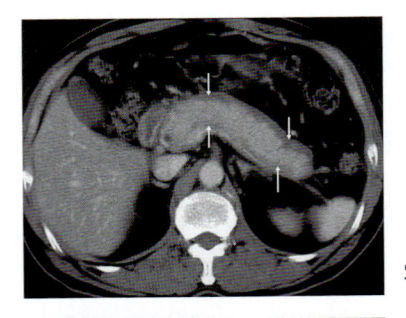

写真2

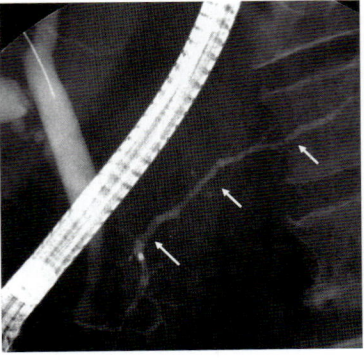

写真3

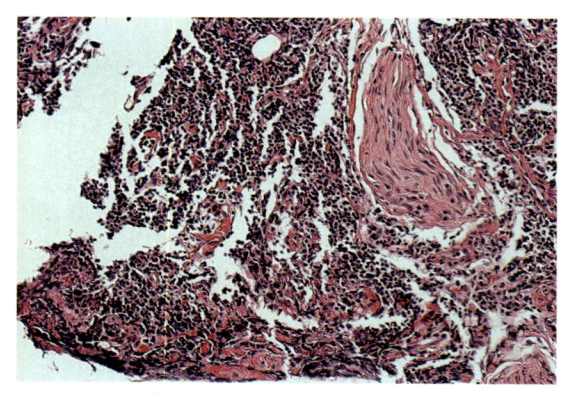

写真4

写真5

ERCP（写真3）
主膵管全体の狭細不整像がみとめられる．下部胆管は軽度狭窄している．

膵針生検病理所見（写真4）
膵臓実質の線維化とリンパ球，形質細胞の著明な浸潤をみとめる．

上記はいずれも自己免疫性膵炎に典型的な画像所見，病理所見であり，IgG4高値とあわせて自己免疫性膵炎（AIP: autoimmune pancreatitis）と診断した．2002年当時はまだ診断基準はなかったが，本症例は2006年に日本膵臓学会から出された自己免疫性膵炎診断基準（表2）（岡崎ら，2007）の3項目をすべてみたしている．

[治療]
プレドニゾロン40mgより開始し，4週間後の画像検査では膵腫大の改善をみとめた（写真5）．またERCPでは主膵管不整狭細像の改善もみとめられた．プレドニゾロン25mgで退院し，以降も徐々に減量．現在に至るまで5mgで維持療法を行っており，甲状腺機能低下症が経過中にみとめられているものの，ステロイド増量を要するような再燃はみとめられていない．

表2　自己免疫性膵炎の診断基準

1. 膵画像検査にて特徴的な主膵管狭細像と膵腫大をみとめる．
2. 高γグロブリン（≧）2.0g/dl），高IgG（≧1800mg/dl），高IgG（≧135mg/dl），自己抗体陽性のいずれかを示す．
3. 病理所見で膵にリンパ球，形質細胞を主とする著明な細胞浸潤と線維化をみとめる．

1＆2または1＆3でAIPと診断する．ただし，他の原因による膵炎や膵癌，胆道癌の悪性疾患を除外することが必要である．

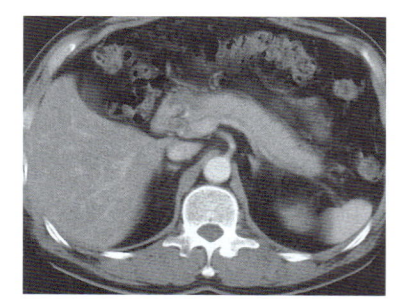

[膵外病変について]
AIPには多彩な膵外病変が合併することが知られており（平野ら，2005），膵外病変が契機となってAIPが診断されるケースもある．

1．硬化性胆管炎
膵浮腫による下部胆管狭窄のみならず，膵外の胆管にも硬化性狭窄をきたす場合が多い（自験例で19/61）．ステロイド不使用で経過観察した場合に膵病変に遅れて発症することがしばしば経験される．

2．後腹膜線維症
大動脈や上腸間膜動脈周囲の線維化として捉えられる場合が多い（14/61）．時に水腎症をきたす．

3．硬化性唾液腺炎
顎下腺の腫脹としてとらえられる場合が多い．自験例での頻度は11/61．自覚されやすいためか，膵病変以前に唾液腺病変が指摘されている場合が少なくない（4/11）．SSA，SSB抗体は原則陰性であり，Sjögren症候群とは異なる病態である．

このほか，間質性腎炎，間質性肺炎，免疫性血小板減少，甲状腺機能低下，肺門や腹腔のリンパ節腫大など多数の膵外病変が報告されている．

[予後について]
ステロイド不使用で経過観察を行うと膵病変増悪や硬化性胆管炎をはじめとする膵外病変により高率に再燃する（無治療例の再燃率は自験例で70％）．また，ステロイド使用により膵内外分泌機能の改善がみられる可能性があるため，自覚症状に乏しい場合であっても，ステロイド治療は原則として早めに導入した方がよいと思われる．

維持療法については半年程度の短期で打ち切ると再燃が高くなることが知られているが，どれほどの期間にわたって維持療法を行えばよいかはわかっていない．ただし，維持療法をずっと行っていても20〜30％の再燃はみとめられる．その一部は膵の著明な萎縮や膵石の形成をきたすようになり，通常のアルコール性膵炎と一見して区別がつかなくなる．

■平野賢二

[文献]
平野賢二, 田川一海, ほか：自己免疫性膵炎の膵外病変. 胆と膵, **26**：761-768, 2005.
岡崎和一, 三好秀明, ほか：自己免疫性膵炎の新しい臨床診断基準改訂の意義とポイント. 胆と膵, **28**：919-924, 2007.

6-11 膵頭部癌

症例　60歳　男性
[臨床所見]

1カ月前より心窩部痛が出現し, 近医を受診した. 血液検査にてビリルビン, 胆道系酵素の上昇を指摘され精査治療のため入院となった. 黄疸をみとめるが, 表在リンパ節腫大, 肝脾腫大なし. 心窩部に圧痛をみとめるが, 腫瘤, 腹水, bruit, Courvoisier徴候をみとめなかった.

[血液検査]

T. Bil 10.6, D. Bil 7.1, ALP 476（90〜298）, γ-GTP 1814, Amylase 476（44〜127）, CEA 3.8, CA19-9 2600, HbA_{1c} 5.0.

[画像診断]

超音波（写真1）

主膵管の拡張（5mm）と膵頭部に30×35mm大の辺縁不整, 低エコーの腫瘤をみとめる.

造影CT（写真2）

膵頭部に造影にて低吸収を示す境界の不明瞭な腫瘤をみとめる.

膵胆管造影（endoscopic retrograde cholangiopancreatography：ERCP）**（写真3）**

膵頭部主膵管と総胆管下部（膵内胆管）の狭窄をみとめる. 末梢の膵管と総胆管は拡張している.

血管造影（腹腔動脈造影）（写真4）

胃十二指腸動脈の壁不整と狭窄（encasement）をみとめる. 膵十二指腸アーケードの描出は不良である.

[治療]

内視鏡的経鼻胆道ドレナージ（endoscopic nasobiliary drainage：ENBD）**による減黄術（写真5）**

閉塞性黄疸に対して, 総胆管にチューブを挿入し胆汁を体外に排出させる減黄術を施行した. チューブは, 先端は肝門部付近にあり, 膵内胆管の狭窄部を通過させ, 十二指腸, 胃, 食道経由で経鼻的に体外に出ている. 閉塞性黄疸がある患者ではこのような減黄術がまず必要となる.

手術

開腹所見では肝転移はみとめなかったが広範にリンパ節転移をみとめ, 腫瘍摘出を含む根治手術の適応ではないと判断された. 閉塞性黄疸に対して肝管空腸吻合術, 腸管閉塞を予防する目的で胃空腸吻合術を施行し, 結果的には姑息的なバイパス術に終わった.

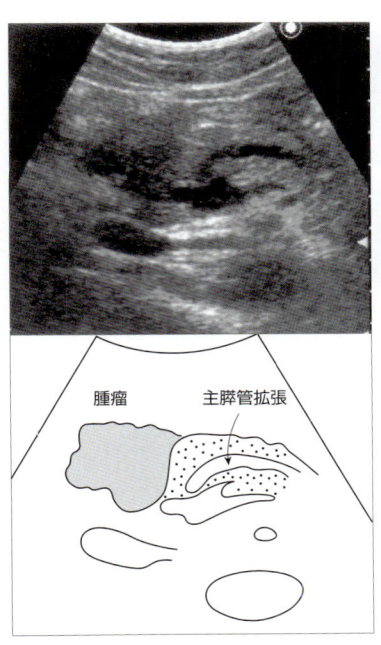

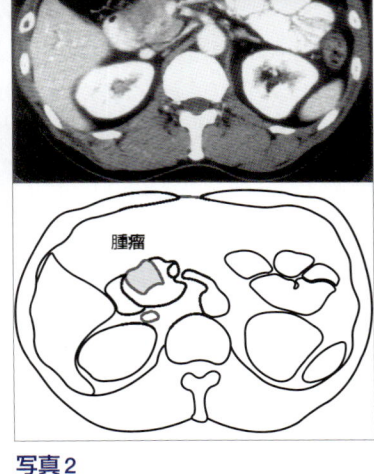

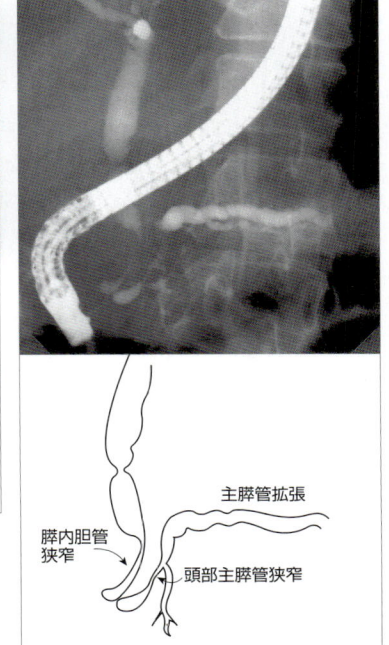

写真1

写真2

写真3

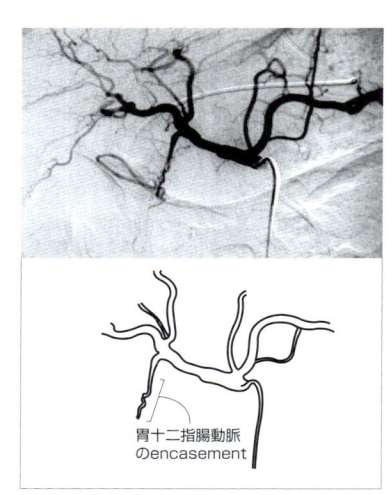

写真4

胃十二指腸動脈のencasement

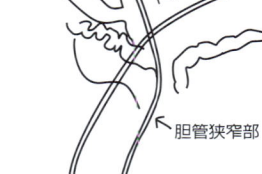

拡張した胆管
ドレナージチューブ
胆管狭窄部

写真5

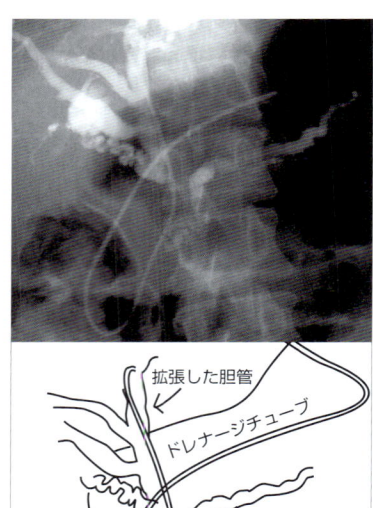

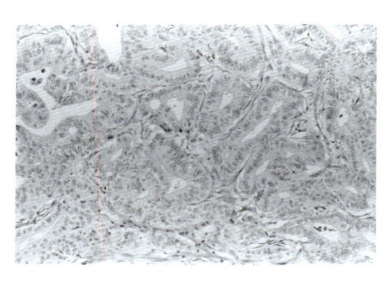

写真6

[組織所見]（写真6）

手術時のリンパ節迅速組織判断では，管状腺癌の所見であった．

■川　茂幸

6-12　膵体尾部癌

症例　79歳　男性

[主訴]

食欲不振，体重減少．

[現病歴]

4カ月前より食欲の低下を自覚するようになり，しばしば嘔吐，下痢を伴うようになった．2カ月前より腹痛も出現し，著明な体重減少（-10kg/4カ月）をみとめたため，当科へ精査入院となった．

[血液検査]

AST 52IU/l，LDH 364IU/l，γ-GTP 69IU/l，アミラーゼ 321IU/l，リパーゼ 133U/l，AFP 2.4ng/ml（<10.0），CEA 4.10ng/ml（<2.5），CA19-9 69.4U/ml（<37.0），SLX 17.8U/ml（<38.0），DUPAN-2 330.0U/ml（<150.0），エラスターゼ-1 1023.0ng/dl（<400.0），膵PLA$_2$ 170ng/dl（130～400），グルカゴン 172.0pg/ml（40～140），インスリン 6.40μU/ml，ソマトスタチン 4.80pg/ml（1.0～12.0），ガストリン 58.9pg/ml（30～150），VIP<5.0pg/ml．

[その他の検査]

PFD（BT-PABA）テスト 27.5％．

[画像診断]

A．超音波像（写真1）

膵体部に長径16mm，短径14mmのhypoechoic lesionをみとめ（太矢印），内部エコーはほぼ均一であるが一部に高エコーが散在している（細矢印）．辺縁はやや不整．

超音波エコーによる特徴的な画像所見としては1）膵の部分的な腫大，2）辺縁の不整，3）内部エコーの減弱，いわゆるhypoechoic massとなり，内部に細かいエコーが散在するなどの膵癌（pancreatic cancer）の直接所見があるが，腫瘤形成性慢性膵炎との鑑別は困難である．膵癌の間接所見としては，1）膵癌が膵頭部で総胆管下端部を閉塞すると胆道系の拡張，2）膵管の拡張，3）腫瘤が比較的大きくなると周囲血管の圧排などがある．さらに，膵体尾部癌では，腫瘍のため脾静脈が閉塞して検出できなくなる．

B．CT像（写真2）

膵体部に径2cm大のlow density areaをみとめる（太矢印）．膵腫大はみとめられない．腫瘤より尾側の主膵管の軽度の拡張をみとめる（細矢印）．

CTによる進行膵癌の診断率は高いが，CTでは膵非癌部と癌部とのX線吸収値の差が少ないこと，通常のslice scanは10mmであり，slice間に目的の

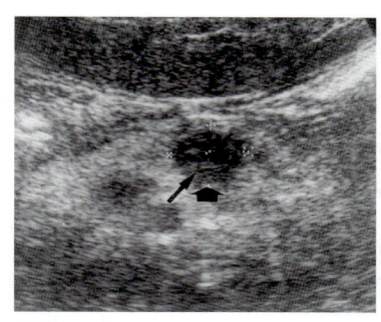

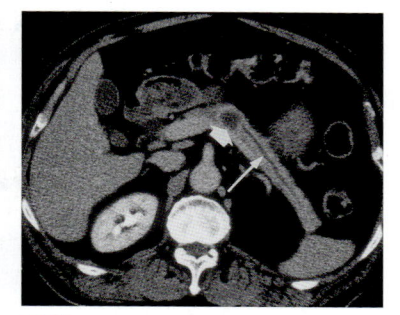

写真1

写真2

部位が撮影されない可能性が高いことなどから3cm以下の膵癌発見にはUSのほうが優れている．

CTによる膵癌の直接所見としては，1) 限局性または全体性膵腫大，2) 膵輪郭の不整，膵周囲脂肪層の消失，3) 単純CTおよび造影CTにおける膵内低吸収域（low density area）がある．間接所見としては，1) 膵管拡張（膵頭・体部癌），2) 胆管拡張（膵頭部癌），3) 膵周囲血管系の変化，4) 膵周囲リンパ節腫大，5) 肝転移，6) 膵内石灰化（慢性膵炎，嚢胞腺癌 cystadenocarcinoma との合併），7) 膵萎縮などがあげられている．2cm以下の小膵癌の場合，CTで直接所見を描出することは非常に困難で，尾側膵管の拡張と軽度の限局性腫大，腫大内部CTレベルの軽度低下・不均一などが手がかりとなる．

C. MRI像（写真3A，3B）

膵体部 T_1 強調画像で低信号（写真3A，太矢印），T_2 強調画像で軽度高信号（写真3B，太矢印）を呈する2cm弱のmassをみとめる T_1 強調画像では主膵管の拡張をみとめる（写真3A，細矢印）．

膵癌は通常 T_1 強調像で低信号，T_2 強調像で高信号を呈する．加齢とともに膵は脂肪沈着のため信号強度が高くなるので，T_1 強調像では腫瘍と正常膵とのコントラストが高くなり，腫瘍の同定が容易になる．T_2 強調像では癌部は不均一な高信号を示す場合が多いが，壊死や随伴性膵炎部も高信号に描出されるため癌部のみを同定することは難しい．腫瘍内の壊死のみならず，随伴する嚢胞（偽嚢胞，貯留嚢胞）や拡張した主膵管や総胆管も T_2 強調画像で著明な高信号を呈する．膵癌の深達度診断には T_1 強調像が優れている．膵周囲の脂肪組織が高信号となるので，腫瘍から脂肪内へ進展する spicula 様の低信号をみとめれば，浸潤と診断可能である．T_2 強調像は腫瘍の存在診断や深達度診断には劣るが，肝転移やリンパ節転移の診断には有用性が高い．

D. MRCP像（写真4）

MRCP上，主膵管の途絶をみとめ（写真4，矢印），途絶部位より上流の膵管は拡張している．

近年 MRCP（magnetic resonance cholangiopancreatography）の登場により，膵胆管像を非侵襲的に描出できるようになり，診断的ERCPに代わる新たな検査法として期待されている．MRCPは heavily T_2-weighted image を用いて，造影剤を必要とせず，うっ滞した水のみを強調することができ，非侵襲的であり，膵炎・胆管炎の急性期をはじめ上部消化管の再建術後や通過障害を有する患者の生理機能に依存せず，閉塞部より上流側の膵管・胆管の描出が可能であるなどの利点を有している．

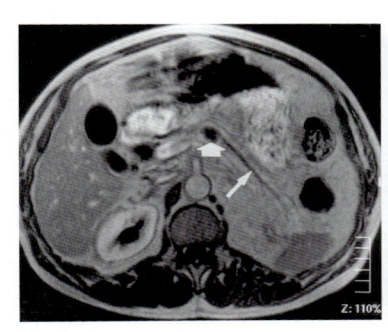

写真3A

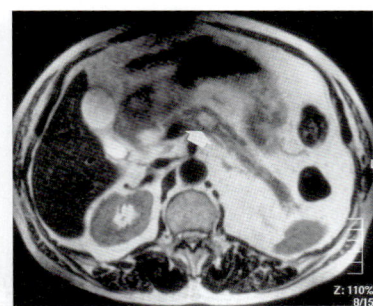

写真3B

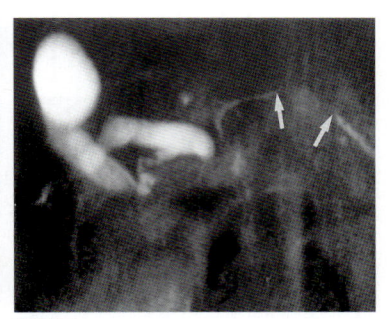

写真4

一般に，膵管癌は主膵管の狭窄により診断されるが，MRCPは膵管狭窄部のみならず，ERCPでしばしば描出困難な尾側膵管の拡張も描出可能であるため，狭窄の範囲を正確に評価することができる．

E．ERCP像（写真5A，5B）

一次〜二次分枝膵管（細矢印）が造影される程度の膵管造影剤注入圧では膵頭体部移行部で主膵管は途絶しているが（写真5A，太矢印），膵頭部で腺房が造影される程度に圧をかけて造影剤を注入すると（写真5B，中矢印），全主膵管が造影される．膵頭体部移行部で主膵管の狭窄をみとめ，その部位は下方から圧排されており，分枝膵管はみとめられない（写真5B，細小矢印）．

ERCPにおける膵癌のおもな所見は，主膵管の狭窄・閉塞・偏位，分枝膵管の狭窄・閉塞・圧排偏位・欠損である．閉塞型は，主膵管の狭窄像を示したのち中断する筆尖中断型（やせ細り型）と主膵管が狭窄を示さずに中断する断裂型に大別される．もっとも多くみられるのは，断裂型である．本例も断裂型を呈していたが，造影剤注入圧を加えると主膵管の狭窄と圧排偏位，分枝膵管の欠損がみられた．慢性膵炎でも断裂することがあり，鑑別が難しい場合がある．狭窄型は慢性膵炎でもみられるが，膵癌では狭窄より遠位部で慢性膵炎に比べて壁の不整や，数珠状拡張をみとめないことが多い．

F．血管造影像（写真6）

背側膵動脈造影で，横走膵動脈は腫瘍部に一致して壁不整な鋸歯状狭窄（serrated encasement：矢頭）および閉塞（occlusion：細矢印）を呈している．

血管造影における膵癌の直接所見として，腫瘍血管および腫瘍濃染像であるが，浸潤性膵癌の多くは乏血性腫瘍であり，既存動脈の周囲に浸潤性に進展する．超選択的造影を施行しても，腫瘍濃染を証明することは困難なことが多い．間接所見としては動脈相で，膵内動脈の断裂，壁の鋸歯状不整，狭窄，圧排偏位などである．

G．切除標本（写真7A，7B）

手術術式：膵体尾部合併切除，脾合併切除術

手術所見：Pb, TS_2, nodular type, S_1, RP_1, CH_0, DU_0, PV_0, A_0, PL（−）, P_0, H_0, N_0, M_0, StageⅢ

手術所見は下記の項目順に記載する．

1．腫瘍の占拠部位

膵臓は3部に分けられ，上腸間膜静脈・門脈の左側縁と十二指腸内側縁で囲まれた部分を頭部（ph）とし，頭部を除いた尾側膵を2等分する線をもって体部（Pb）尾部（Pt）境界線とし，体部（Pb）は境界線の十二指腸側の部分とする．

2．腫瘍の大きさ

主病巣の最大径×直角方向の径×厚さ（cm）で腫瘍の大きさを表す．これに基づき，さらに次のように表示する．

TS_1：最大径が　　　　　$TS_1 \leq 2.0cm$
TS_2：最大径が$2.0cm < TS_2 \leq 4.0cm$
TS_3：最大径が$4.0cm < TS_3 \leq 6.0cm$
TS_4：最大径が$6.0cm < TS_4$

3．腫瘍の肉眼的性状

術中腫瘍の肉眼的性状は，1）潜在型（masked），2）結節型（nodular），3）浸潤型（infiltrative），4）囊胞型（cystic），5）膵管拡張型（ductectatic），6）混合型（mixed），7）その他の型（miscellaneous）の7型に分ける．結節型とは，腫瘍が結節状で境界明瞭なもの．中心壊死により囊胞化したものも含む．囊胞型か中心壊死による囊胞化かの鑑別が困難な場合は囊胞型とする．

4．腫瘍の膵被膜および周囲組織への浸潤

腫瘍の膵被膜および周囲組織への浸潤を術中の肉眼的所見から以下の7項目について記載する．1）膵前方被膜への浸潤（S_0〜S_3），2）膵後面に接する組織への浸潤（RP_0〜RP_3），3）膵内胆管への浸潤（CH_0〜CH_3），4）十二指腸壁への浸潤（DU_0〜DU_3），5）門脈系への浸潤（PV_0〜PV_3），6）動脈系への浸潤（A_0〜A_3），7）膵外神経叢浸潤（PL

写真5A

写真5B

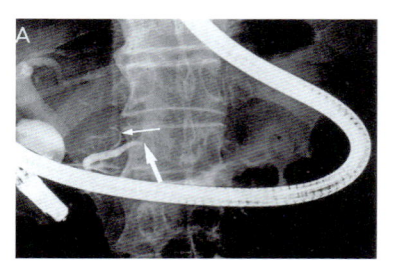

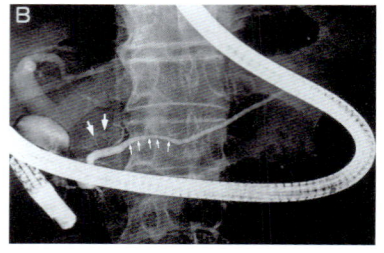

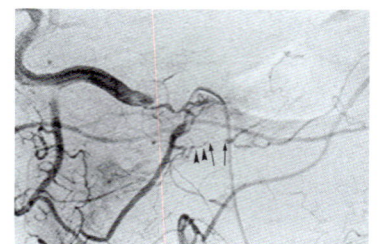

写真6

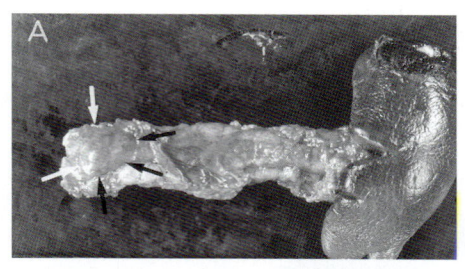

写真7A

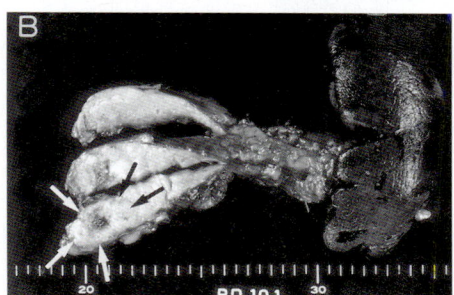

写真7B

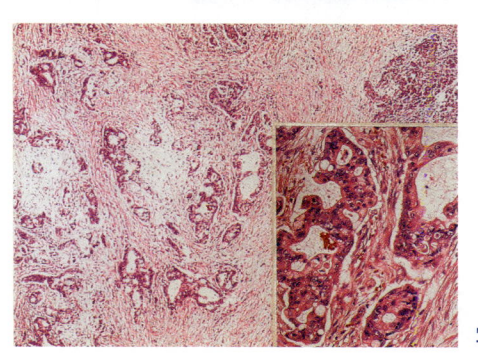

写真8

($-$)～PL（$+$））.

5. 腹膜播種性転移（P_0～P_3）
6. 肝転移（H_0～H_3）
7. リンパ節転移（N_0～N_3）
8. 腹腔外遠隔転移（M_0～M_1）
9. 膵癌の進行度分類

　進行度を手術時の肉眼的所見による手術的進行度と，切除標本の最終的組織学的所見による総合的進行度に分類する．

　T_1：S_0，RP_0，PV_0，A_0，DU_0，$CH_{0,1}$で，主腫瘍の最大径が2.0cm以下のものはT_1a，2.0cmを超えるものはT_1bとする．

　T_2：腫瘍の大きさに関係なく，S_1，RP_1，PV_1，A_1，$DU_{1,2,3}$，$CH_{2,3}$のいずれか一つ以上が陽性のもの．

　T_3：腫瘍の大きさに関係なく，$S_{2,3}$，$RP_{2,3}$，$PV_{2,3}$，$A_{2,3}$のいずれか一つ以上が陽性のもの．

　この症例はTS_2，S_1，RP_1であり，膵前方被膜への浸潤と膵後面に接する組織への浸潤が疑われ手術的進行度としてはstage Ⅲと診断される．

H. 病理組織（写真8）

　線維性間質を有する比較的小型で不整形の管状管腔構造を示す腫瘍組織がみられる．腫瘍細胞は異型性を示すが，一部胞体内に粘液を有する細胞がみられ膵管上皮への分化を示している．腫瘍組織は一部膵実質内へ浸潤性に発育しており，浸潤性膵管癌の管状腺癌中分化型の所見である．

　膵腫瘍は組織学的には上皮性と非上皮性に分けられ，上皮性はさらに，1）外分泌腫瘍，2）内分泌腫瘍，3）併存腫瘍，4）分化方向の不明な上皮性腫瘍，5）分類不能，6）その他，7）異型過形成に分類される．外分泌腫瘍には，1）漿液性嚢胞腫瘍，2）粘液性嚢胞腫瘍，3）膵管内腫瘍，4）浸潤性膵管癌，5）腺房細胞腫瘍がある．もっとも頻度の高いのは，浸潤性膵管癌の管状腺癌である．

[治療]

　膵癌は，現在なお消化器癌のなかでもっとも予後不良で，もっとも早期診断が困難な癌である．しかし近年，膵癌に対する根治手術例の良好な成績が報告されるようになったが，これは診断能の向上による早期発見とともに，拡大手術，放射線治療や化学療法による集学的治療（外科切除＋放射線治療＋化学療法）に負うところが大きい．膵癌に対する治療方針は，病変の進行度，進展形式，病変部位などにより異なる．

[予後]

　腫瘍の最大径が2cm以下の小膵癌であっても膵被膜浸潤を示したり，リンパ節転移を有するものが少なからずみとめられており，膵癌切除例（$n=5496$）の5年生存率は19.0％，非切除例（$n=3434$）では0％である．しかし，TS_1症例（$n=705$）の5年生存率は31.6％で，さらに，TS_1の切除例（$n=627$）では5年生存率が41.9％にも達することから，TS_1症例を診断することが重要である．

■大槻　眞

6-13 膵管内乳頭粘液性腫瘍

症例　73歳　男性　分枝型

[臨床所見]

　65歳時に人間ドックの体外式超音波検査で膵頭部に囊胞をみとめたが経過観察していた．71歳時，胃体上部の早期胃癌にて噴門部胃切除術を実施した．73歳時，胃癌術後の経過観察中に残胃の胃癌再発をみとめ，膵病変の再評価も含め精査入院となった．自覚症状はみとめず，入院時の身体所見に異常はみとめなかった．

[血液検査]

　アミラーゼ205IU/l，空腹時血糖119mg/dl，HbA$_{1c}$ 5.8％，CEA 1.8ng/ml，CA19-9 217U/ml．

[画像診断]

超音波像（写真1）

　膵頭部に約30mmの多房性囊胞をみとめた．主膵管の拡張はみとめなかった．

腹部造影CT像（写真2）

　膵頭部に多房性囊胞をみとめた．

十二指腸内視鏡検査時の主乳頭像（写真3）

　主乳頭の腫大，開口部の開大，粘液の排出をみとめた．

内視鏡的逆行性膵管造影像（写真4）

　膵頭部に主膵管と交通を有する多房性の囊胞をみとめた．

超音波内視鏡像（写真5）

　膵頭部に多房性の囊胞をみとめた．囊胞壁の肥厚や壁在結節は描出されなかった．

膵管内超音波像（写真6）

　細径超音波プローブを経乳頭的に挿入し，主膵管内より走査した．囊胞壁の一部に壁の肥厚をみとめた．

病理組織像（写真7）

　手術の結果，大部分は囊胞腺腫であるが壁の一部に高度異型を示す上皮の乳頭状増生をみとめ膵管内乳頭粘液性腺癌（非浸潤癌）と診断された．

腺癌部分の拡大像（写真8）

[治療]

　膵管内乳頭粘液性腫瘍（以前は粘液産生膵腫瘍と呼称された）とは臨床的，あるいは肉眼的に腫瘍の産生する粘液の存在を認知可能な膵腫瘍の総称であり，そのなかで腫瘍の産生する粘液が膵管内に充満して主膵管の拡張や分枝の囊胞状拡張を示す腫瘍を膵管内乳頭粘液性腫瘍と呼称する．本腫瘍の多くは乳頭の腫大，開口部の開大，粘液の排

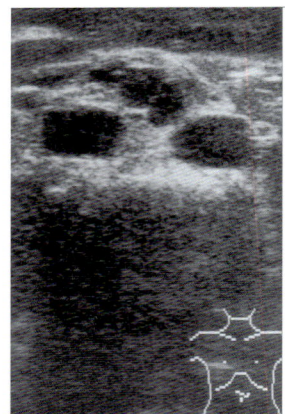

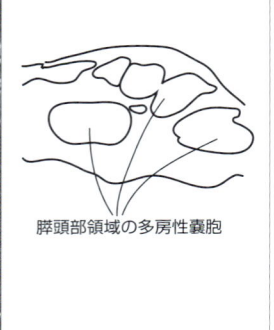

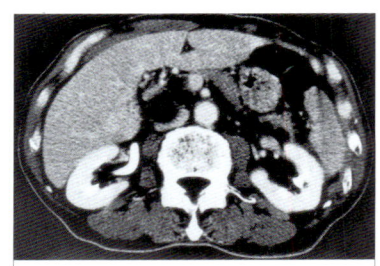

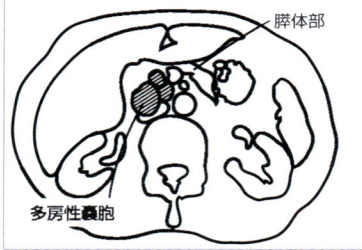

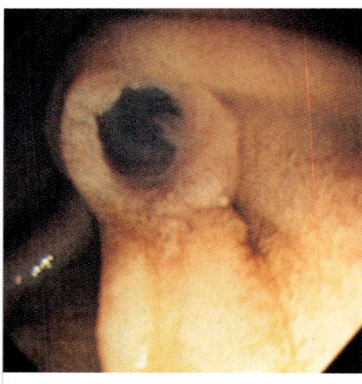

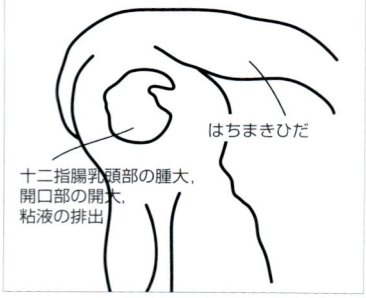

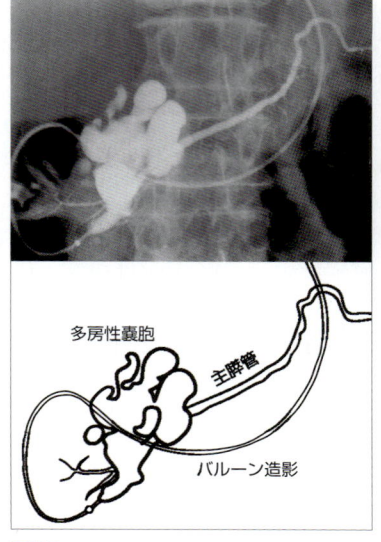

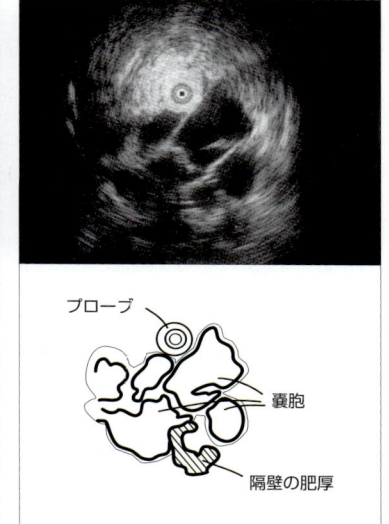

写真4

写真5

写真6

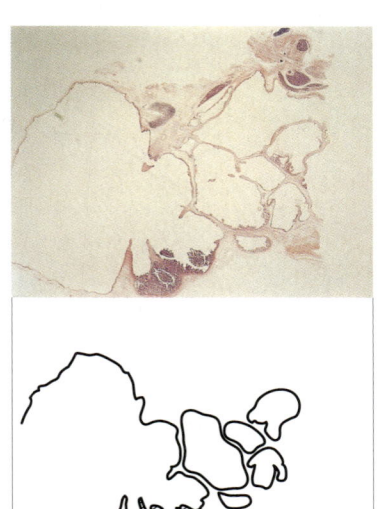

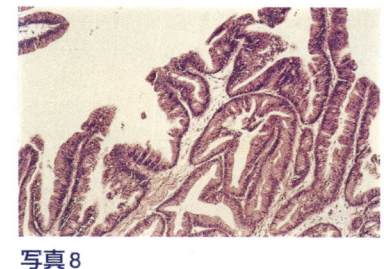

写真7

写真8

出が観察される．また，本腫瘍はそのおもな局在により主膵管型と分枝型に分類される．

　治療法は病変の悪性度により異なり，手術あるいは経過観察が選択される．手術適応の基準は施設によりさまざまであるが，膵液細胞診で悪性が疑われる場合，画像所見において主膵管や分枝の拡張が高度の場合，拡張膵管内に結節状隆起や壁の肥厚がみとめられる場合，膵実質へ浸潤所見がみとめられる場合には，手術適応とすることが多い．

■山雄健次

6-14　膵嚢胞の鑑別

　膵嚢胞の分類にはいろいろな報告があるが（加藤ら，1989），基本的には仮性嚢胞と真性嚢胞に大別して，真性嚢胞を先天性，貯留，腫瘍性およびその他に分類するとわかりやすい．腫瘍性嚢胞には漿液性嚢胞腺腫・腺癌，粘液性嚢胞腺腫・腺癌，膵管内乳頭腫瘍およびsolid-pseudopapillary tumorがある（日本膵臓学会，2002）．膵管内乳頭腫瘍（いわゆる粘液産生膵腫瘍）はほかの項で解説されるのでここでは触れない．

　鑑別診断に症状，血液検査は役立たない場合が多く，画像診断が必要である．超音波（US），CT，MRI，超音波内視鏡（EUS），腔内超音波（IDUS）が膵嚢胞の確定診断に有効である．

1．仮性嚢胞

　膵炎後に形成されることが多い．その他の原因として外傷，腫瘍，寄生虫，特発性がある．心窩部痛，上腹部腫瘤，白血球増多，血清・尿アミラーゼ高値がみられる場合がある．画像診断で内部構造が均一な円形の腫瘤がみとめられる（**写真1**，

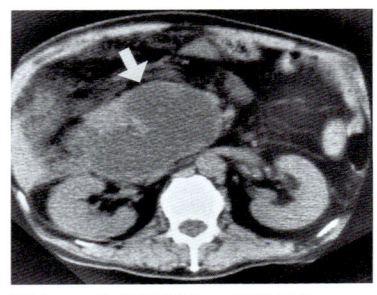

写真1 急性膵炎後の仮性囊胞
56歳，男性．アルコール多飲者．腹痛で来院．白血球増多，膵酵素の上昇，高血糖がみとめられた．
 CT．膵頭部に内部構造が均一な囊胞がみられる（矢印）．囊胞を被覆する線維性結合組織は一部にしか形成されておらず，新しい囊胞であることがわかる．

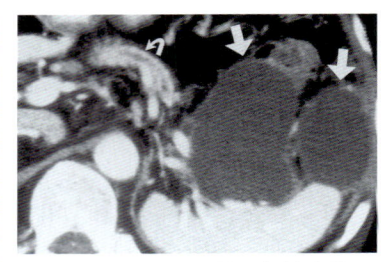

写真2 慢性膵炎に伴う仮性囊胞
50歳，男性．アルコール多飲者．腹痛で来院．膵酵素の上昇があった．
 CT．膵尾部に多房性の囊胞がみられる（矢印）．膵管拡張（曲がった矢印）があるので，慢性膵炎に伴った囊胞と診断できる．

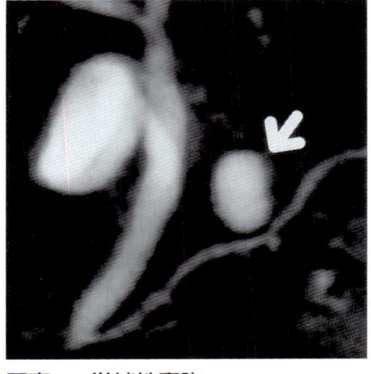

写真3 単純性囊胞
63歳，女性．主訴は腹部不定愁訴．US．膵体部に囊胞がみとめられた．血液検査所見には異常がなかった．
 MRCP．膵体部に囊胞がみられる（矢印）．主膵管に異常はない．

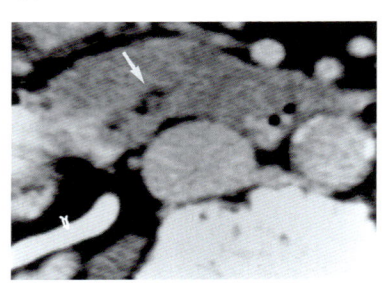

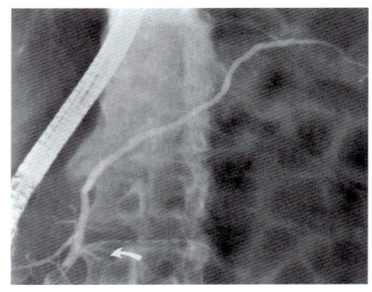

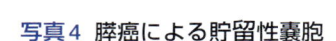

写真4 膵癌による貯留性囊胞
62歳，男性．上腹部痛で来院．膵酵素，腫瘍マーカーは正常であった．USで主膵管径が2mmあったので，精密検査を行った．
A：CT．膵鈎部に小さな囊胞がみられる（矢印）．
B：ERCP．膵鈎部分枝が閉塞している（矢印）．
C：EUS．膵鈎部分枝の拡張（矢印），低エコーの腫瘤（曲がった矢印）がみられる．癌による膵管分枝の閉塞によって形成された貯留性囊胞と診断できる．膵頭十二指腸切除術が行われ，病理組織学的検査では膵管上皮に限局する10mmの乳頭腺癌であった．MPD：主膵管，UP：膵鈎部分枝．

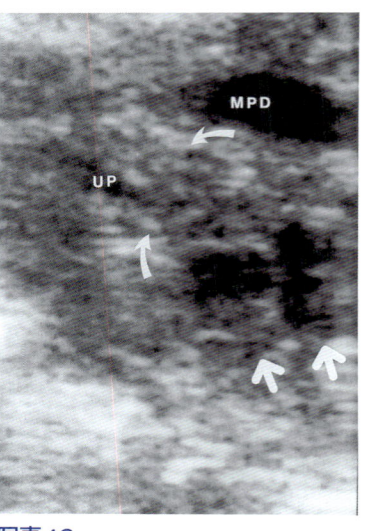

2）．隔壁や壁在結節はみられない仮性囊胞は膵被膜内，膵周囲にできることが多いが，膵から離れた前後のpararenal space, 小網, 縦隔などにも形成される．

仮性囊胞内に出血や壊死物質が存在すると腫瘍性囊胞と誤診することがあるが，カラーまたはパワードップラ超音波で血流信号が検出されないことから鑑別できる．

2．真性囊胞
A．先天性・単純性・貯留性囊胞
先天性囊胞として囊胞線維症，Hippel-Lindau病があるがまれである．単純性囊胞とよばれる原因不明の囊胞がある（写真3）（山形ら，1996）．貯留性囊胞は膵癌，膵炎などが原因で膵管が閉塞して，膵液がうっ滞して形成される（写真4A，4B，4C）．これらの囊胞は単房性で囊胞壁は平滑である．仮性囊胞との鑑別が困難な場合があるが，膵炎などの原因がないこと，囊胞が小さいことが多い．

B．腫瘍性囊胞
1）漿液性囊胞腺腫・腺癌
漿液性囊胞腺腫は薄い被膜をもち，小囊胞が集簇して蜂巣状の構造を示す（写真5A，5B）．石灰化がよくみとめられる．膵管との交通はないものが多い．悪性化はきわめてまれであり，漿液性囊胞腺腫と確定診断できた例は必ずしも手術は必要なく，経過観察でもよいと考えられるようになった．

2）粘液性囊胞腺腫・腺癌
厚い線維性被膜をもつ球形の腫瘤で，内容は粘

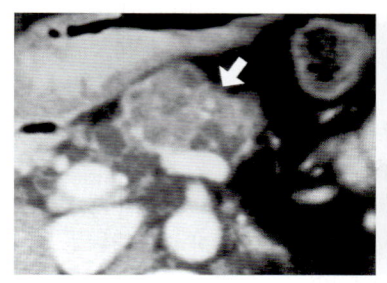

写真5　漿液性嚢胞腺腫
58歳，女性．主訴は背部痛．血液検査に異常はなかった．
A：CT．膵体部に小嚢胞が集簇する腫瘤がみられる（矢印）．
B：MRCP．嚢胞の内部構造が明瞭に描出されている．

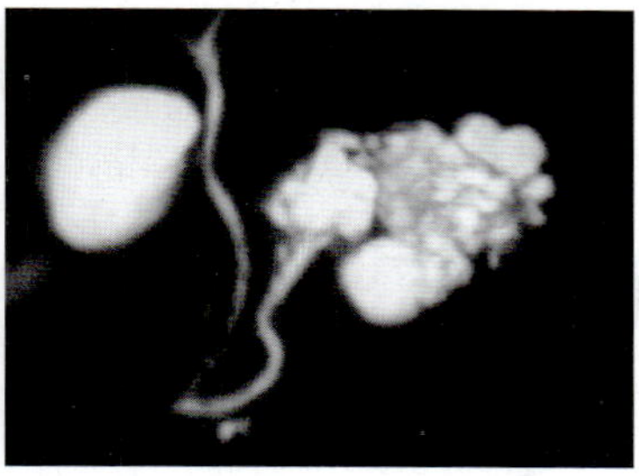

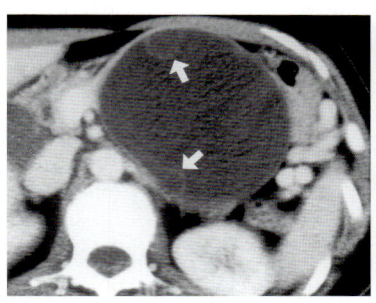

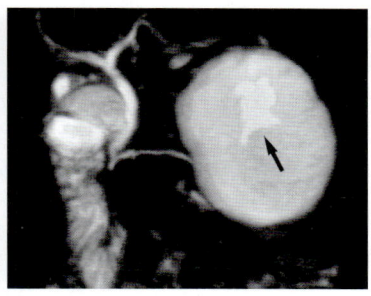

写真5A　　写真5B

写真6　粘液性嚢胞腺腫
26歳，女性．上腹部に腫瘤を触知して来院．血液検査に異常はみとめられなかった．
A：CT．膵体部に大きな嚢胞がみとめられ，内部に隔壁がみられる（矢印）．
B：MRCP．嚢胞内部の隔壁構造が描出され（矢印），腫瘍性嚢胞であることがわかる．

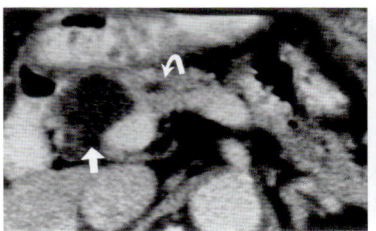

写真6A　　写真6B

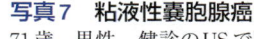

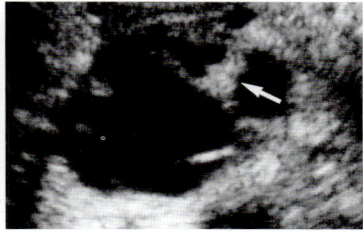

写真7　粘液性嚢胞腺癌
71歳，男性．健診のUSで膵嚢胞を指摘され来院．血液検査は正常であった．
A：CT．膵頭部に隔壁を有する嚢胞がみられる（矢印）．尾側膵管は拡張している（曲がった矢印）．
B：EUS．嚢胞内部に隔壁と乳頭状隆起がみられる（矢印）．膵頭十二指腸切除術が施行され，病理組織学的に腺腫内癌が証明された．

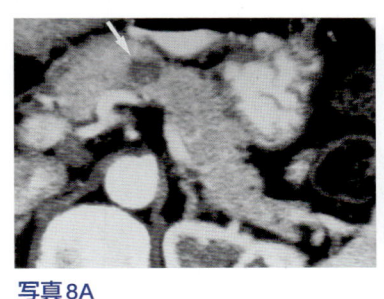

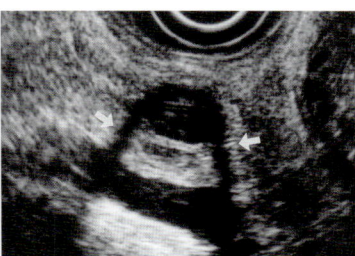

写真7A　　写真7B

写真8　出血による無症候性膵島細胞腫の嚢胞化
56歳，女性．健診USで胆嚢ポリープを指摘され来院．USで膵体部に嚢胞がみられた．
A：CT．膵体部に境界明瞭な小さな低濃度の腫瘤がみられる（矢印）．
B：EUS．側方音響陰影（矢印）を伴う嚢胞性病変がみられる．手術の結果，内部出血を伴う膵島腫瘍であった．

写真8A　　写真8B

液または血液が混在する．画像診断では嚢胞内部に隔壁と嚢胞壁から内腔に突出する乳頭状隆起がみられる（**写真6A，6B**）．隔壁の結節性病変や大きな乳頭状隆起があれば，悪性が疑われる（**写真7A，7B**）．約半数の嚢胞は膵管と交通があり，ERCPで不規則な嚢胞内腔が造影される．

粘液性嚢胞腺癌は一部に腺腫成分を含むことが多く，adenoma-carcinoma sequenceが明らかで，遺伝子レベルでも癌が腺腫を基盤として発生したことが証明されている．したがって，粘液性嚢胞腫瘍は絶対的な手術適応になる．

3．その他

出血，壊死で二次性に嚢胞を形成する膵腫瘍として膵芽腫，膵腺房細胞癌，膵島細胞腫，多形細胞癌などがある（**写真8A，8B**）．

[おわりに]

膵嚢胞にはいろいろな病変があり，治療方針が異なるために精密検査が必要である．　■有山　襄

[文献]

加藤　洋，柳沢昭夫：膵真性嚢胞（後天性）の分類と問題点．膵臓，4：214，1989．

日本膵臓学会編：膵癌取り扱い規約第5版．金原出版，2002．
山形誠一，杉山正則：膵嚢胞性疾患．超音波消化器学会（竹原靖明，有山　襄編），pp363-373，南江堂，1996．

6-15　グルカゴン産生腫瘍

　大部分のグルカゴン産生腫瘍症例は悪性であり，肝転移をみることが多い．性差はなく，中高年に多い．臨床症状は糖尿病，難治性の皮膚症状（壊死性遊走性紅斑），体重減少，貧血，低アミノ酸血症（グルカゴンによる血中アミノ酸からの糖新生の結果）をみとめる．糖尿病はグルカゴンによる肝における糖新生とグリコーゲン分解促進の結果と考えられるが，血中グルカゴン免疫活性値の上昇度とは平行しない（船越，1994）．以下，関連施設で経験した典型的なグルカゴン産生腫瘍の症例（野田，城，内田ほか，1987）を呈示する．

症例　52歳　男性
[臨床所見]

　15年前より尿糖陽性にて，近医で糖尿病の診断および食事指導を受けた．約10年前より両下肢に紅斑，水疱などが出現し，皮膚科を受診した．皮膚症状は軽快，増悪を繰り返した．5年前より口渇，体重減少，皮疹の悪化で入院．インスリン治療を開始した．外来通院していたが，その後貧血出現，皮疹も増悪したので再度入院した．

　栄養やや不良．皮膚は前胸部，腋窩部，下腿部，大腿部，腹部に紅斑，びらん，水疱，痂皮，色素沈着をみとめた（写真1）．

[血液検査]

　正色素性貧血（赤血球237×10⁴，Hb7.2g/dl，Ht22.3％，血小板36.4×10⁴，白血球5800），コリンエステラーゼ，コレステロール，中性脂肪の低下をみとめた．CEA，CA19-9は正常値であった．空腹時血漿グルカゴン値は450pg/mlと上昇しており，グルコース負荷により，30分後，1200pg/mlへ著明な奇異上昇をみとめた．アルギニン負荷試験でもグルカゴンは前値440pg/mlから30分値590pg/mlと上昇した．血清ガストリンがやや上昇していた．血清Znの低下をみとめた．血中アミノ酸分析ではタウリン，グルタミン酸，トリプトファンを除いてすべてのアミノ酸が低下していた（表1）．

[画像診断]

　腹部エコーおよびCTでは胆嚢内で胆石をみとめ，膵実質はむしろ萎縮，逆行性膵胆管造影では膵管に閉塞や狭窄をみとめなかった．腹腔動脈撮影では脾動脈撮影にて膵尾部に直径1cmの腫瘍濃染像をみとめた（写真2）．

[病理組織像]

　腫瘍部のHE染色（写真3）で，小型の異型細胞

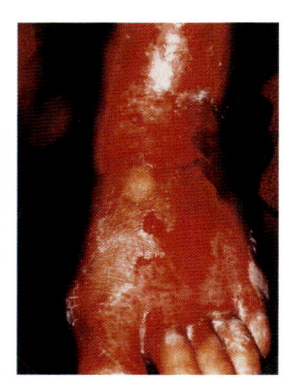

写真1　下腿部の皮疹
水疱，びらん，色素沈着を伴った紅斑が存在．

表1　手術前後の血漿アミノ酸分画

	手術前	手術後	基準値（μmol/l）
タウリン	76	209.2	37～75
尿素	3781	4233.5	2468～6260
トレオニン	11.9	69.0	99～180
セリン	33.6	159.7	98～169
アスパラギン	13.6	88.4	48～84
グルタミン酸	16.8	194.7	14～77
グルタミン	83.8	535.6	436～713
プロリン	14.5	182.8	81～247
グリシン	54.3	288.1	246～337
アラニン	45.8	738.0	218～553
バリン	38.3	180.5	132～302
シスチン	5.1	43.9	17～40
メチオニン	2.9	27.2	19～39
イソロイシン	13.2	67.2	35～96
ロイシン	24.5	111.0	70～167
チロシン	12.7	40.4	51～91
フェニルアラニン	26.7	46.4	56～86
ヒスチジン	34.5	76.5	65～103
トリプトファン	37.2	34.2	34～73
オルニチン	4.3	78.6	33～83
リジン	42.2	230.2	123～239
アルギニン	11.4	100.2	61～144

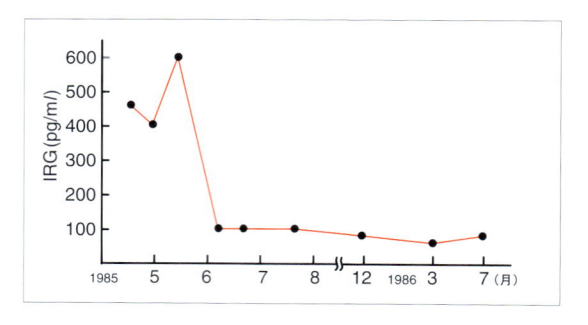

図1　血中グルカゴン値の術後の推移

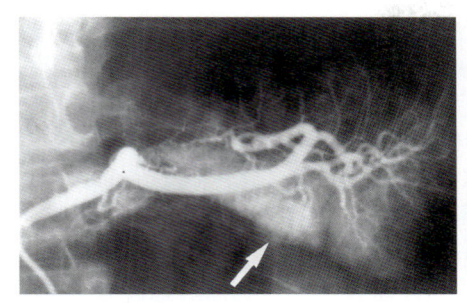

写真2 腹腔動脈撮影
膵尾部に腫瘍濃染像（矢印）．

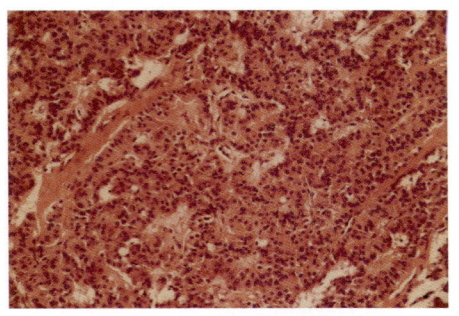

写真3 グルカゴノーマ腫瘍細胞の索状配列（HE染色）

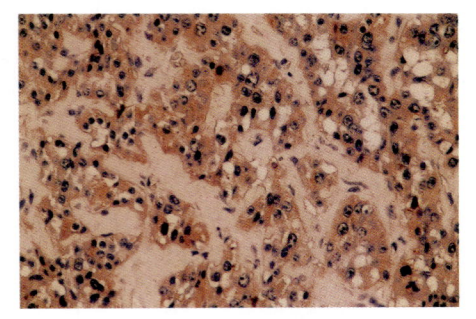

写真4 グルカゴノーマ腫瘍細胞のグルカゴン免疫組織染色像

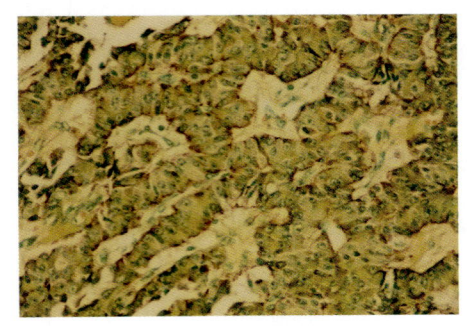

写真5 グルカゴノーマ腫瘍細胞のグリメリウス染色陽性像

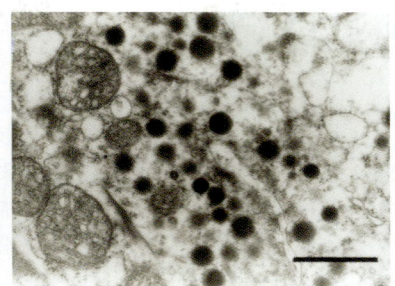

写真6 グルカゴノーマ腫瘍細胞の電顕像

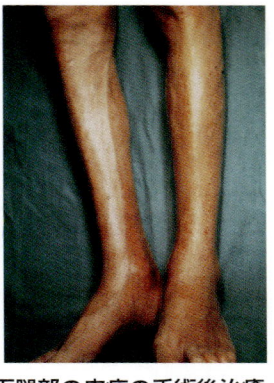

写真7 下腿部の皮疹の手術後治癒

が血管を中心に管状，索状に配列している．グルカゴン免疫組織染色（**写真4**）で陽性に染まり，グリメリウス染色（**写真5**）でも陽性であった．電顕所見（**写真6**）はミトコンドリアの横に多数のグルカゴン分泌顆粒をみとめた．

[鑑別診断]

診断は比較的容易だが，高グルカゴン血症，難治性の皮疹を有する場合には鑑別を要することもある（田中，清水，1992）．まれに，MEN type I との合併もある．

[治療]

膵内分泌腫瘍の治療は的確な部位診断による外科的摘出または切除が基本である．本症例は外科的切除術が可能であり，腫瘍摘出により，血漿グルカゴン値の急激な低下（**図1**）をみとめ，皮膚所見（**写真7**）をはじめとして臨床症状の改善をみとめた．

これらの腫瘍は一般に発育は遅いが，ホルモン自律過剰分泌を抑制するため，とくに悪性腫瘍の場合には種々の化学療法（streptozotocin：STZ, dimethyltriazenoimidazole carboximide：DTIC）が試みられる．最近はソマトスタチンアナログが合成され，膵内分泌腫瘍の治療に試みられている．すなわち，天然のソマトスタチンは生体内での分解がきわめて速いが，新しいソマトスタチンアナログ（SMS201-995：サンドスタチン）は天然ソマトスタチンと同等もしくはそれ以上の活性を有し，作用時間が長いという特徴がある．一日量としては100〜300 μg を皮下注する．肝転移を伴う症例には動脈血管塞栓術（TAE）が施行され，延命効果がみとめられている．

■船越顕博

[文献]

船越顕博：膵内分泌腫瘍．図説病態内科学講座第6巻，肝・胆・膵（戸田剛太郎編），pp356-365，メジカルビュー，1994．

野田和良，城隆一郎，内田 哲，ほか：グルカゴノーマの1例．代謝，**24**：267-271，1987．

田中孝司，清水直容：グルカゴノーマ．最新内科学大系第54巻，膵腫瘍（井村裕夫，尾形悦郎ほか編），pp251-264，中山書店，1992．

6-16 インスリン産生腫瘍

症例　49歳　男性

[臨床所見]

2年前より月に1〜2度空腹時のふらつき感や複視を自覚していたが，摂食にて改善していた．その後，徐々にこれらの症状の出現頻度が増加してきたため，精査目的にて当科入院となった．入院時，自覚症状なし．神経学的にも異常をみとめなかった．

[血液検査]

血算，生化学，膵酵素，腫瘍マーカーに異常なし．空腹時血糖（FPG）47mg/dl，免疫学的インスリン（IRI）11.5μU/ml，血中C-peptide immunoreactivity（CPR）1.9ng/dl．

24時間の絶食試験で，血糖値は48mg/dlまで低下し，一方IRIは6.3μU/ml以下であった．

[画像診断]

CTでは，明らかな腫瘤像を指摘しえなかった．インスリノーマ（insulinoma）の典型例ではdynamic CTの早期に濃染像をみとめることがある．

内視鏡超音波像（写真1）

膵体部に，径20mmの辺縁整，境界明瞭な腫瘤像をみとめる．中心部は正常膵実質に比較してやや高エコーで全体には比較的均一な低エコー像を呈する．尾側の膵管拡張はみとめない．

MRI像

T_1強調画像（写真2A）でlow intensity，T_2強調画像（写真2B）でnormo-intensityの腫瘤をみとめる．一般的にはT_1強調像で低信号，T_2強調像で高信号を呈することが多い．

血管造影像（写真3）

脾動脈造影の動脈相にて膵体部にhypervascularな腫瘤をみとめる．インスリノーマは一般的に血管が豊富で球形のものが多く，tumor blushといわれる腫瘍濃染像を示すことが多く，膵癌の鑑別上のポイントとなる．

経皮経肝門脈採血法（図1）

脾静脈と上腸間膜静脈の合流部でIRIのstep upをみとめる．

病理組織像

HE染色（写真4A）では，腫瘍細胞は均一で充実性胞巣を形成し，一部索状配列をみとめる．核は類円形で濃染し胞体は顆粒状を呈する．

免疫組織化学的（写真4B）には，インスリン抗体に陽性の顆粒状反応物をみとめ，インスリン分泌細胞であることが証明された．

[検査]

セクレチン負荷試験（図2）

術前のセクレチン2U/kg静注後のIRI増加率は40％で，健常者に比べて著明低値を示した．術後は，正常に増加を示した．

[診断のポイント]

絶食試験，画像検査および門脈血中IRI測定が診断の主体となる．従来の各種負荷試験は低血糖誘発の危険性もあり，補助診断にとどまる．セクレチン

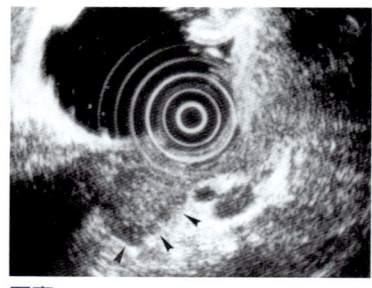

写真1 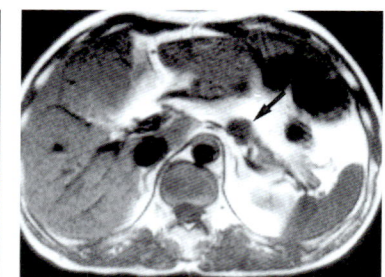　写真2A 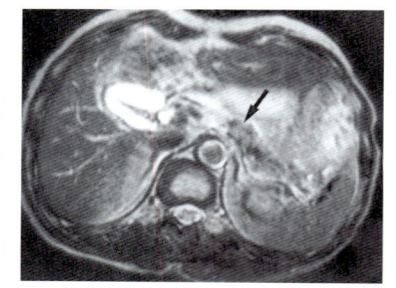　写真2B

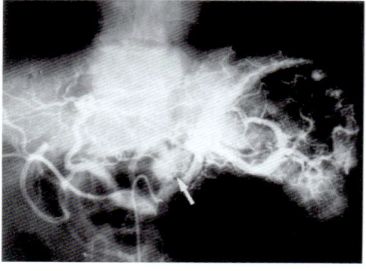

写真3 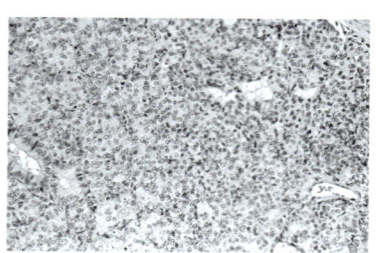　写真4A 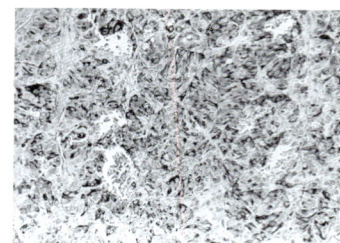　写真4B

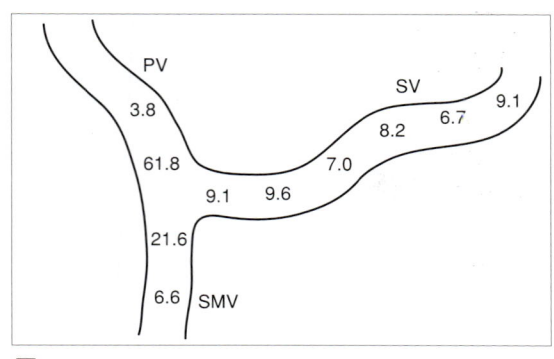

図1

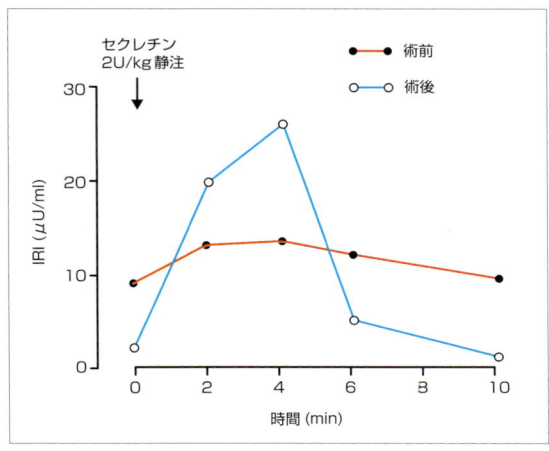

図2

試験が診断に有用であることが報告されている．

[治療]

基本的治療は外科的手術である．手術が施行不可能な場合には，薬物療法としてジアゾキサイド，ストレプトゾトシンなどが用いられることがある．

■片岡慶正

6-17　ガストリン産生腫瘍

症例　62歳　男性

[臨床所見]

約1年半前より水様性下痢，嘔吐発作が続き，入退院を繰り返していたが原因が不明であった．消化管運動機能異常を疑われ，当院心療内科へ紹介され，入院時検査で血中ガストリンの異常高値をみとめ，精査のため当科紹介となった．明らかな腹痛はない．

[血液検査]

ガストリン 9500 pg/ml, Na 140 mEq/l, K 5.0 mEq/l, Cl 100 mEq/l, Ca 11.3 mg/dl, P 3.9 mg/l, FBS 166 mg/dl, CEA 5.7 ng/ml, CA19-9 22 U/ml, インスリン 10.5 μU/ml, i-PTH < 5 pg/ml, m-PTH < 0.34 ng/ml.

胃液検査：BAO 52.0 mEq/hr, MAO 51.1 mEq/hr, BAO/MAO = 1.0.

セクレチン負荷検査陰性，カルシウム負荷試験陰性．

[画像診断]

上部消化管（十二指腸）内視鏡像（写真1）

十二指腸球部後壁に中央陥凹を伴った15×16 mm大の隆起性病変をみとめた．当初は原発巣であるとは認識できなかった．

超音波内視鏡像（写真2）

膵頭部腹側に接する11 mm大の結節をみとめた．リンパ節転移が疑われた．

X線CT像（ダイナミック造影の早期像）（写真3）

膵頭部腹側に接する12 mm大の造影される結節をみとめ，リンパ節転移を疑った．

[補助的局在診断]

selective arterial secretin injection test (SASI test)（図1）を施行し，総肝動脈からのセクレチン注入（負荷）で肝静脈血のガストリン値の有意な上昇をみとめた．この結果より原発巣は膵頭十二指腸領域に存在すると考えられた．

[その他]

選択的血管造影では腫瘍の局在が十二指腸であり同定できなかった．MRIでもリンパ腺腫脹のみ認識した．

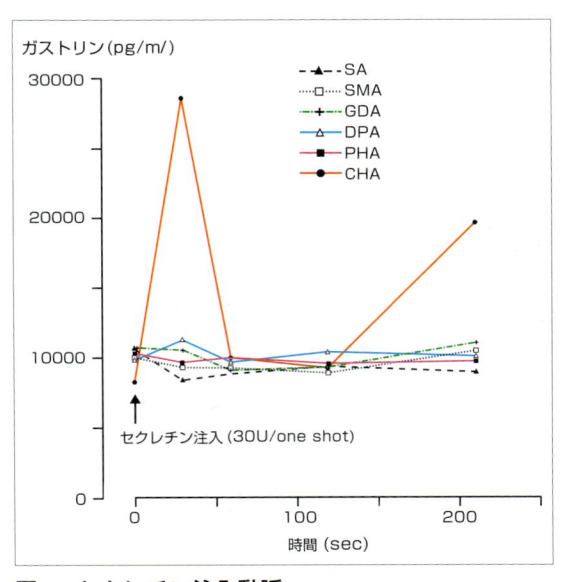

図1　セクレチン注入動脈
SA：脾動脈起始部，SMA：上腸間膜動脈，GDA：胃十二指腸動脈，DPA：膵十二指腸動脈，PHA：固有肝動脈，CHA：総肝動脈．

写真1

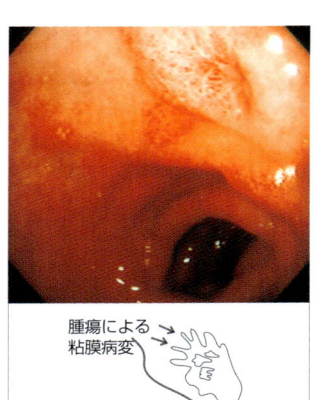

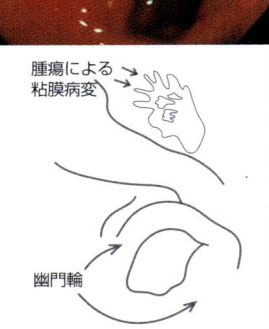

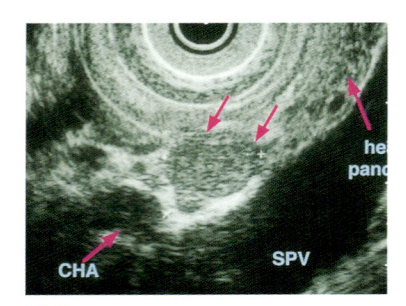

写真2

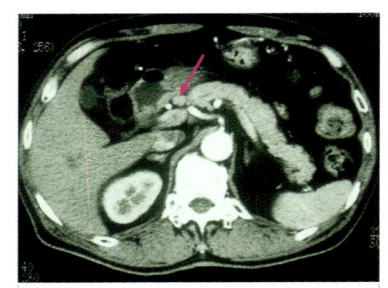

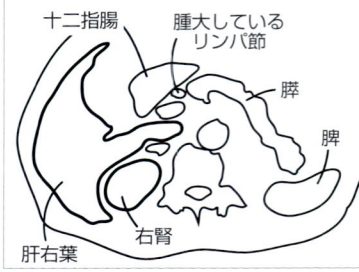

写真3

[診断のポイント・鑑別診断]

　本症は，胃酸過剰分泌，水様性下痢，高ガストリン血症よりZollinger-Ellison症候群と診断される難治性の消化性潰瘍は除いた．ガストリン分泌腫瘍（ガストリノーマ）は膵あるいは十二指腸に存在する．十二指腸ガストリノーマは膵ガストリノーマに比べてゆるやかに増大すること，粘膜下に存在し，小さなものであること，診断時転移を有することが多く，セクレチン試験は陰性で悪性率は60％前後と報告されている．

　約20％は多発性内分泌腫瘍タイプⅠ（MEN-Ⅰ）の膵病変である．高ガストリン血症は悪性貧血，高度な萎縮性胃炎でみられる．

[治療]

　1．腫瘍の根治的切除が基本である．

　遠隔転移（肝，遠位リンパ節）により切除不能な例が十二指腸ガストリノーマでは多い．

　2．胃液分泌抑制．

　プロトンポンプ阻害剤，H_2受容体拮抗剤，ソマトスタチンアナログ．

　3．胃部分（遠位）切除．

[手術標本]（写真4）

　十二指腸球部（幽門輪直下）に15×16mm大の粘膜下腫瘍が存在した．

ルーペ像（手術標本）HE染色（写真5）

　十二指腸粘膜下に腫瘍をみとめる．

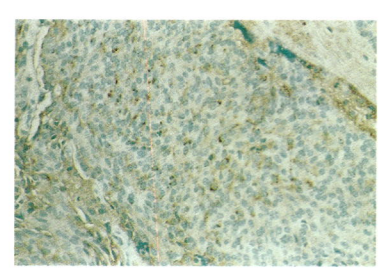

写真6

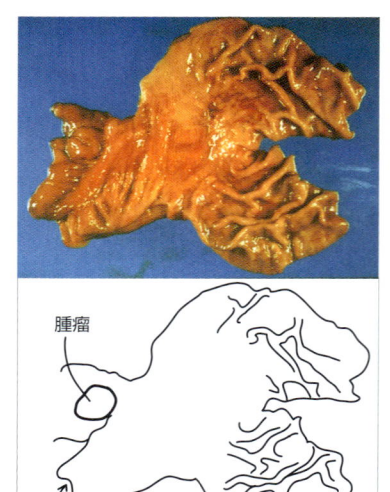

写真4　胃（大彎にそって切開した）

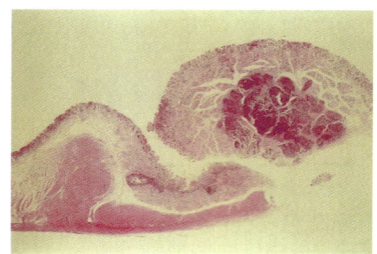

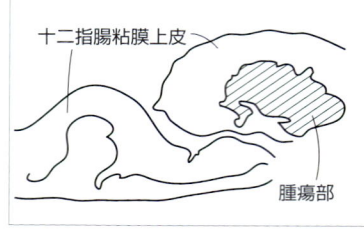

写真5

免疫染色像（写真6）

ガストリン抗体による腫瘍細胞の染色．

[予後]

本症例は術後600pg/mlまでガストリン値が下降した．1年後6400pg/mlと上昇，2年後に肝転移が出現した．

■小泉　勝・高須充子

[文献]

Hirschowitz BI : Zollinger-Ellison syndrome : pathogenesis, diagnosis, and management. *Am J Gastroenteol*, **92** Suppl : S44-48, 1997.

6-18　VIP産生腫瘍

症例　49歳　女性

[臨床所見]

約1年前より1日4～5行の水様性下痢が出現し，脱水症状も著明となったため，当科へ精査入院となった．

経過中，発熱，腹痛はなかったが，約6kgの体重減少をみとめた．

[血液検査]

K3.4mEq/l, Ca 9.4mg/dl, FBS 82mg/dl, テトラガストリンを用いた胃酸分泌刺激試験（BAO 0.94mEq/h, MAO 0.90mEq/h）, VIP 613.1pg/ml, PP（pancreatic polypeptide）2726pg/ml．

[画像診断]

超音波内視鏡像（写真1）

膵頭部に内部が不均一で，辺縁不整な直径約4cmの腫瘤性病変（矢印）をみとめる．

CT像（写真2）

膵頭部に，直径約4cmの腫瘤性病変（矢印の低吸収域）をみとめる．

血管造影像（写真3）

腹腔動脈，上腸間膜動脈などの造影を行った．膵アーケードの下方への圧排および膵背動脈の断裂像をみとめたが，腫瘍濃染像はみられない．

以上の結果より，本症例はWDHA症候群（watery diarrhea, hypokalemia, achlorhydria syndrome）を呈したVIP産生腫瘍（vasoactive intestinal polypeptide）と診断した．

[治療]

VIP産生腫瘍の悪性度は約60％と高く，外科的切除が原則である．はげしい下痢による脱水や電解質異常は，代謝性アシードシス，急性腎不全を引き起こし，致命的となることもあるため，補液による水分と電解質の補正が重要である．下痢症状の改善に，VIPの産生を抑制するソマトスチタン誘導体の投与が有効である．本症例でも，1日約2000mlの水様便が持続し，入院後も約3kgの体重減少がみられたため，ソマトスタチン誘導体（SMS201-995）の投与を行った．血中VIP値は投与開始直後より低下し，水様便，低K血症も改善した．その後，ソマトスタチン使用量が増加したため，膵頭十二指腸切除術を施行した（図1）．

[手術摘出標本]

肉眼所見

腫瘍は単発で鈎部から頭部にかけて存在し，膵被膜内に限局していた（写真4）．腫瘍は軟で，大きさは4.0×4.0×2.5cmで楕円形，割面はほぼ一様であった．

病理組織像

腫瘍は線維性隔壁を有し多結節性で，一部の小結節では壊死に陥っていた．腫瘍細胞は充実性から索状に増生し，腺腔形成もみとめられた（写真5）．腫瘍の辺縁部では浸潤性増殖を示し，リンパ管・細静脈侵襲があった．漿膜および切離縁での腫瘍細胞浸潤はなく，所属リンパ節に転移巣をみとめなかった．

膵腫瘍細胞の電顕所見

写真1

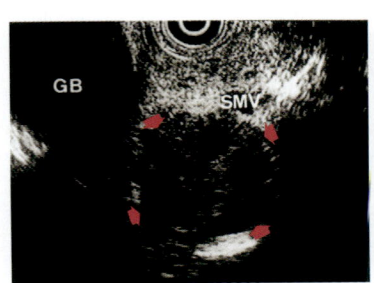

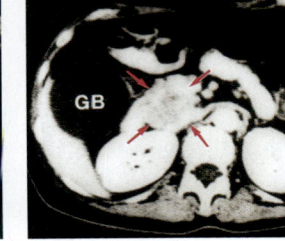

写真2

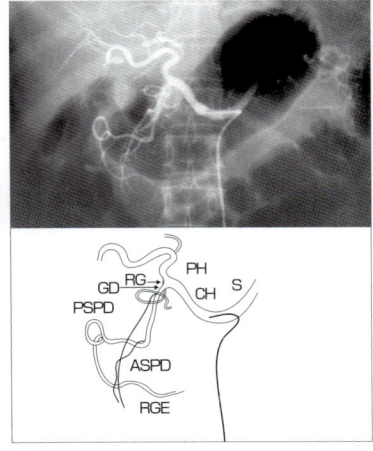

写真3

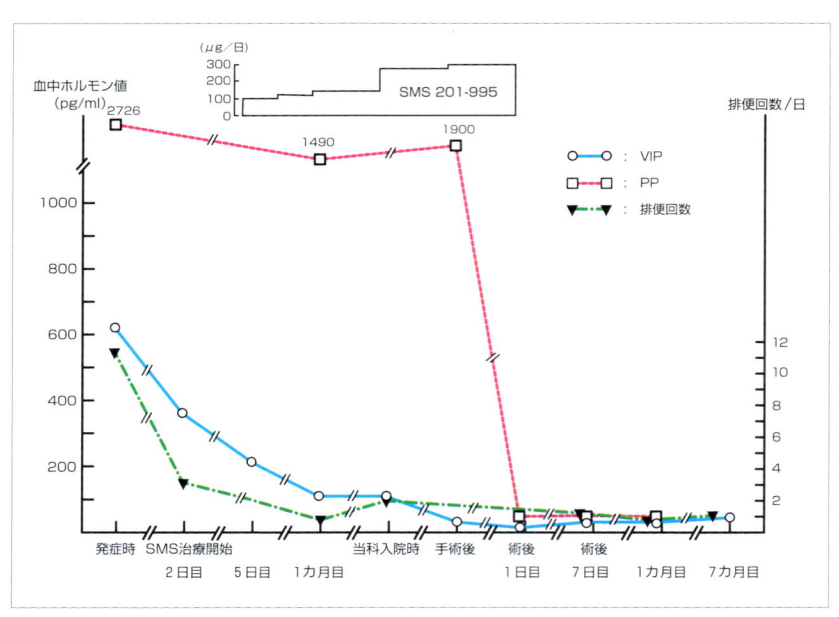

図1　臨床経過

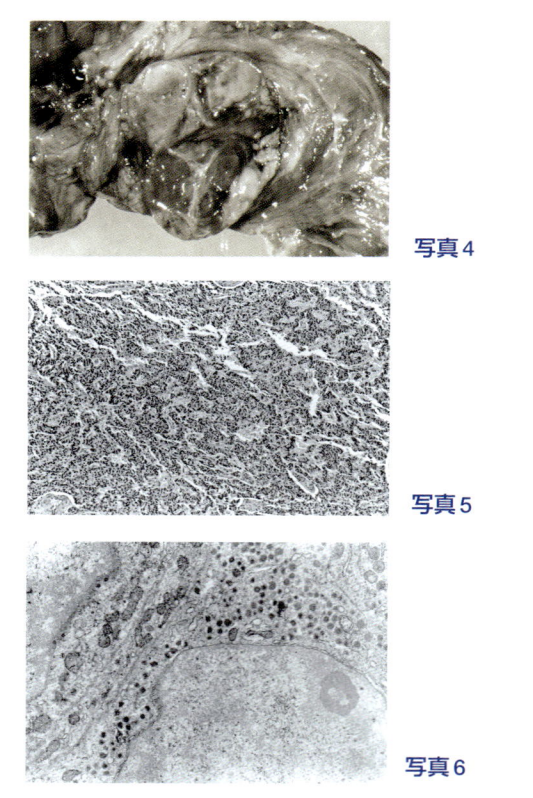

写真4

写真5

写真6

細胞質中に分泌顆粒を含む細胞と，含まぬ細胞が混在した(**写真6**)．分泌顆粒を含む細胞の核は，円形または楕円形で核質は明るく，核小体を識別しえた．細胞内小器官としてミトコンドリアと粗面小胞体があり，限界膜を有する250nm前後の分泌顆粒を多数みとめた．

膵腫瘍細胞の免疫組織化学的所見

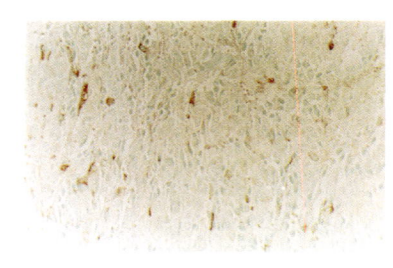

写真7A　VIP

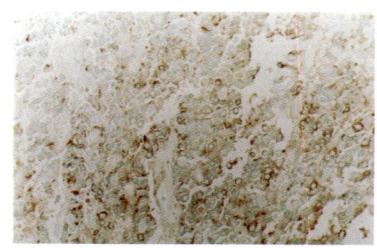

写真7B　PP

検索対象としたホルモンはinsulin, glucagon, gastrin, calcitonin, somatostatin, encephalin, VIP, PPで，VIP, PP陽性細胞をみとめた(**写真7A, 7B**)．

■渡邉直樹

[文献]

Farthing MJ : The role of somatostatin analogues in the treatment of refractory diarrhea. *Digestion*, **57** (Suppl 1) : 107-113, 1996.

Grier JE : WDHA (watery diarrhea, hypokalemia, achlorhydria) syndrome : clinical features, diagnosis, and treatment. *Southern Med J*, **88** : 22-24, 1995.

前田征洋，新津洋司郎ほか：ソマトスタチン誘導体(SMS201-995)が著効した，watery diarrhea, hypokalemia, achlorhydria (WDHA) 症候群 (VIPoma) の1例．日内会誌，**77**：86-90, 1998.

6-19 solid and cystic tumor

症例　27歳　女性

[臨床所見]

2カ月前よりときどき左背部痛が出現するも放置していたが，左季肋部痛，嘔気と嘔吐もみとめるようになったため当科へ精査入院となった．身体所見では，左季肋部に手拳大で弾性硬の球状腫瘤を触知し中等度の圧痛をみとめた．

[血液検査]

GOT 19IU/l，GPT 91IU/l，FBS 108mg/dl，アミラーゼ 68IU/l，膵アミラーゼ 31IU/l，CRP 0mg/dl，ESR 22mm/hr，CA19-9＜5U/ml，CEA 1.2ng/dl，SLX 34.7u/ml，Elastase-I 168ng/dl．

[画像診断]

超音波像（写真1）

膵体尾部に約10cm大，境界明瞭で一部石灰化を伴う内部不均一な囊胞状腫瘍像をみとめる．

CT像

膵体尾部に一部石灰化を伴う囊胞状腫瘍をみとめ（写真2左，単純CT），造影CT（写真2右）では腫瘍皮膜のみenhancementをうける．

MRI像（写真3）

腫瘍全体はT1強調画像（a）ではやや低信号，T2強調画像（b）では高信号を呈し，腫瘍内部にT1・T2強調画像とも高信号を呈する壊死・出血巣をみとめる．

血管造影像（写真4）

腹部血管造影では，血管の圧排伸展を主所見としhypovascularである．

[肉眼所見]（写真5）

手術切除標本では，腫瘍は8×8×6cm大，表面平滑，弾性軟，厚い線維性被膜を有し，割面では広範な出血性壊死を伴う灰褐色の充実性腫瘍をみとめる．

[病理組織像]（写真6）

小型の類円形核と好酸性の胞体を有する細胞が充実性に増生しており，内部に壊死・出血巣を伴う．一部乳頭状に配列している部分もみとめられた．明らかな膵腺房や管腔様構造はみとめない．

[治療・予後]（表1）

治療は原則として手術による完全摘出であり，予後は比較的良好である．

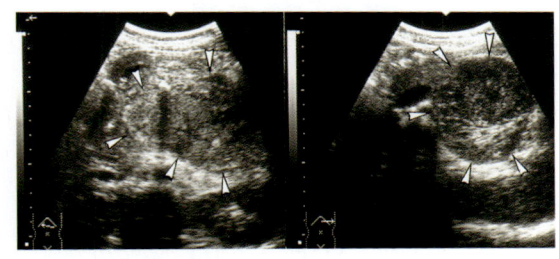

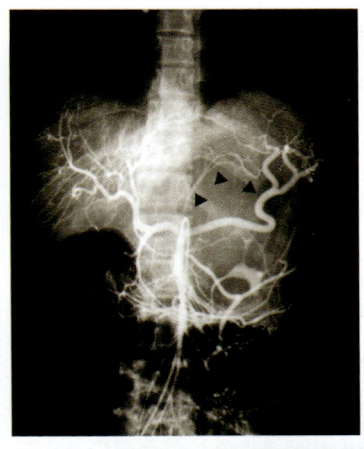

写真1　腹部超音波像

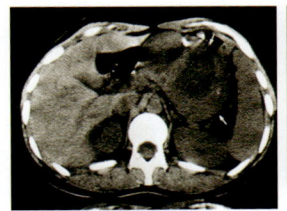

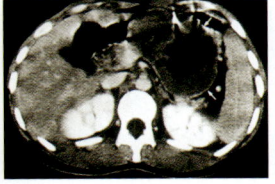

写真2　腹部CT像

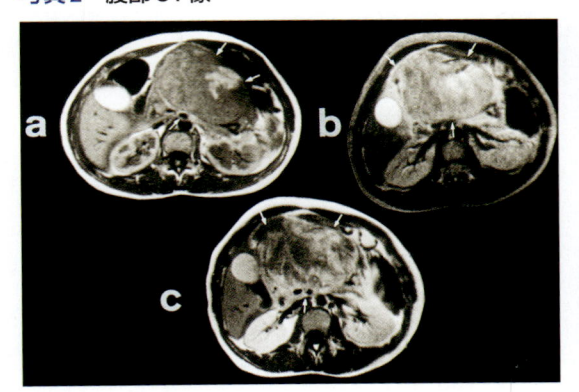

写真3　腹部MRI像

写真4　腹部血管造影像

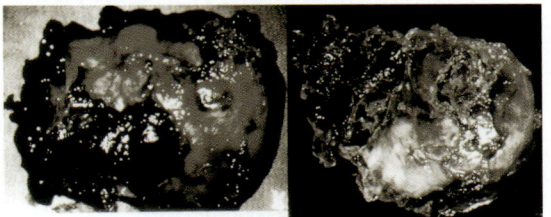

写真5　切除標本外観・割面

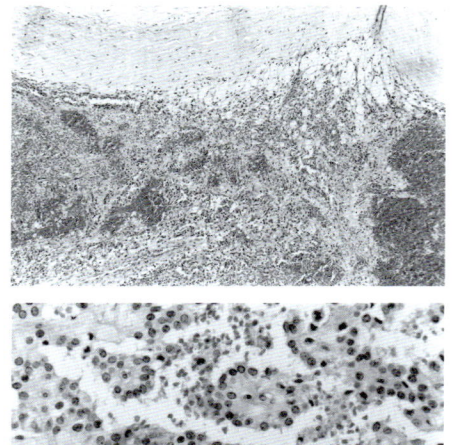

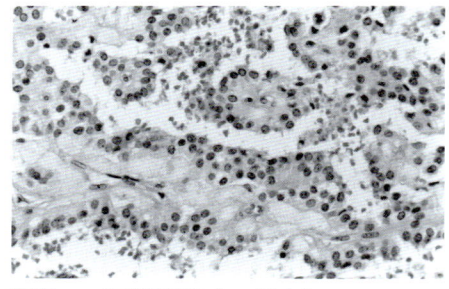

写真6　病理組織像（HE染色）
上：×50，下：×400．

表1　発生部位・治療法

術式＼部位	頭部	体部	尾部	異所性膵	計
膵頭十二指腸切除	15	1	0	0	16
膵全摘	0	1	0	0	1
遠位膵切除	0	10	8	0	18
遠位膵切除＋脾摘	0	12	14	0	26
腫瘤摘出	15	7	4	1	27
腫瘤摘出＋脾摘	0	1	2	0	3
腫瘤部分切除	2	1	0	0	3
嚢腫空腸吻合	0	1	0	0	1
計	32	34	28	1	95

（術式・発生部位不明の9例を除く）

[その他]

本腫瘍は若年女性に好発し，膵内・外分泌細胞と導管細胞の両方に分化しうる stem cell 由来と考えられている．

　　　　　　　　　　　　■馬場忠雄・石塚義之

6-20　膵体尾部欠損（脂肪置換）

症例　69歳　女性

[臨床所見]

高血圧，糖尿病，肝硬変にて，外来通院していた．全身倦怠感の出現と肝機能の悪化のため入院した．貧血なし．胸腹部の身体所見に異常をみとめず．

[血液検査]

GOT 221IU/l，GPT 327IU/l，FBS 138mg/dl，PLT 13.4×10^4/mm^3，P-type amylase 87IU/l（正常），BT-PABA test（PFD）83.2％/6hr（正常），CA19-9 6U/ml（正常）．

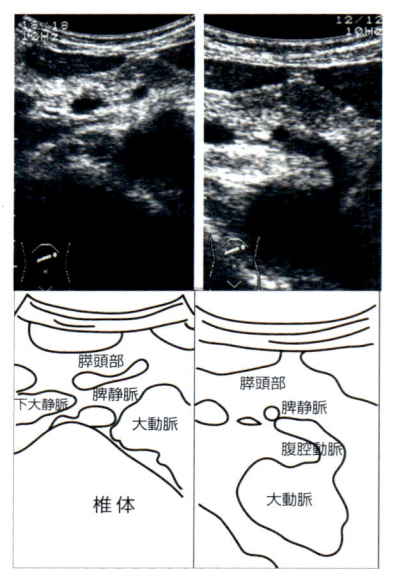

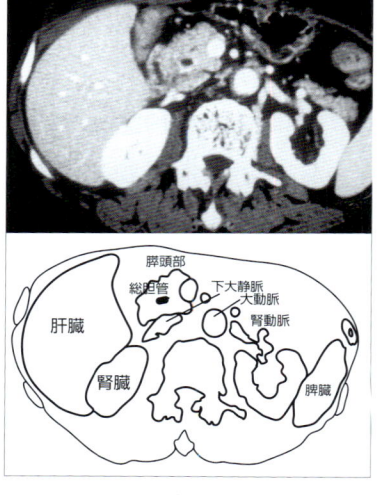

[画像診断]

超音波像（写真1）

膵頭部にのみ，膵実質エコーをみとめる．

造影CT（写真2）

膵体尾部がまったくみとめられない．膵体尾部に明らかな脂肪置換をみとめない．

ERP像（写真3）

主膵管は全長約2cmと短く（短小膵管），樹枝状（ほうきの先様，馬尾状などとも形容される）に枝分かれして終わる．ERP時の観察では，副乳頭の存在を確認できず．

[発生機序]（図1）

膵臓の発生過程：胎生初期に腹側と背側原基が形成される**（図1A）**→腹側原基の180度回転**（図1B）**→両原基の成長**（図1C）**→両原基と膵管の癒

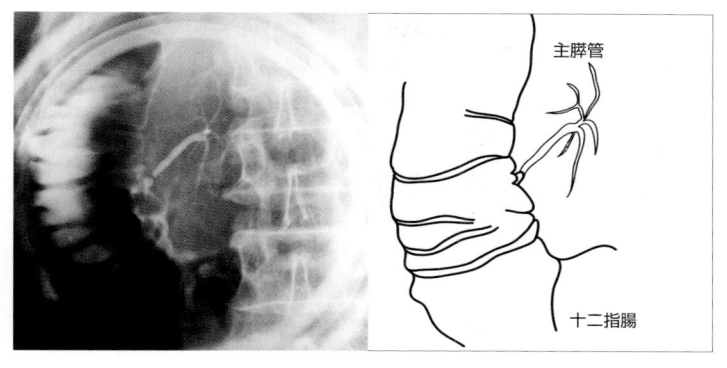

写真3

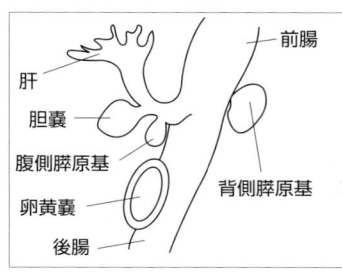

図1A 原基形成（胎生5週）

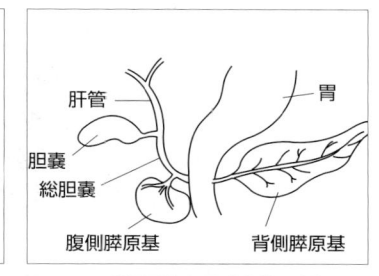

図1B 総胆管と腹側膵原基の回転開始（胎生6～7週）

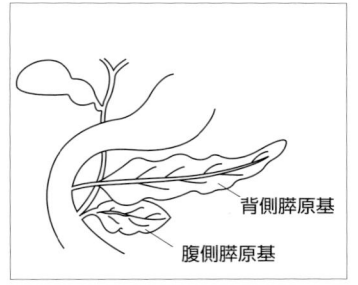

図1C 回転終了，膵原基未癒合

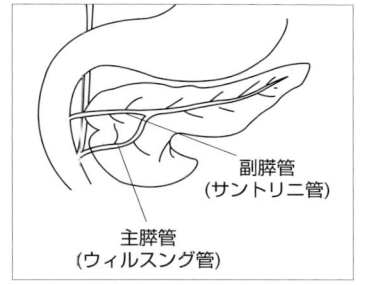

図1D 腹側と背側膵原基，膵管の癒合

合（図1D）．膵体尾部欠損症（aplasia（agenesis） of the pancreatic body and tail, agenesis of the dorsal pancreas）は胎生初期での背側膵原基の形成異常である．

[分類]
1. 背側膵原基の無形成（aplasia）→膵頭部の副膵管領域と膵体尾部の完全欠損（本症例）．
2. 背側膵原基の低形成（hypoplasia）→膵頭部の副膵管領域は存在するが，膵体尾部は欠損．

[診断]
1. 超音波，CT：膵体尾部の欠損が疑われる（本症例）．
2. MRI, MRCP：膵体尾部の欠損，短小膵管の描出．
3. ERP所見

 1) 短小膵管（本症例）
 2) 膵管の終わりかた（田中，1989）
  a．樹枝状，馬尾状（本症例）．
  b．なだらかな先細り．
  c．主膵管と副膵管のアーチ形成．
  d．主膵管のなめらかな途絶．
4．血管造影
 膵体尾部への栄養血管の欠如．

[鑑別疾患]
1．膵管癒合不全
 ERPのみでの鑑別は困難．ほかの画像診断法で膵体尾部の存在を証明．
 副乳頭からの造影にて，副膵管と膵体尾部主膵管を描出．腹側膵管との交通性を欠く．
2．脂肪置換（fat replacement of the pancreatic body and tail, fat replacement of the dorsal pan-

creas），後天的な膵体尾部萎縮

CT，MRIによる膵体尾部実質の脂肪置換または萎縮を証明．

血管造影による膵体尾部血管の退縮を証明．

[治療]

膵体尾部欠損症自体の治療は不要であるが，自覚症状や合併症に対する治療は必要である．

1. 上腹部痛：内科的治療
2. 糖尿病：内科的治療
3. 胆石症：外科的治療
4. 悪性腫瘍（とくに胆膵系）：外科切除

■野田愛司

[文献]

田中明隆，尾関規重，ほか：膵体尾部欠損症の2例および本邦報告例の膵管像に関する報告．膵臓，4：59-65，1989．

6-21 輪状膵（十二指腸乳頭部癌合併症）

症例　55歳　男性

[臨床所見]

3年前よりアルコール性肝障害と糖尿病により通院中であった．2週間前より食欲不振と全身倦怠感が続くため来院し，黄疸を指摘されて精査入院となった．

[血液検査]

総ビリルビン 5.5mg/d*l*，直接ビリルビン 3.6mg/d*l*，GOT 38 IU/*l*，GPT 50 IU/*l*，ALP 996 IU/*l*，γ-GTP 304 IU/*l*，Amylase 216 IU/*l*，Elastase1 1400ng/d*l*．

閉塞性黄疸を示唆する肝機能異常と膵酵素の上昇をみとめ，十二指腸乳頭部付近での閉塞性黄疸が疑われた．

[画像診断]

経皮経肝的胆道造影と同時に，低緊張性十二指腸造影を施行すると，膵管と考えられる導管が造影され（大矢印），導管は十二指腸下行脚の中央よりやや口側を背側から腹側へと十二指腸下行脚を取り囲むように走行し膵体尾部の主膵管に移行しており（小矢印），輪状膵と診断された（GB：胆嚢，CBD：総胆管）（写真1）．

十二指腸内視鏡所見．Vater乳頭は著明に腫大し（矢印），びらんと潰瘍形成をみとめた．その生検にてadenocarcinomaと診断された（写真2）．

輪状膵に合併した十二指腸乳頭部癌の診断にて膵頭十二指腸切除術が施行され，切除標本（後面より見たもの）では十二指腸を全周性に取り囲む膵組織をみとめた（矢印）（写真3）．

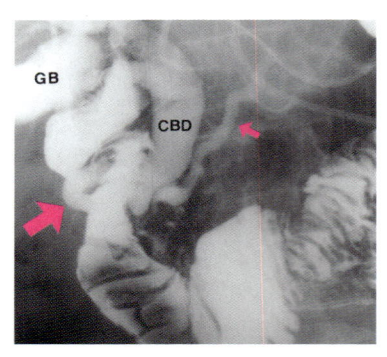

写真1

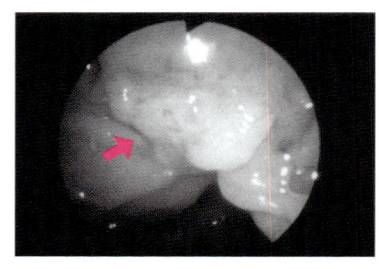

写真2

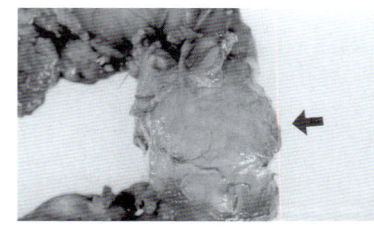

写真3

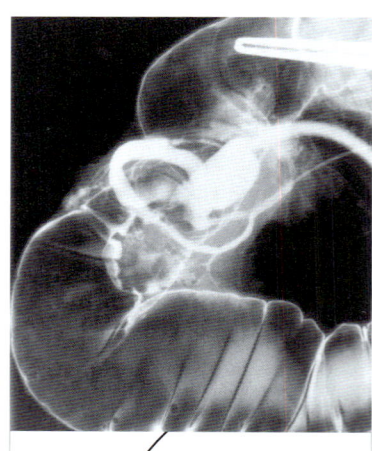

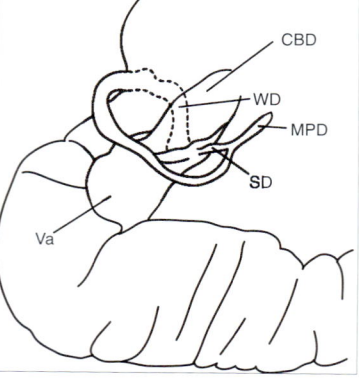

写真4
WD：Wirsung管，
SD：Santorini管，
MPD：主膵管，
Va：Vater乳頭，
CBD：総胆管．

切除標本の膵胆管造影では，主膵管はVater乳頭部より十二指腸下行脚を背側より取り囲むように走行し（シェーマのWD），膵体部の主膵管（シェーマのMPD）に移行しているのがわかる（写真4）．

[診断]

輪状膵は膵組織が十二指腸下行脚の周囲を輪状にとり巻いた先天異常である．その診断は輪状部の膵管を内視鏡的膵管造影で証明するのが確実である．

[合併症]

消化性潰瘍，胆石症，膵炎など．

[治療]

狭窄症状がみられる場合は胃空腸吻合，十二指腸十二指腸吻合，十二指腸空腸吻合などのバイパス手術を施行する．

胃十二指腸潰瘍を合併する場合，BillrothⅡ法の胃切除術を施行する．

本症例は十二指腸乳頭部癌を合併していたため，これに対する根治手術として膵頭十二指腸切除術が施行された．

■杉本吉行

6-22 膵管非癒合

症例 57歳 男性

[臨床所見]

以前から時々，心窩部不快感と背部痛があり，精査目的に受診した．アルコールは週1回，ビール350ml 1本程度．身体所見では，左季肋部に軽度の叩打痛あり．腹部エコーでは膵腫大は指摘されなかった．

[血液検査]

AST 24 IU/l, ALT 25 IU/l, Amylase 432 IU/l, Lipase 125 IU/l, Elastase 1 480ng/dl, CA 19-9 43 U/ml．

[内視鏡的逆行性胆道膵管造影（ERCP）]

1）主乳頭から造影すると，膵頭部領域で樹枝状に終わる短く細い膵管（短小膵管）が造影された（写真1）．体尾部の膵管は造影されない．この短小膵管には副膵管がみとめられないことから腹側膵管と推測できる．この時点で膵管非癒合が疑われる．

2）副乳頭から造影すると，尾部までの膵管（背側膵管）が造影された（写真2）．

3）1）の腹側膵管と2）の背側膵管との交通がみられない．これらの膵管像から膵管非癒合と診断

（確診）できる．

[診断]

NFの診断は膵管像で行う．通常のUSやCTでは診断できない．

膵管像はERCPによる膵管像で診断されてきたが，最近，magnetic resonance cholangiopancreatography（以下，MRCP）による膵管像からもNFを疑うことや，症例によりほぼ確定に近い診断ができるようになってきた．

診断基準

1）のみは疑診，1），2），3）が確認できればNFと確診できる（土岐ら，1997）．

膵管像

腹側膵管（短小膵管）は，比較的長く広い範囲に及ぶ膵管から（写真1），非常に細く短いのでX線透視下ではみにくいような膵管像（写真3）を示すこともある．また背側膵管から膵頭下方（いわゆる膵鉤状部）へ向かう長い膵管分枝がみられることがある（写真4）．

[膵管非癒合とは]

膵の発生過程において腹側膵管と背側膵管との癒合の際に生じたと思われる膵管形成異常を膵管癒合不全という．膵管非癒合はこの癒合過程にお

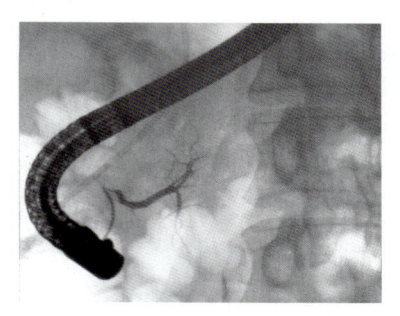

写真1 腹側膵管（短小膵管）像（ERCP）
主乳頭から造影．この膵管は腹側膵管で短く，膵頭部領域で樹枝状に終わり，体尾部の膵管は造影されない．

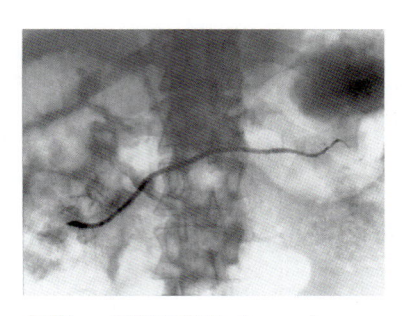

写真2 背側膵管像（ERCP）
副乳頭から造影．背側膵管で尾部まで造影される．写真1の短小膵管と写真2の背側膵管との間に交通がみとめられない．

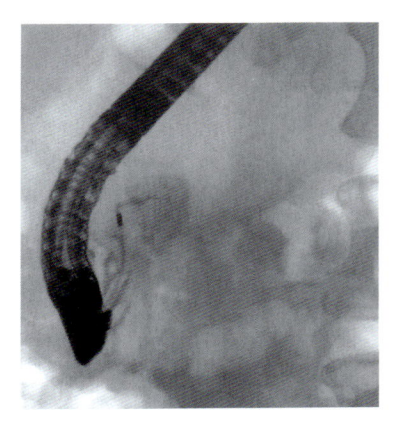

写真3　腹側膵管（短小膵管）像
非常に短く細い腹側膵管像．

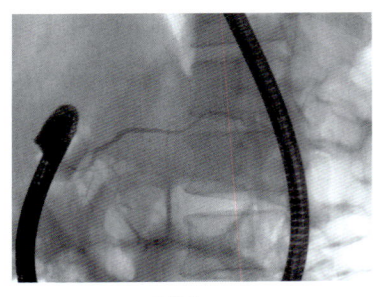

写真4　背側膵管像
背側膵管の末端（副乳頭）近くから，長く大きな分枝膵管が膵頭下方に派生している（写真3と同一症例）．

いて，腹側膵管と背側膵管との間に癒合が起こらないまま発生を終了したと考えられている膵管形態である**（図1）**．

膵管非癒合は通常，pancreas divisum と同義語として用いられている（土岐，1993）．

[病態]
1）膵体尾部を含む背側膵からの膵液は副乳頭からドレナージされている．2）主乳頭は膵頭部の一部をしめる腹側膵からのドレナージを行っている．

このように独立した2系統のドレナージシステムが存在し，大部分の膵液は主乳頭に比べ開口部の狭い副乳頭からドレナージされているのがNFの特長的な病態である．

NFではこのような膵管系の相対的閉塞状態が存在する．それゆえに，急性再発性膵炎や慢性膵炎，とくに慢性閉塞性膵炎の原因となる．また最近では，NFと膵癌の関連性も示唆されている．

[膵管（短小膵管）像としての鑑別]
1）膵管不完全癒合，2）先天性膵体尾部欠損，3）ときに膵頭部における病的膵管閉塞（膵頭部癌など）

[治療]
基本的にはNFの存在だけでは治療の適応とはならない．

1）自覚症状がなく，膵の合併病変がなければ，治療の必要なし．

2）急性膵炎，慢性膵炎の急性増悪を発症した場合は，通常の急性膵炎の治療に準じる．

3）急性膵炎発作を繰り返し，膵管非癒合が主たる原因と考えられる場合は，膵管非癒合の病態[注]に対する治療を考慮する．

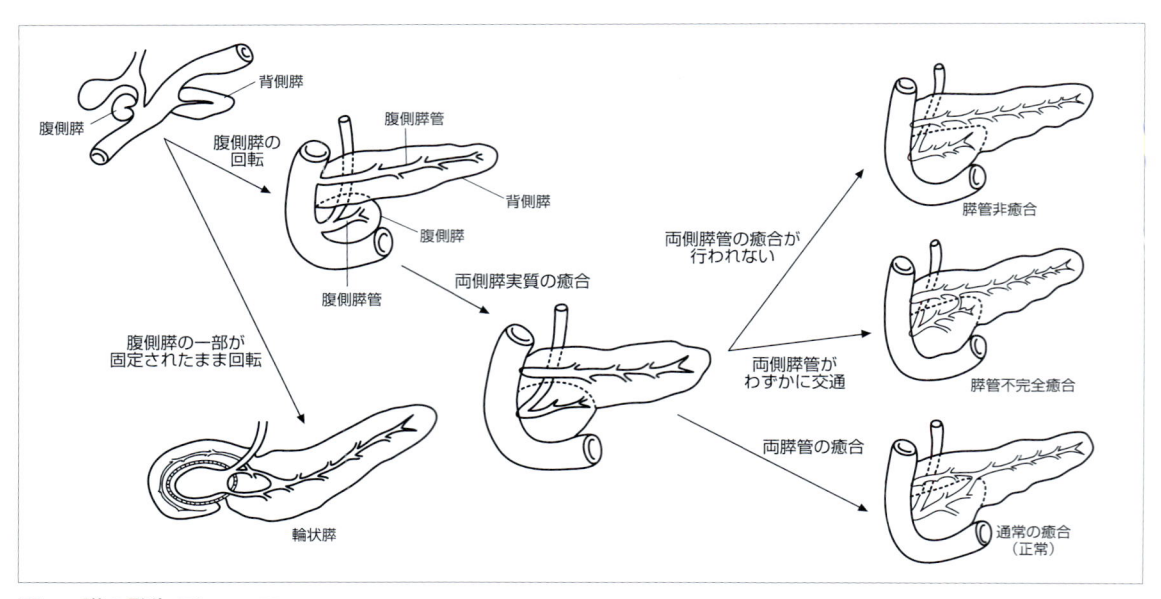

図1　膵の発生のシェーマ
土岐文武：消化管内視鏡診断テキストⅢ，ERCP，第2版（竹本忠良，長廻　紘編），p161，文光堂，1998，一部改変．

NFでは背側膵管のみあるいは腹側膵管のみに限局して慢性膵炎の像がみられることがある(ほとんどは背側膵管). このようなNFのいずれかの膵管系に限局してみられる膵炎はisolated pancreatitis (Rösch, 1976) と称され, それぞれ慢性背側膵炎, 慢性腹側膵炎といわれている.

 注:背側膵炎に対しては内視鏡的副乳頭切開術やドレナージ, 外科的副乳頭形成術などが行われる.

 ■西野隆義・土岐文武

[文献]

Nishino T, Toki F, et al: Prevalence of pancreatic and biliary tract tumors in pancreas divisum. *J Gastroenterology*, **41**:1088-1093, 2006.

Rösch W, Koch H, et al: The clinical significance of the pancreas divisum. *Gastrointestinal Endoscopy*, **22**:206-207, 1976.

土岐文武:膵管癒合不全, 膵・胆管合流異常. 膵臓外科の実際(斉藤洋一, 中山和道, 高田忠敬編), pp97-108, 医学書院, 1993.

土岐文武, 上野秀樹, ほか:膵管非癒合の診断と膵管形態. 胆と膵, **18**:235-247, 1997.

7. 膠原病

編集　小池隆夫

1. 感染症
2. 循環器系の疾患
3. 呼吸器系の疾患
4. 消化器系の疾患
5. 肝の疾患
6. 胆・膵の疾患
8. 腎・尿路系の疾患
9. 内分泌系の疾患
10. 代謝の異常
11. 血液疾患
12. 神経疾患
13. 眼底
14. 救急医療

A 膠原病

7-1 関節リウマチ

症例　52歳　女性

数年前から朝のこわばりと両側の手首，肘，肩などの関節痛が出現，近医で関節リウマチ（rheumatoid arthritis: RA）と診断され，メトトレキサート（MTX）6mg/週で治療されていた．いったんは症状の改善がみられたが，2カ月前から両側の近位指節間（PIP）関節，中手指節間（MCP）関節の腫脹が出現し，さらに微熱，乾性咳漱が出現してきたため，当科へ入院となった．両手指関節の腫脹をみとめる．

[血液検査]

赤沈 116mm/時間，CRP 10.2 mg/dl，Hb 10.2 mg/dl，RA テスト 152 U/l，MMP-3 250 ng/ml，抗 CCP 抗体 > 100 U/ml．

[画像診断]

両手指および足趾関節の単純X線像（写真1, 2）

右側の第4，左第2指，両側母指MCP関節および手根骨の骨びらん，両側手関節裂隙の狭小化をみとめる．両側第2, 3, 4中足趾節間（MTP）関節の骨びらんもみとめる．

胸部X線写真（写真3）

両側上肺野に浸潤影をみとめる．

胸部CT（写真4）

両側胸膜直下から肺野にかけて非区域性の濃度上昇をみとめる．

[治療]

RA治療の第一選択薬剤は抗リウマチ薬（DMARDs）である（Saagら，2008）．早期からの積極的な治療が推奨され，疾患活動性の高い症例にはメトトレキサート（MTX）が用いられる．消炎鎮痛薬（NSAIDs）や副腎皮質ステロイド薬は，DMARDs効果不十分例やDMARDs効果発現までの間，投与される．発熱，全身倦怠感，貧血などの全身症状を伴う場合などには，プレドニゾロン換算で5〜10mg/日併用される．MTX不応性の場合には，TNF阻害薬（インフリキシマブ，エタネルセプト，アダリムマブ）やIL-6阻害薬（トシリズマ

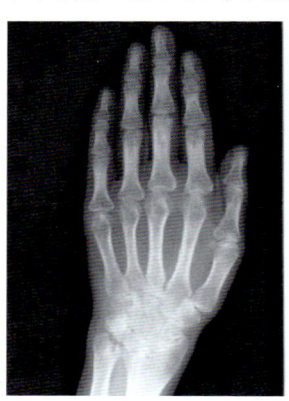

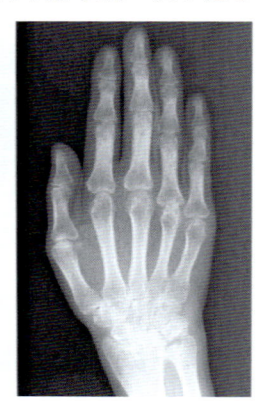

写真1

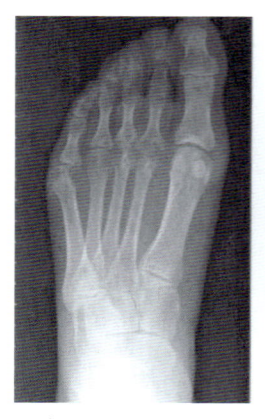

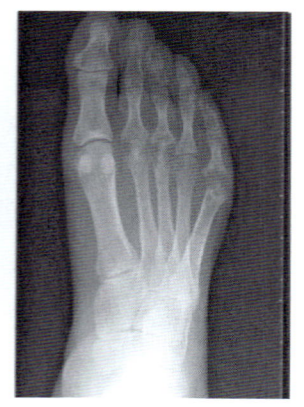

写真2

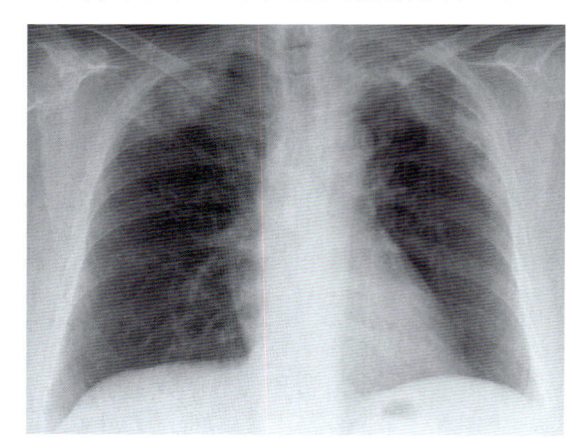

写真3

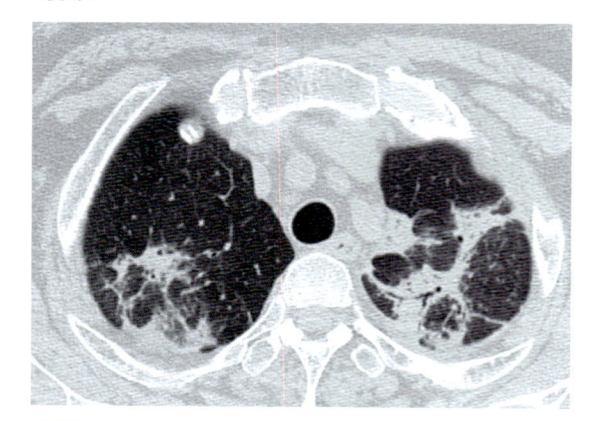

写真4

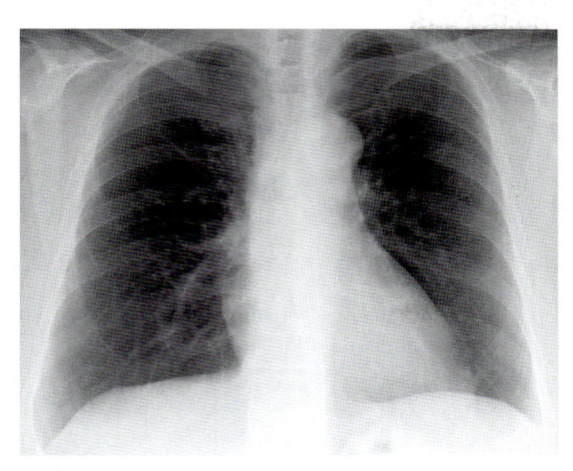

写真5

ブ）などの生物学的製剤が用いられる．また，胸膜炎，間質性肺炎，心膜炎などの血管炎に基づく病変を有する場合（悪性関節リウマチ：MRA）には，プレドニゾロン換算で30〜60mg/日が用いられる．

1．内科的治療
RAの寛解導入，さらには関節破壊の阻止を治療のゴールとする．
1) 抗リウマチ薬（DMARDs）
2) 非ステロイド系消炎鎮痛薬（DMARDs）
3) 副腎皮質ステロイド薬
4) 生物学的製剤

2．外科的治療
内科的治療が不十分な場合に考慮する．
1) 滑膜切除術
2) 人工関節置換術
3) 関節固定術

3．理学的治療
筋萎縮や関節拘縮を防止し，関節可動域を保持・改善するために行う．

治療後の胸部X線単純像（写真5）
上記の所見とあわせて，器質化肺炎（cryptogenic organizing pneumonia：COP）と診断される．MTX 6mg/週に加えてプレドニゾロン30mg/日の併用により，両側上肺野の浸潤影は消失した．

■宮坂信之

[文献]
Saag KG, Teng GG et al: American College of Rheumatology 2008 recommendations for the use of nonbiologic and biologic disease-modifying antirheumatic drugs in rheumatoid arthritis. *Arthritis Rheum*, **59**:762-784, 2008.

7-2　全身性エリテマトーデス

症例　33歳　女性

[臨床所見]

2年前の1月頃から多発関節痛を自覚していたが放置．同年8月，感冒症状に続き，尿が黄褐色になったため近医受診．血圧140/86 mmHg，尿タンパク3＋，尿潜血3＋を指摘され，当院腎臓内科紹介受診．多発関節炎，軽度顔面紅斑，両下腿の網状皮斑，血液検査所見上，抗核抗体640倍（Speckled），血清補体価（CH50）12をみとめ，全身性エリテマトーデス（SLE）を疑われ，入院後腎生検施行した．腎生研所見は，びまん性増殖性ループス腎炎で，WHO分類IV型と診断された（写真1）．ステロイドパルス療法（メチルプレドニソロン1.0gを点滴にて3日間連続投与）と，後療法としてプレドニソン（PSL）60mgを経口投与した．CH50の正常化とともに蛋白尿は陰性化し，退院後外来にてPSL減量を進めていた．PSLは外来にて7.5mgまで減量されたが，今年に入って乾性咳嗽が出現するようになった．徐々に腎機能増悪とともに咳嗽が増悪するため，精査加療目的に第2回目腎臓内科入院となった．腎機能増悪および蛋白尿と血尿の増悪をみとめたことからループス腎炎の再燃と診断し，ステロイドパルス療法を再度施行された．入院3週間前まではHb 8.9 g/dlであったが，入院時にはHb 5.7 g/dlまで急速な貧血の進行が見られた．同時に胸部CTにて，すりガラス陰影を下肺野中心にみとめ，当初間質性肺炎を疑われたが，ステロイドパルス療法後に全肺野にびまん性にすりガラス陰影の増悪をみとめたため，当科コンサルトとなった．

[血液検査]

TP 4.4 g/dl ↓，Alb 2.3 g/dl ↓，LDH 245 IU/l ↑，BUN 52 mg/dl ↑，Cr 1.46 mg/dl ↑，UA 10.4 mg/dl ↑，CRP 0.77 mg/dl ↑，CH50 15.9，CH 50 U/ml ↓，β-D-glucan ＜0.6 pg/ml，MPO-ANCA ＜10 EU，抗ds-DNA抗体77 IU/ml ↑，ハプトグロビン 190 mg/dl ↑，Fe 17 μg/dl ↓，UIBC 226 μg/dl，WBC 9220/μl ↑，RBC 327×10^4/μl ↓，Hb 5.7 g/dl ↓，MCV 73.2 fL ↓，MCH 20.4 pg ↓，Plt 39.0×10^4/μl ↑，Ret 32.8 ↑．

[画像診断]

前回入院時の腎生検所見

ワイヤーループ様の係蹄壁の肥厚（内皮細胞下免疫複合体沈着）と細胞増殖をglobalにみとめ

る．これらの変化はびまん性に見られ，一部に細胞性半月体や壊死性変化もみとめる．ISN/RPS分類ではclass IV-G（A）と診断できる．PAS染色(**写真1**)．

胸部CT

受診時の胸部CTは，すりガラス様陰影が肺野全体に広がっている(**写真2A**)．胸膜直下は比較的病変が少ないことがわかる．治療開始2週間後の胸部CTは，治療前に見られた陰影はほとんど消失していることを示している(**写真2B**)．

[鑑別診断]

全身性エリテマトーデス（SLE）の診断は，米国リウマチ学会のSLE分類基準に従って行うのが一般的である(**表1**)．11項目のうち同時期ではなくても4項目以上満たせばSLEと分類（診断）できる．特徴的検査所見は，血清補体価低下（III型過敏反応による），抗核抗体陽性，抗二重鎖

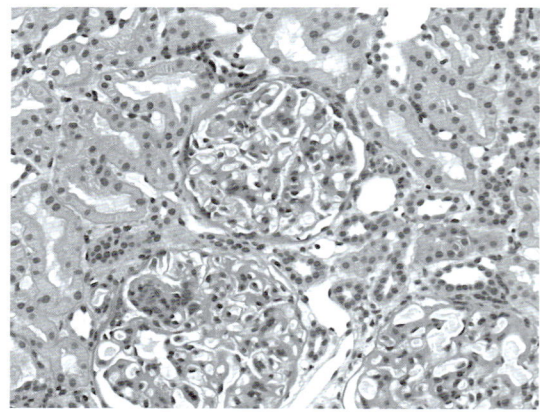

写真1

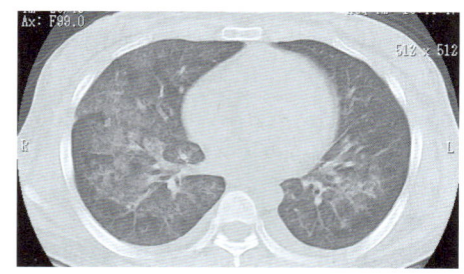

写真2A

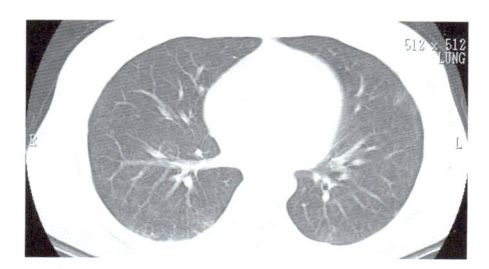

写真2B

表1 米国リウマチ学会によるSLE分類基準（1997年改定）

1. **蝶型紅斑**：固定した紅斑，平坦か隆起している，鼻唇溝にはかからない
2. **円板状紅斑**
3. **光線過敏症**：日光による異常な反応の結果出現する皮膚紅斑，患者の病歴によるまたは医師の確認による
4. **口腔内潰瘍**：口腔または鼻咽頭の潰瘍，通常は無痛性で医師によって発見される
5. **関節炎**：二つまたはそれ以上の末梢関節が罹患し，圧痛，腫脹や関節液貯留を示す
6. **漿膜炎**
   胸膜炎：胸膜痛と信じるに足りる既往，医師が確認した胸膜摩擦音または胸水貯留の所見
   心外膜炎：心電図または心外膜摩擦音での確認または心嚢水貯留の所見
7. **腎障害**
   a. 0.5g/日以上あるいは定量されていない場合には3+以上の持続性蛋白尿
   または
   b. **細胞性円柱**：赤血球，ヘモグロビン，顆粒，尿細管または混合性でよい
8. **神経学的障害**
   a. けいれん：原因薬剤または既知の代謝異常（たとえば，尿毒症，ケトアシドーシスや電解質不均衡）がないこと
   または
   b. 精神障害：原因薬剤または既知の代謝異常（たとえば，尿毒症，ケトアシドーシスや電解質不均衡）がないこと
9. **血液学的異常**
   a. 溶血性貧血，網状赤血球の増加を伴う
   または
   b. 白血球減少症：4000/mm^{3}以下（2回以上）
   または
   c. リンパ球減少症：1500/mm^{3}以下（2回以上）
   または
   d. 血小板減少症：100000/mm^{3}以下（2回以上），原因薬剤がないこと
10. **免疫学的異常**
    a. 抗DNA抗体：非変性DNAに対する抗体の異常値
    または
    b. 抗Sm抗体：Sm核抗原に対する抗体の存在
    または
    c. 以下のいずれかに基づく抗リン脂質抗体陽性所見：1）IgGまたはIgM抗カルジオリピン抗体異常値，2）標準的方法を用いてループスアンチコアグラント陽性，または，3）6カ月以上にわたる梅毒反応擬陽性で，晩毒トレポネーマ不動化試験または蛍光トレポネーマ抗体吸収試験によって確かめられたもの
11. **抗核抗体陽性**：免疫蛍光法またはそれと同等の検査方法による抗核抗体の異常値，原因薬剤なしで，経過中のどの時点でも

経過中11項目のうち4項目以上存在しているときにKSLEと分類（診断）できる．

表2 SLEにおける自己抗体の頻度とその意義

自己抗体	対応抗原（抗核抗体型）	SLEにおける頻度	臨床的意義・特徴
抗核抗体	核内成分（様々）	>95%	標識抗体
抗ds-DNA抗体	二重鎖DNA (P)	40%	特異性高い，活動性を反映，分類基準に含まれる，ループス腎炎に関与
抗ss-DNA抗体	一重鎖DNA (H)	70%	特異性低い
抗histone抗体	histone (H)	70%	薬剤誘発ループス
抗RNP抗体	U1RNP (Sp)	32%	MCTDの診断基準に含まれる
抗Sm抗体	U1, U2, U4/6, U5 RNP (Sp)	30%	特異性高い，分類基準に含まれる，疾患活動性とは無関係
抗SS-A/Ro抗体	Y1〜Y5 RNP（Spおよびcyt）	35%	新生児ループス，胎児房室ブロック，SjS
抗SS-B/La抗体	RNA polymerase III転写終結因子 (Sp)	15%	SjSに特異性高い
抗ribosomal-P抗体	Ribosome P蛋白 (cyt + nucleo)	10%	神経精神ループスとの相関
抗PCNA抗体	DNA polymerase δ 補助因子（*）	10%	特異性高い
抗phospholipid-β_2-glycoprotein I complex抗体	リン脂質-β_2-glycoprotein I 複合体	50%?	血栓，習慣性流産，血小板減少

H：均質型，P：辺縁型，Sp：斑紋型，nucleo：核小体型，cyt：細胞質の染色，*：細胞周期に伴い変化する
PCNA：増殖細胞核抗原，MCTD：混合性結合組織病，SjS：Sjögren症候群

表3 ISN/RPSループス腎炎新分類（2004年）（三村，2005より改変）

Class I 微小メサンジウム性ループス腎炎
光顕にて正常，ただし免疫蛍光顕微鏡にてメサンジウムへの免疫沈降物をみとめる

Class II メサンジウム増殖性ループス腎炎
光顕にて純粋にメサンジウム領域のみの細胞増殖，またはメサンジウム基質の拡大を示し，メサンジウム領域に免疫複合体の沈着を伴う
光顕にては観察しえないが，上皮下または内皮下の免疫複合体沈着は免疫蛍光または電顕所見にてみとめてもよい

Class III 巣状ループス腎炎[a]
活動性または非活動性巣状の，分節状またはglobalの，管内性または管外性糸球体腎炎で，病変は全糸球体の50%以下の糸球体に限られる．典型的には巣状に内皮下免疫複合体の沈着をみとめ，メサンジウムの変化はあってもなくてもよい
 Class III（A）活動性病変：巣状増殖性ループス腎炎
 Class III（A/C）活動性かつ慢性病変：巣状増殖性かつ硬化性ループス腎炎
 Class III（C）慢性非活動性病変で糸球体瘢痕（硝子化）を伴う：巣状硬化性ループス腎炎

Class IV びまん性ループス腎炎[b]
活動性または非活動性びまん性の，分節状またはglobalの，管内性または管外性糸球体腎炎で，病変は全糸球体の50%以上の糸球体に見られる．典型的にはびまん性に内皮下免疫複合体の沈着をみとめ，メサンジウムの変化はあってもなくてもよい．このクラスは，びまん性分節状（IV-S）ループス腎炎（傷害糸球体の50%以上にびまん性分節状変化を有する場合）および，びまん性global（IV-G）ループス腎炎（傷害糸球体の50%以上にびまん性global変化を有する場合）に細分化する．分節状とは，糸球体tuftの半分以下に病変が限られている場合と定義する．このクラスには，びまん性にwire loop沈着を示すが，糸球体増殖のほとんどないものも含む
 Class IV-S（A）活動性病変：びまん性分節状増殖性ループス腎炎
 Class IV-G（A）活動性病変：びまん性global増殖性ループス腎炎
 Class IV-S（A/C）活動性かつ慢性病変：びまん性分節状増殖性かつ硬化性ループス腎炎
 Class IV-G（A/C）活動性かつ慢性病変：びまん性global増殖性かつ硬化性ループス腎炎
 Class IV-S（C）慢性非活動性病変で糸球体瘢痕（硝子化）を伴う：びまん性分節状硬化性ループス腎炎
 Class IV-G（C）慢性非活動性病変で糸球体瘢痕（硝子化）を伴う：びまん性global硬化性ループス腎炎

Class V 膜性ループス腎炎
globalまたは分節状上皮下の免疫複合体の沈着，または光顕に加えて免疫蛍光または電顕にて
class Vループス腎炎はclass IIIまたはclass IVと合併することもあり，その場合には両者を診断名として併記する
class Vループス腎炎は，進行した硬化性病変を示すこともある

Class VI 進行性硬化性ループス腎炎
90%以上の糸球体がglobalに硬化性病変を示し，残存する活動性はみとめない

尿細管萎縮，間質の炎症や線維化，および動脈硬化やその他の血管病変に関して記載し，その程度（軽度，中等度，高度）を表すこと．
a：活動性病変および硬化性病変を有する糸球体の比率を記載すること
b：fibrinoid necrosisおよび/または細胞性半月体を有する糸球体の比率を記載すること

DNA（ds-DNA）抗体陽性，抗Sm抗体陽性などである．自己抗体の頻度や特徴を表2に示す．SLEは全身性自己免疫疾患で，多臓器障害をきたすことが多い．とくに，腎臓は免疫複合体の沈着による糸球体腎炎（ループス腎炎）が頻度も高く的確に治療しないと予後不良である．ループス腎炎は，腎生検病理所見によって病態と広がりから世界的統一基準のもと6型に分類されている．最新の分類法を表3に示す．

　SLEおよびループス腎炎の増悪が見られる患者において，急激に進行する貧血があり，乾性咳嗽が続いている状態で，ステロイドパルス療法にて増悪を見ている．進行性の貧血に関しては，血清鉄は低下しているが不飽和鉄結合能は正常で軽度の鉄欠乏性貧血は否定できないが，極端な貧血の進行は説明できず，網状赤血球の増加を見るがハプトグロビン上昇もあり，血管内溶血は否定的であった．消化管出血の可能性はあるが，複数回施行されていた便潜血は陰性であった．本人によくよく聞いたところ，1カ月以内に一度だけ血液の混ざった痰を喀出したことがあったとのことで，肺胞出血の可能性を考えた．一方，肺に関しては，乾性咳嗽が持続し，大量ステロイド投与中に胸部CT上両肺野に進行性のびまん性すりガラス様陰影をみとめていたことから，pneumocystis jirovecii 肺炎の可能性は否定できないが，一貫して発熱はみとめず，β-D-glucan 陰性であることはその可能性を下げると考えた．このCT所見はびまん性肺胞出血（DAH）を疑わせるもので，SLEに合併する肺胞出血は進行性で予後不良であることから，急遽気管支肺胞洗浄（BAL）を行った．その結果，血性の洗浄液が得られ，肺胞出血と診断した．

　膠原病におけるDAHの検査所見として特徴的なのは，急激なHbの低下（0.5 g/dl/day）と末梢血リンパ球の低下であったとの報告がある（Kobayashi and Inokuma，2009）．本症例においても，Hbは0.15g/dl/dayの低下を示し，リンパ球も1000/μl から600/μlまで短期間に減少した．

[治療]

　SLEの治療内容は，主に臓器障害の程度に応じて決定される．増殖性ループス腎炎，意識障害を伴う重篤な中枢神経病変（CNSループス），著明な血球/血小板減少や溶血性貧血，肺動脈性肺高血圧症，DAHなどは，大量ステロイドとともに通常免疫抑制薬の使用が必要となる．SLEにおいて見られるDAHは，肺の微小血管炎によって起こるものが多く予後不良な病態で，強力な免疫抑制療法が必要である．一般的には，高用量副腎皮質ステロイドに加えてサイクロフォスファミド間欠的大量投与（エンドキサンパルス療法：IVCY）を用いる．これに血漿交換療法（PE）を併用することもある．本症例は，ステロイド大量＋IVCY＋PEにて加療した．その結果は著効を示し，短時間での胸部CT所見の改善と再燃をみとめない状態がその後およそ4年間続いている．

■三村俊英

[文献]

Kobayashi S, Inokuma S：β Intrapulmonary hemorrhage in collagen-vascular diseases includes a spectrum of underlying conditions. *Internal Medicine*, **48**：891-897, 2009.

三村俊英：ループス腎炎の新分類．竹原和彦，ほか編：リウマチ・膠原病最新トピックス，p80-84，2005．

7-3　抗リン脂質抗体症候群

症例　58歳　男性

　2003年10月の健康診断では異常を指摘されなかった．

　2003年11月15日夜，バレーボールの練習中に突然左側腹部の疼痛，脱力感をみとめたものの5分程度で軽快．その後，散歩中に突然腹部を締め付けるような痛みを自覚したためいくつかの病院を受診したものの，原因不明といわれた．

　同年12月7日より両側下肢の浮腫が出現．浮腫は日内変動がなく，下肢の疼痛を伴った．このとき3日間で56kgから61kgへと5kgの体重増加あり．

　同年12月10日頃より悪寒を伴わない38℃台の発熱，腰背部痛が出現し軽快しないため，12月25日当院リウマチ内科受診．CRP 15.3mg/dl, ESR（1時間値）140mmと炎症所見をみとめた．抗菌薬，解熱鎮痛剤が投与されるも症状の軽快をみとめないため，2004年1月5日同科入院となる．

　入院後の画像検査の結果，肝静脈より末梢の下大静脈の閉塞，側副血行路の描出をみとめ，下大静脈血栓症と診断．血栓性素因の原因精査のため，当科紹介となる．

　家族に血栓症，出血症状の既往なし．両親に血族結婚なし．

[入院時現症]

　身長166.1cm，体重60.5kg（＋4.5kg/月）．体温

37.8℃．血圧：96/62 mmHg（左右差なし）．脈拍 100/分，整．眼：眼瞼結膜 軽度貧血あり，眼球結膜 黄疸なし．口腔内：異常所見なし．頸部：甲状腺腫大なし，リンパ節腫脹なし．胸部：心音I音，II音亢進減弱なし，収縮期駆出性雑音聴取（心尖部最強点，Levine 2/VI）．呼吸音 ラ音聴取せず．腹部：やや膨満，腹壁静脈の怒張あり．腸音亢進・減弱なし．肝臓・脾臓・腎触知せず．四肢：両側大腿部より末梢の腫脹あり，圧痕なし．圧痛あり．熱感あり．皮膚：上下肢に網状皮斑あり（写真1）．

[入院時一般検査]

血液検査

WBC 8200 /μl, RBC 328×10^4/μl, Hb 8.8 g/dl, Plt 5.2×10^4/μl.

凝血検査

PT-INR 1.05, APTT 47.2″（正常 < 34.7″），フィブリノゲン 449 mg/dl, FDP 7.8 μg/ml（正常 < 5 μg/ml），D-dimer 5.9 μg/ml（正常 < 2.5 μg/ml），AT 91％，プラスミノゲン活性 126％，α_2プラスミンインヒビター活性 109％，プロテインC活性 110％，freeプロテインS抗原 171％，APTTクロスミキシング試験：図1参照．ループスアンチコアグラント確認試験：図2参照．

生化学検査

BUN 15 mg/dl, Cr 0.78 mg/dl, UA 4.4 mg/dl, Na 141 mEq/l, K 4.4 mEq/l, Cl 103 mEq/l, AST 15 IU/l, ALT 17 IU/l, ALP 300 IU/l, LDH 149 IU/l, γ GTP 40 IU/l, CK 48 IU/l, T.Bil 0.3 mg/dl, TP 6.7 g/dl (Alb 47.3％, α_1-g_1 6.1％, α_2-g_1 12.6％, β-g_1 11.5％, γ-g_1 22.5％), TCH 130 mg/dl, TG 37 mg/dl, FBS 86 mg/dl, HbA1c 5.5％, Fe 13 μg/dl.

血清学検査

ESR 134 mm（1時間値），CRP 12.1 mg/dl, IgG 1620 mg/dl, IgA 376 mg/dl, IgM 61 mg/dl, CH50 53 U/ml, 抗核抗体 陰性，リウマチ因子 < 10 IU/ml, 抗カルジオリピン抗体 65.4 GPL, 抗カルジオリピン/β_2GPI抗体 120 U/ml.

検尿所見

color yellow, pH 5.5, Prot（＋/－），OB（－），沈渣異常なし

[画像検査]

腹部～下肢造影CTを示す（写真2A～2D）．CTでは下大静脈（写真2A）から両側大腿静脈に広範に血栓をみとめ，静脈壁は肥厚し，染まっていた．血管周囲の脂肪織濃度も上昇し血栓にともなう静脈炎を併発しているものと考えられた．左腎静脈内にも血栓をみとめた（写真2B）．

[診断]

下大静脈から両側大腿静脈にかけて広範な深部静脈血栓をみとめ，抗カルジオリピン抗体（aCL），抗カルジオリピン/β_2GPI抗体（aCL/β_2GPI）陽性より抗リン脂質抗体症候群と診断される（表1参照）．

APTTの延長がみられる場合，凝固因子活性の低下（血友病や肝予備能低下，抗凝固薬内服など）とインヒビター（後天性血友病，ループスアンチコアグラントなど）の存在の鑑別が必要となる．両者の鑑別にはクロスミキシング試験による凝固時間測定が有用である（図1）．凝固因子活性低下の場合には被検血漿に正常血漿を添加することにより凝固時間の延長はすみやかに是正される（図1，点線）．一方，インヒビターが存在する場合には正常血漿に被検血漿を少量添加しても凝固時間が延長する（図1，実線）．本症例のクロス

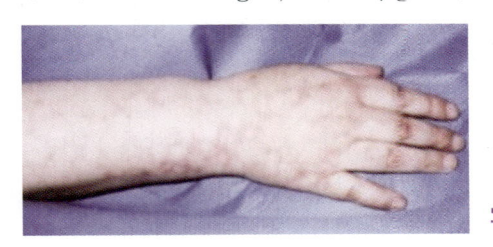

写真1

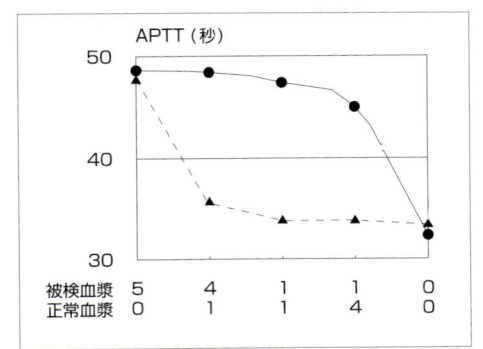

図1 APTTクロスミキシング試験の結果

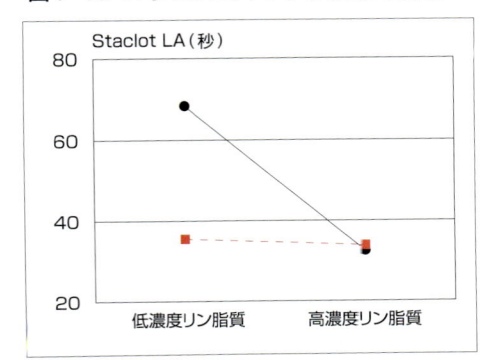

図2 ループスアンチコアグラント確認試験の結果

ミキシング試験は実線を示し，インヒビターの存在が示唆された．このインヒビターがリン脂質依存性であることを検討する検査がLA確認試験（図2）である．図2において，黒実線で示すように高濃度リン脂質の添加により凝固時間の延長が是正されたことから，本インヒビターはループスアンチコアグラント（lupus anticoagulant: LA）であると診断が可能となる．したがって，本症例はaCL, aCL/β_2GPIとともにLAも陽性

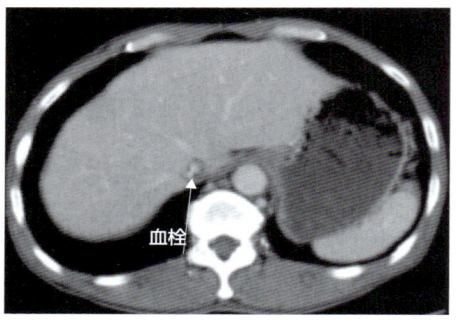

血栓

写真2A

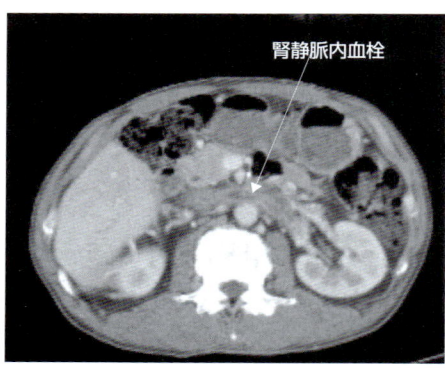

腎静脈内血栓

写真2B

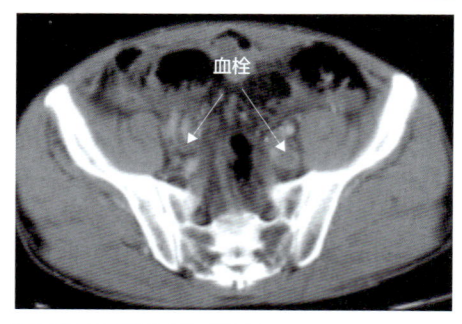

血栓

写真2C

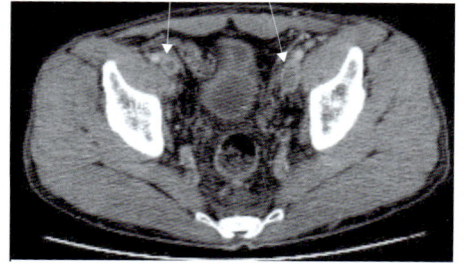

写真2D

写真2 本症例の腹部～下肢造影CT所見

表1 抗リン脂質抗体症候群の分類基準
（"Sapporo Criteria Sydney 改変"）

臨床症状
1. 血栓
   1) 血栓は動脈，静脈，微小循環血栓を問わず，発症部位・臓器も問わない．
   2) 血栓は画像的または病理学的に診断される．
   3) 病理学的には血管壁に炎症を伴わない血栓である．
2. 不育症：以下の妊娠合併症のいずれかをみとめる．
   1) 妊娠10週以降の胎児奇形を伴わない流産・死産が1回以上．
   2) 重症妊娠高血圧症候群または胎盤機能不全による妊娠34週未満の出産が1回以上．
   3) 解剖学的，内分泌学的および染色体異常をみとめない，原因不明の妊娠10週未満の流産が3回以上．

検査成績
1. ループスアンチコアグラント（LA）：国際血栓止血学会診断基準による．
2. 抗カルジオリピン抗体（aCL）：血清（血漿）中のIgGまたはIgM型aCLが中等度以上陽性（IgG ＞ 40 GPL, IgM ＞ 40 MPLまたは健常成人の99パーセンタイル以上を示す）．
3. 抗β_2-glycoprotein I抗体（aβ_2GP I）：血清（血漿）中のIgGまたはIgM型aβ_2GP Iが中等度以上陽性（健常成人の99パーセンタイル以上を示す）．

＊ LA, aCL, aβ_2GP Iは12週間以上間隔を空けて陽性である必要がある．

の抗リン脂質抗体症候群と診断される．

[**抗リン脂質抗体症候群（APS）の臨床的特徴**]
APSは**表1**のとおり，抗リン脂質抗体（aPL）の存在により血栓症または不育症をきたす自己免疫疾患である．aPLとしては，抗カルジオリピン抗体（aCL），抗β_2-glycoprotein I抗体（aβ_2GPI，現在日本ではaCL/β_2GPIで代用），ループスアンチコアグラント（LA）があげられるが，APS症例ではつねにすべての抗体が陽性を示すわけではない．したがって，本症候群を疑う場合にはすべての抗体を測定する必要がある．臨床症状として血栓症，不育症があげられる．血栓は動脈・静脈を問わず，また大血管から毛細血管まで血管径も問わず発症することが特徴である．本症候群では無治療の場合，高頻度で血栓を再発することから永続的な加療を要する．

動脈血栓では脳梗塞が最も高頻度にみられるが，粗大梗塞（**写真3A**）を示す場合や，ラクナ梗塞（**写真3B**）を示す場合がある．明らかな梗塞巣をみとめないものの，前頭葉の萎縮（**写真3C**）を

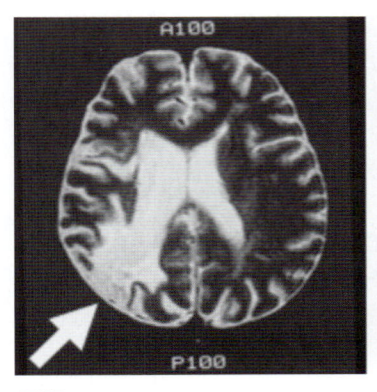

写真3A 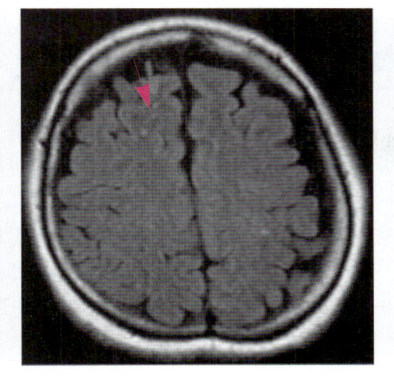　　　　　　　写真3B 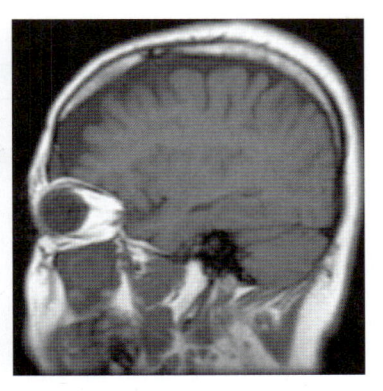　　　　　　　写真3C

写真3　APS症例でみられた脳硬塞，脳萎縮

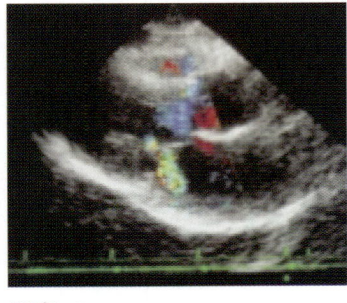

写真4A 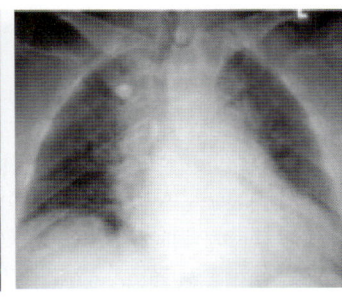　　　　　　　写真4B

写真4　APS症例でみられた僧帽弁閉鎖不全症（4A），拡張型心筋症様心不全（4B）

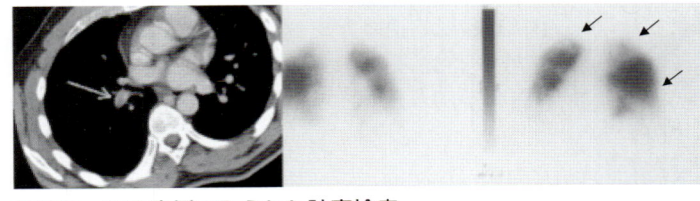

写真5　APS症例でみられた肺塞栓症

ことが多い．このほか，網状皮斑（**写真1**）や皮膚潰瘍などの皮膚症状，てんかんや一過性黒内障などの神経症状，腎障害などを合併することも多い．

[鑑別診断]（**表2**参照）
血栓をきたす疾患

主に動脈血栓の危険因子となる糖尿病，高血圧，脂質代謝異常などの動脈硬化性疾患や，心房細動などの不整脈，心弁膜症，および，主に静脈血栓の危険因子となる先天性凝固阻止因子欠乏症（異常症），腹部内臓・骨盤内臓手術，股関節・膝関節などの整形外科的手術，悪性腫瘍の存在，経口避妊薬の服用，妊娠・出産などがあげられる．本例では広範な静脈血栓をみとめ，なんらかの静脈血栓危険因子の存在が疑われるが，上にあげたような危険因子はみとめていない．

呈する場合もある．心筋梗塞は比較的まれであるが，左心弁（僧帽弁，大動脈弁）閉鎖不全症（**写真4A**）や拡張型心筋症様心不全（**写真4B**）を経験する．静脈血栓では深部静脈血栓症や肺塞栓症（**写真5**）を高頻度にみとめる．

不育症は，1）妊娠10週未満の自然流産を3回以上，2）妊娠10週以降の死産が1回以上，3）子宮内胎児発育不全，妊娠高血圧症候群などによる妊娠34週未満の早産が1回以上，のいずれかを満たすものをいう．不育症の原因は，絨毛膜や胎盤，臍帯血管の血栓によるものと考えられている．

本症候群の20〜40％では血小板減少をともなうが，5万〜10万前後と軽度〜中等度の低下を示す

なお，抗リン脂質症候群は動脈，静脈を問わず血栓を反復発症することが特徴である．

血小板減少をきたす疾患

肝硬変（脾機能亢進症），再生不良性貧血・骨髄異形成症候群・急性白血病などの血液疾患，薬剤などによる造血抑制状態のほか，免疫性血小板減少性紫斑病（idiopathic (immune) thrombocytopenic purpura: ITP），血栓性血小板減少性紫斑病（thrombotic thrombocytopenic purpura: TTP），ヘパリン惹起血小板減少症（heparin-induced thrombocytopenia: HIT），播種性血管内凝固（disseminated intravascular coagulation: DIC) などの鑑別が必要となる．

表2 抗リン脂質抗体症候群の鑑別疾患

A. 血栓性疾患
1. 先天性凝固阻止因子欠乏症（異常症）：血栓性既往歴，家族歴の有無
   - アンチトロンビン欠乏症（異常症）
   - プロテインC欠乏症（異常症）
   - プロテインS欠乏症（異常症）
   - ヘパリンコファクターⅡ欠乏症（異常症）
2. 後天性血栓性疾患
   - 膠原病：SLE，PN など
   - 動脈硬化性病態：糖尿病，高血圧，脂質代謝異常，喫煙，加齢など
   - 静脈血栓性病態：悪性腫瘍，外科（整形外科，婦人科）手術，妊娠・出産など
3. その他

B. 血小板が減少する病態
4. 特発性（免疫性）血小板減少性紫斑病（idiopathic (immune) thrombocytopenic purpura: ITP）：抗リン脂質抗体陽性の有無に注意
5. 血栓性血小板減少性紫斑病（thrombotic thrombocytopenic purpura: TTP）
6. ヘパリン惹起血小板減少症（heparin-induced thrombocytopenia: HIT）
7. 播種性血管内凝固（disseminated intravascular coagulation: DIC）
8. 肝硬変
9. 血液疾患（再生不良性貧血，骨髄異形成症候群，白血病など）

C. 凝固時間（APTT）が延長する病態
10. 先天性凝固因子欠乏症：血友病など
11. 後天性血友病
12. 抗凝固薬使用中（ワルファリン，ヘパリン類）
13. 肝不全（凝固因子産生低下状態）

これらのうち，ITPでは25～40％の症例で抗リン脂質抗体が陽性であり，このような症例ではITPの治療により血小板回復期に血栓をきたすことがあることから注意が必要である．TTP，HIT，DIC はAPS同様，血小板減少とともに血栓をきたすことから鑑別が重要となる．表3に各疾患の相違点を記載した．

凝固時間（APTT）の延長をみる疾患

血友病などがあげられるが，これらの疾患の多くは出血症状をみとめることから鑑別は比較的容易である．

[治療]

APSは血栓性自己免疫疾患であるが，ほかの膠原病と異なり，<u>ステロイドを含む免疫抑制剤の有用性は確立していない．</u>このため，対処療法が中心となる．

血栓再発予防としては抗血栓療法が行われる．静脈血栓に対してはワルファリンによる抗凝固療法を行う．PT-INRとして2.5～3.0にてコントロールすることが多い．動脈血栓については前向き研究の結果，少量アスピリン単独療法では不十分であり，高用量ワルファリン療法（PT-INR=3.0～4.0）が推奨されたが，出血が高頻度に合併することから，抗血小板薬併用療法，または抗血小板・抗凝固薬併用療法が行われることが多い．

不育症に対しては，少量アスピリン内服の上，子宮内胎児心拍確認後ヘパリン投与することにより70～80％の症例で生児を得ることができるとの報告がある．

■山崎雅英

表3 血小板減少性血栓性疾患の鑑別

	CAPS	TTP	HIT	DIC
血栓形成機序	後天性抗体関連血栓症	抗体関連血栓症/酵素欠損症	PF4に対する抗体	感染症，悪性腫瘍など
対応抗原	β_2 GPI, prothrombin など	ADAMTS-13	PF4-heparin	なし
血栓形成部位	微小血管	微小血管	動・静脈，微小血管	動・静脈，微小血管
破砕赤血球	比較的少	多い	まれ	やや多い
FDP	軽度上昇	軽度上昇	上昇	高度上昇
血小板減少	軽度～高度	高度	軽度～高度	高度
溶血	軽度	高度	軽度	軽度
抗リン脂質抗体	陽性	陰性	陰性	陰性

CAPS：劇症型抗リン脂質抗体症候群，TTP：血栓性血小板減少性紫斑病，HIT：ヘパリン惹起血小板減少症，DIC：播種性血管内凝固．PF4：血小板活性化第4因子，β_2 GPI：β_2-glycoprotein I，ADAMTS-13：a disintegrin and metalloproteinase with a thrombospondin type 1 motif, member 13

[文献]
Miyakis S, Lockshin MD, et al: International consensus statement on an update of the classification criteria for definite antiphospholipid syndrome (APS). *J Thromb Haemost*, **4**: 295-306, 2006.
山崎雅英：抗リン脂質抗体症候群の診断．*BIO Clinica*, **24**: 518-524, 2009.
山崎雅英：抗リン脂質抗体症候群．図説 血栓・止血・脈管学，一瀬白帝（編著），pp410-421，中外医学社，2005.

7-4 多発性筋炎・皮膚筋炎

症例　54歳　男性

　2007年6月頃から，顔や手に赤い発疹が出現した．8月になり，全身の脱力感，だるさを感じるようになった．9月になり近医を受診した．血液検査の結果，AST，ALTの増加を指摘された．安静を指示され，肝庇護薬の投与を受けたが症状の改善はみられなかった．10月になり階段の昇り降りも困難になったため，当院に紹介された．

[入院時現症]

　栄養・体格中等度．意識清明．眼球結膜・眼瞼結膜に黄疸・貧血なし．甲状腺腫なし．心音に病的雑音なし．両側下肺野にfine cracklesを聴取した．腹部の身体所見は異常なく，下腿に浮腫をみとめなかった．表在リンパ節の腫脹はなかった．上眼瞼に浮腫を伴う紫紅色の紅斑（写真1），手・肘・膝の関節伸側に境界が比較的鮮明な紅斑（写真2），爪床部に紅斑・毛細血管拡張・小梗塞（写真2）をみとめた．上腕三頭筋，大腿四頭筋に握痛をみとめた．筋に萎縮はなかったが，徒手筋力試験で，頸部屈筋；4－，三角筋；4，上腕三頭筋；5－，上腕二頭筋；5－，腸腰筋；4，大腿四頭筋；5－，大腿屈筋；5－と近位筋優位の筋力低下をみとめた．その他の神経学的異常所見はみとめなかった．

[入院時一般検査]

血液検査

　WBC 10200/μl, RBC 482×10^4/μl, Hb 13.1g/dl, Plt 31.9×10^4/μl.

血液生化学検査

　T.Bil 1.1mg/dl, D.Bil 0.4mg/dl, AST 78IU/l, ALT 112IU/l, LDH 890IU/l, γ-GTP 34IU/l, Al-P 204IU/l, CK 1256IU/l（MM型：98％），Aldolase 11.1IU/l, T.P. 7.9mg/dl, Alb. 4.1mg/dl, BUN 17.6mg/dl, CRNN 0.81mg/dl, Na 144mEq/l, K 3.5mEq/l, Cl 104mEq/l, Ca 9.6mg/dl, TC 196mg/dl, TG 143mg/dl, Glucose 141mg/dl, Myoglobin 812ng/ml. CRP 0.6mg/dl, IgG 1867mg/dl, IgA 280mg/dl, IgM 88mg/dl.

血清学検査

　CH50 39U/ml，抗核抗体 80×（＋）（homogenous & speckled），抗dsDNA抗体（－），抗SSA抗体（－），抗RNP抗体（－），抗Jo-1抗体（－），リウマトイド因子（－）．

尿検査

　蛋白（－），糖（－），ウロビリノーゲン（±），沈渣：RBC 1～5/HPF, WBC 1～2/HPF, Cast（－）．

　CK, aldolase, AST, ALT, LDH, 血清ミオグロビンの増加がみとめられた．CKアイソザイムではMM型が98％であった．白血球増多，CRPの軽度増加がみとめられ，抗核抗体は80×陽性（homogenous & speckled）だった．

[鑑別診断]

　本例にみられる皮疹は皮膚筋炎に特徴的なもので，この皮疹だけで皮膚筋炎と診断しうる．筋

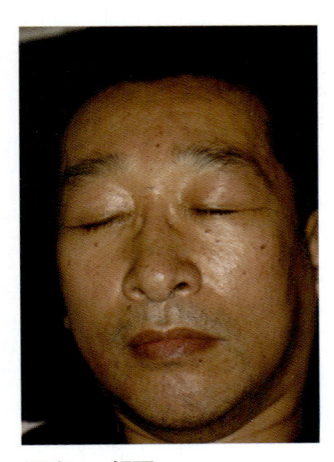

写真1　顔面
両側上眼瞼に浮腫を伴った紫紅色の紅斑（ヘリオトロープ疹）をみとめる．

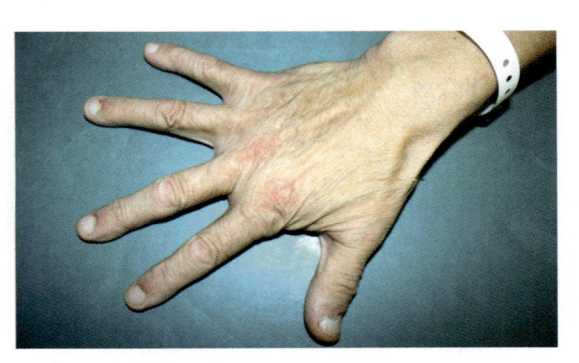

写真2　本症例の手
MCP関節，PIP関節伸側部に紅斑（Gottron徴候）をみとめる．また，爪床部に紅斑・毛細血管拡張・小梗塞をみとめる．

炎を伴わない皮膚筋炎も存在し，amyopathic dermatomyositisとよばれる．本例では，身体的に筋力低下，筋握痛をみとめ，CKをはじめとする筋原性酵素の増加をみとめ，筋炎の存在が考えられる．

皮膚筋炎に定型的な皮膚症状を伴わない多発性筋炎の場合には，筋力低下をきたす多くの疾患との鑑別が必要になる**（表1）**．

筋炎の証明には，筋原性酵素，血清ミオグロビンの増加に加え，筋MRI，筋電図，筋生検が有用である．本例の大腿部の筋MRI所見を**写真3**に示す．STIR（short tau inversion repeat）画像で筋肉内に分布する高信号域をみとめ，炎症の広

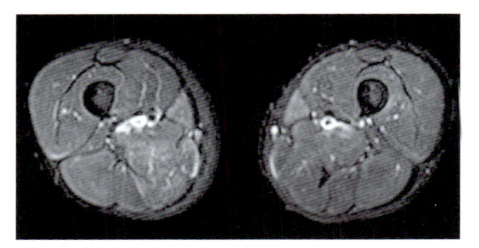

写真3　筋MRI所見
（大腿部STIR（short tau inversion repeat）画像）
筋内にびまん性の高信号域をみとめ，炎症の広がりを示している．

がりを示している．MRI検査は，非侵襲的に筋全体の病変をとらえることができる点で優れている．筋電図では筋原性変化（随意収縮時の神経筋単位の持続の短縮と低電位）と脱神経電位（安静時のfibrillationや陽性鋭波）を同時にみとめた．後者は筋内神経線維の障害に由来し，ほかの原発性筋疾患との鑑別点の一つとなる．筋生検所見を**写真4**に示す．間質を中心に著明な単核細胞浸潤をみとめる．同時に，筋束内の筋細胞の変性・壊死・中心核・再生線維の増加をみとめる．単核細胞を中心とした炎症細胞浸潤は本疾患にもっとも特徴的な所見であるが，進行性筋ジストロフィー症などでもみられることがあるので注意が必要である．

特徴的な皮膚症状，筋炎の証明から皮膚筋炎の診断は確かである．**表2**に本疾患の診断に広く用いられているBohan & Peterの基準を示す．

皮膚筋炎（多発性筋炎）と診断された場合，内臓病変の評価が次に問題となる．本例では身体的所見で両側下肺野にfine cracklesを聴取している点から，間質性肺炎の存在が疑われる．**写真5**に本例の胸部CT写真を示す．両肺に散在性に網状影，粒状影，スリガラス陰影をみとめる．皮膚筋炎の間質性肺炎のなかに急速に呼吸不全が進行し，死亡する予後不良な病型がある．全例がDMで，初診時に筋症状が乏しい（amyopathic dermatomyositisを含む），抗Jo-1抗体など自己免疫異常に乏しいなどの共通した臨床像を示す．画像的にはびまん性スリガラス陰影を呈し，病理学的にはDAD（diffuse alveolar damage）の所見である．本例は，筋炎症状が明らかであり，胸部CT所見からも病理学的にはNSIPに相当する病変と考えられる．PM/DMの間質性肺炎は多彩な臨床像を示し，病理組織所見（DAD，BOOP/COP，NSIP）と予後の間には密接な関連

表1　多発性筋炎・皮膚筋炎の鑑別疾患

A. **筋肉の炎症性疾患**
感染性筋炎（ウイルス，細菌，真菌，寄生虫）
原発性筋炎：特発性筋炎（びまん性：封入体筋炎，好酸球性筋炎など，限局性：巣状筋炎，眼筋炎など），二次性筋炎（全身性エリテマトーデス，混合性結合組織病，全身性血管炎に伴う筋炎，肉芽腫性筋炎など）
B. **進行性筋ジストロフィー症**
C. **先天性筋症**：ネマリン筋症，ミトコンドリア筋症，中心核ミオパチー，中心コア病
D. **代謝性筋症**：糖原病（McArdle病，垂井病など），脂質代謝異常（カルニチン欠乏症，カルニチンパルミチルトランスフェラーゼ欠乏症など）
E. **ミオトニー性疾患**：筋緊張性ジストロフィー症，先天性筋強直症
F. **神経筋接合部疾患**：重症筋無力症，Eaton-Lambert症候群
G. **電解質異常**：低カリウム血症，低ナトリウム血症，低・高カルシウム血症など
H. **内分泌疾患**：甲状腺機能低下・亢進症，先端巨大症，副甲状腺機能低下・亢進症，Cushing病，骨軟化症など
I. **代謝異常**：糖尿病性筋異栄養症，アミロイドーシス，尿毒症，脱水など
J. **周期性四肢麻痺**
K. **薬剤**：HMG-CoA還元酵素阻害薬，フィブラート系薬剤，β遮断薬，アルコール，糖質コルチコイドなど
L. **神経疾患**：脊椎疾患，ポリオ，末梢神経障害，運動ニューロン疾患など
M. **ほかの原因のミオグロビン尿症**：特発性ミオグロビン尿症，悪性高体温症など
N. **筋炎のないリウマチ性疾患**：リウマチ性多発筋痛症，線維筋痛症，強直性脊椎炎，肥大性骨関節症，好酸球性筋膜炎など
O. **全身性疾患に伴う筋症状**：中毒性ミオパチー（ウイルス感染症など），悪性腫瘍に伴う筋萎縮，筋肉内塞栓など
P. **心因性**

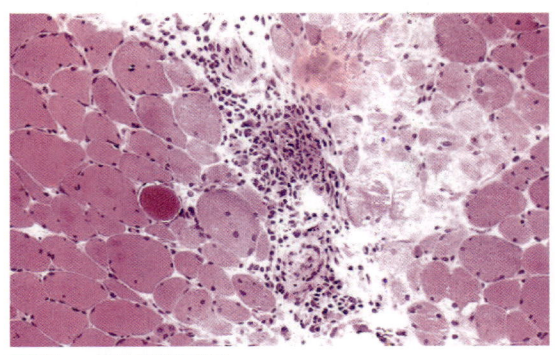

写真4 筋病理組織像
間質を中心に著明な単核細胞浸潤をみとめる．筋束内の筋細胞の変性・壊死・中心核・再生線維の増加をみとめる（HE染色，×20）．

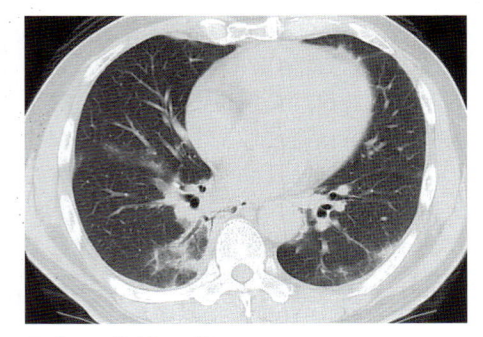

写真5 胸部CT像

がある．

心電図，心超音波検査では異常をみとめず，明らかな心炎の徴候はなかった．

多発性筋炎・皮膚筋炎では悪性腫瘍の合併頻度が高いことが知られている．とくに，男性，皮膚筋炎，50歳以上発症例で危険性が高い．本例では，悪性腫瘍に対する全身的検索を行ったが，その存在は確認できなかった．

本例では，抗核抗体が陽性であるが，これだけでは診断的意義はない．多発性筋炎・皮膚筋炎では多くの症例で自己抗体がみとめられ，そのうちの一部は本疾患に特異的である．これらの特異的抗体の多くは特定の臨床徴候，治療反応性，予後と関連している（表3）．

[治療]

多発性筋炎・皮膚筋炎に対する治療方針の決定は，病型，筋炎の活動性，既存の筋障害の程度（萎縮・脂肪変性など），内臓病変，悪性腫瘍の合併の有無，免疫学的検査成績，副作用発現のリスクなど，個々の症例で十分な評価を行った上でなされるべきである．

本例は，NSIP型と考えられる間質性肺炎を伴う皮膚筋炎例であり，筋炎の活動性は高い．基礎療法では患者が疾患と治療内容をよく理解し，適切な日常生活を送るよう指導する．活動期には原則として安静を保つ．筋力低下の高度な例には，他動運動による拘縮予防，良肢位の保持，誤嚥の予防を行う．DMでは紫外線曝露を避ける．

薬物療法ではステロイド薬が第一選択薬である．多発性筋炎・皮膚筋炎の初回治療時の投与量はプレドニゾロン（PSL）で1mg/kg体重/日が推奨される．本例にもプレドニゾロン50mg/日が投与され，諸症状は改善された．初回投与量

表2 PM/DMの診断基準

[項目]
1) 四肢近位，頸部屈筋の対称性筋力低下（数週から数カ月にわたって進行する）
2) 定型的筋病理所見（筋線維の変性，壊死，貪食像，萎縮，再生，炎症細胞浸潤）
3) 筋原性酵素の増加（CK，アルドラーゼ，AST，ALT，LDH）
4) 定型的筋電図所見（short, small, low-amplitude polyphasic motor unit, fibrillation, inserttional irritability, bizarre, high-frequency repetitive discharge）
5) 定型的皮膚症状（ヘリオトロープ疹，Gottron徴候，膝・肘・内果，顔面，頸部，上胸部の落屑性紅斑）

[判定] definite：4項目以上（DMは5）を含む
probable：3項目以上（DMは5）を含む
possible：2項目以上（DMは5）を含む

表3 PM/DMにみられる抗核抗体（抗細胞質抗体を含む）

1. **PM/DMに特異的な抗体：頻度（関連徴候）**
   a. 抗アミノアシルtRNA合成酵素抗体（間質性肺炎（NSIP），関節炎，発熱）
      1) 抗Jo-1抗体：10〜30％
      2) 抗PL-7抗体：＜5％
      3) 抗PL-12抗体：＜5％
      4) 抗OJ抗体：＜5％
      5) 抗EJ抗体：＜5％
   b. 抗シグナル認識粒子抗体：＜5％（重症PM）
   c. 抗Mi-2抗体：5％（DM，治療反応性良好）
   d. 抗KJ抗体：＜5％（間質性肺炎，重症PM）
2. **PM/DMに関連する抗体**
   a. 抗PM-Scl抗体：＜5％（PM-SSc重複症候群）
   b. 抗Ku抗体：＜5％（PM-SSc重複症候群）
   c. 抗MJ抗体：＜5％（小児PM）
3. **PM/DMに特異的でない抗体**
   a. 間接蛍光抗体法による抗核抗体：50〜80％
   b. 抗U1-RNP抗体：5％（Raynaud現象，指硬化症）
   c. 抗SSA抗体：5〜10％（乾燥症候群）
   d. 抗SSB抗体：＜5％（乾燥症候群）
   e. 抗ssDNA抗体：＜5％（筋外症状）

で無効な例には，投与量を増すか，ステロイドパルス療法を行う．血清CK値は，安静や，ステロイドの非特異的な作用でも低下しうる．このため，ステロイド減量は筋力改善効果が明らかになってから開始する（初期投与量を1〜2ヵ月維持する）．急速な減量は避ける．

ステロイドが無効か，副作用のため継続投与が困難な例には，免疫抑制薬を用いる．重症な病型には，最初からステロイド，免疫抑制薬併用を行う．アザチオプリン，シクロフォスファミド，メトトレキサート，シクロスポリン，タクロリムスが用いられる．

大量ガンマグロブリン静注療法はステロイド抵抗性の症例にも高率に有効である．抗TNFα製剤，リツキシマブの有効例も報告されている．

急性間質性肺炎には初期からステロイドパルス療法，シクロスポリン，シクロフォスファミドパルス療法など強力な抗免疫療法を行う．

[予後]

5年生存率は70〜80％で，主な死因は悪性腫瘍，間質性肺炎，心病変，感染症である．多くの症例で機能障害の改善がみられ，社会生活を不自由なく送れるようになるが，一部の例では，高度な機能障害に至る．

■斉藤栄造

7-5　全身性硬化症

症例　55歳　女性

[臨床所見]

4年前より冬の寒冷時に手指がしびれを伴って一過性に蒼白，紫色，紅潮と変化すること（Raynaud現象）に気づいた．半年後両手にこわばり感をみとめ，手，肘，膝関節に関節痛が出没するようになった．1年前から食事で固形物を食べるときに嚥下困難を感じるようになり，半年前から咳と労作時の息切れ，胸やけをみとめるため入院した．1年間で2kg体重が減少した．便秘傾向をみとめ，ときに下剤を服用する．

体格中等，栄養やや不良，血圧140/80，全体に色黒で，顔面，Vネック，前胸部，上肢，下腿に皮膚硬化（写真1）をみとめ，斑状の毛細血管拡張を伴った仮面様顔貌（写真2），舌小帯の肥厚と短縮（写真3），手指の屈曲拘縮，手指尖端の皮膚潰瘍がみられた．両下肺野にfine cracklesを聴取，腹部には膨満あり．両手，右膝および左足関節の圧痛あり，腫脹なし．

[検査所見]

尿：正常，便：潜血陰性，脂肪滴陽性．

血液検査：RBC 400×10⁴, Hb 10.8g/dl, WBC 6500, T.prot 8.0g/dl, γ-glob 2.4g/dl, chol 130mg/dl, CK 80IU/l.

[免疫学的検査]

CRP 0.6mg/dl, FANA 320倍 specked型，抗topoisomerase I 抗体（抗Scl 70抗体）陽性，抗セントロメア抗体　陰性，リウマトイド因子　陽性，血清補体価　正常．

[画像診断]

単純胸部X線（写真4）

両側下肺野に網状粒状陰影．

胸部CT（写真5）

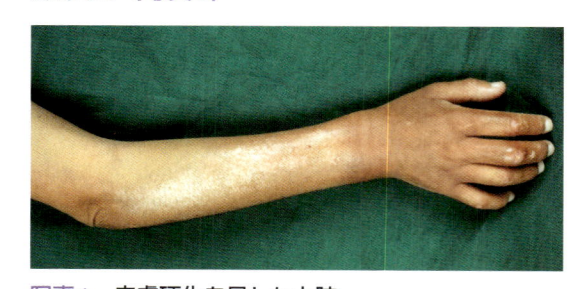

写真1　皮膚硬化を呈した上肢
色素沈着と，一部に色素脱失をみとめる．手指は屈曲位で拘縮．肘関節にも拘縮がみられる．

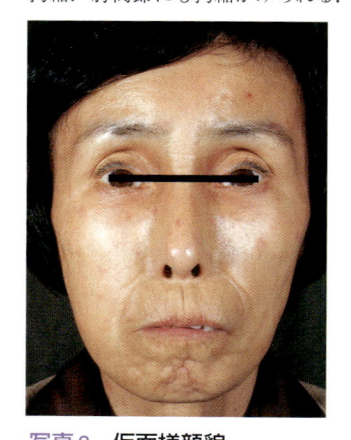

写真2　仮面様顔貌
額，頬部に小斑状の毛細血管拡張が散在している．

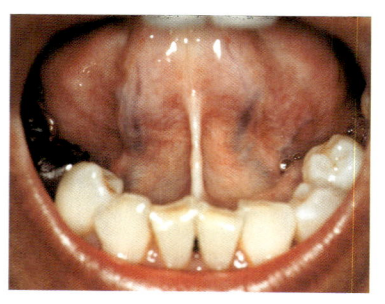

写真3　舌小帯の肥厚と短縮

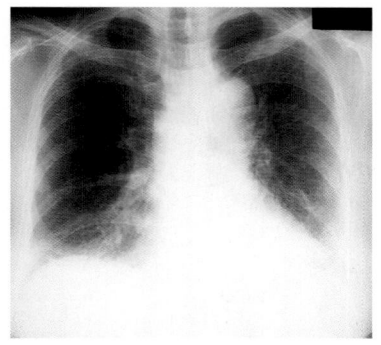

写真4　胸部X線
両側下肺野の網状粒状陰影があり，横隔膜がやや挙上し，不鮮明である．

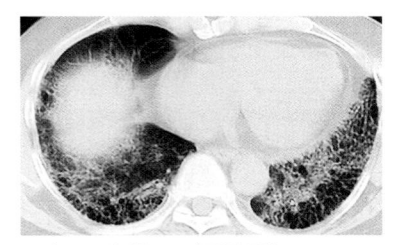

写真5　胸部CT（下肺野）
両側性に間質性陰影の増強がみられる．

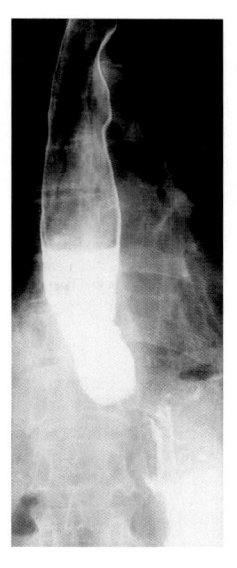

写真6　食道下部のぜん動低下と拡張像

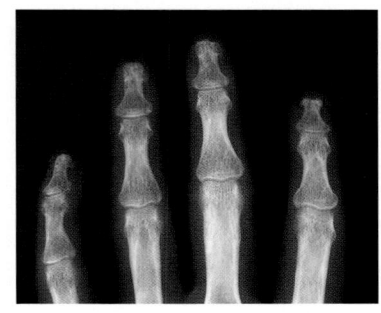

写真7　手のX線
II指とIII指の末節骨に吸収像がみられる．手指は屈曲している．

両側性に下肺野の胸壁側に強い間質陰影．
上部消化管造影
　食道：食道下部の蠕動低下と拡張（**写真6**），十二指腸：下行脚と上行脚の拡張（ループ徴候）．
手のX線
　末節骨の吸収像（**写真7**）がみられるが，石灰沈着や関節周囲に骨びらんはみられない．
[肺機能検査]
　PaO_2 84 Toll，$PaCO_2$ 37Toll，%VC 68%，$FEV_{1%}$ 90%，D_{LCO} 60%．
[診断]
　Raynaud現象で発症し，多関節痛がつづき，指からはじまり上腕，前胸部に及ぶ両側対称性の皮膚硬化，消化管病変や肺病変を示す症状がみとめられた．さらに，皮膚潰瘍もみられたことより，SScと診断した．病型分類では肘関節を超える皮膚硬化範囲から広汎性皮膚硬化型に分類される（Medsger，1997）．また，Barnettによる病型分類（皮膚硬化範囲で3型に分類）では躯幹に及んでいるのでIII型である．
　検査所見では，画像診断で肺線維症，肺機能検査で中等度の拘束性換気障害と拡散障害がみられる．上部消化管には食道の拡張と十二指腸と小腸に蠕動低下があり，便中脂肪滴があり，コレステロールがやや低値であることから，吸収不良症候群の可能性もある．

　自己抗体では抗topoisomerase I抗体が陽性であるが，この抗体はSScに特異的に検出される自己抗体で，しかも皮膚硬化などの線維症と相関する抗体である．さらに，この症例ではリウマトイド因子が陽性であるが，SScでリウマトイド因子陽性例には関節炎と関連することが知られている．SScの診断へのアプローチをまとめて**図1**に示した（近藤，1995）．

[入院後経過・治療]
　入院後上記の検査とともに内臓病変の精査を進めた．血管病変として，腎病変を血漿レニン活性で，肺高血圧と心病変を心臓ドップラーエコー図とホルター心電図で検索したが，いずれも陽性所見がみとめられなかった．
　薬物治療を試みた．血管病変に対して血管拡張薬（PGI_2誘導体のberaprost Na，Ca拮抗薬のnifedipineなど）を投与した．皮膚硬化，肺線維症に対してはD-penicillamineを200mgから開始して

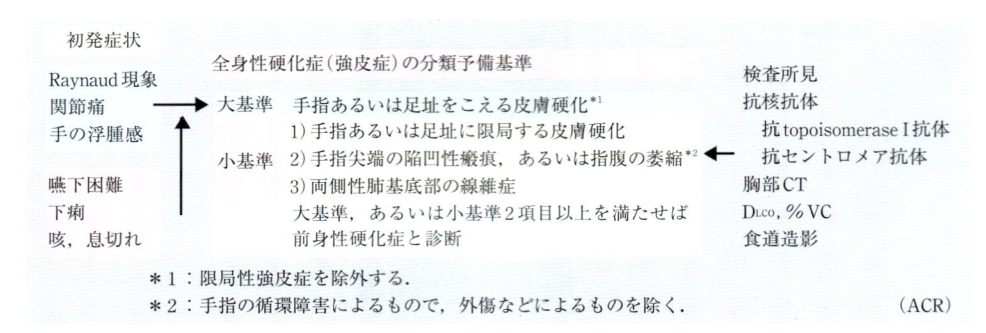

```
初発症状                全身性硬化症（強皮症）の分類予備基準                    検査所見
Raynaud現象
関節痛        →  大基準  手指あるいは足趾をこえる皮膚硬化*1              抗核抗体
手の浮腫感               1）手指あるいは足趾に限局する皮膚硬化               抗topoisomerase I 抗体
              小基準  2）手指尖端の陥凹性瘢痕，あるいは指腹の萎縮*2  ← 抗セントロメア抗体
嚥下困難                3）両側性肺基底部の線維症                       胸部CT
下痢                                                                D_LCO，%VC
咳，息切れ              大基準，あるいは小基準2項目以上を満たせば
                        前身性硬化症と診断                            食道造影

              *1：限局性強皮症を除外する．
              *2：手指の循環障害によるもので，外傷などによるものを除く．           （ACR）
```

図1　全身性硬化症の診断へのアプローチ

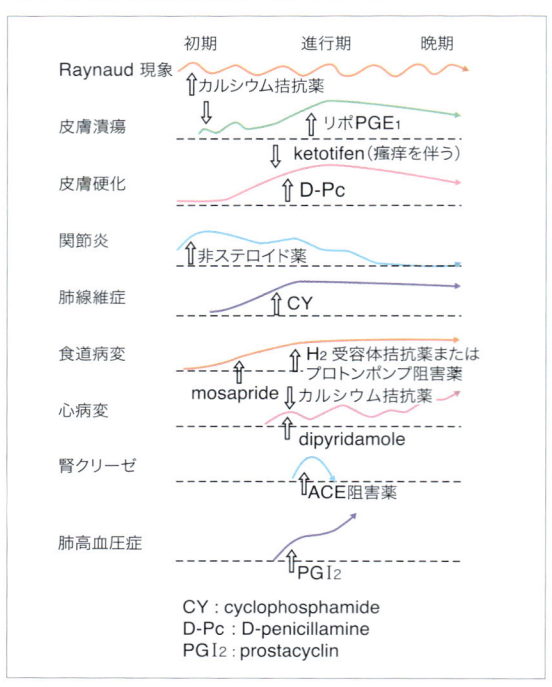

図2　全身性硬化症の病気：活動性と治療薬の選択

(図2: Raynaud現象—カルシウム拮抗薬; 皮膚潰瘍—リポPGE1; —ketotifen（瘙痒を伴う）; 皮膚硬化—D-Pc; 関節炎—非ステロイド薬; 肺線維症—CY; 食道病変—H2受容体拮抗薬またはプロトンポンプ阻害薬, mosapride—カルシウム拮抗薬; 心病変—dipyridamole; 腎クリーゼ—ACE阻害薬; 肺高血圧症—PGI2)

CY：cyclophosphamide
D-Pc：D-penicillamine
PGI2：prostacyclin

500mgまで漸増して投与した．ビタミンB_6を併用した．関節炎には頓用でloxoprofenを，消化管病変にはプロトンポンプ阻害薬（omeprazole）にmosapride，maalox®を併用した．関節炎，皮膚潰瘍，消化器症状は軽減したが，皮膚硬化，肺線維症には明らかな改善は得られず外来治療で経過を観察することとした．退院に際し，日常生活の注意を示して指導した．すなわち，保温に気をつける，感染（とくに肺，手指）の予防，栄養に富んだ食事，関節可動域を保持する運動，マッサージ，禁煙などである．ここに本症の病変に対する治療薬（近藤，1998）と投与のタイミングを図2に示す．
　　　　　　　　　　　　　　　　　　■近藤啓文

[文献]

近藤啓文：全身性強皮症の診断基準．内科，**75**：1291-1294，1995．

近藤啓文：進行性全身性硬化症の病態と治療．日内会誌，**87**：412-416，1998．

Medsger TA Jr : Systemic sclerosis (scleroderma) : clinical aspects. In : Arthritis and Allied Conditions 13th ed (Koopman WJ ed), pp1433-1464, Williams & Wilkins, Baltimore, 1997.

7-6　Sjögren症候群

症例　49歳　女性

[臨床所見]

　3年前より，目が疲れやすくなり，虫歯も増えてきた．最近，両手指の関節と両側の耳下腺の痛みが出現してきたため，当科外来に受診した．他覚的には関節の腫脹・発赤なく，両側の耳下腺は圧痛を伴う軽度の腫張をみとめた．

[血液検査]

　Hb 12.0g/dl, TP 8.2g/dl, amylase 670IU/l, γ-globulin 31.4%, CRP 2.5mg/dl, ESR 45mm/h, 抗核抗体×256（斑状型），抗SS-A抗体×64，抗SS-B抗体×16, RF 54IU/l, 抗DNA抗体（−），抗RNP抗体（−），C3/C4 54/28mg/dl.

[画像診断]

1．眼科的検査

Schirmer試験（写真1）：右3mm，左1mm
Rose-Bengal試験（写真2）：右2＋，左3＋
蛍光色素染色試験：陽性

2．唾液腺検査

唾液腺管造影（写真3）

　直径1～2mmの顆粒状陰影がびまん性にみとめられる（Rubin and Holtの分類でStage II）．

唾液腺シンチグラフィー

[病理組織像]

唾液腺生検（写真4）

　唾液小葉導管周囲に多数の単核球の浸潤がみとめられる（Greenspanらの分類でgrade 3）．

涙腺生検（写真5）

　判定基準は唾液腺生検と同じ．

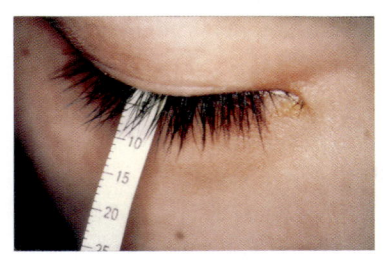

写真1　5分間で10mm以下を陽性とする．

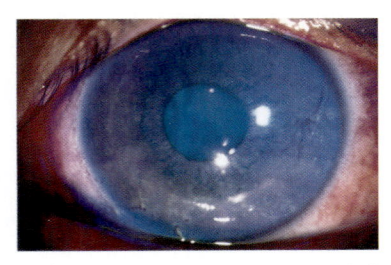

写真2　Rose-Bengal試験と蛍光色素染色試験の同時施行例．Rose-Bengal試験は2＋以上を陽性とする．

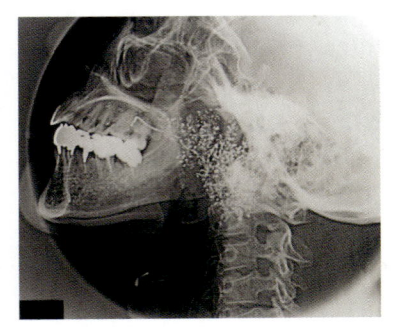

写真3　直径1mm以上の大小不同の斑状，点状陰影がびまん性にみとめられる場合を陽性とする．

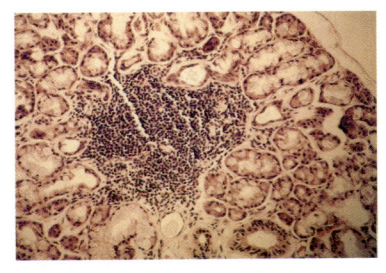

写真4A　HE染色．小葉導管周囲に50個以上の単核球の浸潤が同一小葉内に少なくとも1カ所以上みとめられる（GreenspanらのGrade3と4）場合を陽性とする．

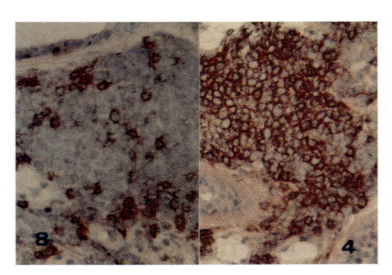

写真4B　免疫組織化学的解析では，CD4陽性T細胞が多くみられる（右）．

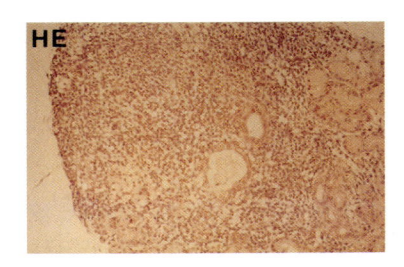

写真5A　HE染色．

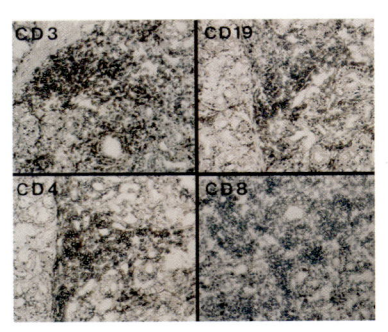

写真5B　免疫組織化学的解析では，CD4陽性T細胞が多くみられる（左下）．

4．ステロイドの適応
1) 進行性の間質性肺臓炎，糸球体腎炎，自己免疫性肝炎，中枢神経障害
2) 高粘土症候群
3) 持続する発熱，偽性リンパ腫
4) 反復性唾液腺腫脹
5) 二次性Sjögren症候群

[治療]
1. ドライアイ
   人工涙液，涙点閉鎖，ドライアイ保護用眼鏡
2. ドライマウス
   うがい，人工唾液，ガム，去たん剤，麦門冬湯，フェルビテン
3. 関節症状
   非ステロイド抗炎症剤

■住田孝之

7-7 血管炎症候群（顕微鏡的多発血管炎）

症例　63歳　男性

[主訴] 発熱，全身倦怠感．

[臨床所見]

12月より全身の筋肉痛が出現した．翌年1月初旬より発熱，前胸部痛，全身倦怠感をみとめ，某病院を受診した．感冒と診断され投薬を受けるも症状増悪傾向にあり，心肥大，両側性胸水をみとめたため，1月25日当院紹介され入院となった．

血圧：140〜90mmHg，体温：38℃，リンパ節触知せず，胸部：両下肺野呼吸音低下，ラ音（−），摩擦音（−），皮膚：発疹（−），紅斑（−），浮腫（−）．

既往歴：とくになし．
家族歴：とくになし．

[血液検査]

ESR 110mm/h, Hb 10.9g/dl, RBC 369×10⁴/μl, WBC13500/μl, (Seg 85.4%), Plt 39.4×10⁴/μl, TP 6.1g/dl, Alb 2.9g/dl, S-creatinine 1.0mg/dl, CRP 21.3mg/dl, CH50 39.51IU/ml, ANA×80 (homogeneous), C-ANCA（−）, P-ANCA 525EU, 抗基底膜抗体（−）．

[尿検査]

蛋白：1.0g/日，潜血（++），沈査：赤血球多数/各視野，白血球12〜14/各視野，硝子円柱（+），顆粒円柱（+）．

[血液ガス (room air)]

PH 7.465, PaCO₂ 34.3mmHg, PaO₂ 60.0mmHg, HCO₃ 24.5mMol/l, BE 2.3mMol/l．

[胸水]

性状：黄色透明，WBC 1030/ml (lymph 83%, seg 16%)，蛋白 2.5g/dl，比重 1.018，リバルタ反応（+），糖 127mg/dl, LDH 160IU/l, ANA（−），細胞診class II，培養（−）．

[心臓超音波]

中等度の心嚢液貯留（+）．

[入院後経過]

入院後，発熱，漿膜炎（写真1）などの原因につき感染症，悪性腫瘍，膠原病などを念頭におき精査加療を開始した．第3病日に胸部X線上広範囲の浸潤陰影の出現をみとめ（写真2），急激な呼吸機能の増悪をみとめた．血痰，喀血はみとめなかったが，なんらかの炎症反応に由来するARDSを疑い，各種抗生物質の投与とともにステロイドパルス療法を施行した．その後，一時的に発熱，炎症反応，呼吸機能，胸部X線像などの改善をみとめた．しかし，再度炎症反応の持続的上昇とともに腎機能の悪化，貧血の出現をみとめ，さらに抗好中球細胞質抗体（P-ANCA）陽性であることが判明した．諸検査により感染症，悪性腫瘍は否定的であったため顕微鏡的多発血管炎と診断し，ステロイドパルス療法とともにシクロフォスファミドの併用療法を開始した．しかしながら，第14病日に突然の喀血と急激な呼吸機能不全をきたし死亡した．

[剖検による病理学的所見]

腎：壊死性血管炎（写真3）と半月体形成性糸球体腎炎（写真4）をみとめる．
肺：広範囲の肺出血（写真5）をみとめる．

[鑑別診断]

本症の鑑別すべき疾患として，感染症，悪性腫瘍，そのほかの膠原病，Goodpasture症候群，過敏性血管炎などがあげられる．感染症と悪性腫瘍は，各種細菌培養，血液学的所見，画像所見，腫瘍マーカーなどにより否定的であった．そのほかの膠原病では，関節痛，皮疹，Raynoud現象などがみられず，血液学的所見，免疫血清学的所見などから関節リウマチ，全身性エリテマトーデス，強皮症，MCTDなどは否定された．原発性血管炎症候群に含まれるWegener肉芽腫症とアレルギー性肉芽腫性血管炎は，両疾患に特徴ある臨床像はみとめられず否定的である．前者では，C-ANCA（対応抗原はプロテナーゼ3, PR3-

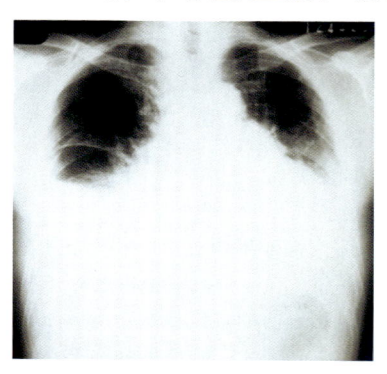

写真1　胸膜炎，心外膜炎をみとめる．

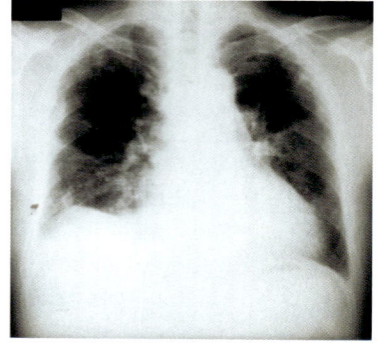

写真2　広範囲の浸潤陰影をみとめる．

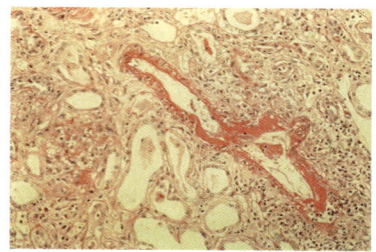

写真3　腎に壊死性血管炎をみとめる．

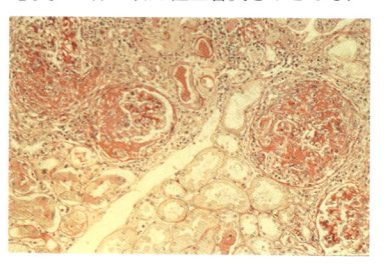

写真4　半月体形成性糸球体腎炎をみとめる．

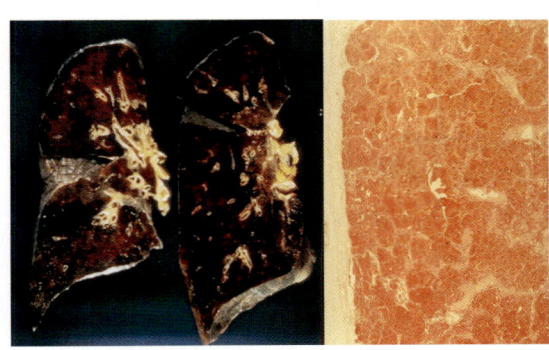

写真5 広範囲にみられる肺出血像
左：マクロ，右：ミクロ．

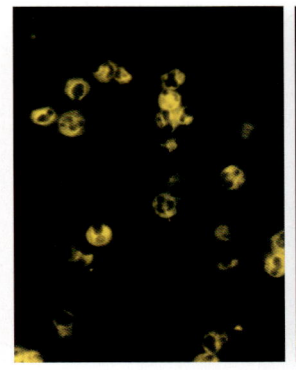

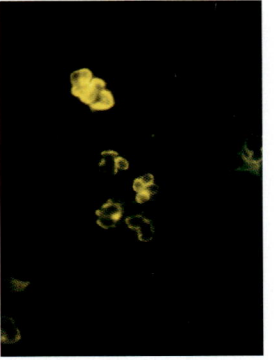

写真6 抗好中球細胞質抗体（ANCA）
左：C-ANCA，右：P-ANCA．

ANCA）がみとめられ，感度，特異度ともに高く，後者では，P-ANCA（対応抗原はミエロペルオキシダーゼ，MPO-ANCA）をしばしばみとめる（写真6）．本症でとくに問題となるのは結節性多発動脈炎（古典的多発動脈炎）との異同である．結節性多発動脈炎は顕微鏡的多発血管炎（microscopic polyangiitis：MPA）に比べ，侵される動脈の太さが異なり，ANCAが陰性であることから分離された経緯がある．両疾患の鑑別点を表1に示す．Goodpasture症候群は抗基底膜抗体陰性により，過敏性血管炎は特徴ある紫斑と皮疹がみられず否定的である．

全身型，肺腎型，腎限局型などの病型がみられるが，症例のように全身型の場合にはパルス療法を含むステロイド多量投与と免疫抑制薬の併用により寛解導入を図る．免疫抑制薬は，シクロフォスファミドの間欠大量静注療法ないし経口投与で用いられることが多いが，代替えとしてアザチオプリンが用いられる．強力な免疫抑制療法による感染症の併発に留意する．腎不全に対し血液透析，呼吸不全に対して酸素吸収を含む呼吸管理を考慮する．厚生労働省調査研究班より治療指針と感染症対策が提唱されている．

■橋本博史

[文献]
Jennette JC, Falk RJ, et al：Nomenclature of systemic vasculitides. *Arthritis Pheum*, 37：187-192, 1994.
難治性血管炎の診療マニュアル．厚生科学研究難治性血管炎に関する調査研究班（班長：橋本博史），2002.

7-8　Behçet病

症例　34歳　男性

[臨床経過]

17歳ころより口腔内アフタと外陰部潰瘍．2年前（32歳），抜歯後発熱し近医に入院．毛囊炎様皮疹と針反応（pathergy test）陽性を指摘．7カ月前，肛門周囲膿瘍を近医で穿刺排膿．そのあと発熱・頭痛をきたし同院入院．左眼にぶどう膜炎をみとめ，大腸ファイバーにて回盲部潰瘍を指摘された．プレドニン30mg/日の投与を開始し，5mg/日まで減量したところ，突然排尿障害を生じた．3カ月前，当院へ精査入院となった．

[身体所見]

口腔内アフタ，外陰部潰瘍，毛囊炎様皮疹をみとめる．神経学的診察にて両側深部腱反射亢進，継ぎ足歩行不能．約400mlの残尿をみとめる神経因性膀胱．

口腔内アフタ（写真1）

舌縁に紅暈を伴う境界明瞭な円形のアフタ（矢頭）があり，底面に黄白色苔がみえる．入院第1

表1　結節性多発動脈炎と顕微鏡的多発血管炎の特徴

特徴	結節性多発動脈炎	顕微鏡的多発血管炎
[病理所見]		
血管炎のタイプ	壊死性動脈炎	壊死性血管炎
侵襲血管のサイズ	中・小筋型動脈 ときに細動脈	小血管（毛細血管，細動静脈） ときに小動脈
[臨床所見]		
急速進行性糸球体腎炎	まれ	多い
高血圧	多い	まれ
肺出血	まれ	多い
間質性肺炎	まれ	あり
再発	まれ	あり
MPO-ANCA	陰性	陽性
動脈造影（小動脈瘤，狭窄）	あり	なし
確定診断	動脈造影または生検	生検

病日の撮影.

外陰部潰瘍（写真2）

陰嚢に境界鮮明な潰瘍（矢頭）をみとめる.

[血液検査]

白血球8300，赤血球400万，ヘモグロビン11.5g/d*l*，血小板20.2万，CRP 1.9mg/d*l*，赤沈23mm/hr，RF（−），抗核抗体（−），IgG 1286mg/d*l*．凝固・生化学異常なし．

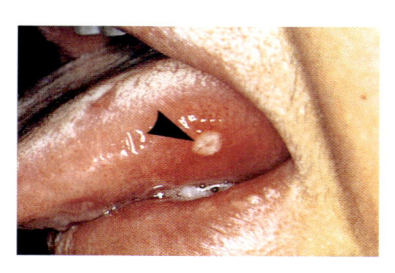

写真1

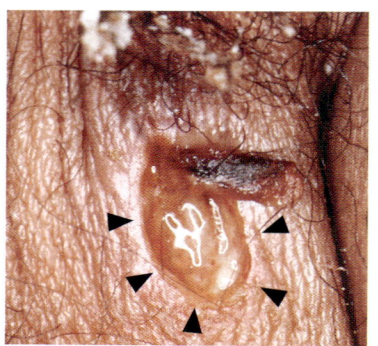

写真2

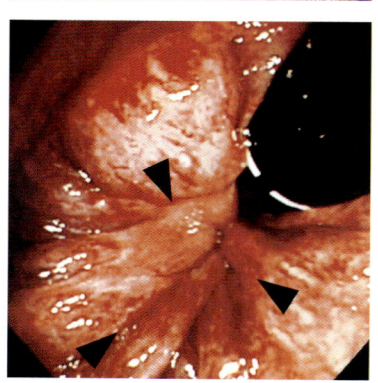

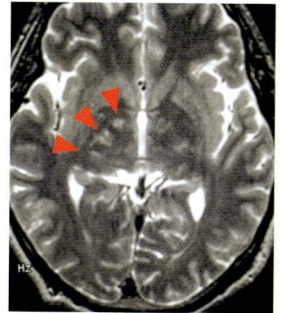

写真3

写真4A　　写真4B

[画像診断]

大腸ファイバー所見（写真3）

回腸末端に直径10mmの粘膜抜き打ち様の潰瘍（矢頭）をみとめる．入院第12病日に撮影．

脳MRI（写真4）

T_2強調画像（写真4A），および，そのFLAIR像（写真4B）で視床〜内包後脚に非対称性の高信号域を多発性にみとめる（矢頭）．入院第2病日に撮影．

[髄液所見]

第13病日の髄液所見（表1）．細胞と蛋白の増加をみとめる．IgG indexの上昇がみとめられ，髄腔内でのIgG産生の亢進が示唆される．IgG index =（髄液IgG/髄液アルブミン）/（血清IgG/血清アルブミン）．

[治療]

Behçet病は，粘膜・皮膚症状，眼症状，特殊病型（腸管型，神経型，血管型）ごとに治療法が異なってくる．一般的には表2の治療法があり，症状や病型に適した治療法を選択する．

[経過]

髄液所見の推移（表3）

本症例は入院後，プレドニン5mg/日に加え，コルヒチン2錠/日を投与された．さらに，持続する

表1　髄液所見

項目	測定値	正常値
外観	無色透明	
初圧	10.5cmH₂O	
ノンネ・アペルト反応	1＋	（−）
パンディー反応	2＋	（−）
細胞数	143/3mm³	<15/3
蛋白	55mg/d*l*	10〜40
糖	51mg/d*l*	50〜75
クロール	126mEq/*l*	120〜130
IgG index	0.94	<0.65

表2　Behçet病の治療法

症状・病型	治療法
口腔内アフタ	ステロイド外用薬（口腔用）
皮膚症状	（多発するとき）コルヒチン内服
陰部潰瘍	ステロイド外用薬
眼発作	
前眼部型	ステロイド点眼＋散瞳薬点眼
眼底型	ステロイド球結膜下注射
腸管Behçet病	安静・絶食・高カロリー輸液
	ステロイド経口，サラゾピリン経口
神経Behçet病	ステロイド大量投与
血管Behçet病	ウロキナーゼ点滴
	（のちワルファリン内服）

表3 髄液所見の推移

入院病日	細胞数	蛋白	IgG index
13	143/3	55	0.94
33	103/3	65	0.81
56	66/3	45	0.69
64	7/3	28	0.59

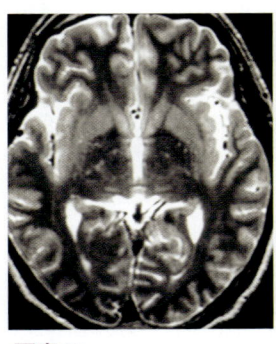

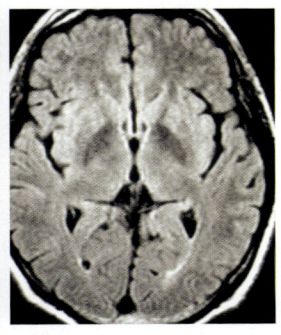

写真5A　　　　写真5B

神経Behçet病の所見に対し，入院第40病日よりプレドニン30mg/日に増量された．これにより第64病日には，髄液所見の改善をみとめるとともに，神経学的診察所見や神経因性膀胱も改善した．

脳MRI（写真5）

T_2強調画像（写真5A），および，そのFLAIR像（写真5B）で視床〜内包部位の異常所見の改善がみとめられる．入院第78病日に撮影．　■尾崎承一

7-9　混合性結合組織病

症例　26歳　女性

[臨床所見]

3年前から冬になると手指の色調変化がみられるようになった．1カ月前には両手指・手首の腫脹（写真1）や関節痛，力が入りにくいなどの症状が出現した．1週間前からは37.5℃の微熱も伴うようになったため来院．

[血液検査]

赤沈 78mm/時．白血球 3200/μl（Stab 2, Seg 67, Eo 3, Ly 20, Mo 8），赤血球 360万/μl，ヘモグロビン 11.1g/dl，ヘマトクリット 32.5%，血小板 16.2万/μl，GOT 89，GPT 36，LDH547，CK 647（MM 99%），T-bil 0.9，CRTNN 0.5，BUN 18．

[検尿]

糖（-），蛋白（-），潜血（-），沈渣正常．

[免疫学検査]

IgG 2854, IgA 427, IgM 183, RA（+），ANA 10240倍 speckled，抗dsDNA抗体（-），抗RNP抗体（+），抗Sm抗体（-），抗Topoisomerase1抗体（-），抗Jo-1抗体（-），抗SS-A抗体（-），抗SS-B抗体（-），CH_{50} 28.1，C_3 42.6，C^4 23.1．

[画像診断]

胸部X線

左Ⅱ弓突出，右肺動脈主幹部拡大（写真2）．

手X線

軟部組織の腫脹．骨びらんなし．

ECG

右軸偏位．

心エコー

中等度TR，右室収縮期圧118mmHg（表1，写真3）．

EMG

近位筋群 short duration lom amplitude potential（+）．

[病理組織学検査]

筋生検

筋線維周囲にリンパ節浸潤，筋線維の変性，再生（+）（写真4）．

[治療]

副腎ステロイドホルモンを，障害臓器の広がり，重症度に応じて使用する．血管れん縮症状には，血管拡張剤などを用いる．

Raynaud現象，関節痛のみ

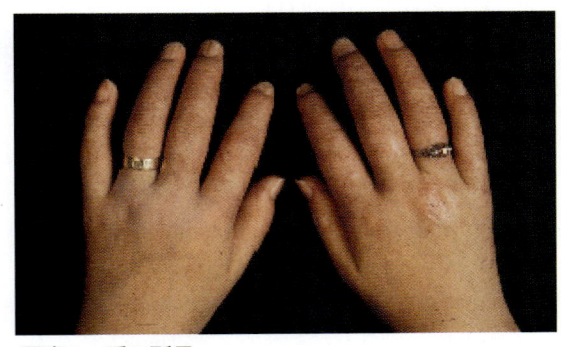

写真1　手の所見

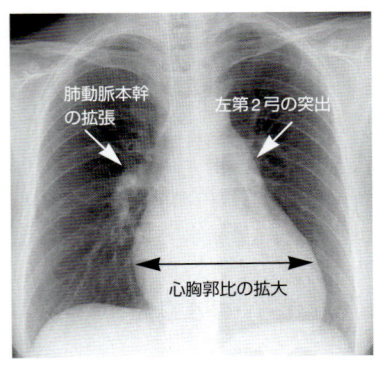

写真2　胸部単純X線所見
（肺動脈本幹の拡張，左第2弓の突出，心胸郭比の拡大）

表1 心エコー所見

LVDd	32mm
LVDs	16mm
EF	0.88
%FS	50%
IVS	8mm
LVPw	8mm
AoD	37mm
LAD	33mm
MR	trivial
TR	moderate
RVPsys	118mmHg
IVC	19mm

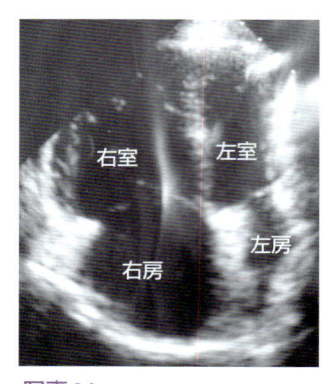

写真3A 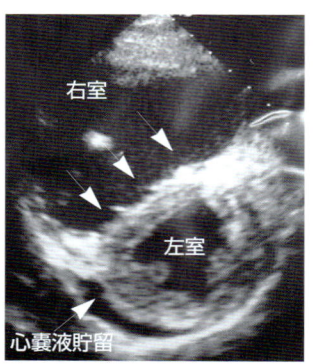　写真3B 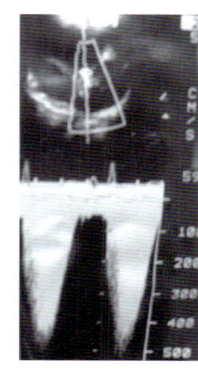　写真3C

写真3　心エコー所見　A：四腔像．右心系の拡大が著明である．
B：短軸像．右室が左室を圧排し，中隔が扁平化している．
C：ドプラエコーで三尖弁逆流速度を測定し，圧較差を推定する．

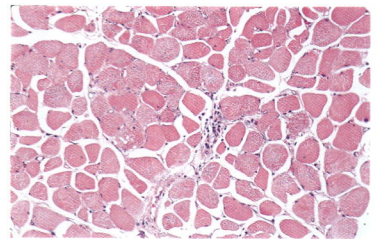

写真4　筋生検

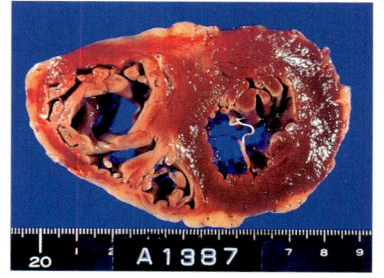

写真5　病理解剖所見（心臓マクロ）

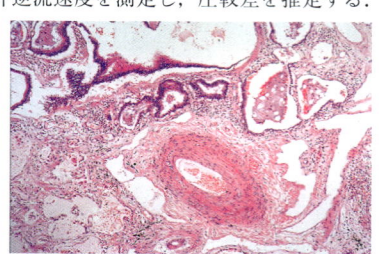

写真6　病理解剖所見（肺動脈ミクロ）

ステロイドは使用しないか，使っても少量（プレドニゾロン10〜20mg/日）．

一般的症状

ステロイド中等量（プレドニゾロン30mg/日）．

重症例

重症筋炎，心膜炎・胸膜炎，肺高血圧症，間質性肺炎，ネフローゼ型腎症などでは，ステロイド大量（プレドニゾロン40〜60mg/日），あるいはステロイドパルス療法．

[病理解剖所見]

治療にもかかわらず，本症例は呼吸困難が徐々に増強し，診断時より5年後に不幸の転帰をとった．以下にその所見を示す．

心臓：右室の肥厚拡大（写真5）．
肺動脈：内膜の肥厚，内腔狭窄（写真6）．

■竹内　勤

B　アレルギー性疾患

7-10　薬剤アレルギー

固定薬疹（Fixed drug eruption）
症例　22歳　女性

[病歴・臨床所見]

約半年前より鎮痛剤（イブプロフェン，アリルイソプロピルアセチル尿素，無水カフェインなどの合剤）をときどき服用していた．数カ月前より右口角周囲と口唇に，浮腫性紅斑ないし小水疱が反復して出現するようになった．

当院初診，唇紅部に粟粒大から麻実大の小水疱が多発し，上口唇右に褐色色素斑の上に浮腫性紅斑をみとめた（写真1）．左示指背側にも小頭大の同様な紅斑がみとめられた（写真2）．患者は前日に鎮痛剤を服用していた．

[検査所見]

水疱底細胞のスメアによる単純ヘルペスtype1およびtype2抗原FA検査は陰性．後日に薬剤内服誘発試験施行．アリルイソプロピルアセチル尿素15mgの内服15分後に口唇と左示指の初診時皮疹をみとめた同部位に淡い紅斑が出現した（写真3）．

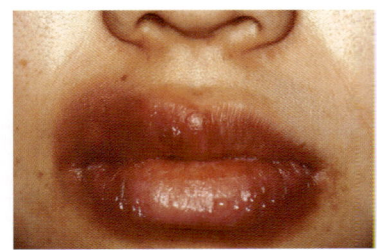

写真1

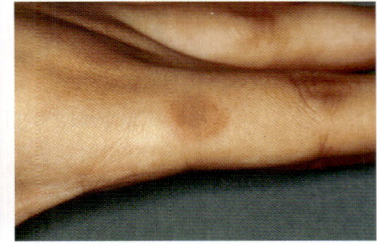

写真2

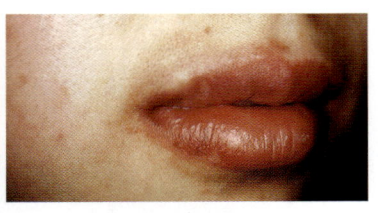

写真3　固定薬疹誘発試験
写真1と同じ部位に浮腫性紅斑がみとめられる．

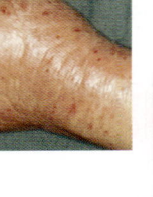

写真4

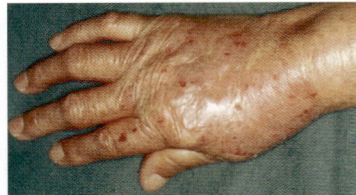

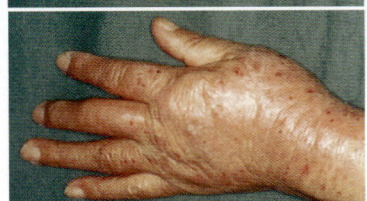

写真5　薬剤性光線過敏症
光線テスト．UVA照射にて陽性．

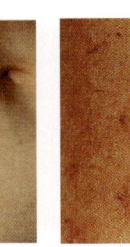

写真6　薬剤性光線過敏症
光パッチテスト．ジクロフェナクが陽性．

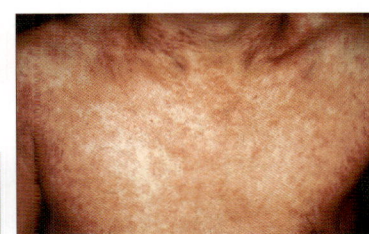

写真8　Stevens-Johnson 症候群
多型紅斑が多発．

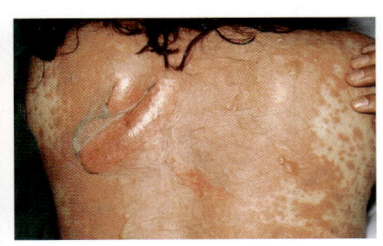

写真9　Lyell型薬疹（toxic epidermal necrosis）
広範なびらん面を形成し，ニコルスキー現象陽性である．

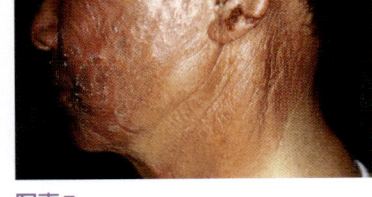

写真7

イブプロフェンと無水カフェインは陰性であった．

[治療]

　一般的に原因薬剤の中止と対症療法を行うことで，比較的すみやかに症状は消退傾向を示すことが多い．重症例や遷延例では副腎皮質ステロイドを投与することもある．本症例でも鎮痛剤は使用せず，短期間のステロイドの外用と内服で症状は消失した．

[予防]

　本症例のように合剤の場合，成分としてその物質を含む薬品名を患者に知らせておき（本症例の場合アリルイソプロピルアセチル尿素を含むイブ，セデスG，サリドンなど），ほかの医療機関に受診するときに示すように指導した．

薬剤性光線過敏症
症例　52歳　女性

[病歴]

　関節リウマチにて治療中の患者．約2年前より露光部に紅斑，浮腫，落屑性変化が出現（写真4）．

[検査所見]

　光線テストでは写真5に示すように，UVA照射にて陽性を示し，光線過敏症と診断された．さらに写真6に示すように光パッチテストにてジクロフェナクが陽性となった．

[治療]

　日光暴露を避け，薬剤を変更する．

　最近はニューキノロンによる光線過敏症が多く，日常診療上でも注意が必要である．写真7はスパルフロキサシンによる激しい光線過敏症．

[診断方法]

　薬剤アレルギーの症状と重症度はさまざまであ

表1 薬剤アレルギーの診断手技（in vitro テスト）

手技	目的	有用性と問題点
皮内テスト プリックテスト	皮内（粘膜）局所におけるⅠ型アレルギー反応の惹起	もっとも普遍的なⅠ型薬物アレルギーの診断法．陽性であれば感作されている証明になる．Ⅰ型アレルギーの診断にとくに有用．
パッチテスト 光パッチテスト	皮膚でのⅣ型アレルギー反応の惹起	アレルギー性接触性皮膚炎の診断に有用．光パッチテストは光線過敏症診断に用いる．
少量経口負荷テスト（内服誘発試験）	経口薬物によるすべての型のアレルギー反応の誘発テスト	経口薬物によるすべての薬物アレルギーの確実な診断法．ショックなどの危険が伴う．
RAST	IgE抗体の検出	抗原構造を変化させずに薬物を固相に結合させる手技が完全には開発されていない．
リンパ球刺激テスト（LST）	薬物抗原による感作Tリンパ球の刺激	おもにⅣ型薬物アレルギーの診断に用いられるが，陰性の場合でも薬物の関与を否定する根拠にならない．

表2 重篤な薬剤アレルギーの原因薬 (村中, 1992, 改変)

症状	原因薬剤
アナフィラキシー	ペニシリン，セフェム系，血液製剤，減感作用アレルゲンエキス
アナフィラキシー様反応	ヨード造影剤
ショック	プロカイン，ビタミンK2
アスピリン喘息	酸性非ステロイド系鎮痛薬(NSAIDs)
肺線維症，間質性肺炎	ブレオマイシン，メソトレキセート，小柴胡湯＋インターフェロン
過敏性肝障害	ハロタン
顆粒球減少	チオウラシル，チアマゾール

り，すべての臓器に及びうる．もっともしばしばみられるのは本症例のような薬疹とよばれる皮膚病変である．重症なものではStevens-Johnson症候群（**写真8**）や中毒性皮膚壊死性型薬疹(toxic epidermal necrosis, LyeⅡ型発疹)（**写真9**）などがあり，多臓器不全を併発し死亡することもしばしばある．一般的な診断方法には**表1**に示すようなものがある．

[予防]

薬剤などのアレルギー歴の問診を詳しく行い，既往があれば同一薬剤は使用せず，近い系統の薬剤の使用もなるべく避ける．ペニシリン系やセフェム系の注射薬使用前には必ず皮内テストなどを行う．**表2**に示すような有名で重篤な薬剤アレルギーはつねに念頭におき治療・投薬にあたる．薬剤アレルギー患者には薬剤名を知らせ（できれば文書で），他医療機関でも投与されないよう注意する．

■高林克日己・田辺恵美子

[文献]

村中正治：薬物アレルギー．臨床アレルギー学（宮本昭正監修），南江堂，pp371-381，1992．

7-11　消化管アレルギー

好酸球性腸炎（eosinophilic enteritis）
症例　25歳　女性

[臨床所見]

出産後より心窩部痛・下痢が出現し，近医を受診した．鎮痙剤・止痢剤を処方されるも症状の改善をみとめないため，来院した．以前に腹部症状はなく，特別な食事で症状が出現することもない．発熱・発疹・関節痛などなし．アレルギー性鼻炎の既往を有する．

[検査所見]

WBC 6900/μl（Eosino 34％），Hb 13.5g/dl，PLT 34.8×10^4/μl，ESR 11mm/hr，CRP（－），TP 7.1g/dl，LDH 280，GOT 11，GPT 20，ALP 163，IgG 1236mg/dl，IgA 210mg/dl，IgE 430IU/ml，RA（－），ANA（－），便潜血陰性，便虫卵・寄生虫をみとめず．便培養は結核菌も含め陰性，血清寄生虫（アニサキス・エキノコッカス）抗体陰性，アレルゲン検査（RAST）では豚肉にのみ陽性．骨髄像に異常所見なし．PPD 18×24mm．

[画像診断]

胸腹部単純X線，腹部超音波検査異常なし．

上部消化管内視鏡検査（**写真1**）

胃前庭部に軽度の櫛状発赤とびらんをみとめた．十二指腸粘膜は球部から下行脚まで軽度浮腫状であった．

大腸内視鏡検査（**写真2**）

直腸からS字状結腸にかけて粘膜の軽度浮腫状変化をみとめたが，びらんなどはみとめられなかった．

病理組織検査

写真3A：S状結腸．直腸粘膜はやや浮腫状で

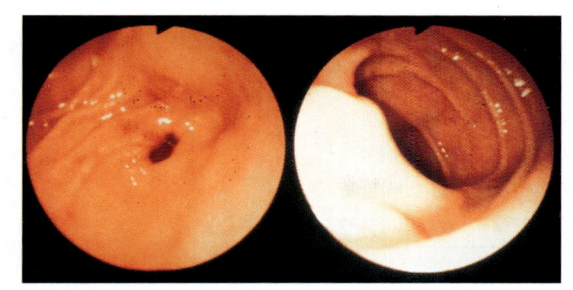

写真1

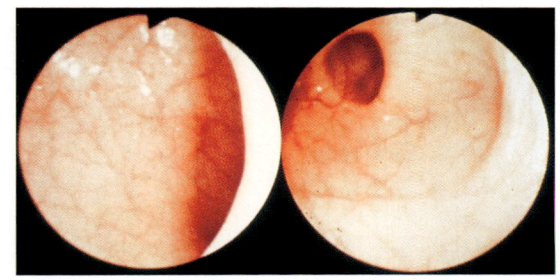

写真2

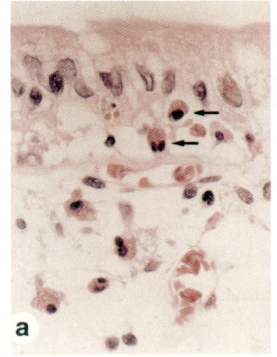

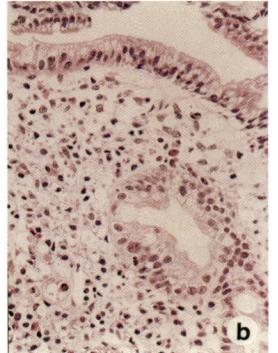

写真3A　　写真3B

好酸球が粘膜最表層に浸潤し，一部はさらに上皮基底部に侵入し上皮が空胞化し剥脱しかけている像もみとめられた．

写真3B：十二指腸粘膜には好酸球・好中球を主体とする炎症性細胞浸潤があり，腺上皮内に好中球の浸潤している像もみとめられた．胃粘膜には好酸球の浸潤をみとめなかった．寄生虫・虫卵はいずれの生検材料にもみとめられなかった．
（写真1, 2, 3は朴沢重成ほか：*Gastroenterological Endoscopy*, **35**：1015, 1993より許可を得て転載）

[治療]

一般的にステロイドが著効を示し，予後は良好であるが，再発を繰り返す例もある．本例は対症療法で症状は軽快し，好酸球数も正常化した．現在無治療で経過観察中である．

[診断・鑑別疾患]

好酸球性胃腸炎はまれな疾患である．好酸球の浸潤部位より本例は筋層や漿膜に病変をみとめず，粘膜（および粘膜下層）を病変部位とするpredominant mucosal layer diseaseに属する．大腸粘膜の斑状発赤・出血が特徴的所見といわれるが，本例では浮腫性変化しかみとめなかった．本症では本例のようにself-limitingな経過をたどるものも多く，軽症例は単なる胃腸炎として見逃されやすい．

鑑別疾患として寄生虫疾患，自己免疫性疾患に伴う腸病変，炎症性腸疾患の初期像などがあげられる．

本症の成因はいまだ不明であるが，血中IgE高値を示し，アトピー性皮膚炎やアレルギー性鼻炎の既往を有し，食事によって症状の増悪をきたす例が多いことから，食事性抗原によるアレルギーが想定されている．自験例においても豚肉以外の食事高原の同定は困難であり，妊娠という生体側の変化が契機となり発症した可能性も高い．

■三浦総一郎・藤森　斉

7-12　気管支喘息

症例　61歳　女性

[臨床所見]

生来健康であったが，感冒罹患後咳嗽が続くため来院．胸部の聴診上喘鳴が聴取された．次男が気管支喘息で治療中．

[臨床検査]

喀痰中好酸球（＋），WBC 9400/μl (St 4％，Seg 75％，Eo 2％，Ba 1％，Mo 3％，Ly 14％)，CRP＜0.3mg/dl，IgE＜25IU/ml，IgE CAP-RASTヤケヒョウヒダン 1.03 (score2)．

[肺機能検査]

FVC 2.99l (90.3％)，$FEV_{1.0}$ 1.97l，FEV_{1}％ 65.9％，$\dot{V}_{50}$ 1.37l/s，$\dot{V}_{25}$ 0.25l/s．

表1　JGL2006による治療の目標

1) 健常人と変わらない日常生活が送れること．
　正常な発育が保たれること．
2) 正常に近い肺機能を維持すること．
　PEFの変動が予測値の10％以内
　PEFが予測値の80％以上
3) 夜間や早朝の咳や呼吸困難がなく，十分な夜間睡眠が可能なこと．
4) 喘息発作が起こらないこと．
5) 喘息死の回避．
6) 治療薬による副作用がないこと．
7) 非可逆的な気道リモデリングへの進展を防ぐこと．

表2 現在の治療を考慮した喘息重症度の分類（ガイドライン JGL2006, p7, 表 1-7, 改変）

現在の治療における患者の症状	ステップ1	ステップ2	ステップ3	ステップ4
ステップ1：軽症間歇型相当	軽症間歇型	軽症持続型	中等症持続型	重症持続型
ステップ2：軽症持続型相当	軽症持続型	中等症持続型	重症持続型	重症持続型
ステップ3：中等症持続型相当	中等症持続型	重症持続型	重症持続型	重症持続型
ステップ4：重症持続型相当	重症持続型	重症持続型	重症持続型	最重症持続型

表3 コントロールレベルの定義（GINA2006）

	コントロール良好 （すべての項目が該当）	コントロール不十分 （週にいずれかの項目が該当）	コントロール不良
日中の症状	なし（週に2回以下）	週に2回超	「コントロール不十分」の項目が週に三つ以上当てはまる
活動の制限	なし	ある	
夜間早朝の症状	なし	ある	
発作治療薬の使用	なし（週に2回以下）	週に2回超	
呼吸機能[3] （PF or FEV$_1$)	正常範囲	<80％予測値， もしくは自己最良値	
喘息増悪	なし		

1) 喘息増悪が起きた場合には，そのつど治療ステップを確認することとする．
2) 喘息増悪が起きた週は，「コントロール不良」とする．
3) 5歳以下の小児の呼吸機能は参考にならない．

気道可逆性試験にて FEV$_{1.0}$ 2.25l に改善（14.2％，280ml の改善をみとめ，可逆性ありと診断）．
気道過敏性試験（アセチルコリンを用いた標準法）：PC$_{20}$ 2500μg/ml と気道過敏性をみとめる．

[臨床経過]
夜，目が覚めるような咳が週に2日以上，日中の咳が毎日続くため，ステップ3と判断，ステロイド吸入（フルチカゾン）を1日400μgで開始，症状は軽快した．その後梅雨時に症状の増悪がみられ，長時間作用型β$_2$刺激薬を追加して連用，さらに症状が出現したときに短時間作用型β$_2$刺激薬を追加して安定している．

[診断]
呼吸機能検査にて，閉塞性障害を示し，気道過敏性試験で過敏性を示す．また喀痰中の好酸球や呼気中NOが気道炎症の指標とされている．アトピー素因（IgE CAP-RAST ダニ陽性），家族歴を有することから，喘息と診断した．最近では咳だけの cough variant asthma も多く，β$_2$刺激薬が有効であることが診断の一助となる．

[治療]
気管支喘息治療の目標は，副作用の少ない薬剤を用いて発作を完全に予防することである．
気管支喘息の治療は，WHOのガイドライン（Global Initiative for Asthma: GINA，2006）および成人気管支喘息管理，治療ガイドライン（JGL2006）が現在もっとも新しいガイドラインとなっている．いずれも急性発作時の治療と慢性期の管理に分けられ，重症度によって治療が異なる．患者の重症度をまず把握することが重要である．**表1**にJGL2006による喘息の治療目標を示す．さらに**表2**に示すように，いままで行われてきた喘息治療を考慮に入れて，患者の重症度を決定し，それにあった治療を行うよう推奨されている[2]．GINA2006ではコントロールレベルを示し，トータルコントロールを治療の目標としている（**表3**）．

治療の中心は吸入ステロイド薬で，JGL2006では軽症間歇型から低用量の吸入ステロイド薬が推奨されている．

また治療を行ううえで重要なのは，患者自身が自己管理を行うことである．自己管理を行ううえで重要なのはピークフローメーターを用いたピークフロー値の測定である．患者はピークフロー値により，治療をステップアップするように指示が出

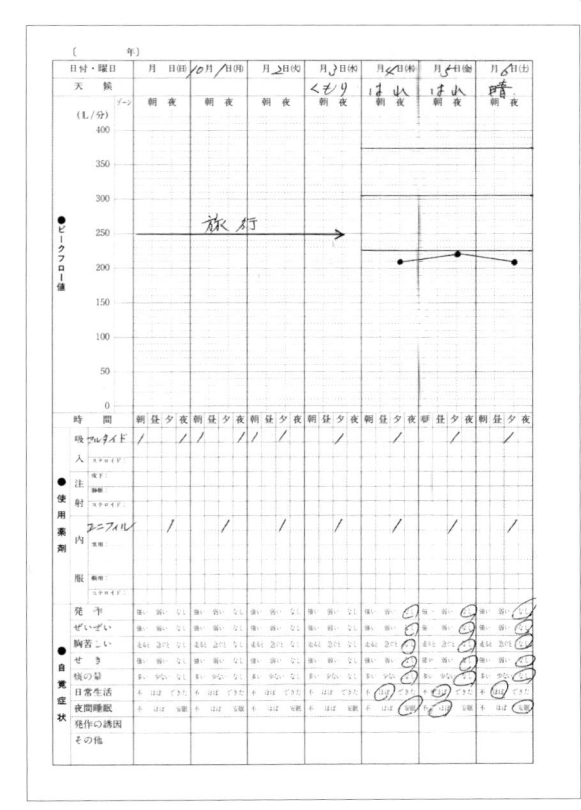

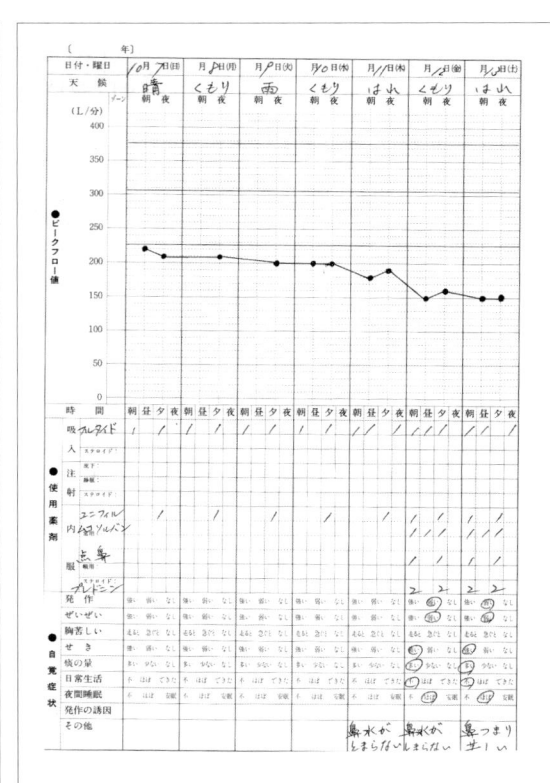

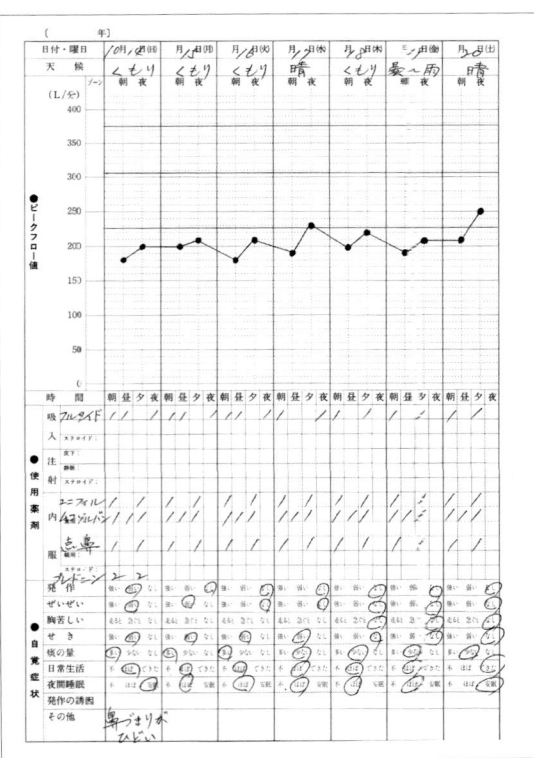

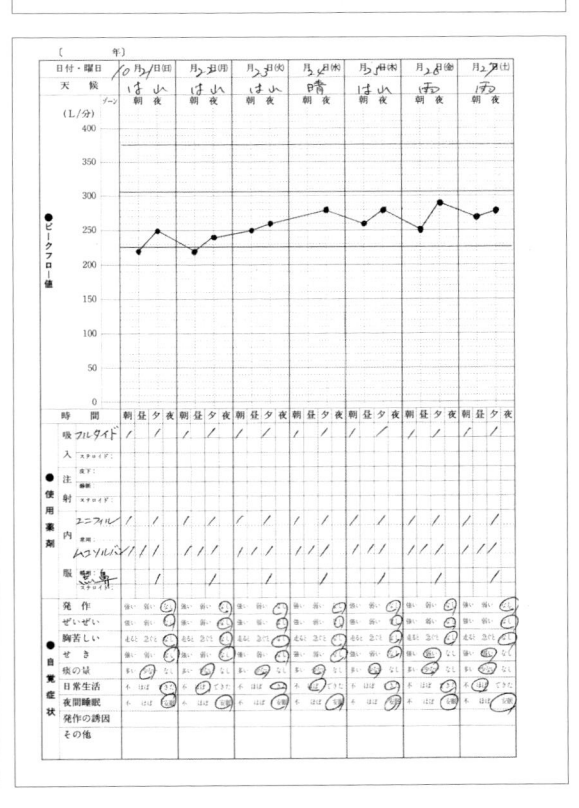

図1 ピークフロー日記

患者には自己ベスト値の80％を下回った状態で吸入ステロイド薬の増量を指示，10月11日よりフルチカゾンを400μg/日から600μg/日に増量したが，翌日もピークフロー値が低下するためプレドニゾロンの内服を患者自身で開始した．3日間の内服により状態は改善し，病院を受診する必要はなかった．

されている．患者の自己管理により発作を回避した症例を**図1**に示す．このように患者の状態にあわせて自己管理を行うアクションプランを提示することで，喘息コントロールはさらに改善するとされている[3]．治療薬による治療も重要であるが，環境整備を行い，喘息発作の原因となるアレルゲンをできるだけ避けることが重要である．また，ワクチン接種によりインフルエンザや肺炎球菌性肺炎を予防することも重要である．

■駒瀬裕子・中川武正

[文献]

Gibson PG, Coughlan J, Abramson M : Self-management education for adults with asthma improves health outcomes. *West J Med* **170** : 266, 1999.

GINA Exective Committee/GINA Science Committee 監修, Global Initiative for Asthma 2006. Available from : URL : http://www.ginasthma.org.

大田　健，富岡玖夫，西間三馨：厚生労働省・アレルギー研究班，喘息予防・管理ガイドライン，協和企画，2006.

8. 腎・尿路系の疾患

編集　阿部圭志

1. 感染症
2. 循環器系の疾患
3. 呼吸器系の疾患
4. 消化器系の疾患
5. 肝の疾患
6. 胆・膵の疾患
7. 膠原病
9. 内分泌系の疾患
10. 代謝の異常
11. 血液疾患
12. 神経疾患
13. 眼底
14. 救急医療

8-1 正常像

腎臓は脊髄の両側，後腹膜腔内の第12胸椎と第3腰椎の間に位置する．長径10～12cm，短径5～7cm，厚さ3～4cm，重さ120～130gである．

静脈性腎盂造影（写真1）

腎臓や尿路系の形態をみる．サイズの左右差，萎縮，腎陰影の出現や消失の時間，腎盂・腎杯の形態や拡張，尿管の拡大や壁不整などに注目する．

コンピューター断層撮影，磁気共鳴画像（写真2）

腎臓のサイズ，腎皮質や髄質の厚さや形，腎盂・腎杯や尿管の拡張，造影の均等性などをみる．腎腫瘍や腎囊胞，水腎症，萎縮腎などが診断できる．造影CTを3次元的に処理することにより血管系を抽出するCTアンギオグラフィーが腎血管の評価に有用である．

エコー（写真3）

簡便であり侵襲もなく，両腎のサイズや腎盂・腎杯が観察できる．また，超音波ドプラでは波形の解析から，腎動脈狭窄や腎内血管の機能を評価できる．

腎シンチグラフィー（写真4A，4B）

腎シンチグラフィーは左右の腎機能を個別に評

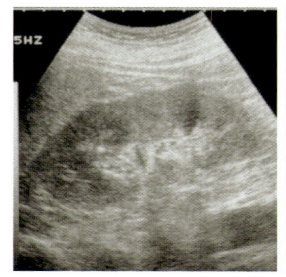

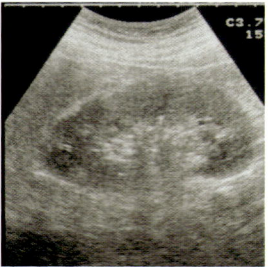

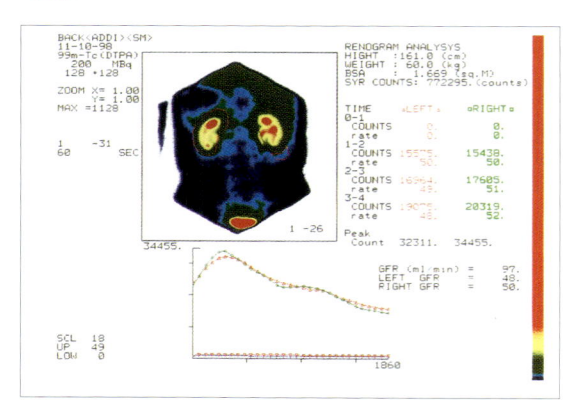

写真3

写真4A ^{99m}TC-DTPA 左右の腎臓のGFRを評価できる．
左：48ml/min，右：50ml/min.

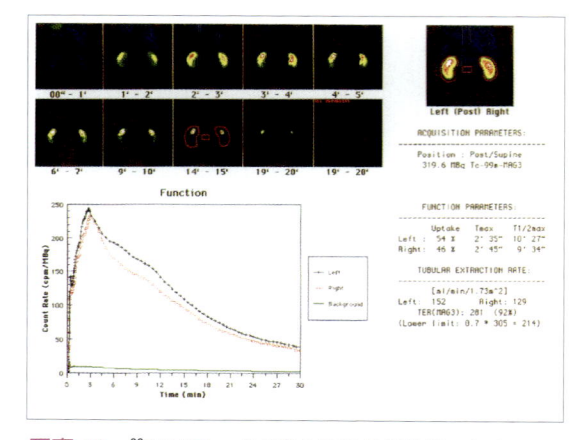

写真4B ^{99m}MAG$_3$ 有効腎血漿流量が計算できる．
左：216ml/min，右：200ml/min.

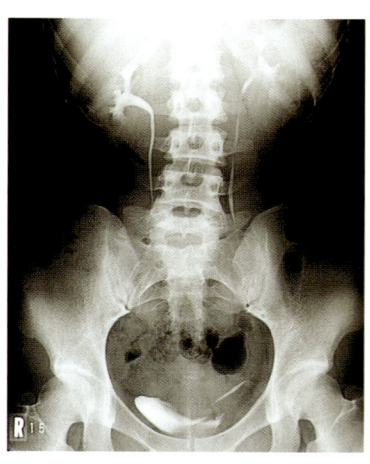

写真1

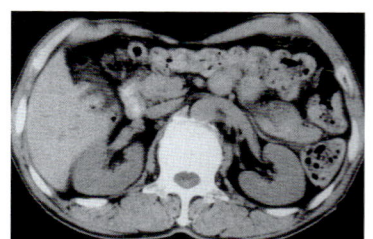

写真2　CT
左：単純撮影，右：造影後．

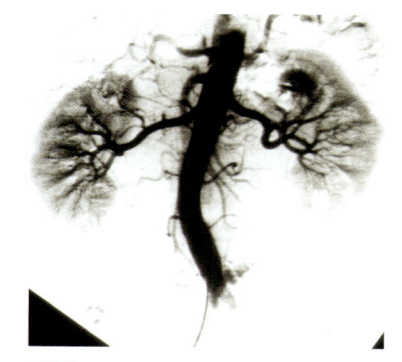

写真5A

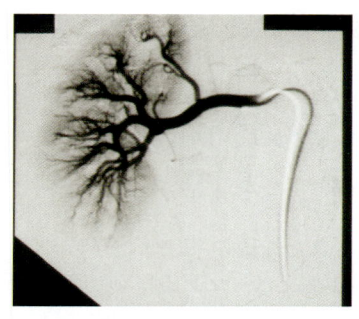

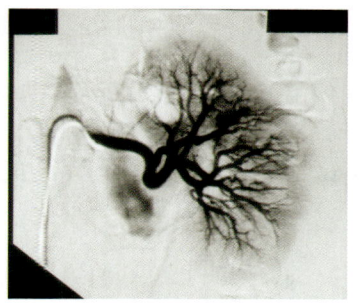

写真5B

腹部エコー（写真1）
　両腎はいずれも腫大し，皮髄境界が鮮明となっている．胆石を伴った急性胆嚢炎の所見をみとめた．

[診断・臨床経過]
1) 循環不全
　嘔吐，下痢の先行があり低血圧，皮膚温の低下が認められ，脱水および敗血症状態に由来する末梢循環不全と考えられた．急性腎不全に対し，急性血液浄化療法を要する状態であるが，最初に循環動態を改善させる必要があり，膠質液を含む $2l$ の補液を行ったところ，低血圧，低体温は改善傾向となった．

2) 急性腎不全（acute renal failure）
　乏尿を呈するARFであり，FENa（u/pNa/u/pCr×100）7.6％と高値を呈し腎性ARFの診断となる．脱水などによる腎前性ARFが先行し，敗血症，DICが加わったことにより腎性ARFに至ったものと解釈される．ARFの経過は図1に示したが，高カリウム血症，高窒素血症を呈する乏尿期の間は血液透析を行った．利尿期に入ったのちに透析は中止し，以後徐々にクレアチニン値は低下した．写真2は，第8病日に行った腎生検組織

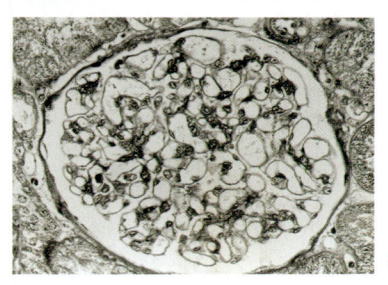

写真6

価できる．使用する放射性同位元素によりそれぞれ特徴的な生理機能を反映する．

腹部大動脈・選択的腎血管撮影（写真5A, 5B）
　42歳の男性．高血圧（220/130mmHg）の精査加療を目的として入院した．大動脈血管撮影で腹部大動脈の蛇行がみとめられたが，左右の選択的腎動脈撮影には異常はみとめられなかった．

腎組織生検（写真6）
　腎糸球体病変や間質病変の確定診断や病変の程度を知るのに必須である．
　　　　　　　　　　　　　　　　　　■伊藤貞嘉

8-2　急性腎不全

症例　66歳　男性

[病歴・現症]
　10年前に胆石の診断を受けている．5日前より右季肋部痛，黄疸，発熱，3日前より嘔吐，下痢などが出現し近医に入院．乏尿，高窒素血症がみとめられたため転院となる．BP 80/40mmHg，HR 120/分，BT 35.5℃．黄疸をみとめ，Murphy微候陽性．四肢末梢冷感あり．

[検査]
　尿量350 ml/日，尿Osm. 360mmOsm/l，尿蛋白(2+)，尿糖(+)，潜血(+)，沈渣：RBC 1，WBC 5，上皮2，顆粒，硝子円柱各2/×100．血清クレアチニン4.5mg/dl，BUN 75mg/dl，Na 128，K 5.6，Cl 94mEq/l，RBC 420×10^4/μl，Hb 13.1g/dl，WBC 16000/μl，Plt 7.6×10^4/μl，T.Bil 8.1mg/dl（direct 6.4），GOT 270，GPT 280，AlP 560 IU/ml，U-Na 80mEq/l，U-Cr. 37mg/dl，FENa 7.6％．

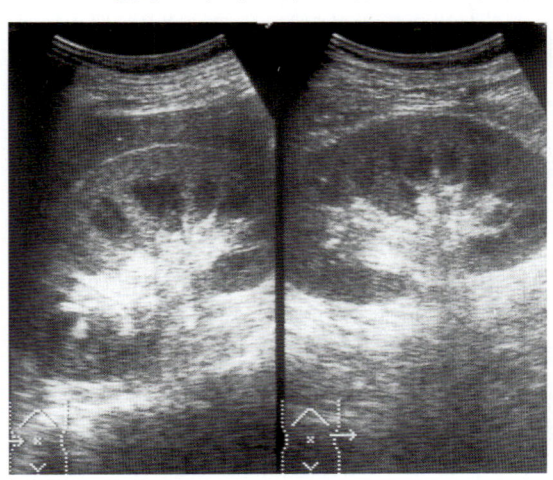

写真1

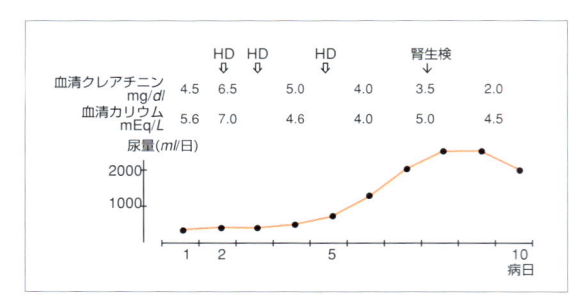

図1 ARF

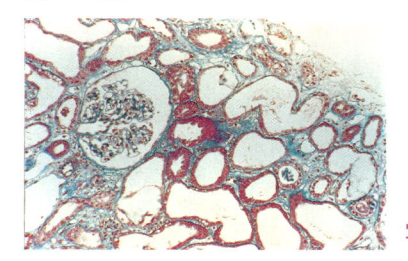

写真2

像．急性尿細管壊死（acute tubular necrosis）とよばれる所見に一致するが，通常尿細管の壊死は明らかではない．尿細管腔の拡大，尿細管上皮の萎縮，間質の浮腫などが主たる所見である．

3）胆道感染症，敗血症，DIC

抗生剤，アンチトロンビンⅢ製剤，メシル酸ガベキセートなどの使用により軽快した．

■田熊淑男

8-3 慢性腎不全

症例　56歳　男性

[病歴・現症]

30歳時に蛋白尿および顕微鏡的血尿を指摘されたが放置していた．5年前より血圧も高めとなっていた．1年前より2～3回の夜間尿が出現した．1週間前に感冒症状があり，その後より夜間の呼吸困難，息切れ，下肢浮腫などが出現し入院となった．BP190/110mmHg，HR90/分，心音：ギャロップ様，頸静脈の坐位での拡張，両肺底部のラ音，下肢浮腫などがみとめられた．

[検査]

尿比重1.010，蛋白（3+），潜血（+），沈渣：RBC5～9，WBC1～4，顆粒円柱に加え，broad castもみとめた．血清クレアチニン3.5mg/dl，BUN50mg/dl，尿酸8.5mg/dl，Ccr22ml/分，Na139，K5.7，Cl 116mEq/l，Ca8.2mg/dl，P6.4mg/dl，RBC320×10^4/μl，Hb9.6g/dl，Ht29%，WBC8700/μl，Plt13.4×10^4/μl，血液ガス：pH7.290，HCO_3^- 17.0mEq/l，$PO_2$65mmHg，胸部X線：CTR58%，肺うっ血（+），ECG：左室肥大，左側誘導にてST，T低下あり．

腹部エコー（写真1）

両腎いずれも萎縮しており，皮質と髄質の境界は不明瞭となっている．

腎生検（写真2）

PAM染色．観察された3個の糸球体のうち2個は硝子化しており，1個はボーマン氏腔の拡大をみとめる．尿細管は広範に萎縮し，間質の細胞浸潤を伴っている．一部の尿細管腔は拡大し，残存ネフロンの代償性肥大を示唆しており，このようなネフロンでbroad castが形成されたものと思われる．小，細動脈の中膜は肥厚し，内腔の狭窄をみとめる．

[診断]

腎生検蛍光抗体法ではIgAの沈着をみとめ，IgA腎症による慢性腎不全（chronic renal failure）と診断した．高血圧症は腎実質性高血圧症であり，腎炎により機能ネフロンが失われる過程でNa貯留が発生することが成因となっている．徐々に高血圧症が悪化し体液貯留も高度となったために心不全を呈したと考えられた．

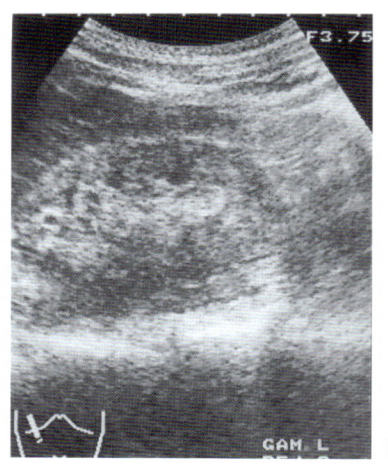

写真1

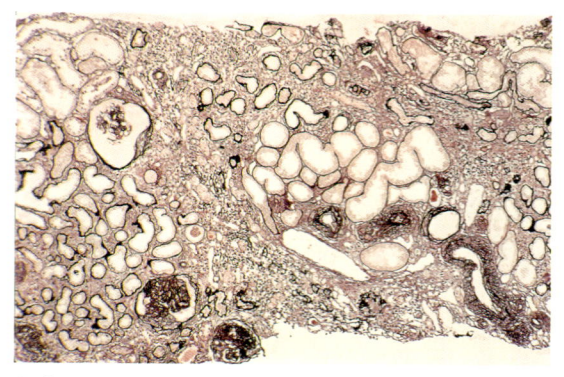

写真2

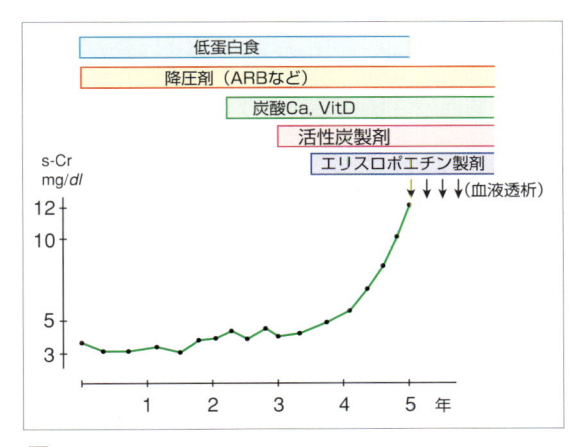

図1 CRF

[臨床経過]（図1）

食事療法として蛋白制限（0.6g/日），塩分5〜7g/日，カリウム，リンなどの制限食を指導した．高血圧症に対してはAT₁受容体拮抗薬を用いたが，残存している機能ネフロンの糸球体過剰濾過を是正し腎不全の進行を遅らせる作用が期待できるからである．しかし腎不全における降圧目標である130/80mmHgまでの降圧は得られなかったため他剤を併用した．その後の外来経過観察中には徐々に腎不全が進行傾向を示し，カルシウム値の低下，リン値の上昇，副甲状腺ホルモン値の上昇，腎性貧血の増悪などもみとめられたためリン吸着剤，ビタミンD製剤，エリスロポエチン製剤，活性炭などの薬物療法を追加した．5年後には血清クレアチニン値が10mg/dlに上昇したため，血液透析を開始した．

■田熊淑男

8-4 糖尿病性腎症

【10-3 マイクロアンギオパチー，13-1 糖尿病 参照】

症例 66歳 女性

[病歴・現症]

父が高血圧症，母が糖尿病．30歳ころより肥満あり，10年前に尿糖陽性となり，糖尿病の診断を受けた．7年前より高血圧症も出現したが，通院不規則であった．5年前には微量アルブミン尿（micro albuminuria）も指摘されていた．1年前より体重減少傾向となり，2カ月前より口渇，全身浮腫，視力障害などが出現した．BP180/80mmHg，全身浮腫および両下肢の知覚，振動覚の低下あり．

[検査]

尿蛋白6g/日，尿糖4g/日，沈渣RBC1〜4, WBC1〜4/×400, 硝子円柱2〜3, 顆粒円柱1〜4/×100, 血清クレアチニン1.7mg/dl, BUN21mg/dl, Ccr27ml/min, K4.1mEq/l, TP4.3g/dl（Alb51％, α_2-gl 17％, γ-gl 12％）, FBS200mg/dl, HBA$_{1c}$9.2％, 総コレステロール290mg/dl, レニン活性（PRA）0.2ng/ml/h, 血漿アルドステロン濃度（PAC）10pg/ml.

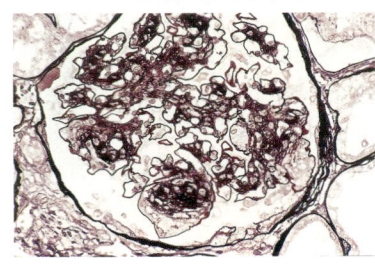

眼底

糖尿病性増殖性網膜症．

腹部エコー（写真1）

Ccrの著明な低下からは萎縮腎が想定されるが，糖尿病性腎症の場合には写真のごとく形，大きさともに正常腎に近いことが多い．

[腎生検組織像]

PAM染色（写真2）

12時方向の部分でもっとも著明だが，結節性病変（nodular lesion = Kimmelstiel-Wilson病変）の糖尿病性糸球体硬化症の所見に一致する．

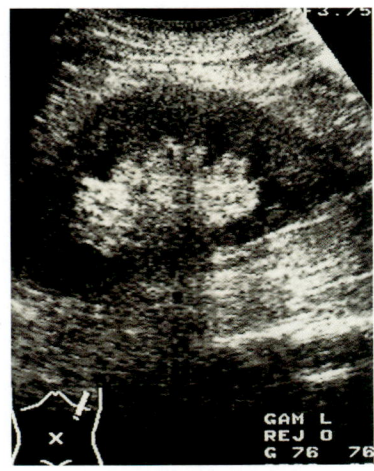

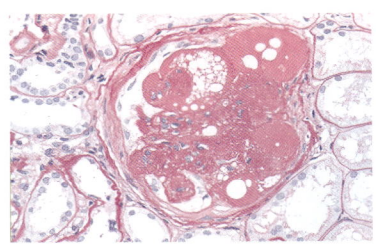

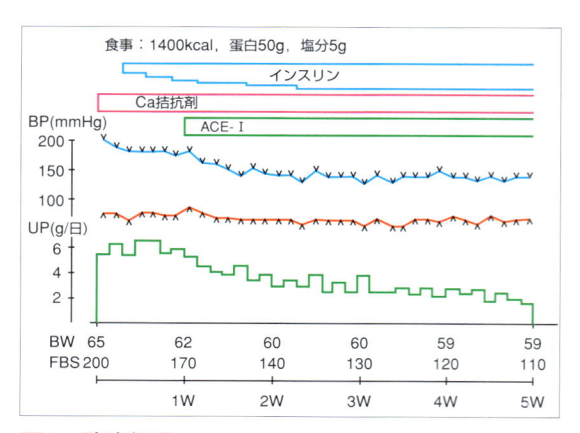

図1　臨床経過

PAS染色（写真3）

microaneurysma様に拡大した係締腔内にPAS陽性のヒアリン様物質（fibrin cap）もしくは泡沫状物質が充満しており，滲出型病変（exudative lesion）の糖尿病性糸球体硬化症に一致する所見もみとめられた．

[診断・臨床経過]

病歴・検査所見より糖尿病性糸球体硬化症によるネフローゼ状態を伴った慢性腎不全と診断した．

当面の治療目標は腎不全の進行遅延とネフローゼ状態の改善にあるが，この二つの目標を達成するためにはレニン-アンジオテンシン系（RAS系）を阻害することがもっとも有効であると考えられている．AT_1受容体拮抗薬（ARB）とACE阻害剤の併用療法を高カリウム血症に注意しながら行った．血圧，尿蛋白は徐々に改善傾向を示したが，降圧目標である130/80mmHgには至らなかったためCa拮抗薬も併用した．食事療法としてカロリー制限（25kcal/kg），低蛋白食（0.8g/kg），塩分制限（5g/日），カリウム，リン制限を行った．血糖管理はインスリンにて行い徐々に増量することにより，急激な低下による網膜症の悪化をきたさぬよう配慮した．全身浮腫に対してはループ利尿剤を使用したが，継続使用により脱水を介しての腎不全の悪化を招くこともあるため，浮腫が消失した時点で中止した（図1）．　　■田熊淑男

8-5　腎血管性高血圧症

【2-30 腎血管性高血圧症 参照】

症例　49歳　女性

[臨床所見]

SLEが疑われて当科を受診したが，150/90mmHgの高血圧と腹部血管雑音が存在するため精査入院となった．SLEは否定された．身体所見はほかに異常なし．

[血液検査]

BUN 12mg/dl，Cr 0.6mg/dl．

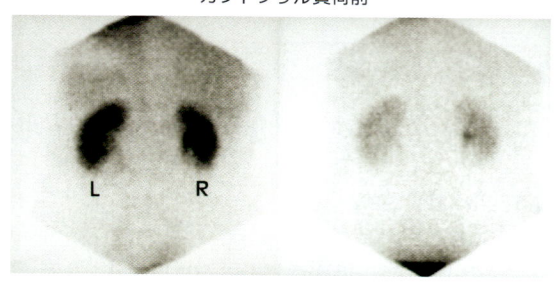

カプトプリル負荷レニン刺激試験：負荷前血漿レニン活性値（ngAI/ml/h）0.35（正常0.8〜5），1時間値13.6（正常5〜8.3），2時間値9.3（正常5〜8.3）．

分腎レニン活性（ngAI/ml/h）：上大静脈1.7，

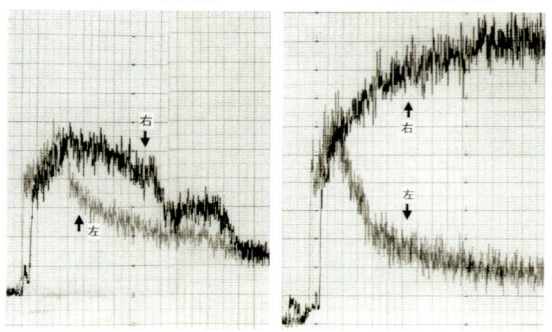

写真1

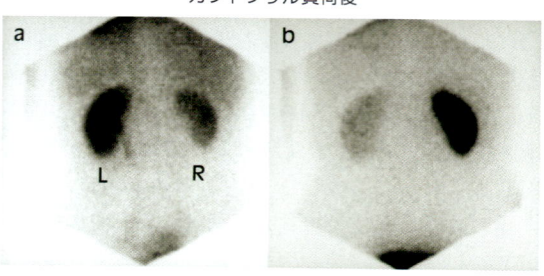

写真2

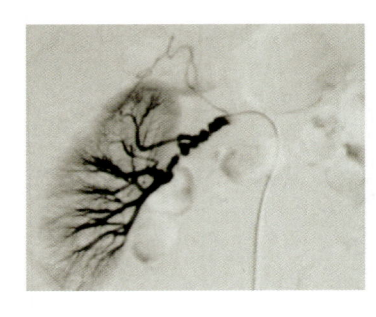

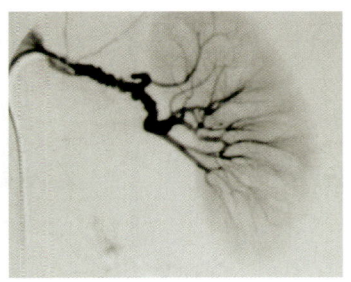

写真3

下大静脈 2.3，右腎静脈 2.3，左腎静脈 1.8．

[画像診断]

レノグラム（写真1）

　カプトプリル負荷前には左右差はないが，負荷後に右腎の排泄遅延像がみとめられる．

レノシンチグラム（写真2）

　カプトプリル負荷前に左右差はないが，負荷後に右腎への集積の遅延（a）と排泄（b）の遅延像（paradoxical hyper-concentration）がみとめられる．

血管撮影（写真3）

　選択的腎動脈撮影：両側の腎動脈に数珠状の狭窄がみとめられ，線維筋性異形成による腎動脈狭窄と診断される．

[治療]

　1）経皮的血管内腎動脈形成術（perculataneous transluminal renal angiography：PTRA）

　2）外科的血行再建術

　3）腎摘出術：血行再建不可能な腎動脈瘤で破裂の可能性の高い場合などに限られた適応であり，現在あまり行われなくなった．

　4）内科的治療（降圧療法）

　5）エタノールやコイルによる塞栓術（動静脈奇形，動脈瘤）

　カプトプリル負荷レノグラム，レノシンチグラムで右腎動脈の狭窄が機能的に有意と考えられたので，PTRAを行った．PTRA後の選択的右腎動脈撮影，ガイドワイヤーがみられる（写真4）．

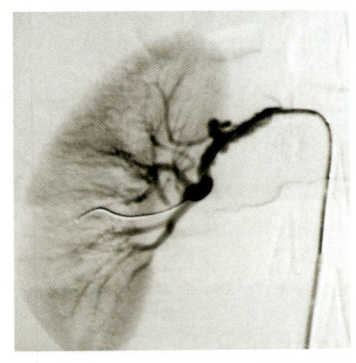

写真4

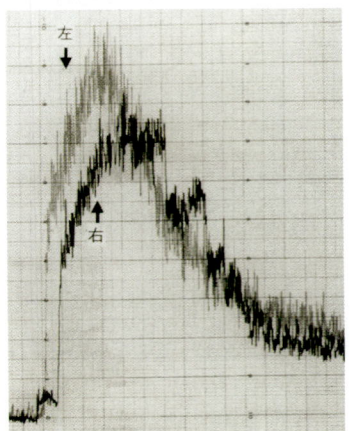

写真5

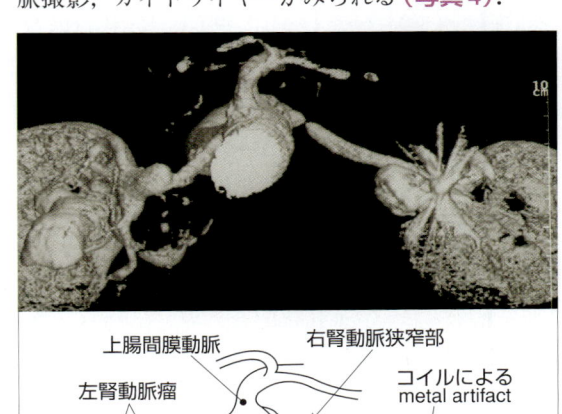

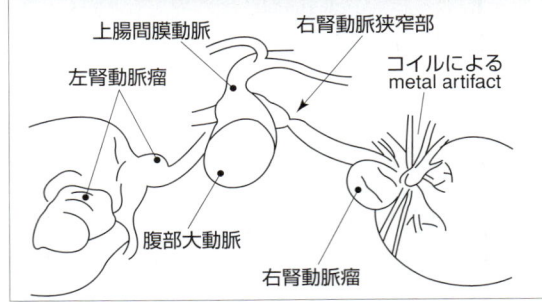

写真6

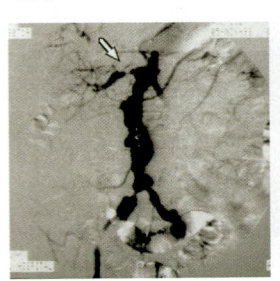

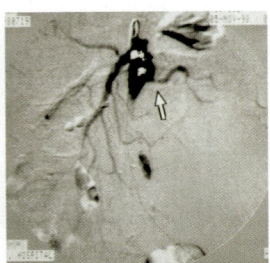

写真7

写真9

術前　　　　　　術直後　　　　　　術後1年

PTRA後のカプトプリル負荷レノグラムは正常化した(写真5).

[多発性腎動脈瘤と腎動脈狭窄をみとめた腎血管性高血圧症：造影CT，3次元画像]

症例　75歳　男性

腎動脈瘤は両側に多発し，その多くは石灰化を伴っていたことから手術の適応はないとされ，右腎動脈近位部の石灰化を伴っていない動脈瘤に対

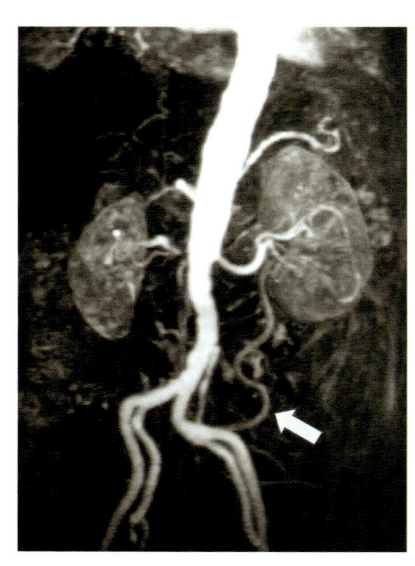

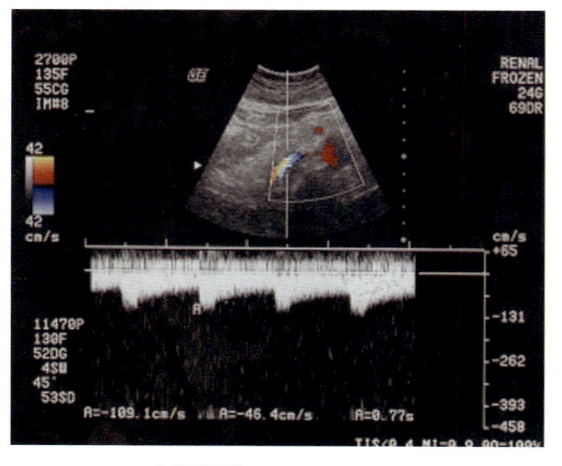

写真8

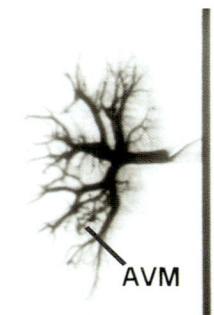

右腎動脈 PSV = 109cm/s

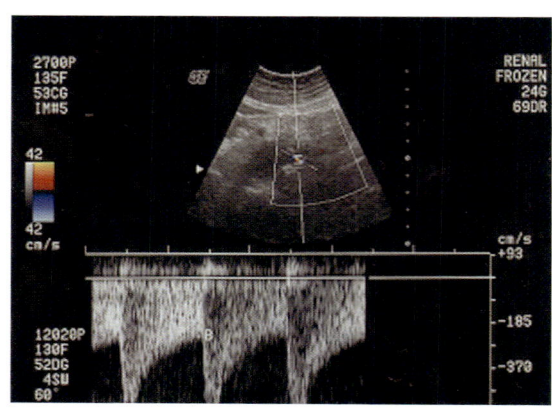

左腎動脈 PSV = 554cm/s

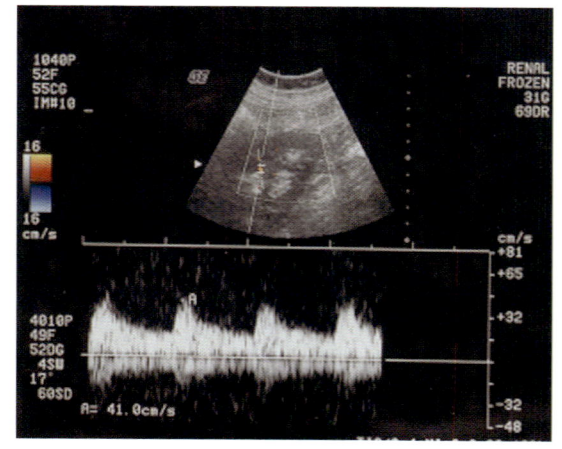

右腎内 PSV = 41cm/s

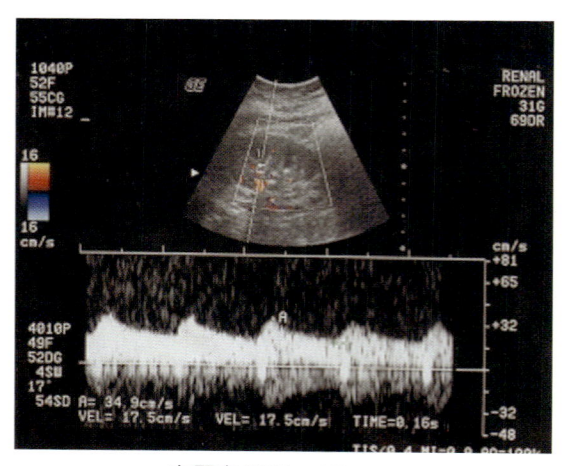

左腎内 PSV = 17cm/s

写真10

し，経カテコールにコイルによる塞栓術が施行された(写真6)．

[粥状硬化症による腎血管性高血圧症：CO_2アンジオグラフィー]

症例　70歳　男性

腎機能の低下(Ccr 25ml/min)があるため通常の造影剤の使用は不適当と考え，CO_2アンジオグラフィーを行った．大動脈に壁不整および両側腎動脈の狭窄がみとめられる．Y字型人工血管を用い大動脈置換と腎動脈のバイパス術施行(写真7)．

[大動脈炎症候群による腎血管性高血圧症：MRIアンジオグラフィー]

症例　45歳　女性

23歳時より大動脈炎症候群として治療される．大動脈閉塞不全，両側頸動脈の狭窄所見あり．大動脈の壁不整，右腎動脈起始部の高度狭窄と萎縮，上腸管膜動脈閉塞および下腸管膜動脈の発達(meandering artery：矢印)がみとめられる(写真8)．

[腎動静脈奇形による腎血管性高血圧症]

症例　15歳　女性

高血圧の精査にて右腎腎動静脈奇形(AVM)によるものと診断され，アルコールによる塞栓術を行い血圧は正常化した．術後1年塞栓により壊死した腎実質の瘢痕化がみられる(写真9)．

症例　37歳　女性

超音波ドプラで左腎動脈の収縮期最高血流速度(peak systolic velocity: PSV)が上昇しており(写真10)，腎内動脈のPSVは低下していた．精査の結果，有意な腎動脈と判定し，PTRAによる血行再建術を行い，血圧は正常となり，超音波ドプラ所見も正常化した．

■伊藤貞嘉

8-6　高血圧性腎硬化症

1．良性腎硬化症

症例　55歳　男性

[臨床所見]

20年前から高血圧を指摘されていたが放置していた．検診で腎機能の低下と尿蛋白を指摘されて受診した．血圧174/98mmHg．

[検査成績]

尿蛋白(＋)，尿潜血(－)．BUN 20mg/dl，クレアチニン1.3mg/dl．

腎臓超音波では両側腎臓の軽度の萎縮(長径9cm)が見られた．腎生検では(写真1)，細動脈

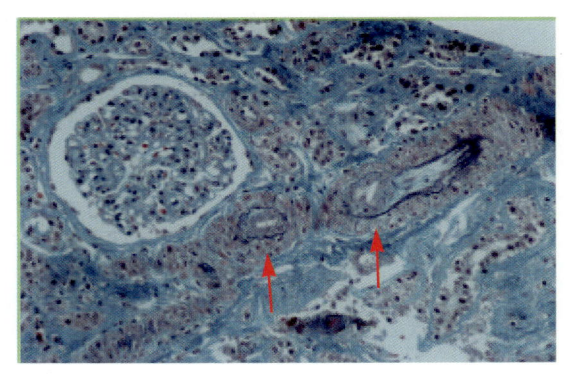

写真1

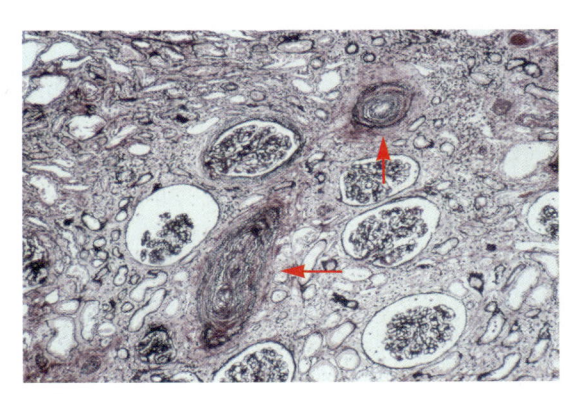

写真2

の肥厚(矢印)と間質線維化がみられる．糸球体は正常のものがみられる．

2．悪性腎硬化症

症例　47歳　男性

[臨床所見]

30歳代より高血圧を指摘されていたが放置していた．視力の低下のため眼科を受診したところ，眼底所見でKWのIVであり，悪性高血圧症を疑われて受診した．血圧244/124mmHg．

[検査成績]

尿蛋白(2＋)，尿潜血(2＋)．BUN 72mg/dl，クレアチニン3.4mg/dl．

腎生検では(写真2)，細小動脈の弾性板が何重にも重なるオニオンスキン病変(矢印)がみられる．糸球体は虚脱したものから正常なものまで多彩であり，間質の線維化と尿細管の萎縮がみとめられる．

■伊藤貞嘉

8-7 肥満関連腎症

症例　54歳　男性

[臨床所見]

毎年検診受診．5年前から高血圧と高脂血症，3年前から蛋白尿を指摘されていた．2年前の検診ではこれらに加え，尿糖，高脂血症，高尿酸血症ならびに脂肪肝も指摘され近医でメタボリック症候群として加療．しかし，蛋白尿の増加傾向のため腎生検目的で入院となった．身長168 cm，体重98 kg，BP 155/94 mmHg．口蓋扁桃肥大をみとめる．

[尿検査]

尿蛋白1.2 g/日，尿潜血陰性，尿糖陰性，尿沈渣：顆粒球円柱1/LPF．

[血液検査]

BUN 18 mg/dl, Cr 0.8 mg/dl, UA 8.6 mg/dl, TP 7.8 g/dl, Alb 4.8 g/dl, TC 224 mg/dl, TG 562 mg/dl, HDL 42 mg/dl, WBC 8200/μl, Hb 17.4 g/dl, Ht 52.1%, HbA$_{1c}$ 6.9%, 75gOGTT：糖尿病パターン，インスリン値（前16 IU/ml, 120分136 IU/ml）．

[画像診断]

腎超音波・IVP（経静脈性腎盂造影）では腎は軽度腫大しており，皮質のエコー輝度は正常で腎盂・腎杯に異常所見はない．

[腎生検組織像]

光顕組織像（PAS染色）

糸球体は著明に腫大するが，細胞増殖はない．一つの糸球体において分節性硬化をみとめる（写真1）．

尿細管・間質の一部に尿細管萎縮，間質の線維化をみとめる．小動脈のfibroelastosisと細動脈の内膜硝子変性をみとめる．

蛍光抗体法・電顕

蛍光ではIgMとC3が糸球体硬化部に沈着．電顕では特筆すべき所見なし．

[診断]

糸球体腫大と巣状分節性の糸球体硬化をみとめ，画像診断で逆流性腎症，低形成腎は否定的であり（表1），腎生検上は糖尿病性腎症も否定的であることより肥満関連腎症と診断．また，睡眠時無呼吸症候群を有することがアプノモニターにより確認された．多血症はこのためと考えられた．

[経過]

カロリー制限食により12kgの減量が得られ，耐糖能は改善．アンギオテンシン受容体拮抗薬を併用し正常血圧となる．蛋白尿は0.3g/日まで改善した．

　　　　　　　　　　　　　　　　　　　■堀田　修

[文献]

Kambham N, Markowitz GS, et al: Obesity-related glomerulopathy: an emerging epidemic. *Kidney Int*, 59:1498-1509, 2001

城　謙輔：巣状分節性糸球体硬化症の組織分類．腎生検病理診断標準化への指針（日本腎臓学会・腎病理診断標準化委員会編集），pp161-166, 東京医学社, 2005.

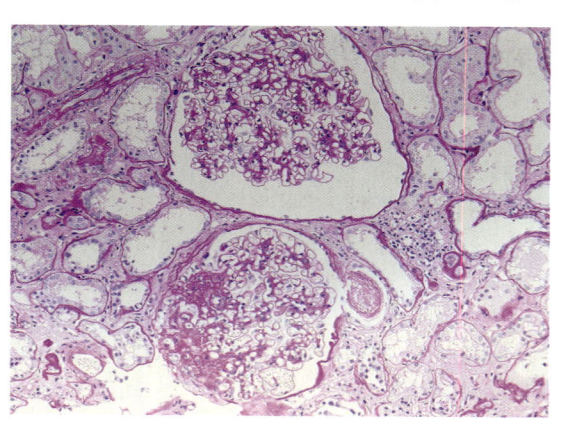

写真1

表1　糸球体腫大を伴い，血清アルブミン低下を伴わない巣状分節性糸球体硬化を呈する疾患の鑑別のポイント

肥満関連腎症	低形成腎	逆流性腎症
腎の大きさは正常～腫大．肥満，高インスリン血症を伴う．	腎は小さい．出生時低体重であることが多い．	腎の表面瘢痕による凹凸，腎盂・腎杯の変形をみとめる．成人では膀胱尿管逆流現象は腎症の発見時にはすでにみとめなくなっていることが多い．

8-8 急性糸球体腎炎

症例　27歳　男性

[臨床所見]

6カ月前の職場検診では異常なかった．3週間前に咽頭痛，右頸部リンパ節腫脹，3日間38℃の発熱があった．1週間前より顔面浮腫ついで全身浮腫が出現した．浮腫の出現した翌日より肉眼的血尿（コーラ色）と尿量の減少を自覚，食欲低下，全身倦怠感も出現したため近医を受診したところ，腎機能低下が判明し，精査と加療の目的で入院となった．BP 172/102 mmHg, HR 82/分, BT 37.1℃．顔面にとくに強い全身浮腫，胸部X線にて両側胸水貯

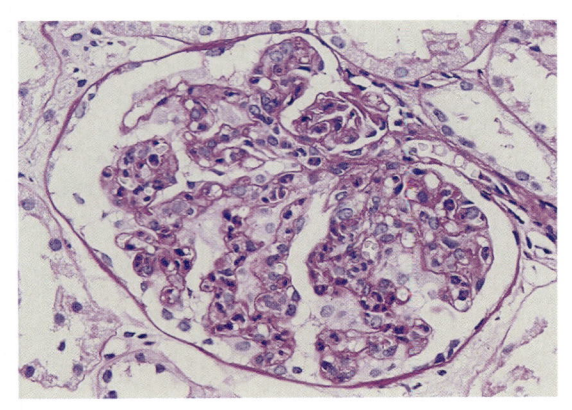

写真1

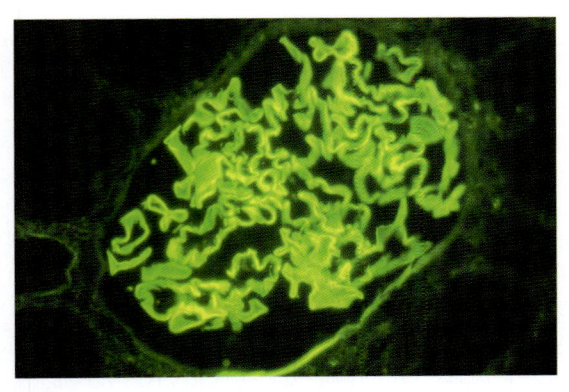

写真2

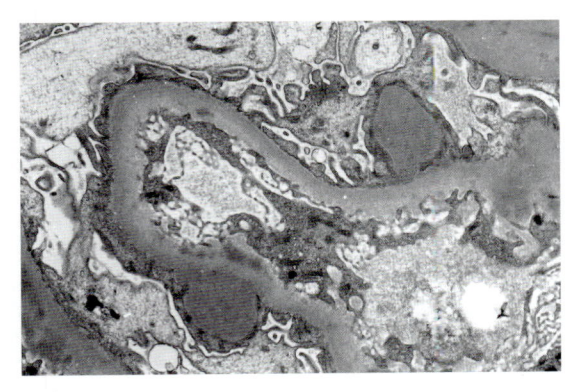

写真3

留．扁桃は腫大し，膿栓をみとめるも発赤はない．
[尿検査]
　尿蛋白1.8 g/日，尿潜血3＋，尿糖陰性．尿沈渣：RBC多数，WBC 10〜29/HPF，赤血球，白血球，顆粒，硝子などの多彩な円柱をみとめる．
[血液検査]
　BUN 28 mg/dl, Cr 1.4 mg/dl, UA 8.7 mg, TP 6.1 g/dl, Alb 3.1 g/dl, TC 211mg/dl, TG 141 mg/dl, HDL 31 mg/dl, WBC 9720/μl, Hb 13.6 g/dl, Ht 38.4％, ASLO 498 U/ml, C3 16 mg/dl, C4 28 mg/dl, CH50＜12 U/ml, IgG 1660, IgA 215, IgM 116 mg/dl．

[腎生検組織像]
光顕組織像（PAS染色）
　すべての糸球体は腫大し，分葉化している．係蹄腔内に好中球を含む多数の浸潤細胞がみとめられ管内細胞増殖を呈している（写真1）．この倍率では判別困難であるが，膜性増殖性腎炎（MPGN）とは異なり，基底膜の二重化はみとめられない．
蛍光抗体法
　糸球体基底膜ぞいに星空（starry sky）様のC3の顆粒状沈着をみとめる（写真2）．
電顕
　GBMの上皮側に数個の巨大なelectron dense deposit（矢印）がみとめられ，いわゆるhumpの像である（写真3）．

[診断・経過]
　扁桃炎ののちに潜伏期を経て，浮腫，血尿，高血圧が発症し，ASLOの高値，CH50の低値の検査成績などからも溶連菌感染後急性糸球体腎炎（PSAGN）と診断した．
　入院安静のうえ，塩分制限をし，浮腫および高血圧の溢水状態に対してはフロセミドとACE阻害薬を併用した．扁桃培養で溶連菌が検出されセフェム系抗生剤を1週間投与した．
　C3，CH50は徐々に上昇し，4週目には正常化した．腎機能の正常化には6週，蛋白尿の陰性化には2カ月，血尿の正常化には6カ月を要した．

■堀田　修

[文献]
Nadasdy T, Silva FG: Acute postinfectious glomerulonephritis and glomerulonephritis caused by persistent bacterial infection. In: Heptinstall's Pathology of the Kidney, 6th ed (Jennette JC, Olson JL, et al ed), pp321-396, Lippincott Williams & Wilkins, Philadelphia, 2007.
Rodriguez-Iturbe B, Burdmann EA, et al: Glomerular disease associated with infection. In: Comprehensive Clinical Nephrology, 3rd ed (Feehally J, Floege J, Johnsson RJ ed), pp305-318, Mosby, Philadelphia, 2007.

8-9　急速進行性腎炎（ANCA関連血管炎型）

症例　72歳　男性
[臨床所見]
　毎年の検診歴はなく，尿検査異常の出現時期は不詳．2カ月前に咳が遷延する感冒症状を自覚．1カ月前より全身倦怠感があり，食欲が低下し，2週間前から37℃台の微熱が続いた．このころより褐色の尿を自覚するようになり，当腎センターを

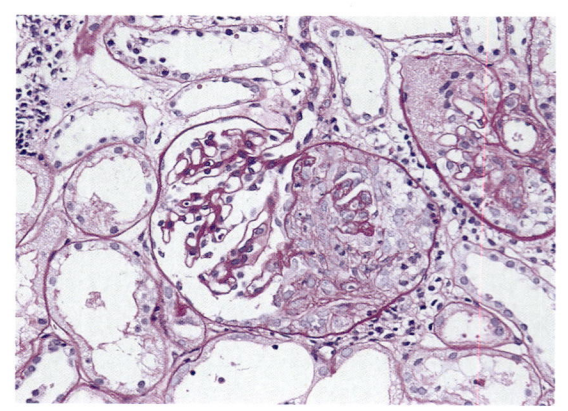

写真1

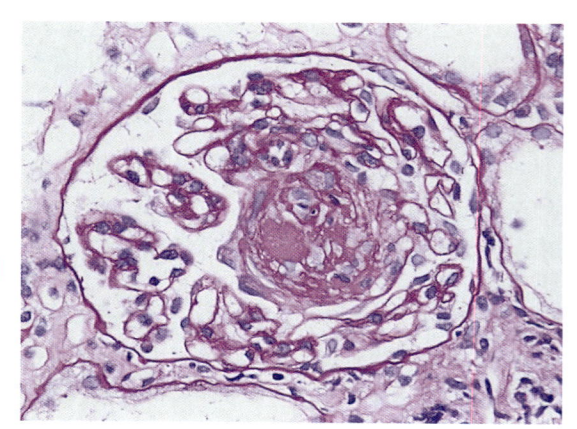

写真2

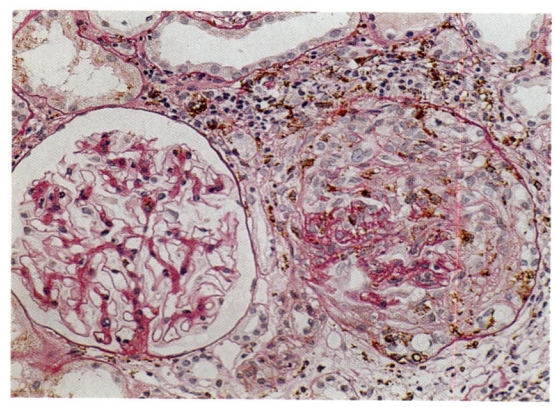

写真3

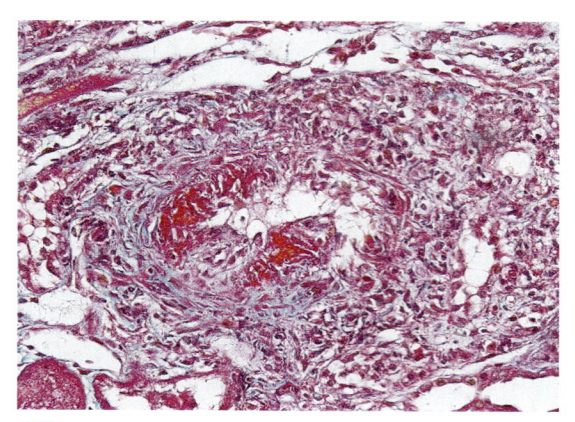

写真4

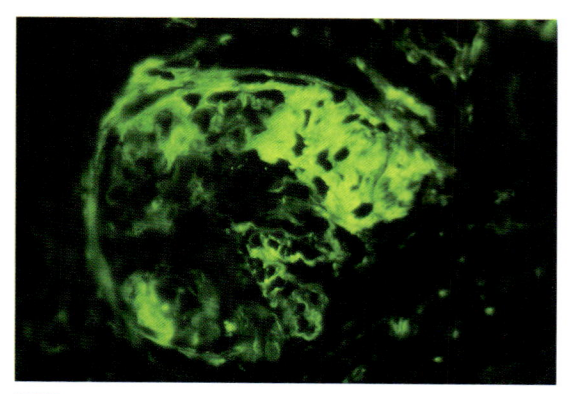

写真5

受診．来院時には健康時に比し3kgの体重減少をみとめた．血圧168/98 mmHg.

[尿検査]

尿蛋白2.2g/日，尿潜血3＋，尿糖陰性．

尿沈渣：RBC多数/HPF，WBC 5〜8/HPF，硝子，顆粒，赤血球など多彩な円柱をみとめる．

[血液検査]

BUN 34 mg/dl, Cr 2.2 mg/dl, UA 8.9 mg, TP 6.0 g/dl, Alb 2.7 g/dl, TC 224 mg/dl, TG 148 mg/dl, HDL 42 mg/dl, WBC 9550/μl, Hb 10.6 g/dl, Ht 32.2%, Plt 48.9×10⁴/μl, 血沈103 mm/hr, CRP 8.03 mg/dl, C3 117 mg/dl, C4 14 mg/dl, CH50 42.9 U/ml, IgG 1382, IgA 497, IgM 103 mg/dl, MPO-ANCA 640 EU, PR3-ANCA＜10 EU, 抗GBM抗体＜10 EU, クラミジア・ニューモニアIgM抗体陽性．

[画像診断]

超音波では腎は軽度腫大し，皮質輝度は上昇．

[腎生検組織像]

光顕組織像（PAS染色, Masson染色）

半数の糸球体において細胞性〜線維細胞性半月体をみとめ，糸球体係蹄の虚脱を伴う（写真1）．一部の糸球体において分節性に係蹄壊死をみとめる（写真2）．半月体を形成する糸球体にはマクロファージ（抗CD68抗体陽性）の著明な浸潤を伴う（写真3）．小動脈壁のフィブリノイド壊死をみとめる（写真4）．

蛍光抗体法

免疫グロブリンの有意な沈着はなく，巣状分節性にフィブリノーゲンの沈着をみとめる（写真5）．

[診断・経過]

糸球体係蹄壊死と小動脈壊死を伴う半月体形成

性糸球体腎炎であり，MPO-ANCA陽性であることよりANCA関連血管炎による急速進行性糸球体腎炎と診断した．ステロイドパルス療法を3クール行い尿蛋白は半減したが強い血尿が続くため，シクロホスファミドパルスを追加した．MPO-ANCAは一旦陰性化し，半年の経過で血尿，蛋白尿は陰性化したが腎機能の改善はCr1.2 mg/dlにとどまった．その後，腎症の再燃はないがMPO-ANCAの再上昇と血沈の亢進をみとめたため，少量の経口ステロイドの投与を継続．　■堀田　修

[文献]

Jennette JC, Falk RJ: Renal and systemic vasculitis. In: Comprehensive Clinical Nephrology, 3rd ed（Feehally J, Floege J, Johnsson RJ ed），pp275-289, Mosty, Philadelphia, 2007.

Jennette JC, Thomas DB: Pauci-immune and antineutrophil cytoplasmic autoantibody-mediated crescent glomerulonephritis. In: Heptinstall's Pathology of the Kidney, 6th ed（Jennette JC, Olson JL, et al ed），pp643-673, Lippincott Williams & Wilkins, Philadelphia, 2007.

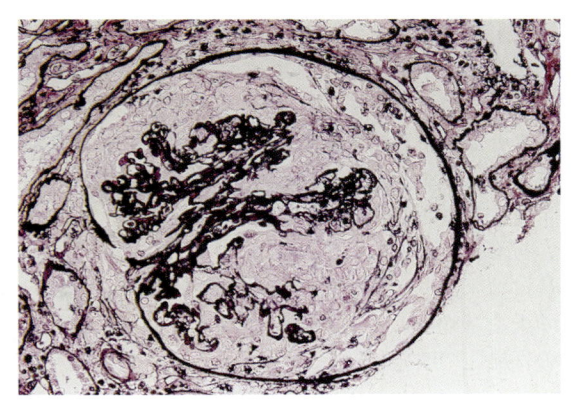

写真1

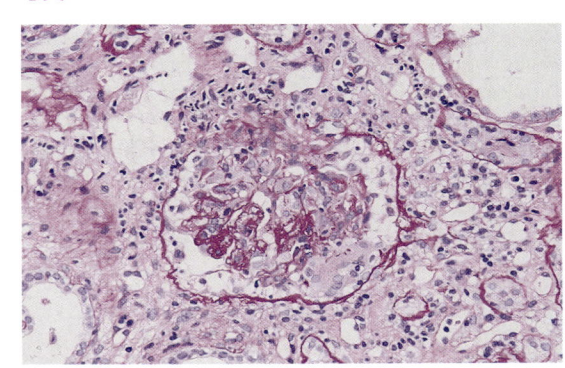

写真2

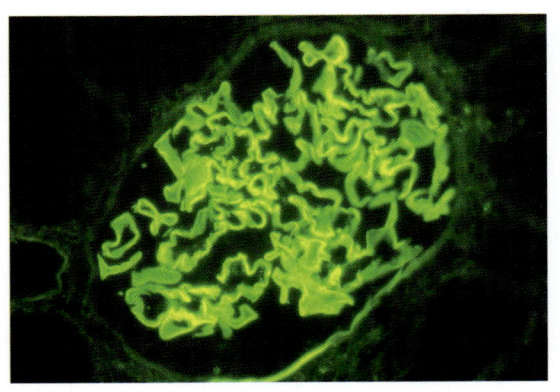

写真3

8-10　急速進行性腎炎（抗GBM抗体型）

症例　23歳　男性

[臨床所見]

1カ月前より全身倦怠感を自覚．2週間前より38℃台の熱発と全身倦怠感の増強を感じた．症状が改善しないため1週間前に近医を受診したところ蛋白尿2+，血尿3+，Cr 1.36mg/dlが判明し即日入院となった．入院2日後Cr 1.68 mg/dl，4日後Cr 2.81mg/dlと急速な腎機能低下をみとめたためステロイドパルス療法が開始され，すみやかに解熱は得られたが入院8日後にはCr 4.41 mg/dlとさらなる腎機能の低下があり，転院となる．血圧140/88mmHg．胸部X線に異常をみとめず．

[尿検査]

尿蛋白1.8g/日，尿潜血3+，尿糖陰性．
尿沈渣：RBC多数/HPF，WBC 1〜4/HPF，硝子，顆粒，赤血球など多彩な円柱をみとめる．

[血液検査]

BUN51mg/dl，Cr 4.96 mg/dl，UA 11.1 mg，TP 6.0 g/dl，Alb 2.8 g/dl，TC 195 mg/dl，TG 113 mg/dl，HDL 36 mg/dl，CRP 2.3 mg/dl，WBC 21590/μl，Hb 11.8 g/dl，Ht 36.4 %，Plt 59.3 × 10³/μl，血沈 65 mm/h，C3 171 mg/dl，C4 32 mg/dl，CH₅₀ 38.5 U/ml，IgG 1370，IgA 701，IgM 96 mg/dl，PR3-ANCA＜10EU，MPO-ANCA＜10EU，抗GBM抗体＞300EU．

[画像診断]

腎超音波では腎の大きさは正常で皮質輝度は上昇．

[腎生検組織像]

光顕組織像（PAS染色）

いずれの糸球体も，線維細胞性半月体をみとめ，糸球体係蹄の虚脱を伴う（写真1）．一部の糸球体では係蹄壁の破綻をみとめる（写真2）．

蛍光抗体法

IgGの糸球体基底膜にそって線状の沈着をみとめる（写真3）．

[診断・経過]

腎生検でIgGが糸球体基底膜にそって線状の沈着をみとめ，血液検査で抗GBM抗体が陽性であることから抗GBM抗体による半月体形成性糸球体腎炎と診断．治療は血漿交換とステロイドパルス療法を併用した．

抗GBM抗体の陰性化に続き，治療開始3カ月後には尿潜血の陰性化が得られたが0.5〜1.0 g/日の蛋白尿がその後も持続，血清Cr 2.0mg/d*l*程度の腎機能の改善にとどまった． ■堀田 修

[文献]

Jennette JC, Nickeleit V: Anti-glomerular basement membrane glomerulonephritis and Goodpasuture's syndrome. In: Heptinstall's Pathology of the Kidney, 6th ed（Jennette JC, Olson JL, et al ed），pp613-641, Lippincott Williams & Wilkins, Philadelphia, 2007.

Phelps RG, Turner N: Antiglomerular basementmembrane disease and Goodpasture's disease. In: Comprehensive Clinical Nephrology, 3rd ed（Feehally J, Floege J, Johnsson RJ ed），pp265-273, Mosby, Philadelphia, 2007.

8-11　IgA腎症

症例　20歳　女性

[臨床所見]

2年前ならびに昨年の学校検尿で血尿を指摘されたが尿蛋白は陰性であった．今年の検尿では尿潜血に加え尿蛋白も陽性となり精査のため当腎センターを受診した．習慣性扁桃炎の既往はない．扁桃は埋没型．浮腫（−）．血圧110/72mmHg．

[尿検査]

尿蛋白（2+）0.5g/日，尿潜血（3+）．

尿沈渣：RBC 20〜30/HPF，WBC 1〜4/HPF，硝子円柱1〜2/LPF，顆粒円柱1〜2/LPF．

尿中赤血球は変形赤血球が主体で糸球体性．

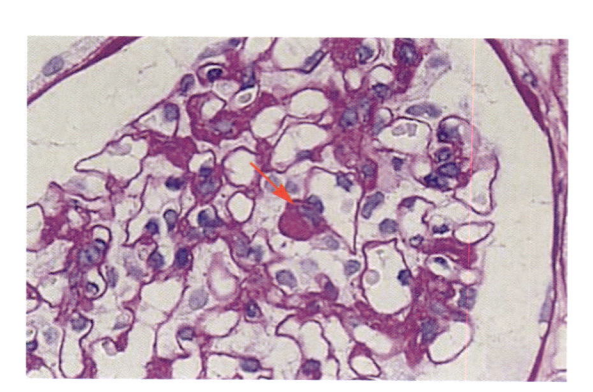

写真1

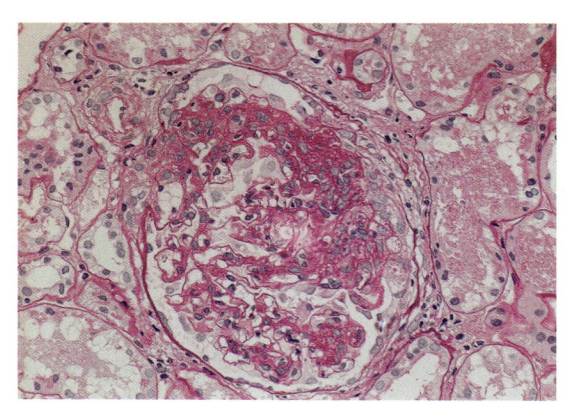

写真2

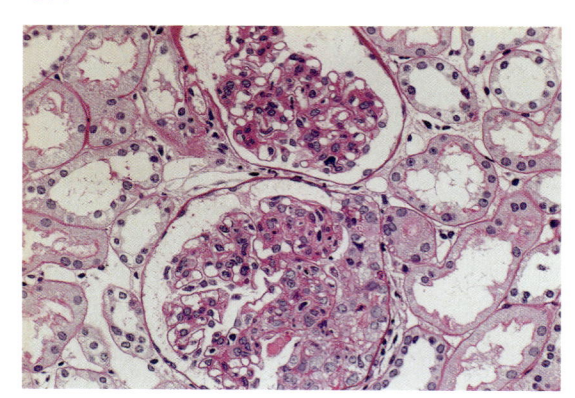

写真3

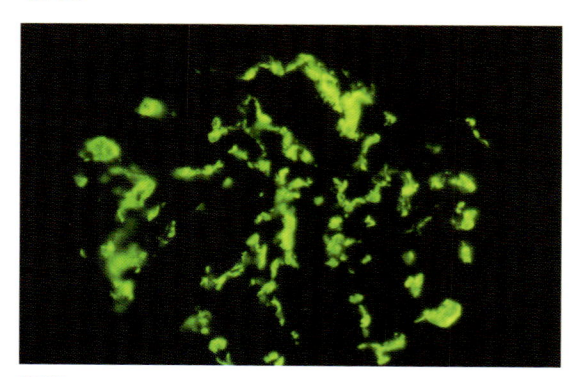

写真4

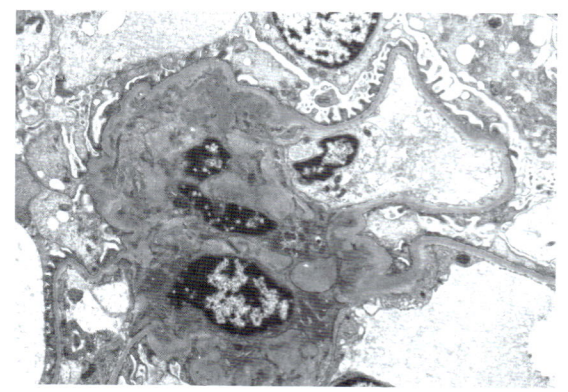

写真5

[血液検査]

BUN 14 mg/dl, Cr 0.68 mg/dl, UA 5.6 mg, TP 6.9 g/dl, Alb 4.2 g/dl, TC 175 mg/dl, TG 93 mg/dl, HDL 62 mg/dl, CRP 0.01 mg/dl, WBC 7400/μl, Hb 14.7 g/dl, Ht 41.0%, Plt 24.9×10^3/μl, 血沈 12 mm/h, C3 88 mg/dl, C4 32 mg/dl, CH_{50} 39.5 U/ml, IgG 1350, IgA 342, IgM 104 mg/dl, PR3-ANCA＜10EU, MPO-ANCA＜10EU.

[画像診断]

腎超音波・IVP（経静脈性腎盂造影）では異常所見なし．

[腎生検組織像]

光顕組織像（PAS染色）

いずれの糸球体もメサンギウム増殖をみとめ，一部の糸球体では傍メサンギウム領域にPAS陽性のhemispherical deposit（矢印）をみとめる（写真1）．また，線維細胞性半月体，被包癒着，分節性硬化を一部の糸球体でみとめる（写真2,3）．

蛍光抗体法

主としてメサンギウム領域にIgG, IgA, IgM, C3の沈着をみとめる（沈着の程度はIgAがもっとも強い）（写真4）．

電子顕微鏡

メサンギウム領域ならびに傍メサンギウム領域にelectron dense depositをみとめる（写真5）．

[診断・経過]

腎生検結果より比較的早期段階の活動性を有するIgA腎症と診断．腎症の寛解・治癒をめざすことを選択し，両側口蓋扁桃摘出術に引き続きステロイドパルス治療を施行．1年後には尿所見は正常化した．また，摘出した扁桃において，IgA腎症の扁桃に特有なリンパ濾胞の不均一な腫大，濾胞間領域の拡大，T細胞結節の形成などの変化をみとめた．

■堀田 修

[文献]

Hotta O: Use of corticosteroids, other immunosuppressive therapies, and tonsillectomy in the treatment of IgA nephropathy. *Semin Nephrol*, **24**: 244-255, 2004.

城　謙輔：IgA腎症の組織分類．腎生検病理診断標準化への指針（日本腎臓学会・腎病理診断標準化委員会編集），pp 140-146，東京医学社，2005．

8-12　微小変化型ネフローゼ症候群

症例　19歳　男性

[臨床所見]

2週間前から尿が泡立つことに気づいていた．その後下腿浮腫が出現し，しだいに増悪するため腎臓内科を受診．健康時に比し体重が約7kg増加．血圧110/70mmHg．

[尿検査]

尿蛋白（3＋）8g/日，尿糖（－），尿沈渣：赤血球0〜1/HPF，白血球2〜3/HPF，硝子円柱1〜2/LPF．

[血液検査]

BUN 17mg/dl, 血清クレアチニン0.6mg/dl, クレアチニンクリアランス96ml/min, 血清総蛋白4.8g/dl, 蛋白分画：アルブミン38.0%, a_1グロブリン4.8%, a_2グロブリン30.4%, βグロブリン15.3%, γグロブリン11.5%, 血清総コレステロール326mg/dl, 血清IgG 759mg/dl, IgA 178mg/dl, IgM 170mg/dl, 血清補体値CH50 36.3U/ml, C3 96mg/dl, C4 36mg/dl.

[画像診断]

腎超音波，IVP（経静脈性腎盂造影），腎シンチ，レノグラムなどの画像診断では異常所見はみられず．

[病理組織像]

光顕 Azan-Mallory染色（写真1）

糸球体，尿細管，間質に異常所見はみられない．

電顕（×10000）（写真2）

上皮細胞足突起構造のびまん性消失が観察される．

電顕（×15000）（写真3）

ステロイド治療開始後4週間を経過し，尿蛋白

写真1

写真2

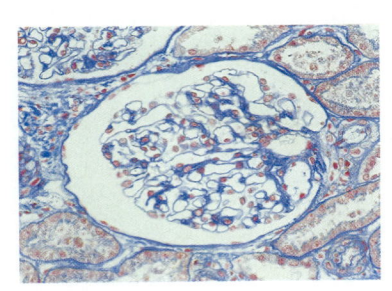

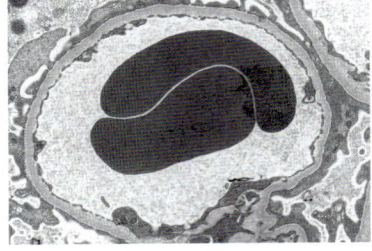

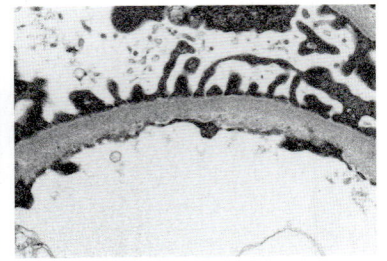

写真3

が陰性化した時点で施行された腎生検．ほぼ正常な足突起構造がみとめられる．

[治療]

微小変化型ネフローゼ症候群（minimal change nephrotic syndrome: MCNS）はステロイド治療によく反応する．通常プレドニン40〜60mg/日投与開始後2週間前後で尿蛋白は陰性化し，いわゆる完全寛解の状態になる．　　　　　■佐藤　博

[文献]

斉藤喬雄，横山　仁，ほか：特集・ネフローゼ症候群．日本腎臓学会誌，**49**：70-112，2007．

8-13　巣状糸球体硬化症

症例　17歳　男性

[臨床所見]

2カ月前に下腿浮腫が出現し近医受診．尿蛋白（3+），血清総蛋白4.8g/dlにてネフローゼ症候群と診断され，同医入院．プレドニゾロン30mg/日が投与され，約1週間で浮腫は軽減したが，尿蛋白は（1+）程度が持続．2週後に尿蛋白がふたたび（3+）まで増加し，浮腫も増悪するため腎臓内科に転入院．健康時に比し体重が約10kg増加．血圧146/88mmHg．

[尿検査]

尿蛋白（3+）10g/日，尿糖（－），尿沈渣：赤血球5〜8/HPF，白血球0〜1/HPF，硝子円柱5〜6/LPF，顆粒円柱1〜2/LPF．

[血液検査]

BUN 20mg/dl，血清クレアチニン 0.8mg/dl，クレアチニンクリアランス 70ml/min，血清総蛋白 4.1g/dl，血清アルブミン 1.9g/dl，蛋白分画：アルブミン 46.1％，α_1グロブリン 4.5％，α_2グロブリン 22.2％，βグロブリン 16.3％，γグロブリン 10.9％，血清総コレステロール 385mg/dl，血清IgG 532mg/dl，IgA 177mg/dl，IgM 105mg/dl，血清補体値 CH_{50} 38.6U/ml，C3 116mg/dl，C4 30mg/dl．

[画像診断]

腎超音波，IVP（経静脈性腎盂造影），腎シンチ・レノグラムなどの画像診断では異常所見みられず．

[病理組織像]

光顕PAS染色弱拡大像（写真1）

糸球体によってさまざまな程度の硬化病変が観察される．

光顕PAS染色強拡大像（写真2）

8時から12時方向にかけていわゆる分節状硬化がみとめられる．

免疫染色（蛍光抗体法）IgM（写真3）

分節状硬化部に一致して陽性沈着あり．

[治療]

巣状糸球体硬化症（focal segmental glomerulosclerosis: FSGS）は，一般に治療抵抗性でステロイド薬単独では十分な効果が得られないことが多いので，ステロイド薬，抗凝固薬，抗血小板薬による多剤併用療法を行う．ステロイド薬は，通常プレドニン40〜60mg/日を投与するが，メチルプレドニゾロンによるパルス療法がしばしば有効である．難治例に対しては免疫抑制薬の併用やLDL吸着療法などが試みられる．　　　■佐藤　博

[文献]

Muso E, Mune M, et al: Beneficial effect of low-density lipoprotein apheresis (LDL-A) on refractory nephrotic syndrome (NS) due to focal glomerulosclerosis (FGS). *Clin Nephrol*, **67**: 341-344, 2007.

斉藤喬雄：難治性ネフローゼ症候群．日本臨牀，**62**：1794-1799，2004．

Saito T, Ootaka T, et al: Participation of macrophages in segmental endocapillary proliferation preceding focal glomerular sclerosis. *J Pathol*, **170**: 179-185, 1993.

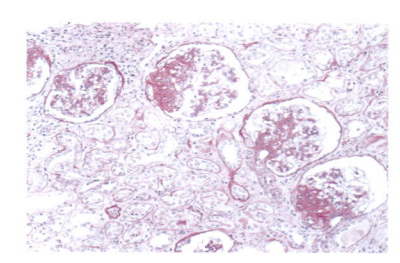

写真1

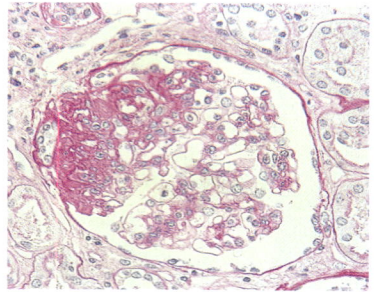

写真2

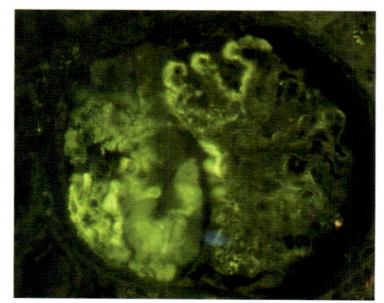

写真3

8-14　膜性腎症

症例　51歳　女性

[臨床所見]

1カ月前から下腿浮腫が出現ししだいに増悪するため腎臓内科を受診．健康時に比し体重が約10kg増加．血圧130/70mmHg．

[尿検査]

尿蛋白（3+）5g/日，尿糖（-），尿潜血（-），尿沈渣：赤血球2～3/HPF，白血球0～1/HPF，硝子円柱5～6/LPF．

[血液検査]

BUN 16mg/dl，血清クレアチニン 0.8mg/dl，クレアチニンクリアランス 80ml/min，血清総蛋白 4.0g/dl，蛋白分画：アルブミン 52.5％，α_1グロブリン 4.8％，α_2グロブリン 16.7％，βグロブリン 12.6％，γグロブリン 13.4％，血清総コレステロール 385mg/dl，血清IgG 497mg/dl，IgA 105mg/dl，IgM 117mg/dl，血清補体値 CH_{50} 36.3U/ml，C3 106mg/dl，C4 26mg/dl．

[画像診断]

腎超音波，IVP（経静脈性腎盂造影）にて両腎ともやや腫大している．左右差はみとめられない．

[病理組織像]

光顕 Azan-Mallory 染色（写真1）

糸球体は腫大し，係蹄壁がびまん性に肥厚．メサンギウム細胞増殖は軽度にとどまる．

光顕 PAM 染色（写真2）

基底膜のスパイク形成（spike formation）および"虫喰い像"（moth-eaten appearance）が観察される．

免疫染色（蛍光抗体法）IgG（写真3）

末梢係蹄にそって顆粒状の沈着がみとめられる．

電顕（×8000）（写真4）

糸球体基底膜上皮側に electron dense deposit がみとめられ，基底膜様物質がこれをとり囲むようにして上皮側に突起（スパイク）を形成している．Churg & Ehrenreich の分類による stage-II に一致する所見である．病初期（stage-I）にはスパイク形成はみられない．stage III～IV に至ると，基底膜様物質は deposit の上皮側を完全におおい，deposit の electron density は失われていく．

[治療]

膜性腎症（membranous nephropathy : MN）の治療法には一定のコンセンサスが得られていないが，本症例のようにネフローゼ症候群を呈する場合はステロイド治療を行うのが一般的である．抗凝固薬・抗血小板薬とともにプレドニン 40～60mg/日を投与し，効果が不十分な場合は免疫抑制薬を併用する．ネフローゼを呈していない症例では，抗血小板薬やアンジオテンシンII変換酵素阻害薬，アンジオテンシンII受容体拮抗薬などの投与が試みられる．

■佐藤　博

[文献]

du Buf-Vereijken PW, Branten AJ, et al: Idiopathic membranous nephropathy, outline and rationale of a treatment strategy. *Am J Kidney Dis*, **46**:1012-1029, 2005．

斉藤喬雄：難治性ネフローゼ症候群．日本臨牀，**62**：1794-1799，2004．

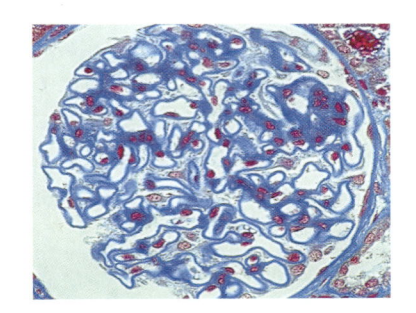

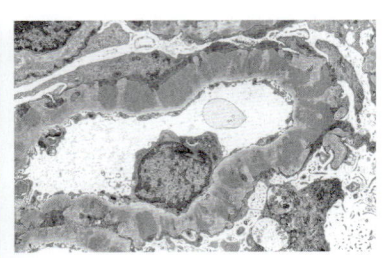

写真1

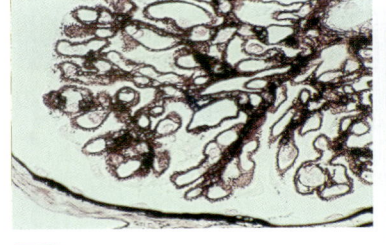

写真2

写真3

写真4

8-15 膜性増殖性糸球体腎炎

症例　16歳　女性

[臨床所見]
　健康診断で尿蛋白・尿潜血陽性を指摘され，近医を受診．とくに自覚症状はみとめられなかったが，尿所見が持続するため，腎臓内科を紹介された．浮腫（−）．血圧125/78mmHg.

[尿検査]
　尿蛋白（3+）1.5g/日，尿糖（−），尿潜血（3+），尿沈渣：赤血球30〜50/HPF，白血球5〜10/HPF，硝子円柱5〜6/LPF，顆粒円柱1〜2/LPF.

[血液検査]
　BUN 21mg/dl，血清クレアチニン 0.8mg/dl，クレアチニンクリアランス 89ml/min，血清総蛋白 5.2g/dl，血清アルブミン 3.2g/dl，血清総コレステロール 275mg/dl，抗核抗体陰性，血清 IgG 857mg/dl，IgA 214mg/dl，IgM 231mg/dl，血清補体値 CH_{50} 7.2U/ml，C3 12mg/dl，C4 20mg/dl.

[画像診断]
　腎超音波，IVP（経静脈性腎盂造影），腎シンチ，レノグラムなどの画像診断では異常所見はみられず．

[病理組織像]
光顕PAS染色（写真1）
　分葉状にメサンギウムが増殖し，末梢係蹄の二重化，メサンギウム介入（mesangial interposition）が随所に観察される．

免疫染色（蛍光抗体法）C3（写真2）
　末梢係蹄にそっていわゆる"fringe pattern"に染色される．

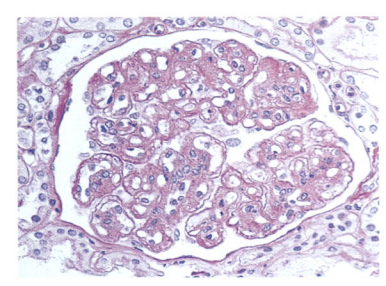

写真1

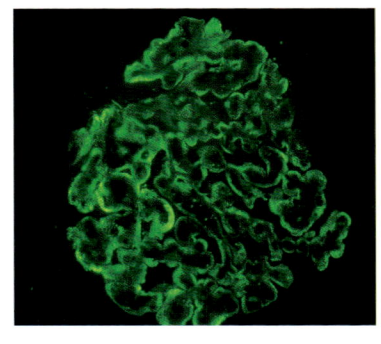

写真2

電顕（×6000）（写真3）
　メサンギウム細胞の細胞質が二重化した末梢係蹄内に入り込んでいる（メサンギウム介入：mesangial interposition）．外側の基底膜（本来の糸球体基底膜）の内側に electron dense deposit (subendothelial deposit) がみとめられる．また，写真の右側では二重化係蹄内にマクロファージが浸潤している．

[治療]
　膜性増殖糸球体腎炎（membranoproliferative glomerulonephritis: MPGN）は，ネフローゼ症候群として発症する場合もあるが，本症例のようにチャンス蛋白尿/血尿で発症するものもある．一般に治療抵抗性で，ステロイド薬単独では十分な効果が得られないことが多いので，ステロイド薬・抗凝

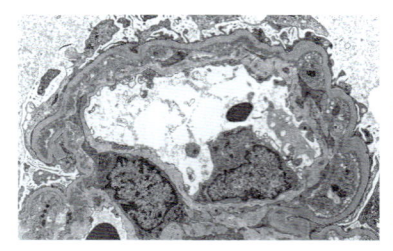

写真3

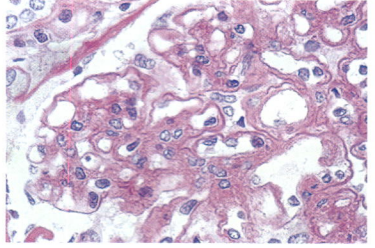

写真4　dense deposit diseaseの光顕PAS染色
I型膜性増殖性糸球体腎炎と同様に末梢係蹄の二重化，メサンギウム介入（mesangial interposition）がみられる．ただし，糸球体基底膜がPASに濃染し強調されている点はDDDの特徴と思われる．

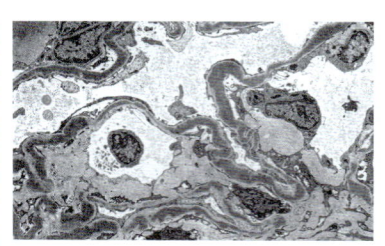

写真5　dense deposit diseaseの電顕（×6000）
糸球体基底膜 lamina densa に一致して帯状の高電子密度物質がみとめられる．

固薬・抗血小板薬による多剤併用療法を行う．ステロイド薬は，プレドニゾロンとして1日30mgないし40mgから開始するが，重症例や組織学的活動性が高い症例ではメチルプレドニゾロンを用いるパルス療法を行う．

なお，従来Ⅱ型膜性増殖性糸球体腎炎とされていたdense deposit disease (DDD) は，新しいWHO分類では代謝障害に伴う二次性糸球体疾患として扱われ，原発性の膜性増殖性糸球体腎炎とは区別されている．ともに臨床的に低補体血症を示し，光顕所見では鑑別が困難であるが(写真4)，電顕像は明らかに異なっている(写真5)．　　■佐藤　博

[文献]

田熊淑男，千葉茂実，ほか：膜性増殖性糸球体腎炎．日本臨牀，62:1849-1855, 2004.

8-16　HCV腎症

症例　63歳　男性

[臨床所見]

30年前，交通事故にて輸血を行った．3カ月前より下肢の浮腫がみられ増悪してきたため腎臓内科を受診．血圧165/88 mmHg.

[尿検査]

尿蛋白(3+)5g/日，尿糖(−)，尿潜血(2+)，尿沈渣：赤血球31〜60/HPF，顆粒円柱5〜9/LPF，脂肪円柱5〜9/LPF.

[血液検査]

BUN 25 mg/dl，血清クレアチニン1.5 mg/dl，クレアチニンクリアランス62 ml/min，UA 8.2 mg/dl，Na 147 mEq/l，K 4.1 mEq/l，Cl 111 mEq/l，血清蛋白4.8 g/dl，血清アルブミン2.6 g/dl，蛋白分画：アルブミン54.2%，$α_1$グロブリン4.5%，$α_2$グロブリン14.5%，βグロブリン9.0%，γグロブリン17.8%，血清コレステロール265 mg/dl，血清補体価CH_{50} 12.2 U/ml，C3 45 mg/dl，C4 9 mg/dl，HCV-RNA陽性，リウマチ因子陽性，クリオグロブリン陽性．

[画像診断]

腎エコー，CTなどの画像診断ではとくに異常所見はみられない．

[病理組織像]

光顕PAS染色

糸球体は腫大し分葉状であり，メサンギウム細胞増殖，管内細胞増殖，係蹄壁の肥厚二重化を伴っている．7時方向には半月体もみられる．また，係蹄腔内にPAS陽性の蛋白性血栓(クリオグロブリンに相当する)がみられる(写真1)．

免疫染色(蛍光抗体法) IgM

末梢係蹄壁および一部メサンギウムに粗大顆粒状の沈着がみられる．C3の沈着も同様である(写真2)．

電顕 (×6000)

末梢係蹄壁は著しく肥厚し二重化している．メサンギウム細胞の陥入像(mesangial interposition)，内皮下(本来の基底膜の下)にelectron dense depositがみられる(写真3)．

[治療]

HCV抗原抗体免疫複合体が糸球体に沈着することで引き起こされると考えられており，膜性増殖性糸球体腎炎像を呈する．クリオグロブリン(混合型)が陽性であることが多い．ウイルス排除とい

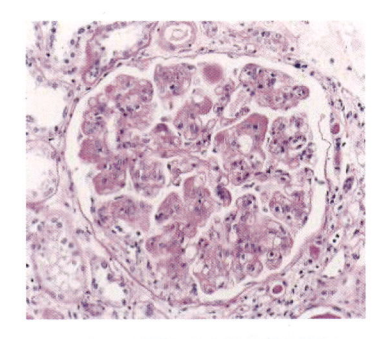

写真1

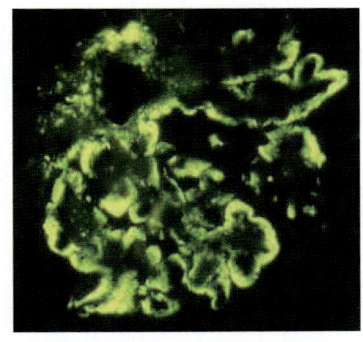

写真2

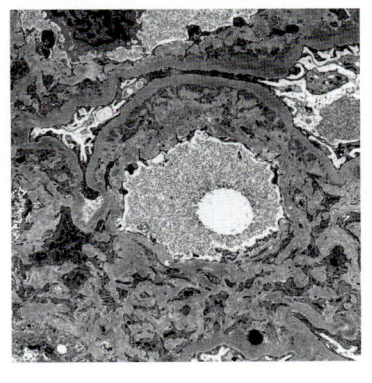

写真3

う原疾患治療としてのインターフェロン治療が第一義的であるが，高度ネフローゼや急速進行性腎炎，クリオグロブリン血症性血管炎を呈することも多く，パルス療法を含むステロイド治療も行われる。

■相馬 淳

[文献]

Glomerular lesions in systemic bacterial infections. In: Renal disease: Classification and atlas of glomerular diseases (Churg J, Bernstein J, et al ed), pp203-229, Igaku-Shoin, New York, Tokyo, 1995.

Johnson RJ, Gretch DJ et al: Membranoproliferative glomerulonephritis associated with hepatitis C virus infection. *N Engl J Med*, **328**:465-470, 1993.

8-17 ループス腎炎

【7-2 全身性エリテマトーデス 参照】

症例 43歳 女性

[臨床所見]

約1カ月前から，倦怠感，食欲低下，微熱が出没した．また日焼けがひどくなり，最近顔面両頬部に蝶形紅斑が出現した．さらに2週間前から関節痛が出現し，尿の色が紅茶様となり，下腿浮腫も出現し，しだいに増悪するため腎臓内科を受診．血圧180/98mmHg，体温38℃．前脛骨部浮腫著明．

[尿検査]

尿蛋白（3＋），尿蛋白定量6g/日，尿糖（－），尿潜血（2＋），尿沈渣：赤血球30〜40/HPF，白血球6〜8/HPF，硝子円柱10〜20/LPF，顆粒円柱5〜8/LPF，赤血球円柱2〜3/LPF．

[血液検査]

尿素窒素22mg/dl，血清クレアチニン1.5mg/dl，クレアチニンクリアランス54ml/min，血清総蛋白5.1g/dl，血清アルブミン1.5g/dl，蛋白分画：アルブミン29.6％，α_1グロブリン6.1％，α_2グロブリン16.3％，βグロブリン7.5％，γグロブリン40.5％，血清総コレステロール264mg/dl，抗核抗体陽性＞2560倍，抗dsDNA抗体＞400IU/ml，抗Sm抗体25.0，血清補体値CH$_{50}$ 6.0U/ml，C3 24mg/dl，C4 7mg/dl．

[画像診断]

CT，腎エコー検査で腎実質は浮腫状に腫大している．

[腎生検組織像]

糸球体は腫大し，分葉状に著しいメサンギウム細胞の増殖，広範なPAS陽性の沈着物を伴う係蹄壁の肥厚（wire-loop lesion）がみとめられる（写真1，光検PAS染色）．

メサンギウム領域および糸球体係蹄壁に塊状のIgGの沈着をみとめる（写真2）．他の免疫グロブリン，C1q，C3をはじめとする各種補体成分も同

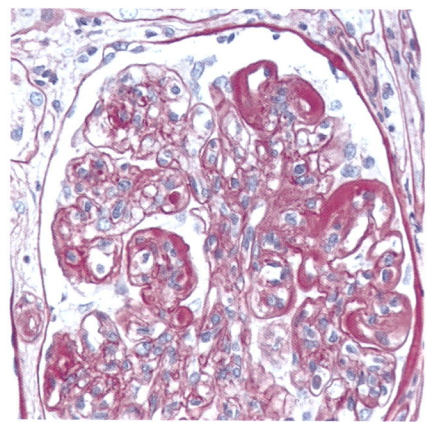

写真1

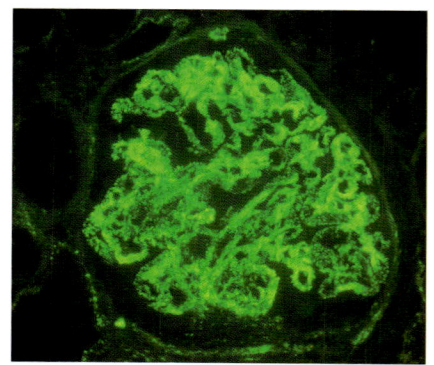

写真2

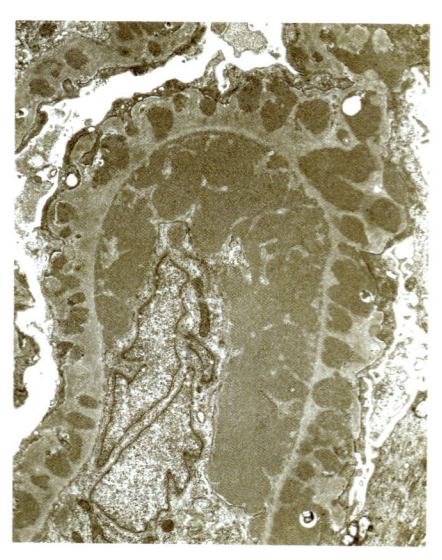

写真3

様にメサンギウム領域および糸球体係蹄壁に沈着している．電顕では糸球体係蹄内皮側に巨大な electron dense deposit をみとめ，さらに上皮側にも大小の deposit がみとめられる (写真3, ×5000).

[治療]

ステロイド治療が必須である．成人の場合，prednisolone として1日40mgないし60mgから開始するが，腎生検上糸球体にびまん性増殖性変化や wire-loop lesion などの活動性病変がみられる WHO 分類 IV 型では，methyl prednisolone 1000mg 3日間投与を1クールとするステロイドパルス療法も行われる．サイクロフォスファミド，タクロリムス，ミゾリビンなどの免疫抑制薬の併用も広く行われ，重症例では血漿交換療法が併用されることもある．

■村田弥栄子・佐藤壽伸

[文献]

Dooley MA, Falk RJ: Human clinical trial in lupus nephritis. *Semin Nephrol,* **27**: 115-127, 2007.

Schwartz MM: The pathology of lupus nephritis. *Semin Nephrol,* **27**: 22-34, 2007.

Weening JJ, D'Agati VD, et al: The classification of glomerulonephritis in systemic lupus erythematosus revisited. *Kidney Int,* **65**: 521-530, 2004.

Weening JJ, D'Agati VD, et al: The classification of glomerulonephritis in systemic lupus erythematosus revisited. *J Am Soc Nephrolo,* **15**: 241-250, 2004.

8-18　アミロイドーシス

症例　70歳　女性

[臨床所見]

25年前より高血圧の治療を行っていたが，1年くらい前から降圧剤なしで血圧は良好となった．そのころから下肢の浮腫がみられ増悪してきたため腎臓内科を受診．血圧 86/53 mmHg.

[尿検査]

尿蛋白 (3＋) 6g/日，尿糖 (−)，尿潜血 (−)，尿沈渣：赤血球 0〜1/HPF，顆粒円柱 10〜15/LPF，蝋様円柱 5〜9/LPF.

[血液検査]

BUN 10.4mg/dl，血清クレアチニン 0.8mg/dl，クレアチニンクリアランス 74ml/min，UA 8.1mg/dl，血清蛋白 4.9g/dl，血清アルブミン 2.4g/dl，蛋白分画：アルブミン 49.3％，$α_1$ グロブリン 3.8％，$α_2$ グロブリン 21.2％，$β$ グロブリン 15.8％，$γ$ グロブリン 9.9％，血清コレステロール 422mg/dl，IgG 641mg/dl，IgA 217mg/dl，IgM 71mg/dl，血清補体価 CH_{50} 55.5 U/ml，C3 141mg/dl，C4 36mg/dl，血清および尿免疫電気泳動にて λ 型 M 蛋白陽性，骨髄穿刺液にて形質細胞3％．

[画像診断]

腎エコー，CT などで腎臓がやや腫大している．

[病理組織像]

光顕 PAS 染色

やや拡大したメサンギウム領域と一部係蹄壁に無構造な沈着物がみられる (写真1).

光顕ダイロン染色

メサンギウム領域と一部係蹄壁の無構造沈着物

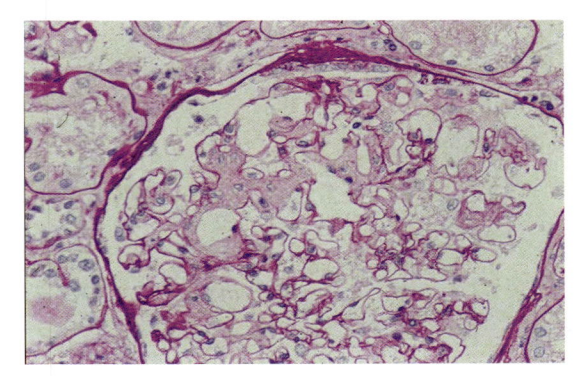

写真1

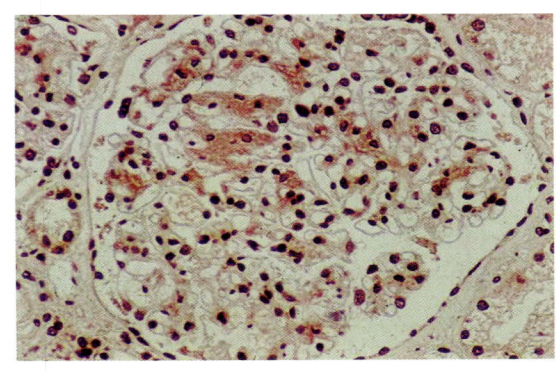

写真2

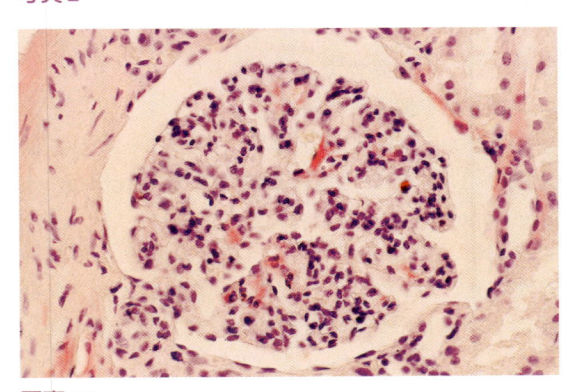

写真3A

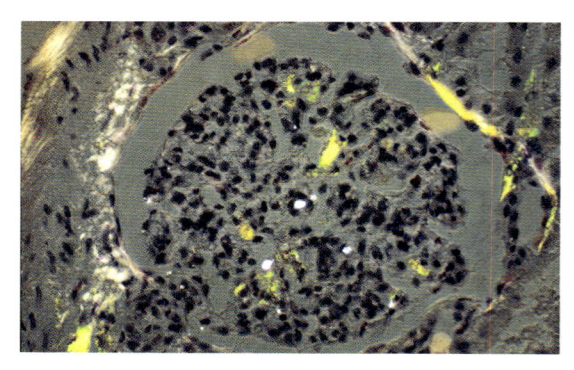

写真3B

表1　全身性アミロイドーシスの分類

病型	前駆体蛋白
1. 免疫グロブリン性	
1) AL アミロイドーシス	L鎖（κ，λ）
原発性	
多発性骨髄腫に合併するもの	
2) AH アミロイドーシス	IgG（γ1）
2. 反応性 AA アミロイドーシス	血清アミロイドA蛋白
原因疾患：関節リウマチ，結核，悪性腫瘍など	

注：AH アミロイドーシス：重鎖によるアミロイドーシス，きわめてまれ．

はダイロン染色陽性である（写真2）．
コンゴレッド偏光顕微鏡
　コンゴレッド陽性部位（写真3A）に一致し，偏光顕微鏡下にて緑色複屈折性の所見（apple-green birefringence）がみられる（写真3B）．
　本例は，免疫染色にて，AA蛋白陰性，λ鎖陽性からALアミロイドーシス（λ型）と診断．全身性アミロイドーシスの分類については表1参照．
[治療]
　ALアミロイドーシスでは，骨髄腫の有無にかかわらず化学療法（MP療法など）が行われる．AAアミロイドーシスでは，基礎にある慢性炎症性疾患の治療を強化して血清アミロイドA蛋白の減少をめざす．

■相馬　淳

[文献]
Glomerular lesions in metabolic diseases. In: Renal disease: Classification and atlas of glomerular diseases（Churg J, Bernstein J, et al ed），pp311-405, Igaku-Shoin, New York, Tokyo, 1995.
Sezer O, Eucker J, et al: Diagnosis and treatment of AL amyloidosis. Clin Nephrol, **53**: 417-423, 2000.

8-19　骨髄腫による腎症

【11-13 多発性骨髄腫 参照】

症例　75歳　女性
[臨床所見]
　2カ月前より全身倦怠感，食欲不振がみられ，近医にて高度貧血と腎機能障害を指摘され，腎臓内科へ紹介となった．血圧 147/64 mmHg．
[尿検査]
　尿蛋白（＋）3.2 g/日，尿糖（－），尿潜血（－），尿沈渣：赤血球2〜3/HPF，硝子円柱10〜15/LPF．
[血液検査]
　BUN 43 mg/dl，血清クレアチニン 6.1 mg/dl，クレアチニンクリアランス 7.5 ml/min，UA 8.3 mg/dl，血清蛋白 9.0 g/dl，血清アルブミン 4.35 g/dl，蛋白分画：アルブミン 48.3％，α_1 グロブリン 2.5％，α_2 グロブリン 5.6％，β グロブリン 8.3％，γ グロブリン 35.3％，IgG 320 mg/dl，IgA 2330 mg/dl，IgM 15 mg/dl，血清免疫電気泳動にて IgA λ 型 M 蛋白陽性，尿中 Bence-Jones 蛋白（λ 型）陽性，骨髄穿刺液にて形質細胞が 54.4％．
[画像診断]
　腎エコー，CTなどで腎臓の形態はほぼ正常．
[病理組織像]
光顕 HE 染色
　多くの尿細管腔に HE 好性の円柱が充満しており，尿細管の変性，周囲の間質への炎症性細胞浸潤がみられる（写真1）．
免疫染色（酵素抗体法）
　λ 鎖と κ 鎖．円柱は λ 型軽鎖が陽性に染色されるが（写真2），κ 型軽鎖は陰性である（写真3）．
　骨髄腫に伴う腎障害のうち，本例のように

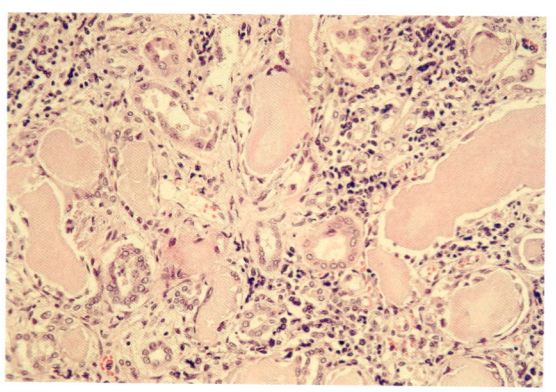

写真1

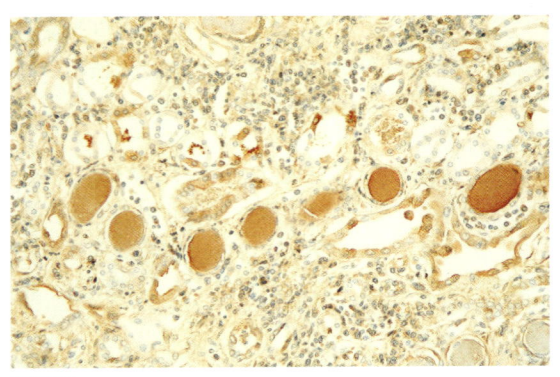

写真2

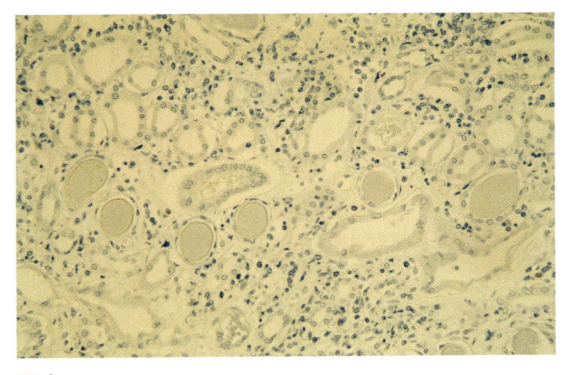

写真3

表1 多発性骨髄腫に伴う腎障害

1. 軽鎖円柱腎症
2. 異常蛋白の沈着による腎障害
   a) アミロイドーシス（糸球体，血管に沈着）
   b) 軽鎖沈着症（おもに糸球体に沈着）
   c) 軽鎖重鎖沈着症（おもに糸球体に沈着）
   d) 重鎖沈着症（おもに糸球体に沈着）
3. その他
   a) 高Ca血症による尿細管間質障害
   b) 高尿酸血症による尿細管間質障害
   c) 過粘稠症候群による尿細管間質障害

Bence-Jones蛋白が尿細管内で凝集し，円柱となり尿細管を閉塞する軽鎖円柱腎症（cast nephropathy）がもっとも多い．その他，骨髄腫は**表1**のようにさまざまな腎障害をひき起こす．

[治療]

多発性骨髄腫自体の治療と腎不全を呈する場合はそれに対する対症療法を行う．前者では，病期・年齢などを検討し化学療法，末梢血幹細胞移植を行う．非乏尿性腎不全の場合は，十分な補液を行い利尿を図る．腎不全の状態によっては透析療法も行う．

■相馬 淳

[文献]

Iggo N, Winearls CG, et al: The development of cast nephropathy in multiple myeloma. *QJM*, **90**: 653-656, 1997.

楠美嘉晃，根本則道：腫瘍性疾患に関連した尿細管間質病変と血管病変．腎疾患の病理アトラス－尿細管間質疾患と血管疾患のWHO分類 第1版（重松秀一，城 謙輔，ほか監訳），pp261-265, 東京医学社，2005.

Moulin B, et al: Nodular glomerulosclerosis with deposition of monoclonal immunoglobulin heavy chains lacking C_H1. *J Am Soc Nephrol*, **10**: 519-528, 1999.

8-20 遺伝性腎炎（Alport症候群）

症例 21歳 男性

[臨床所見]

小学校入学時から尿潜血陽性であったが，無治療で経過していた．大学入学時の検尿で尿潜血のほかにはじめて尿蛋白（2＋）陽性を指摘された．翌年は尿蛋白（2＋）のため，精査目的に入院となった．自覚症状はとくにみとめられない．血圧120/70mmHg．浮腫なし．

母方祖父が腎不全のため透析中．また同胞一人が尿潜血陽性を指摘されている．

[尿検査]

尿蛋白（2＋）1.0g/日，尿糖（－），尿沈渣：赤血球30～50/HPF，白血球1～2/HPF，硝子円柱5～6/LPF，顆粒円柱2～3/LPF．

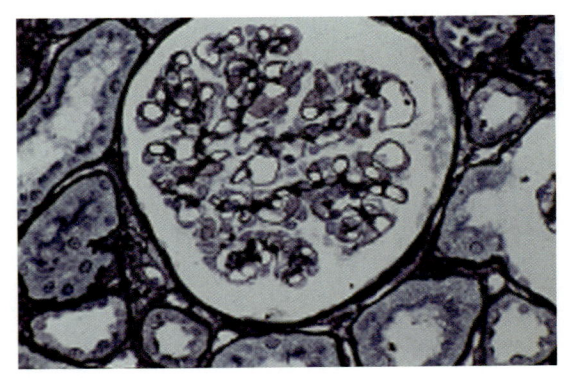

写真1

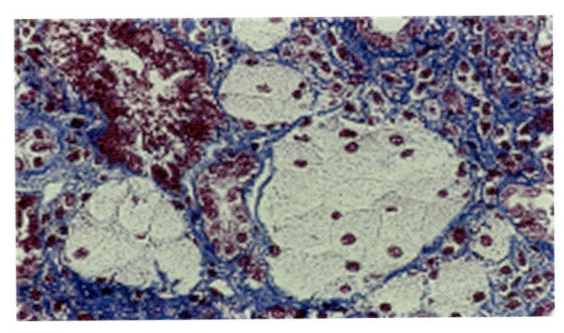

写真2

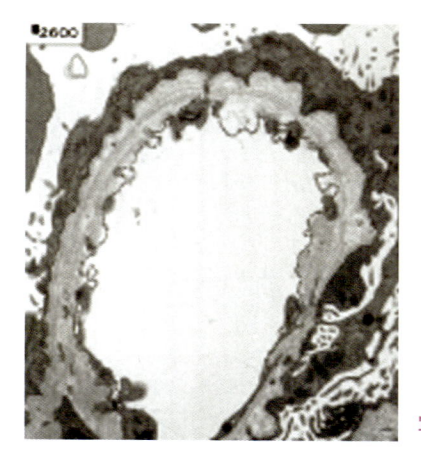

写真3

[血液検査]

BUN 12 mg/dl，クレアチニン 0.8 mg/dl，血清総蛋白 6.9 g/dl，血清アルブミン 3.8 g/dl，血清総コレステロール 212 mg/dl，その他，免疫血清学的検査では異常はみとめられず．

[画像診断]

腎超音波検査などの画像検査で異常所見なし．

[病理組織像]

光顕 PAM 染色（写真1）

糸球体に増殖性変化や係蹄構造の異常はみられないが，PAM染色上，糸球体基底膜がやや不規則な印象あり．この糸球体光顕像からは初期の膜性腎症の可能性も否定できない．

光顕 Azan-Mallory 染色（写真2）

間質の一部に写真のような泡沫細胞の集簇がみとめられる．この泡沫細胞形成は遺伝性腎炎 Alport 症候群に特徴的な所見とされている．血管系には異常所見なし．

免疫染色では，免疫グロブリンや補体成分の沈着は認められない．したがって膜性腎症は否定される．

電顕（写真3）

糸球体基底膜がびまん性に不規則化し，lamina densa の層状化，網状化がみとめられる．遺伝性腎炎 Alport 症候群に一致する所見である．近年の研究で，糸球体基底膜の主要構成成分である4型コラーゲンα鎖の遺伝的異常が本症の原因であることが明らかにされた．

[治療]

遺伝子治療が根本的治療になりうるが，まだ基礎的研究の段階にすぎない．蛋白尿を減少させ腎機能を保護する目的で，アンジオテンシン変換酵素阻害薬，アンジオテンシンII受容体拮抗薬，抗血小板薬などが用いられる．

また，シクロスポリン投与により尿蛋白が減少するとの報告があり，とくに小児領域で使用されているが，必ずしも腎機能低下の阻止までは至らない．

なお，本症では感音性難聴などの耳鼻科的異常，あるいは種々の眼科的異常を合併することがあるので，それぞれの専門科外来を一度受診することが望ましい．

■佐藤 博

[文献]

Charbit M, Gubler MC, et al: Cyclosporin therapy in patients with Alport syndrome. *Pediatr Nephrol*, **22**: 56-63, 2007.

Imai E, Takabatake Y, et al: Gene therapy in renal diseases. *Kidney Int*, **65**: 1551-1555, 2004.

Naito I, Kawai S, et al: Relationship between COL4A5 gene mutation and distribution of type IV collagen in male X-linked Alport syndrome. Japanese Alport Network. *Kidney Int*, **50**: 304-311, 1996.

8-21　コレステロール塞栓症

症例　69歳　男性

[病歴・現症]

喫煙歴 40本/日，50年間，40歳ころより高血圧，10年前より高脂血症，7年前より糖尿病と診断されていたが，通院は不規則であった．また，2年前より狭心症を合併し，約4カ月前に冠動脈造影，PTCA およびステント留置術を施行された．冠動脈造影，PTCA 施行直前の血清クレアチニン（Cr）は 1.2 mg/dl であった．今回 Cr が 2.9 mg/dl と上昇したため，腎機能障害精査目的に腎臓内科に紹介となった．

[身体所見]

両足背動脈の拍動は明瞭に触知されるが，足趾に網状のチアノーゼ（livido reticularis）をみとめる（写真1）．

[検査]

尿素窒素 82 mg/dl, Cr 7.3 mg/dl, FBS 162 mg/dl, HbA1C 6.2%，血清総コレステロール 245 mg/dl, LDL-C 162 mg/dl, CK 36 IU/L, CRP 0.1 mg/dl, 血清補体値 CH_{50} 15.0 IU/ml, P-ANCA 0.2 U/ml, C-

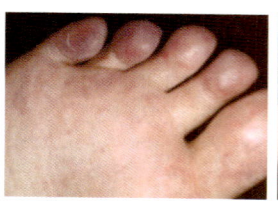

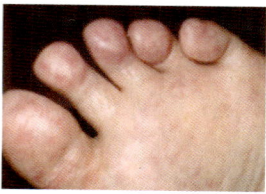

写真1　コレステロール塞栓図

ANCA 2.8U/ml, WBC 8600/μl（好中球38.2％，好酸球21.6％，リンパ球31.3％），Hb 8.3g/dl，血小板23.3万/mm³，尿蛋白（＋），定量0.74g/gCr，尿中赤血球＜4/HPF．

[皮膚生検組織像]
微小血管にコレステロール結晶による塞栓をみとめる（写真2）．

[腎生生検組織像]
腎臓内小動脈にコレステロール塞栓をみとめる（写真3）．

[診断・経過]
造影剤使用直後（3〜4日）ではなく長期間を経て明らかとなった腎機能障害であり，P-ANCA，C-ANCA値が正常であることより造影剤腎症，ANCA関連腎炎は否定的である．一方腎機能障害の出現に先行して大動脈内カテーテル操作が行われたこと，尿所見が軽微なこと，低補体血症，好酸球増多がみられたことから臨床的にコレステロール塞栓症が疑われた．皮膚および腎生検からコレステロール塞栓症の確定（組織）診断を得た．現在コレステロール塞栓症の治療法に関する一定した見解はないが，本症例では乏尿を伴う進行した腎不全に対して血液透析を行い，コレステロール塞栓に対してはプレドニゾロン（30 mg/日より），スタチンの投与とともにLDL吸着療法を施行した．その結果腎機能の改善が得られ，透析療法から離脱した．

■宮田正弘・佐藤壽伸

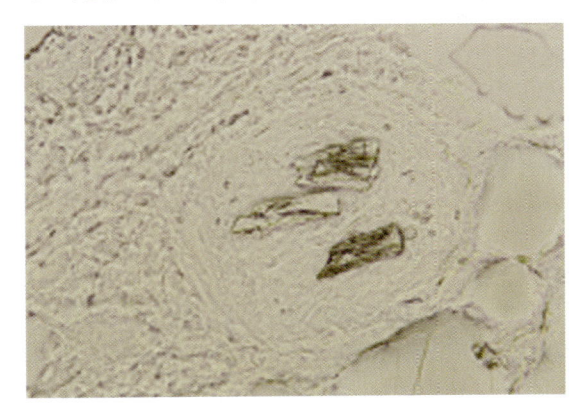

[文献]
Meyrier A：Cholesterol crystal embolism: diagnosis and treatment. *Kidney Int*, **69**：1308-1312，2006．
Scolari F, Tardanico R, et al：Cholesterol crystal embolism: A recognizable cause of renal disease. *Am J Kidney Dis*, **36**：1089-1019，2000．

8-22　逆流性腎症

症例　55歳　女性

[臨床所見]
以前より排尿時に痛みあり，近医（内科）にて治療を受けていたが改善せず，最近右腰部鈍痛があるため当科を受診した．発熱（－），腰三角部叩打痛（－）．幼少時より時々発熱あり，3年前に他院で腎盂腎炎の治療を受け，2カ月前にも膀胱炎症状と発熱があった．

[臨床検査]
尿検査
比重1.009，pH7.0 潜血（±），タンパク（－），糖（－），沈渣　RBC 0〜4/HPF，白血球0〜4/HPF．

血液検査
WBC 5020/μl, RBC 424×10⁴/μl, Hb 13.0 g/dl, Hct 37.8%, Plt 19.2×10⁴/μl, TP 7.6g/dl, BUN 12mg/dl, Cr 0.60mg/dl, UA 5.3mg/dl, GOT 24IU/L, GPT 24IU/L, LDH 223IU/L, CRP 0.08mg/dl．

[画像診断]
超音波
両側腎とも水腎はないが，右腎は左腎に比べて

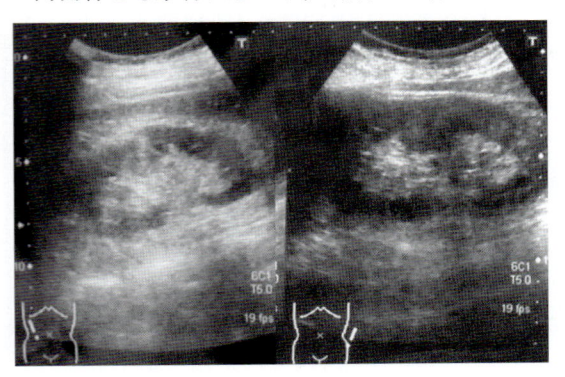

写真2　コレステロール塞栓図

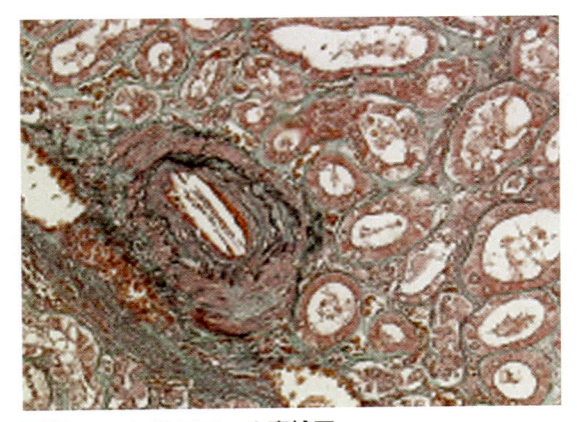

写真3　コレステロール塞栓図

写真1

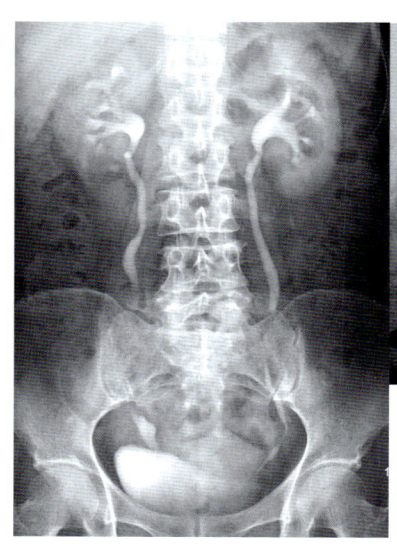

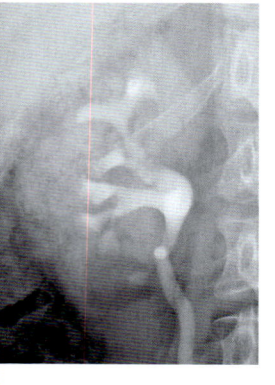

写真2

写真3

小さく皮質の菲薄化，凹凸不整をみとめた(写真1)．
静脈（排泄）性尿路造影（IVU）
　左右の尿管はやや拡張しており，右腎の上下極の腎杯には鈍円化がみとめられた(写真2)．この所見と超音波像から膀胱尿管逆流現象（VUR）を疑い，以下の画像診断を行った．
排尿時膀胱造影（VCG）
　右側にVUR-grade 4度の膀胱尿管逆流現象（VUR）をみとめた(写真3)．
レノシンチグラフィー
　^{99m}Tc-DMSAの摂取率は左23.8％に対し右14.9％と低値を示し，右腎ではcold areaを複数みとめた(写真4)．
[治療]
　逆流性腎症（reflux nephropathy）は膀胱尿管逆流現象（VUR）によって生ずる蛋白尿，高血圧を含めた腎障害を総称する．VURは幼少児であれば自然消失が期待できるが，本症例のように成人例では消失は期待できない．本例の右腎ではすでに腎瘢痕が形成されており，右腎機能の回復は望めないが，逆流の程度が強くしばしば尿路感染を伴うことから，逆流防止術（anti-reflux operation）を施行した．成人の末期腎不全の15〜20％が両側VURによる逆流性腎症が原因と報告されている．

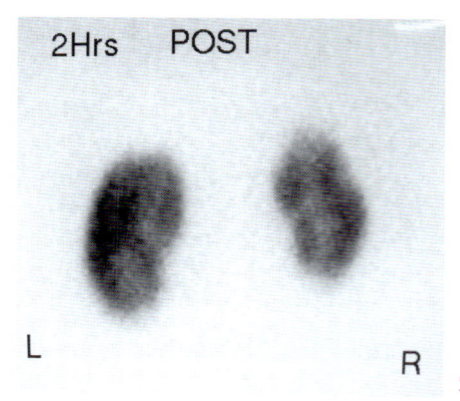

■庵谷尚正

写真4

8-23　水腎症

症例　23歳　男性
[臨床所見]
　1週間前より38度台の発熱と右側腹部痛あり，近医を受診し超音波にて右水腎症を指摘され，当科紹介になった．発熱，叩打痛なし．
[臨床検査]
尿検査
　比重 1.011, pH 7.5, 潜血（−），タンパク（−），糖（−），沈渣　RBC 0〜4/HPF，白血球 10〜19/HPF．
血液検査
　WBC 8920/μl, RBC 473×10^4/μl, Hb 15.6g/dl, Hct 44.4％, Plt 23.9×10^4/μl, TP 6.9g/dl, BUN 16mg/dl, Cr 1.10mg/dl, UA 6.6mg/dl, GOT 15IU/L, GPT 16IU/L, LDH 137IU/L．
[画像診断]
超音波（写真1）
　右腎は腎盂・腎杯の著明な拡張をみとめ，腎下極の下方で尿管は急に狭小化し走行が追えなくなった．結石陰影をみとめなかった(写真1)．
点滴静注腎盂造影（DIP）
　術前のDIPでは右腎盂は左腎より遅延して造影され，著しく拡張した腎盂・腎杯が描出されたが

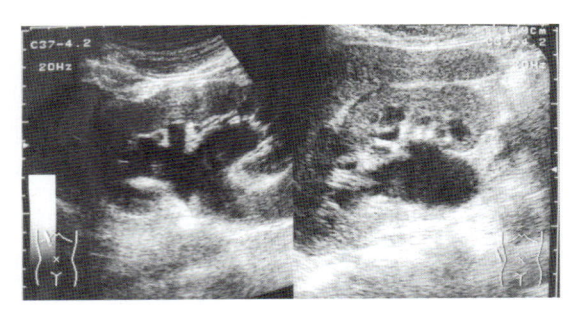

写真1

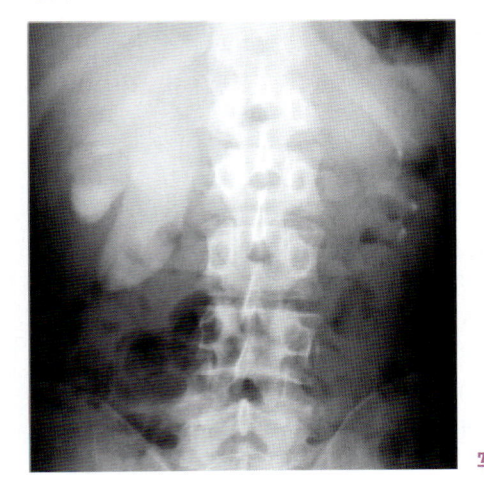

写真2

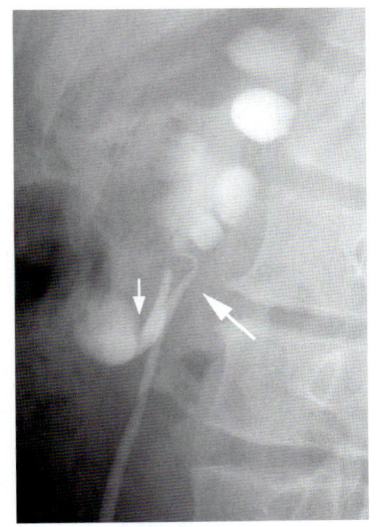

写真3

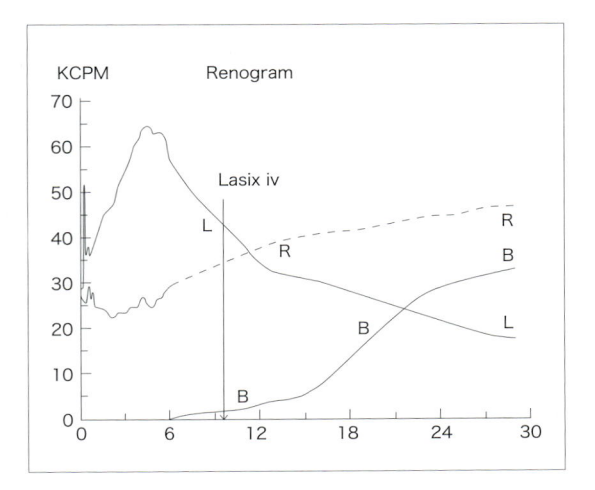

	Renogram Analysis	
	Left	Right
Upslope Time (min)	0.73	0.77
T_{max} (min)	4.30	27.97
C_{max} (kcpm)	64.24	46.42
Upslope	0.1248	0.0158
$T_{1/2}$ (min)	8.85	*
$T_{2/3}$ (min)	5.28	*
Slope $T_{1/2}$	0.0565	*
Slope $T_{2/3}$	0.0632	*
Counts (kcpm) (1.33～2.33min)	50.89	27.97
Split (%)	64.54	35.46
RenoIndex (L/R)	1.8193	

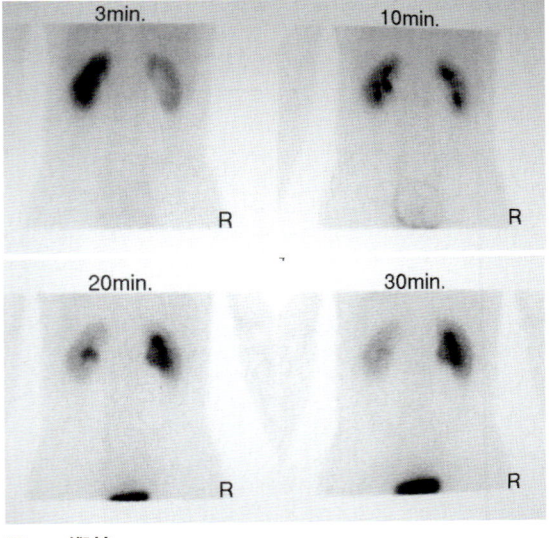

図1 術前

尿管は造影されない（写真2）.
　術後のDIPでは腎盂の拡張は著明に改善している（写真4）.
逆行性腎盂造影（RP）
　膀胱鏡を用い尿管カテーテルを置いて造影すると，腎盂の下端に狭窄があり（写真3，小矢印），その遠位の尿管は異常血管に巻絡して屈曲している（写真3，大矢印）.
レノグラム

　術前の^{99m}Tc-DTPAを用いたレノグラムでは左腎の排泄に比べ右腎の排泄は著明に遅延しており，フロセミド投与によっても変化がなかった（図1）.

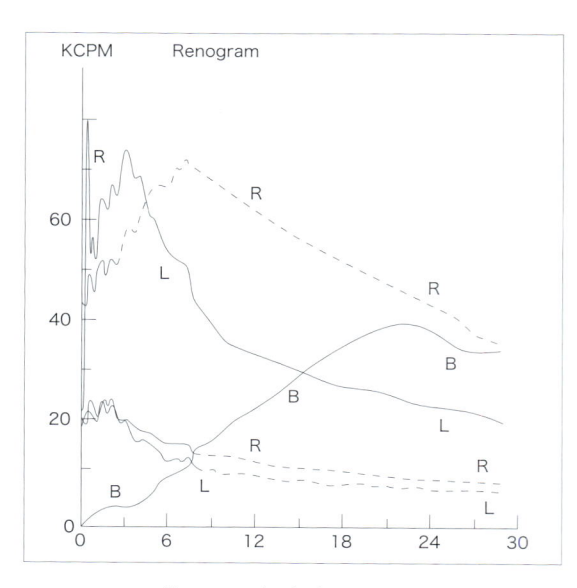

Renogram Analysis

	Left	Right
Upslope Time (min)	0.50	0.47
T_{max} (min)	3.40	7.57
C_{max} (kcpm)	62.51	60.83
Upslope	0.0918	0.0559
$T_{1/2}$ (min)	6.73	20.94
$T_{2/3}$ (min)	4.30	13.52
Slope $T_{1/2}$	0.0743	0.0239
Slope $T_{2/3}$	0.0775	0.0246
Counts (kcpm) (1.33～2.33min)	51.46	42.01
Split (%)	55.06	44.94
RenoIndex (L/R)	1.2250	
EI (19.0 (min))	0.372	0.704

図2 術後

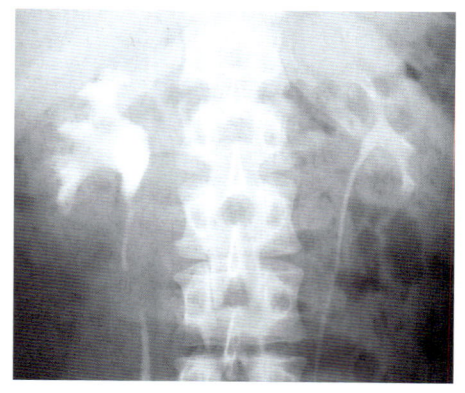

写真4

一方，術後のレノグラムでは右腎の排泄遅延の改善がみとめられる (図2)．

レノシンチグラフィー

術前の ^{99m}Tc-DMSA 摂取率は左腎22.2％，右腎10.3％で，右腎の低下がみとめられる．

[治療]

後腹膜鏡下腎盂形成術を行った．腎盂尿管移行部の狭窄と，それに続く尿管が下極に向かう動脈に巻絡していることが明らかになった．後者は前者による腎盂の拡張と延長による2次的変化と考えられた．この2カ所の上下で腎盂，尿管を切断し吻合した．術後の超音波，DIPでは水腎が改善し，レノグラムでも排泄遅延の軽減が見られた．右側腹部痛は消失した．

■庵谷尚正

8-24 腎癌

症例 43歳 男性

[臨床所見]

約1カ月前に心窩部不快感あり，他院（内科）を受診したところ，超音波にて左腎腫瘍を疑われ，当科に紹介になった．肉眼的血尿はなかった．

[臨床検査]

尿検査

比重 1.015, pH 7.0, 潜血 (−)，タンパク (−)，糖 (−)，沈渣 RBC 0～4/HPF, 白血球 0～4/HPF.

血液検査

WBC 5890/μl, RBC 445×10^4/μl, Hb 13.2g/dl Hct 39.3％, Plt 28.3×10^4/μl, TP 7.2 g/dl, BUN 12mg/dl, Cr 0.82mg/dl, UA 6.9mg/dl, GOT 19IU/L, GPT 18IU/L, LDH 155 IU/L, CRP 0.04mg/dl.

[画像診断]

超音波

左腎の中央外側に腎輪郭から突出し血流シグナルを伴う2.6×2.3cmの腫瘤をみとめる (写真1)．

腹部CT

右腎に2.8×2.3cmの腫瘤をみとめ，造影の皮髄相で不均一な増強効果あり，排泄相でwashoutをみとめる．周囲への浸潤，腎静脈腫瘍血栓，リンパ節腫脹はみとめない (写真2)．

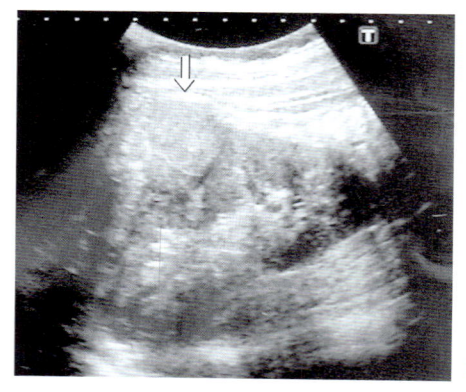

写真1

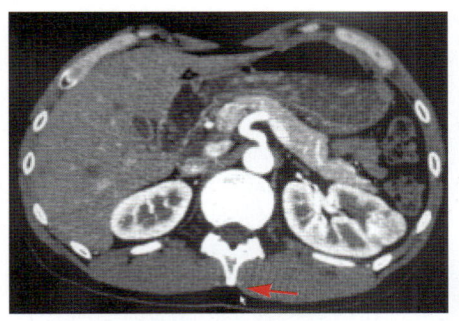

写真2

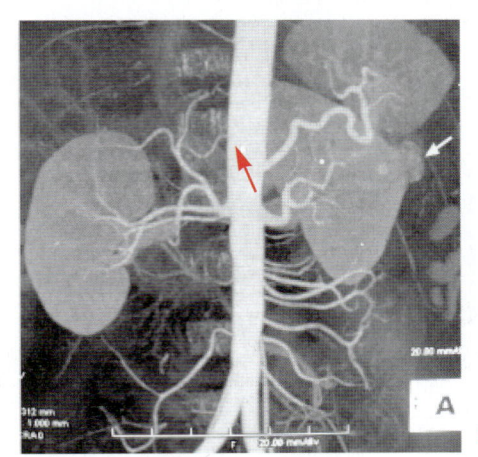

写真3

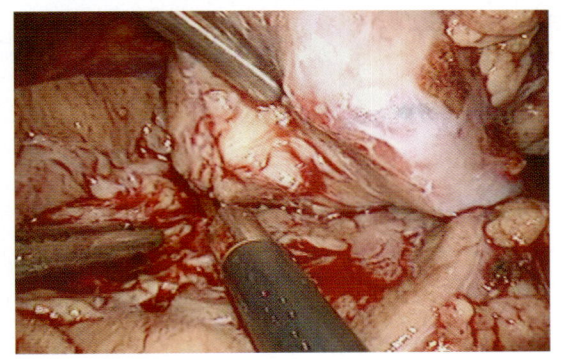

写真4

血管像では左腎外側に突出する腫瘍が描出されている(写真3,矢印).
胸部CT,骨シンチグラム
肺転移,骨転移をみとめない.
腎シンチグラム
^{99m}Tc-DMSAの摂取率は左16.6％,右14.2％で非腫瘍側の腎は正常機能を有する.
[治療]
以上よりT1a N0 M0と判断し,後腹膜鏡下腎部分切除術を施行した(写真4).すなわち後腹膜鏡下に腎動脈の血流を一時遮断し,腎を氷冷しつつ安全域をつけて腫瘍を切り取り,その後腎実質を吸収糸で縫合した.

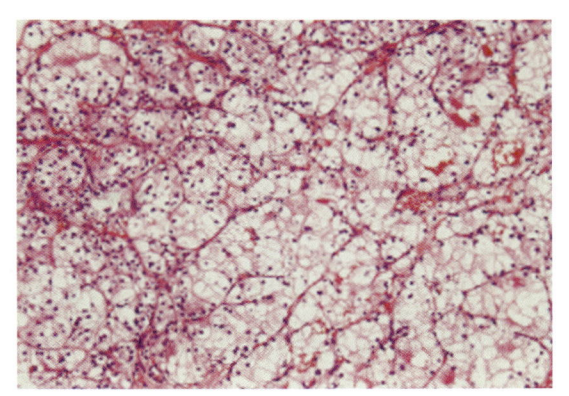

写真5

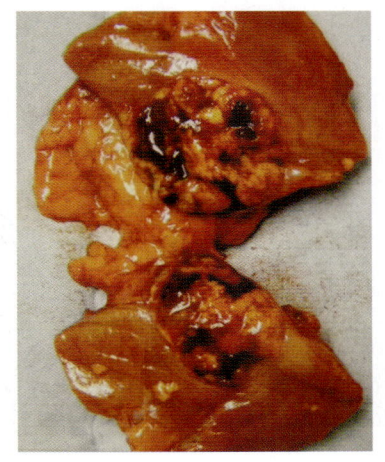

写真6

[病理]
組織学的には淡明細胞型腎細胞癌であり(写真5),割面の肉眼所見は同組織型に特徴的な黄色調であった(写真6).

本組織型は腎細胞癌の80～85％を占め,血管豊富な腫瘍である.一方,約10％の症例に見られる乳頭状腎癌は血管に乏しく,造影効果が少ない均一な腫瘍としてみとめられるため,淡明細胞癌と画像所見が大きく異なり,診断に注意を要する.
■庵谷尚正

8-25 尿路結石

症例 59歳 男性
[臨床所見]
3年前,右尿管結石にて当科で体外衝撃波結石破砕術を受け,一旦結石は消失し,年1回の定期受診を指示されていたが受診していなかった.今回,早朝に突然強い右側腹部痛を自覚し,悪心嘔吐と薄い血尿をみとめたため,当科を受診した.

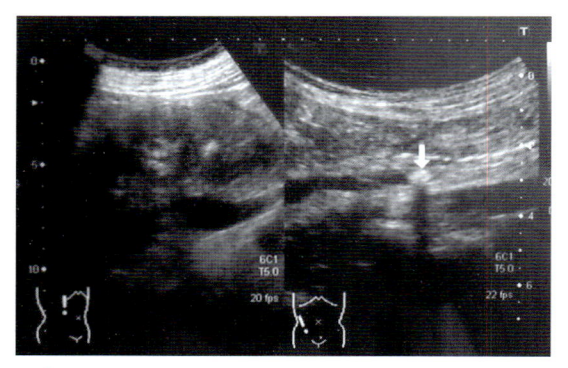

写真1

写真2

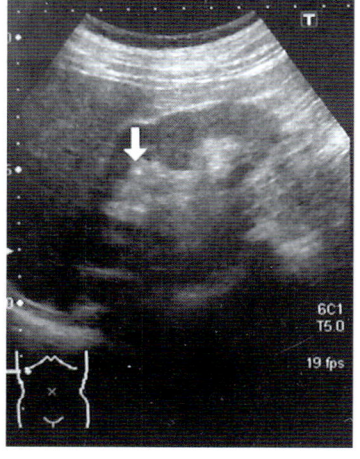

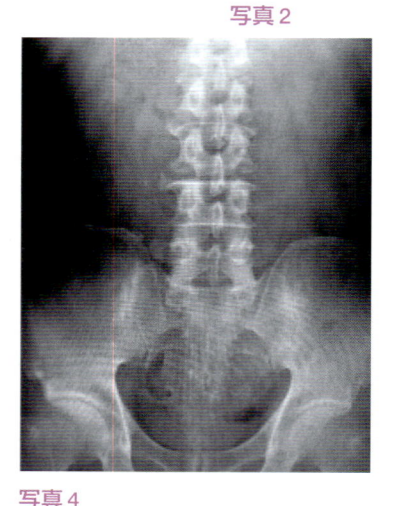

写真3

写真4

写真5

[臨床検査]

尿検査

比重 1.024, pH6.5 潜血（3＋）, タンパク（1＋）, 糖（－）, 沈渣 RBC 50〜99/HPF, 白血球 0〜4/数 HPF.

血液検査

WBC 8700/μl, RBC 440×10^4/μl, Hb 14.1g/dl, Hct 43.2％, Plt 32.3×10^4/μl, BUN 20mg/dl, Cr 0.82mg/dl, UA 6.2mg/dl, CRP 0.32 単位.

[画像診断]

超音波

右水腎と拡張した尿管がみとめられ，その下端に音響陰影を伴う結石陰影をみとめる．腎下極には尿の腎盂外溢流がわずかにみとめられた（写真1）．

体外衝撃波結石破砕術により結石片が膀胱近くまで下行したことがわかる（写真2）．

右水腎は消失したが腎内には小結石（写真3，矢印）が残存している．

腎尿管膀胱単純撮影（KUB）

単純撮影で第3腰椎の右側下縁に 5×4mm の石灰化陰影をみとめる（写真4）．体外衝撃波結石破砕術後には結石陰影は消失した（写真5）．

[診断・治療]

腎盂，腎杯内で形成された結石が尿管内に落ちると腎盂内圧が急激に上昇して疼痛発作を生じ，悪心嘔吐を伴うことも多い．KUB，超音波で結石を証明すれば診断は容易であるが，小結石や腸骨部などでは静脈（排泄）性尿路造影（IVU）やCTが有用である．尿潜血は陽性が多いが尿管閉塞が強い場合には陰性のこともある．本症例では疼痛に対して解熱鎮痛剤の座薬を用いるとともに，尿量確保のため補液を行い，翌日に体外衝撃波結石破砕術を施行した．結石成分はシュウ酸カルシウム98％以上であった．長期間尿管に嵌頓した結石では経尿道的尿管砕石術，サンゴ状結石のような容量の大きい結石では経皮的腎砕石術が適応になる場合もある．

■庵谷尚正

8-26 多発性嚢胞腎

症例 43歳 男性

[病歴・現症]

　3カ月前より右上腹部痛あり，近医での腹部USで腎臓に多発性の嚢胞をみとめるため，精査の目的で当科に紹介された．なお母親が多発性嚢胞腎で透析療法を受けている．BP152/96mmHg，HR 86/min，腹部に腫大した腎臓を触知した．

[検査成績]

　尿：比重 1.009, pH 7.5, 蛋白（±），糖（－），潜血（±），赤血球 1～2/20, 白血球 1/数，扁平上皮 1～4/各．

　血液：WBC 5250/μl, RBC 527×10^4/μl, Hb 16.4g/dl, Hct 50％, Plt 22.6×10^4/μl, BUN 14mg/dl, 血清クレアチニン 1.1 mg/dl, UA 4.8 mg/dl, TP 7.2 g/dl, Na 141 mEq/l, K 3.8 mEq/l, Cl 106 mEq/l.

[画像診断]

超音波（写真1A, 1B）

　両側腎実質内に大小の多発する cystic lesion をみとめる（1A：右腎，1B：左腎）．

CT（写真2）

　両腎に大小の嚢胞が多発しており，嚢胞に挟まれるようにして腎実質が存在している．

MRI（写真3A, 3B）

　大小不同の嚢胞が混在している（3A：T_1像・右腎，3B：T_2像）．

[診断・臨床経過・治療]

　画像，家族歴より多発性嚢胞腎と診断した．診断基準を**表1**に示す．

　本疾患は加齢につれて嚢胞が増大，増加するとともに，腎実質の萎縮，線維化が生じ，機能ネフロン数が減少，腎機能障害が進行し，70歳までに約半数が末期腎不全に至る．現時点では嚢胞

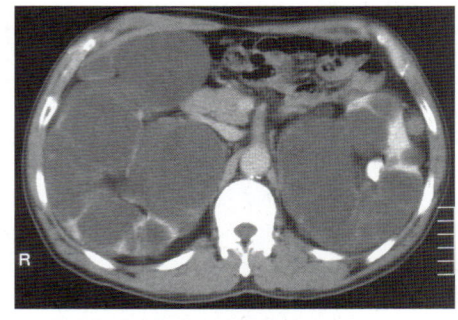

写真2

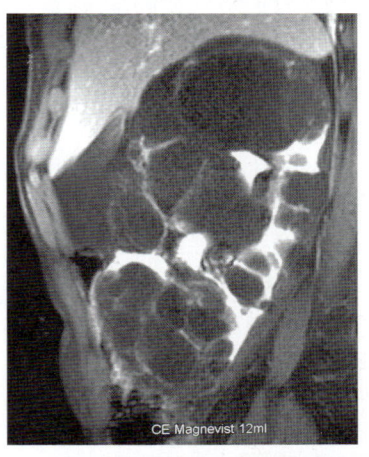

写真3A

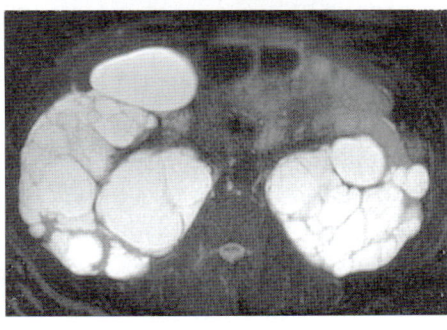

写真3B

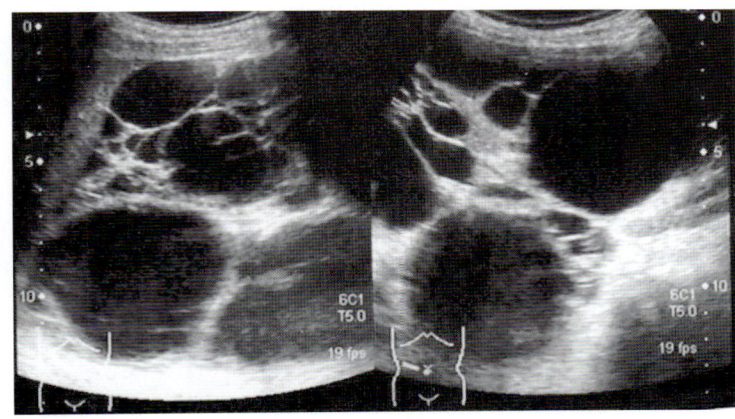

写真1A

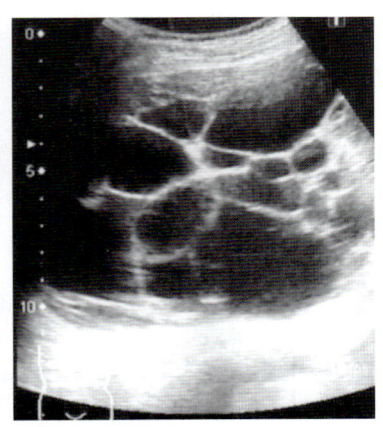

写真1B

表1 常染色体優性多発性嚢胞腎の診断基準
(厚生労働省進行性腎障害調査研究班)

1. 家族内発生が確認されている場合
   超音波断層像で両腎に嚢胞が各々3個以上確認されるもの
   CT, MRIでは, 両腎に嚢胞が各々5個以上確認されるもの
2. 家族内発生が確認されていない場合
   1) 15歳以下では, CT, MRIまたは超音波断層像で両腎に各々3個以上嚢胞が確認され, 以下の疾患が除外される場合
   2) 16歳以上では, CT, MRIまたは超音波断層像で両腎に各々5個以上嚢胞が確認され, 以下の疾患が除外される場合

除外すべき疾患：多発性単純性腎嚢胞, 腎尿細管性アシドーシス, 多嚢胞腎, 多胞性腎嚢胞, 髄質嚢胞性疾患, 多嚢胞化萎縮腎 (後天性嚢胞性腎疾患)

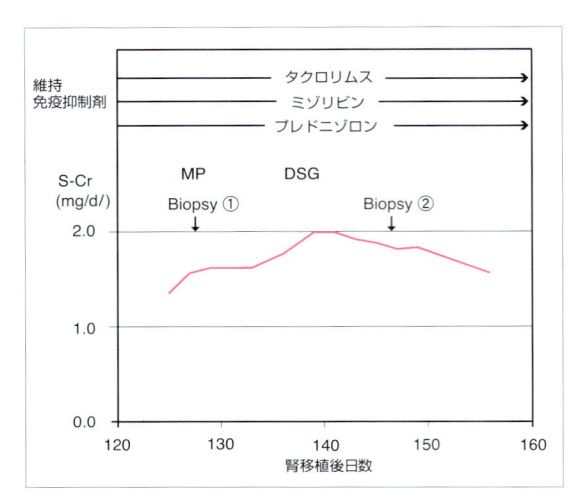

図1 拒絶反応発症後の経過

の進展を抑制し, 腎機能低下を遅延させる治療法は確立されておらず, 高血圧の管理, 脱水・感染症などの腎機能増悪因子に対する対策が可能な治療法である. 本症例も降圧剤の投与を開始したが, 12年後の現在, 血圧は良好にコントロールされ, 現時点では腎障害の進展もみられていない. 高血圧は嚢胞の進展, 腎機能低下の増悪因子とされているが, カルシウム拮抗剤よりアンジオテンシン変換酵素阻害剤またはアンジオテンシンⅡ受容体拮抗剤のほうが腎障害の進行を抑制するとされており (Ecder, 2000), 現在もその二剤を併用している. また本疾患では約20％に頭蓋内動脈瘤を合併し生命予後に関連するとされるが, 本症例においてはMRアンジオグラフィーによる検索でみとめられていない.　　■佐藤光博

[文献]
Ecder T, Chapman AB, et al: Effect of antihypertensive therapy on renal function and urinary albumin excretion in hypertensive patients with autosomal dominant polycystic kidney disease. *Am J kidney Dis*, 35 : 427-432, 2000.

8-27 移植腎

症例　45歳　男性

[臨床経過]

慢性腎不全にて, 2年前より血液透析を受けていた. 40歳の妻をドナーとして腎移植を施行. 腎移植直後より利尿がみられ, 移植腎機能はすみやかに発現し血液透析より離脱, 術後第44病日に血清クレアチニン (S-Cr) 値1.52mg/dlにて退院し, 社会復帰した. 術後125病日にS-Cr値の上昇をみとめたため急性拒絶反応と診断し, 移植腎生検を施行 (biopsy①, 写真1). メチルプレドニゾロン (MP) の大量投与を行った. しかし, その後S-Cr値の再上昇をみとめたため, さらにデオキシスパーガリン (DSG) を投与した. その結果, 拒絶反応は寛解しS-Cr値は低下傾向をみとめたが, 改善は緩慢であったため第145病日に再度移植腎生検を行った (biopsy②, 写真2). 病理組織所見により薬剤性腎障害をみとめ, タクロリムスを減量した結果, S-Cr値のさらなる低下をみとめた.

[拒絶反応の診断]

急性拒絶反応の診断はS-Cr値の上昇がポイントである. 尿量の減少, 38℃以上の発熱や移植腎の腫脹を伴う場合は診断が容易であるが, 時期

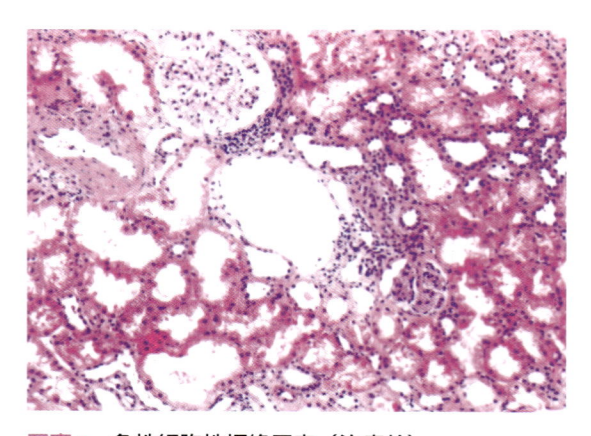

写真1　急性細胞性拒絶反応 (治療前)
間質にリンパ球主体の炎症性細胞浸潤があり, 尿細管炎や傍尿細管毛細血管炎をみとめる. なお, 薬剤性腎症による尿細管上皮の空胞変性もみとめる.

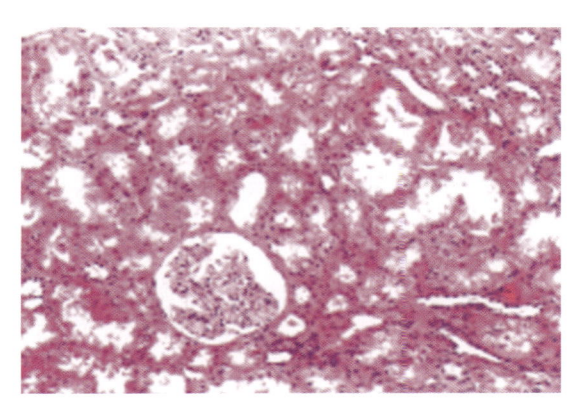

写真2　急性細胞性拒絶反応（治療後）
間質への炎症性細胞浸潤，尿細管炎や傍尿細管毛細血管炎は消失し，拒絶反応は寛解している．しかし，薬剤性腎症のため尿細管上皮の空胞変性は残存している．

を失せず積極的に移植腎生検を行って確定診断を得ることが重要である．急性薬剤性腎障害（おもにサイクロスポリンAやタクロリムスの血中濃度上昇による）や外科的合併症（移植腎動静脈血栓や尿路狭窄など）との鑑別を要する．

慢性移植腎症は，移植後6カ月以降，数年の間にS-Cr値の緩徐な上昇がみられる．ときに急性増悪を繰り返すこともあり，移植腎生検により再発性腎炎や薬剤性腎障害と鑑別することが必要である（写真3，参考症例）．

[拒絶反応の治療]
MPの大量投与が第一選択である．難治性または再発性拒絶反応にはDSGの併用が有効である．はげしい細胞性拒絶反応にはOKT3（抗CD3モノクローナル抗体）を用いることもある．移植腎生検による病理組織所見の拒絶反応像から薬剤を選択することが望ましい．慢性移植腎症に奏功する治療法は現在のところまだない．

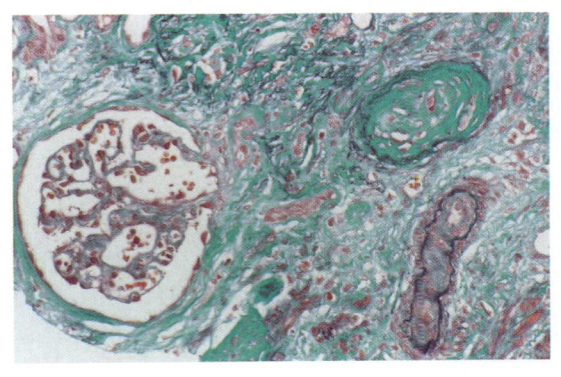

写真3　慢性移植腎症
動脈の線維性内膜肥厚による内腔の閉塞と虚血に基づく高度な間質の線維化がみられる．糸球体の硬化象をみとめる．

[免疫抑制薬]
維持免疫抑制薬として，サイトカイン産生抑制薬としてサイクロスポリンAやタクロリムス，DNA合成阻害薬であるアザチオプリン，ミゾリビン，ミコフェノール酸モフェチル，そしてステロイド剤が広く用いられており，臨床的にはこれらのうち2～3剤を組み合わせて投与されている．サイクロスポリンAやタクロリムスは腎移植成績向上に大いに寄与したが，一方で投与量に依存して腎毒性を有しており血中濃度の安全域が狭いため，血中濃度を頻回に測定し適正に保つ必要がある．

■天田憲利

8-28　副甲状腺機能亢進症

【9-16 原発性副甲状腺機能亢進症 参照】

症例　19歳　男性

[病歴]
ステロイド抵抗性ネフローゼ症候群のため，13歳時にCAPD療法を開始した．導入後の血清カルシウムは7.8～8.0mg/dl，リン値は7～8mg/dlで持続していた．17歳ころから足の変形が進行し，歩行困難となり，精査加療のため入院した．

[検査成績]
血清クレアチニン13.8mg/dl，BUN 70mg/dl，アルブミン3.7g/dl，Ca 7.8mg/dl，P 5.8mg/dl，ALP 3951IU/ml，骨型ALP 767U/l，インタクトPTH 3000pg/ml，血中1～25(OH)$_2$D$_3$濃度 22.8pg/ml．

[画像診断]
手指（写真1）中節骨，末節骨の骨膜下吸収像．頭蓋骨単純写真（写真2）と骨シンチ（写真3）．

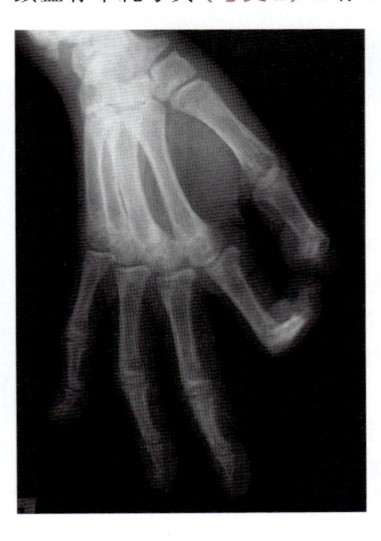

写真1

写真2

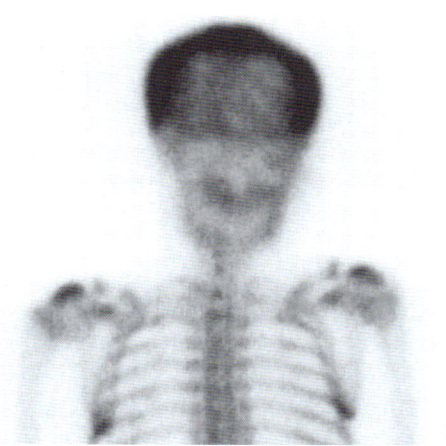

写真3

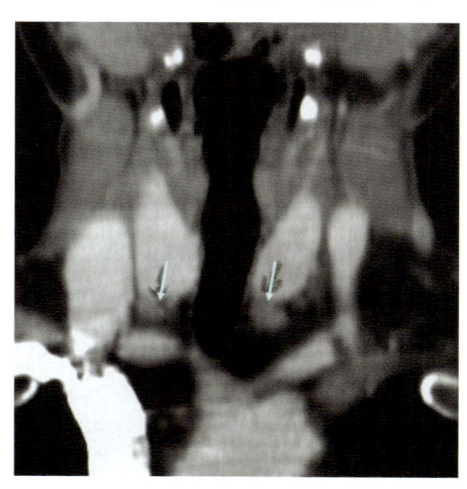

写真4

単純写真ではSalt & Pepper sign，シンチでは著明な集積亢進．

頸部CT 両側甲状腺下極の矢印で示した部位に1cm（写真4），他のスライスで甲状腺中部背側に5×3mmの腫大した副甲状腺が結節状に造影早期で増強されて描出されていた．

[診断]

慢性腎臓病に伴う骨ミネラル代謝異常（CKD-MBD），二次性副甲状腺機能亢進症．

[経過・治療]

骨変化，PTH値上昇が著明，画像でも腺腫大が明らかであることから副甲状腺全摘術により上下左右4腺摘出，いずれも長径12mm以上に腫大，右上の1腺を細切して左前腕に自家移植を行った．

■宮崎真理子

8-29 透析関連アミロイドーシス

症例 68歳 女性

[病歴]

17歳のころ腎結核と診断されて治療．36歳より血液透析を開始した．49歳で，二次性副甲状腺機能亢進症のため副甲状腺摘出手術．このころから多発関節痛あり，59歳時，初回の両側手根管症候群手術．64歳時，破壊性脊椎炎に対し頸髄後方拡大術を受けた．65歳時に左，翌年右に手根管症候群再発．翌年には，左肘部管症候群を手術，さらに左大腿骨頸部骨折を受傷し人工骨頭置換術を受けた．

今回は，2カ月前から歩行が不安定になり，手指巧緻性障害が強くなり頸髄症再発として精査加療目的に入院．血液透析条件は1時間当たり$8l$の前希釈法によるオンラインHDFを週3回4時間継続され，β_2-ミクログロブリン値は透析前18〜20mg/l，透析後は5mg/lにコントロールされていた．

[検査成績]

血清クレアチニン8.4mg/dl，BUN 47mg/dl，アルブミン2.9 g/dl，Na 141 mEq/l，K 5.7mEq/l，Cl 104 mEq/l，RBC 272×10^4/μl，Hb 9.1g/dl，Plt10.2×10^4/μl，HCV抗体陽性，インタクトPTH 5pg/ml，

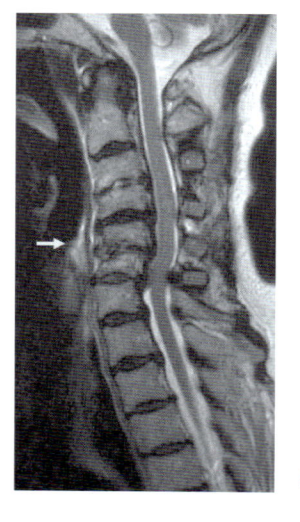

写真1

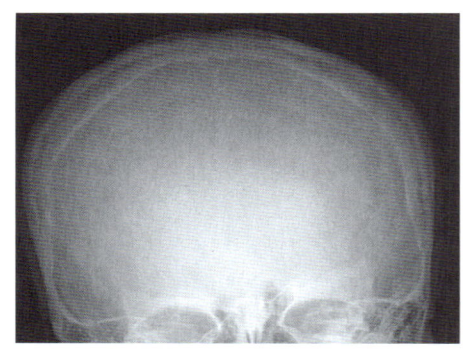

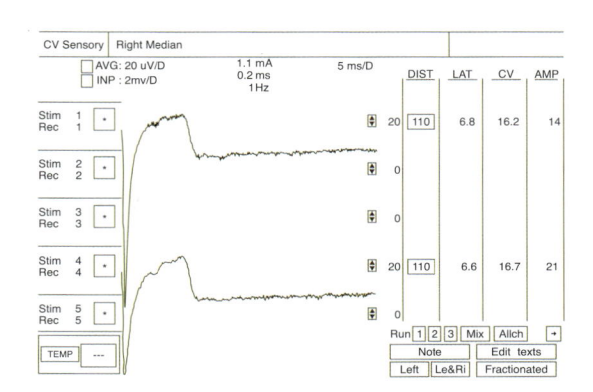

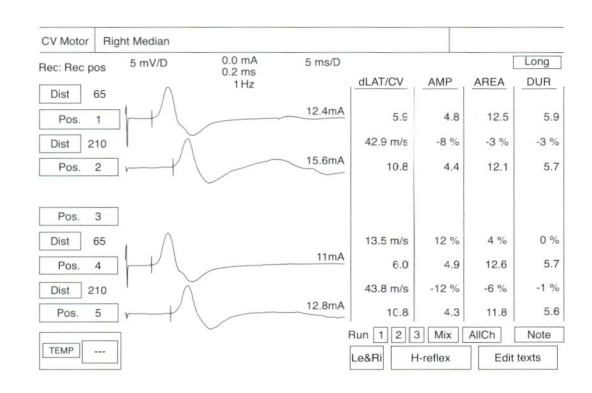

図1 神経伝導速度

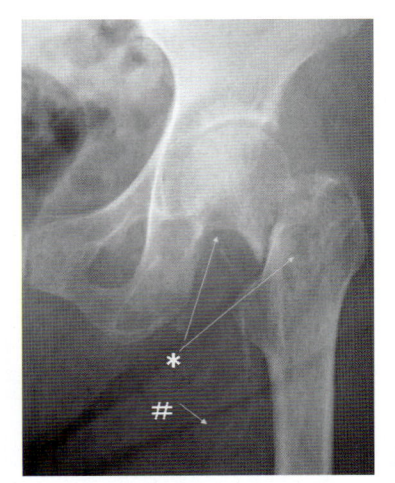

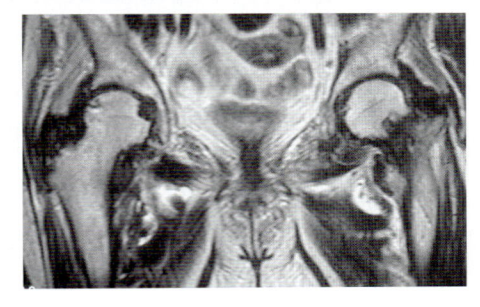

β_2-ミクログロブリン 18.0 mg/l.

[画像診断]

頸椎MRI像（写真1）

棘状骨形成を伴わずに椎体は変形し，C_5-C_6椎間は狭窄している．変形がまだ生じていない椎体にも骨囊胞形成像がみられる．

左大腿骨頸部骨折受傷時の股関節正面単純写真（写真2）

骨折線，大腿骨頭，転子部に囊胞（＊），および大腿動脈の石灰化（＃）がみられる．

股関節MRIのT_1強調画像（写真3）では両側の大腿骨頭に骨囊胞がみられる．

右手手根管症候群再発時の神経伝導速度検査（図1）

運動神経伝導速度は42.9 m/sと低下し，潜時も延長している．感覚神経伝導速度は16.2 m/sと低下を示している．

[診断]

慢性腎臓病に伴う骨ミネラル代謝異常（CKD-MBD），透析アミロイド症．

[経過・治療]

大腿骨頸部骨折の手術時には囊胞内にアミロイド沈着．また，手根管症候群は浜田分類3度に進行しており，正中神経剥離，腱鞘滑膜切除，腱鞘切開術を行った．頸椎に対しては脊髄圧迫症状が強く，初回手術時に埋め込んだ第4, 5, 6頸椎の人工骨と周囲の化骨組織を手術的に除去した．対症療法としては，非ステロイド系消炎鎮痛剤に少量のステロイドの内服を適宜併用した．

■宮崎真理子

9. 内分泌系の疾患

1. 感染症
2. 循環器系の疾患
3. 呼吸器系の疾患
4. 消化器系の疾患
5. 肝の疾患
6. 胆・膵の疾患
7. 膠原病
8. 腎・尿路系の疾患
10. 代謝の異常
11. 血液疾患
12. 神経疾患
13. 眼底
14. 救急医療

編集　名和田新

A 視床下部－下垂体疾患

9-1 Cushing症候群

症例　25歳　女性

[臨床所見]

転んで下腿に怪我をした傷が化膿してなかなか治らないため，近医を受診した際に，高血圧，中心性肥満，満月様顔貌，赤紫色皮膚線条，肩甲部の水牛様脂肪沈着（buffalo hump），痤瘡，皮下溢血，皮膚菲薄化を指摘され，当科へ精査入院となった．身長155cm，体重67kg．月経は不順である（写真1, 2）．

[血液検査]

RBC $4.85×10^6/\mu l$, Hb 15.3g/dl, Plt $267×10^3/\mu l$, WBC $12.3×10^3/\mu l$（Eosin 0％，Band 1％，Seg 80％，Lympho 8％），FBS 231mg/dl，Na 143mEq/l，K 3.5mEq/l，Cl 109mEq/l，総コレステロール285mg/dl，中性脂肪290mg/dl．

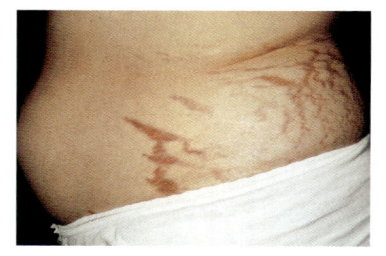

写真2　赤紫色皮膚線条
腹部，肩，腰に赤紫色の皮膚線条がみられる．これは，急速な脂肪沈着に皮膚の進展がついていけず，蛋白代謝障害も加わって真皮に亀裂が生じ，拡張した毛細血管がみえるものである．

[概念]

Cushing症候群とは，コルチゾール過剰に基づ

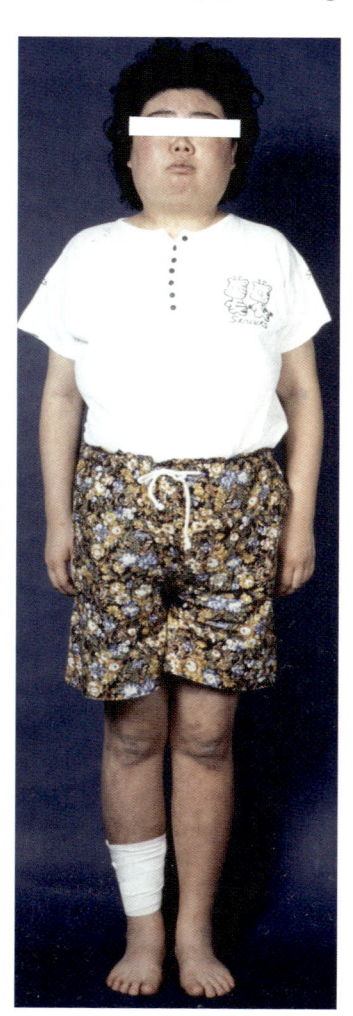

写真1　中心性肥満・満月様顔貌
体幹に比べて四肢の細い中心性肥満を呈する．極端な肥満になることはまれである．

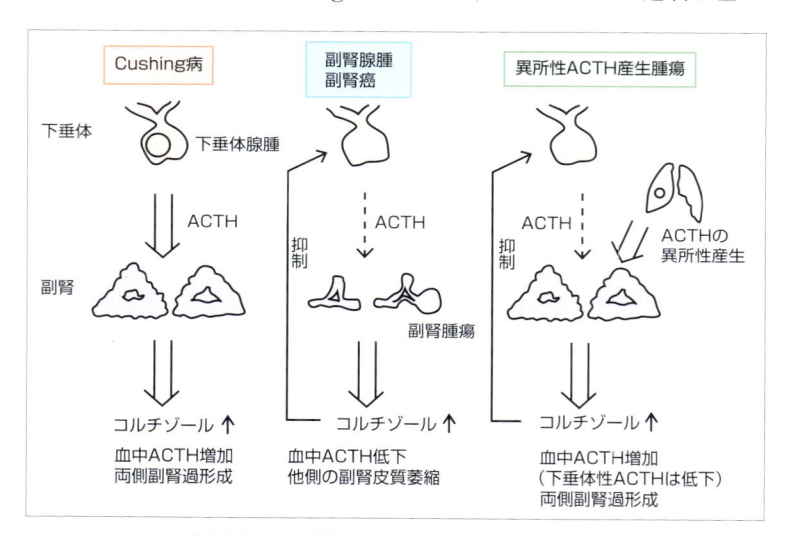

図1　Cushing症候群の病態生理

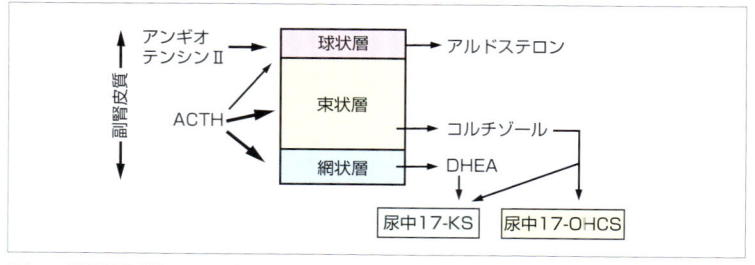

図2　副腎皮質の3層構造
副腎皮質は球状層，束状層，網状層の3層構造をとり，球状層からはアルドステロン，束状層からはコルチゾール，網状層からはデヒドロエピアンドロステロン（DHEA）およびその硫酸塩（DHEA-s）が分泌されている．

くさまざまな症状を呈する疾患の総称である．

[分類]

コルチゾール過剰の原因は，1）副腎原発のもの（副腎腺腫，副腎癌），2）下垂体からのACTHの過剰産生によるもの，3）下垂体以外の腫瘍からの異所性のACTH産生によるもの，4）膠原病などの治療のための長期にわたる大量の糖質コルチコイド投与による医原性のもの，に大きく分けられる（表1，図1）．

[症状]

副腎皮質は球状層，束状層，網状層の3層構造をとる．球状層からはアルドステロン，束状層からはコルチゾール，網状層からはデヒドロエピアンドロステロン（DHEA）およびその硫酸塩（DHEA-s）が分泌されている．Cushing症候群では主としてコルチゾールが過剰に分泌され，尿中17-OHCSが増加する．Cushing病，異所性ACTH産生腫瘍では，過剰分泌されたACTHがDHEA-sの分泌も刺激するため，尿中17-KSも増加する．副腎癌では，血中DHEA-s，尿中17-KSも増加することが特徴である．コルチゾールは電解質コルチコイド作用も有するため，大量のコルチゾールの存在下ではアルドステロン分泌過剰によるものと同様の症状を呈する（図2）．

1. コルチゾール分泌過剰による症状
   1) 糖代謝作用
   糖新生亢進，糖利用の阻害→糖尿病
   2) 脂肪代謝作用
   脂肪分解→血中遊離脂肪酸増加
   脂肪分布の変化→中心性肥満，水牛様脂肪沈着（buffalo hump），満月様顔貌
   3) 蛋白代謝作用
   蛋白異化亢進→近位筋萎縮，皮膚萎縮
   4) 免疫に対する作用
   免疫機能抑制→易感染性，抗炎症反応
   5) 神経系に対する作用
   興奮性を高める→精神障害
   6) 血液に対する作用
   赤血球増加作用，好中球増加，リンパ球減少，好酸球減少

2. アルドステロン分泌過剰による症状
   Na貯留，K排泄→高血圧，低K血性代謝性アルカローシス

3. DHEA分泌過剰による症状
   女子では男性化（男性型髪毛，陰核肥大）が目立つ．

4. ACTH過剰分泌による症状
   異所性ACTH産生腫瘍ではきわめて大量のACTHにより皮膚や口腔粘膜の色素沈着がみられる．

   コメント：異所性ACTH産生腫瘍は発症が急激であるため，電解質異常や耐糖能障害が前面に出て，Cushing症候群に特徴的な身体所見を欠くことが多い．悪性腫瘍であるため肥満よりいそうが目立つこともある．

[検査]

スクリーニング検査

身体所見や血漿コルチゾール濃度が高値であることからCushing症候群が疑われたら，以下の検査を行い，Cushing症候群であることを確認する．医原性Cushing症候群が疑われる場合には，糖質コルチコイドの使用歴を確認する．

表1　Cushing症候群の分類

ACTH低値	副腎腫瘍（副腎腺腫（95%），副腎癌（5%）） 医原性Cushing症候群
ACTH高値	Cushing病（下垂体好塩基性腺腫） 異所性ACTH産生腫瘍

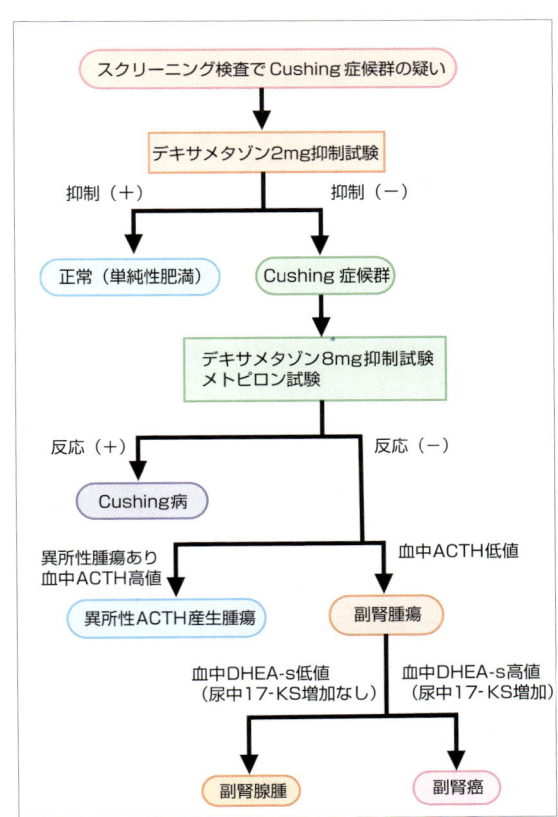

図3　Cushing症候群の鑑別診断
このフローチャートに従い，病型の鑑別が行われる．

図4 デキサメタゾン抑制試験
尿中17-OHCSの基礎値の測定ののち，デキサメタゾン2mg/日を2日間，8mg/日を2日間投与する．健常者や単純性肥満では，デキサメタゾン2mg/日の投与で尿中17-OHCSは基礎値の1/2以下または3mg/日以下に抑制される．
Cushing病では2mg/日の投与で尿中17-OHCSは抑制されないが，8mg/日の投与で基礎値の1/2以下または3mg/日以下に抑制される．副腎腺腫，副腎癌，異所性ACTH産生腫瘍では8mg/日の投与でも尿中17-OHCSは抑制されない．

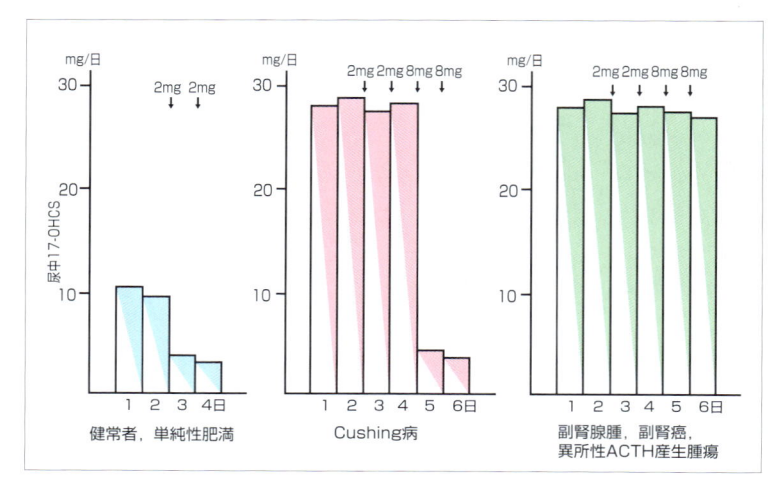

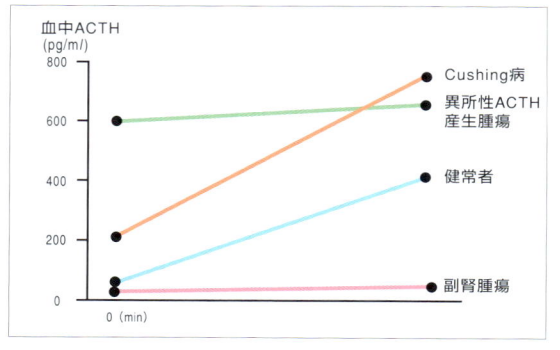

図5 メトピロン試験
メトピロン試験を行った際の，各病型のCushing症候群におけるACTHの反応を示す．メトピロンは11β-水酸化酵素の阻害剤であり，11-デオキシコルチゾールからコルチゾールへの変換が阻害される．血中コルチゾールが減少するため，ACTHは増加する．ACTH増加により11-デオキシコルチゾールが増加する．11β水酸化酵素が阻害されているため，11-デオキシコルチゾールはコルチゾールへ変換されず，コルチゾールは増加しない．11-デオキシコルチゾールは代謝されて尿中17-OHCSとして測定される．

1. 午後9時の血漿コルチゾール濃度の測定
（正常値6〜16μg/dl）
健常者ではコルチゾール分泌には日内変動があり，夜間は血漿コルチゾール濃度は低下する．
Cushing症候群では日内変動が消失するため夜間でも血漿コルチゾール濃度の低下がみられない．

2. 1日尿中17-OHCSの測定
（正常値3〜8mg/日）
17-OHCSはコルチゾールの代謝産物である．たとえ早朝空腹時の血漿コルチゾール濃度が正常上限でも，日内変動が消失して夜間にもコルチゾールが分泌され続けるため，1日尿中17-HCSは高値となる．

3. over nightデキサメタゾン1mg負荷テスト
午後11時に合成糖質コルチコイドであるデキサメタゾン1mgを内服し，翌朝8時の血漿コルチゾール値を測定する．健常者では血漿コルチゾール濃度は5μg/dl以下に抑制されるが，Cushing症候群では血漿コルチゾール濃度は抑制されない．

[病型の鑑別]
Cushing症候群は病型により治療法がまったく異なるため，病型の鑑別診断が重要である（図3〜5）．

写真3 下垂体腺腫によるCushing症候群のMRI（T_1強調像）．GdDTPAでの造影早期に低信号強度を示す腺腫が描出されている．

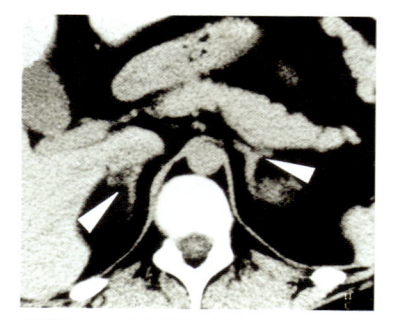

写真4 両側副腎の腫大がみとめられる．Cushing病の症例である．

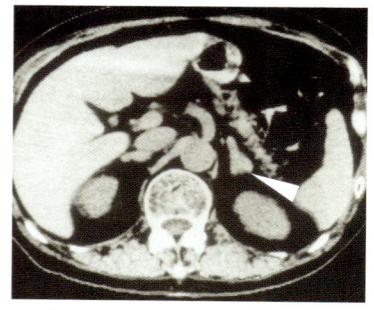

写真5 左副腎の腫大がみとめられる．右側はこのスライスでははっきりしない．異所性ACTH産生腫瘍の症例である．

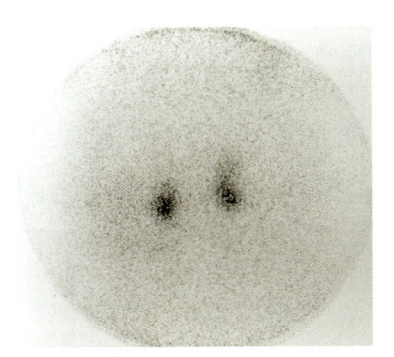

写真6　両側副腎に¹³¹I-Adosterolの取り込みがみられている．異所性ACTH産生腫瘍の症例である．

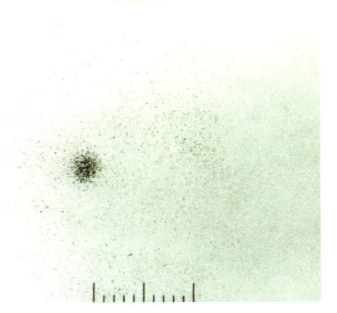

写真7　片側副腎のみ描出されている．副腎腺腫の症例である．

CRH試験

　CRH試験も病型の鑑別に用いられる．CRHを静注し血漿ACTHを測定する．Cushing病では正常反応または過剰反応を示す．副腎腺腫，副腎癌ではACTHの基礎値が低値でCRHに無反応であり，異所性ACTH産生腫瘍ではACTHの基礎値が高値でCRHに無反応である．

　コメント：医原性のCushing症候群では内因性のACTH，コルチゾールの分泌はともに抑制されており，あらゆる負荷試験で反応がみられない．

[画像診断]

下垂体MRI

　下垂体腺腫によるCushing病では，ガドリニウム(Gd)DTPAを用いた造影MRIを行うと，T₁強調像で，造影早期に低信号強度を示す腺腫が描出される．これは，正常下垂体は血管成分に富み，しかも血液脳関門を有さないため，静注後早期に増強効果を示すのに対して，腺腫では毛細血管が正常下垂体に比べて少なく，造影剤の到達が遅れるためである(写真3)．

下垂体CT

　Cushing病は直径10mm以下のmicroadenomaによるものが多いので，下垂体CTでは描出されないことが多い．

腹部CT

　副腎原発の副腎腺腫，副腎癌では通常片側副腎に腫瘍をみとめる．Cushing病や異所性ACTH産生腫瘍では両側副腎の腫大がみとめられる(写真4, 5)．

副腎シンチグラム

　¹³¹I-Adosterolを用いる．Cushing病，異所性ACTH産生腫瘍では両側副腎が描出される．副腎腺腫，副腎癌では患側のみ描出される．健側は萎縮しており，取り込みが抑制されている．

　コメント：副腎癌ではときに患側も描出されないことがある．これは，癌では単位重量あたりの¹³¹I-Adosterolの摂取量が少ないためである(写真6, 7)．

[治療]

1．副腎腺腫，副腎癌

　患側の副腎全摘が治療の第一選択である．対側の副腎は萎縮しており，術後，糖質コルチコイドの補充療法を要する．

2．Cushing病

　経蝶形骨洞下垂体腺腫摘出術(Hardy手術)が治療の第一選択である．腫瘍が大きい場合，前頭開頭法を併用したり，取りきれない場合，術後，下垂体に⁶⁰Coを照射することがある．

3．異所性ACTH産生腫瘍

　原発巣の外科的切除が治療の第一選択である．

4．病型を問わず手術不能な場合

　o, p'-DDD(mitotane)などの副腎酵素阻害剤により副腎皮質の萎縮を図る．　■下条正子・宮地幸隆

[文献]

Orth DN：Cushing syndrome. *N Engl J Med*, **332**：791-803, 1995.

9-2　先端巨大症

症例　57歳　女性

[臨床所見]

　4〜5年前より手足が大きくなってきた．1月の検診にて高血圧を指摘され，診療所を受診し，先端巨大症(acromegaly)を疑われ，3月当科へ精査入院となった．

　身長155.8cm，体重65.4kg，血圧144/80mmHg，先端巨大症様顔貌(眉弓部突出，鼻・口唇の肥大，下顎の突出)，手足の肥大，巨大舌あり．

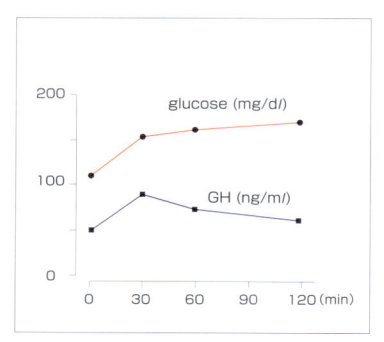

図1　75g OGTT
血糖は境界型を示し，GH の抑制はみとめられない．

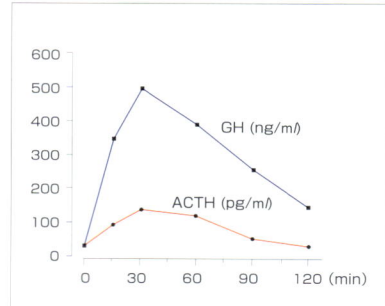

図2　CRH＋GRH 試験
GH は過剰反応を示し，ACTH は正常反応を示す．

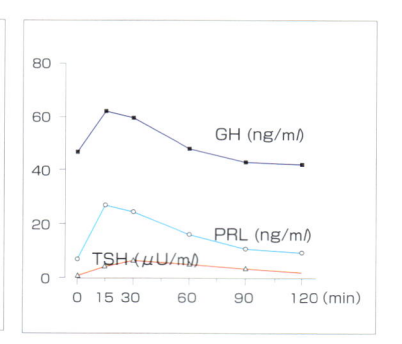

図3　TRH 試験
GH は上昇反応を示し，PRL および TSH は正常下限の反応を示す．

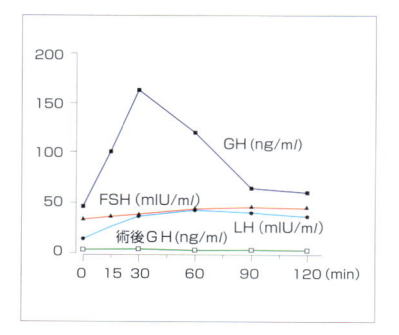

図4　LH-RH
GH は著明な上昇反応を示しているが，術後は無反応となっている．

[血液・尿検査]

尿中蛋白 20mg/dl，糖（−），RBC 323×10^4/μl，WBC 4400/μl，Plt 22.5×10^4/μl，TP 6.2 g/dl，T-chol 152 mg/dl，TG 159 mg/dl，Ca 4.9 mEq/l，P 3.0 mEq/l，GH 39.1 ng/ml，尿中 GH 254.4 pg/mgCr，IGF-I 755.4 ng/ml，PRL 6.2ng/ml，TSH 0.48 μU/ml，ACTH 31.5 pg/ml，cortisol 6.5 μg/dl，FT3 2.89 pg/ml，FT4 1.28 ng/dl，尿中 17-OHCS 7.1mg/日，17-KS 2.8 mg/日．

[内分泌負荷試験]

（図1～4）

[画像診断]

（写真1～7）

[治療]

　先端巨大症の治療としては通常，以下の治療法

表1　先端巨大症の治療法

1. 経蝶形骨洞的選択的下垂体腺腫摘出術
2. 薬物療法（オクトレオチド，ペグビソマント，ブロモクリプチン，カベルゴリン）
3. 放射線治療（ガンマナイフなど）

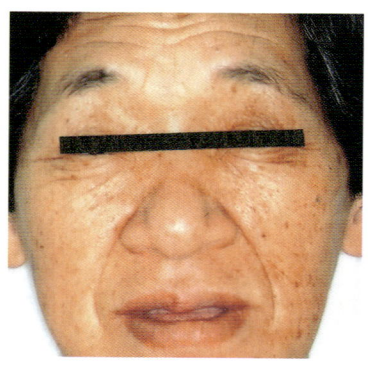

写真1　顔貌写真
鼻・口唇の肥大，下顎の突出がみとめられる．

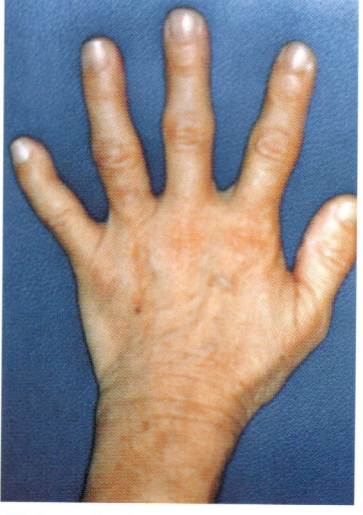

写真2　左手写真
女性としては指関節部が肥大している．

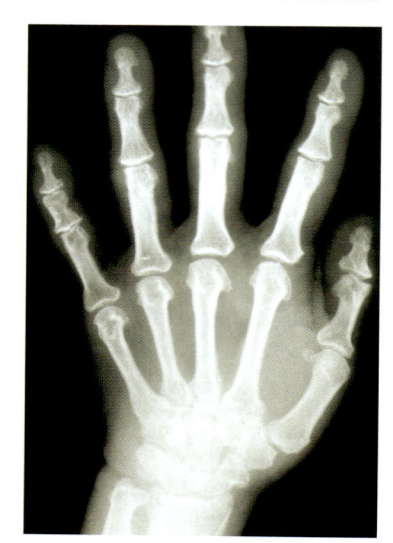

写真3　左手X線像
指骨の末端肥大と末節骨に花キャベツ様変形がみとめられる．

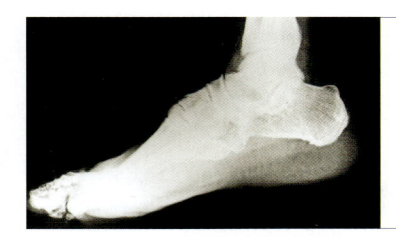

写真4　足部X線像
heel padが24mmと肥厚している

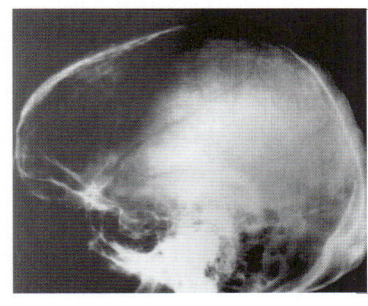

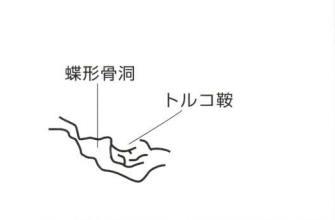

写真5　頭部X線像
トルコ鞍の拡大，破壊がみとめられる．

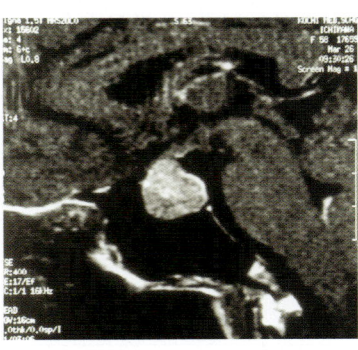

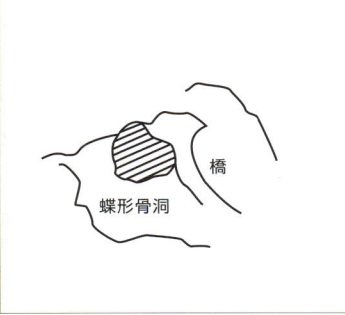

蝶形骨洞　トルコ鞍

写真6　頭部MRI（弓状断）
トルコ鞍上部に進展した腫瘍をみとめる．ガドリニュウムで軽度造影効果をみとめる．

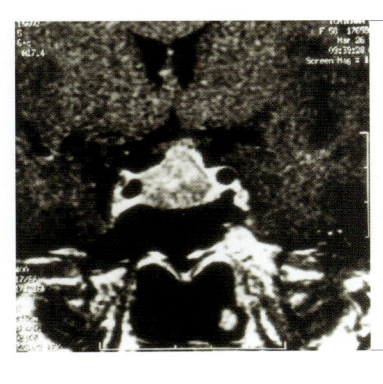

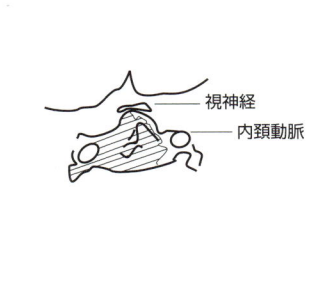

蝶形骨洞　橋

写真7　頭部MRI（前頭断）
鞍上部に進展した腫瘍は視神経を軽度に圧迫し，左側は左海綿静脈洞に進展している（腫瘍の大きさ2×1.7×1.9cm）．

視神経　内頸動脈

が用いられる．手術可能であれば1を選択し，手術が不可能な場合や術後再発例には2または3が選択される．

　本例では1が選択された．術後，GH，IGF-Iは正常化し，LH-RHやTRHに対するGHの上昇反応もみとめられなくなった．
　　　　　　　　　　　　　　■橋本浩三

[文献]

Colao A, Ferone D, et al: Effect of octreotide pretreatment on surgical outcome in acromegaly. *J Clin Endocrinol Metab*, **82**: 3308-3314, 1997.

Melmed S, Ho K: Recent advances in pathogenesis, diagnosis, and management of acromegaly. *J Clin Endocrinol Metab*, **80**: 3395-3402, 1995.

9-3 無月経・乳汁漏出症候群

マイクロプロラクチノーマ
症例　36歳　女性

[現病歴]
　初潮は13歳で月経周期は規則正しく，25歳で結婚した．28歳頃から月経周期が遅れるようになり，29歳で無月経となった．32歳時に排卵誘発剤により妊娠・出産したが，授乳中止後も乳汁漏出が持続していることに気づき，月経も再来しないため受診した．

[既往歴]
　特記すべきことなく，常用薬剤はない．

[身体所見]
　身長158cm，体重56kg．血圧112/78，脈拍66/分．乳房を強く圧迫すると少量の白色の乳汁が漏出する以外には，理学的に異常をみとめない．甲状腺は触知しない．視野・視力に異常なし．

[検査所見]
　血算，血液生化学，検尿，胸部X線撮影，心電図に異常なし．頭部単純撮影，CTスキャンで下垂体部およびトルコ鞍上部に明らかな異常をみとめない．MRIのT_1強調画像で，low intensityの腺腫陰影を疑わせる所見がみとめられた．表1に治療開始前の内分泌機能検査成績を示す．血清プロラクチン濃度の基礎値は83～176ng/mlと軽度上昇しており，TRHに対するプロラクチンの反応は低下していた．腎機能，甲状腺機能および下垂体・副腎機能に異常なく，LH-RHに対する血清ゴナドトロピンの反応も保たれており，下垂体機能低下症の合併はみとめられなかった．

[診断・鑑別診断]
　表2にあげたように高プロラクチン血症をもたらす基礎疾患は多岐にわたるが，基礎疾患のなかで頻度の高いものは，プロラクチノーマ，薬剤性高プロラクチン血症，甲状腺機能低下症，慢性腎不全，分娩後に引き続く機能性高プロラクチン血症（Chiari-Frommel症候群），プロラクチノーマ以外の下垂体腫瘍（先端巨大症，Cushing病，Nelson症候群），視床下部疾患などである．これらを鑑別して，本症例ではマイクロプロラクチノーマの診断にいたる．

[治療・経過]
　本症例では1日量2.5mgのbromocriptineの内

図1　各種疾患における血清プロラクチン濃度　陰影部は正常範囲を示す．

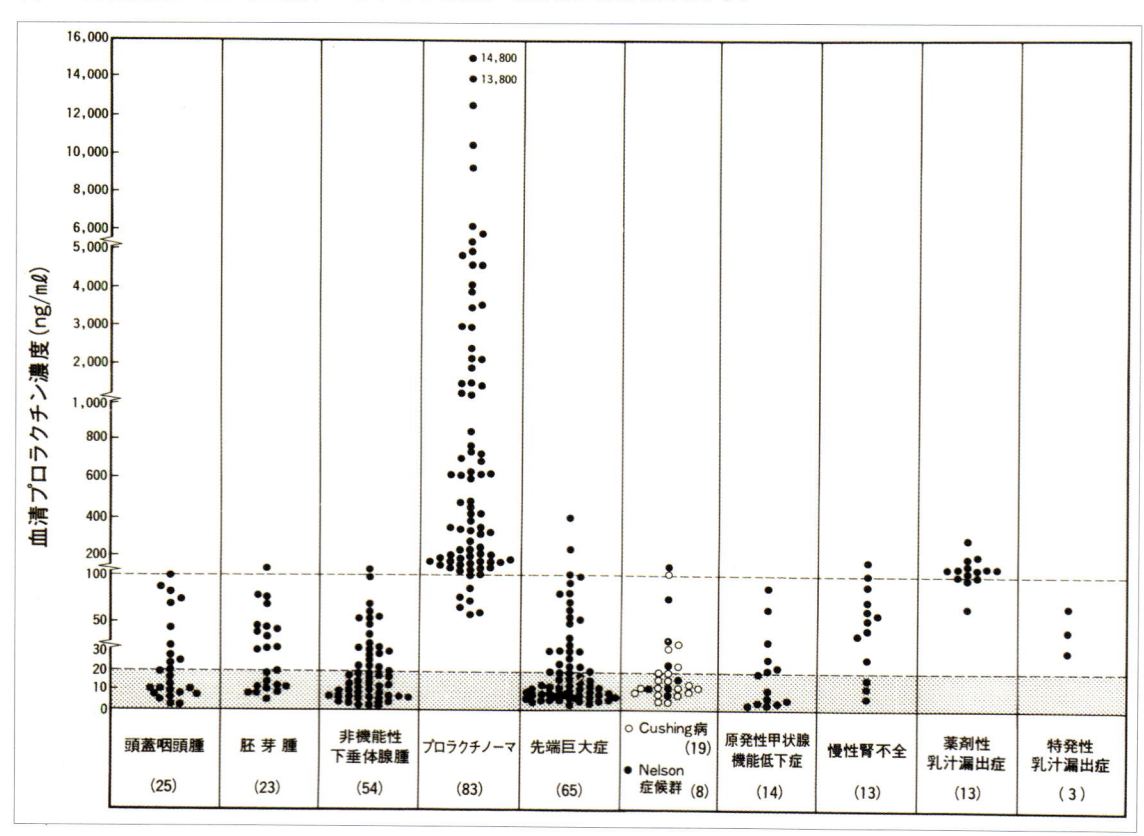

服で血清プロラクチン濃度は正常化し，乳汁漏出は消失し，正常月経周期が再来した．長期にわたりこの薬物治療を続けた結果，しだいに血清プロラクチン濃度は低下し，閉経を迎えた．現在は治療なしで血清プロラクチン濃度は正常域にある．

[解説]

　授乳期以外の時期に無月経と乳汁漏出が起こる病態は古くから知られ，無月経・乳汁漏出症候群の名で呼ばれてきた．現在では，本症の多くはプロラクチンの分泌過剰が原因であることが明らかになっている．したがって，無月経に乳汁漏出を伴った患者を診たときには，まず，血清プロラクチンの基礎値を測定し，高プロラクチン血症の存在を確認しなければならない．

　図1には各種疾患における血清プロラクチン濃度を示した．血清プロラクチン濃度が100ng/ml以上の値を示す疾患は，プロラクチノーマのほかには薬剤性高プロラクチン血症，甲状腺機能低下症，慢性腎不全，先端巨大症，Cushing病，Nelson症候群の一部である．したがって，これらの疾患が否定されてなお血清プロラクチン濃度が100ng/ml以上の場合には，ほぼプロラクチノーマと考えられる．一方，血清プロラクチン濃度が100ng/ml以下のときには，いろいろの原因疾患について鑑別をしなければならない．プロラクチノーマ以外の高プロラクチン血症は，病歴や基礎疾患の症状から鑑別できる．しかし，マイクロプロラクチノーマか機能性の高プロラクチン血症かの診断は確定できないこともある．現在では解像力の良いMRIによる画像診断が可能になったため，直径数mmのマイクロアデノーマも同定できるようになった(写真1)．

表1　内分泌機能検査成績

血中プロラクチン濃度基礎値：83～176ng/ml
甲状腺機能：T4 6.7μg/dl, T3 115ng/dl, TSH3μU/ml, ミクロソームテスト，サイロイドテスト陰性

TRH負荷試験（TRH0.5mg静注）

	0	15	30	60	90	120分
PRL (ng/ml)	176	158	236	210	196	162

LH-RH負荷試験（LH-RH 0.1mg静注）

	0	15	30	60	90	120	180分
LH-RH (mIU/ml)	1.1	10	11	9.3	6.1	6.4	4.2
FSH (mIU/ml)	9.8	31	36	43	34	35	37

ACTH負荷試験（$^{1-24}$ACTH 0.25mg静注）

	0	30	60分
コルチゾール (μg/dl)	9	21	24

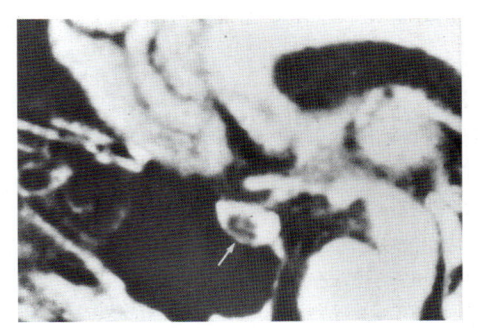

写真1　典型的なマイクロプロラクチノーマのMRI画像
T_1強調画像でlow intensityの陰影として描写される．

　下垂体腺腫の治療には手術療法と薬物療法とがある．専門医による手術療法は，成功すれば治癒に至るが，マクロプロラクチノーマの手術成績は決してよくない．一方，他の下垂体腺腫の場合と異なり，ドパミン作動薬はプロラクチノーマ

表2　高プロラクチン血症の病因

Ⅰ．視床下部性
　1．機能性
　　1) 分娩後長期にわたって乳汁漏出の持続するもの
　　2) 分娩とは関係なく，また器質的病変を認めないもの
　2．視床下部，下垂体茎の障害
　　1) 鞍上部腫瘍（頭蓋咽頭腫，異所性松果体腫など）
　　2) 肉芽腫（サルコイドーシス，Hand-Schüller-Christian病, histiocytosis-Xなど），感染症（髄膜炎など）
　　3) 視床下部領域の血栓症，外傷（頭蓋底の骨折など）
　　4) 下垂体茎切断後

Ⅱ．プロラクチン産生腫瘍
　1．下垂体腺腫
　　1) プロラクチノーマ
　　2) 先端巨大症
　2．異所性プロラクチン産生腫瘍

Ⅲ．薬剤性
　1．エストロゲン（経口避妊薬）
　2．ドパミン受容体拮抗剤
　　phenothiazine (chlorpromazineなど), sulpiride, metoclopramide, haloperidol, pimozide, imipramineなど
　3．脳内ドパミン含量を減少させる薬剤
　　5-HTPなど

Ⅳ．その他の内分泌疾患
　1．原発性甲状腺機能低下症
　2．Cushing病，Nelson症候群，Addison病，多嚢胞卵巣症候群，empty sella症候群

Ⅴ．反射性（胸部外傷など）

Ⅵ．その他（腎不全など）

のホルモン分泌を正常化させるだけでなく，腺腫縮小効果があり，90％以上の症例で腺腫容積が1/2以下に縮小すること，さらには，女性のプロラクチノーマを長期に観察すると，妊娠，分娩を経過する間に腺腫容積が縮小し，プロラクチン濃度が低下する症例が少なくないことが明らかになっている．プロラクチノーマの治療は薬物療法を主体にすべきであると考えられる．

■石橋みゆき

9-4 下垂体機能低下症

Sheehan症候群
症例 50歳 女性
[臨床所見]

第一子分娩時（30歳）時に大量出血し，600 ml の輸血を受けた．産褥期乳汁分泌が低下し，その後無月経，耐寒性低下が出現した．早朝空腹時に低血糖による意識障害のため，精査入院した．体重減少，恥毛腋毛脱落，皮膚乾燥をみとめる．

[血液検査]

白血球数 7000（好酸球 5％），Hb 11.5 g/dl, Alb 4.2 g/dl, T. Chol 288 mg/dl, 血糖 71 mg/dl, Na 138 mEq/l, K 3.8 mEq/l, Cl 99 mEq/l.

[内分泌機能検査]

FT4 0.27 ng/dl, FT3 2.9 pg/ml, TSH 2.3 μU/ml, コルチゾール <1.0 μg/dl, ACTH 19.9 pg/ml, 尿中17-OHCS排泄量 1.2 mg/日, GH 0.1 ng/ml, IGF-I 38 ng/ml, PRL 1.5 ng/ml, LH <0.5 mIU/ml, FSH <0.5 mIU/ml, E2 <20 pg/ml.

4者負荷試験（GHRH+TRH+GnRH+CRH）
 GH 0.1 ⇒ 3.1（頂値 60分）
 TSH 1.8 ⇒ 7.5（頂値 60分）
 PRL 1.5 ⇒ 2.0（頂値 30分）
 LH <0.5 ⇒ <0.5
 FSH <0.5 ⇒ <0.76（頂値 120分）
 ACTH <0.5 ⇒ 8.6（頂値 60分）
 コルチゾール <1.0 ⇒ <1.0

迅速ACTH試験
 コルチゾール 1.5 ⇒ 1.5（30分）

ACTH連続負荷試験
 尿中17-OHCS排泄量 1.2 ⇒ 13.3

[画像検査]

頭部MRI（T_1強調画像）

下垂体茎はトルコ鞍底まで達し，下垂体は鞍底に圧排され，トルコ鞍内は髄液と同じ信号強度を示し，いわゆるトルコ鞍空洞（empty sella）を呈する（写真1）．

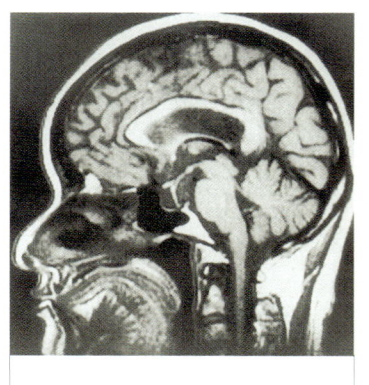

[治療]

下垂体機能低下症に対して
 ヒドロコルチゾン　　15 mg/日
 レボチロキシン　　　75 μg/日
 Kaufman療法（卵胞ホルモン・黄体ホルモン周期的投与）

本例ではホルモン補充療法に加えて，骨粗鬆症に対しビタミンD製剤とカルシウム製剤を投与した．

頭蓋咽頭腫（craniopharyngioma）
症例 18歳 男性
[臨床所見]

12歳より成長速度の低下（3 cm/年），15歳で視力障害が出現した．画像検査にて鞍上部腫瘍を指摘され，入院した．−3.2 SDの均整のとれた低身長，二次性徴の欠如，皮膚乾燥をみとめる．骨年齢13.5歳相当．

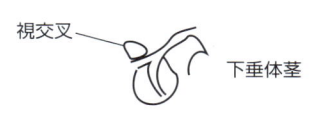

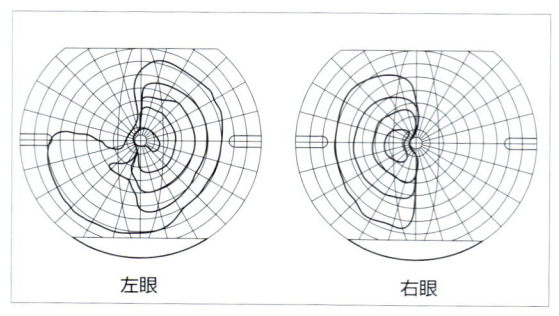

写真1 頭部MRI（矢状断，T_1強調）

図1 視野障害（右耳側盲，左耳側1/4盲）

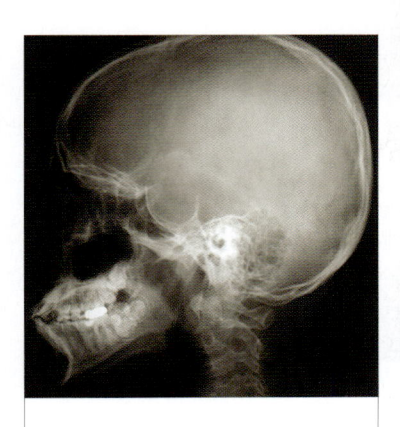

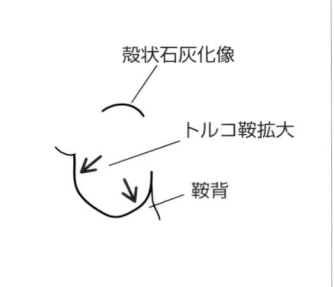

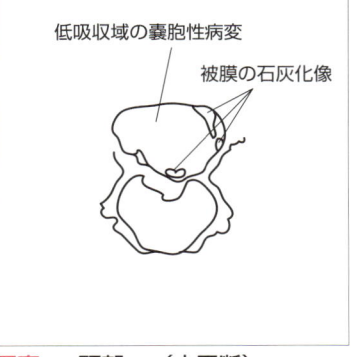

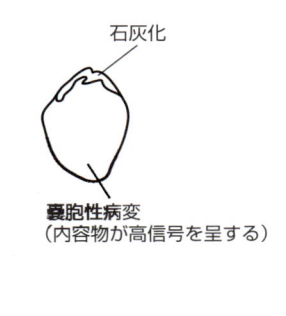

写真2　頭蓋単純X線側面像

写真3　頭部CT（水平断）

写真4　頭部MRI（矢状断，T_1強調）

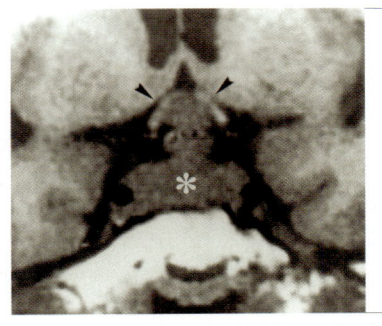

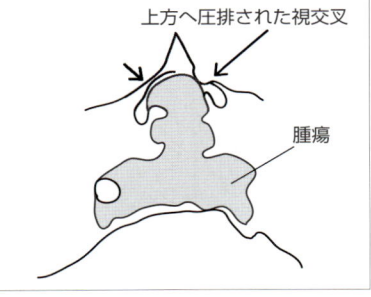

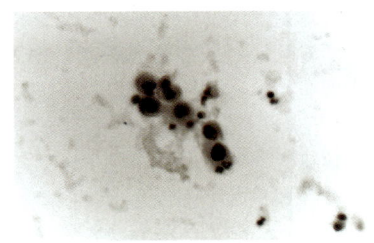

写真5　頭部MRI（冠状断，T_1強調）

写真6　脳脊髄液細胞診

[内分泌機能検査]

　FT4 0.38 ng/dl，TSH 2.2 μU/ml，コルチゾール 4.4 μg/dl，ACTH 5.5 pg/ml，GH 0.65 ng/ml，IGF-I 64 ng/ml，LH<0.5 mIU/ml，FSH 0.71 mIU/ml，テストステロン<0.2 ng/ml，PRL 1.5 ng/ml．

[眼科検査]

　視力：右 0.06（矯正 0.15），左 0.2（1.0）
　視野：右耳側半盲，左耳側1/4盲（図1）

[画像検査]

頭蓋単純X線

　トルコ鞍の拡大と鞍上部に殻状石灰化陰影をみとめる（写真2）．

頭部CT

　鞍上部に内部が均一な低吸収域を示す嚢胞性病変をみとめる．被膜に石灰化がみられ，造影剤により被膜は造影増強効果を示す（写真3）．

頭部MRI（T_1強調画像）

　トルコ鞍内から鞍上部にかけて内部が高信号を示す嚢胞性病変をみとめ，視交叉第三脳室底は上方に圧排されている（写真4）．

[治療]

1) 手術療法：脳外科的腫瘍摘出術
2) 放射線照射療法
3) ホルモン補充療法：下垂体機能低下症，尿崩症

　本例では右前側頭開頭により腫瘍摘出が行われた．嚢胞内容物はモーターオイル様．視床下部・視交叉との癒着が強く全摘は困難で，術後一過性

尿崩症を併発した．残存腫瘍に対し計54Gyの放射線照射が追加された．ヒドロコルチゾン 15 mg/日，レボチロキシン 75μg/日，HCG 5000単位×2/週のホルモン補充を行い，術後約9cm/年の成長促進と二次性徴の発来誘発をみとめた．

胚芽腫（germinoma）
症例　11歳　男児
[臨床所見]

2年前に多飲多尿で発症，CT検査にて下垂体茎の軽度肥厚があった．前葉機能検査でGH分泌低下，成長速度の鈍麻により，GH治療を受けた．半年前より活動性が低下し，甲状腺機能および副腎皮質機能低下を指摘された．1カ月前より頭痛，嘔吐をきたし，視力障害がある．

[内分泌機能検査]

FT4 0.44 ng/dl，TSH 1.1μU/ml，コルチゾール 2.0μg/dl，GH 0.8 ng/ml，LH 5.3 mIU/ml，FSH 1.7 mIU/ml，テストステロン<0.2 ng/ml，PRL 42.6 ng/ml，HCG<0.5 mIU/ml．

[画像検査]

頭部MRI

T_1強調画像で鞍内から鞍上部〜第三脳室へ突出する低信号域の腫瘍をみとめ，均一な造影増強効果を示す．視交叉は上方に圧排されている（写真5）．下垂体後葉の高信号域をみとめない．T_2強調画像では等信号を呈する．

脳脊髄液細胞診では，核小体の明瞭な核/細胞質比の高い明るい細胞質を有する大型異型細胞と小型リンパ球がみられ（two cell pattern）（写真6），髄腔内播種と考えられた．

[治療]
1) 放射線照射療法
2) 化学療法
3) 手術療法：奇形腫，悪性胚細胞腫瘍などの場合
4) ホルモン補充療法

本例では腫瘍生検により胚芽腫と診断し，放射線照射を行った．腫瘍の著明な縮小が得られたが，尿崩症や下垂体機能低下症には変化がなく，ホルモン補充療法を継続した．　　　　■島津　章

[文献]

Schneider HJ, et al : Hypopituitarism. *Lancet*, **369** : 1461-1470, 2007.
Vance LM : Hypopituitarism. *New Eng J Med*, **330** : 1651-1662, 1994.

9-5　成長ホルモン分泌不全性低身長症（下垂体性小人症）

特発性GH分泌不全性低身長症
症例　7歳8カ月　男子
[臨床所見]

第1子として，在胎40週で骨盤位分娩にて仮死状態にて出生（体重3402g，身長50cm）．低身長を主訴に当科を受診（身長曲線は図1）．身長96.2cm，体重16.0kgで，上下肢の均整はとれている．頭頸，胸，腹部，四肢に異常なし．Tanner分類：G I，P I．多飲・多尿はみとめない．

[検査]

血液一般，尿一般，血液生化学所見異常なし．
内分泌検査：表1．

[画像診断]

骨年齢

3歳と骨年齢の遅延をみとめる．

頭部MRI

T_1強調画像

矢状断（写真1A），冠状断（写真1B）

empty sellaをみとめ，下垂体は萎縮し，この萎縮した下垂体には後葉の高信号はみとめられないが，後上方部に高信号を呈する異所性後葉（矢印）をみとめる．

T_1強調画像（Gd造影）

矢状断（写真2A），冠状断（写真2B）

造影により，empty sella，下垂体の萎縮はより明らかに示されるとともに，異所性後葉とつらなる非常に細い下垂体茎も描出されている．

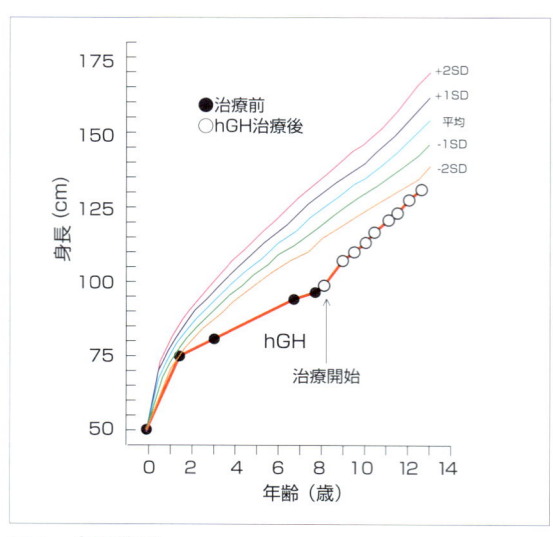

図1　身長曲線

表1 内分泌検査

ホルモン基礎値
GH 0.9 ng/ml, IGF-I（ソマトメジンC）42 ng/ml,
FT4 1.23 ng/dl, FT3 3.01 pg/ml, TSH 1.5 μU/ml,
テストステロン＜50 ng/ml

負荷試験
1) インスリン低血糖試験

	0 min	30 min	60 min	90 min
GH (ng/ml)	0.7	1.1	2.0	1.5
Cortisol (μg/dl)	11.0	13.4	20.2	26.5
血糖 (mg/dl)	83	46	62	79

2) アルギニン負荷試験

	0 min	30 min	60 min	90 min
GH (ng/ml)	0.8	1.5	2.2	2.8

3) TRH, LH-RH負荷試験

	0 min	30 min	60 min	90 min
TSH (μU/ml)	2.1	9.3	10.1	11.4
PRL (ng/ml)	8.3	23.7	19.8	18.0
LH (mU/ml)	2.5	4.6	3.1	3.9
FSH (mU/ml)	2.6	6.6	6.8	8.7

　本例のように，特発性GH分泌不全性低身長症（GHD）のなかにMRIで下垂体茎の離断がみとめられる例（厳密な意味では特発性でないが，現時点では特発性に分類）があることが明らかにされている．下垂体茎の離断は物理的な力によって生ずると考えられている．分娩時には頭部の変形が生ずるが，とくに骨盤位分娩時には頭部が異常に過伸展され，これらの物理的圧力が下垂体茎の過伸展，ねじれをきたし下垂体茎の離断が起こると考えられている．下垂体茎の離断は分娩時異常のみならず頭部外傷後のGHDにおいてもみとめられる．このような下垂体茎の離断をみとめるGHDの下垂体MRIでは，1) 下垂体後葉の高信号は消失するが，尿崩症を合併しない症例では異所性後葉を有する，2) 下垂体のサイズが極端に小さいものが約半数にみとめられ，これらの症例ではGH以外のほかの前葉ホルモンの分泌不全もみとめられる症例が多い，という所見がみとめられる．これらの成績を総合し，下垂体茎離断による下垂体ホルモン分泌不全は以下の機序により生ずると考えられている．すなわち，離断による血行障害のため下垂体前葉が種々の程度の変性壊死に陥るが，その後血管の再生により下垂体門脈の再交通を生ずるので，下垂体茎離断による下垂体前葉ホルモン分泌能は下垂体門脈の再交通の程度と下垂体前葉の変性壊死の程度により影響される．また，下垂体茎離断により切断端の中枢側にバゾプレシン（AVP）が貯蔵され異所性後葉を形成するが，切断が視床下部に近い部位で起こるとAVPを産生する神経核まで変性が及び，異所性後葉は形成されずに尿崩症を生ずると考えられている．本例では尿崩症はなく，GHに加えLH，FSH系の分泌不全をみとめ，ACTH，TSH系の異常はみとめないが，これらの所見は，1) 異所性後葉，2) 非常に細い下垂体茎（再交通の結果として），3) 小さい下垂体の画像所見に合致するものである．

写真1A

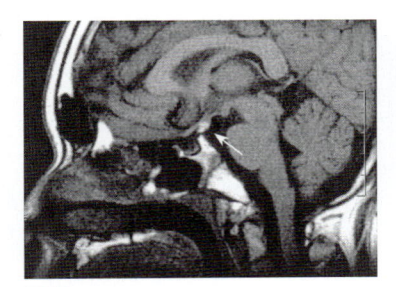

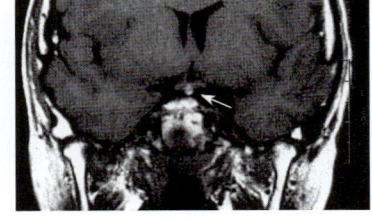

写真1B

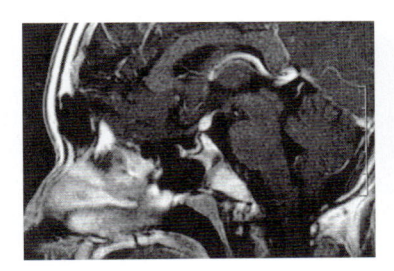

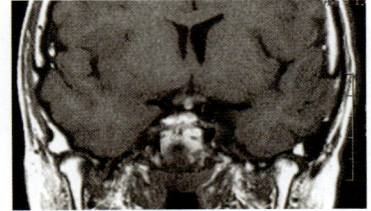

写真2A

写真2B

[治療]

ヒト成長ホルモン（0.175 mg/kg/週）を毎日皮下投与し，身長は図1に示すように増加している．

器質性 GH 分泌不全性低身長症（胚芽腫）

症例　9歳10カ月　女子

[臨床所見]

第2子として，在胎38週で正常分娩にて出生（体重3215 g，身長49 cm）．7歳ころより多飲・多尿が出現し，近医で尿崩症と診断され，DDAVPの治療を受けていたが，身長の伸びも低下してきたため（身長曲線は図2），当科受診．身長133.0 cm，体重29 kgで，上下肢の均整はとれている．頭頸，胸，腹部，四肢に異常なし．

Tanner分類：B I，P I．視野障害（−）．

[検査所見]

血液一般，尿一般，血液生化学所見異常なし．

内分泌検査：表2

[画像診断]

骨年齢

7歳と骨年齢の遅延をみとめる．

頭部 MRI

T₁強調画像

矢状断（写真3A），冠状断（写真3B）

下垂体茎は肥厚し，トルコ鞍内および鞍上部に腫大したmassをみとめる．下垂体後葉の高信号はみとめられない．

表2　内分泌検査

ホルモン基礎値

GH 0.6 ng/ml，IGF-I（ソマトメジンC）68 ng/ml，FT4 1.02 ng/dl，FT3 2.53 pg/ml，TSH 1.5 μU/ml，E2<10 pg/ml

負荷試験

1）インスリン低血糖試験

	0 min	30 min	60 min	90 min
GH (ng/ml)	0.4	0.5	0.5	0.6
血糖 (mg/dl)	77	44	49	56

2）アルギニン負荷試験

	0 min	30 min	60 min	90 min
GH (ng/ml)	0.2	0.2	0.8	1.2

3）GRH, TRH, LH-RH, CRH負荷試験

	0 min	30 min	60 min	90 min
GH (ng/ml)	0.4	1.8	6.9	
TSH (μU/ml)	1.9	14.7	16.5	18.9
PRL (ng/ml)	28.3	51.8	45.3	43.5
LH (mU/ml)	<0.5	<0.5	<0.5	<0.5
FSH (mU/ml)	<0.2	<0.2	<0.2	<0.2
ACTH (pg/ml)	17.7	110.7	23.7	18.0
Cortisol (μg/dl)	5.8	15.5	19.5	18.2

T₁強調画像（Gd造影）

矢状断（写真4A），冠状断（写真4B）

正常下垂体に下方へ圧排され，鞍内鞍上部，下垂体茎腫上のmassをみとめる．

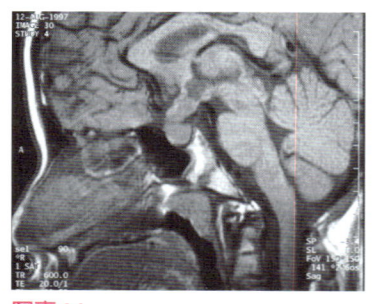

写真3A

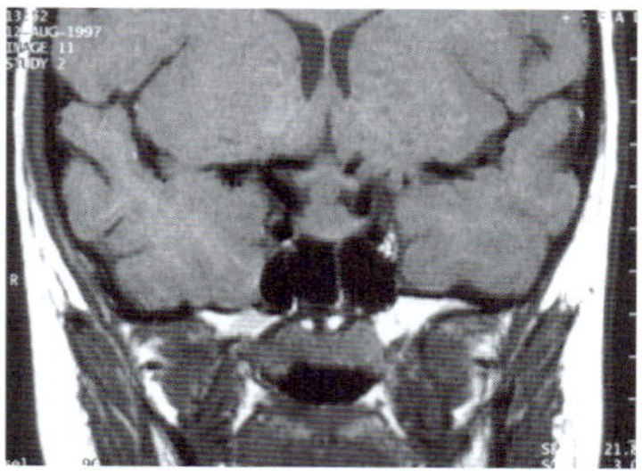

写真3B

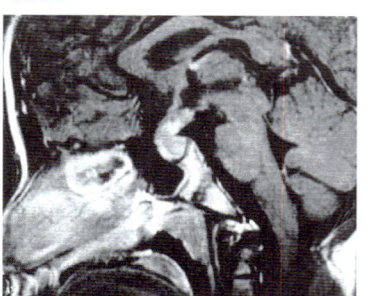

写真4A

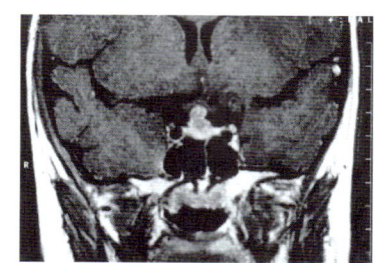

写真4B

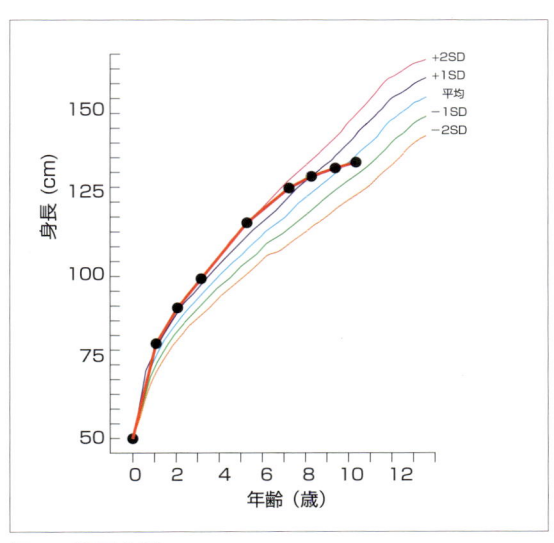

図2　身長曲線

[経過・治療]

　脳外科にて腫瘍の生検を施行し，胚芽腫と診断．化学療法と放射線治療を行った．治療後，腫瘍は消失した．治療後，下垂体機能の評価を行い，GH，LH，FSH，ADH の分泌不全をみとめた．尿崩症に対し引き続き DDAVP の投与を行い，低身長に対しては，今後ヒト成長ホルモン治療を行う予定である．

　　　　　　　　　　　　　　■肥塚直美

9-6　尿崩症

　多尿，口渇，多飲を主症状として発症する尿崩症は，病因により抗利尿ホルモンであるバゾプレシンの合成・分泌障害に基づく中枢性尿崩症（central diabetes insipidus：CDI），バゾプレシンの作用障害に基づく腎性尿崩症の2群に大別できる（村瀬，2007）．本項では診断を進める上で画像所見がより重要な役割を果たす CDI について解説する．

症例1　23歳　男性

[臨床経過]

　半年ほど前から口渇，多飲を生じたため近医を受診したが，心因性多飲症を疑われ，抗不安薬の投与を受けていた．その後体重減少，視野異常を生じたため N 大学病院内科を受診．1日尿量は 8～9 l/日．夜間尿 3～4 回（約 350 ml/回）．

[検査所見]

　血漿浸透圧 296 mOsm/kg，血漿バゾプレシン 0.5 pg/ml，尿浸透圧 86 mOsm/kg．髄液中 HCG-β，α-フェトプロテイン（AFP）は陰性．

[画像診断：治療前]

頭部 MRI 矢状断（ガドリニウム造影）（写真1）

　松果体部ならびに鞍上部にガドリニウムで均一に造影される mass lesion をみとめる．

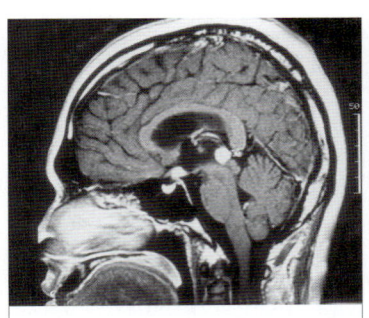

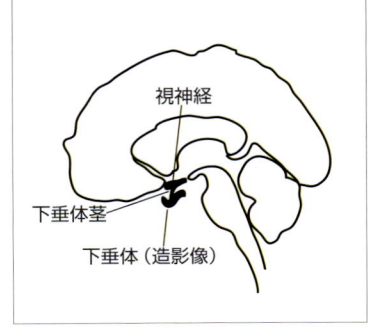

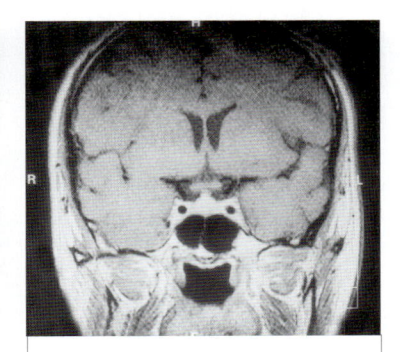

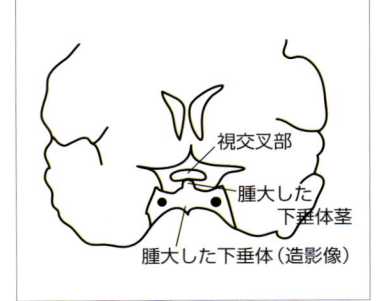

写真1

写真2

写真3

[治療]

　患者の希望もあり脳外科的生検は未施行．腫瘍発生部位の特異性からgerminomaなどの胚細胞性腫瘍が最も疑われたため，2カ所の腫瘍部分に各々20Gyの放射線照射を行った．CDIに対してはデスモプレシン（DDAVP）点鼻を行い尿量はコントロールされたが，バゾプレシン分泌障害は以後も持続した．

[画像診断：治療後]

頭部MRI 矢状断（ガドリニウム造影）（写真2）

　放射線治療により，松果体部および鞍上部の腫瘍像は完全に消失した．

[コメント]

　CDIでは本症のように患者の訴えを精神的なものとして処理されることが少なくない．口渇・多飲患者を診たときは，必ず夜間尿の回数とその1回量，1日尿量概算測定など客観的な尿量評価を行うことが基本である．

　器質的疾患に基づく続発性CDIの病因のなかで，germinomaなどの胚細胞性腫瘍と頭蓋咽頭腫によるものが約45％ときわだって多い．本症例では組織学的診断は施行されなかったが，腫瘍がgerminomaの好発部位（松果体部，鞍上部）に存在したことが診断上のキーポイントとなった．また，本症例では陰性であったが，胚細胞性腫瘍では髄液中のHCG-β，胎盤性アルカリホスファターゼ，AFPなどが高値になる場合があり，補助診断としての意義がある．治療には放射線療法，化学療法があり，germinomaでは良好な反応が得られることが多い．

症例2　24歳　女性

[臨床経過]

　3カ月前から口渇，多飲を生じたため近医を受診した．糖尿病などを疑われ検査を施行されたが，原因が不明のため当科を受診した．1日尿量は6～8l/日．夜間尿4～5回（約300ml/回）．

[検査]

　血漿浸透圧 292 mOsm/kg，血漿バゾプレシン 0.20 pg/ml，尿浸透圧 165 mOsm/kg．5％高張食塩水負荷試験時の最高血漿浸透圧328 mOsm/kgに対し血漿バゾプレシンは0.43 pg/mlとほぼ無反応．髄液中HCG-β，AFPは陰性．

[画像診断：入院時]

頭部MRI

冠状断（ガドリニウム造影）（写真3）

　下垂体ならびに下垂体茎の腫大をみとめる．

矢状断（ガドリニウム造影）（写真4）

　下垂体および下垂体茎遠位部の腫大をみとめる．

[治療]

　下垂体茎の著明な腫大が特徴的な症例である．下垂体茎の腫大はgerminomaの浸潤，リンパ球性漏斗下垂体後葉炎，サルコイドーシスなど多くの疾患で見られる．いずれもガドリニウムで造影されるため，画像診断上の鑑別は容易ではない．本症例では生検実施の合意が得られなかったため，胚細胞性腫

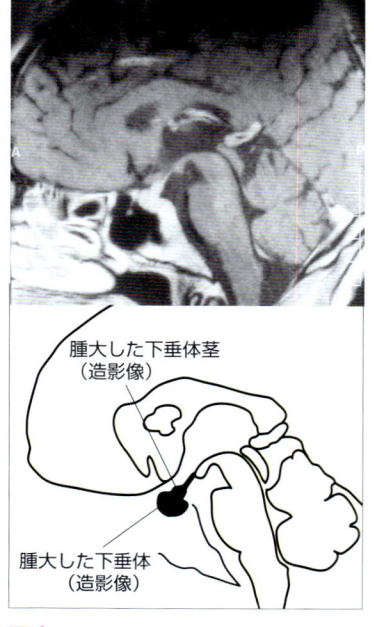

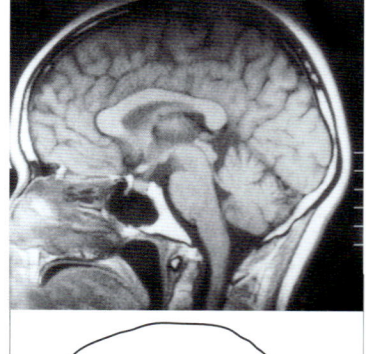

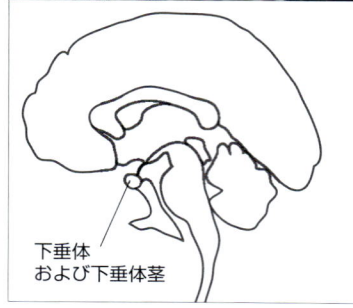

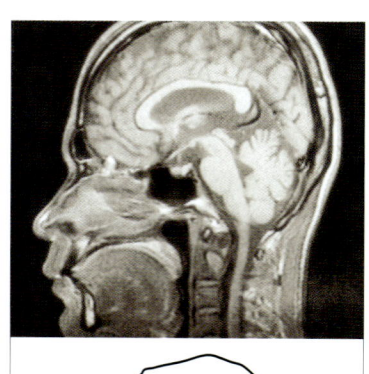

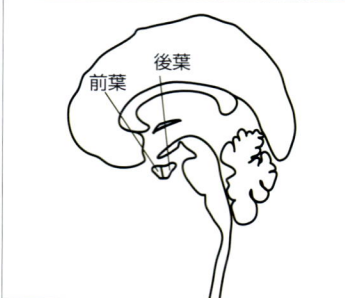

写真4

写真5

写真6

瘍のマーカーが陰性であったことなども参考とし，3カ月に1回の定期的MRI撮影による経過観察を行った．CDIはその後も持続したが，多尿はDDAVPによりコントロールされた．

[画像診断：6カ月後]

頭部MRI矢状断（写真5）

経過観察開始6カ月後のMRI像を示す．DDAVPによる尿量のコントロール以外，特に治療を行わず観察していたにもかかわらず，下垂体および下垂体茎の腫大は著明に改善しそのサイズはほぼ正常化した．呈示したMRI像は造影を行っていないT_1強調像であるが，画像上前葉と後葉は同一信号強度を示し各々を識別できない．次に示す健常者のT_1強調像では通常後葉が高信号を呈し，前葉・後葉の区別が可能であるが，CDIでは後葉の高信号が失われることが特徴的な所見となる（長崎，2008）．

健常者の頭部MRI矢状断（写真6）

健常者のMRI像を示す．T_1強調像で下垂体後葉は脂肪組織と同程度の高信号（画像上，白く描出）を示すのに対し，前葉は後葉より低い信号強度を示すため，前葉と後葉の識別が可能である．健常者ではこの高信号がほぼ全例でみとめられるが，高齢者ではCDIでなくても高信号の消失頻度が高いことが報告されており注意が必要である．

[コメント]

リンパ球性漏斗下垂体後葉炎は，1993年に井村らが特発性CDIと考えられていた患者のMRI所見などに基づき，一つの疾患単位として提唱した．この病型を示すCDIの特徴は，1) MRI上，下垂体茎の肥厚，後葉の腫大，後葉の高信号消失がみとめられ，2) 高信号消失以外のMRI所見は経過とともに改善することが多く，3) 生検により下垂体後葉，下垂体茎にリンパ球，形質細胞の浸潤がみられることである．本症例も画像診断ではこれらに適合し，リンパ球性漏斗下垂体後葉炎の可能性が高い．しかし，現在のところ本疾患の積極診断法は生検のみであるため，組織診断ができない場合は鑑別診断を慎重に行う必要がある．

■大磯ユタカ

[文献]

村瀬孝司, 大磯ユタカ：中枢性尿崩症. 綜合臨床, 56（増刊）：1572-1578, 2007.
長崎 弘, 大磯ユタカ：中枢性尿崩症. 内科, 101:1620-1623, 2008.

9-7 ADH分泌異常

症例1　72歳　男性　農業

[臨床所見]

主訴：とくになし．

現病歴：骨髄異形成症候群の経過観察中に低Na血症（121mEq/l）が見いだされた．

身体所見：身長154cm，体重49kg．血圧112/73mmHg，脈拍は62/分で整．眼瞼結膜と爪に貧血徴候がみとめられたが，脱水と浮腫の徴候はなかった．

[検査所見]

正色素性貧血で骨髄には異常所見はみとめなかった．AFP，CEA，CA19-9，NSEなどの腫瘍マーカーは陰性であった．

血中Na濃度124mEq/l，血漿浸透圧246mOsm/kgと低浸透圧性低Na血症にもかかわらず，尿中のNa濃度は118mEq/l，浸透圧は468mOsm/kgと持続的なNa排泄と尿濃縮がみとめられた．血清クレアチニン濃度は0.6mg/dl，血清尿酸濃度は1.4mg/dlと低値であった．甲状腺と副腎機能は正常．活性型レニン濃度は19.2pg/ml，心房性Na

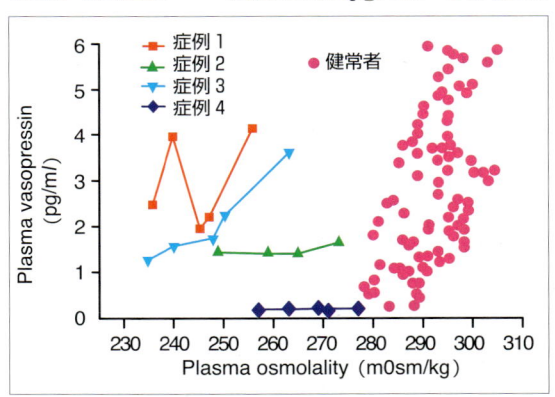

図1　各症例の血漿浸透圧の変化による血漿アルギニンバソプレシン（AVP）分泌動態

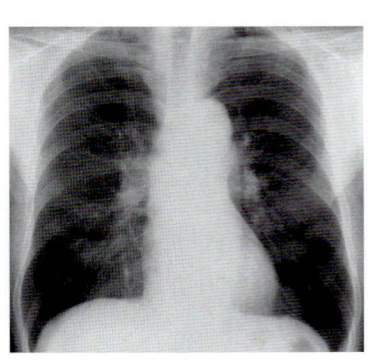

写真1　胸部X線像
両肺野には異常所見をみとめなかった．

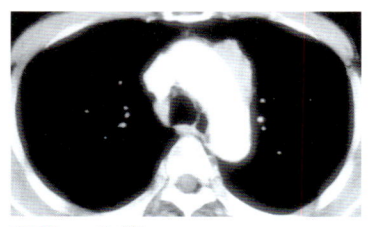

写真2　胸部CT
大動脈傍リンパ節の腫大がみとめられる．

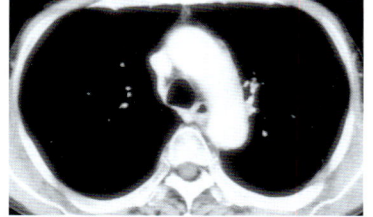

写真3　化学療法と放射線療法後の胸部CT
大動脈傍リンパ節の腫大の消失がみとめられる．

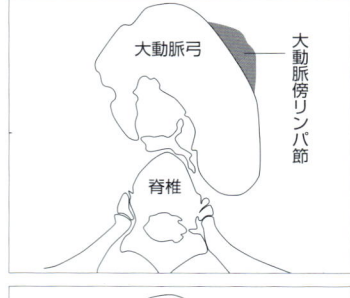

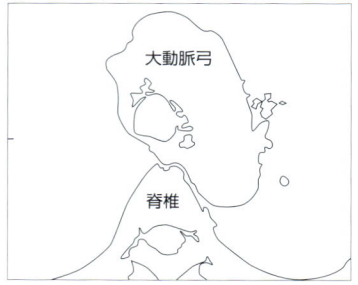

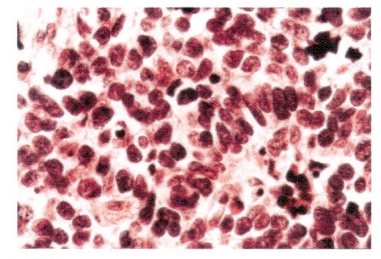

写真4

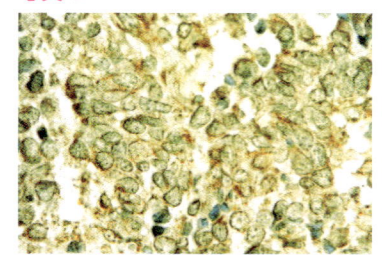

写真5

利尿ホルモン（ANP）濃度は16.3pg/mlと正常を示した．血漿アルギニンバソプレシン（AVP）濃度は2.47pg/mlと高値で血漿浸透圧の上昇に対して著しい変動を示した（図1）．

[画像診断]

胸部X線写真では肺野に異常をみとめなかったが（写真1），胸部CTでは大動脈傍リンパ節（写真2），気管傍リンパ節，前縦隔リンパ節，右葉気管支間リンパ節の腫大がみとめられた．しかし，腫瘍陰影はみとめられなかった．

頭部と腹部のCTには異常所見をみとめず，^{99m}Tc骨シンチグラフィーでも異常集積像は得られなかった．気管支鏡検査も異常をみとめなかった．

[治療経過]

血中Na濃度は1日1000mlの水分摂取制限と食塩15g/日の投与にて増加し，さらにデメクロサイクリンの投与にて正常化した．この間，血漿AVP濃度は上昇を示した．開胸で左肺前上葉区（S3）に腫瘍（7×7mm）と画像診断で得られたものと同じリンパ節が触知された．生検で得られたリンパ節から肺小細胞癌がみとめられ，免疫組織にてAVP陽性細胞が示された（写真4，5）．化学療法と放射線療法を行ったところ，リンパ節の縮小が得られた（写真3）．リンパ節の縮小後は血漿AVP濃度も低下し，自由飲水下でも低Na血症の再発は生じなかった（図2）．

尿中のNa濃度と浸透圧は水制限で増加し，デメクロサイクリンで低下した（図2）．

[原因]

肺小細胞癌からの異所性AVP産生による．

症例2　64歳　男性　農業
[臨床所見]

主訴：意識障害．

現病歴：飲酒後に道路を横断中，乗用車に跳ねられ，意識消失にて入院．意識レベルはJCSのⅢ-

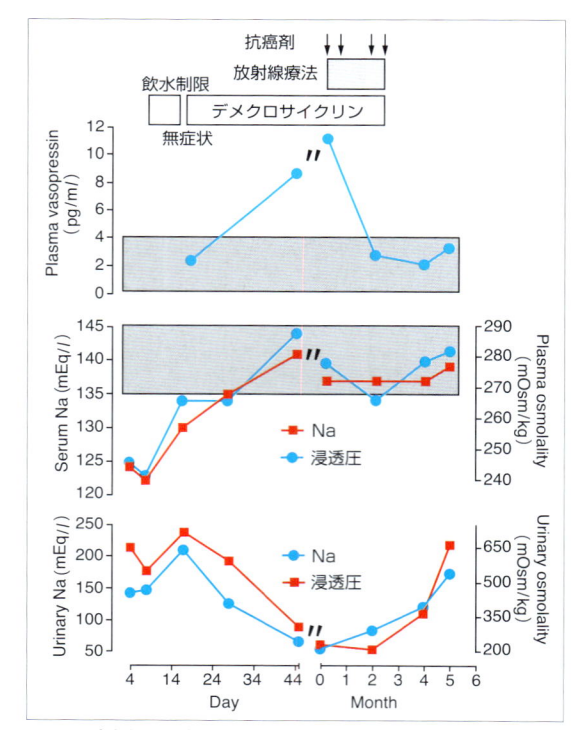

図2　症例1の臨床経過

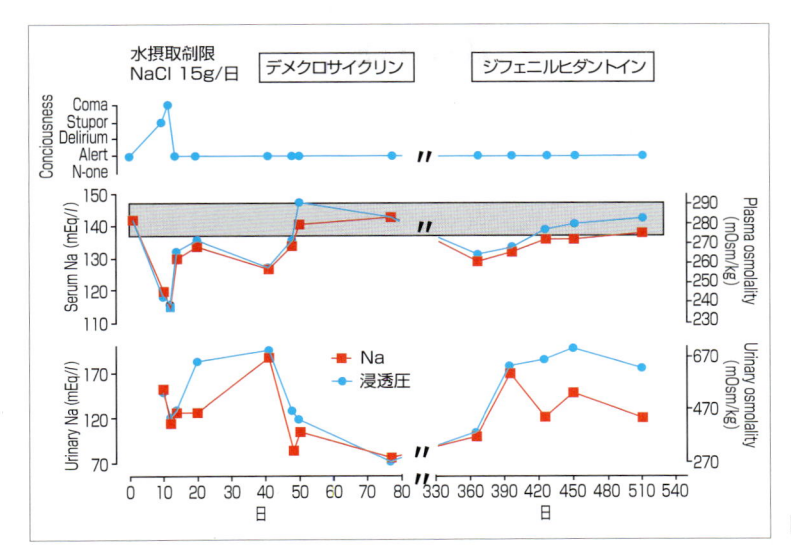

図3 症例2の臨床経過

100．左前頭部の挫傷と硬膜下血腫，および半球間裂のくも膜下出血をみとめた．入院3日目から意識も徐々に回復したが，ふたたび意識レベルが低下した．このときの血中Na濃度は121mEq/lで尿中Na濃度は143mEq/lのためNa補給を行ったが，意識レベルはさらに低下し傾眠状態（II-20）に陥った．

身体所見：身長161cm，体重63kg．血圧102/60mmHg，脈拍60/分の整．貧血，脱水，浮腫徴候はなかった．開眼はしているが，呼名には低反応であった．

[検査所見]

血中Na濃度は115mEq/l，浸透圧は243mOsm/kgで，尿中Na濃度は154mEq/l，浸透圧は537mOsm/kgと持続的なNa排泄と尿濃縮を伴う低浸透圧性低Na血症であった．血清クレアチニン濃度（0.5mg/dl）と血清尿酸濃度（2.7mg/dl）は低値で，血漿レニン活性は1.9ng/ml/hと正常を示した．甲状腺・副腎機能は正常．血漿AVP値は1.44pg/mlと抑制はされておらず，血漿浸透圧の上昇に対しても無反応であった（図1）．画像検査では入院時にみられた頭部MRIの出血像が減少している以外に視床下部・下垂体には著変をみとめなかった．

[治療経過]

1日500mlの水分摂取制限と食塩15g/日の投与後は血中Na濃度の増加とともに意識レベルの回復が得られた．飲水制限の解除後は再び低Na血症が出現したことから，デメクロサイクリンを投与した．その後は，自由飲水下でも低Na血症は生ぜず，意識レベルの増悪もみとめられなかった．肝障害出現のためデメクロサイクリンを中止したところ，低Na血症が再燃した．このためジフェニルヒダントインを投与し低Na血症の改善が得られた．しかし，ジフェニルヒダントインを中止すると低Na血症が再発した（図3）．

尿中のNa濃度と浸透圧は水制限で増加し，デメクロサイクリンで低下し，ジフェニルヒダントインでは著変をみとめなかった（図3）．

[原因]

頭部外傷による中枢性のAVP分泌異常である．

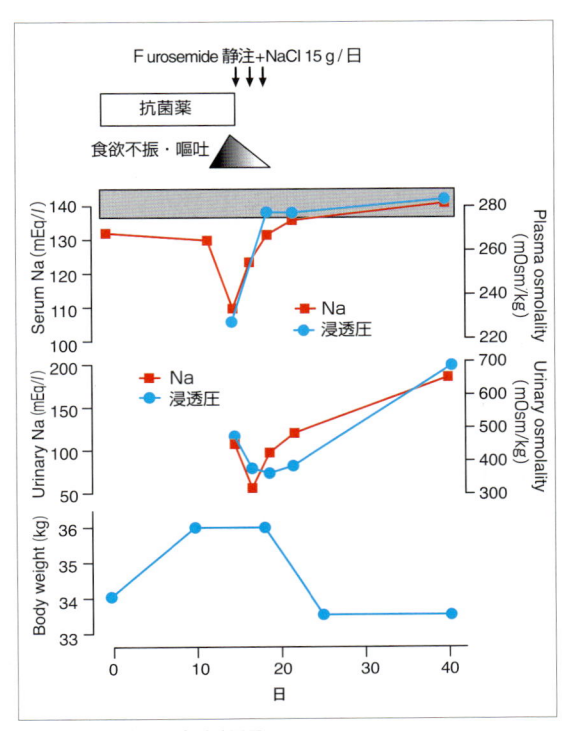

図4 症例3の臨床経過

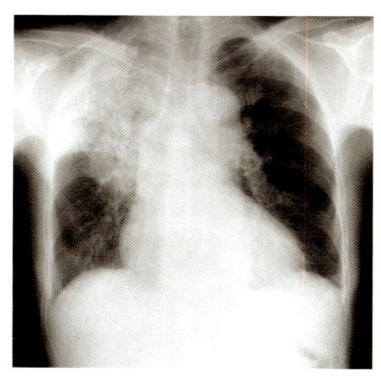

写真6　胸部X線像
右上〜下葉区の内部にエア・ブロンコグラムを伴う炎症像をみとめる．

症例3　72歳　女性　無職

[臨床所見]
　主訴：食欲不振，嘔吐．
　既往歴：55歳時に肺炎で入院中にインスリン非依存性糖尿病がみつかり，以後血糖降下剤を内服．その後2回肺炎に罹患した．
　現病歴：感冒症状後に食欲低下，高熱が出現し，肺炎で入院．抗菌薬で解熱し，食欲も回復．肺炎も消失傾向になった入院12日目にふたたび食欲不振が著明になり，補液を行えば行うほど嘔吐が増悪した．
　身体所見：身長145cm，体重36kg．血圧は108/70mmHg，脈拍78/分の整．貧血，脱水，浮腫徴候はなかった．

[検査所見]
　血中Na濃度109mEq/l，浸透圧228mOsm/kgで尿中Na濃度は102mEq/l，浸透圧は461mOms/kgと持続的なNa排泄と尿濃縮を伴っていた．空腹時血糖値は89mg/dlと正常で，血清クレアチニン濃度（0.4mg/dl）と血清尿酸濃度（1.3mg/dl）は低値であった．血漿活性型レニン濃度は10.8pg/mlと正常で，血漿ANP濃度は73pg/mlと高値を示した．甲状腺・副腎機能は正常．血漿AVP濃度は1.74pg/mlと抑制はされておらず，血漿浸透圧の上昇に対しては増加反応がみとめられた（図1）．

[画像検査]
　胸部X線写真および胸部CTで右上葉内に肺炎様の陰影がみとめられた（写真6，7）．

[治療経過]（図4）
　食塩15g/日の投与とフロセミド静注にて血中Na濃度の増加とともに嘔吐と食欲不振は消失した．
　尿中Na濃度と浸透圧は一過性に低下した．
　体重は低Na血症のはじまりとともに増加し，消失とともに減少した．
　治療開始14日目に肺炎は完治し，低Na血症の再発をみとめなかった．

[原因]
　肺炎による末梢性のAVP分泌異常である．

症例4　78歳　女性　無職（図5）

[臨床所見]
　主訴：食欲不振，悪寒戦慄，のぼせ，ふらつき．
　既往歴：高血圧症のためCa拮抗剤を内服していた．
　現病歴：数カ月前から上記の愁訴が出現した．
　身体所見：身長137cm，体重43kg．血圧は110/78mmHg，脈拍66/分の整．貧血，脱水，浮腫徴候はなかった．

[検査所見]
　低浸透圧（240mOsm/kg）低Na血症（116mEq/l）をみとめ，尿中Na濃度も82mEq/lと高値で，浸透圧も485mOsm/kgと血中レベルを上回っていた．血清クレアチニン濃度は0.4mEq/l，血清尿酸濃度は2.3mg/dlと低値であった．血漿レニン活性値は1.5ng/ml/h，血漿ANP濃度は12.3pg/mlと正常を示した．血漿AVP濃度は低値で，血漿浸透圧を上昇させても低浸透圧域では抑制されたままであった（図1）．
　心・肝機能および副腎・甲状腺機能は正常．画像検査でも著変をみとめなかった．

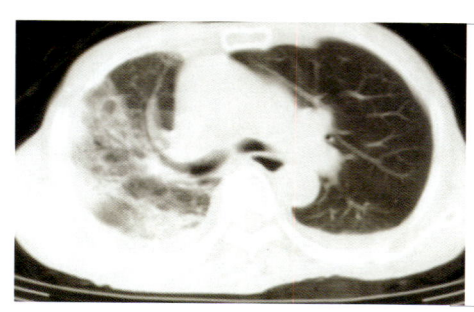

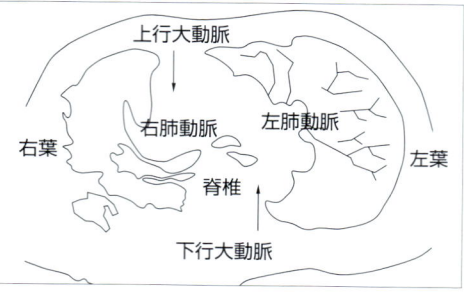

写真7　胸部CT
右上〜下葉区（S6）にエア・ブロンコグラムを伴う炎症像をみとめるが，腫瘍像はみとめられない．

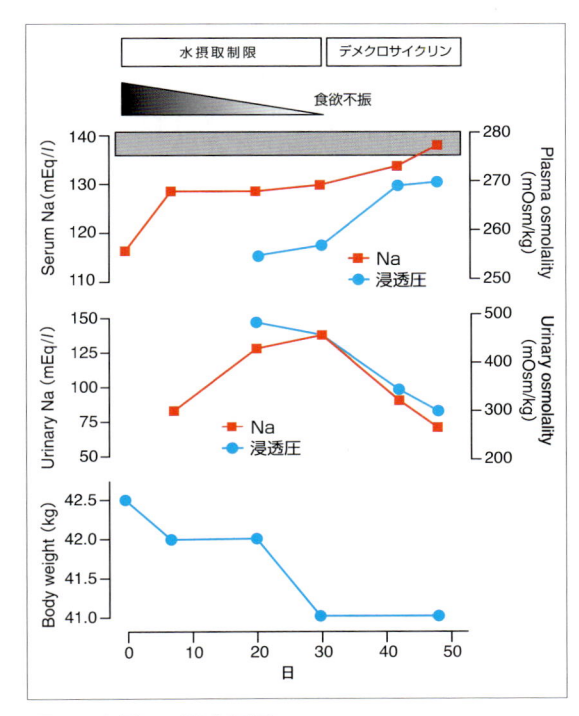

図5 症例4の臨床経過

[治療経過]

　飲水制限で低浸透圧性低Na血症の改善とともに臨床症状の回復がみられた．デメクロサイクリンおよびV₂受容体拮抗剤の投与でさらに改善が得られた．

　尿中Na排泄濃度と浸透圧は飲水制限で増加したが，デメクロサイクリンおよびV₂受容体拮抗剤の投与で低下した．体重も飲水制限で減少した．

　低Na血症回復時の水負荷試験で水利尿不全（4時間の水排泄量は正常の50％と著明に低下）をみとめた．

　血漿AVP濃度は正常浸透圧域では正常で，水負荷後には低下しAVP分泌の異常はみとめられなかった．

[原因]

　AVP分泌異常以外の要因による抗利尿異常であり，その本態は不明である．

[概念]

　ADH分泌異常（syndrome of inappropriate secretion of antidiuretic hormone：SIADH）は日本では抗利尿ホルモン（ADH）分泌異常症候群ともよばれ（Schwartz, 1957），ADH（ヒトではAVP）の分泌が血漿の低浸透圧に相応して抑制されるべき状態にもかかわらず不十分な抑制状態のことをいう（鴨井，2009）．したがって，腎集合管の血管側に存在するAVPのV₂受容体のシグナルを受けて，水は尿管側の水チャネルであるアクアポリン2から集合管細胞内に持続的に再吸収され，血管側の水チャネルであるアクアポリン3を介して血管内に輸送される．その結果，体液量が増大し，腎からのNa排泄が促進される．さらに，体液量の過剰にもかかわらず口渇感は抑制されず，飲水行動は抑制されない．その結果，低浸透圧性低Na血症を引き起こす．体液量は増大しているが，全身の浮腫は生じない．

　最近は，AVPの分泌異常がなくても同様の状態を呈することが明らかになり，水利尿不全による体液の増加を伴う低浸透圧性低Na血症を抗利尿異常症候群（syndrome of inappropriate antidiuresis：SIAD）と呼称している（Robertson, 1995）．

[病因]

I. AVPの異常分泌による抗利尿異常

　AVPの異常分泌を起こす要因として

　1）悪性腫瘍（肺癌．そのなかでも肺小細胞癌，

表1　ADH分泌異常の診断の手引き

Ⅰ．主症候
  1．特異的ではないが，倦怠感，食欲低下，意識障害などの低ナトリウム血症状がある．
  2．脱水の所見をみとめない．
Ⅱ．検査所見
  1．低ナトリウム血症：血清ナトリウム濃度は135 mEq/lを下回る．
  2．血漿バソプレシン値：血清ナトリウムが135mEq/l未満で，血漿バソプレシン値が測定感度以上である．
  3．低浸透圧血症：血漿浸透圧は270mOsm/kgを下回る．
  4．高張尿：尿浸透圧は300mOsm/kgを上回る．
  5．ナトリウム利尿の持続：尿中ナトリウム濃度は20mEq/l以上である．
  6．腎機能正常：血清クレアチニンは1.2mg/dl以下である．
  7．副腎皮質機能正常：血清コルチゾールは6μg/dl以上である．

[診断基準] 確実例Ⅱで1〜7の所見があり，かつ脱水の所見をみとめないもの．

[鑑別鑑定] 低ナトリウム血症をきたす次のものを除外する．
  1．細胞外液量の過剰な低ナトリウム血症：心不全，肝硬変の腹水貯留時，ネフローゼ症候群
  2．ナトリウム漏出が著明な低ナトリウム血症：腎性ナトリウム喪失，下痢，嘔吐

厚生労働省間脳下垂体機能障害に関する調査研究班：平成13年度総括研究事業報告書，p30-31, 2002.

表2 真性低Na血症の病態・成因分類と治療方法

	水	総Na	細胞外液	腎性	病態・成因	尿Na (20mEq/l を基準)	尿浸透圧 (血中浸透圧と比較して)	治療方法
I	欠乏	欠乏	減少	あり	腎からのNa喪失 　Na喪失性腎炎，急性腎炎 　利尿薬 　鉱質コルチコイド欠乏 　中枢性塩類喪失症候群 　鉱質コルチコイド反応性低Na血症（MRHE）	高値	高値	等張食塩水 原疾患の治療 中止 鉱質コルチコイド 鉱質コルチコイド 鉱質コルチコイド
			減少	なし	腎以外からのNa喪失 　下痢・嘔吐，胃・腸瘻， 　発汗過多，cystic fibrosis，	低値	同値〜高値	等張食塩水
II	増加	正常	正常〜増加	あり	腎からの水利尿低下 　抗利尿異常症候群（SIAD） 　副腎皮質機能低下症 　甲状腺機能低下症 　薬物	高値	高値	水制限 薬剤 糖質コルチコイド 甲状腺ホルモン 中止
			正常〜増加	なし	腎外性による水増加 　多飲多尿，急性水中毒 　sick cell症候群 　浸透圧受容体障害	低値 低値	低値 低値〜同値	水制限，向精神薬 糖質コルチコイド
III	増加	増加	増加	あり	浮腫性疾患（心不全，肝不全，ネフローゼ症候群，急性膵炎）	低値	同値〜高値	水制限，利尿剤 ACE阻害剤
				あり あり	腎不全 慢性閉塞性肺疾患	高値	同値〜高値	水制限，人工透析 ACE阻害剤

頭頸部癌など）による異所性AVP産生（症例1）．

2）中枢性神経疾患（炎症，腫瘍，頭部外傷，脳梗塞，精神障害，ポルフィリン症など）により視床下部・下垂体後葉への刺激伝導路障害ないし抑制伝導系障害が加わるか，あるいは視床下部・下垂体後葉系に直接の障害が加わり，AVPが漏出する（症例2）．

3）胸腔内の障害による肺疾患（炎症，癌など）（症例3）や腸圧呼吸，僧帽弁狭窄交連切開術などでAVPが過剰分泌する．胸腔内の左心房壁にある伸展受容体と視床下部・下垂体後葉は迷走神経回路で連結され，AVP分泌抑制刺激により調節されている．したがって，AVP分泌抑制刺激の減少・障害でAVP異常分泌が生じる．

そのほかに

4）薬剤性（ビンクリスチン，シクロホスファミド，カルバマゼピン，DDAVP，向精神薬「特にSSRIなど」およびその他）

5）炎症性：主としてinterleukin-6による（Mastorakos，1994）

6）特発性
などが知られている．

II．AVP分泌異常以外の要因による抗利尿異常（症例4）

腎でのプロスタグランジンやほかのホルモンによるVP感受性の亢進が想定されている．また，AVP以外の抗利尿物質の不適切な作用も推定されている．最近，V_2受容体遺伝子異常によるV_2受容体の機能亢進が要因で抗利尿異常が生じる症例も報告されている（Feldmanら，2005）．

III．AVP分泌異常症における血漿浸透圧変化によるAVP分泌動態

I-1）の場合の典型例は症例1のように，AVPは血漿浸透圧とは無関係に著しい変動を伴いながら血中に分泌される（Kamoiら，1998）．

I-2）の場合の典型例は症例2のように，血漿浸透圧の調節を受けているが，ほぼ一定量のAVPが血中に漏出される．

I-3）の場合の典型例は症例3のように，浸透圧の調節を受けて血漿浸透圧の上昇により血中のAVP濃度は増加するが，正常時に比べて浸透圧閾値が低下している．

IIの場合の典型例は症例4のように，水利尿不全をみとめるが，血漿AVP濃度は正常に抑制されている（Kamoi，1987，1997）．

[症状]

　低浸透圧血症による中枢神経症状が主である．細胞外液の浸透圧低下により脳細胞の浮腫が生じ，頭蓋内圧亢進をきたし，食欲不振（症例3，4），脱力感，嘔気・嘔吐（症例3），易刺激性，性格変化，傾眠，さらに重症になると球麻痺，Babinski反射，全身痙攣，昏睡（症例2）などを起こす．これらの強さは低Na血症の強さとともに発症速度が関係している．急性発症では症状が強く（症例2，3），慢性では無症候のことがある（症例1）．

　脱水，全身浮腫や腹水はみとめられない．頻脈はなく，血圧の上昇もない．乏尿もみられない．

[診断]

　SchwartzとBartterはADH分泌異常の診断基準として，1) 低浸透圧血症を伴う低Na血症（真性低Na血症），2) 尿がある程度まで濃縮されている，3) 尿中Na排泄の持続，4) 臨床的に脱水症状がみとめられない，5) 腎・副腎機能が正常である，の5項目に加えて，(1) 浮腫をみとめないこと，(2) 飲水制限で症状が改善することが参考になるとした（Schwartzら，1957）．しかし，これだけで診断を下すことはむずかしく，具体的な数値として表1の基準があげられている．とくに，脱水の有無を判断することはむずかしいために，皮膚弾力性，血圧・脈拍，体重変化および尿酸値の低下，血漿レニン活性（活性型レニン）の非上昇，血漿ANP濃度の非低下などを参考にする（Kamoi，1990，1995，1997）．体重は急性のSIADでは必ず増加するので，体重変化は脱水の有無の良い指標になる（症例3，4）．これらでも脱水の有無を鑑別できないときは中心静脈圧が参考になる（Damarajuら，1997）．正常以下であれば，脱水の可能性が，正常ないし高値であれば正常ないし溢水の可能性が高い．

　一般に傍糸球体装置からのレニン分泌は脱水で増加し，体液量増大で低下する．一方，心房からのAVP分泌は脱水で低下し，体液量増大で増加する（Kamoiら，1990）．したがって，両者は細胞外液量の指標になりうるが，高齢者や基礎疾患によっては脱水状態でも血漿レニン濃度は低値のこともあり，ANP濃度は高値のこともあるので，注意が必要である（Kamoi，1997）．

　最終的には水利尿不全をみとめることとADHの異常分泌をみとめるために血漿AVP濃度を測定することが重要である．しかし，低浸透圧性低Na血症があるにもかかわらず，血漿AVPレベルが不適切に抑制されていないことを診断することはむずかしい．副腎不全でも水利尿不全と血漿AVPレベルの高値をみとめる（Kamoiら，1993）．低張性脱水時でも血漿AVPレベルが高値を示し，その代表的な中枢性塩喪失症候群（central salt wasting syndrome）では水利尿不全をみとめないが血漿レニン濃度は低値のこともあり，血漿AVPレベルが高値を示し，血漿ANP濃度は低値から高値までさまざまである（Kamoiら，1995）．したがって，これらの疾患との鑑別を苦慮することがあり，高齢者ではとくに注意を要する．鉱質コルチコイド反応性低Na血症（MRHE）は高齢者に多くみられ，本症と類似の病態で，腎におけるNa保持能の減弱を契機に，レニン・アルドステロン系の賦活が不十分で軽い体液量の減少を伴う低Na血症となる．血中K濃度は本症に比べて高い傾向にある．さらに，AVP分泌異常がなくても上記の診断基準を満たす症例に遭遇することもある（症例4）（Kamoi，1987，1997）．確定診断は低Na血症がある程度まで改善しえた時点で水負荷試験（水20m*l*/体重を飲水させ，4時間の尿排泄量と尿濃縮度を調べる）を行い，水利尿不全の有無を確かめることである．

　また，精神障害患者に遭遇する多飲による水中毒（多飲症）ではAVP分泌異常によらない抗利尿障害を伴うこともある．

表3　ADH分泌異常の治療

1. 急性低Na血症
   1) 5％高張食塩水を0.05m*l*/分/kgの速度で2時間点滴する
   2) 塩分とカリウムを補給しながらフロセミド静注（1mg/kg）を行う
2. 慢性低Na血症
   1) 1日の水分摂取量を15～20m*l*/kgに制限し，1日15～20gの食塩を補う．
   2) デメクロサイクリン（600～1200mg/日）の経口投与，あるいは炭酸リチウム（400～1200mg/日）の経口投与．
   3) ジフェニルヒダントイン（200～400mg/日）の経口投与（中枢性AVP分泌異常）．
   4)「塩酸モザバプタン（30mg/日）の経口投与；これはバゾプレシンV_2受容体拮抗剤であり，異所性抗利尿ホルモン産生腫瘍によるADH分泌異常症（既存治療で効果不十分な場合）で1日1回の7日間までの継続投与に限られており，他にも類似薬が治験中である．
3. 基礎疾患の治療

[鑑別診断]

　前述の診断基準を満たすための項目に関連した鑑別すべき疾患の特徴的所見を**表2**に列記した．SIADでは体液の水分量が増加し，総Na量は正常である．したがって，水体液量の増減，体内の総Na量の変化およびその変化が腎由来であるか否かが大切な鑑別点である．そのためには尿中のNa排泄量と浸透圧の変化を把握することが必須になる．

[治療]

　過剰の水貯留を防ぐことである（**表3**）．したがって，基本的には1日の水分摂取量を15〜20ml/kgに制限し，1日15〜20gの食塩を補う（症例1，2，4）．

　急速な低Na血症で中枢神経症状が明らかな場合には5％高張食塩水を0.05ml/分/kgの速度で2時間点滴する．これ以上の急速な是正は橋中心髄鞘崩壊（central pontine myelinolysis）をきたしやすいので，とくに慢性の低Na血症では避けるべきである．あるいは塩分とカリウムを補給しながらフロセミド静注（1mg/kg）を行う（症例3）．将来はV_2受容体拮抗剤の静注が行われる．

　飲水制限が無理であるときには補助的な薬物療法としてデメクロサイクリンあるいは他剤の経口投与を行う．デメクロサイクリン，炭酸リチウムは腎集合管のV_2受容体からのシグナル伝達に関与しているアデニル酸シクラーゼとホスホキナーゼ活性を阻害してAVPの腎作用を阻害する．したがって，尿中のNa排泄濃度も低下する（症例1，2，4）．中枢性神経系障害による場合はジフェニルヒダントインが下垂体後葉からのAVP分泌を抑制して有効なこともあるが（症例2），異所性産生腫瘍によるADH分泌異常には無効である．将来はV_2受容体拮抗剤の経口投与が行われ，現在は異所性抗利尿ホルモン産生腫瘍によるADH分泌異常症のみにV_2受容体拮抗薬である塩酸モザパプタンが1週間以内ならば投与可能である．

　以上の治療とともに基礎疾患の治療も不可欠である．症例1は化学療法と放射線療法により肺小細胞癌が消失するとともにAVP異常分泌も消失し，低Na血症の再発はみとめられない．症例3も肺炎の治癒とともに寛解している．

[予後]

　予後は不良である．急性発症は放置すれば脳浮腫のため短期間で死に至ることもある．慢性は比較的緩徐な経過をとる．

■鴨井久司

[文献]

Damaraju SC, Rajshekhar V, et al：Validation study of a central venous pressure-based protocol for the management of neurosurgical patients with hyponatremia and natriuresis. *Neurosurgery*, **40**：312-316, 1997.

Feldman BJ, Rosenthal SM, et al：Nephrogenic syndrome of inappropriate antidiuresis. *N Engl J Med*, **352**：1884-1990, 2005.

Kamoi K, Ebe T, et al：Hyponatremia in small cell lung cancer：mechanism not involving inappropriate ADH secretion. *Cancer*, **60**：1089-1093, 1987.

Kamoi K, Ebe T, et al：Atrial natriuretic peptide in patients with the syndrome of inapproprite antidiuretic hormone secretion and with diabetes insipidus. *J Clin Endocrinol Metab*, **70**：1385-1390, 1990.

Kamoi K, Tamura T, et al：Hyponatremia and osmoregulation of thirst and vasopressin secretion in patients with adrenal insufficiency. *J Clin Endocrinol Metab*, **77**：1584-1588, 1993.

Kamoi K, Toyama M, et al：Hyponatremia and osmoregulation of vasopressin secretion in patients with intracranial bleeding. *J Clin Endocrinol Metab*, **80**：2906-2911, 1995.

Kamoi K：Syndrome of inappropriate antidiuresis without involvimg inappropriate secretion of vasopressin in an elderly woman：effect of intravenous administration of the nonpeptide vasopressin V_2 receptor antagonist OPC-31260. *Nephron*, **76**：111-115, 1997.

Kamoi K, Ishibashi M, et al：Interaction of osmotic and nonosmtic stimuli in regulation of vasopressin secretion in hypoosmolar state of man. *Endocrine J*, **44**：311-317, 1997.

Kamoi K, Kurokawa I, et al：Asymtomatic hyponatremia due to inapproprite secretion of antidiuretic hormone as the first sign of a small cell lung cancer in an elderly man. *Intern Med*, **37**：950-954, 1998.

鴨井久司：ADH分泌不適合症候群（SIADH）．今日の治療指針，第6版，（山口　徹ほか編），医学書院，2009．

Mastorakos G（Weber JS, et al：Hypothalamic-pituitary-adrenal axis activation and stimulation of systemic vasopressin secretion by recombinant interleukin-6 in humans：potential implications for the syndrome of inappropriate vasopressin secretion. *J Clin Endocrinol Metab*, **79**：934-939, 1994.

Robertson GL：Posterior pituitary. In：Endocrinology and Metabolism 3rd Ed（Felig P, Baxter JD, et al eds）, pp385-432, McGraw-Hill, New York, 1995.

Schwartz WB, Bennett W, et al：A syndrome of renal sodium loss and hyponatremia probably resulting from inappropriate secretion of antidiuretic hormone. *Am J Med*, **23**：529-542, 1957

B 甲状腺疾患

9-8 Basedow病

症例　54歳　男性

[主訴]
　動悸，発汗，手指振戦，両下肢腫脹．

[現病歴]
　1996年の夏，右前脛骨部を中心に掻痒感を伴う茶褐色の隆起性腫脹が出現し，その後左下腿にも同様な皮疹が出現した．翌年1月ころより著明な発汗，手指振戦，動悸を自覚するようになった．

[入院時現症]
　身長159.8cm，体重53.8kg，血圧156/86mmHg，脈拍90/分・整．皮膚湿潤（＋），手指振戦（＋）．甲状腺腫の大きさはⅡ度で弾性硬．Eyelid retraction（＋），Graefe徴候（＋）（写真1）．両下肢に前脛骨部粘液水腫（pretibial myxedema）（＋）（写真2），ばち状指（＋）（写真3）をみとめた．ヘルテル眼突計で両眼とも14mmで眼球突出（－）．

[血液検査]
　TSH0.01μU/ml，FT3 7.06pg/ml，FT4 2.26ng/dl，TSH受容体抗体（TRAb）85.7％，甲

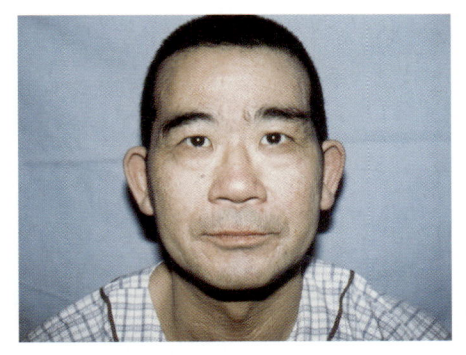

写真1　EMO症候群の症例

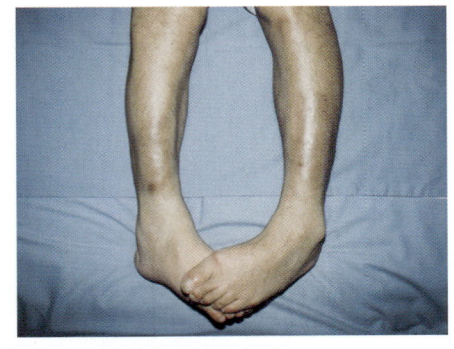

写真2　前脛骨部粘液水腫

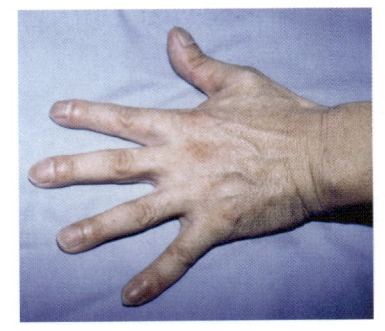

写真3　ばち状指

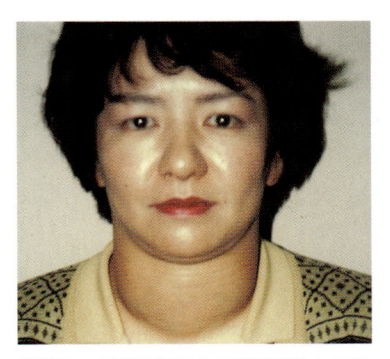

写真4　眼球突出と甲状腺腫大をみとめるBasedow病患者

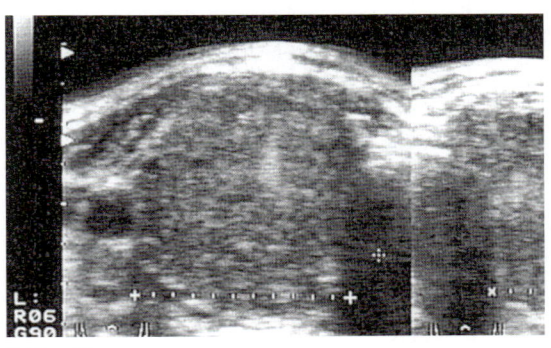

Bモード

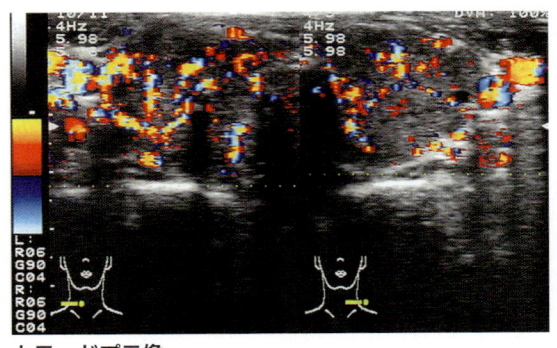

カラードプラ像
血流量の増加が火焰状所見としてみとめられる．

写真5　Basedow病患者（写真4）の甲状腺超音波像

状腺刺激抗体（TSAb）2060％，抗甲状腺ペルオキシダーゼ抗体（TPOAb）140U/ml，抗サイログロブリン抗体（TgAb）29.1U/ml，ALP 669IU/ml，CK 47IU/ml．

[診断]

本症例は，非常に高いTSAb活性を有するBasedow病（Graves' disease）であり，典型的な前脛骨部粘液水腫，ばち状指（thyroid acropachy）をみとめた．眼窩MRIで外眼筋の肥大はなく，眼球突出はないがBasedow病眼症をみとめたことから，EMO（exophthalmos, pretibial myxedema, osteoarthropathy）症候群と診断した．

[治療]

1）甲状腺機能亢進症に対しては，メルカゾール30mg/日で治療を開始したが，メルカゾール減量すると再燃をみとめ，最終的には外科治療を行った．

2）前脛骨部粘液水腫に対しては，トリアムシノロン皮下注を実施したところ，患部の軟化，腫脹の改善がみとめられた．

[画像診断]

本症例の画像診断では典型像がないため，一見して特徴的な眼球突出と著明な甲状腺腫大を有する女性患者（写真4）の超音波断層像を示す（写真5）．びまん性の甲状腺腫大とカラードプラでは血液量の増加を示す火焔状所見がみとめられる．

[治療]

写真4の患者は他院にて大量のメルカゾールと甲状腺ホルモンとのcombined therapyを数年間受け，初診時は巨大な甲状腺腫を有していたが，当院におけるメルカゾール単独療法で甲状腺腫は縮小傾向にある．

　　　　　　　　　　　　　　　　　■女屋敏正

9-9　橋本病

症例　53歳　女性

[臨床所見]

2～3カ月前より倦怠感が出現した．またこのころより寒がり，下肢浮腫，便秘傾向となり，夕方になると，嗄声となるため，精査を目的に受診した．胆嚢切除（胆嚢結石），虫垂切除，子宮筋腫切除の既往あり．

[身体所見]

顔貌はやや浮腫状，身長154cm，体重58kg，BMI=24.5，脈拍72/min整，血圧136/78mmHg．甲状腺びまん性Ⅰ度腫大．胸腹部　異常なし．Lambert徴候陽性．

[検査]

RBC $384 \times 10^4/\mu l$，Hb 12.8g/dl，Ht 37.8％，WBC $3200/\mu l$，TP 8.6g/dl，AST 46↑，ALT 25U/l，LDH 743（I type）↑，AMY 542（S type）U/l↑，Tchol 387mg/dl↑，TG 114mg/dl，HDL 113mg/dl↑，FT4 0.41ng/dl↓，FT3 2.8pg/ml，TSH $84.5\mu U/ml$↑，抗Tg抗体＜0.3U/ml，抗TPO抗体＜0.3U/ml，TRAb 23.9％↑，TSA-Ab 0.9％，TSB-AB 88.5％↑．

甲状腺触診所見（図1）

一般的に甲状腺はびまん性に腫大し，通常Ⅱ度（七条分類）以上に腫大する．甲状腺機能低下が生ずると，その硬度は増大し，表面は凹凸不整となりやすい．

[画像診断]

甲状腺超音波像（写真1）

甲状腺内にSOLなし，びまん性にやや低エコー像を示す．

[検査所見]（表1）

甲状腺機能検査

T_4（free T_4），TSHの検査を行う．機能異常のみとめられない症例も多い．

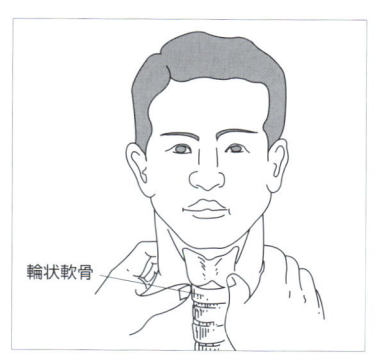

図1　甲状腺触診
（森　昌朋・石川三衛：ベッドサイドの内分泌代謝の診かた，南山堂，1997）

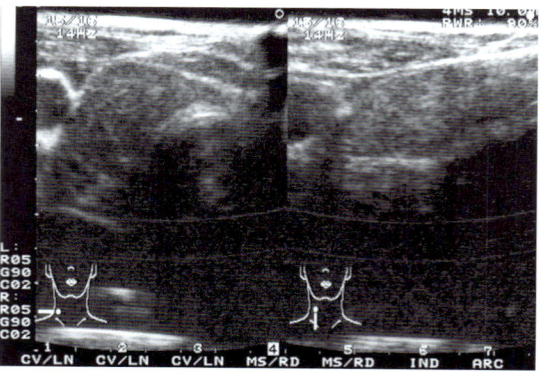

写真1　甲状腺エコー像

表1 主たる甲状腺疾患の検査所見

疾患	Free T4 Free T3	TSH	Tg-As, TPO-As	TRAb
橋本病	↓(→)	↑(→)	↑	→(↑)
Basedow病	↑	↓	↑	↑
亜急性甲状腺炎	↑	↓	→	→
無痛性甲状腺炎	↑	↓	↑	→(↑)
甲状腺悪性腫瘍	→	→	→	→

Tg-As：抗サイログロブリン抗体，TPO-As：抗サイロイドペルオキシダーゼ抗体，TRAB：TSH recepto抗体．
→：正常　↑：上昇　↓：低下．

甲状腺自己抗体検査

抗Tg抗体，抗TPO抗体の検査を行う．これらの抗体が陽性になる橋本病の確率は95％以上である．これらの抗体に異常がみとめられない場合にはTRAb測定を行う．本症例のように，甲状腺阻害型（TSBAb）のTRAbが検出されることがある．この場合は甲状腺腫大はⅠ度のことが多く，0度のこともある．

[病理組織所見]（写真2）

診断が困難なときにはまず穿刺吸引細胞診を行う．リンパ球浸潤像，線維化の像が得られ，甲状腺細胞の異型度がみとめられなければ，橋本病（Hashimoto's thyroiditis）の診断が可能である．

[治療]

甲状腺機能正常例：3〜6カ月ごとの観察．

甲状腺機能低下例：サイロキシンを25μg/日より投与開始し，血中TSHを正常値まで維持するようにサイロキシンを徐々に増量する．その際，とくに投与初期には心臓保護剤（βブロッカー剤，ユビデカレノン剤，イソソルビド剤など）とともに投与することが望ましい．

[治療後経過]

本症例の肝機能，および高脂血症は甲状腺機能低下に伴う2次性のものであったので，甲状腺機能が正常になるにつれて，これらの値も正常に復した．サイロキシン100μg/日，約10カ月投与後のFT4 1.92ng/dl，FT3 3.3pg/ml，TSH 1.98μU/mlと甲状腺機能は正常になったが，TRAb 33.3％とまだ異常高値が継続していた．

■森　昌朋・佐藤哲郎

9-10　甲状腺腫瘍

症例　76歳　女性

[現病歴]

7年前から下痢をきたすことが多かった．4年前に下痢がさらに頻繁となり，消化管関連検査をしたところ，高CEA血症がみとめられた．精査目的で近医に入院し，消化管の検索を受けたが，異常所見は見いだされなかった．血中CEAの高値がその後も続いたため，消化管に悪性腫瘍の疑いが晴れず，さらに胃カメラ，大腸ファイバースコープ，胸腹部CT，MRI，Gaシンチグラフィー，骨シンチグラフィー，婦人科的内診などを繰り返し受けてきたが，原因不明のままであった．本年8月，頸部を触診されたとき，はじめて甲状腺に腫瘍の存在することが認知され，甲状腺専門医へ紹介となった．

[血液検査]

血中CEA 23ng/ml（基準値2.5ng/ml以下），血中カルシトニン2800pg/ml（基準値20〜70pg/ml），血中Ca 8.9mg/dl，P 3.8mg/dl．そのほか，血中PTH，カテコラミン3分画，尿中メタネフリンなど正常範囲．また，CEA以外の腫瘍マーカー（NSE，AFP，SCC，CA19-9，CA125）も正常範囲．

[治療・予後判定]

まず，遺伝性髄様癌であるか否かを調べる．RET遺伝子の変異部位は，特定に局在しているので，検索は比較的容易である．germline mutationを患者白血球のDNAについて分析する．家系内で変異保有者が発見されたら，カルシウム・ガストリン負荷にて血中カルシトニン値を測定し，正常であれば，その後も年に1回，定期的に負荷試験を実施していく．

散発性髄様癌に対しては，腫瘍が片側のみであ

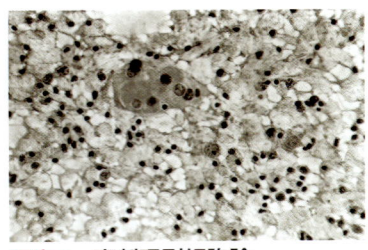

写真2　穿刺吸引細胞診
口腔上皮の集団があり，周囲には多数のリンパ球が存在する．

表1　近親者の血中カルシトニン濃度およびRET遺伝子変異の有無

血中カルシトニンは，カルシウムとガストリンの複合負荷の前値と頂値を示す．

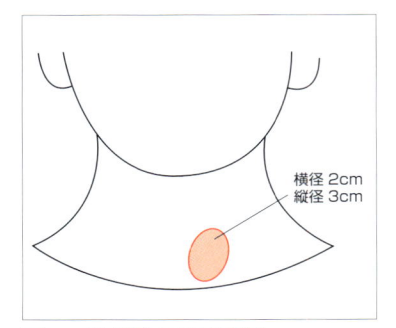

対象者	年齢	性	血中カルシトニン（pg/ml） 負荷前値	負荷後頂値	RET変異	腫瘍の有無
II-2	76	女性	2800	−	あり	顕性，多発
II-5	68	女性	42	430	あり	顕性，単発
III-1	52	男性	26	84	あり	小腫瘍，単発
III-2	51	女性	31	340	あり	小腫瘍，多発
III-3	48	女性	15	18	なし	なし

図1　甲状腺の触診所見
硬度やや硬，表面平滑，可動性やや不良

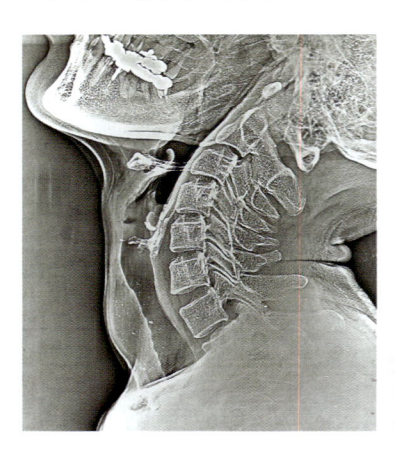

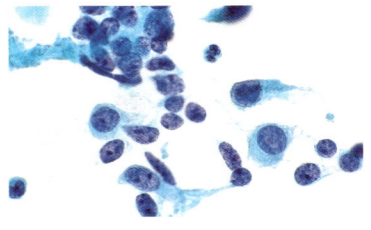

写真3　甲状腺エコーガイド下での吸引細胞診
細胞の構築は，たとえば乳頭状のような一定した形態を示さず，一部は固まって存在したり，一部はばらついて存在した．細胞質は流れており，ものに例えると，彗星のようにみえたり，ホウキではいたあとのように細胞質が伸びていた（パパニコロー染色，×300）（宮内昭博士より提供）．

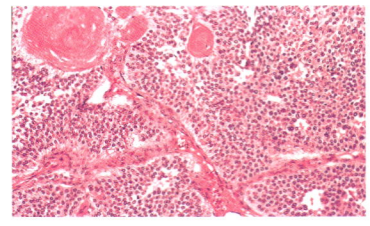

写真5　腫瘍部の顕微鏡所見
髄様癌細胞の巣胞状に増殖している像がみとめられた．アミロイドの沈着が著明であった．斑点状の沈着であり，また別の部位ではびまん性の沈着を示した（HE染色，×50）．

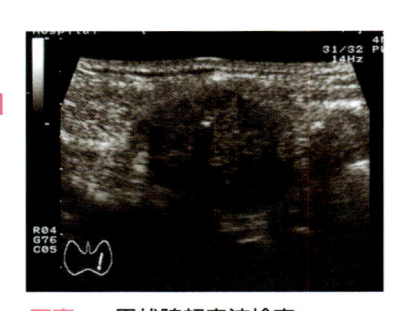

写真1　甲状腺超音波検査
左葉中部に，縦1.2cm，横2.3cmの腫瘍像をみとめた．エコー輝度は低レベルで，腫瘍内に石灰化の所見をみとめた．右葉中部にも，縦0.4cm，横0.7cmの低エコー輝度の腫瘍をみとめた．同時に，頸部リンパ節腫脹を左葉下極の下，左葉外側にみとめた．
注：髄様癌は甲状腺内の中部から上部にかけて局在することが多い．

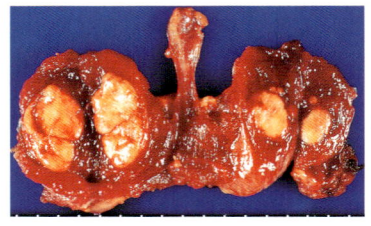

写真4　手術時の肉眼的所見
甲状腺左葉に2個，右葉にも小腫瘍を含めると2個の多発した腫瘍がみとめられた．色調は黄色く，髄様癌の特徴であった．

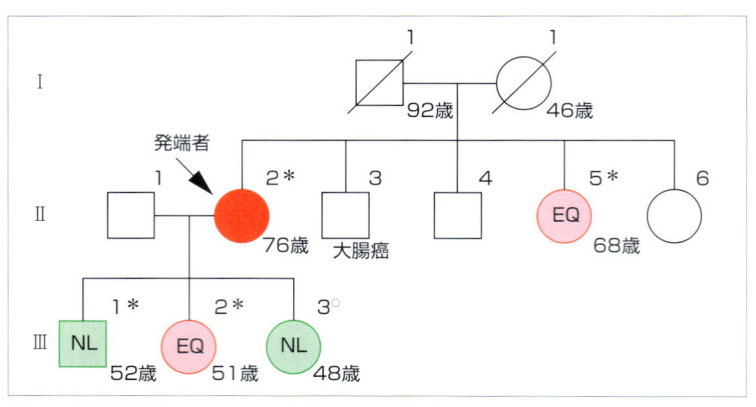

図2　家族調査
個々人の枠内に，カルシウムとガストリンの複合負荷試験の成績を示した（NLは正常反応，EQはequivocal：中間型反応）．個人番号の肩に，異常遺伝子保有の有無を示した（＊は保有者，○は非保有者）．

写真2　頸部X軟線撮影（カイザー写真）
甲状腺腫瘍に相当する部位（側面像にて気管部および気管前面部）に，石灰化をみとめた．psammoma body（砂粒体）で散在性の小さな石灰化像の特徴がみとめられた．

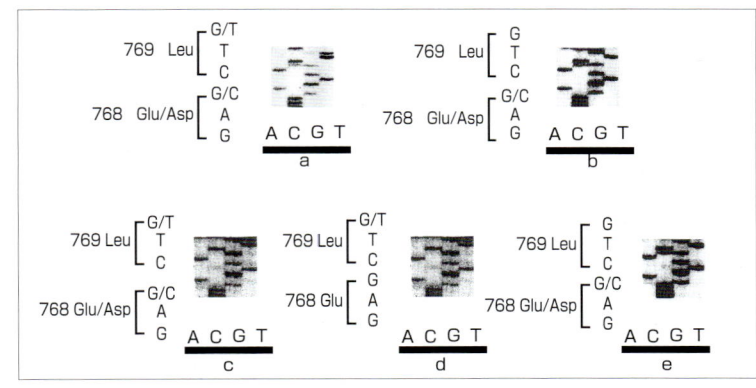

図3　RET遺伝子の直接シークエンス法の結果
コドン768番でグルタミン酸からアスパラギン酸へのアミノ置換変異が，a，b，c，eの例でみとめられた．またコドン769番のpolymorphismがa，c，dの例でみとめられた（aはⅡ-2，bはⅢ-2，cはⅡ-5，dはⅢ-3，eはⅢ1の例を示す）．

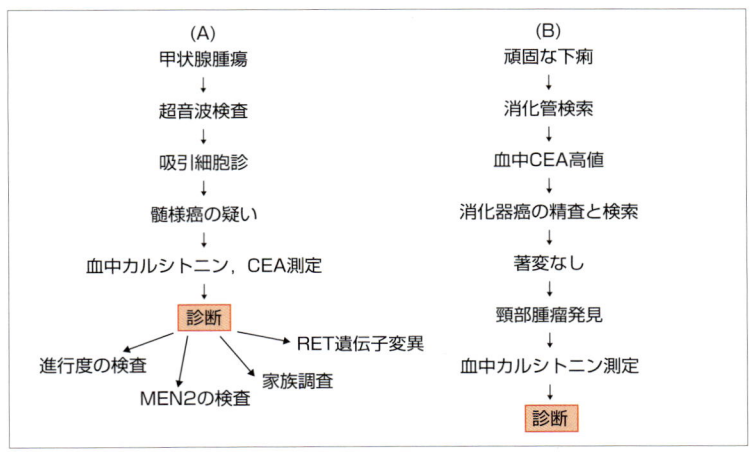

図4　甲状腺髄様癌の診断の手順
（A）には通常の手順を示す．（B）には，本節に呈示した症例での，診断にいたるまでの過程を示す．

表2　甲状腺髄様癌の分類と構成病変
○は合併，×は非合併を示し，◎は必発条件であることを示す．

	髄様癌	褐色細胞腫	副甲状腺腺腫	粘膜神経腫
多発性内分泌腫瘍症（MEN）2A	◎	○	○	×
	×	○	○	×
2B	○	○	×	◎
家族性髄様癌（4名以上）	◎	×	×	×
そのほかのタイプ（2〜3名）	◎	×	×	×
散発性髄様癌（1名）	◎	×	×	×

れば，甲状腺亜全摘と保存的頸部リンパ節郭清術を行う．

遺伝性髄様癌に対しては，甲状腺を残さず全摘する．さらに両側の頸部リンパ節郭清も行う．

術後のフォローは，カルシウム・ガストリン負荷試験を行い，血中カルシトニンの上昇反応がなければ，癌の遺残はないとみなしてよい．　■高松順太

C　副腎疾患

9-11　原発性アルドステロン症

症例　49歳　女性

[病歴]

43歳時に高血圧を指摘され，また四肢末梢のしびれ感が出現した．45歳時より境界型糖尿病と診断された．降圧剤の内服にもかかわらず高血圧のコントロールが不良で，しびれ感も増悪した．また血糖コントロールも食事療法，経口血糖降下剤内服にもかかわらず増悪した．これらの精査加療目的で当科に入院となった．

妊娠1回，正常分娩1回．降圧剤としてCa拮抗剤，β遮断剤，α遮断剤を，また糖尿病に対してスルフォニルウレア剤を服用している．

[身体所見]

身長168cm，体重68kg，血圧182/106mmHg，浮腫なし，腹部血管雑音なし，眼底所見ScheieS1H1で糖尿病性網膜症なし，Cushing様の身体所

見なし.

[一般臨床検査]（表1）

カリウムの腎排泄亢進による低カリウム血症をみとめ，代謝性アルカローシスと心電図変化の所見より低カリウム血症は持続性のものと考えられた．四肢のしびれ感はアルカローシスによるものと考えられた．高血圧，低カリウム血症よりミネラルコルチコイド活性の過剰な病態が疑われた．

この時点で鑑別すべき疾患群：
- 広義の原発性アルドステロン症
- まれなミネラルコルチコイド産生腫瘍（デオキシコルチコステロン，コルチコステロン）

そのほか，低カリウム血症，高血圧をきたしうる疾患として次のものがある（病歴，身体所見からは積極的には考えにくいものも含む）．
- 広義のCushing症候群
- 偽性アルドステロン症
  （グリチルリチン，甘草製剤の内服による）
- 先天性副腎皮質過形成（11β-hydroxylase欠損症，17α-hydroxylase欠損症）
- apparent mineralocorticoid excess syndrome
  （AMES, 11β-hydroxysteroid dehydrogenase活性の欠損による）
- Liddle症候群
- 腎血管性高血圧，傍糸球体細胞腫など

[内分泌学的検査]（表2）

血中および尿中アルドステロンの高値よりアルドステロンの過剰分泌が示された．そして血漿レニン活性の低値よりアルドステロン分泌は自律的なものであることが疑われた．ACTHおよびコルチゾールの基礎値，尿中遊離コルチゾール，尿中17-OHCS，尿中17-KS各排泄量に異常はなかった．

この時点で鑑別すべき疾患群：広義の原発性アルドステロン症としての以下の3疾患
1) アルドステロン産生腺腫
2) 特発性アルドステロン症（両側副腎皮質の過形成による）
3) グルココルチコイド抑制性高アルドステロン症（前項2）に類似するが，高血圧・低カリウム血症・低レニン高アルドステロン血症がグルココルチコイドの投与で正常化する）

[腹部CT検査]（写真1）

一般にアルドステロン産生腺腫は直径3cm以下でほかの機能性副腎腫瘍に比べ小さい傾向がある．直径数mmで造影CT検査でも検出できない微小腺腫もまれではない．本例の腹部CT検査では右の副腎に微小な低吸収域をみとめた（写真1，矢印）．これが腺腫の存在と一致する可能性はあるが，所見そのものは明白ではない．

[フロセミド立位負荷試験]

フロセミド40mgの静注およびそれに続く2時間の立位保持（表3）．

血漿レニン活性はフロセミドおよび立位2時間負荷後でも臥位での正常範囲下限値0.3ng/ml/hrにすら及ばず，明らかにレニン分泌刺激に反応しなかった．このことは副腎の病巣からのアルドステロンの自律的な過剰分泌がレニン分泌を恒常的に抑制していることを示した．なお，レニン分泌の抑制作用があるβ遮断剤は本試験施行の1週間以上前から服用を中止した．

[血中アルドステロンの日内変動]（図1）

この日内変動の検査では患者は午前8時から12時までの間，立位を保持していた．それにもかか

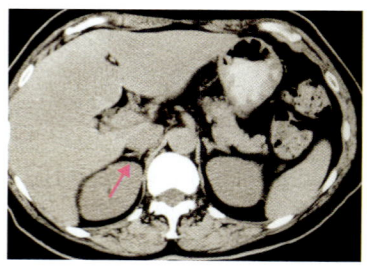

表1　一般臨床検査

項目	測定値	項目	測定値
血清Na	139mEq/l	動脈血ガス分析	
血清K	2.5mEq/l	pH	7.473
血清Cl	94mEq/l	pCO$_2$	48.7mmHg
空腹時血糖	219mg/dl	pO$_2$	64.2mmHg
HbA1c	11.2％	HCO$_3^-$	35.6mEq/l
尿蛋白	（−）	BE	11.4mEq/l
尿中K排泄	30〜40mEq/日		

心電図所見：前胸部誘導にてT波の平低ないし陰性化をみとめる．

表2　内分泌学的検査

測定項目	正常域	測定値
血漿レニン活性（ng/ml/hr）	0.3〜2.9	0.0
血漿ACTH（pg/ml）	9〜52	22
血清DHEA-s（ng/ml）	500〜2000	1275
尿中遊離コルチゾール（μg/日）	30〜100	49.5
尿中アルドステロン（μg/日）	0〜10	18
血清アルドステロン（pg/ml）	29.9〜159	270
血清コルチゾール（μg/dl）	4.0〜18.3	7.2
尿中17-KS（mg/日）	2.4〜11	5.2
尿中17-OHCS（mg/gCr）	2〜6.8	3.8

血中値はいずれも早朝30分以上安静臥床後の採血

写真1　腹部CT検査
矢印は右副腎内で下大静脈に近い部分にある微小な低吸収域を示す．

表3 フロセミド立位負荷試験

	フロセミド負荷前	立位1時間負荷後	立位2時間負荷後
血漿レニン活性（ng/ml/hr）	0.0	0.05	0.20
血清アルドステロン（pg/ml）	300	430	410

図1 血中アルドステロンの日内変動

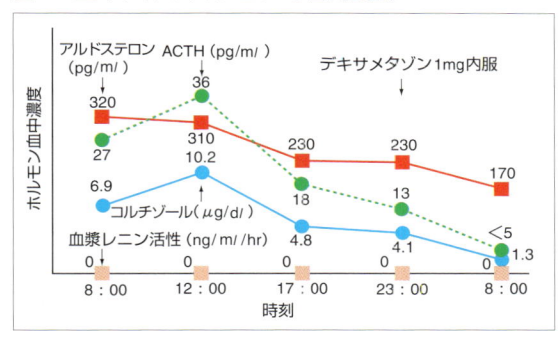

表4 副腎静脈サンプリング

採血部位	アルドステロン（pg/ml）	コルチゾール（μg/dl）	アルドステロン/コルチゾール
下大静脈上部	220（350）	14.8（24.8）	14.9（14.1）
右副腎静脈	42000（63000）	202（643）	208（97.9）
左副腎静脈	420（870）	130（192）	3.2（4.5）

（　）内はACTH負荷後の値．

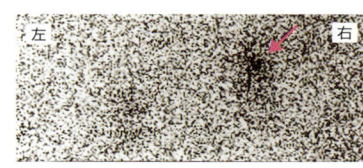

写真2 ^{131}I-adosterolシンチグラフィー副腎部分の拡大図

わらず血漿レニン活性は午前8時から12時にかけて上昇せず，またアルドステロンはやや低下した．アルドステロンの1日を通しての日内変動は，朝方高値で夕方から深夜にかけて比較的低値となるパターンを示し，ACTHの日内変動をほぼ追随した．午後11時の1mgのデキサメタゾンの内服によりACTHを抑制すると，コルチゾールと同様に翌朝のアルドステロンも低下した．これらの事実は本症例がどちらかといえば特発性アルドステロン症ではなく，アルドステロン産生腺腫であることを示唆した．血中アルドステロンは特発性アルドステロン症ではアンギオテンシンへの反応性を示すが，アルドステロン産生腺腫ではACTHへの依存性を示すとされている．

[副腎静脈サンプリング]（表4）

病巣の局在性を検討するために副腎静脈サンプリングを行った．ACTH負荷前および負荷後（ACTH250μg静注後30分）において，カテーテル操作により各静脈から選択的に血液を採取し，各ホルモンの濃度を測定した．右副腎静脈のアルドステロン/コルチゾール比は左側に比較してACTH負荷前・後とも明らかな高値を示した．このことから右副腎のアルドステロン産生腺腫の可能性が強く示唆された．

[副腎皮質シンチグラフィー]（写真2）

このシンチグラフィーの検査では，患者は^{131}I-adosterolの静注前5日間はデキサメタゾン3mgを，静注から測定当日までの7日間は2mgを内服した．この負荷によりACTHは抑制され，それに依存している正常副腎皮質のバックグラウンドは弱めら

れた．その結果，右副腎内に一致する部位にadosterolを強く取り込む1個のホットスポットをみとめえた（写真2，矢印）．以上より本症例を右副腎のアルドステロン産生腺腫と診断し，右副腎摘除術の方針とした．

[治療]

スピロノラクトン100mg/日の内服にて血清カリウムは4.5mEq/lに回復した．血圧はカルシウム拮抗剤とα遮断剤にて収縮期140mmHg台，拡張期80mmHg台にコントロールされた．糖尿病については1400カロリーの食事療法と強化インスリン療法にて空腹時血糖値100mg/dl前後のコントロールを得た．全身状態の改善後，右副腎摘除術を施行した．

[病理]（写真3，4）

右副腎上部に直径1.3cm大の被膜を有する充実性腫瘍をみとめ（写真3，矢印），割面は強い黄金

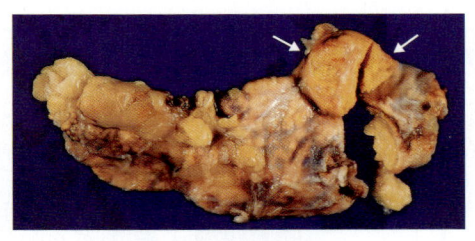

写真3 摘出右副腎の肉眼所見
腫瘍には切開が加えられている．

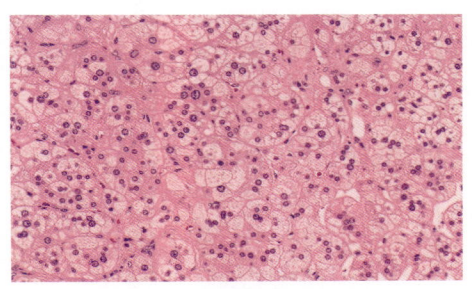

写真4 腺腫の光学顕微鏡所見（HE染色）

色を呈した．組織学的には腫瘍は，淡明な泡沫状の細胞と，好酸性で微細顆粒状の細胞で構成されていた．アルドステロン産生腺腫の所見であった**(写真4)**．

[補足]

本症例では低カリウム血症が見られたが，近年低カリウム血症を伴わない原発性アルドステロン症が少なからず存在することが再認識されている．したがって，そのような症例を本態性高血圧症から鑑別し，適切な治療を施すことが重要である（Omura, 2004）．

■斎藤達也・関原久彦

（写真提供：千葉大学大学院医学研究院診断病理学教授 中谷行雄博士のご厚意による）

[文献]

Omura M, et al：*Hypertens Res*, 27：193-202, 2004.

9-12　先天性副腎過形成

21-水酸化酵素欠損症

症例　54歳　男性

[臨床所見]

血族結婚あり（両親がいとこ婚）．9歳より急激に身長が伸び，14歳で停止．8〜9歳で声変わり．10歳で陰茎の成長と陰毛が出現．その後，著変なかったが，全身倦怠を自覚，超音波にて両側性副腎腫瘤を指摘され，検査入院となった．身長151.2cm，体重72kg，血圧122/80mmHg，皮膚色素沈着あり．血中Na 140mEq/l，K 4.4 mEq/l，Cl 100mEq/l．

[内分泌学的検査]

尿中ホルモン

17-OHCS 1.5mg/日，17-KS 50.8mg/日，pregnanetriol 16.4mg/日（0.13〜1.60）．

血中ホルモン

cortisol 4.6 μg/dl，DHEA-s 337 μg/dl（48〜286），progesterone 10ng/ml（0.16〜0.42），17α-hydroxyprogesterone 255ng/ml（0.1〜3.7），androstenedione 36ng/ml（0.5〜2.4），testosterone 820ng/dl（250〜1100），ACTH 115pg/ml．（　）内の数字は基準値．

迅速ACTH試験（表1）

[画像診断]

腹部超音波像

両側の副腎は径2〜3cmの結節からなる多結節状の腫大を呈している（矢印）**(写真1)**．

^{131}I-アドステロールシンチグラフィー**(写真2A)**・造影CT**(写真2B, 2C, 2D)**

両側の副腎に一致して^{131}I-アドステロールの集

表1　迅速ACTH試験

	dexamethasone 1.0mg投与 (11pm)	↓	9am	↓	ACTH 0.25mg静注 10am
	9am				
血中cortisol (μg/dl)	4.08		<1.0		4.1
17α-hydroxyprogesterone (ng/ml)	255		6.5		390

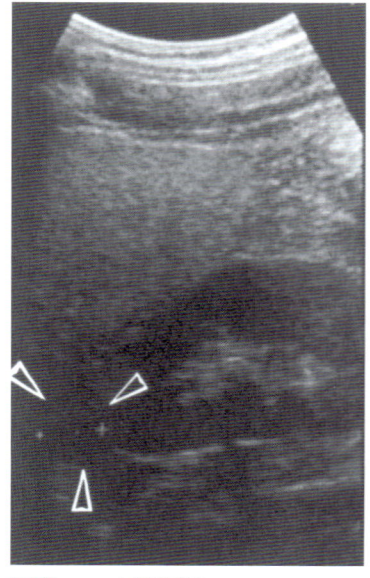

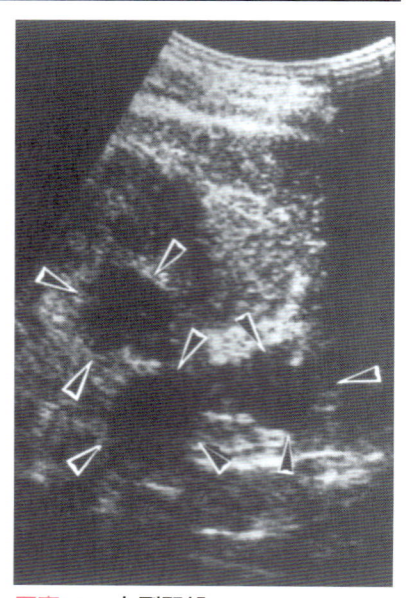

写真1A　右副腎部

写真1B　左副腎部

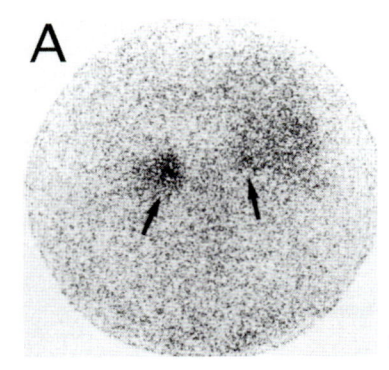

写真2A

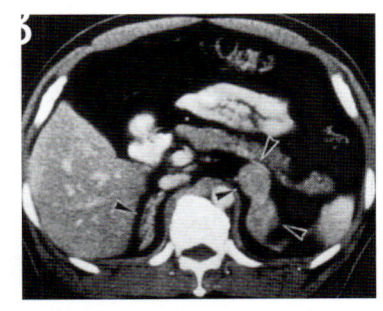

写真2B

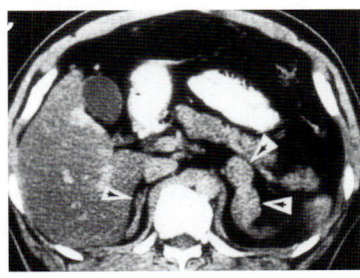

写真2C

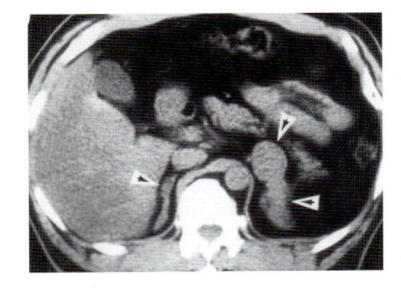

写真2D

積をみとめる（**写真2A**）．超音波像と一致して両側の副腎が結節状に腫大している（矢印）．初診時（**写真2B**；1989年1月）に比べ，約1年後（**写真2C**；1990年3月）と4年後（**写真2D**；1993年6月）も大きな変化はない．

[診断・鑑別診断]

尿中17-OHCS排泄量と血中cortisolの低値，尿中17-KS排泄量の高値，血中17α-hydroxyprogesteroneとその尿中代謝物であるpregnanetriolの著明高値，血中17α-hydroxyprogesteroneのデキサメタゾンによる抑制とACTH負荷に対する著明増加反応，ほかのΔ4系ステロイド（progesterone，

androstenedione）の高値から21-水酸化酵素欠損症（21-hydroxylase deficiency）と診断される．また，血圧，電解質は正常で，周産期に脱水，ショック症状をみとめず，思春期早発の症状から単純男性型（simple virilizing type）と診断される．21-水酸化酵素欠損症は先天性副腎過形成（congenital adrenal hyperplasia：CAH）のなかでもっとも頻度の高い疾患であり，その診断は特徴的な臨床症状と尿中ステロイドおよび血中のステロイド中間代謝物の測定によりなされる．ほかの先天性副腎過形成との鑑別点も臨床症状とステロイド中間代謝物の測定が重要である．すなわち，11β-水酸化酵素欠損症では高血圧と女児の男性化や男児の思春期早発，血中deoxycorticosterone（DOC），11-deoxycortisol，DHEA-sulfate（DHEA-S），尿中17-KSの増加をみとめる．17α-水酸化酵素欠損症では高血圧とアンドロゲン（性ステロイド，DHEA-S）の分泌不全のため性腺機能低下症を呈する．Prader病ではすべてのステロイドの低下，3β-水酸化ステロイド脱水素酵素（3β-HSD）欠損症ではDHEA-S，17α-hydroxypregnenoloneの増加をみとめる．本症例のように長期間の過剰のACTH刺激により両側副腎の著明腫大をきたしたものは両側副腎腫大をきたす疾患，すなわち，両側性腺腫（機能性および非機能性），褐色細胞腫（高血圧とカテコラミン高値），ACTH非依存性大結節性副腎皮質過形成（AIMAH，コルチゾールの自律的分泌），悪性リンパ腫（[67]Gaシンチグラフィーで両側性の集積）などが鑑別診断の対象となる．

[治療]

ハイドロコルチゾン（10〜20mg/日）あるいはデキサメタゾン（0.5〜1.0mg/日）の経口投与でACTHを抑制，アンドロゲンの分泌を抑制するとともに副腎の過形成の進展を抑制する．本患者の治療開始4年後のCT検査では少なくとも両側副腎の増大傾向はみとめられない．

■高柳涼一

9-13 褐色細胞腫

症例　58歳　女性
[現病歴]

40代より高血圧症にて近医に通院中であった．2年前より夜間，発作性に頭痛を感ずることがあり，ほぼ同時期より便秘がちになった．今年に入って外来での検査で，高血糖，尿糖を指摘され，さらに多汗，動悸をみとめるようになった．また，

最近3カ月間に5kgの体重減少をみとめた．そのため精査を施行され，血中カテコラミンの高値，および腹部CTにて左副腎の部位に約3cm径の腫瘤を指摘されたため，当科へ精査入院となった．

[家族歴・既往歴]

特記すべきものなし．

[身体所見]

身長166.5cm，体重54.5kg，BMI 19.7
血圧180/96mmHg，脈拍72/分
皮膚：色素沈着（−）
頸部甲状腺腫（−），心雑音（−），
胸部・腹部：異常なし

[一般検査]

WBC 5200/μl，RBC 402×10^4/μl，Hb11.8g/dl，Ht 36.2％，Plt 22.8×10^4/μl，GOT 24 IU/l，GPT 19 IU/l，LDH197IU/l，ALP 259IU/l，γ-GTP 21 IU/l，LAP 51U/l，TP 7.5g/dl，ALB 5.0g/dl↑，ChE 386 IU/l，T-Bil 0.6mg/dl，D-Bil 0.2mg/dl，CRE 0.5mg/dl，UA 3.9mg/dl，BUN 15mg/dl，T-CHO 212mg/dl，HDL-CHO 96mg/dl，TG 38mg/dl，CPK 132 IU/l，GLU 148 IU/l↑，AMY 79 IU/l，LIP 18 IU/l，Na 143mEq/l，K 4.0mEq/l，Cl 103mEq/l，Ca 9.0mg/dl，P 4.0mg/dl，HbA$_{1c}$ 7.3％↑，CRP 0.0，ASO 30＞，RF 10＞．

尿検査：糖（＋），潜血（−），蛋白質（±），比重1.016

ECG：正常

頭部X線：松果体石灰化（＋），トルコ鞍18×14mm

胸部X線：n.p.，CTR 41.4％

腹部X線：calcification（−），scoliosis（−）

褐色細胞腫に特徴的な症状は，高血圧，高血糖，代謝亢進，頭痛，発汗過多（いわゆる"5H"）である．本症例ではこれらすべてが出現している．

血中カテコラミン

アドレナリン	858	pg/ml	（＜100）
ノルアドレナリン	5699	pg/ml	（100～450）
ドーパミン	210	pg/ml	（＜20）

尿中カテコラミン

アドレナリン	284	μg/日	（3～15）
ノルアドレナリン	1214	μg/日	（26～121）
ドーパミン	1159	μg/日	（190～740）
メタネフリン	1.66	mg/日	（0.05～0.23）
ノルメタネフリン	2.78	mg/日	（0.07～0.26）
VMA	17.7	mg/日	（1.3～5.1）

（ ）内は基準値

75g OGTT

	前	30分	60分	90分	120分	180分
血糖（mg/dl）	164	265	316	230	143	146
IRI（μU/ml）	1.5	22.3	25.2	24.4	10.1	5.5

褐色細胞腫に伴う耐糖能異常の機序としては，カテコラミンによるインスリン分泌の抑制が考えられているが，症例によってはインスリン抵抗性の亢進が見られることもある．

褐色細胞腫は，臨床上，発作性症状を伴うことが多いアドレナリン産生型と，持続性症状を呈することが多いノルアドレナリン産生型に分けられる．アドレナリンが上昇している場合は，ノルアドレナリンの値にかかわらずアドレナリン産生型と考えられる．副腎髄質由来のものは，ほとんどがアドレナリン産生型である．

[画像診断]

腹部CT（enhance（＋））（写真1）

左副腎に径4cmの腫大あり．筋肉と同程度に造影されており，内部にごく小さな嚢胞が存在する．褐色細胞腫に合致する所見である．

腹部超音波（写真2）

左副腎に3.3×3.1×3.9cmの腫瘤をみとめる．

MRI

左副腎に4×3cmの腫瘤をみとめる．T$_2$WIで高信号（写真3A），T$_1$WIで低信号（写真3B）で褐色細胞腫，癌，転移巣などが考えられる所見である．

^{131}I-MIBG（メタヨードベンジルグアニジン）シンチグラフィー（写真4）

^{131}I-MIBG（メタヨードベンジルグアニジン）はクロム親和性細胞に取り込まれるため，褐色細胞腫や神経芽細胞腫に取り込みをみとめる．また，甲状腺髄様癌にも取り込まれる．正常組織では唾液腺，肝臓，膵臓，膀胱，心臓に取り込まれるが，褐色細胞腫が存在する場合，心臓への取り込みは低下する．本症例では左副腎の位置に一致して集積をみとめる．心臓への取り込みは低く，褐色細胞腫に合致する所見であるが，径4cmにしてはシグナルは小さめである．

[遮断試験]

クロニジン負荷試験

クロニジン（カタプレス®）0.3mg経口投与

クロニジン（clonidine）は部分的α作動薬で，中枢神経系に作用して交感神経系の活動を抑制し，血圧下降と徐脈を生ずる．褐色細胞腫が存在しない場合，血中カテコラミン濃度は前値の81±3％に抑制されるが，褐色細胞腫では腫瘍の自律性に

写真1

写真2
左副腎

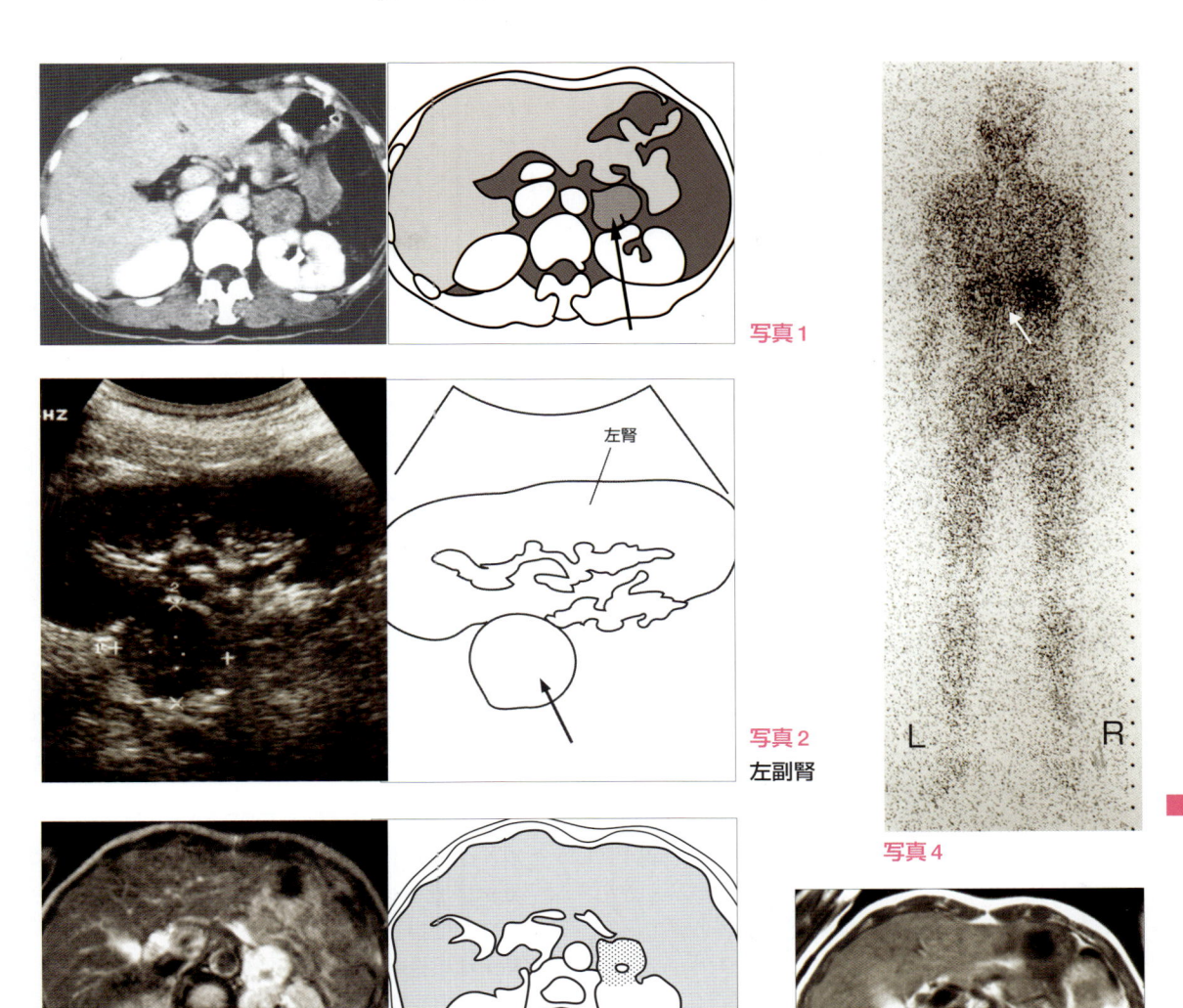

写真3A

写真3B

写真4

より血中カテコラミン濃度の低下はみられない．この症例での結果は褐色細胞腫を示唆するものである．

レギチン試験

フェントラミン（レギチン）1mg iv 投与

	血中アドレナリン (pg/m*l*)	ノルアドレナリン (pg/m*l*)	ドパミン (pg/m*l*)
投与前	773	4887	143
60分	669	4514	124
120分	673	4503	129

血圧：投与前 146/102mmHg，投与後（1分）111/82mmHg

レギチン（Regitine®）は α 遮断薬で，末梢血管におけるカテコラミンの作用を阻害して弛緩させ，血圧下降を起こす．まず1mgを投与し，効果が不十分ならば10mgを投与する．投与後2分以内に収縮期血圧で35mmHg，または拡張期血圧で25mmHg以上降圧した場合に陽性とする．

この結果は陽性で，褐色細胞腫を示唆するものである．

以上の検査結果より，本症例は褐色細胞腫（アドレナリン分泌型）と診断された．

褐色細胞腫は，Sipple症候群，von Hippel-Lindau病，von Recklinghausen病に合併することがあるため，本症例に関しても精査を行い，これらの疾患は除外された．本症は「10％病」として知られ，悪性例，副腎外発生例，家族例，両側発症がそれぞれ10％にみられる．悪性例では再発，遠隔転移により予後不良である．

[治療]

本症は正確な腫瘍の局在診断を行い，血圧，循環血液量を是正したのちに腫瘍を摘除するのが原則である．

本症例でも手術を前提に，α遮断薬（ミニプレス1.5mg/分3）の投与と輸液により血圧のコントロールと循環血液量の是正を行った．本症例では使用しなかったが，α遮断薬投与時の頻脈に対してはβ遮断薬の投与が奏功する．その後，当院泌尿器科において左副腎腫瘍の摘除術を施行された．術中は頻回の血圧・脈拍モニターと十分な輸液が必要である．手術操作による急激な血圧上昇に対してはレギチンの静脈内投与で対応する．術後の急激な血圧低下に対してはノルアドレナリン投与が必要な場合がある．

摘出された組織は，正常副腎と思われる組織の下端に径4cmで灰白色の皮膜を有する腫瘤が付着していた．割面は赤褐色で一部に嚢胞変性を伴っていた(写真5)．

[病理組織診断]

線維性の皮膜におおわれた境界明瞭な腫瘍で，顆粒に富む細胞質をもつ細胞が小葉状～索状に増生している．褐色細胞腫に合致する所見で，鏡検上悪性所見はみとめないが，血管浸潤像がみとめられるため，今後とも厳重な経過観察が必要である(写真6)．

[術後検査]

腫瘍摘除後，血圧は120/60mmHg程度に正常化した．

血中カテコラミン

アドレナリン	9	pg/ml	（＜100）
ノルアドレナリン	276	pg/ml	（100～450）
ドパミン	＜5	pg/ml	（＜20）

尿中カテコラミン

アドレナリン	5.6	μg/日	（3～15）
ノアドレナリン	58.1	μg/日	（26～121）
ドパミン	391.2	μg/日	（190～740）
VMA	2.1	mg/日	（1.3～5.1）

75gOGTT

	前	30分	60分	90分	120分
血糖 (mg/dl)	93	135	146	103	89
IRI (μU/ml)	4.6	31.0	37.0	17.7	10.5

グルカゴン (glucagon) 負荷試験（誘発試験）

寒冷刺激

	前	15秒	30秒	60秒
血圧 (mmHg)	120/60	110/58	118/56	130/56

グルカゴン　1mg iv 投与

	前	30秒	60秒	90秒	120秒	3分	4分	5分
血圧(mmHg)	120/60	110/58	124/70	130/66	124/62	130/60	120/58	118/58

グルカゴン (glucagon) は副腎髄質を直接刺激し，カテコラミンを放出させる．褐色細胞腫は，グルカゴン受容体を有する．寒冷刺激でみとめられた昇圧反応より，収縮期血圧で20mmHg，拡張期血圧で15mmHg以上の昇圧がみとめられた場合を陽性とする．

この結果は陰性であり，同時に測定した血中カテコラミン値にも有意の差はみとめられなかった．

以上の結果より，手術は成功であったと考えられた．しかし，褐色細胞腫の悪性・良性の診断は困難で，術後十数年を経て局所再発や遠隔転移をきたす例もあるため，現在当科外来において経過観察中である．

■荒井宏司・中尾一和

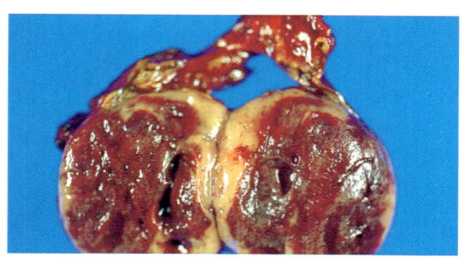

写真5

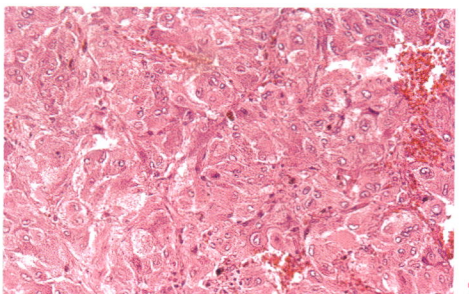

写真6

9-14　Addison病

症例　47歳　男性

[臨床所見]

生来健康であった．小児期に肺結核の伯父と同居．2年ほど前より塩辛い食物を好む傾向．1年ほど前より手の爪が黒っぽく，さらに口腔粘膜，歯肉も黒ずむ(写真1)．今年，低血圧(95/65mmHg)を指摘される．食欲低下，嘔吐，意識障害出現する．

[血液検査]

Na 120mEq/*l*, K 4.3mEq/*l*, Cl 85mEq/*l*.

ホルモンデータ（表1）

迅速ACTH試験（表2）

[診断]

　Addison病の臨床像はおもに副腎機能低下とACTH増加に由来する．ACTH増加による特徴的色素沈着は診断的価値が高い．副腎皮質ホルモンのコルチゾールとアルドステロンは基準値の下限にあり，ACTHに無反応である．以上よりAddison病の診断は容易である．日本では自己免疫性（特発性）と結核性がAddison病の主要な病因である．後者の頻度が減少しており，相対的に前者の比率が増えている（野村ら，1996）．自己免疫性Addison病は副腎の抗原に対する抗体が産生されて発病する自己免疫疾患である．従来，この抗体を抗副腎抗体として測定してきたが，感度や特異性については不十分なものであった．最近，この自己抗原がステロイド合成酵素（21水酸化酵素，17水酸化酵素など）であることが判明し，より特異的な測定法が開発されてきている．今後，自己免疫性Addison病の診断，病態解明に寄与するものと期待される（野村ら，1996）．比較的まれな病因ではあるが，悪性腫瘍による副腎破壊，また新たな病因としてAIDS患者におけるサイトメガロウイルス感染による副腎炎もある（Hoshinoら，1997）．

表1　ホルモンデータ

測定項目	測定値	基準値
血清コルチゾール	5.6	4.5〜24 μg/d*l*
血清アルドステロン	2.0以下	2.2〜15 ng/d*l*
血漿ACTH	88	10〜60 pg/m*l*
血漿レニン活性	2.3	0.5〜3ng/m*l*/hr
尿17-OHCS排泄量	0.9	2.9〜11.6 mg/日
尿17-KS排泄量	4.9	4.6〜16.4 mg/日
尿中遊離コルチゾール排泄量	12.4	10〜100 μg/日

表2　迅速ACTH試験

	前	30分	60分	90分
コルチゾール（μg/d*l*）	3.6	3.4	3.7	3.7
アルドステロン（ng/d*l*）	2.0以下	2.0以下	2.0以下	2.0以下

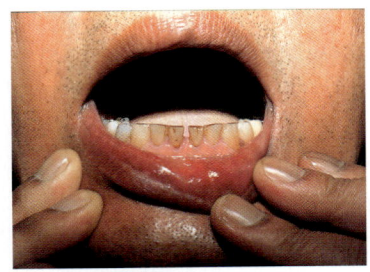

[画像診断]

　副腎のCTスキャンによる画像診断はAddison病の病因解明に有効である．Addison病の画像診断のポイントは副腎腫大，石灰化，萎縮の有無である（図1）．結核性Addison病では発病から数年は副腎の腫大がみとめられ，いずれ萎縮する．また，石灰化もみとめられる．一方，自己免疫性Addison病（特発性Addison病）では病気の初期から萎縮像を示す（野村ら，1992）．

腹部CTスキャン（写真2〜4）

[治療]

　副腎皮質が90％以上破壊されるとAddison病が発症すると考えられている．副腎機能低下は非可逆的である．治療は副腎に関してはステロイドの適切な補充療法を行うことである．通常はハイドロコルチゾンかデキサメタゾンを用いる．グルココルチコイド補充と多めの食塩摂取によっても，

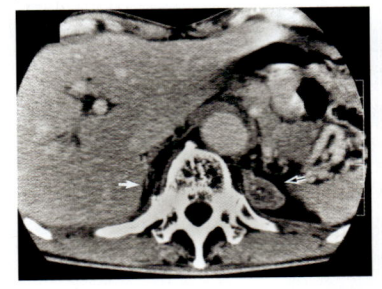

写真1　色素沈着
口腔粘膜と爪に色素沈着をみとめる．Addison病に特徴的な色素沈着であり，このほか指，肘，膝の関節，手術切開痕などに目立つ．

写真2　結核性Addison病の副腎CT（1）
左副腎が腫大している．右副腎は萎縮している．

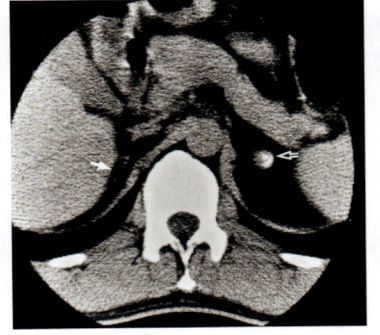

写真3　結核性Addison病の副腎CT（2）
石灰化像を伴う結核性Addison病．

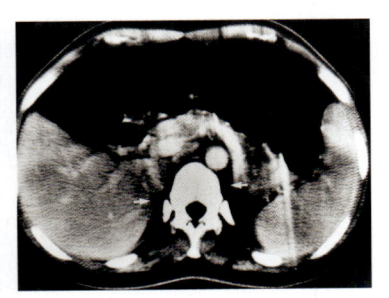

写真4　自己免疫性Addison病の副腎CT
自己免疫性Addison病（特発性Addison病）では病気の初期から副腎の萎縮像を示す．

Addison病の成因と画像所見			
	結核性	特発性	その他
副腎石灰化像	67.9% (19/28)	0% (0/32)	11.1% (1/9)
副腎腫大像	60.9% (14/23)	0% (0/30)	12.5% (1/8)
副腎萎縮像	4.8% (1/21)	33.3% (7/21)	0% (0/6)

Addison病 石灰化像と腫大像

結核性Addison病：どちらもなし 21.4%
特発性Addison病：どちらもなし 100%

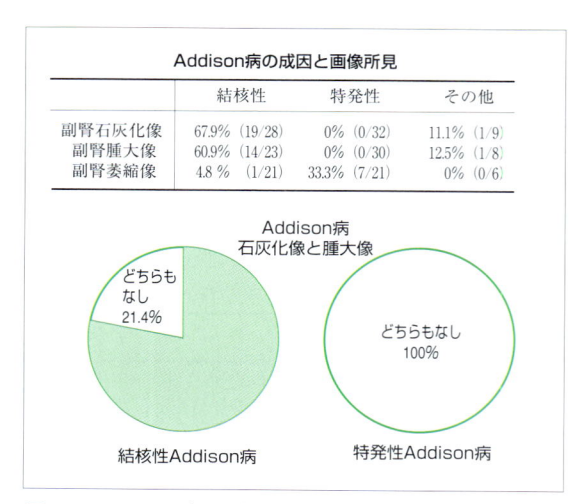

図1　Addison病の副腎CT異常所見

低血圧や低Na血症が持続するときは鉱質ステロイドの酢酸フルドロコルチゾンを加える．われわれの解析では，1）補充療法が4年以上，2）精神症状を有する，3）性腺機能低下症を有する患者は急性副腎不全に陥るリスクが高いので要注意である（Omoriら，2003）．

■野村　馨

[文献]

Hoshino Y, Nagata Y, et al: Cytomegalovirus (CMV) retinitis and CMV antigenemia as a clue to impaired adrenocortical function in patients with AIDS. AIDS, **11**：1719-1724, 1997.
野村　馨，孫中華ほか：副腎の画像診断，副腎疾患の鑑別診断．臨床画像，**8**：6-12, 1992.
野村　馨，出村　博，ほか：日本における副腎疾患の現状とその対策，最近のアジソン病．ホルモンと臨床，**44**：79-85, 1996.
Omori K, Nomura K, et al : Risk factors for adrenal crisie in patients with adrenal insufficiency. Endocrine J, **50**：745-752, 2003.

9-15　副腎インシデンタローマ

副腎インシデンタローマは，ドック的検査や腹痛などの腹部症状の精査のために腹部の超音波検査やCT検査を受けて，偶然に副腎部に発見される腫瘍である．症状や検査値異常をほとんどきたさない機能性腫瘍のこともあれば，特定のホルモン分泌のない非活動性腫瘍のこともある．

[発見の契機・発見率]

副腎インシデンタローマの発見の契機は，画像検査を副腎以外の病気の可能性を考えて行ったり，ドック的検査のために行った場合である．平成14年の厚生労働省特定疾患対策研究事業副腎ホルモン産生異常症調査研究班の調査では，表1に示すような目的での検査時に発見されている（一城ら，2004）．

実際に腹部CT検査を受けて副腎インシデンタローマが発見される頻度は，筆者らの施設では3000名のCT検査のなかで14名（0.43％）であった．ほかの施設での検討でも，この程度の頻度が報告されている（猿田ら，1993）．

[原因疾患]

副腎インシデンタローマとして発見される腫瘍の種類はさまざまである．腫瘍が摘出された症例での調査成績では，悪性腫瘍を疑って手術摘出されることが多いことや，小さい腫瘍では摘出されないことが多いことから，副腎インシデンタローマの種類として悪性腫瘍の頻度が高くなる．**表2**は，かつて内分泌外科学会でアンケート調査された結果である（伊藤，1989）．229例中皮質腺腫と過形成がもっとも多く68例（29.7％），続いて褐色細胞腫63例（27.5％）であり，悪性腫瘍が20例（8.7％）にみられている．平成14年の副腎ホルモン産生異常症調査研究班の調査では，表3に示すようにホルモン非産生腺腫が51.2％と最も多く，つぎがコルチゾール産生腺腫で8.9％，そして褐色細胞腫8.6％の順であった．

筆者らの経験した副腎インシデンタローマの数例のCT画像は，写真1～7に示すとおりである．写真1は非活動性副腎腺腫例であり，画像上，原発性アルドステロン症やCushing症候群との鑑別が困難であり，^{131}I-アドステロールによるシンチグラムでも取り込み増加がみられることが多い．

写真2は，副腎嚢腫のCT画像であり，この写真から嚢腫の可能性が強いと診断される．写真3は皮質腺腫について頻度が多い褐色細胞腫のCT画像である．良性皮質腺腫に比し形が不規則で，腫瘍部の画像が均質でないことが多く，MRIのT_2強調画像が特徴的である（写真4）．^{131}I-MIBG (meta-iodo-benzyl-guanidine)シンチグラムでは，約90％の症例で取り込みがみられる（写真5）．写真6は副腎への転移性腫瘍の症例であり，腫瘍が大きく形態が不規則であることが特徴である．写真7は神経鞘腫のCT画像である．

[非活動性副腎皮質腺腫の特徴]

副腎インシデンタローマのなかでもっとも頻度の高い非活動性副腎皮質腺腫の発生機構は未だ明らかでなく，なぜ原発性アルドステロン症やCushing症候群の腺腫へと移行せず，ホルモン産生経路の途中でホルモン産生が遮断されてしまう

表1　発見の契機

健康診断	40.5%
腹部症状の精査	22.5%
高血圧の精査	15.2%
尿路系の精査	8.8%
糖尿病の精査	5.0%
腰痛の精査	3.7%
その他	4.3%

厚生労働省における特定疾患対策研究事業「副腎ホルモン産生異常に関する研究班」による．全国2864例の検討結果（一城ら，2004）．

表2　内分泌外科学会で調査された副腎インシデンタローマの病理所見

皮質腺腫と過形成	68例
褐色細胞腫	63例
神経原性腫瘍	27例
悪性腫瘍	20例
副腎嚢腫	20例
皮質ホルモン産生腫瘍	13例
ミエロリポーマ	11例
その他	7例
計	229例

（伊藤ら，1989）

表3　副腎インシデンタローマの原因疾患

ホルモン非産生腺腫	51.2%
コルチゾール産生腺腫	8.9%
褐色細胞腫	8.6%
アルドステロン産生腺腫	4.2%
過形成	4.1%
骨髄脂肪腫	3.9%
悪性腫瘍転移	3.9%
嚢胞	2.4%
神経節神経腫	1.7%
癌	1.4%
偽腫瘍	0.7%
その他の腺腫	0.6%
アンドロゲン産生腺腫	0.2%
その他および不明	8.3%

厚生労働省における特定疾患対策研究事業「副腎ホルモン産生異常に関する研究班」による．全国2864例の検討結果（一城ら，2004）．

のか，原因が明らかでない．表4は，非活動性副腎皮質腺腫例で，既知の主要ホルモンを測定した成績を示す．アルドステロンやコルチゾールといった既知の諸ホルモンが産生されているものの，特殊なホルモンが過剰になっていないのが特徴である．最近になってコルチゾール産生がやや多く，ACTHの分泌に対してフィプトバック機構により抑制的にはたらくが，典型的なCushing症候群の症状を呈さない，いわゆるpreclinical Cushing腺腫といった症例の存在が明らかになっている（Reinckeら，1992）．将来この腫瘍がCushing症候群の腺腫に移行していくかどうかも明らかでない．

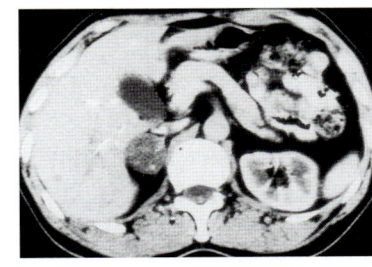

写真1　非活動性副腎腫瘍例
右副腎に円形の腫瘍陰影．

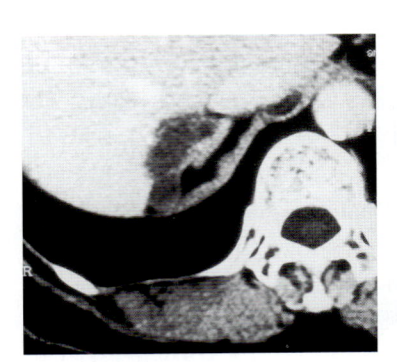

写真2　副腎嚢腫の例
右側に透亮性の強い腫瘍像がみられる．

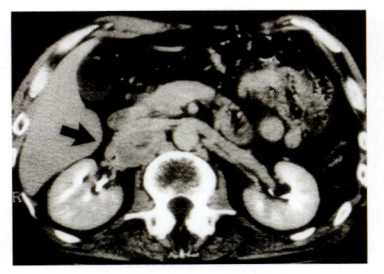

写真3　右副腎部に生じた褐色細胞腫

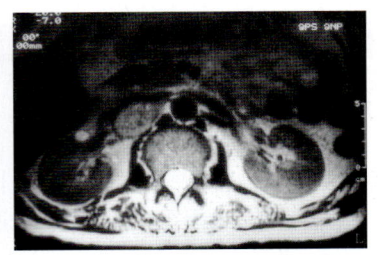

写真4　右副腎部に生じた褐色細胞腫のMRIのT₂強調画像

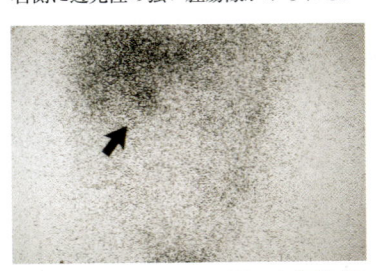

写真5　写真4，5で示した褐色細胞腫のMIBGシンチグラム

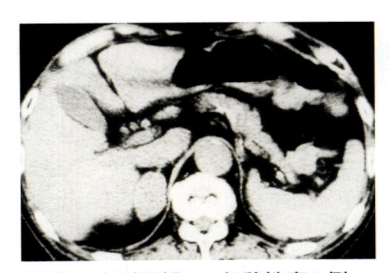

写真6　右副腎部への転移性癌の例
実質性腫瘍で形が腺腫とは異なる．

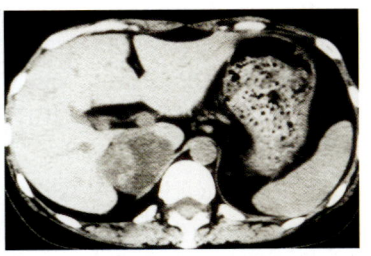

写真7　右側の副腎部に生じた神経鞘腫の例

表4 非活動性副腎良性腺腫・原発性アルドステロン症・Cushing症候群の腺腫1gあたりのホルモン含量

	アルドステロン (ng)	11-DOC (ng)	18-OH-DOC (ng)	コルチコステロン (ng)	コルチゾール (μg)	DHEA (ng)	プレグネノロン (ng)	プロゲステロン (ng)
非活動性副腎良性腺腫 ($n=5$)	29±28	27±18	12±4	900±305	215±190	16±12	351±379	115±97
原発性アルドステロン症 ($n=7$)	9930±6502	56±32	38±27	992±260	136±53	21±19	383±323	189±163
Cushing症候群 ($n=4$)	23±12	87±87	11±12	452±503	492±61	46±61	651±803	99±56

結果はM±SD．DOC：デオキシコルチコステロン，DHEA：デヒドロエピアンドロステロン．

表5 副腎インシデンタローマの手術適応

直径5cm以上	形態や辺縁の状態に関係なくただちに手術摘出．
直径3～5cm未満	形態が不整で，辺縁不規則ならば，また6カ月ごとのCT画像で増大してくるならば手術摘出．
直径3cm未満	形態が異常で，辺縁不規則で悪性腫瘍が疑われたり，特定のホルモン産生腫瘍が疑われれば手術摘出．

慶應義塾大学医学部内科教室での摘出基準

[治療・予後]

副腎インシデンタローマが発見された場合の対応は，腫瘍の摘出が原則と考えられるが，非活動性皮質良性腺腫であれば摘出せずに経過をみるのも一方法である．摘出が必須なのは，悪性腫瘍が疑われたり，特定のホルモン産生腫瘍の場合である．表5は，筆者らが考えている腫瘍の摘出基準である．

■猿田享男

[文献]

一城貴政，ほか：副腎偶発症の疫学．ホルモンと臨床，**52**：43，2004．
伊藤悠基夫：副腎偶発腫瘍の臨床．内分泌外科，**6**：236，1989．
Reincke M, et al：*J Clin Endocrinol Metab*，**75**：826，1992．
猿田享男，ほか：副腎インシデンタローマ，日内分泌会誌，**69**：509，1993．

D 副甲状腺疾患

9-16 原発性副甲状腺機能亢進症

症例　49歳　女性

[臨床所見]

15年前に尿管結石，5年前より十二指腸潰瘍．3カ月前より多飲・多尿が出現し，近医受診．高Ca血症・低リン血症を指摘されるも放置，その後，感冒症状を契機として悪心・嘔吐が出現，意識レベルの低下がみられ，当科に入院となった．

[検査]

血液：Ca 13.4mg/dl，イオン化Ca 1.99mmol/l，P 2.1mg/dl，AlP 336IU/l，intact PTH 310pg/ml，HS-PTH 2278pg/ml，1,25-(OH)$_2$D 112pg/ml，オステオカルシン 30.7pg/ml．

尿：Ca 392mg/日，Ca/cre 0.31mg/mg，P 701mg/日，hydroxyproline/cre 0.085mg/mg．

特殊項目：％TRP 83.3％，TmPO$_4$/GFR 2.2mg/dl，腎原性cAMP 6.2nmol/dlGFR，骨塩量L2-4 BMD 0.655g/cm^2（Z-score −2.1，T-score −2.7），Radius 1/3 BMD 0.507g/cm^2（Z-score −4.8，T-score −5.1）．

[画像診断]

骨X線像およびDual-energy X-ray absorptiometry（DXA）（写真1）

骨X線上，明らかな頭蓋骨のsalt and pepper appearance，脊椎のrugger jersey spineがみとめられた．腹部単純写で尿管結石と考えられる石灰化像をみとめた．また，DXAによる測定で，皮質骨（橈骨），海綿骨（腰椎）双方で骨密度の低下がみとめられたが，皮質骨で著明に低下していた．

頸部エコー像（写真2）

エコー上，甲状腺右下極背面に接して24.1×10.9×12.3mm大のlow echoic massがみとめられた．甲状腺内部に異常所見はなかった．

副甲状腺シンチグラフィー（写真3）

Tl-Tcサブトラクションシンチを施行したところ，明らかな取り込みはみとめなかった．しかし，

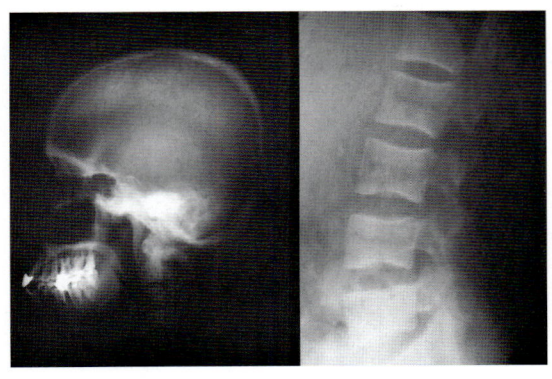

写真1　X線像
頭蓋骨のsalt and pepper像（左），腰痛のrugger jersey像（右）．

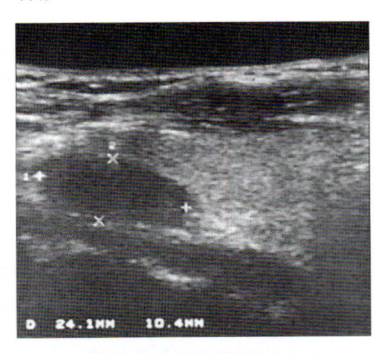

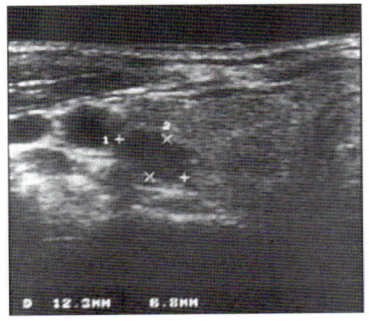

写真2　頸部超音波像
頸部エコーで，甲状腺右下極背面に接した位置に24.1×12.3×10.9mm大の低エコー腫瘤像がみとめられる．ドプラ法にて内部血流（＋）．上：矢状面，下：水平面．

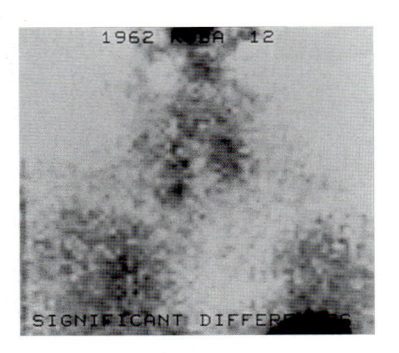

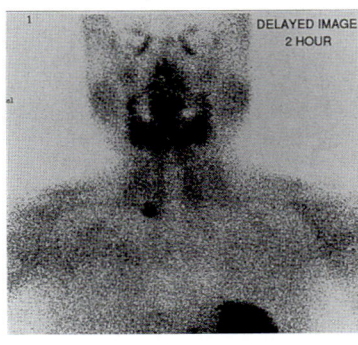

写真3　副甲状腺シンチグラフィー像
Tl-Tcサブトラクション（上）では明らかなhot spotはみとめられなかったが，99mTc-MIBIシンチ（下）にて甲状腺右下極付近にhot spotをみとめている．

より検出感度の高いMIBIシンチにて甲状腺の右下方に陰性描画がみとめられ，エコーでのlow echoic massに一致する所見と考えられた．以上から，右下極の副甲状腺腫瘍が責任病巣と考えられた．

[病理組織像]
　甲状腺右下極に近接して607mgの副甲状腺腺腫が摘出された．

[治療]
　原発性副甲状腺機能亢進症の原因疾患として，腺腫，過形成および癌に分類されるが，日本では，欧米に比べ，悪性腫瘍の確率が約5％と5〜10倍程度高いことが特徴である．血中Ca，PTH濃度の上昇の程度が高いことや，エコー上，円形の腫大，内部エコーに索状エコーが存在している，およびドプラ法で内部に血流が多量に存在することが鑑別点である．手術による責任病床の摘出がもっとも一般的な治療であるが，血中Ca濃度の上昇の程度が軽く，症状・症候のない無症候型は，血中Ca，PTH上昇の程度は，無治療でも長期間，同程度で推移し，増悪傾向がみとめられないため，とくに高齢者の患者では無治療のままでの経過観察や，骨吸収抑制薬による内科的治療が選択されうる．

　本症例では，悪心・嘔吐などを契機として腎血流の減少が起こり，さらに，意識レベルの低下に伴う飲水量の減少などで尿中へのCa排泄が激減し，血中Ca濃度が急激に上昇したものと推定される（図1）．高Ca血症クリーゼと考えられ，大量の生食の経静脈投与により腎血流量の増加に伴う尿中Ca排泄の増大と，ビスホスホネート薬の経静脈投与による骨吸収抑制を図り，これらの治療によ

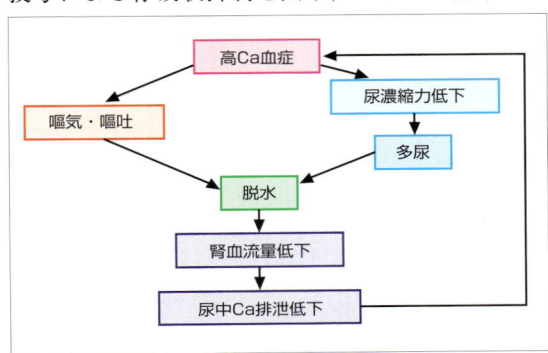

図1　原発性副甲状腺機能亢進症患者における血中Ca上昇の悪性サイクル

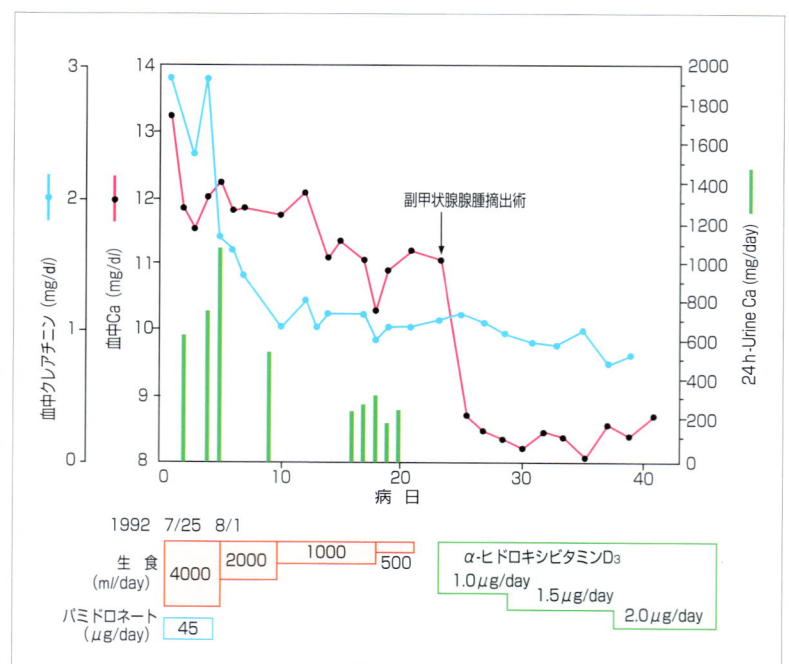

図2 本症例の高Ca血症クリーゼに対する治療経過

高Ca血症クリーゼで発症し，内科的治療後，副甲状腺摘出術を行った症例．

り，血中Ca濃度を治療目標の12.0mg/d*l*以下とすることに成功した症例である(**図2**)．

血中Ca濃度が安定した時期に，副甲状腺腺腫の摘出術を行った．術後，すみやかに血清Ca濃度は8.0mg/d*l*，P 3.9mg/d*l*，intact PTH16pg/m*l*と正常化した．

■稲葉雅章・森井浩世

9-17 副甲状腺機能低下症

症例　59歳　女性

[臨床所見]

50歳ころより，疲労時などに足趾先端や手指のこわばりを自覚していた．54歳時，包丁をもった手が開かなくなり救急外来を受診した．検査で低カルシウム(Ca)血症を指摘されたが放置され，同様の症状を繰り返していた．肝機能障害を指摘され受診した病院で低Ca血症，高リン(Pi)血症を指摘され，当科を受診した．身長153cm，体重64kg．円形顔貌なく手指，足趾の短縮もみられない．Chvostek徴候，Trousseau徴候ともに陽性．

[血液検査]

Alb 4.2g/d*l*，Ca 6.4mg/d*l*，Pi 5.9mg/d*l*，Mg 1.8mg/d*l*，Cr 0.6mg/d*l*，血液ガス：pH 7.403，PO$_2$ 87.8mmHg，PCO$_2$ 37.4mmHg，HCO$_3^-$ 22.8mEq/*l*．

血清総Ca値は蛋白とくにAlb濃度により変化するため，本来必要なイオン化Ca値(総Ca値の約2分の1)を推定するため，下記の補正式を用いる．

　血清補正Ca ＝ 総Ca ＋ (4 － Alb)
　　(mg/d*l*)　　(mg/d*l*)　　(g/d*l*)

血清Alb濃度が4g/d*l*以上のときは補正する必要

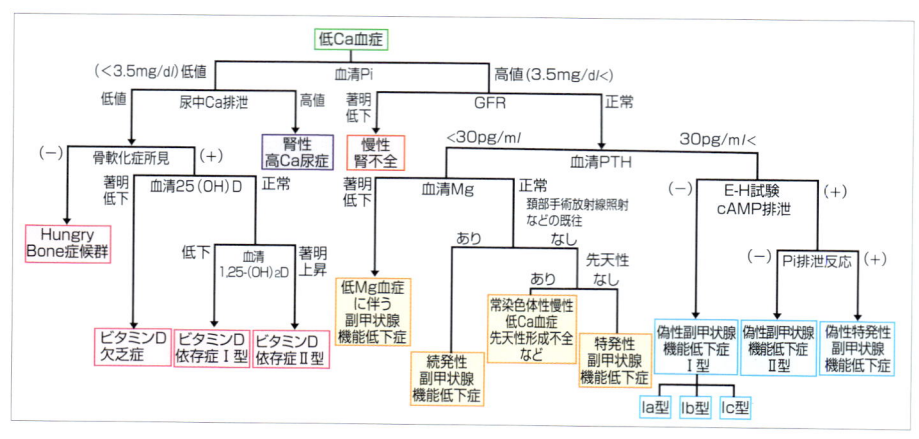

図1　低Ca血症の鑑別診断フローチャート

表1 偽性副甲状腺機能低下症の診断基準

1) 低カルシウム血症
　　補正血清カルシウム＜8.5mg/dl
2) 高リンまたは正リン血症
　　成人血清リン≧3.5mg/dl
　　小児血清リン≧4.5md/dl
3) 腎機能ほぼ正常
　　血清BUN≦30mg/dl または
　　血清クレアチニン≦2mg/dl
4) 血中intact PTHの増加
　　血清intact PTH≧30pg/ml

注) 午前空腹時の測定値を使用する．
1) 血清アルブミン値が4g/dl未満の場合は下記の式を用いて補正値を算出する．
　　補正Ca値＝実測Ca値＋(4－アルブミン値)
　イオン化Ca値を直接測定した場合は当該施設の正常下限値を用いる．
2) 思春期の小児では，この基準を下回る場合もある．
3) 基準値以下の軽度腎機能障害ではPTH値のみならず，Ellsworth-Howard試験で診断を確立するのが望ましい．基準値を超える腎機能異常を示す例のなかにも副甲状腺機能低下症の患者が存在する可能性がある．
4) Nussbaum SR, et al: *Clin Chem*, **33**: 1364, 1987の方法によるimmunoradiometric assay値を用いる．

(厚生省特定疾患ホルモン受容機構異常調査研究班，1993)

は通常ないため，本例では低Ca血症が存在することになる．血液ガスも正常であり，上記のテタニー症状は低Ca血症によるものと考えられる．低Ca血症とともに高Pi血症が存在するが，血清Cr値より腎機能は正常であり，慢性腎不全によるものは考えられない(図1)．

[内分泌機能検査]
　intact PTH 14 (13～53)

表2 Ellsworth-Howard試験の偽性副甲状腺機能低下症Type I, II の診断

Ellsworth-Howard試験と判定基準(陽性判定)

1) リン酸反応
　　前後2時間の差：$(U_4＋U_5)－(U_2＋U_3)$
　　　　　　＝35mg/時間以上
2) cyclic AMP反応
　　前後1時間の差：$U_4－U_3$
　　　　　　＝1μmol/時間以上，および
　　前後1時間の比：U_4/U_3
　　　　　　＝10倍以上
体表面積1m²未満の小児においては，体表面積1m²あたりに換算した測定値をこの基準にあてはめて測定する．

判定基準(リン酸反応)の適用条件

1) 検査時低カルシウム・高リン血症の状態にある(偽性副甲状腺機能低下症の診断基準1, 2)．
2) リン酸欠乏状態にない：PTH投与前の尿中リン酸排泄量が10mg/2時間以上ある．
3) 採尿が正確に行われている：PTH投与前2時間とPTH投与後2時間の尿中クレアチニン排泄の比が0.8～1.2の間にある．
4) リン酸排泄の日内変動が大きくない：PTH投与前2回の尿中リン酸排泄の差が17.5mg/時間未満である．

1,25(OH)2D 17.1 (15～55)

低Ca血症が存在するにもかかわらず血清PTH値が30pg/ml未満で血清Mgの低下がみられないことより，PTH分泌の低下による副甲状腺機能低下症が疑われる．さらに，頸部手術や放射線照射の既往がなく50歳ころからの発症であることより特発性副甲状腺機能低下症が疑われる．先天性のPTH作用の障害による偽性副甲状腺機能低下症では，血清PTHは30pg/ml以上の値を示す．PTH作用の低下があれば，いずれの病態でもすべて血中の活性型ビタミンDである$1,25-(OH)_2D$は低下する(表1)．

偽性副甲状腺機能低下症はEllsworth-Howard試験によりI型とII型に分けられる．I型はPTHに対する尿中cAMPとPi排泄反応がともに低下した病態であり，さらにGsα遺伝子の変異によりその活性が低下しAlbright骨異栄養症を伴うIa型と，これらの異常を伴わないIb型とに分類される．II型は尿中cAMP排泄反応は正常で，Pi排泄

偽性副甲状腺機能低下症Type Iの診断基準

1) 偽性副甲状腺機能低下症の診断基準を満たす．
2) Ellseorth-Howard試験における尿cyclic AMP増加反応陰性．

偽性副甲状腺機能低下症Type IIの診断基準

1) 偽性副甲状腺機能低下症の診断基準を満たす．
2) Ellseorth-Howard試験における尿cyclic AMP増加反応陽性．
付記 1. 尿cyclic AMP基礎値の増加が期待される．
　　 2. このなかに偽性特発性副甲状腺機能低下症の症例が含まれる場合がある．

(厚生省特定疾患ホルモン受容機構異常調査研究班，1993)

表3 活性型ビタミンD製剤による副甲状腺機能低下症の治療基準

1. 副甲状腺機能低下症では，血清Caのわりに尿中Caの排泄が増えている．
   著しい高Ca尿を避けるため，早朝空腹時の血清Caは正常低値（8.5〜9.0mg/dl）に維持するのを目標とする．また治療中の早朝空腹時尿中Caとクレアチニンを測定し，Ca/Cr比を0.3以下に抑えることが望ましい．
2. 高Ca血，高Ca尿をきたす危険を避け，完全に治療するため，下記の初期投与量により開始し，血清Caおよび尿中Caを測定しながら維持量を決定する．

活性型ビタミンD_3	特発性および術後性副甲状腺機能低下症	偽性副甲状腺機能低下症
$1\alpha(OH)D_3$	2μg/日	1μg/日
$1\alpha,25(OH)_2D_3$	1μg/日	0.5μg/日

3. 副甲状腺機能低下症の維持治療に必要な活性型ビタミンD_3の投与量は，下記のとおりである．

活性型ビタミンD_3	特発性および術後性副甲状腺機能低下症		偽性副甲状腺機能低下症	
	平均	投与範囲	平均	投与範囲
$1\alpha(OH)D_3$	3.5μg/日	2〜6μg/日	2μg/日	1〜3μg/日
$1\alpha,25(OH)_2D_3$	2μg/日	1〜3μg/日	1μg/日	0.5〜1.5μg/日

4. $1\alpha(OH)D_3$は1回にまとめて，$1\alpha,25(OH)_2D_3$は朝・夕2回に分けて服用することが望ましい．
5. 適正量の活性型ビタミンD_3を投与すれば，Ca剤の併用は一般に必要でない．
   Ca剤を併用すると，活性型ビタミンD_3の投与量を節約することができる．しかしこの場合は，Ca剤服用後に血清Caと尿中Caの異常高値をきたすので，朝食前の血清Caはむしろ低めに抑える，飲水量を増やすなどの注意を必要とする．
6. 維持治療に入ったら，血清Caおよび尿中Caの測定は，2カ月に1度施行することが望ましい．
   高Ca血をきたした場合は，ただちに投薬を中止すると，数日のうちに血清Caは低下する．高Ca血の著しい場合は，副腎皮質ステロイドを投与する．

（厚生省特定疾患ホルモン受容機構異常調査研究班，1993）

反応が低下した病態であるが，尿細管異常などをもたず先天的な異常によりこの病態を呈する患者の存在自体にも疑義がもたれている（**表2**）．

[治療]

副甲状腺機能低下症の治療の原則は，活性型ビタミンD製剤の投与による低Ca血症の是正およびそれに伴う諸症状の緩和である．特発性などPTH分泌の低下に基づくものと偽性副甲状腺機能低下症とでは，治療に要する活性型ビタミンDの投与量が異なり，後者では前者のほぼ半量にあたる生理量の補充で血清Caを正常範囲に保つことが可能である．一方，前者では血清Caの上昇により高Ca尿症が出現するため，尿中Ca/Cr比が0.3を超えない範囲で血清Caは8mg/dl程度を目標として維持量を決定する（**表3**）．　　■松本俊夫

[文献]

厚生省特定疾患ホルモン受容機構異常調査研究班：平成4年度総括研究事業報告書．1993．

松本俊夫：副甲状腺機能低下症．綜合臨床，46（増刊号）：1220-224, 1997．

E　多発性内分泌腺腫瘍

9-18　多発性内分泌腺腫瘍

多発性内分泌腺腫瘍（multiple endocrine neoplasia：MEN）は，同一個体に，特定の組み合わせで2腺以上の内分泌腺に腫瘍性病変（過形成，腺腫あるいは癌）が発生する疾患群である．散発性（孤発性）あるいは家族性（遺伝性）に発症するが，最近，原因遺伝子変異もすべて同定された家族性MEN（いずれも常染色体優性遺伝形式をとる）が注目されている．現在，MENは家族性甲状腺髄様癌（familial medullary thyroid carcinoma：FMTC）を含めて4型に分類されている（**表1**）．以下，家族性MEN 2Aの症例を呈示する．

症例　59歳　男性

[主訴]

動悸，嘔気．

[現病歴]

20歳ころより発汗過多，ときに顔面紅潮あり．25歳ころはじめて高血圧を指摘された．50歳ころより近医で降圧剤を投与されていたが，1991年（55歳）5月，左側橋出血で入院治療された．1955年（59歳）9月，上腹部膨満感，嘔吐，動悸，発汗がみられ，近医に入院，胆石症，膵炎と診断され治療された．この際，画像検査により両側副腎腫瘤，および石灰化を伴う甲状腺腫瘤を指摘され，さらに血中・尿中カテコラミン，血中CEAおよびカルシトニンの高値により，家族歴（後述）と合わせてMEN 2Aが疑われ，1995年10月に入院した．

[家族歴]

図1に本症例（発端者）を含む家系図を示す．家系内に高血圧を発症した者が多く，また7例で甲状腺髄様癌が確認されており，そのうち3例で褐色細胞腫の合併をみとめた．本家系では副甲状腺病変およびカフェオレ斑点（café-au-lait spot）をみとめた者はなかった．

[入院時身体所見]

身長156cm，体重53.0kg．血圧124/76mmHg（Ca拮抗剤 nifedipine 40mg/日内服下），脈拍84/分，整．体温36.1℃．皮膚はやや浸潤，眼底に高血圧性変化をみとめなかった．前頸部に弾性硬の結節性甲状腺腫を触知し，小指頭大のリンパ節を右側頸部に3個，左側頸部，左鎖骨上窩および胸骨上に各1個触知した．

[検査所見]

一般生化学

空腹時血糖 80mg/dl，補正Ca 9.0mg/dl，P 3.5mg/dl，Na 144mEq/l，K 4.2mEq/l，Cl 103mEq/l．

ホルモン関連データ

血中 adrenalin（Ad）237pg/ml，血中 noradrenaline（NAd）180pg/ml，血中 dopamine（DA）12pg/ml，尿中Ad 237μg/日，尿中NAd 684μg/日，尿中DA 3011μg/日，尿中VMA 12.4mg/日，T3 1.18ng/ml，T4 7.68μg/dl，TSH 1.94μU/ml，Tg 152ng/ml，CEA 475.1ng/ml，calcitonine（CT）22000pg/ml，intact PTH 37pg/ml，HsPTH 350pg/ml，proGRP 992ng/ml，ACTH 67.4pg/ml，cortisol 18.8μg/dl，HbA$_{1c}$ 5.2％．

[画像診断]

甲状腺

超音波像（写真1）

甲状腺両葉に微小な石灰化をみとめ，左葉内に 2.2×2.0cmの辺縁が不整な囊胞状陰影をみとめる．

頸部CT（写真2）

腫大した甲状腺はほとんど腫瘍により置換され，両葉内に石灰化が散在している．

頸部MRI T$_2$強調像（写真3）

甲状腺はすべて腫瘍で置換されている．MRI T$_1$強調像ではやや高信号であった径約2cmの左葉中心部の囊胞は，このT$_2$強調像では高度高信号を示し，壊死性または出血性変化と考えられる．右腫瘍も高信号を示している．

甲状腺穿刺吸引細胞診（ABC）（写真4）

細胞診はclass Vであり，抗カルシトニン抗体を用いた免疫組織化学染色で陽性（褐色に染色）であった．

副腎

腹部CT（写真5）

右副腎部に直径2×1.5cmの腫瘍陰影を，左副腎部に径6×5cmで内部が不均一な腫瘍陰影をみ

図1

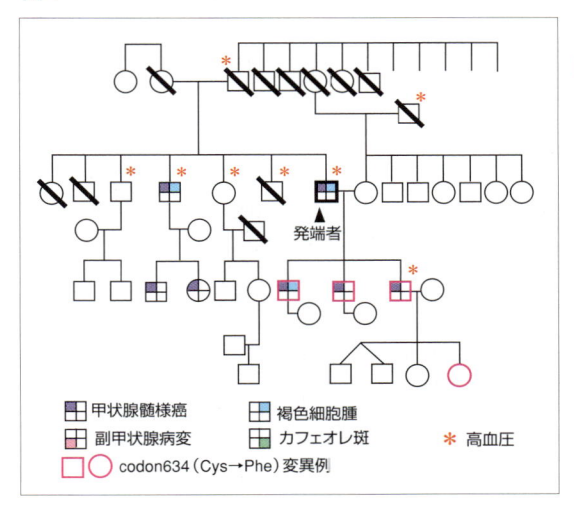

表1 MENの各型

型	原因遺伝子/座位	遺伝形式	罹患内分泌腺	腫瘍	発症頻度
MEN 1（Wermer症候群）	MEN 1（第11染色体長腕11q13）	常染色体優性遺伝	下垂体 副甲状腺 膵	下垂体腺腫 副甲状腺過形成・腺腫 膵島腫	15〜65％ 90〜97％ 30〜80％
MEN 2A（Sipple症候群）	RET（第10染色体長腕10q11.2）	常染色体優性遺伝	甲状腺 副甲状腺 副腎	甲状腺髄様癌 副甲状腺過形成 褐色細胞腫	60〜95％ 10〜25％ 5〜64％
MEN 2B	RET（第10染色体長腕10q11.2）	常染色体優性遺伝	甲状腺 副腎	甲状腺髄様癌 褐色細胞腫	100％ 50％
FMTC	RET（第10染色体長腕10q11.2）	常染色体優性遺伝	甲状腺	甲状腺髄様癌	100％

FMTC: familial medullary thyroid carcinoma.

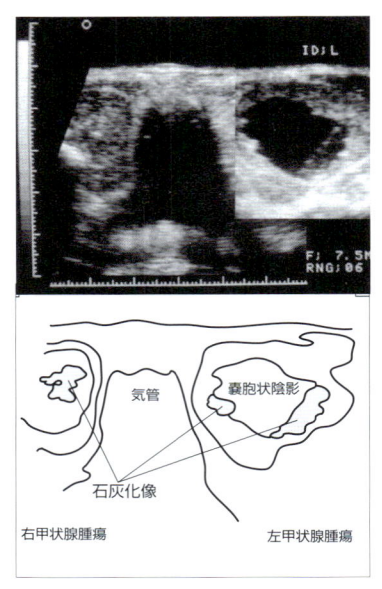

写真1 甲状腺超音波像

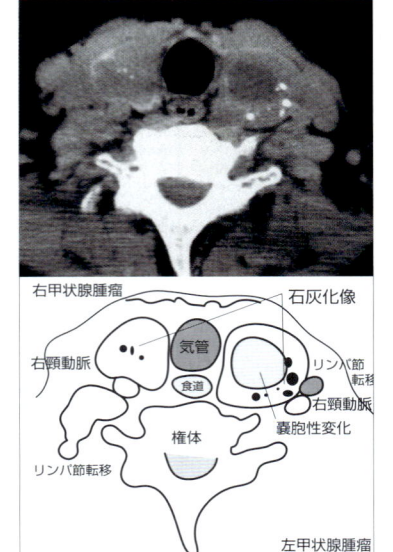

写真2 頸部CT（単純像）

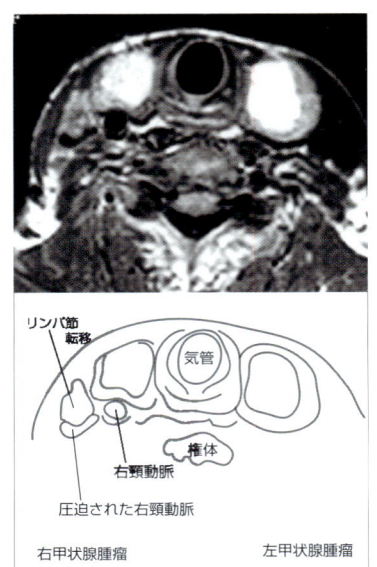

写真3 頸部MRI T$_2$強調像

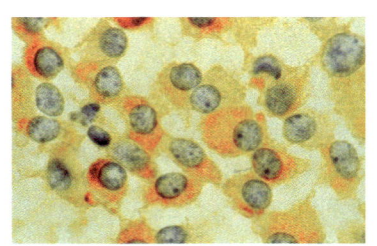

写真4 甲状腺ABC像

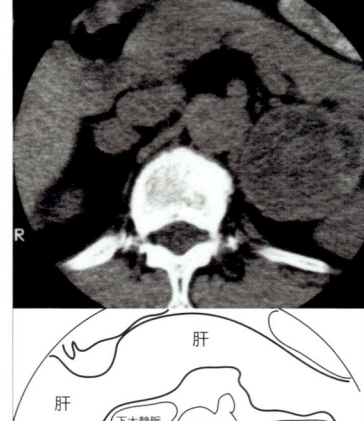

写真5 腹部CT

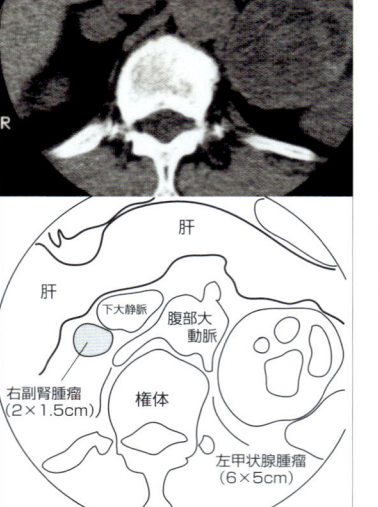

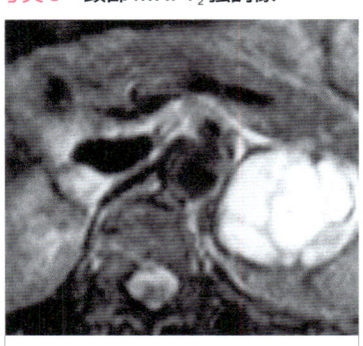

写真6 腹部MRI T$_2$強調像

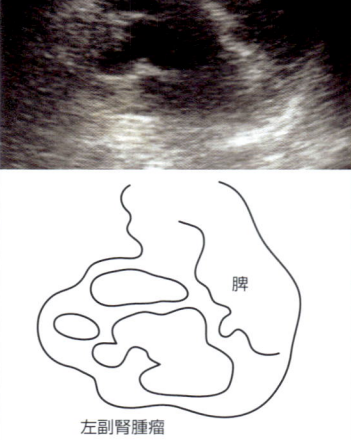

写真7 腹部超音波像

とめる．また胆石もみとめたが，膵の腫大や局所性病変はみとめなかった．

腹部MRI T$_2$強調（写真6）

左副腎にはMRI T$_1$強調像では径5cmの辺縁明瞭な腫瘍を認め，中心部の囊胞性部分はGdで隔壁様構造が著明に増強された．このT$_2$強調像では全体的に高信号で，右副腎にも径1.5cmの高信号域をみとめる．

腹部超音波像（写真7）

左副腎腫瘍（4.7×5.3cm）は不均質で，内部に辺縁不整な囊胞性変化をみとめる．右副腎にも1.4×1.5cmの低エコーな腫瘤をみとめる．

^{131}I-metaiodobenzylguanidine（MIBG）シンチ像（写真8）

両側副腎，とくに左副腎につよい集積をみとめる．

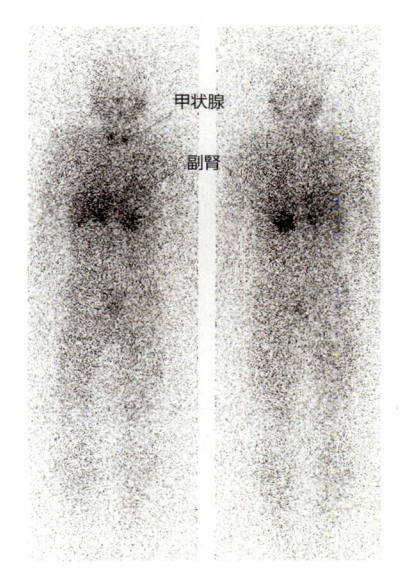

写真8 ^{131}I-MIBGシンチグラフィー
左：前面，右：後面．

甲状腺にも腫瘍に一致して淡い集積をみとめる．

　以上の現病歴，家族歴，検査データおよび画像所見からMEN2Aが強く疑われた．informed consentを得たのち，発端者および家系内メンバーについて末梢白血球を用いてRET原癌遺伝子変異の有無を検索した．その結果，発端者を含む5名（図1）にRET原癌遺伝子のエクソン11のシステイン（Cys）をcodeする634コドンが，正常なTGCに加えてフェニルアラニン（Phe）をcodeするTTCとなる点突然変異をみとめた（写真9）．エクソン10とエクソン16には変異をみとめなかった．

[治療]
　MEN2A（両側褐色細胞腫および甲状腺髄様癌）と診断し，$α_1$受容体遮断剤prazosinで高血圧をコントロール後，1995年11月14日当院外科でまず両側副腎全摘術を実施した．ついで同年12月5日に周辺リンパ節郭清および副甲状腺左大胸膜下移

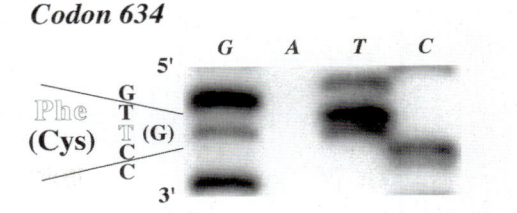

写真9 RET原癌遺伝子のエクソン11の解析
コドン634にTGC（Cys）→TTC（Phe）変異をみとめる．

植を含む甲状腺全摘術を施行した．本症例のように甲状腺と副腎いずれにも病変があるMEN2A/2Bでは，手術侵襲による高血圧発作を避けるため褐色細胞腫の手術を先行するのが原則である．術後，hydrocortisone 30mg/日，l-thyroxine 100μg/日，1α-(OH)D_3 0.75μg/日，Ca lactate 9g/日のホルモン療法を受けている．

[手術時に得られた腫瘍の肉眼的所見]
　甲状腺髄様癌は右側は充実性であったが左側は嚢胞性変化をみとめた（写真10）．褐色細胞腫は直径2cmの球形腫瘍で隣接する副腎髄質に連続していたが，左側は6×4.5cmと大きく，多房性の嚢胞性変化がみられた（写真11，12）．

[まとめ]
　家族性MENには，癌抑制遺伝子と考えられているMEN1遺伝子（蛋白meninをcodeしている）変異により下垂体，副甲状腺および膵島に病変を伴うMEN1と，RET原癌遺伝子変異が病因であるMEN2A，MEN2BおよびFMTCがある（表1）．RET原癌遺伝子（図2）は21個のエクソンによりなり，その遺伝子産物でRet蛋白は細胞外のN末端部分，膜貫通ドメイン（TM）および細胞内ドメインからなる膜貫通型の受容体型チロシンキナーゼである．TM近くのCys richドメイン（Cys，写真9）には16個のCysがあり，MEN2Aや一部のFMTCではこのうちエクソン10，エクソン11にある6個のCysコドン（TGC）（コドン609，611，

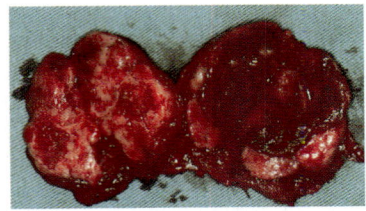

写真10 甲状腺髄様癌の肉眼所見
左：右側，右：左側．

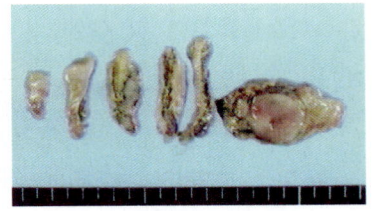

写真11 褐色細胞腫の肉眼所見
（右側）

写真12 同（左側）

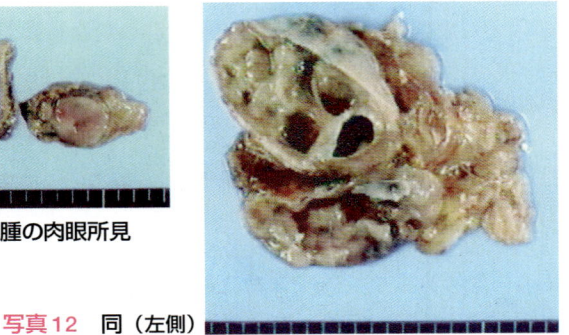

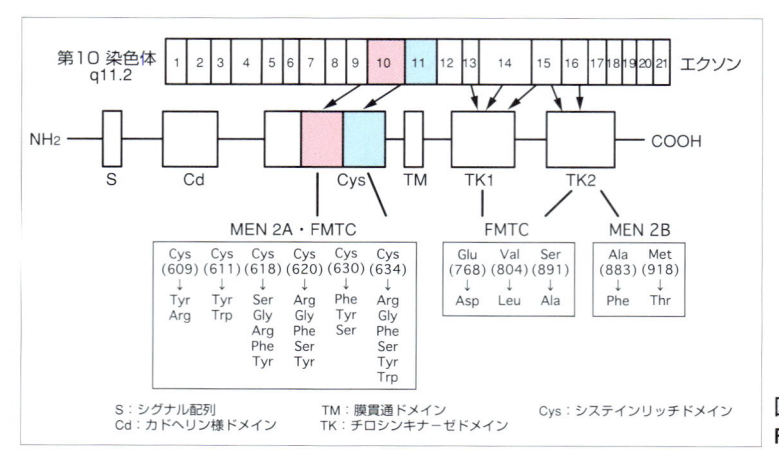

図2 RET原癌遺伝子構造とMEN/FMTCにおける胚細胞性変異

表2 自験MEN2A4家系での発症者の臨床像

家系	発症者	PC	MTC	PHP	カフェオレ斑
1	2	2	2	0	2
2	7	2	7	0	0
3	7	3	7	0	0
4	5	3	5	0	0
計	21	10	21	1	2
%	100	47.6	100	4.8	9.5

PC：褐色細胞腫，MTC：甲状腺髄様癌，PHP：副甲状腺機能亢進症.

618，620，630，634）が点突然変異によりほかのアミノ酸に置換されている（図2）．とくにMEN2Aではコドン634の変異がもっとも高頻度（約9割）で，Arg（52％）＞Tyr（25％）＞Gly（8％）＞Phe（6％）の順に置換される．

副甲状腺病変はMEN1では90〜97％に合併するが，MEN 2Aでは少なく，MEN 2B，FMTCではみられない（表1）．

筆者らは本症例の家系を含めて宮崎県在住のMEN 2Aの4家系を経験（日高ら，1998）しているが，いずれもCys634Phe変異で，4家系での発症者21例中10例（48％）には褐色細胞腫の合併をみとめたが，副甲状腺機能亢進症は1例（5％）のみであった（表2）． ■松倉 茂・片上秀喜・日高博之

[文献]

Gagel PF, Marx SJ：Multiple endocrine neoplasia. In：Textbook of Endocrinology（Kronenberg HM, Melmed S, et al eds），pp1705-1746, WB Saunders, Philadelphia, 2008.

日高博之，片上秀喜，ほか：特異なRET原癌遺伝子異常を有するMEN type IIaの4家系例．ホルモンと臨床，**46**（増刊）：177-182, 1998.

高井新一郎，渡邊太郎，ほか：多発性内分泌腺腫症（MEN）．臨床検査，**42**：729-796, 1998.

F　異所性ホルモン産生腫瘍

9-19　異所性ホルモン産生腫瘍

異所性ACTH産生腫瘍

下垂体以外の組織から発生した腫瘍がACTHを産生する場合をいう．Cushing症候群の約3％にみとめられる．肺のカルチノイドまたは小細胞癌，胸腺腫，膵癌などでみられる．

症例　61歳　男性

[臨床所見]

数年来，降圧剤に無反応の高血圧を指摘されており，数カ月前より肺炎を繰り返し，抗生剤の投与を受けていた．肥満，色素沈着を主訴に来院した．全身の色素沈着，中心性肥満，筋力低下，高血圧（164/92），右下肺野に湿性ラ音聴取，下肢浮腫をみとめた．

[血液検査]

RBC 246×10^4/μl, Hb 8.3g/dl, Ht 24.9％, K 2.4mEq/l, FBS 312mg/dl, LDH 988mU/ml, ACTH 371pg/ml, cortisol 67.2μg/dl, 尿中17-OHCS 49.9mg/日，17-KS 25.3mg/日，デキサメタゾン2mg，8mg抑制試験でともに抑制みられず，ACTH試験に無反応であった．メトピロン試験，CRH試験に低反応であった．

[画像診断]
腹部CT（写真1）
両側の副腎の腫大をみとめる．
摘出標本（写真2）
右S7の主気管支に近い心臓に接する位置に直径約1cmの突出性腫瘤をみとめた．
病理組織像（写真3，4）
グリメリウス染色陽性でカルチノイドであり，ACTHがPAP法により陽性を示した．

[治療]
原因となる悪性腫瘍に対する治療とホルモン過剰に対する治療に分けられる．悪性腫瘍に対する治療としては外科療法，化学療法，放射線療法がある．転移がない場合は腫瘍の摘出が最善の治療である．しかし手術適応のない症例も多く，化学療法，放射線療法が必要となる．高コルチゾール血症による代謝障害や易感染性を改善するため副腎ステロイド合成阻害薬 o.p'-DDD，メトピロン，トリロスタンが有効である．

[鑑別診断]
ACTH，コルチゾールがともに高値であれば，下垂体腺腫によるCushing病と鑑別が必要となる．デキサメタゾン抑制試験，メトピロン試験，CRH試験を行う．画像検査としてトルコ鞍X線，頭部CT，MRIを行い下垂体腫瘍の有無を調べる．異所性ACTH産生腫瘍発見のためには胸・腹部X線，CT，ガリウムシンチグラムを施行する．画像で下垂体の腫瘍を明らかに指摘できずCushing病と鑑別困難な場合がみとめられる．両者の治療法が異なり，予後が異なるので診断を確実にするために選択的下錘体静脈洞，または海綿静脈洞サンプリングを行うなど腫瘍の存在が疑われる領域の静脈血のACTH値の測定を行うべきである．

異所性PTH産生腫瘍
異所性にPTHを産生する腫瘍をいう．これまでに肺小細胞癌，卵巣癌，胸腺腫などが報告されている．

症例　74歳　男性

[臨床所見]
食欲不振，全身倦怠感，傾眠傾向を主訴に来院した．高Ca血症と胸部異常陰影をみとめ，入院となった．眼瞼結膜貧血をみとめ，肝2横指触知した．

[血液検査]
RBC $354 \times 10^4/\mu l$，Hb 8.7g/dl，Ht 27.6％，Ca 16.6mg/dl，P 2.3mg/dl，LDH 634IU/l，GOT 98U/ml，GPT 86mU/ml，BUN 28mg/dl，Cr 1.3mg/dl，intact PTH 180pg/ml（15～50），PTHrP 60pmol/ml（138～553），1,25(OH)$_2$ビタミンD$_3$ 5.0pg/ml（20～60）．

[画像診断]
胸部X線・胸部CT
右肺門部に径6cmの辺縁不整な腫瘤性病変をみとめる．
頸部超音波
甲状腺，副甲状腺に明らかな異常をみとめず．
骨シンチグラフィー
骨転移を思わせる所見をみとめず．
病理組織像
扁平上皮癌と診断されPTH抗体により染色された．

[治療]
高Ca血症に対しては大量の補液（3000ml/日）と，フロセミド系利尿剤（ラシックス）の投与を行いCaの排泄を促す．カルシトニン製剤，糖質コル

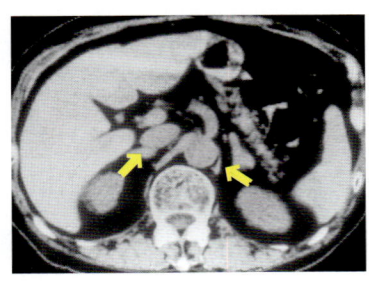

写真1　腹部CT

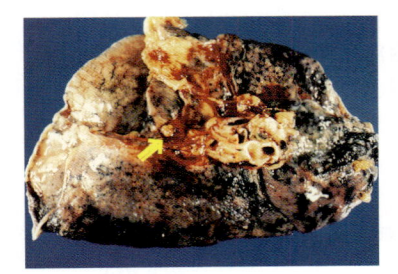

写真2　摘出標本

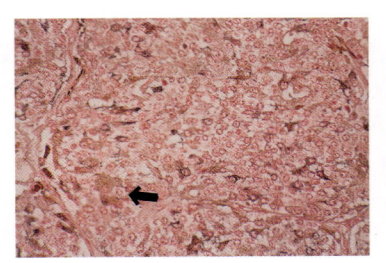

写真3　グリメリウス染色陽性（茶褐色）

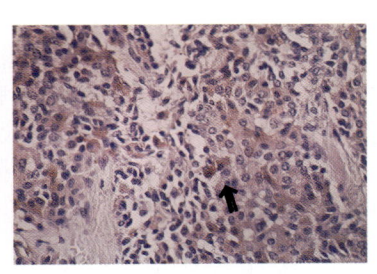

写真4　ACTH陽性（茶褐色）

チコイドが有効なこともある．近年，強力な骨吸収抑制作用をもつビスホスホネートが合成され，悪性腫瘍に伴う高Ca血症の治療への応用が試みられ有用性がみとめられている．

[鑑別診断]

悪性腫瘍に高Ca血症がみられたらPTHrP産生腫瘍，異所性PTH産生腫瘍，副甲状腺機能亢進症の合併，腫瘍の骨転移を鑑別するためintact-PTH，PTHrPを測定する．intact-PTHの高値がみとめられた場合は異所性PTH産生腫瘍と原発性副甲状腺機能亢進症との鑑別が必要となる．頸部エコー，CTなどの画像検査や選択的静脈血サンプリングにてPTH値の変化から副甲状腺腫瘍の局在診断を行う．^{131}I-MIBGシンチグラフィーも副甲状腺腫瘍の診断に有効である．PTHrP産生腫瘍ではintact-PTHが低値となり両者を鑑別できる．

異所性バソプレシン産生腫瘍

異所性にバソプレシンを産出する腫瘍をいう．肺小細胞癌がもっとも多いがまれに膵癌，胸腺腫，直腸癌などでもみられる．

症例　75歳　男性

[臨床所見]

肺小細胞癌で入院加療中．悪心，食欲低下，全身倦怠感，頭痛出現した．皮膚，粘膜の乾燥をみとめず．浮腫，胸水，腹水をみとめず．

[血液検査]

Na 120mEq/l，K 4.4mEq/l，Cl 92mEq/l，BUN 9mg/dl，Cr 0.5mg/dl，UA 3.5mg/dl，TC 206mg/dl，FBS 107mg/dl，TP 7.3mg/dl，Alb 4.7mg/dl，血清浸透圧 259mOsm/kgH$_2$O，尿中Na 60mEq/ml，尿浸透圧 519mOsm/kgH$_2$O，cortisol 10.0μg/dl，尿中17-OHCS 9.3mg/日，尿中17-KS 7.6mg/日，FT3 3.8pg/ml，FT4 1.2ng/dl，TSH 1.0μU/ml，血漿ADH 2.7pg/ml，血漿レニン 15.4ng/ml/hr．

[治療]

原因となる悪性腫瘍に対する治療と低Na血症に対する治療に分けられる．低Na血症の治療は脳浮腫や水中毒を防ぐ対症療法として水制限が基本となり，食事中に含まれる水分も含めて1日の水分摂取量を1000～1200ml（15～20ml/kg）に制限する．水制限のみでは補正できない場合，高張食塩水やフロセミド系利尿剤の投与あるいはテトラサイクリン系抗生物質であるデメクロサイクリンが用いられる．一般に，血清Naを急激に増加させるとcentral pontine myelinolysis（橋中央ミエリン溶解）といわれる中枢神経系の障害を生じ，意識障害や死をまねくため，血清Na値が125mEq/lを上回ったらその後は緩徐に矯正することが大切である．

[鑑別診断]

低浸透圧性の低Na血症をきたす低張性脱水，浮腫性疾患と鑑別が必要である．低張性脱水症（嘔吐，下痢，急性腎炎利尿期，Na喪失性腎炎）および浮腫性疾患（心不全，肝硬変，ネフローゼ）では，尿中Na排泄量は少ないので鑑別できる．甲状腺機能低下症，Addison病による低Na血症を鑑別するため甲状腺機能，副腎機能において異常がないことを確認する．SIADHの診断基準を参考にしてSIADHの診断を行い，ほかの原因によるSIADHが否定され腫瘍細胞によるバソプレシンの産生が証明できれば診断は確定する．　　■宮地幸隆

G　ホルモン受容体異常

9-20　甲状腺ホルモン不応症

症例　11歳　女児

[臨床所見]

甲状腺腫大を主訴に来院．知能，身体の発育は正常．身長147.2cm，体重35.8kg，脈拍78/分．横径4cmのびまん性軟の甲状腺腫大を触知するが，臨床的に明らかな甲状腺中毒症状をみとめない．

[甲状腺機能検査]

T4 25.6μg/dl，T3 3.9ng/ml，FT4 7.7ng/dl，TSH 2.08μU/ml，TgAb＜0.3U/ml，TPO-Ab＜0.3U/ml，TRAb 1.8％，TSAb検出されず，^{123}I甲状腺摂取率 87.7％（3時間），63.4％（24時間），α subunit/TSH=0.96．

遊離甲状腺ホルモンが高値にもかかわらず，それに見合うTSHの分泌抑制がみられない病態，すなわちTSH不適切分泌（syndrome of inappropriate secretion of TSH：SITSH）をみとめる．下垂体TSH産生腫瘍の場合はα subunit/TSHが1以上のことが多いが，本症例では1以下であった．

[画像診断]

甲状腺シンチグラフィー（写真1A）

びまん性に^{123}Iの取り込み上昇をみとめる．

甲状腺超音波断層

びまん性で均一な甲状腺腫をみとめる（**写真1B**）．

頭部 CT, MR にてトルコ鞍に異常をみとめず．

[TRH 負荷試験]

TSH 分泌に対する T3 の抑制効果を調べるため，0μg/日，50μg/日，100μg/日，150μg/日の T3 をそれぞれ 7 日間ずつ投与し，TRH（500μg）負荷試験を行った（**図1**）．大量の T3 投与でも TSH 分泌は完全には抑制されず，T3 による TSH への negative feedback に障害をきたしていることを示している．

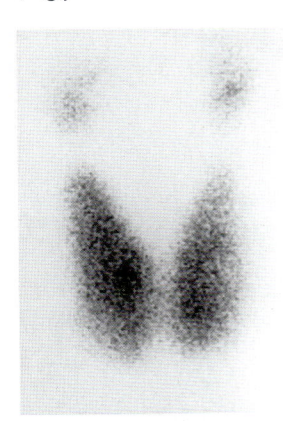

写真1A ^{123}I-甲状腺シンチグラフィー

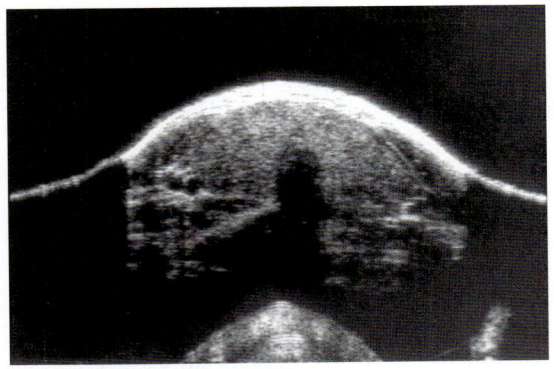

写真1B 甲状腺超音波断層

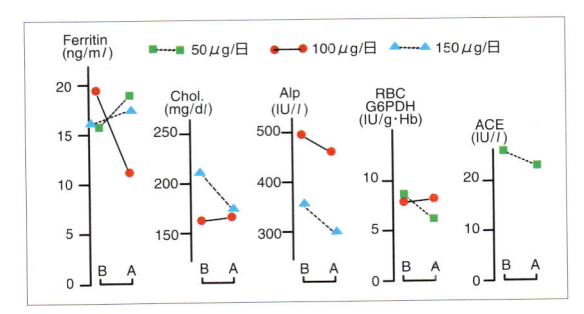

図3 T3 投与前（B），投与後（A）での血中フェリチン，コレステロール（Chol），アルカリフォスファターゼ（Alp），赤血球グルコース 6 リン酸脱水素酵素（RBC G6PDH），アンギオテンシン転換酵素（ACE）値を示す．

[末梢代謝状態・基礎代謝率]

外因性に T3 を投与したときの末梢代謝状態を表すいくつかの指標（**図3**）と基礎代謝率（BMR）の変化（**図2**）も，T3 投与に対して有意の変化を示さず，T3 抵抗性が末梢にも存在することを表している．

[家系内の甲状腺機能]

□は男性，○は女性を表す（**図4**）．父親および 3 人の子供に SITSH をみとめる．遺伝子検索を施

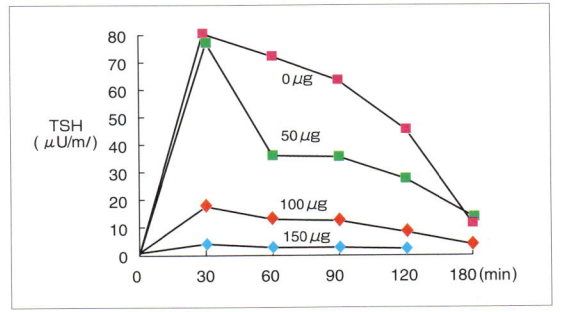

図1 TRH 負荷試験
T3 を 0, 50, 100, 150μg/日，それぞれ 7 日間ずつ投与して TRH（500μg）負荷試験を行ったときの TSH 分泌を示す．

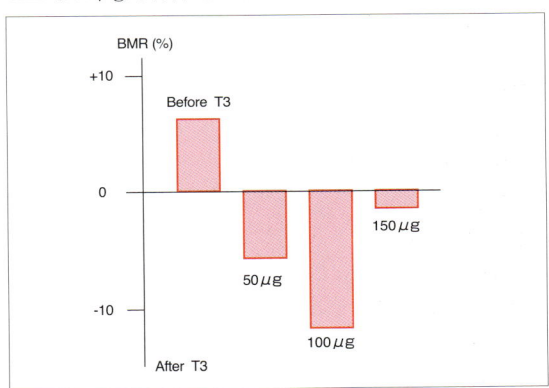

図2 T3 投与前後での基礎代謝率

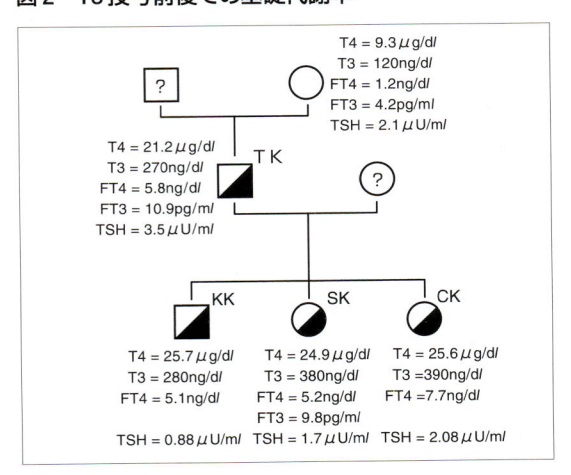

図4 患者の家系図と甲状腺ホルモンレベル
本症例は CK. 母親のデータは不明．

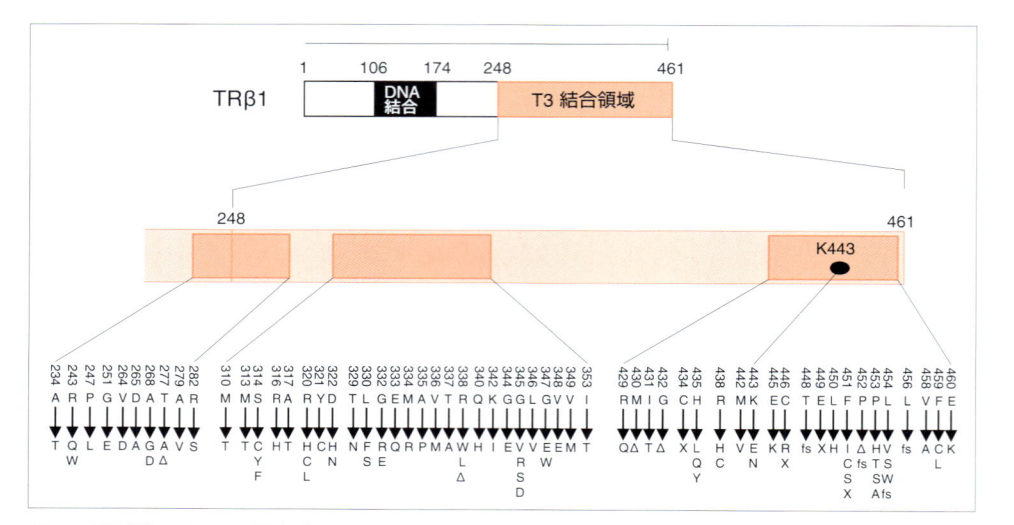

図5 甲状腺ホルモン不応症でみとめられるTRβのアミノ酸配列変異
数字はアミノ酸残基の番号を，またアルファベットはアミノ酸残基を1文字表記で表している．fs: frame shift, X: stop codon, D: deletion．変異はT3結合領域の3カ所のホットスポットに集中している．

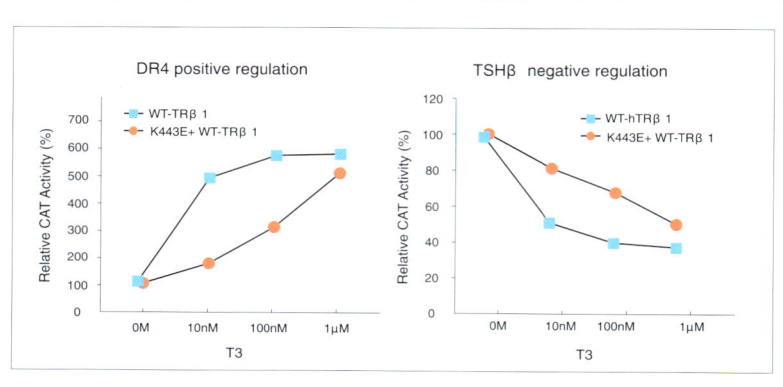

図6 正常TRβ1に及ぼすK443Eのドミナントネガティブ作用
TR/T3により転写活性が刺激されるDR4レポーター遺伝子（右），抑制されるTSHβレポーター遺伝子（左）を用いたときのCATアッセイ．K443Eを正常TRβ1に1:1で加えると正常TRβ1の転写活性が阻害される．阻害作用は添加するT3濃度が生理量では明らかであるが，過剰になると消失する．

工できたTK，KK，CK（本症例）では，対立遺伝子の一方に甲状腺ホルモン受容体（TR）β遺伝子の異常が検出された．

[甲状腺ホルモン不応症のTRβ遺伝子異常]

本症例ではTRβ1遺伝子の1627番塩基のAがGへ置換した結果，443番目のリシンがグルタミン酸へ変異していた．この異常（K443E変異）は甲状腺ホルモン不応症にみられるTRβ1の点突然変異の頻発領域（hot spot）に含まれる（図5）．この異常TRβ1のT3結合能も転写活性能も著明に低下していた．本症は大部分がヘテロ接合体で発症するが，異常TRが正常TRの機能を障害する（これをドミナントネガティブ作用とよぶ）ためにT3不応性が生じる（図6）．

■中村浩淑・佐々木茂和・田中　清

[文献]

本例は日本でもっとも早い時期にTRβ異常を同定し報告した（Sasakiら，1992）症例である．

Refetoff S, Weiss RE, Usala SJ: The syndrome of resistance to thyroid hormone. *Endcro Rev*, **14**: 348-399, 1993.

Sasaki S, Nakamura H, Tagami T, Miyoshi Y, Tanaka K, Imura H: A point mutation of the T3 receptor beta 1 gene in a kindred of generalized resistance to thyroid hormone. *Mol Cell Endocrinol*, **84**: 159-166, 1992.

Tanaka K, Sugawara A, Sakamoto M, Inoue T, Yawata A, Koshimura O, Sako Y, Sasaki S, Shimatsu A, Nakamura H, Imura H: Generalized resistance to thyroid hormone (GRTH) in a family: Case studies. *Endocrinol Japon*, **39**: 533-538, 1992.

H 性分化異常症

9-21 性分化異常症

低ゴナドトロピン性性腺機能低下症を合併した先天性副腎低形成(congenital advenal hypoplasia complicated with hypogonadotropic hypogonadism)

症例 18歳 男性

[臨床所見]

8歳時,全身色素沈着,10歳時発熱,嘔吐,全身倦怠感出現し,Addison病と診断される.18歳時,二次性徴遅延のため当科入院.身長177cm,体重56kg.口腔粘膜を含めた全身の色素沈着をみとめ(写真1),性毛疎で,陰茎,睾丸は小(Tanner stage I).家族歴では特記事項なし.

[一般検査]

血清学では抗副腎抗体,抗性腺抗体などの各種自己抗体はすべて陰性.染色体は46XY.ツベルクリン反応は陰性.腹部CTでは左副腎みとめるも右副腎みとめず.副腎部石灰化なし.頭部MRI異常なし.骨年齢は13.5歳.

[内分泌検査](表1)

副腎皮質機能では,すべての副腎ホルモン基礎値が低値を示し,ACTH-Z負荷においても血中コルチゾールは無反応.副腎髄質機能は正常.性腺機能検査では血中テストステロンは低値を示したが,hCG負荷にて増加反応をみとめた.下垂体機能検査では血中ACTHは著明高値.血中LHの基礎値は低下,FSHの基礎値は正常であったが,LH-RH負荷に対する反応性はともに低下していた.ほかの下垂体ホルモンならびに甲状腺機能には異常をみとめなかった.

[経過・治療]

原発性副腎不全に対して,コートリル,フロリネフの補充を行い,色素沈着の改善をみとめた.性腺機能不全症に対してLH-RHの間欠的持続投与療法を行い,血中テストステロン値の上昇と性毛の出現をみとめた.

[鑑別診断]

先天性副腎リポイド過形成(STAR異常症)においても原発性副腎不全と性腺機能低下症をみとめ

表1 内分泌検査

1. 副腎皮質機能検査

尿中 17-OHCS	0.84mg/日	(3.6〜9.0)
尿中 17-KS	1.29mg/日	(3.0〜13.0)
血中 cortisol	<1.0 μg/dl	(5.5〜17.0)
血中 aldosterone	<10pg/ml	(35.7〜240)
血漿 renin 活性	3.1ng/ml/hr	(0.3〜2.9)
血中 DHEA	<0.1ng/ml	(1.2〜7.5)
血中 DHEA-S	<200ng/ml	(500〜3000)
血中 androstenedion	<0.1ng/ml	(0.5〜2.4)

ACTH-Z 連続負荷試験

	前日	1日	2日	3日
血中 cortisol (μg/dl)	<0.1	<0.1	<0.1	<0.1

2. 性腺機能

血中 testosterone	10.1ng/dl	(250〜1100)

hGC 負荷試験(hGC 500U im, 3日連続)

	前日	1日	2日	3日
血中 testosterone (ng/dl)	10.1	52.5	155	419

LHRH 負荷試験

	0′	15′	30′	60′	90′	120′
血中 LH (mU/ml)	0.7	1.1	2.0	2.9	2.7	1.8
血中 FSH (mU/ml)	6.0	6.7	7.9	9.0	9.7	9.2

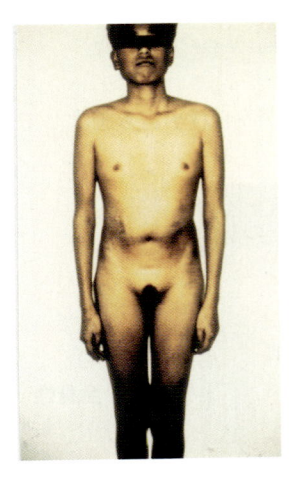

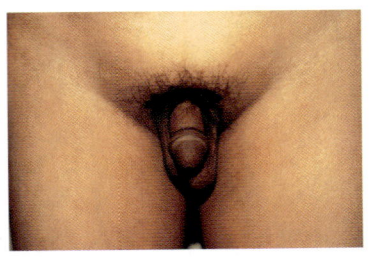

写真1 全身像
全身の色素沈着をみとめる.

写真2 患者外陰部
恥毛は疎で,女性型.性器発育不全をみとめる(呈示症例とは別症例).

うるが，この場合は原発性性腺機能不全のために高ゴナドトロピン血症を呈する．また46XY症例では通常外陰部は女性化する．

[補足]

本症は，通常X連鎖劣勢遺伝形式をとるため男児のみに発症をみとめる．1994年，本症はXp21領域のDAX-1遺伝子の異常によることが明らかにされた．呈示された症例においてはdenovo点突然変異によりコドン171の1塩基（T）が欠失していることが判明した．生下時発症例が多いが，本症例のように学童期発症もありうる．なお，写真2に本症別患者の外陰部を示した．

■柳瀬敏彦

[文献]

Muscatelli F, et al.: Mutations in the DAX-1 gene give rise to both X-linked adrenal hypoplasia congenita and hypogonadotropic hypogonadism. *Nature*, 372：672-676, 1994.
柳瀬敏彦・名和田新：DAX-1遺伝子異常と副腎低形成．医学のあゆみ（別冊），内分泌・代謝疾患—state of arts, pp420-421, 1997.

I 思春期早発症

9-22 思春期早発症

症例　2歳1カ月　女児

[臨床所見]

在胎40週にて，出生時体重2800g，身長49cm，正常分娩にて出生．1歳ころから両側の乳房腫大を気づき，また身長の増加（図1），さらに帯下もみられるようになった．乳児期よりぐずりやすく，また突然興奮し泣き笑いの表情をとることが1日に数回みられていた．

図1　成長曲線（0～18歳）
●は身長と体重，●は骨年齢．

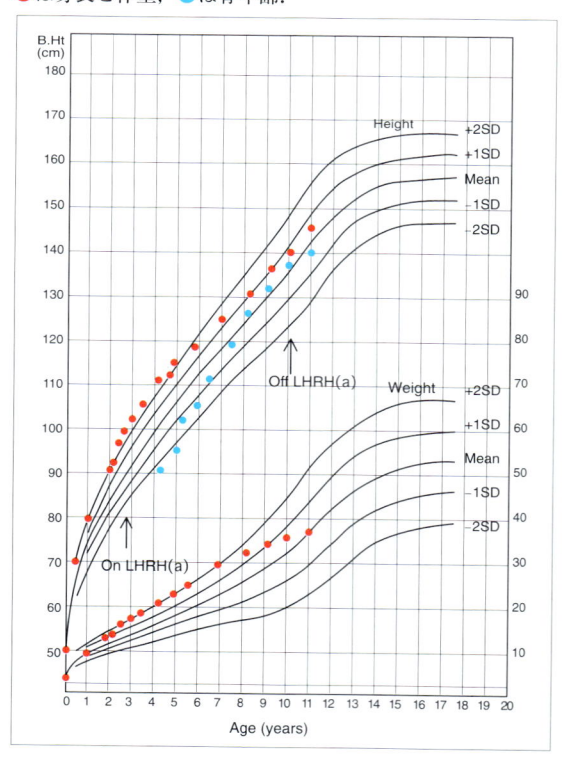

[検査所見]

受診時の身長92.5cm（+2SD），体重13kg（+1.5SD）．二次性徴は乳房がTanner StageⅢ，恥毛はみとめなかった（写真1）．

骨年齢は4歳2カ月（暦年齢2歳1カ月）（写真2）．

血液・生化学検査に異常なく，また血清AFP，CEAなどの腫瘍マーカーは陰性であった．

内分泌検査では，LHRH試験でLH/FSHの反応は成人年齢の反応を示した．そのほかの下垂体前葉ホルモンの分泌は正常であった．エストラジオール値は32pg/mlと思春期年齢相当の値を示した．

LHRH試験

	0	30	60	90	120（分）
LH（mIU/ml）	4.1	66.7	79.2	61.1	48.7
FSH（mIU/ml）	7.9	31.7	39.1	34.6	34.6

[画像診断]

頭部MRI（写真3A，3B）

sagital imageでは灰色隆起，乳頭体の近傍に腫瘍がみられた．下垂体茎および視神経交叉は腫瘍前方に同定できた．腫瘍はガドリウムにて増強されない．腫瘍はT_1強調でisodenseであった．

卵巣NRI（写真4）

左側卵巣に多房性cystがみられ子宮も腫大していた．

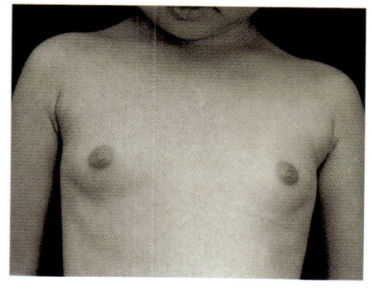

写真1　全身像
乳房はTanner StageⅢ度．

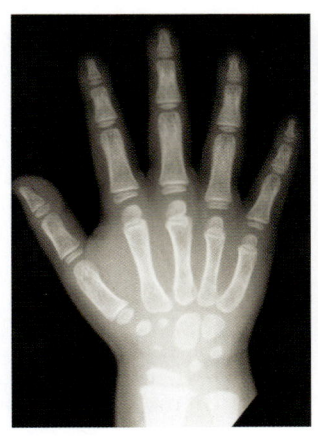

写真2　骨年齢 X 線
4歳2カ月（暦年齢2歳1カ月）．

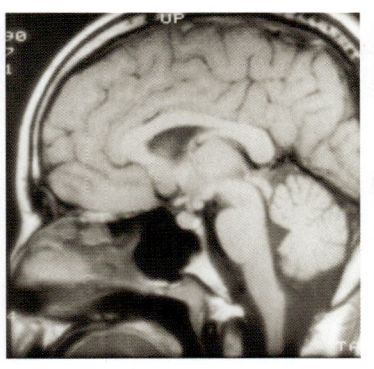

写真3A　頭部 MRI：T_1 強調
sagital image で灰色隆起，乳頭体の近傍に腫瘤がみられる．下垂体茎および視神経交差は腫瘤前方に同定できる．腫瘤は T_1 強調で isodense である．

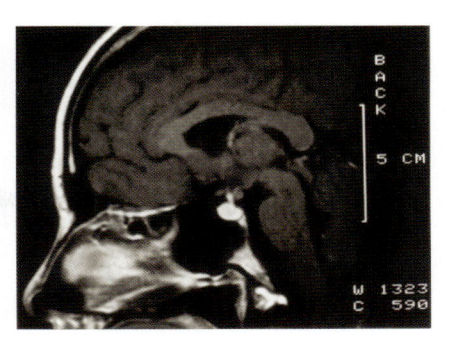

写真3B　頭部 MRI（ガドリウム造影）
腫瘤はガドリウムにて増強されない．

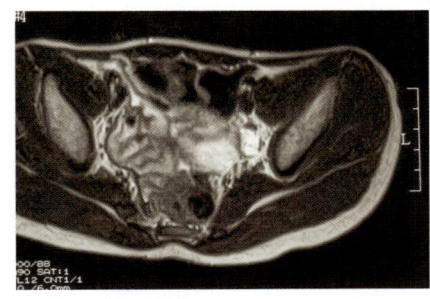

写真4　卵巣 MRI
左側卵巣に多房性 cyst がみられ，子宮も腫大している．

[治療]

臨床所見，内分泌および画像検査所見から視床下部過誤腫と診断されうる．視床下部過誤腫では脳外科的腫瘍摘出は必要とされない．内科的に long-acting LHRH アナログ製剤の注射による治療が行われる．

[治療後の経過]

LHRH アナログ製剤の注射により，LH/FSH，エストラジオール値は前思春期レベルに低下し，また成長促進の正常化，骨年齢，二次性徴の進展の抑制がみとめられた．治療は思春期年齢まで行う．治療終了後，良好な最終身長，二次性徴の発達，月経周期の発来などが期待できる．　　■藤枝憲二

[文献]

藤枝憲二：LHRH アナログ．阿部好文，西川哲男編：臨床に直結する内分泌・代謝疾患治療のエビデンス．文光堂，pp29-30，2004．

藤枝憲二：思春期早発症と遅発症．臨床に役立つ内分泌疾患診療マニュアル2006，ホルモンと臨床，**54**（増刊号）：250-259，2006．

性の分化，成熟異常の診断に必要な検査法．小児科 MOOK59，性の分化と成熟の異常（日比逸郎編），金原出版，1990．

10. 代謝の異常

編集　松澤佑次

1. 感染症
2. 循環器系の疾患
3. 呼吸器系の疾患
4. 消化器系の疾患
5. 肝の疾患
6. 胆・膵の疾患
7. 膠原病
8. 腎・尿路系の疾患
9. 内分泌系の疾患

11. 血液疾患
12. 神経疾患
13. 眼底
14. 救急医療

10-1　1型糖尿病（IDDM）

症例　22歳　女性

[主訴]
　口渇，多尿，体重減少．

[既往歴]
　特記事項なし．

[家族歴]
　父方の祖父がNIDDM．

[現病歴]
　2月初旬に感冒様症状をみとめたが，数日で軽快した．3月初旬より口渇，多飲（一晩にウーロン茶1.5l），多尿（夜間尿3回）が出現．全身倦怠感増強し，2週間で5kgの体重減少．3月19日当科受診，入院．

[入院時現症]
　身長166.8cm，体重49.5kg，BMI（body mass index）17.8，脈拍72/min整，血圧126/78mmHg，眼瞼結膜貧血なし，眼球結膜黄染なし，眼底正常，頸部にびまん性に腫大した甲状腺を触知（各葉5.5×2.5cm），胸腹部に異常所見なし．神経学的所見では，アキレス腱反射の弛緩相短縮をみとめる．

[検査]
　検尿：蛋白（−），糖（3＋），ケトン（3＋），沈渣RBC 0-1-0，WBC 0-1-1．
　検便：ヒトHb（−），虫卵（−）．
　末梢血液像：RBC 444×10^4/μl，Hb 13.0g/dl，Ht 40.1％，WBC 3380/μl（N 47.2％，Ly 40.8，Mo 5.8，Eo 2.3，Ba 0.4），Plt 22.6×10^4/μl．
　生化学：Na 140mEq/l，K 4.5，Cl 102，BUN 8mg/dl，UA 3.6，Crn 0.4，AST 12U/l，ALT 9，ALP 204，TP 6.4g/dl，Alb 3.4，T.Bil 0.7mg/dl，D. Bil 0.1，T. Chol 140，TG 116，HDL-C 52，FPG 289mg/dl，HbA$_{1c}$ 10.1％．
　血清学：CRP（−）．
　自己抗体：マイクロゾームテスト2^{10}×100，サイロイドテスト×100，膵島抗体（ICA）（＋），抗GAD抗体×29（正常≦×5），抗核抗体×80（homogeneous and speckled pattern）．
　抗ウイルス抗体：コクサッキーA9：＜4，B1：＜4，EB VCA-IgG：×80，IgM：＜10．EBNA：×40，サイトメガロ：×8，風疹：＜8，麻疹：＜8．
　止血：出血時間2分，A-PTT 32sec，PT 95％，Fibrinogen 264mg/dl．

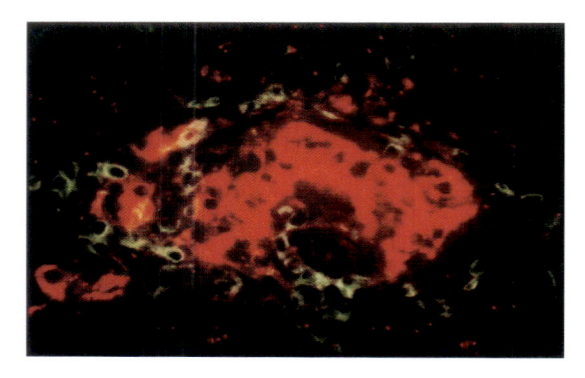

写真1
残存膵島の部位をグルカゴンに対する抗体を用いて染色し，グルカゴン細胞（α細胞）を赤色蛍光にて示す．一方，浸潤Tリンパ球をCD3に対する抗体にて緑色に蛍光染色する．残存膵島はほとんどグルカゴン陽性のα細胞であること，その残存膵島においてTリンパ球の浸潤（膵島炎）がみとめられること，が示されている．

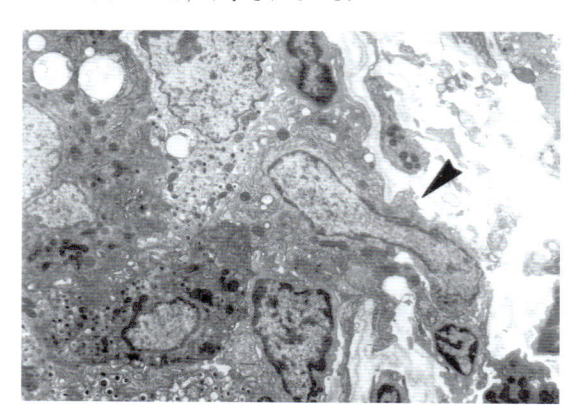

写真2
膵島内（写真左側）に膵島外（写真右側）より侵入するリンパ球（中央矢印）を示した電子顕微鏡写真．リンパ球が膵島に浸潤している様子を示す．

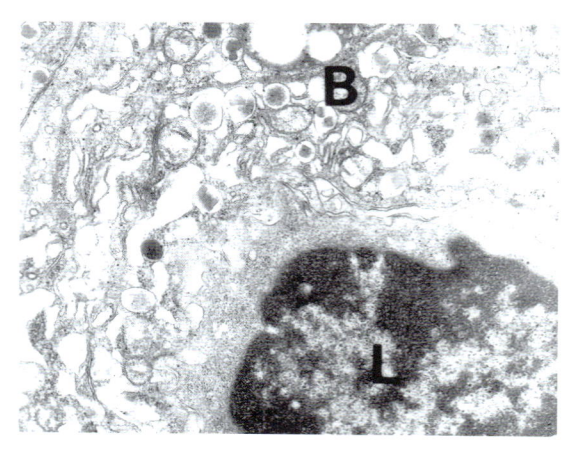

写真3
浸潤リンパ球（写真右下，L）と接するβ細胞（写真上〜左，B）では，粗面小胞体の膨化など変性所見がみとめられる．リンパ球によりβ細胞が破壊されている様子を示す．

内分泌学的検査

甲状腺機能：FT4 1.8 ng/dl（0.8〜1.4），FT3 6.2 ng/ml（2.8〜5.8），TSH＜0.05 μU/ml（0.3〜6.5），TRAb 76％（≦12％）．

グルカゴン負荷試験

Time (min)	0	2	5	10	15	20
PG (mg/dl)	266	272	259	286	292	302
CPR (ng/ml)	＜0.3	0.3	＜0.3	＜0.3	＜0.3	＜0.3

尿化学：Ccr＝133〜153 ml/min，糖69.7〜143.6 g/日，CPR 4.1〜5.4 μg/日，Alb 6.1 mg/日．

その他：胸部X線撮影 異常なし，ECG 異常なし，腹部超音波 異常なし．

HLAタイプ：A2，A24，BW54，BW61，CW1，CW（−），DR4，DR9，DRW53，DRW3，DQW4．

[生検膵組織所見]

HE染色：膵島の萎縮をみとめる．

免疫染色：A，D細胞は残存，B細胞は著明に減少，膵島周囲にTリンパ球，マクロファージの浸潤あり（写真1〜3）．膵島細胞におけるMHC class I抗原の発現・増強をみとめた．

[診断経過]

高血糖，ケトーシスの存在，尿中CPRの著明低値，膵島抗体（ICA，抗GAD抗体）陽性，などより，1型糖尿病（type 1 diabetes mellitus）と診断した．治療は，入院後ただちに強化インスリン治療を開始した．

一方，甲状腺腫の存在，TSH低値，FT4，FT3高値，TRAb強陽性，などより，甲状腺機能亢進症（Basedow病）と診断し，メチマゾール30 mg/日の投与を開始した．

■花房俊昭・今川彰久

10-2　2型糖尿病（NIDDM）

症例　61歳　男性

[既往歴]

12歳時に急性虫垂炎にて手術．

[家族歴]

父・父方の祖母に糖尿病（いずれもインスリン加療中）．

[現病歴]

40歳時の健診で，血糖高値を初めて指摘される．以後，毎年健診にて血糖高値を指摘されていたが，放置していた．44歳時に口渇，3〜4 l/日の多飲，2回の夜間排尿をみとめるようになり，全身倦怠感も強くなったため，A病院を受診した．空腹時血糖326 mg/dl，HbA1c 11.6％にて内服薬（SU薬とα-GI）を開始された．HbA$_{1c}$はいったん7％台となるが，47歳頃より受診が不定期となり，HbA$_{1c}$ 8〜9％台に悪化したまま改善しなかった．47歳時より高血圧に対し，Ca拮抗薬およびACE阻害薬を開始される．48歳ころより，足底に膜が張っているような違和感が出現するようになった．52歳より尿蛋白陽性となる．同時期より脂質異常症に対しスタチンが開始となる．53歳より，約1年間医療機関の受診が中断していた．

1週間前より自覚する起床時や労作時に数分間続く前胸部圧迫感にて，54歳時にB病院を受診した．心電図では洞調律であったが，II，III，aVFに異常Q波をみとめた．ダブルマスター運動負荷でも陽性であったため，冠動脈造影を施行したところ，左主幹部（#5）50％，左前下行枝近位部（#6）90％，遠位部（#8）75％，対角枝（#9）100％，回旋枝近位部（#11）90％，遠位部（#13）75％，右冠動脈中間部（#2）100％狭窄と重症3枝病変をみとめ，CABGを施行された．血糖については経口血糖降下薬にて各食前150 mg/dl前後のコントロールが得られていた．以後外来でもHbA$_{1c}$ 7.2〜7.7％を維持していたが，57歳より約2年間受診を再中断した．

59歳，視力低下および外に出たときのまぶしさを自覚し，近医眼科を受診して両増殖性糖尿病網膜症・眼底出血を指摘される．このときはHbA$_{1c}$ 10.8％，Cr 1.5 mg/dlまで悪化していた．血糖コントロールについてはインスリン強化療法に変更し，スタチンは中止となり，高血圧に対し，Ca拮抗薬が増量された．また，硝子体手術を施行された．

2カ月前より両下腿の浮腫を自覚するようになり，しだいに屈曲が困難なほどとなった．また右足底に潰瘍（写真1）も出現したため，A病院より，紹介入院となる．

[身体所見]

身長170 cm，体重82 kg，BMI 28.3．

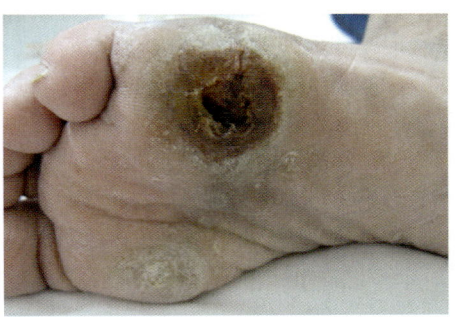

写真1

血圧 166/98mmHg，脈 72bpm 整．

眼底に新たな出血所見なし．頸部・胸腹部に異常所見なし．両下腿に著明な浮腫あり．膝蓋腱反射低下・アキレス腱反射消失．振動覚の低下あり．足背動脈は触れない．

[検査成績]

検尿：糖（2+），蛋白（3+）定量 4.1 g/日，ケトン（−）．

沈渣 RBC 5〜9/HPF，WBC＜4/HPF．

末梢血液像：WBC 9300/μl，RBC 317×10^4/μl，Hb 9.6g/dl，HCT 23.4％，Ret 0.9％，Plt 52.2×10^4/μl CRP 10.3 mg/dl．

生化学：Na 145 mEq/l，K 3.9 mEq/l，Cl 107 mEq/l，Ca 8.0 mg/dl，BUN 29 mg/dl，Cre 2.7 mg/dl，UA 4.2，AST 29 IU/l，ALT 29 IU/l，ALP 193 IU/l，γ-GTP 29 IU/l，LDH 304 IU/l，TP 5.7 g/dl，Alb 1.9 g/dl，T-cho 270 mg/dl，HDL-cho 32 mg/dl，LDL-cho 173 mg/dl，TG 325 mg/dl，FPG 192 mg/dl，HbA$_{1c}$ 8.7％，抗 GAD 抗体＜1.3 ng/ml．

尿中 CPR：24.9 μg/日（1日目），30.8 μg/日（2日目），24hrCcr 28 ml/min．

[問題点]

1) 糖尿病
2) 両下腿浮腫・右足底潰瘍
3) 糖尿病腎症・慢性腎不全・ネフローゼ症候群
4) 高血圧
5) 脂質異常症

[経過]

1) 入院時：超速効型インスリン 9-6-5-0，中間型インスリン 0-0-0-7 を皮下注射していた．1800kcal，タンパク 50g，塩分 7g 食を開始し，各食前および就寝前血糖を測定しながらインスリン量を調整した．最終的に超速効型インスリン 8-5-4-0，中間型インスリン 0-0-0-6 にて，空腹時血糖 100〜130 mg/dl，昼食・夕食前血糖 110〜150 mg/dl，就寝前血糖 150〜190 g/dl となった．

2) 下腿浮腫に関しては，利尿薬を少量より開始したところ，しだいに症状改善し，第10病日より浮腫は消失した．体重も 76kg まで減量．足潰瘍については，一部骨髄炎をきたしていたため，抗生剤の全身投与デブリードメントおよび血糖の厳格なコントロールを行い，写真2 までの改善をみとめた．

3) 4) 糖尿病腎症 4 期およびネフローゼ症候群を呈していたため，前述の蛋白制限食を開始し，

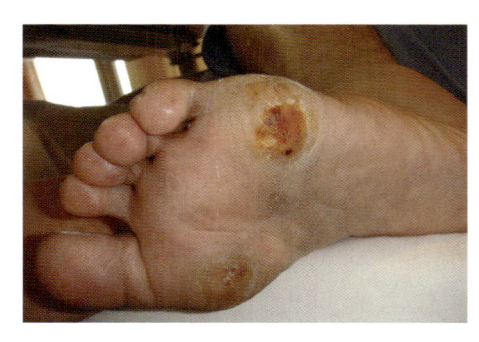

写真2

125/75 mmHg をめざした降圧をはかった．Ca 拮抗薬＋アンギオテンシンⅡ受容体拮抗薬（ARB）＋ACE 阻害薬＋利尿薬の投与にて目標血圧を達成し，退院時の尿蛋白は 2g/日まで減っていた．Cr は 2.8 mg/dl であった．

5) 前述の食事療法を継続し，2週間後に再検したところ，T-cho 189 mg/dl，HDL-cho 28 mg/dl，LDL-cho 126 mg/dl，TG 175 mg/dl とデータの改善をみとめていたが，4週間後の再検でも同様の結果で，食事療法での脂質値低下は不十分であったが，腎機能も考慮し，薬物療法の再開は行わなかった．動脈硬化性疾患予防ガイドラインでは，冠動脈疾患の既往がある患者における脂質管理目標値は HDL-cho ≧ 40 mg/dl，LDL-cho＜100 mg/dl，TG＜150 mg/dl とされている．

■薄井正寛・岡　芳知

10-3　マイクロアンギオパチー

【8-4 糖尿病性腎症，13-1 糖尿病 参照】

[定義]

糖尿病は高血糖を特徴としており，高血糖が長期間続くと，マイクロアンギオパチー（細小血管症）が発生する．細小血管症は血管内径 150 μm 未満の細小動静脈および毛細血管の病変であり，血管内皮細胞障害，内膜異常，壁細胞（平滑筋）増殖などを特徴とする．

[病型]

細小血管症は全身に起こる異常であるが，糖尿病の三大合併症は，糖尿病腎症，糖尿病網膜症，糖尿病神経障害（ニューロパチー）である．末梢神経障害は代謝異常と血流障害によると考えられるので広い意味でマイクロアンギオパチーとして議論される．

[発症機序]

1) ポリオール代謝異常：高血糖が続くと，過剰

なグルコースが細胞内でソルビトールになり蓄積する．このポリオール代謝にはアルドース還元酵素がはたらく．この酵素阻害薬（aldose reductase inhibitor：ARI）がソルビトールへの変換を抑制し，糖尿病性合併症を防ぐ．とくに末梢神経障害で有効であると評価され，治療に使用されている．

2）グリケーション（糖化）：グルコースは蛋白と非酵素的に結合し，グリケーションを起こし，蛋白機能を失活させる．生成される AGE（advanced glycated endproducts）が糖尿病の血管症の原因と考えられ，アミノグアニジンがAGE産生を抑制すると，細小血管症の発生が抑えられる．

3）PKC異常：最近 protein kinase C（PKC）を抑制するビタミンEあるいはアミノグアニジンは細小血管症を予防する．このことからPKC異常が細小血管症の発生に関与していると考えられる．

4）凝固異常，血流障害：血液凝固障害が細小血管症に関与するが，細小血管症の初期からこの機序がかかわっているかどうかは不明である．

[病理]

細小血管は内皮細胞（endothelial cell），基底膜（basement membrane），壁細胞（pericyte）で構成される．細小血管症の病理所見としては内皮細胞障害，血管基底膜肥厚，壁細胞増殖（平滑筋様増殖）を特徴とする．

1）網膜症：網膜毛細血管の血管閉塞，毛細血管瘤，壁細胞変性，出血，滲出斑，血管新生がみられる（写真1）．

2）腎症：腎糸球体毛細血管基底膜肥厚，メサンギウム増加，血管内腔狭小化閉塞がみられる（図1）．

3）神経障害：末梢神経では神経細胞変性，神経線維消失などの変化がみられるが，内鞘毛細血管内腔狭小化閉塞，内皮細胞増殖，基底膜肥厚などがみられる（図2）．

[臨床症状]

1）網膜症：網膜出血を繰り返し視力が低下する．最後に失明になる．

2）腎症：尿微量アルブミンが増加し，尿蛋白陽性になり診断される．しだいに浮腫が現れ，高血圧になる．最後に腎不全になり，腎透析が必要になる．

3）神経障害：末梢感覚神経に障害をきたし，痛み，しびれ感，ジンジン感，灼熱感などの症状が現れる．運動神経に障害をきたすことはまれだが，foot drop，hand drop を示す．自律神経障害ではそれぞれの臓器機能障害が起こり，循環器ではめまい，たちくらみ，呼吸器ではapnea，消化器では便秘，下痢などの症状がある．泌尿器では神経膀胱による排尿障害，あるいはインポテンスの症状

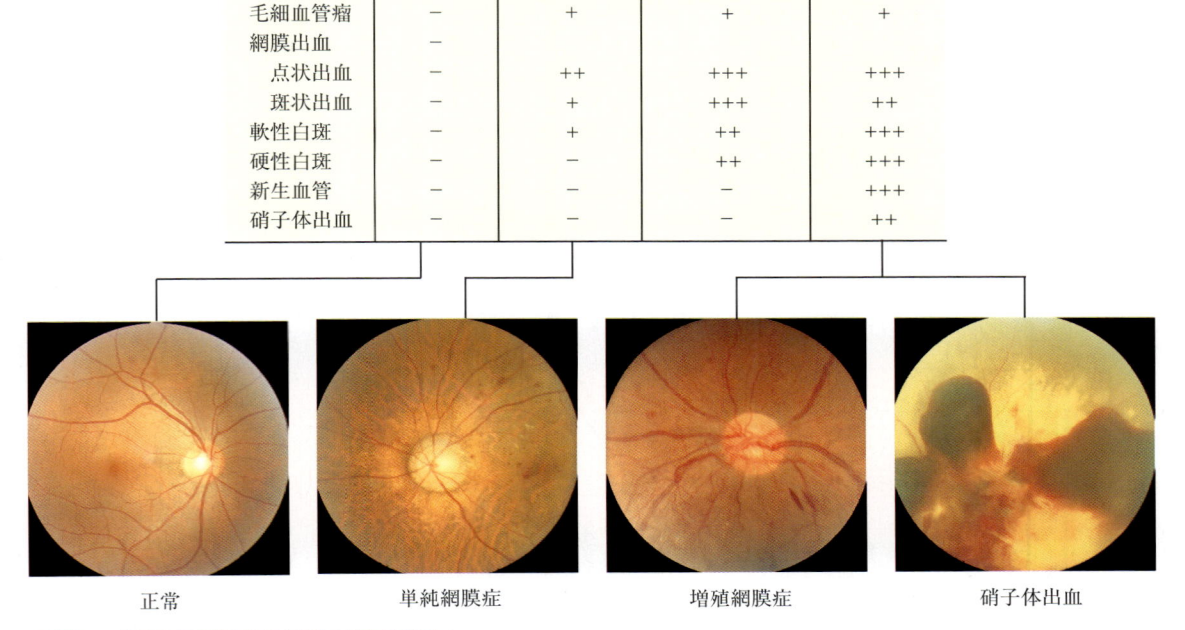

眼底所見	正常眼底	単純網膜症	前増殖網膜症	増殖網膜症
毛細血管瘤	−	＋	＋	＋
網膜出血	−			
点状出血	−	＋＋	＋＋＋	＋＋＋
斑状出血	−	＋	＋＋＋	＋＋
軟性白斑	−	＋	＋＋	＋＋＋
硬性白斑	−	−	＋＋	＋＋＋
新生血管	−	−	−	＋＋＋
硝子体出血	−	−	−	＋＋

正常　　　単純網膜症　　　増殖網膜症　　　硝子体出血

写真1 糖尿病網膜症の分類と眼底所見

が起こる．

[治療]

1) 血糖正常化：血糖を正常化することにより，糖化やソルビトールを抑える．

2) アルドース還元酵素阻害薬により，ソルビトール濃度を正常化する．

3) 血液凝固能を正常化する．

4) protein kinase C (PKC) 活性を抑えるビタミンEを投与することが試みられる．

5) 特殊治療法：細小血管症による臓器機能障害に対してはそれぞれ専門医の治療が行われる．進行した網膜症に対しては眼科医による専門的な光凝固療法，硝子体手術などが行われる．進行した腎症は腎不全になると，腎臓内科あるいは泌尿器科医により腹膜灌流，腎透析，腎移植などの適応が検討され，腎移植は臓器移植外科医による治療が行われる．糖尿病になるのを防ぐことを一次予防とすると，糖尿病合併症を防ぐことは二次予防であり，最終段階である臓器障害に陥ることを防ぐのが三次予防である．　　　　　　■豊田隆謙

10-4　糖尿病合併症

【14-2 昏睡→糖尿病性昏睡 参照】

症例　74歳　女性

[臨床所見]

10年前より糖尿病を指摘され，スルホニルウレア剤（オイグルコン5mg）でHbA$_{1c}$ 6％と良好なコントロールでフォローされていた．左足背の冷感，間欠性跛行をみとめたため，当科へ精査入院となった．API (ankle arm pressure index) は，右側で1.14，左側で0.83と左側で低下していた．

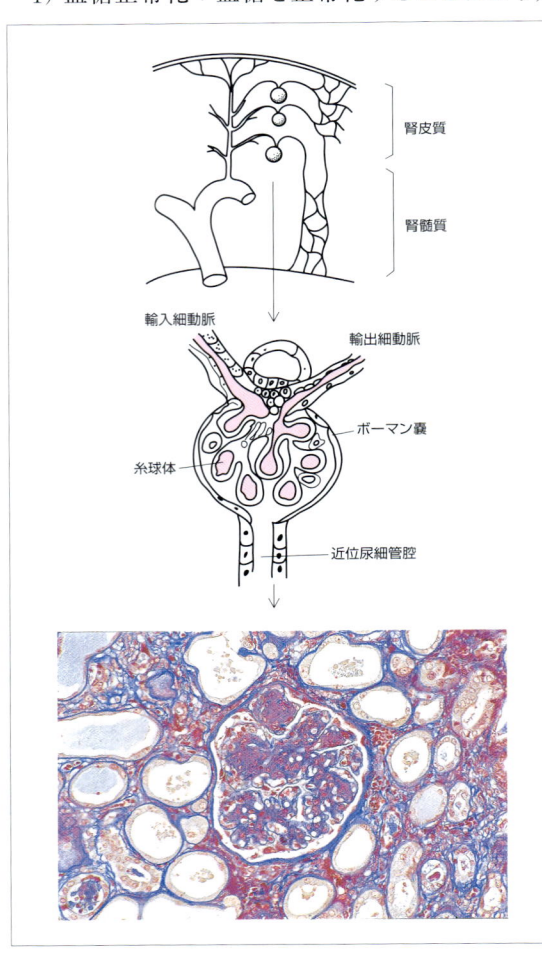

図1　糖尿病腎症の病理

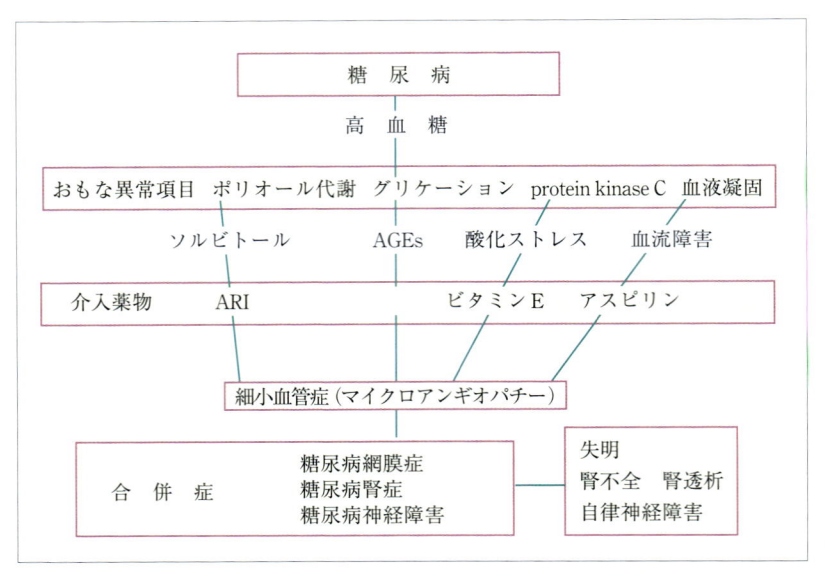

図2　糖尿病腎症の病理

[血液検査]

HbA$_{1c}$ 6.0％，GA 18.1％，FBG 120mg/dl，Hb 13.0g/dl，Ht 40.0％，BUN 12mg/dl，Cr 0.47mg/dl．

[画像診断]

腹部単純X線（写真1）

側面で，腹部大動脈壁の著明な石灰化をみとめる．

腹部造影CT（写真2）

大動脈壁に円周状に石灰化をみとめる．

DSA（digital subtraction angiopathy）（写真3）

左浅大腿動脈に虫食い状の動脈壁の変化を著しくみとめる．

頸動脈超音波像（写真4）

超音波Bモード法により，頸動脈内膜中膜複合体肥厚度IMT（intima-media complex thickness）を測定．均一に肥厚しており，最大肥厚部とその前後各1cm間隔の3点で測定した値の平均値は1.39mmであった（正常値1.10mm未満）．

[治療：糖尿病にみる動脈硬化症の定量化とフォローアップ]

糖尿病の病因・病態機序解明は，分子レベルのnano的検索と，体全体をblack boxとしたGIGA的検討の両者が結合してなされつつある．"糖尿病は血管の病気である"点では，管理の対象がmicroからmacroangiopathyへと移りつつあろう．

筆者らはBモードエコー法で求めた頸動脈内膜中膜複合体肥厚度（IMT）が，動脈硬化症の進展度の定量的指標として有用であることを示してきた．その結果，健常者約300名では年齢とともにIMTは増加したが，検索した健常者では全例IMTが1.1mm以下であった（**図1**）．糖尿病患者約1000名では20代から80代まで，各年代ごとの健常者に比べ有意にIMTが増加した．ことに，20～40代の糖尿病患者のIMTは，健常者50～70代と同等であり，20～30年早く動脈硬化が糖尿病患者において進展していることをみとめた（Kawamoriら，1992）．肥満や高脂血症をまったくみとめない1型糖尿病患児でIMTが顕著に厚いこと（Kawamori，1998），MRI検索ラクナ梗塞巣を有する例の大多数でIMTが1.3mm以上であったこと，冠動脈造影を行った糖尿病患者90例で狭窄枝数が増加するほど，平均IMTが大となることなどをみとめた（Yamasaki，1994）．2型糖尿病多数例における経年的観察の結果，IMTの変化率は非HDLコレステロール値，HbA$_{1c}$値に大きく依存することが判明した．

一方，OGTT境界型160例においても糖尿病患者と差がない程度の動脈硬化を呈していることをみとめた（Yamasaki，1994）．これらの症例を血糖応答曲線および血中インスリン動態の面から解析したところ，2時間値の血糖値が高いほど，インスリン値が高い（1，2時間平均値約100μU/ml）ほどIMTが肥厚していることが判明した．インスリン値が高い2群では，ほかの2群に比し，収縮期，および拡張期血圧が高い（134/84 vs. 121/74 mmHg），BMIが25以上，血中中性脂肪が215mg/dl以上，であった（Kawamori，1998）．

以上のように，境界型の範疇に入る症例で，肥満などを合併しているものは，糖尿病性細小血管合併症は発症しないが，動脈硬化症はすでに発症・進展しているともいえよう．全通院患者で頸動脈硬化を定量化していると，軽症糖尿病患者のなかに頸動脈硬化の進行している例を多くみる．このような例ではSU剤刺激により，あるいは投薬なしでも血中インスリンレベルが高い例が多い．し

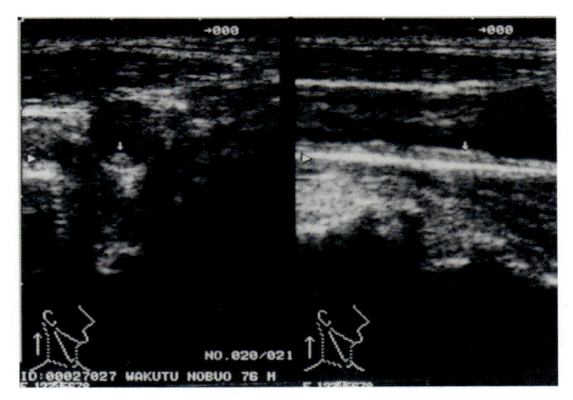

写真4　頸動脈超音波

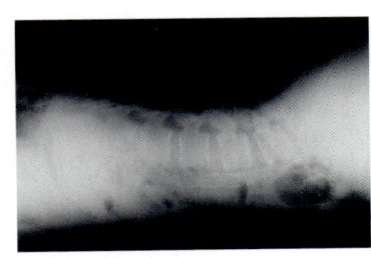

写真1　腹部単純X線

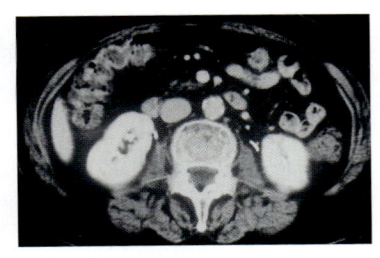

写真2　腹部造影CT

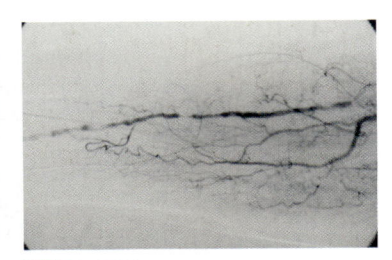

写真3　DSA

RELATIONSHIP BETWEEN AGE AND avgIMC

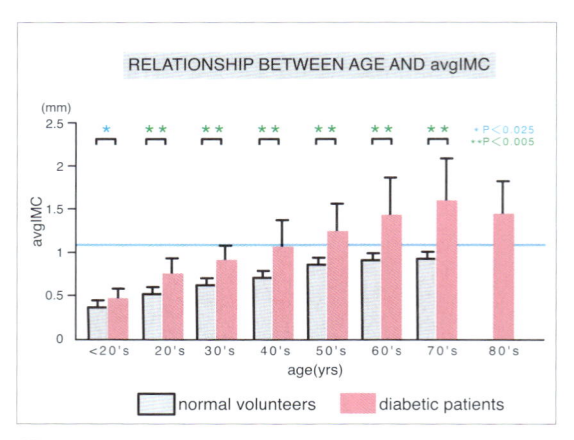

図1

たがって，高インスリン血症が頸動脈硬化症を惹起したように考えられるが，インスリン抵抗性の存在を膵β細胞に伝え，インスリン分泌を亢進させた因子（群）が動脈硬化症を発症・進展させた，と筆者らはとらえ，その因子の追究に努力している．すなわち，インスリン抵抗性の表現型として，耐糖能異常，脂質代謝異常，内臓脂肪蓄積肥満，高血圧などが現れ，相乗的作用の結果，動脈硬化症が発症するものと考えたい．

2型糖尿病において，できるだけ詳細に推定した罹病期間別に頸動脈硬化症の有無（IMT 1.1 mmで区別）と細小血管合併症の有無を検索した．その結果，糖尿病罹病期間は5年以内であっても，頸動脈硬化症をすでに有している例では，糖尿病腎症，神経障害をすでに発症している例が非常に多いことをみとめた（Yamasaki et al, 1994）．この事実は2型糖尿病発症以前，あるいは発症早期に動脈硬化症を呈する症例では，動脈硬化症と高血糖が相乗的に細小血管合併症の発症を早めることを意味する．

以上のように，OGTT境界型や早期軽症糖尿病はheterogenousな集団であることから，一例一例の特徴をふまえて治療方針を決定すべきであろう．

■河盛隆造・三橋直美

[文献]

Kawamori R, Yamasaki Y, Matsushima H, et al: Prevalence of carotid atherosclerosis in diabetics: Ultrasound high resolution B-mode imaging on the carotid arteries. *Diabetes Care*, **15**：1290, 1992.

Kawamori R : Asymptomatic hyperglycaemia and early atherosclerotic changes. *Diab Res Clin Pract*, **40**: S3-42, 1998.

Yamasaki Y, Kawamori R, Matsushima H, et al : Atherosclerosis in carotid artery of young IDDM patients monitored by ultrasound high - resolution B-mode imaging. *Diabetes*, **43**: 634, 1994.

10-5 肥満

症例　62歳　男性

[臨床所見]

16年前より糖尿病．3年前に急性心筋梗塞でPTCA施行された．糖尿病薬，抗高脂血症薬，降圧薬を投与されていたが，血糖が459 mg/dlと上昇したため，当院へ紹介入院となった．

165 cm, 74 kg, BMI 27.2, 肥満度+23.6%, 体脂肪率21.3%, 腹部型肥満．血圧174/100 mmHg．

日本肥満学会では日本人成人においてもっとも疾病の少ないBMI［体重（kg）/身長（m）^{2}］が22であることより，標準体重＝身長（m）^{2}×22とし，BMI 25以上を肥満（obesity）としている．

外観（写真1A，1B）

腹部に脂肪の蓄積した上半身肥満（中心型肥満，腹部型肥満）は臀部・大腿部に脂肪沈着の優位な下半身肥満（末梢型肥満）に比べ糖尿病，脂質異常症，高血圧，虚血性心疾患などの合併が多い（表1）．

[血液検査]

空腹時血糖237 mg/dl, HbA$_{1c}$ 11.7, 総コレステロール191 mg/dl, 中性脂肪262 mg/dl, HDLコレステロール35 mg/dl, GOT 28 IU/l, GPT 41 IU/l, γ-GTP 50 IU/l, コリンエステラーゼ179 IU/l, 甲状腺機能など内分泌検査　異常なし．

リポ蛋白電気泳動（図1）

LDLとVLDLの間にIDLがみとめられる．Mid band, LDL, Lp（a）は動脈硬化の危険因子とされている．

肥満者では総コレステロール，中性脂肪の増加，HDLコレステロールの低下など，リポ蛋白代謝異常を伴いやすい．

[画像診断]

臍高での腹部CT（1997年9月10日）（写真2）

内臓脂肪面積214 cm^2, 皮下脂肪面積129 cm^2, V/S比較1.69により，内臓脂肪型肥満と診断．V/S比が0.4以上の内臓脂肪型肥満では，V/S比が0.4未満の皮下脂肪型肥満に比べ，糖尿病，高脂血症，高血圧などの合併症が多い．

内臓脂肪蓄積は正常体重者においても動脈硬化と関連しており，内臓脂肪症候群（内臓脂肪蓄積，耐糖能異常，脂質異常症，高血圧）は易動脈硬化発症病態で，メタボリックシンドロームとよばれる．

肝CT（写真3）

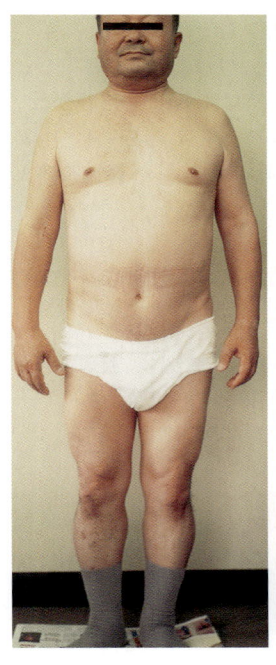

写真1A　正面像 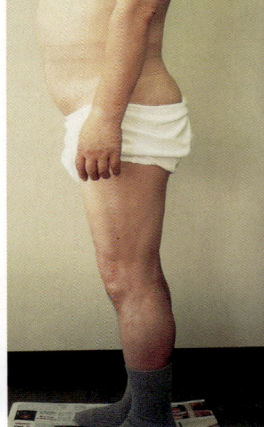 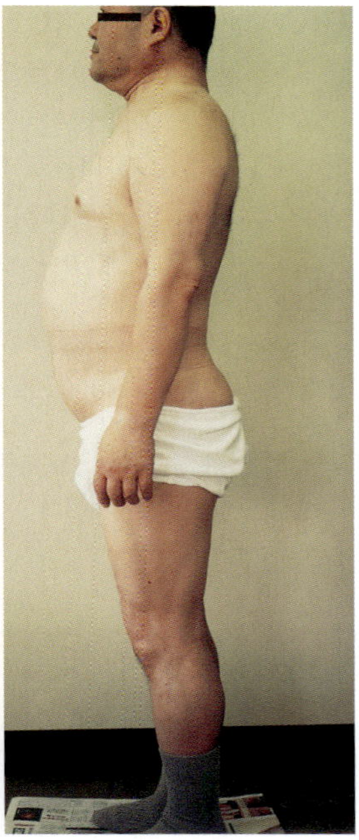　　写真1B　側面像

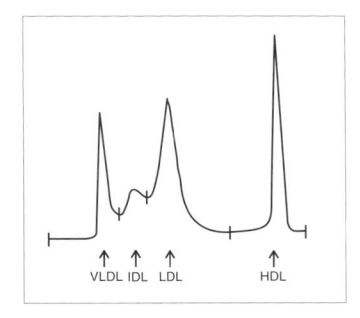

表1　肥満の分類（徳永・松沢，1985）

- I．成因による分類
  1. 原発性肥満（単純性肥満）
  2. 二次性肥満（症候性肥満）
     1) 内分泌性肥満
        - ①インスリノーマ　④偽性甲状腺機能低下症
        - ②Cushing症候群　⑤性腺機能低下症
        - ③甲状腺機能低下症　⑥Stein-Leventhal症候群
     2) 遺伝性肥満（先天異常症候群）
        - ①Bardet-Biedl症候群
        - ②Prader-Willi症候群
     3) 視床下部性肥満
        - ①間脳腫瘍
        - ②Fröhlich症候群
        - ③empty sella症候群
     4) 薬物による肥満
        - ①抗精神薬　②副腎皮質ホルモン
- II．脂肪組織の形態による分類
  1. 脂肪細胞肥大型肥満
  2. 脂肪細胞増殖型肥満
- III．脂肪分布による分類
  1. 体型からの分類
     1) 上半身肥満，男性型肥満，中心型肥満
     2) 下半身肥満，女性型肥満，末梢型肥満
  2. 内臓脂肪を加味した分類
     1) 内臓脂肪型肥満
     2) 皮下脂肪型肥満

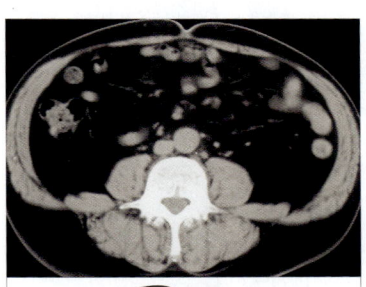

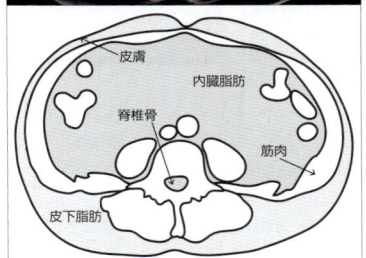

図1

心シンチグラフィー（写真4）

短軸像（short axis）と垂直像（vertical axis）において前壁の一部および中隔において灌流欠損像を示す．

[治療]

肥満の治療は食事療法と運動療法が基本となる．薬物療法は補助的に行う．

減量中の臍高でのCT（1997年10月24日）（写真5）

1400kcalの食事療法，毎日1万歩，朝夕15分間のエルゴメーター，10分間の腹筋運動による運動療法で体重は67.0kgと減少．内臓脂肪も内臓脂肪面積129cm^2，皮下脂肪面積105cm^2，V/S比1.23と減少した．

空腹時血糖123mg/dl，総コレステロール140mg/dl，中性脂肪136mg/dl，HDLコレステロール29mg/dl，血圧154/89mmHg．

減量後の臍高でのCT（1998年2月9日）（写真6）

体重64.8kg，内臓脂肪面積81cm^2，皮下脂肪面

写真2

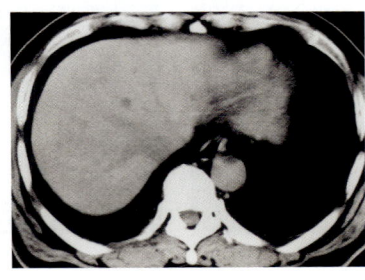

写真3
肝臓のCT値は低下し，脂肪肝をみとめる．

積91cm², V/S比0.88と改善．内臓脂肪面積は100cm²未満となり正常化している．

空腹時血糖114mg/dl, HbA$_{1c}$ 5.5％, 総コレステロール136mg/dl, 中性脂肪114mg/dl, HDLコレステロール39mg/dl, 血圧131/75mmHg.

減量後の肝CT（1998年2月9日）（**写真7**）

減量前に比べ肝臓のCT値は増し，脂肪肝が改善している．GOT 14IU/l, GPT 17IU/l, γ-GTP 25IU/l, コリンエステラーゼ142IU/l.

■徳永勝人

[文献]

日本肥満学会肥満症治療ガイドライン作成委員会：肥満症治療ガイドライン2006. 肥満研究, 12（臨時増刊号），2006.

徳永勝人, 松沢佑次：原発性肥満と肥満症. 最新内科学大系, 代謝疾患1, 肥満症・臨床栄養（垂井清一郎, 山本章編）, pp107-127, 中山書店, 1995.

10-6 高脂血症（脂質異常症）

高脂血症は血清脂質成分，主としてコレステロールやトリグリセライド（TG）が基準値を超えてに上昇した状態として定義される．一般にはコレステロール220mg/dl, TG150mg/dlを基準値として用いられる．高脂血症は糖尿病・甲状腺機能低下症あるいはネフローゼ症候群をはじめとし，種々の疾患に付随するもの（二次性高脂血症）としてしばしば経験される．このような原疾患のみとめられない場合は原発性高脂血症とよばれ，この多くは遺伝的素因に基づき家族性に発症し（家族性高脂血症），現在，その一部については原因も明らかにされている．

コレステロールやTGなどの脂質はそのままでは水に溶けず，血清脂質は蛋白質と結合したリポ蛋白として血中に存在している．そのため高脂血症（hyperlipidemia）はリポ蛋白の増加を意味し，高リポ蛋白血症（hyperlipoproteinemia）として理解されている．血清リポ蛋白にはいくつかの種類が存在し，合併症や治療の点からもその意義が大きく異なる．このため高脂血症は単一疾患ではなく，少なくとも増加するリポ蛋白の種類によって，それぞれ異なった病態（高リポ蛋白血症）として把握

写真4
前壁の一部および中隔のviabilityは失われている．
a. STRESS（運動負荷直後撮影像）．
b. DELAY（運動負荷4時間後撮影像）でのSPECT．

写真5

写真6

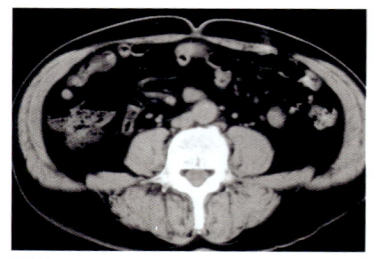

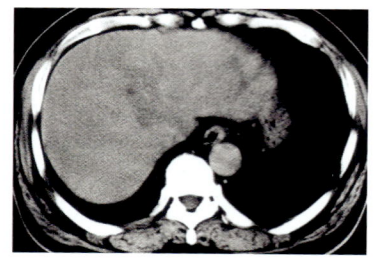

写真7

することが重要である．さらに，可能な症例については，その成因に基づいた診断も必要となる．

1．リポ蛋白の種類と高リポ蛋白血症

血清リポ蛋白は主としてその比重によっていくつかの種類に分類され，それぞれ粒子サイズ，脂質組成，アポ蛋白組成が異なる（表1）．カイロミクロンは小腸で吸収された食餌性脂質の運搬体で，VLDLは肝臓で合成された内因性の脂質を運搬する．これらのリポ蛋白は脂質を多く含み，とくにトリグリセライドに富むことからTG-richリポ蛋白とよばれる．一方，LDLはVLDLに由来し，コレステロール含量が多く，また，HDL蛋白質含量が多いが，脂質成分ではリン脂質とコレステロールに富むリポ蛋白である（表2）．したがって，前者のリポ蛋白の増加する高脂血症では高TG血症を，後者の増加は高コレステロール血症を呈する．

リポ蛋白の種類によって臨床的意義も大きく異なり，動脈硬化の危険因子としてみた場合，LDLやIDL，VLDLの増加は，強い動脈硬化促進作用を有し，逆にHDLは動脈硬化の抑制作用がある．一方，カイロミクロンそのものは動脈硬化の発症とはほとんど関係せず，腹痛・膵炎をしばしば合併する．この意味で，増加しているリポ蛋白の種類によって分けられた高リポ蛋白血症のWHO分類は非常に便利なもので，今日でも広く用いられている．

このWHO分類は血清脂質値の測定に加えリポ蛋白電気泳動像をもとに，血清リポ蛋白のどの分画が増加しているかによってⅠ～Ⅴ型に分けられた高脂血症の表現型分類である（表3）．この分類は原発性高脂血症だけでなく，二次性高脂血症（表4）にも使用される．

WHOの高リポ蛋白血症分類は本質的には血清リポ蛋白パターンによる表現型分類であって，高脂血症の成因を含めた疾患単位を表すものではない．近年，リポ蛋白代謝に関する研究の進歩により，いくつかの原発性高脂血症の病態・成因が明らかにされてきた．現在，原発性高脂血症は表5に示すように分類される．

2．原発性高脂血症の症例
家族性高コレステロール血症
症例　46歳　男性

[診断]

家族性高コレステロール血症，労作性狭心症．

[主訴]

胸部不快感．

[現病歴]

生来健康であったが，2～3カ月くらい前から朝の通勤時に駅で，前胸部に不快感，息がつまるような感じが出現するようになった．しばしば首やあ

表1　血清リポ蛋白の種類と性質

リポ蛋白*	比重	直径（Å）	合成臓器・由来	電気泳動の移動度	主要アポ蛋白成分**
カイロミクロン	< 0.96	750～12000	小腸	原点	B-48, C群, A-Ⅰ
VLDL	0.96～1.006	300～800	肝臓	pre β	B-100, C群, E
IDL	1.006～1.019	250～350	VLDL	pre β～βの間	B-100, E, C群
LDL	1.019～1.063	180～250	IDL	β	B-100
HDL₂	1.063～1.125	90～120	小腸，肝臓	α	A-Ⅰ, A-Ⅱ, C群, E
HDL₃	1.125～1.21	50～90	小腸，肝臓	α	A-Ⅰ, A-Ⅱ, C群
Lp（a）	1.03～1.08	25～30	？（アポ（a）は肝臓で合成）	pre βとβの間	B-100,（a）
β-VLDL	< 1.006	300～100	カイロミクロン，VLDL	β	B-48, B-00, E, C群

* IDLとLDLを合わせて，また，HDL₂とHDL₃を合わせて，それぞれLDL, HDLとして扱われることも多い．β-VLDLはⅢ型高脂血症で出現する異常リポ蛋白．
**C群：C-Ⅰ, C-Ⅱ, C-Ⅲ.

表2　主要リポ蛋白の組成（重量%）

リポ蛋白	コレステロール	トリグリセライド	リン脂質	蛋白質
カイロミクロン	7	85	6	2
VLDL	19	55	18	8
IDL	46	24	12	18
LDL	45	10	22	23
HDL₂	24	5	29	42
HDL₃	15	4	23	58

表3 高脂血症の表現型分類（WHOの高リポ蛋白血症分類）

	増加するリポ蛋白	血清脂質		血清の外観	食餌の注意
		コレステロール	トリグリセライド		
I	カイロミクロン	→～↑	↑↑	乳濁（上層：クリーム層，下層：透明）	脂肪制限
IIa	LDL	↑～↑↑	→	透明	コレステロール・動物性脂肪制限
IIb	LDLとVLDL	↑～↑↑	↑	通常は透明，ときに混濁	同上，カロリー制限
III	β-VLDL	↑～↑↑	↑～↑↑	通常は混濁	カロリー制限
IV	VLDL	→	↑	混濁	糖質・カロリー制限，アルコール制限
V	カイロミクロンとVLDL	↑	↑↑	乳濁（上層：クリーム層，下層：混濁）	脂肪・カロリー制限，アルコール制限

＊血清を4℃で一晩放置した場合の外観（写真4参照）．

表4 おもな二次性高脂血症の基礎疾患とそのタイプ

疾患	高脂血症のタイプ＊
内分泌疾患	
糖尿病　IDDM	I，III，V
NIDDM	IV，IIb，V
甲状腺機能低下症	IIa，
Cushing症候群	III
先端肥大症	IIa，IIb，IV
腎疾患	
ネフローゼ症候群	IV，V
腎不全	IIa，IIb，IV
肝疾患	
胆汁うっ滞	IIa，IV
原発性胆汁性肝硬変	Lp-X，Lp-Yの増加
肝癌	異常HDL，Lp-Xの増加
栄養異常	
肥満	IIa，IIb，IV
アルコール	IV，IIb

＊WHOの高リポ蛋白血症者現型（表3参照）．

ごに放散する．5～6分で症状は消失し，勤務中（デスクワーク）には出現しない．

[家族歴]

父親は健在であるが，母親は58歳で突然死した．

[一般検査・診断]（表6）

現病歴，検査成績から労作性狭心症を疑うのはそれほど困難でない．血清総コレステロール（TC）342mg/dl，LDL-Cが248mg/dlと高値を呈し，これが虚血性心疾患に対するリスクを高いものにしている．本症例では，著明な高コレステロール血症と，母親が58歳で突然死，おそらく急性心筋梗塞で死亡している点が，高脂血症の病態診断の手がかりとなる．TC値が300mg/dl以上にもなる原発性高脂血症として，家族性高コレステロール血症（familial hypercholesterolemia：FH）が強く疑われる．

FHはLDL受容体の欠損を原因とする常染色体優性遺伝の高LDL血症である．このため，本症の診断には家系調査が重要である．血清TG値は一般には正常であるが，軽度上昇を示す症例もある．

ホモ接合体の頻度は100万人に1人と少ないが，ヘテロ接合体では500人に1人と頻度が高く，臨床的に重要な疾患である．ヘテロ接合体は思春期以降に皮膚黄色腫や眼瞼黄色腫の出現する症例（写真1）もあるが，それほど多くない．しかし，アキレス腱黄色腫は高頻度にみとめられ，診断的意義がある．厚生省特定疾患「原発性高脂血症」調査研究班による，本性の診断基準を表7に示す．

ヘテロ接合体でも著明な高コレステロール血症が小児期から長期間続くことが，本症における虚血性心疾患のリスクを著しく高いものにしている．虚血性心疾患の予防・治療の点からも本症を的確に診断することはとくに重要である．X線撮影によるアキレス腱の肥厚（腱黄色腫）の証明（写真2）は本症の診断に有力である．また，若年性の角膜輪（写真3）の存在も本症診断の助けとなる．

[鑑別診断]

血清TC値が300mg/dl以上にもなる疾患として，甲状腺機能低下症，ネフローゼ症候群，閉塞性黄疸に伴う二次性高脂血症がある．尿蛋白陰性，血清アルブミン正常から，また血清ビリルビン値から，ネフローゼ症候群と閉塞性黄疸はそれぞれ否定される．さらに，後者に伴う高脂血症ではリン脂質も著しく上昇することが特徴である．甲状腺機能低下症も著明な高コレステロール血症がみとめられる．典型的な臨床症状を伴う場合はその診断も容易であるが，症状の明らかでない症例も多い．一般検査で，LDH，CPK，トランスアミナーゼの上昇，心電図での低電位差などがあれば，積極的に甲状腺機能検査を行う必要がある．

[治療]

本症は食餌因子の関与の少ない高脂血症であり，薬物療法を強力に行うべきである．第一選択薬はHMG-CoA還元酵素阻害薬である．不十分な場合はプロブコール，陰イオン交換樹脂，コレステロール吸収阻害薬などとの併用も必要となる．虚血

表5 原発性高脂血症の分類[*1]

疾患	高脂血症表現型[*2]	原因	遺伝型式
1．原発性高カイロミクロン血症	I, V		
1) 家族性リポ蛋白リパーゼ欠損症		LPL欠損	劣性
2) アポリポ蛋白C-II欠損症		アポC-II欠損	劣性
3) 原発性V型高脂血症			
4) 原因不明の高カイロミクロン血症			
2．原発性高コレステロール血症	IIa, IIb		
1) 家族性高コレステロール血症		LDL受容体欠損	優性
2) 家族性複合型高脂血症	(IIa, IIb, IV)[*3]		
3) 特発性高コレステロール血症			
3．内因性高トリグリセライド血症	IV		
1) 家族性高トリグリセライド血症			
2) 特発性高トリグリセライド血症			
4．家族性III型高脂血症	III	アポE構造異常(E2) アポE欠損	劣性[*4]
5．家族性高HDL血症	—[*5]	CETP欠損, その他	優性(CETP欠損)

[*1] 厚生省特定疾患「原発性高脂血症」調査研究班(班長：垂井清一郎, 1988).
[*2] WHOの高リポ蛋白血症分類.
[*3] 同一症例でもこの3種類の表現型が移行し, また, 同一家系内に3種類の表現型が出現(家族性複合型高脂血症).
[*4] アポE欠損症(非常にまれな疾患)は劣性遺伝, E2はホモ接合体(劣性)の素因に別の負荷因子が必要(多因子性).
[*5] WHO分類には分類されていない.

性心疾患の合併がとくに重要で, これに対する診断・治療も大切で, また, その予防に対しても強力に血清コレステロールの低下につとめる必要がある.

高カイロミクロン血症

症例1　13歳　女子

[診断]
　家族性アポC-II欠損症

[主訴]
　乳び血清.

[家族歴]
　両親いとこ婚.

[現病歴]
　微熱, 倦怠感のため近医受診したところ, 乳び血清を発見された. 家族調査で兄も同様の乳び血清を指摘される.

[一般検査]
　表8に示す.

症例2　32歳　男性

[診断]
　家族性LPL欠損症, 急性膵炎.

表6　臨床検査成績

検査項目	データ	基準値
Na	138	138～145　mEq/l
K	4.1	3.4～4.9　mEq/l
Cl	105	96～107　mEq/l
BUN	13	8～20　mg/dl
Crn	0.7	0.5～1.0　mg/dl
TP	7.2	6.5～8.2　g/dl
Alb	4.5	3.6～5.5　g/dl
Bil (T)	0.8	0.2～1.2　mg/dl
GOT	30	0～40　U/l
GPT	16	0～35　U/l
ALP	62	32～97　U/l
γ-GTP	21	10～51　U/l
LDH	168	100～225　U/l
CPK	96	40～160　U/l
TC	342	130～220　mg/dl
TG	79	30～150　mg/dl
PL	256	160～230　mg/dl
HDL-C	42	40～100　mg/dl
LDL-C	284*	～40
RBC	514	420～550×10^4/μl
Hb	16.5	13.5～18.0　g/dl
Ht	46.4	36.0～54.0　%
WBC	4180	4000～9000　/μl
Plt	22.9	15.0～35.0×10^4/μl
尿蛋白	(−)	
尿糖	(−)	
心電図 　安静時 　運動負荷	正常範囲 陽性	

*Friedewaldの計算式から算出.

[主訴]
　上腹部痛．
[家族歴]
　特記すべきことなし．
[現病歴]
　飲酒過食後，上腹部痛，嘔吐出現．血清アミラーゼ値の上昇をみとめ急性膵炎と診断．このとき，高脂血症を指摘された．

症例3　52歳　男性
[診断]
　本態性V型高脂血症．
[主訴]
　高トリグリセライド血症．
[家族歴]
　特記すべきことなし．
[現病歴]
　2年前に狭心症発作で近医入院．このときに高脂血症を指摘される．一時改善傾向にあった高トリグリセライド血症が最近増悪．高血圧症，耐糖能異常も合併．

3．診断のための検査・分析
[血清脂質・リポ蛋白]
　これらの症例の血清脂質値は，食餌性脂肪の摂取量によってかなり変動をみとめるが，TG値は1000～3000mg/dlもの高値を呈している．また血清TC値は正常範囲，あるいはTG値が2000～3000mg/dlになると上昇がみとめられる．空腹時採血した血清を一晩冷蔵庫に静置する（血清静置試験）と血清の表面にクリーム層の浮上がみとめられ，下層はほぼ透明化する（写真4）．
　超遠心法と沈殿法によるHDL-Cの測定を組み合わせて分析した各リポ蛋白分画の脂質組成を表9に示す．症例1とその兄，および症例2ではカイロミクロン分画の著しい増加とVLDL分画の軽度増加がみとめられる．一方，症例3でも同様であるが，VLDL分画の増加も比較的大きい．一般に血清TC値の上昇はLDLの増加を意味することが多い．しかし高カイロミクロン血症では，血清TC値の著しい増加をみとめる症例2，症例3においても，その大部分はカイロミクロン（およびVLDL）に由来し，LDLコレステロール（LDL-C），HDL-Cは逆に低値を示している．
　WHOの高リポ蛋白血症分類では，カイロミクロンが増加し，VLDLの正常ないし軽度上昇する高

表7　家族性高コレステロール血症

〈大項目〉
1) 原則として血清コレステロール値260mg/dl以上でⅡaまたはⅡbの表現型を示す．
2) 腱黄色腫（注）または皮膚結節性黄色腫が存在する．
3) LDL受容体の分析により受容体活性低下ないし種々の異常がみとめられる．
　注：X線軟線撮影またはゼロラジオグラフィーによるアキレス腱肥厚の判定（側面で最大径9mm以上）が有用である．

〈小項目〉
1) 眼瞼黄色腫
2) 若年性（＜50歳）角膜輪
3) 若年性（＜50歳）虚血性心疾患

　大項目のうち2個以上有する場合は確診．
　大項目のうち1個と小項目のうち1個以上有する場合は疑診．
　ただし，第一度近親者に確診例のみられる場合は，大項目1個のみで確診しうる．

（厚生省特定疾患「原発性高脂血症」調査研究班，1988）

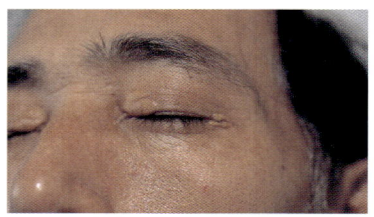

写真1　家族性高コレステロール血症ヘテロ接合体にみられた眼瞼黄色腫

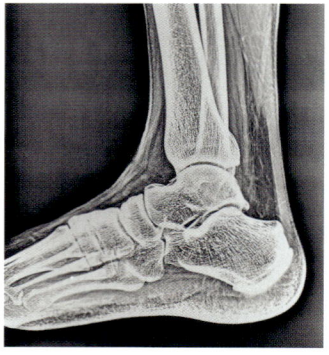

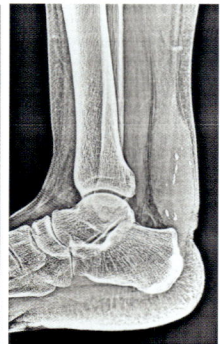

写真2　アキレス腱黄色腫のゼロラジオグラフィー
健常者（左）のアキレス腱の厚さは5mmであるが，家族性高コレステロール血症ヘテロ接合体（右）では26mmと著明に肥厚している．この症例では腱黄色腫内に石灰化もみとめられている．また，視診でもアキレス腱部の膨らみが観察される．

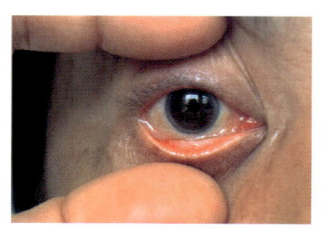

写真3　家族性高コレステロール血症ヘテロ接合体にみられた角膜輪

脂血症はⅠ型で，両者の増加をみとめるものはⅤ型と分類されている．表9に示す分析結果から，症例1と例2はⅠ型，症例3はⅤ型高リポ蛋白血症に近いといえる．しかしⅠ型とⅤ型の表現型を明確に区別することは必ずしも容易でない．また，表現型としてのⅠ型とⅤ型を区別することは，必ずしも本質的なものではない．VLDL分画の明らかな増加があっても高カイロミクロン血症の症例では積極的にアポ蛋白やリパーゼの測定を行ってみることが大切と思われる．

表8　アポC-Ⅱ欠損症ホモ接合体の臨床検査成績

1. 血液化学検査
  Na 137μEq/l, K 4.6μEq/l, Cl 96μEq/l, BUN 16.2mg/dl, UA 4.2mg/dl, アミラーゼ 75 Somogyi U, TP 7.6g/dl, 蛋白分画：アルブミン67.2％, $α_1$-グロブリン3.1％, $α_2$-グロブリン8.9％, $β$-グロブリン6.4％, $γ$-グロブリン14.0％, TC 144mg/dl, TG 960mg/dl, PL 160, ZTT 12U, GOT 20U, GPT 8U, ALP 34.9 K.A.U., $γ$-GTP 2U
2. 血液検査
  RBC 504×10^4/μl, Hb 14.6g/dl, Ht 40.2％, WBC 5200/μl
3. 検尿
  蛋白（−），糖（−）
4. ブドウ糖負荷試験
  血糖，インスリンとも正常反応

[アポ蛋白の分析]

これらの症例とその家族について，血清アポ蛋白濃度を表10に示す．症例2と症例3では，TG-richリポ蛋白の主要アポ蛋白成分であるアポC-Ⅱ，C-Ⅲ，Eの著しい高値がみとめられる．一方，症例1とその兄の血清アポ蛋白濃度もこれらの症例と同じ傾向にあるが，アポC-Ⅱの選択的欠損が観察される（表10）．さらにその両親は血清脂質，リポ蛋白は正常で，また，血清アポ蛋白濃度もほとんど正常値を示しているが，唯一アポC-Ⅱ濃度だけが著明に低下している（表10）．このアポC-Ⅱ欠損はTG-richリポ蛋白を脱脂して得られたアポVLDLの電気泳動での分析によっても確認される（写真5）．

[リパーゼ活性の測定]

食後，血中に現れたカイロミクロンの処理機構の第一段階はリポ蛋白リパーゼ（lipoprotein lipase：LPL）によるTGの水解である．臨床的にLPL活性を測定する手段として，ヘパリン静注後血漿中のリパーゼ活性（postheparin lipolytic activity：PHLA）が用いられている．しかしヘパリン静注によって，肝臓からLPLとは別のリパーゼ（hepatic lipase：HL）も同時に遊離してくれるため，この両活性の分離測定が必要である．

一般的な測定法の一つとして，人工のTG乳剤を基質とし，ヘパリン静注後10分の血漿を酵素源として作用させ，TGから遊離してきた脂肪酸を定量してリパーゼ活性とし，LPLとHLの分離には1M NaClが使用される．

高カイロミクロン血症症例におけるPHLAの測定結果は，症例1とその兄，ならびに症例2でLPL活性の著明な低下が示される（図1）．しかし症例3では高カイロミクロン血症を呈しているにもかかわらずLPL活性は正常範囲を示した．

ここで注意しなければならないのは，症例1ではアポC-Ⅱが欠損している点である．LPLがTGを水解する場合は，活性化因子としてアポC-Ⅱの共存を必要とする．そのためPHLAの測定系に正常人血清あるいは正常アポC-Ⅱを添加すると，症例1ではHLPL活性が正常レベルにまで出現する．一方，症例2では健常者血清の添加によるLPL活性の回復はみとめられない．

[高カイロミクロン血症の病態・診断]

血清TG値が1000mg/dl以上となる高脂血症ではカイロミクロンのうっ滞が考えられる．血清の静置試験あるいはリポ蛋白電気泳動法や超遠心法によってカイロミクロンの確認・定量を行ってみることが必要である．遺伝性の高カイロミクロン血症としてLPL欠損症とアポC-Ⅱ欠損症が知られている．また，原因不明の高カイロミクロン血症も

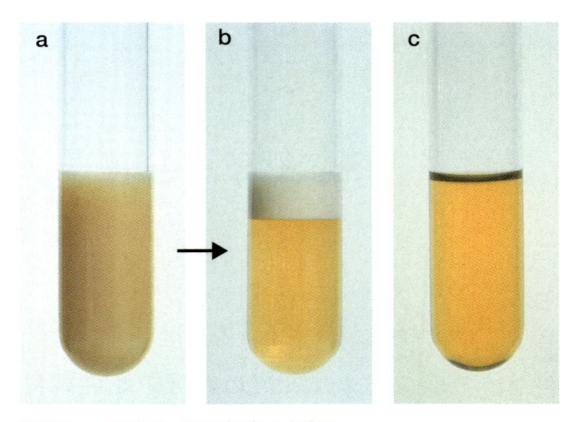

写真4　高脂血症の血清の外観

a：家族性高カイロミクロン血症，b：家族性高コレステロール血症．高カイロミクロン血症の血清は乳濁しており（a），冷蔵庫放置または軽い遠心によりカイロミクロンが浮上し，クリーム層を形成する（b）．しかし，高LDL血症では正常と同様の外観を示す（c）．

表9 高カイロミクロン血症の血清リポ蛋白

症例	年齢・性	コレステロール (mg/dl)					トリグリセライド (mg/dl)			
		total	Chylo.	VLDL	LDL	HDL	total	Chylo.	VLDL	LDL+HDL*
症例1	13歳 女性	161	98	35	12	16	1094	813	219	62
兄	15歳 男性	204	119	45	23	17	1090	823	198	62
父	47歳 男性	174	−	2	129	43	58	−	10	48
母	40歳 女性	206	−	14	132	60	90	−	41	49
症例2	32歳 男性	510	310	132	6825*	68*	3294	2413	806	75
症例3	52歳 男性	723	356	307	118.6	35	3651	2040	1470	141
対照** (mean ± SD)	42.6 ±10.7	181.1 ±30.8	−	10.6 ±6.0	±28.9	51.8 ±11.3	80.5 ±24.8	−	35.8 ±19.8	44.7 ±10.9

* d＞1.006（LDL＋HDL）分画.
** 高脂血症83例（M 42例，F 41例）.

あり（表5），これらの鑑別が重要になる．

LPL欠損症はTGの水解酵素であるLPLそれ自体を欠損する病態である．一方，アポC-Ⅱ欠損症ではLPLは正常に存在するがその活性化因子であるアポC-Ⅱを欠損するため，LPLがリパーゼ活性を発現できず高脂血症を呈する疾患である．ここに示した症例のうち，症例1はアポC-Ⅱ欠損症，症例2はLPL欠損症と診断される．これに対し，LPL活性およびアポC-Ⅱに異常のない症例3は本態性Ⅴ型高脂血症に相当するものと考えられる．

LPL欠損症，アポC-Ⅱ欠損症は常染色体性劣性遺伝の疾患で，ホモ接合体のみが高脂血症を発症する．両疾患のヘテロ接合体ではアポC-ⅡやLPLが半減してもTG-richリポ蛋白の異化には支障なく，ヘテロ接合体には高脂血症をみとめない（表9，10）．LPL欠損症の頻度は100万人に1人程度で，またアポC-Ⅱ欠損症ではさらに頻度の低いものとされる．それゆえ，症例1のように両親が血族結婚の場合は，これらの疾患を疑ううえで参考となる．

日本では免疫比濁法による血清アポ蛋白濃度の測定（A-Ⅰ，A-Ⅱ，B，C-Ⅱ，C-Ⅲ，E）やELISA法によるLPL蛋白量の測定が保険診療で可能であり，LPL欠損症，アポC-Ⅱ欠乏症診断も容易である．アポC-Ⅱ欠損症のヘテロ接合体の同定にはC-Ⅱ/C-Ⅲ比が重要である．

[臨床症状]

高カイロミクロン血症に伴う臨床症状として腹痛発作，急性膵炎，黄色腫（とくに発疹性黄色腫）（写真6），肝脾腫，網膜脂血症（写真7），などが

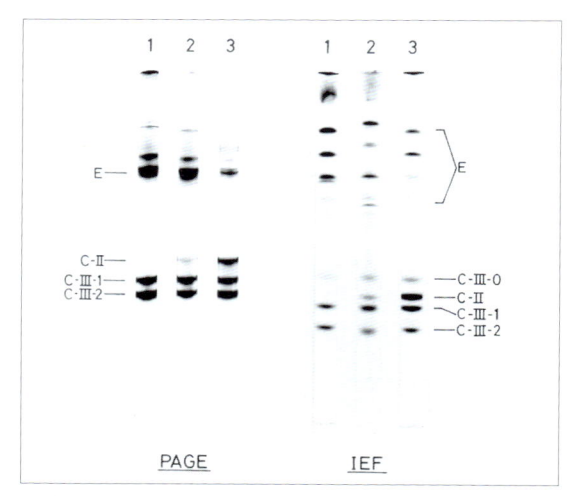

写真5 高カイロミクロン血症のVLDLアポ蛋白の電気泳動パターン
1：症例1，2：症例1の母親，3：正常対照．
PAGE：ポリアクリルアミドゲル電気泳動法，IEF：等電点電気泳動法．
症例1はアポC-Ⅱ欠損症ホモ接合体で，C-Ⅱのバンドが欠損する．その母親はヘテロ接合体としてC-Ⅱのバンドが薄く，アポC-Ⅱが半減していることが観察される．

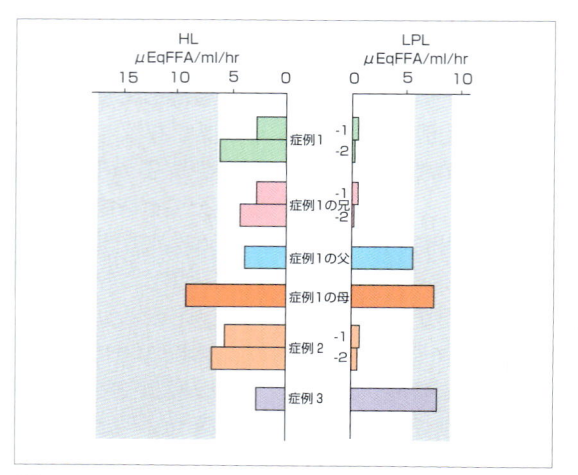

図1 Postheparin lipolytic activity (PHLA)
灰色部は対照（平均±標準偏差）を示す．症例1とその兄のLPL欠損はみかけ上のものであり，測定系に正常血清を添加すると正常のLPL活性がみとめられる（本文参照）．

表10 高カイロミクロン血症における血清脂質とアポ蛋白

病態 症例	血清脂質（mg/dl）			血清アポ蛋白（mg/dl）					
	Ch	TG	HDL-C	A-I	A-II	B	C-II	C-III	E
アポC-II欠損症									
症例1	216	1608	−	167	47.0	143	0.2	14.0	10.4
ホモ（兄）	236	1545	−[1)]	92	21.5	62	ND[2)]	19.9	13.4
ヘテロ（父）	213	73	38	110	31.1	117	1.6	4.0	4.2
ヘテロ（母）	243	112	53	147	28.5	104	0.9	9.1	4.6
LPL欠損症[3)]									
ホモ（父）	277	1960	−	97	24.5	80	15.4	36.6	17.4
ヘテロ（娘）	228	87	48	111	28.8	96	2.6	6.6	3.7
原発性V型高脂血症									
症例3	723	3651	−	128	37.0	65	46.0	100.8	53.2
健常者（mean±SD）[4)]									
男（n＝677）	184	95	52.6	128	30.5	84	3.2	8.1	3.9
	±24	±27	±12.6	±24	±5.5	±15	±1.1	±2.6	±0.8
女（n＝467）	183	83	59.0	141	30.1	82	2.8	7.7	4.2
	±24	±26	±11.5	±23	±5.1	±15	±1.0	±2.1	±0.9

[1)] −：測定不可．[2)] ND：測定感度以下．[3)] 症例2とは別家系のLPL欠損症家系．
[4)] Noma A, et al：*Clin Chim Acta*, **199**：147-158, 1991より引用．

知られている．血清TG値が5000〜10000mg/dlにも達する欧米の症例に比べ，日本の症例では5000mg/dlを超えることはまれで，これらの合併症をみとめることは多くない．症例2は急性膵炎を発症して高脂血症を発見されているが，症例1は高脂血症以外の臨床症状はまったくない．症例3では高脂血症に加え耐糖能異常，高血圧症が存在し，高脂血症を悪化させるとともに，狭心症の発症を促進したものと考えられる．

[治療]
　カイロミクロンは食餌性脂肪に由来し，高カイロミクロン血症の血清TG値は脂肪摂取量によって大きく変動する．したがって本症の治療は食餌療法が主となる．LPL欠損症の症例2において食餌組成による血清脂質値の変化をみると，15g以下の脂肪制限食によって低下していた血清TG値が等カロリーで脂肪を60gに増量するとただちに上昇し，脂肪制限食によって再度血清TG値は低下する（図2）．このようにI型高脂血症は脂肪食によって引き起こされ，脂肪起因性高脂血症ともよばれている．VLDLも増加したV型高脂血症の食餌療法は脂肪制限に加え炭水化物を含めたカロリー制限も必要である．

III型高脂血症
症例　60歳　男性
[診断]
家族性III型高脂血症，アルコール性肝障害．
[主訴]
高脂血症．
[家族歴]
特記すべきことなし．家族に高脂血症の有無は不明．
[既往歴]
特記すべきことなし．
[現病歴]
　若いころより，アルコールを多飲していた．最近，飲酒量（5合/日以上）と体重の増加につれ倦怠感が出現し，近医を受診したところ，高脂血症を指摘され，紹介・入院となる．
　入院時現症と検査成績：身長160cm，体重67kg，BMI 26.2．おもな検査成績を**表11**に示す．
[入院後経過]（図3）
　入院時，TC 822mg/dl，TG 1746mg/dlと著明な高脂血症を呈していた．入院後1000〜1500kcal/日のカロリー制限だけで，体重の減少とともに血清TC，TG値は200〜300mg/dlまでみやかに改善した．さらに，III型高脂血症の第一選択薬剤とされるフィブラート剤の投与で，TC，TGとも100〜150mg/dlにまで低下し，逆に低コレステロール血症を示した．しかし，退院後も薬物療法を継続していたにもかかわらず，カロリーの過剰摂取による体重の増加（70〜71kg）につれ，血清脂質値は再上昇した．III型高脂血症は食餌因子の関与の大きい高脂血症で，食餌療法の重要性

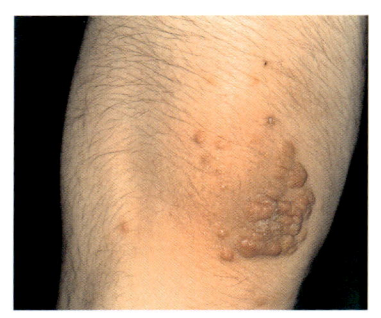

写真6 高カイロミクロン血症症例の肘にみられた発疹性黄色腫

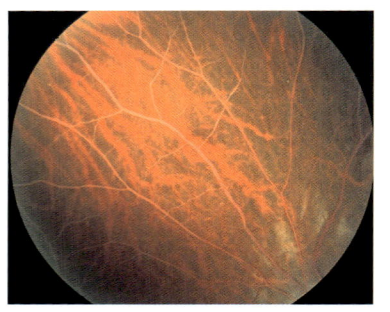

写真7 高カイロミクロン血症症例の網膜脂血症を示す眼底写真

が示される．

[診断]

Ⅲ型高脂血症は，通常の血中にはほとんど存在しないβ-VLDLとよばれる異常なリポ蛋白がうっ滞し，動脈硬化と強く関連する特異な高脂血症である．血清TCとTGの両方が同程度に上昇し，リポ蛋白電気泳動像で，β-VLDLの出現・増加に伴うbroad βパターンが本症を特徴づけている．

Ⅲ型高脂血症の本質的な成因はアポE異常（E2ホモ接合体）にある．この遺伝素因を基に，そのほかの高脂血症素因・肥満・糖尿病・甲状腺機能低下症など，TG-richリポ蛋白の合成亢進・異化障害をもたらす異常が加わり，高脂血症が発症する．本症例でも，アルコールの過剰摂取，肥満，耐糖能低下などが高脂血症の発症と強く関連している．

血清TCとTGが増加し，リポ蛋白電気泳動でbroad βパターンを呈する症例ではⅢ型高脂血症が疑われる．このため，Ⅱb型，Ⅳ型，Ⅴ型高脂血症との鑑別が必要となる．本症の診断目的には，従来からのアガロースゲル電気泳動法よりも，pre βとβとの分離能に優れたポリアクリルアミドゲル電気泳動法が適している．Ⅲ型高脂血症の特徴的な泳動パターンは，pre βからβ位の間に異常リポ蛋白バンド（β-VLDL）が出現し，さらに，明瞭なβバンドをみとめない点である（**図4**）．

本症に特徴的なβ-VLDLは，TGに対しコレステロール含量が相対的に増加している．したがってVLDL-C/serum TG比の上昇はβ-VLDLの存在を示すことになり，この比が0.30以上であれば診断的意義がある（Fredricksonら）．またVLDL-C/VLDL-TG比が0.42以上との診断基準（Hazzardら）もしばしば用いられる．これにはVLDLを超遠心分離する必要があるが，多くの症例はVLDL分画の脂質組成の分析によって診断可能である（**表11**）．

一般臨床検査からの診断法として，血清アポ蛋白の測定がある．Ⅲ型高脂血症はアポEに富むβ-VLDLの増加を示すことから，血清アポEが高値を示す．ほかの高脂血症を含め一般に血清アポE濃度はアポC-Ⅲよりも低値を示す．本症ではアポEの上昇のため両者がほぼ等しくなり，アポE＞アポC-Ⅲでは本症が強く示唆される（**表11**）．Ⅲ型

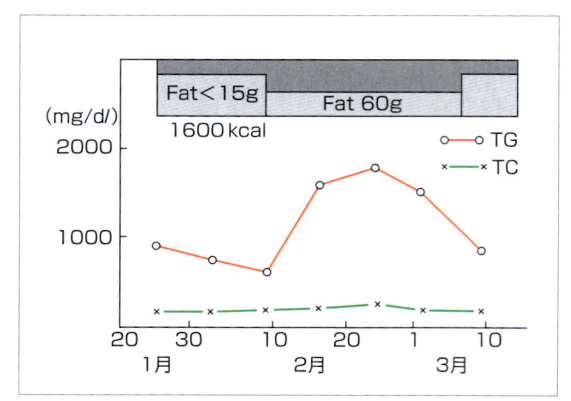

図2 LPL欠損症の症例2における食餌による血清脂質の変化

等カロリーであっても食餌性脂肪の量に応じて血清TG値が変動する（山本 章，ほか：動脈硬化，**7**：353-363, 1979）．

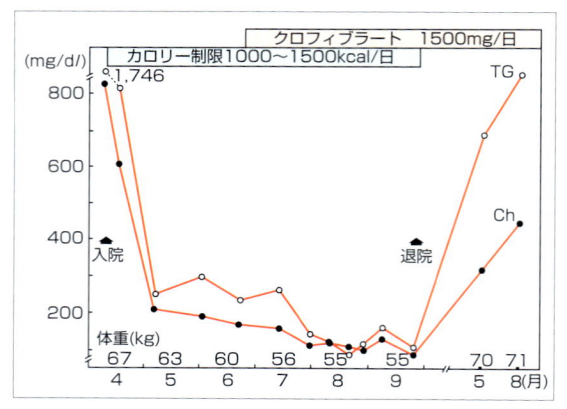

図3 本症例の経過
60歳，男性，身長160cm．

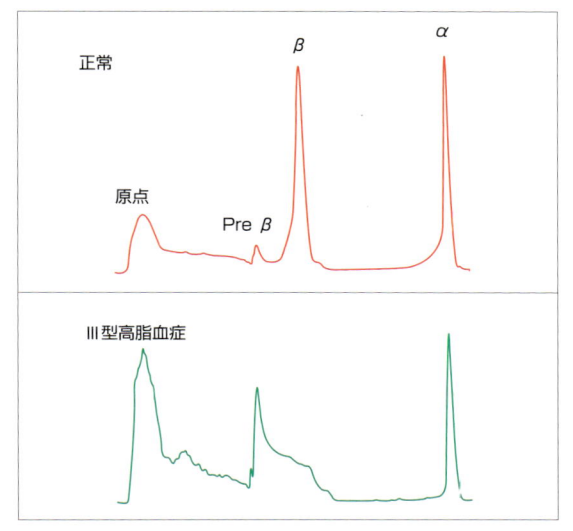

図4 血清リポ蛋白ポリアクリルアミドゲル電気泳動法による正常とⅢ型高リポ蛋白血症の泳動パターン

Ⅲ型高脂血症では，LDLのβバンドのピークの消失と，preβとβの谷間がなくなり，幅広いバンド（broad β）が特徴である．

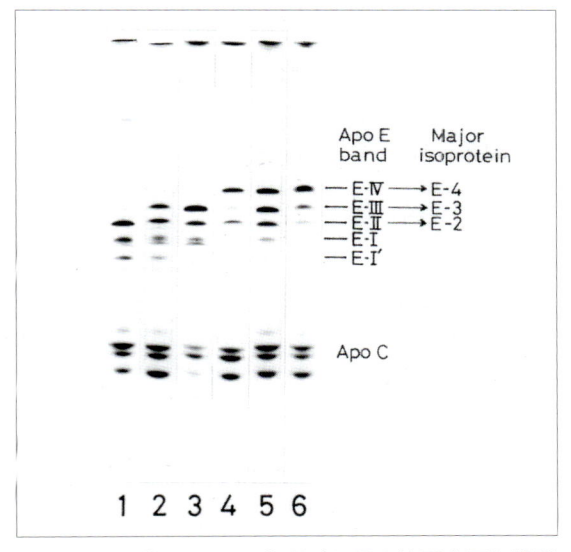

写真8 6種類のアポE表現型を示す等電点電気泳動パターン

1：E2/2, 2：E3/2, 3：E3/3, 4：E4/2, 5：E4/3, 6：E4/4.
E-4～E-2のアポEペプチドは，それぞれE-Ⅳ～E-Ⅱの位置に主要バンドとして泳動される．それぞれのアポEペプチドにはシアル酸を付加された微量成分も存在し，これらはその分子数に応じて陽極側に副バンドを形成する．各表現型のホモ接合体では1本，ヘテロ接合体では2本の主要バンドが遺伝子型に対応した位置にみとめられる．Ⅲ型高脂血症は1のE2/2表現型症例から発症する．

高脂血症はE2ホモ接合体の遺伝素因を基に発症する．したがって，Ⅲ型高脂血症は先のリポ蛋白異常に加え，アポE等電点電気泳動法でE2/2表

表11 Ⅲ型高脂血症症例の検査成績

1. 血液化学検査
   TP：7.7g/dl, A/G：1.3, 総ビリルビン：0.9mg/dl,
   直接ビリルビン：0.7mg/dl, GOT：118U/l,
   GTP：147U/l, ALP：147U/l, γ-GTP：615U/l,
   ZTT：10.4U, TTT：40.0U, LPH：318U/l,
   BUN：13mg/dl
   クレアチニン：0.6mg/dl
   尿酸：6.8mg/dl, 空腹時血糖：118mg/dl
   HbA$_{1c}$：（5.0%以下）5.5%
2. 血清脂質検査
   TC：822mg/dl, エステル比：64%
   TG：1746mg/dl, PL：660mg/dl
   HDL-C：測定不可, NEFA：1144 μEq/l
   リポ蛋白電気泳動（PAGE）：カイロミクロン，VLDL
   分画の著しい増加とLDL分画の低下，ブロードβ
   パターン（図3）
3. 血液検査
   RBC：493×10^4/μl, WBC：8480/μl
   Hb：15.3g/dl, Ht：46.2%
4. アポ蛋白濃度
   TC 325mg/dl, TG 512mg/dl, HDL-C 51mg/dl
   A-Ⅰ 111mg/dl, A-Ⅱ 41.1mg/dl, B 201.6mg/dl
   C-Ⅱ 9.3mg/dl, C-Ⅲ 22.2mg/dl, E 26.1mg/dl
5. 超遠心を用いたリポ蛋白分画（mg/dl）

	Serum	VLDL	LDL	HDL
TC	445	248	176	21
TG	668	530		

VLDL-Ch/VLDL-TG = 0.467
VLDL-C/SerumTG = 0.371

現型の証明によって確定診断される（写真8）．

保険適用はないが，イムノブロット法を用いたアポE表現型の分析キット（フェノタイピングアポE，常光）が発売され，臨床検査センターにてアポE表現型の同定が可能である．

[治療]

Ⅲ型高脂血症は動脈硬化の合併頻度が高い反面，治療によく反応する疾患とされている（図3）．高脂血症が改善できれば予後は悪くない．本症治療の基本は食餌療法であり，カロリー・アルコールの制限を厳格に行い，肥満があればこれを是正する．また増悪因子である耐糖能異常や，その他，VLDLの合成亢進を導く因子の改善も重要である．

薬物療法としてはフィブラート系薬物が第1選択とされる．Ⅲ型高脂血症は家族性高コレステロール血症と異なり治療によく反応する高脂血症であり，合併症の予防の点からも早期診断，早期治

療の重要性が強調される． ■山村　卓

[文献]

Brunzell JD, Deeb SS：Familial lipoprotein lipase deficiency, apo C-Ⅱ deficiency, and hepatic lipase deficiency. In： The Metabolic and Molecular Bases of Inherited Disease, 7th ed (Scriver CR, Beaudet AL, et al eds), pp 2789-2816, McGraw-Hill, New York, 2001.

Goldstein JL, Hobbs HH, et al：Familial hypercholesterolemia. In：The Metabolic and Molecular Bases of Inherited Disease, 8th ed (Scriver CR, Beaudet AL, et al eds), pp 2863-2913 McGraw-Hill, New York, 2001.

Mahley RW, Rall SC Jr：Type Ⅲ hyperlipoproteinemia (dysbetalipoproteinemia)：the role of apolipoprotein E in normal and abnormal lipoprotein metabolism. In： The Metabolic and Molecular Bases of Inherited Disease, 8th ed (Scriver CR, Beaudet AL, et al eds), pp2835-2862, McGraw-Hill, New York, 2001.

日本動脈硬化学会編：高脂血症治療ガイド2004年版．日本動脈硬化学会，2004．

山村　卓：高脂血症．最新内科学大系　第36巻，動脈硬化と脈管疾患（井村裕夫，尾形悦郎ほか編），pp108-115, 中山書店，1991．

山村　卓：Ⅲ型高リポ蛋白血症．新内科学大系　第9巻，高脂血症・低脂血症（井村裕夫，尾形悦郎ほか編），pp82-98, 中山書店，1995．

10-7　ポルフィリン症

急性間欠性ポルフィリン症

症例　45歳　男性

[主訴]

腹痛，便秘，四肢の脱力，るいそう，発熱．

[家族歴]

母が産後39歳で脳卒中で死亡し，妹（39歳）にも，同様の腹痛発作歴がある．

[現病歴]

8月ごろより，臍部を中心とした鈍痛があり，市販の痛み止めを服用していたが，おさまらず近医受診していた．腹痛の精査のため12月4日当科へ入院した．入院後，便秘，四肢の脱力，るいそう，発熱が持続し12月16日，ブドウ酒様尿からポルフィリン症と診断したが，呼吸麻痺により12月19日に死亡した．

[検査所見]

検尿：褐色尿（写真1），比重1029，蛋白（−），糖（±），ウロビリノーゲン（＋＋＋），ビリルビン（＋＋）．

血液検査：白血球5200/μl，赤血球385×10^4/μl，ヘモグロビン11.0g/dl，血小板28.5×10^4，血沈7mm/hour．

生化学検査：Na 122mEq/l，K 3.6mEq/l，Cl 78mEq/l，ビリルビン0.9mg/dl，総蛋白6.0g/dl，アルブミン3.3g/dl，GOT 71Karmen U（＜34），GPT 40Karmen U（＜29），ALP 20King-Armstrong U（3.5〜11），総コレステロール321mg/dl（130〜220），TTT 1.2単位（＜5），ZTT 3.1（＜4〜12）．

尿ポルフィリン検査：ポルフィリン体定性（FisherのBrugsch変法）：酢酸エチル/酢酸（4：1）に抽出後，塩酸に再抽出する（写真2A）．紫外線照射すると赤色蛍光がみとめられた（写真2B）．

尿便スペクトル検査：尿および便（Holtiの変法）のポルフィリン体を酢酸エチル/酢酸（4：1）に抽出し塩酸に再抽出して，スペクトロメーターで励起および蛍光スペクトルを抽出した（図1，2）．

赤血球HMBS（hydroxymethylbilane synthase）活性：発端者（45歳，男性）は測定不能であったが，同様の発作歴のある妹（64歳）のHMBS活性は21nmol porphyrin/ml RBC/37℃で，健常者の約50％の活性低下があり急性間欠性ポルフィリン症（acute intermittent porphyria：AIP）と診断した（正常28〜52）．

AIP欠損酵素遺伝子（HMBS遺伝子）の検索：患者の妹の末梢血リンパ球を用いてRNAを抽出

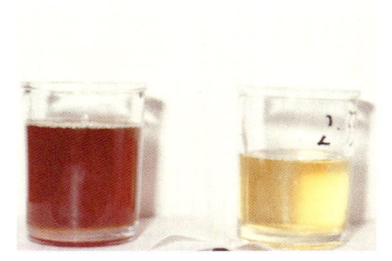

写真1　ポルフィリン尿
AIP患者にみられたブドウ酒様尿（左：患者，右：正常対照尿）．

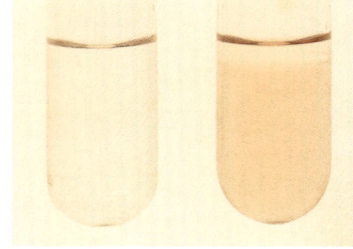

写真2A　ポルフィリン尿の塩酸への抽出
酢酸エチル/酢酸（4/1）で酢酸エチル相に抽出後，0.1規定塩酸に再抽出する（左：AIP患者尿，右：正常対照尿）．

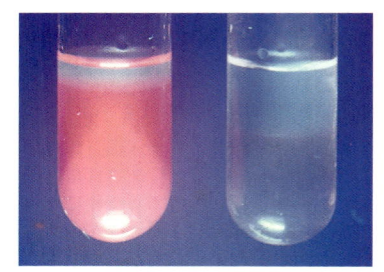

写真2B　紫外線照射による赤色蛍光
同一尿に暗所で紫外線ランプを照射すると赤色蛍光を発する（左：AIP患者尿，右：正常対照尿）．

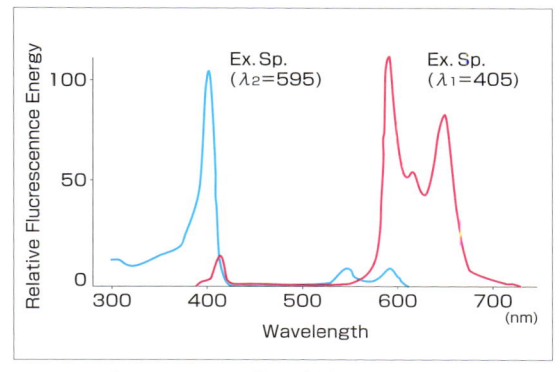

図1 尿中ポルフィリン体の蛍光スペクトル
塩酸に抽出した AIP 患者尿中ポルフィリン体の蛍光スペクトルメーターで解析すると，400nm の励起波長（exitation spectle：Ex. SP.）と 600nm の蛍光波長（emission spectle：Em. SP.）が得られる．

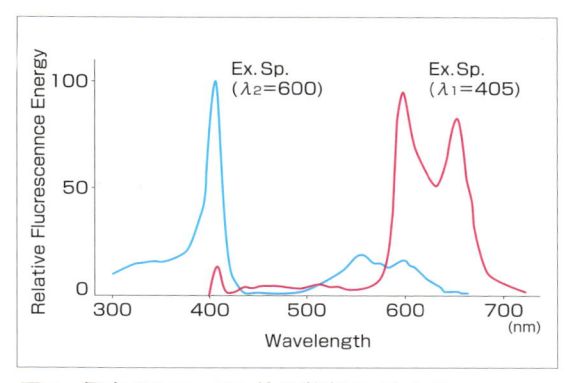

図2 便中ポルフィリン体の蛍光スペクトル
同様に塩酸に抽出した AIP 患者便中のポルフィリン体の蛍光スペクトルメーターの解析．蛍光波長の形が尿とは異なる．

し，RT-PCR 法で HMBSmRNA から cDNA を作成し，SSCP 法で遺伝子異常部位を推定し，シークエンスの結果，エクソン 10 のアルギニンからトリプトファン（R173W）のアミノ酸置換を見出した（図3）．この異常は患者（45歳，男性，死亡）の3男および妹の長男にも見出し，AIP キャリアと診断した（写真3）．

[考察]

急性間欠性ポルフィリン症（AIP）は，肝性ポルフィリン症のなかでは，晩発性皮膚ポルフィリン症（PCT）についで頻度が高く，急性ポルフィリン症では代表的な疾患である．本症は肝臓のヘム合成経路における第3番目の酵素である HMBS 活性の約50％低下に基づく常染色体優性遺伝形式をとる．AIP の遺伝子異常は1997年までに113種類の異なった異常が報告されており，疾患特異性のある遺伝子異常がみられないのが，一般にポルフィリン症の特徴である．

本症例は尿中ビリルビンが陽性であったが，これはビリルビン基質にポルホビリノーゲンが反応して陽性となったものである．ポルフィリン症は ALAS 活性を除く七つの酵素に対応してそれぞれ異なったポルフィリン症が存在する（表1）．尿，便，赤血球に著増するポルフィリン体およびその前駆体を示した．

本家系は島根県出雲市で診断された AIP であり，エクソン 10（R173W）の異常であった．この異常はヨーロッパ各国に広く分布する異常と同一であり，その起源をたどるとある1人の宣教師が広めたとされる異常であった．日本の本症例とヨーロッパの症例がつながりがあるとすれば，日本への伝来がいか

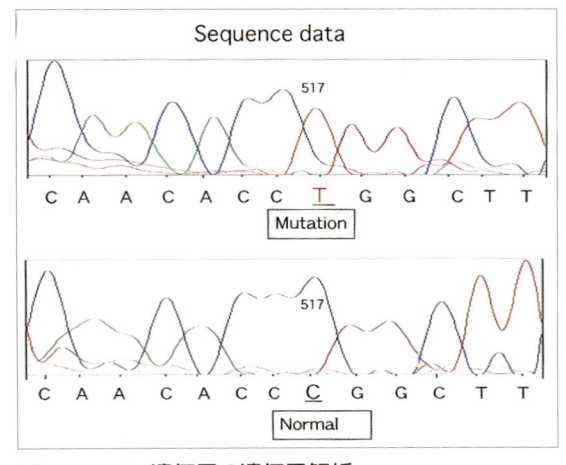

図3 HMBS 遺伝子の遺伝子解析
HMBS 遺伝子は15のエクソンから成立するが，本家系はエクソン 10 の異常で，517番目の C から T への変異により，アルギニンからトリプトファンへのアミノ酸置換が生じたために酵素欠損が発生していることが明らかになった．

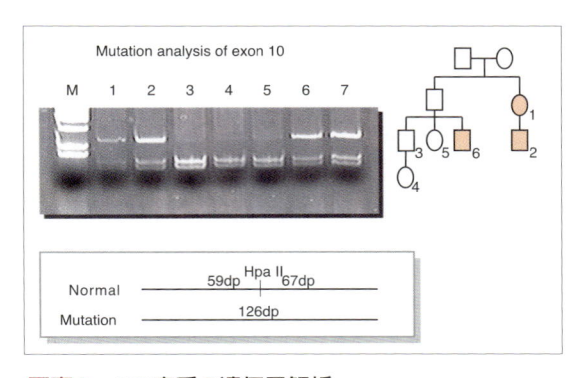

写真3 AIP 家系の遺伝子解析
変異の結果，新たに生じた制限酵素（HPa1）切断部位を利用して，家族の欠損酵素を解析し，発端者（45歳，男性）の三男（6歳），妹の長男（2歳）の2人を新たな AIP キャリアと診断した．lane7 は出雲市で診断された別家系 AIP 症例で，同一の変異であった．

表1　ポルフィリン-ヘムの生合成系と増加するポルフィリン体およびその前駆物質

酵素（略称）	中間体	ポリフィリン症（略称）	尿	便	赤血球
ALA synthase（ALAS）	glycine + succinyl - CoA ↓ 5 - aminolevulinic acid（ALA） ↓				
ALA dehydratas（ALAD）	porphobilinogen（PBG） ↓	ALA dehydratase deficiency porphyris（ADP）	ALA	−	−
hydroxy methylbilane synthase（HMBS）	〔hydoxymethylbilane〕 ↓	acute intermittent porphyria（AIP）	ALA, PBG	−	−
uroporphyrinogen synthase（UROS）	uroporphyrinogen Ⅲ ↓	congenital erythropoietic porphyria（CEP）	UP	CP	UP
uroporphyrinogen decaboxylase（UROD）	coproporphyrinogen Ⅲ ↓	hepatoerythropoietic porphyria（HEP） porphyria cutanse tarda（PCT）	UP, 7COOH	Isocopro	−
coproporphyrinogen oxidase（CPO）	protoporphyrinogen Ⅸ ↓	hereditary coproporphyria（HCP）	ALA, PBG, CP	CP	−
protoporphyrinogen oxidase（PPO）	protoporphyrin Ⅸ（PP） ＋Fe ↓	variegate porphyria（VP）	ALA, PBG, CP	PP＞CP	−
ferrochelatase（FeC）	heme	erythropoietic protoporphyria（EPP）	−	PP	PP

ALAS活性を除く7種類の酵素に対応して，それぞれ異なったポルフィリン症が存在する．
ALA：γ-アミノレブリン酸，PBG：ポルホビリノーゲン，UP：ウロポルフィリン，CP：コプロポルフィリン，PP：プロトポルフィリン，Isocpro：イソコプロポルフィリン．

なる海路をとってやってきたのか歴史的，民族的に謎のある話といわねばならない．　　　　　■堀江　裕

[文献]

Green - Davis ST, Neumann PE, et al: Detection of a R173W mutation in the porphobilinogen deaminase gene in the Nova Scotian "Foreign Protestant" population with acute intermittent porphyria: a founder effect. Clin. Chemist, **30**: 607-612, 1997.

Kappas A, Sassa S, et al:The porphyrias. In: The Metabolic and Molecular Basis of Inherited Disease, 7th eds (Scriber CR, Breaudet AL, et al eds), pp1305 - 1356, McGraw - Hill, New York, 1995.

Tomie Y, Horie Y, et al: Mutation in the exon 10 (R173) of the hydroxymethylbilane synthase gene in two unrelated Japanese families with acute intermittent pophyria. Res Comm Mol Parhol Phramacol, **99**: 5 - 15, 1998.

10-8　痛風・高尿酸血症

症例　55歳　男性
[臨床所見]

　約15年前から人間ドックにて高尿酸血症（8.5〜9.4mg/dl）を指摘されていた．約5年前に右母趾基関節に急性関節炎が出現．痛風（gout）と診断され，以後薬剤の継続的服用を勧められていたが服用せず，以後，年に1回程度の同様の関節炎を起こしていた．7月21日の早朝から右膝に疼痛が出現．発赤・腫脹もきたし，歩行困難になったため受診（写真1，2）．
[血液検査]

UA 7.5mg/dl，BUN 25mg/dl，Cr 1.2mg/dl，CRP 3.5mg/dl，RAテスト陰性，WBC 7000/μl．
[関節液所見]（写真3〜5）
[鑑別診断]

　主要なものの疾患名と鑑別点
　1）偽痛風：膝関節のX線所見で軟骨に線状の石灰化．関節液でピロリン酸カルシウムの結晶．
　2）化膿性関節炎：関節液培養，血液培養．
　3）HLA-B27関連関節炎：腱炎の存在，仙腸関節炎，HLA-B27陽性．
　4）関節リウマチ：膝疾患の急性単関節炎はまれ．

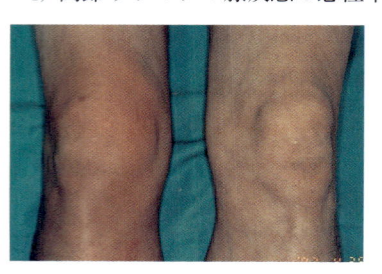

写真1　右膝に発赤・腫脹と，水腫をみとめる．関節液穿刺にて黄色で混濁した関節液を45ml採取した．膝関節のX線所見では軟部組織の腫脹のみをみとめた．
痛風発作は膝関節に初発することはまれで，本例のように複数回の痛風発作の既往がある場合が多い．

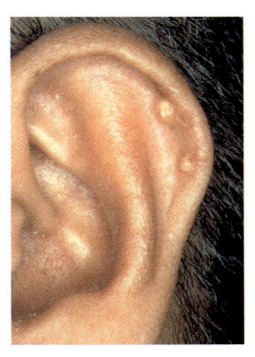

写真2 耳介の痛風結節．これは高尿酸血症をかなり長期間放置した場合のみにみとめられる所見で，近年では頻度はかなり減少した．

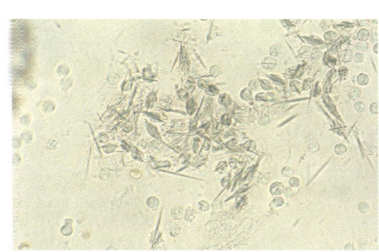

写真3 光学顕微鏡でみた関節液所見．好中球と針状結晶をみとめる．

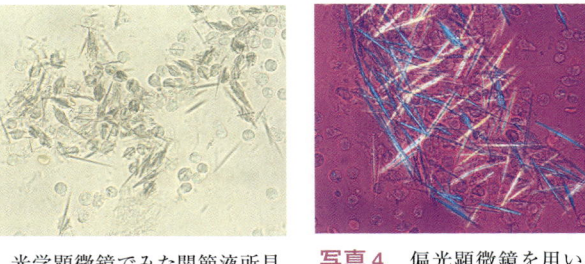

写真4 偏光顕微鏡を用いた関節液所見．強い負の複屈折性をみとめ，尿酸ナトリウム塩の結晶と同定．

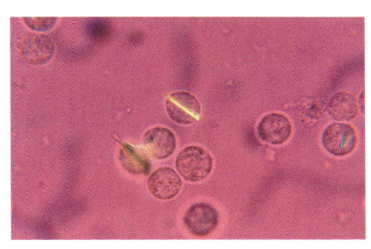

写真5 偏光顕微鏡の強拡大にて好中球に貪食された尿酸塩結晶を確認．

[治療]

急性関節炎に対する治療

主として非ステロイド系抗炎症薬を用いる．胃粘膜障害，腎障害に注意する．

この時期に血清尿酸値を低下させる薬剤の投与を開始してはならない．

急性関節炎の軽快後の治療

1) 高尿酸血症（hyperuricemia）を是正する．血清尿酸値が6.0mg/dℓ未満を継続的に維持する．

2) 合併症の検索と治療を行う．高血圧，高脂血症，尿路結石にはとくに注意する． ■山中　寿

[文献]

山中　寿：痛風．最新内科学大系74，骨関節疾患2（井村裕太，尾形悦郎，高久史麿，垂井清一郎編）pp209-215，中山書店，1995．

山中　寿：痛風の診断基準，病型分類，内科，**75**：1550-1552，1995．

山中　寿：高尿酸血症に対する治療薬剤の選択と使用法．日本臨牀，**54**：3261-3265，1996．

11. 血液疾患

1. 感染症
2. 循環器系の疾患
3. 呼吸器系の疾患
4. 消化器系の疾患
5. 肝の疾患
6. 胆・膵の疾患
7. 膠原病
8. 腎・尿路系の疾患
9. 内分泌系の疾患
10. 代謝の異常
12. 神経疾患
13. 眼底
14. 救急医療

編集　池田康夫

11-1 造血組織の構造・機能（解説）

骨　髄（bone marrow）

　骨髄は，生まれてより幼児期半ばまではほぼ全域が造血の場であり，4歳ごろより脂肪化が長管骨骨幹部に起こる．この脂肪化は年齢とともに骨端方向に広がってゆく．成人では骨髄は1600〜3700gの容量に達するが，造血はこの容量の1/2に存在し，骨盤骨，胸骨，椎骨，肋骨，頭蓋骨，および大腿骨や上腕骨の近位端などに限局してくる．体重70kgの成人では，この造血域で1日に3.7×10^{11}個の血球が産生され，毎分1.5億個の赤血球と1.2億個の顆粒球が形成される．出血や感染に際しては，骨髄の造血能力は5〜10倍に増強される．肉眼的に，造血骨髄は赤血球の色調を反映して赤色となり赤色髄とよばれ，造血が止まり脂肪細胞化が進むと黄色髄となる．

　骨髄には一般の臓器と同様に実質と間質が存在するが，周囲を硬い骨質で囲まれているので，間質は実質の物理的支持に役立つ膠原線維に乏しく，細胞成分が主体となっている．これからみても，骨髄間質は造血細胞の物理的支持ではなく，機能的支持をおもな働きとしていることがわかる．

　骨髄間質は血管間質と造血間質とに分かれ，前者は実質細胞である血球の血流内への流出，いわゆる血液-骨髄関門の形成に，後者は造血細胞の増殖分化に重要な役割をしているものと考えられる．

1．血管間質

　静脈洞（venous sinus）周囲の細網細胞の網工の間に，造血域が分布しているのが骨髄の基本的構造である．栄養血管は骨皮質を貫いて骨髄腔に達し，その中心で長軸方向に走って中心動脈となる．中心動脈から出た放射状の分枝は毛細管となって静脈洞に注ぐ．静脈洞は骨髄腔中央部に向かって集合し，中心静脈となり動脈に沿って，骨外へ出ていく．静脈洞壁周囲には細網細胞（洞周囲外膜細胞：adventitial reticular cellともよばれる）が樹枝状の突起を伸ばしている（**図1**）．また，この細胞突起は造血域に伸びていて，造血微小環境の一部を形成する．脂肪細胞は静脈洞壁近傍に発生し，細網細胞に由来するとされている．

2．造血間質

　造血幹細胞の増殖分化は静脈洞外側の細網組織間質（造血域）で行われ，成熟血球が静脈洞へ流出する．この流出は選択的であり，血液-骨髄関門とよばれる．造血域では血液細胞と脂肪細胞のしめる割合は逆相関し，造形が高まると脂肪細胞が減少し，造血が減弱すると，造血域を置き換えるように脂肪細胞が増加する．骨髄生検は，前，または，後腸骨稜，胸骨で行われることが多く，成人骨髄では，造血細胞の割合は胸骨，腸骨の順に高く，肋骨ではより少ない．定常状態の造血においては（構造的造血），細網細胞は造血幹細胞増殖分化の制御にかかわっている．出血，感染などの緊急事態における造血は誘導的造形といわれ，炎症局所のリンパ球，マクロファージ，そのほかの炎症細胞や線維芽細胞により産生されるサイトカインが血流を介して，骨髄に達し，造血域で血管内皮や細網細胞などの骨髄間質細胞

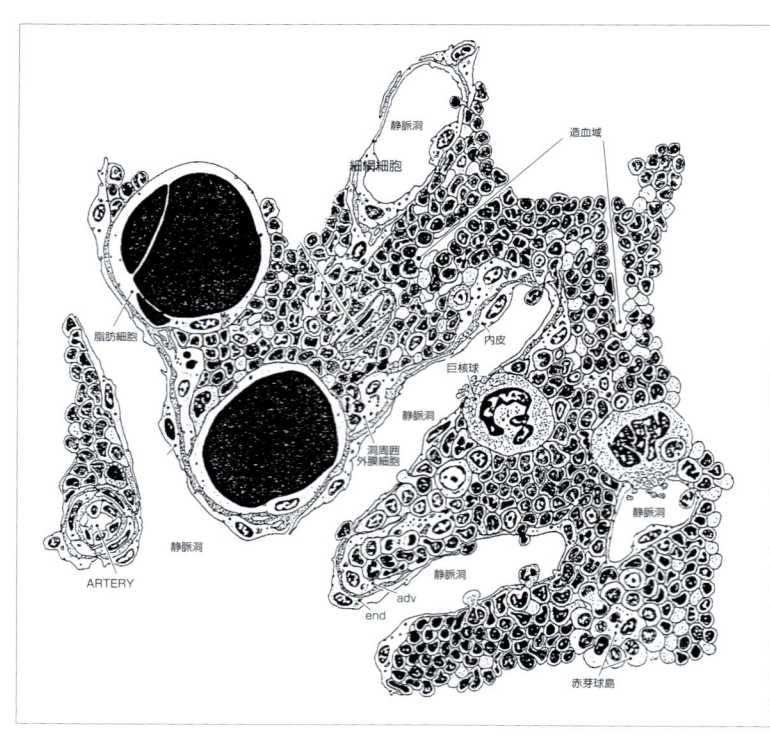

図1　骨髄の構造
（Weiss, L：Bone Marrow. Histology, 4th Ed（Weiss L, Greep RO eds），pp487-502, Mc Grow-Hill, New York, 1977）

群により，さらにこのシグナルが増幅され，緊急造血が誘導される．造血域内で巨核球は洞外膜に接して局在し，内皮有膜部からその細胞質突起が洞内に突出し，血小板を血中に放出する．赤芽球系細胞は時おり，赤芽球島（erythroblastic island）を形成し，洞壁近くに位置する．この構造物は中心にマクロファージがあり，このマクロファージを central macrophage とよんでいる．赤血球系細胞は洞壁通過時に脱核する．一方，顆粒球系細胞は不規則に分布し，幼弱な細胞は骨梁や小動脈周囲に存在し，成熟にしたがって，静脈洞近傍に移動してゆく．

リンパ節 (lymph node)

リンパ節は腎形をした小器官であり，厚い結合組織性の被膜で覆われており，腫瘍の転移や局所の炎症に際して腫大する．リンパ節の一側中央は陥没して門部となり，輸出リンパ管が流出する．また輸入リンパ管は，リンパ節の外側から被膜を貫通し，被膜下の辺縁洞（marginal sinus）から中間洞を経て門部に集合し，輸出リンパ管に注ぐ．

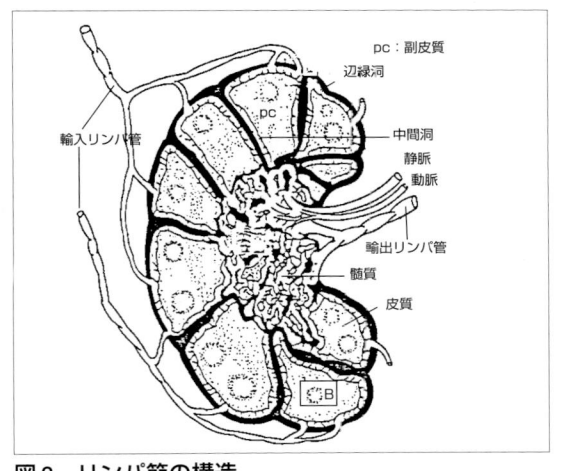

図2 リンパ節の構造

リンパ節の基本構造は血管，リンパ洞，それらの間隙に広がるリンパ基質からなる．リンパ基質は細網細胞の網工からなり，種々のリンパ球，組織球，骨髄由来細胞，肥満細胞などが介在し，皮質，副皮質，髄質に分けられる（**図2**）．リンパ節はリンパ管の合流部にあり，とくに腋窩，鼠径部，肺内などに集中している．リンパ節は連鎖を形成し，末梢から胸管へ向かって流れるリンパ液から抗原を濾過する．そして，局所における抗原に対する反応のみならず，全身の免疫反応にも関与すると考えられている．

1．皮質 (cortex)

皮質はリンパ濾胞 (lymphoid follicle) とその周囲をとりまく濾胞周辺帯 (marginal zone) の局在する領域で，成熟段階の異なったBリンパ球の集族巣である．

1-1 濾胞周辺帯

リンパ濾胞の周囲に位置する部分で，すでに抗原刺激を受けたBリンパ球，Tリンパ球，マクロファージ，形質細胞などから構成される．ここのBリンパ球は免疫グロブリンをもち，小リンパ球よりやや大型の胞体で，単球様となり，しばしば，monocytoid B cell とよばれる．

1-2 リンパ濾胞

皮質多数集合したBリンパ球によって形成される．濾胞のなかには中心が大型のリンパ球を混じた明るい領域，芽中心（follicular center あるいは germinal center）の存在するものもあり，このような濾胞を二次濾胞とよぶ．芽中心は抗原刺激を受けたBリンパ球の増殖，成熟域である．ここで細網細胞の一種である濾胞樹状細胞（follicular dendritic cells：FDC）からB細胞が抗原提示を受ける．現在，FDCは骨髄由来と考えられている．この相

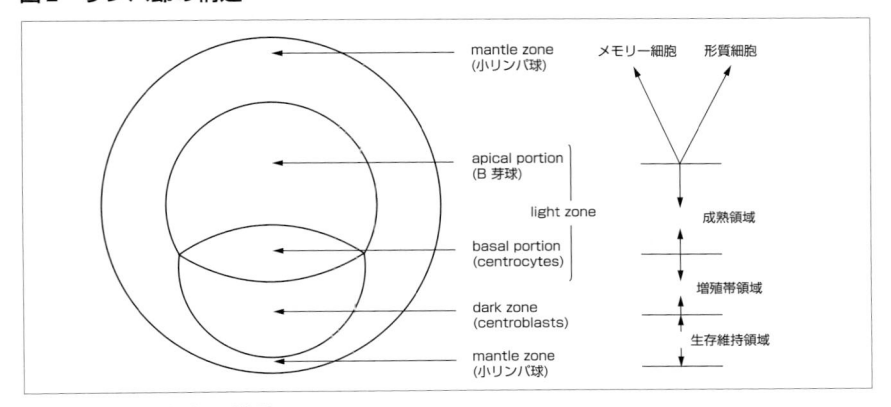

図3 リンパ濾胞の構造
(張ヶ谷健一，ほか：リンパ節．三輪血液病学，第3版（浅野茂隆ほか編），p40，文光堂，2006，改変)

互作用により，抗原に対する親和性の低いB細胞はアポトーシスを起こし，マクロファージに貪食される(tingible body macrophage)．一方，抗原に対する親和性の高いB細胞は刺激を受け親和性の増強を獲得し(affinity maturation)，メモリーB細胞へと成熟する．この後，末梢へ移動し，つぎに抗原と出合うまで静止状態で存在する．芽中心は，髄質側の暗調部(dark zone)と被膜側の明調部(light zone)に分かれ，明調部はさらに，外側部(apical light zone)と基底部(based light zone)に分かれている(図3)．暗調部と明調部基底側には活性化した大型の胚中心細胞(centrobiast)と小型であるが増殖サイクルにある胚中心細胞(centrocyte)が存在している．明調部外側には形質細胞やメモリーB細胞が存在する．また，芽中心をとりまく部位は，暗黒部(mantle zone)とよばれ，おもに静止期のrecirculating B細胞が存在している．FDCはその突起で抗原を捕捉し，数週間，数か月にわたって保持できる．FDC機能は，抗原を含む必要なシグナルをB細胞に提示することである．

2．副皮質(paracortex)

皮質と髄質との間はCD4，およびCD8陽性T細胞が主体をしめる領域で，副皮質または傍皮質とよばれる．ここにはB細胞も存在している(T細胞：B細胞＝3：1)．この領域はT細胞が再循環(recirculation)をしている場所でもあり，動脈を流れてリンパ節内へ入り，毛細管に続く後毛細管性細静脈(postcapillary venule：PCV)の壁を通って副皮質基質へと移動する．その後，リンパ洞に出て，輸出リンパ管から胸管を経てふたたび血液中に戻ることにより体内を再循環する．PCVはその内皮細胞の丈が高く立方形をしているため"高内皮細静脈"(high endothelial venule：HEV)ともよばれている．このリンパ組織へのリンパ球の回帰現象をホーミングとよぶ．このホーミング現象にはリンパ球膜上の接着分子と内皮細胞膜上の接着分子による接着が重要な過程である．副皮質の支持細胞として，合指状細網細胞(interdigitating cell：IDC)が存在しており，T細胞に対する抗原提示に重要な役割を演じていると考えられている．

3．髄質(medulla)

髄質は副皮質の深部，リンパ節の門部側にあり，分岐する髄索(medullary cord)とその間にある不規則な髄洞，および被膜や門から伸びる血管を含んだ小柱よりなる．髄索は他部のリンパ基質と同様に，細網性網工に支えられており，おもに，胚中心から濾胞周辺帯を経由して分化してきた形質細胞が分布している．T細胞，B細胞，マクロファージなども存在している．髄洞は辺縁部，中間洞から連なり，固有洞内皮によりおおわれている．

脾臓

脾臓の重量は日本人成体では90〜120gで，胃大彎左後方に位置する．組織学的に脾臓は被膜・脾柱・脾髄に分けられる．前2者は構造支持体であり，脾柱は動・静脈，リンパ管，神経を包み込んでいる(図4)．

実質である脾臓は白脾髄(white pulp)と赤脾髄(red pulp)に区別される．白脾髄は動脈とリンパ組織からできている．具体的には動脈周囲リンパ鞘(periarterial lymphatic sheath：PALS)とリンパ濾胞(lymphoid follicle)から構成され，前者の領域にはTリンパ球，後者の領域にはBリンパ球が主要構成細胞となっている．濾胞はリンパ節のものと基本的に差異はない．

赤脾髄は静脈領域であり，動脈領域である白脾髄とは構造的にも大きく異なる．ここは静脈血管からなる海綿状構造で，多くの末梢血を含み，肉眼的に暗赤色を呈する．赤脾髄は洞状の静脈(脾洞：sinus)とその間に発達する脾索(cord)からな

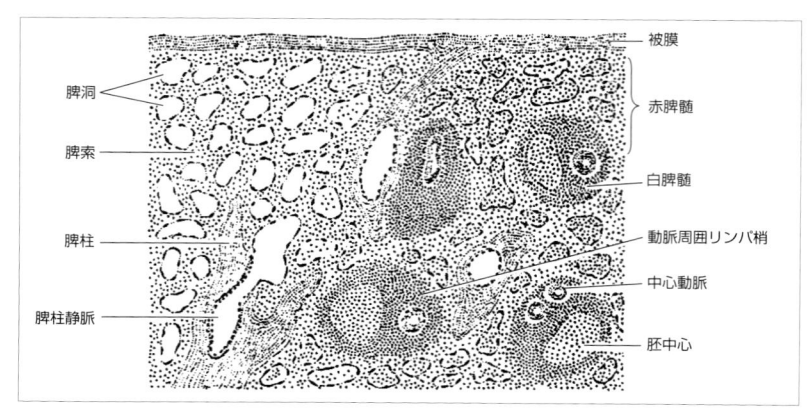

図4 脾の構造
(山田安正：現代の組織学，金原出版，p 214，図8-16，改変)

り，通常，末梢血の reservoir としての役割を担う．

■張ヶ谷健一

[文献]

Weiss L: Bone marrow. In: Histology 4th ed (Weiss L, Greep RO eds), pp487-502, McGrow-Hill, New York, 1977.
張ヶ谷健一：骨髄環境と造血．現代病理学大系，補遺2，循環器，消化器，乳腺，血液・造血器，pp145-153，中山書店，1995.
張ヶ谷健一：リンパ節，三輪血液病学，第3版（浅野茂隆ほか編），pp31-44，文光堂，2006.

11-2　正常骨髄像（解説）

[骨髄穿刺の適応・臨床的意義]

　健常者の骨髄像をみる機会はほとんどない．**表1**のように末梢血検査や臨床像でなんらかの血液疾患が疑われた場合に，骨髄検査を施行する．ただし，近年は骨髄移植が普及し，ドナーの骨髄検査を施行する場合もあるので，正常骨髄をみる機会も増加した．また，骨髄移植後の経過観察や悪性リンパ腫などの症例で骨髄像を検査する場合，正常骨髄像であることも多い．骨髄穿刺検査は造血能（血球の生成能）を把握するために有用な検査であり，再生不良性貧血や免疫性血小板減少性紫斑病をはじめとする，貧血や血球減少時の診断のために施行される．とくに白血病や骨髄異形成症候群などの造血器腫瘍を含む血液疾患や癌の骨髄転移などの診断に不可欠な検査である．適応の目安を**表1**に示す．骨髄の細胞密度や線維化の有無を調べるためには，骨髄生検を施行する．

表1　骨髄穿刺検査の適応の目安

原因不明の血球減少	WBC：2500/μl 以下 Hb：11.0g/dl 以下 Plt：12×10⁴/μl 以下
進行性・持続性の血球増多	WBC：10000/μl 以上 Hb：18.0g/dl 以上 Plt：100×10⁴/μl 以上
末梢血に異常細胞が出現	白赤芽球症（leucoerythroblastosis） 芽球やリンパ腫細胞・形質細胞などの出現
末梢血の形態異常	赤血球・血小板の形態異常
その他	原因不明の肝臓・脾臓・リンパ節腫脹 血清免疫グロブリンの異常（Mピークの出現） 悪性腫瘍の骨髄転移の疑い 不明熱 細網症・ストレージ病の疑い 寄生虫・粟粒結核の疑い　など

表2　骨髄細胞の比率の基準範囲

	骨髄細胞の比率	健常成人（慶應病院）	normal adults (by Wintrobe, et al.)
顆粒球系（%）	blasts	1.3	0.9 (0.2〜1.5)
	promyelocytes	4.9	3.3 (2.1〜4.1)
	myelocytes	7.0	12.7 (8.2〜15.7)
	metamyelocytes	10.5	15.9 (9.6〜24.6)
	band form	13.6	12.4 (9.5〜15.3)
	segmented neutrophils	13.6	7.4 (6.0〜12.0)
	eosinophils	3.5	3.1 (1.2〜5.3)
	basophils	0	0.1 (0.0〜0.2)
	小計（M）	54.4	53.6 (49.2〜65.0)
赤芽球系（%）	pronormoblasts	0.2	0.6 (0.0〜1.3)
	basophilic erythroblasts	1.2	1.4 (0.5〜2.4)
	polychromatophilic EB	16.3	21.6 (17.9〜29.2)
	orthochromatic EB	2.2	2.0 (0.4〜4.6)
	mitosis	0.3	
	小計（E）	20.2	25.6 (18.4〜33.8)
その他（%）	monocytes	3.3	0.3 (0.0〜0.8)
	lymphocytes	19.1	16.2 (11.1〜23.2)
	plasma cells	1.2	1.3 (0.4〜3.9)
	reticulum cells	1.8	0.3 (0.0〜0.9)
	megakaryocytes		0.1 (0.0〜0.4)
M/E比		2〜4：1	2.3 (1.5〜3.3)

[基準範囲]

1) 有核細胞数（nucleated cell counts: NCC）10〜25×10⁴/μl
2) 巨核球数（megakaryocytes: Mgk）50〜150/μl

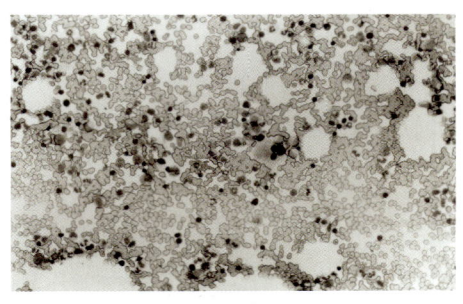

写真1　骨髄穿刺塗抹標本（Wright-Giemsa 染色，×100）

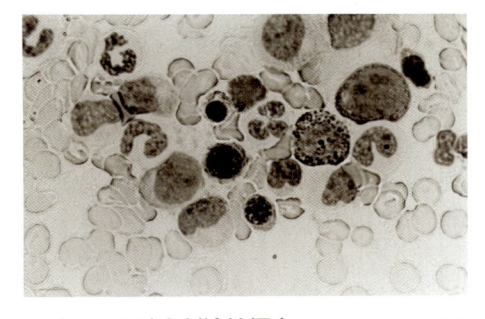

写真2　骨髄穿刺塗抹標本（Wright-Giemsa 染色，×600）

表3　骨髄所見で異常を示す疾患

異常の内容	疾患
骨髄中に異常細胞が増殖	急性白血病，慢性白血病，悪性リンパ腫，多発性骨髄腫，癌の骨髄転移など
骨髄造血能の低下	再生不良性貧血，赤芽球癆，低形成性白血病など
骨髄造血能の亢進	特発性血小板減少性紫斑病などの血小板減少症，溶血性貧血など
骨髄線維化	骨髄線維症，白血病・骨髄異形成症候群・悪性リンパ腫の一部など
無効造血	骨髄異形成症候群，巨赤芽球性貧血など

3) 骨髄像
4) 骨髄細胞の比率の基準範囲（表2）

　正常骨髄像は，写真1のように，有核細胞数は$10 \sim 25 \times 10^4/\mu l$であり，標本の引き終わりには，大きな細胞である巨核球がみとめられる．赤血球が適度に均一に分布している視野（写真2）では，顆粒球系と赤芽球の比率は，約2～4：1でみとめられる．

[異常値を示す疾患・病態]

骨髄所見で異常を示す疾患（表3）　　■川合陽子

[文献]

Kjeldsberg C : Normal blood and bone marrow values in man. In : Wintrobe's Clinical Hematology 9th ed, p2298, Lea & Febiger, Philadelphia, 1993.

寺田秀夫，ほか：骨髄穿刺検査．検査血液学．臨床病理，増刊号，pp294-301, 1994.

渡邊清明，ほか：慶應義塾大学病院血液検査マニュアル．1991.

11-3　正常末梢血液像（解説）

[末梢血血液像検査の臨床的意義]

　末梢血の血液像とは，末梢血より塗抹標本を作成し，白血球分類および白血球形態・赤血球形態・血小板形態・幼若細胞や芽球や異常細胞の出現の有無などを観察する検査である．白血球分類は末梢血の白血球を桿状核好中球・分葉核好中球・好酸球・好塩素球・単球・リンパ球の6種類に分類算定し，百分率で表示する．血液・造血器疾患や原因不明の血球数異常値が存在するときは不可欠の検査である．その他，原因不明の発熱・感染症・膠原病・アレルギー疾患・脾腫をきたす疾患・化学療法や骨髄抑制が予想される治療時の

モニタリングに有用であるが，診断特異性は低い．赤血球形態は貧血，とくに溶血性貧血の鑑別に有用であり，血小板形態は先天性血小板異常症の診断に不可欠であるが頻度は低い．

　近年では全自動の血球計数算定装置が普及し，白血球百分率も全自動で算定されるようになった．桿状核好中球と分葉核好中球は分類せずに好中球を一括した数値で算定する白血球5分類分画装置である．細胞数を多数算定するため正常血球の百分率の比率は正確であるが，異常細胞を見落とす可能性があり，塗抹標本の観察は重要である．また，赤血球や血小板の形態の診断には塗抹標本の作成は欠かせない．正常末梢血血液像をみる機会は減少したが，塗抹標本を作成し，顕微鏡で観察する百分率による情報は臨床的に有用である．

[白血球百分率の基準範囲]（表1）
[正常末梢血塗抹標本の特徴]

　表2に健常成人でみとめられる白血球や赤血球と血小板の特徴を示した．写真1は，健常成人の末梢血の塗抹標本を作成し，Wright染色液にて単染色した標本である．赤血球が多数と核を有した白血球が少数と，小さな血小板がみとめられる．写真2は好中球（2A）・リンパ球（2B）・単球（2C）・好酸球（2D）の，強拡大した写真である．

■川合陽子

表1　白血球百分率の基準範囲

	成人男性（％）	成人女性（％）
桿状核好中球	0～17	0～18
分葉核好中球	27～70	28～72
好酸球	0～10	0～8
好塩基球	0～3	0～3
単球	0～12	0～12
リンパ球	19～59	18～59

（日本臨床衛生検査技師会正常値設定委員会編，1985）

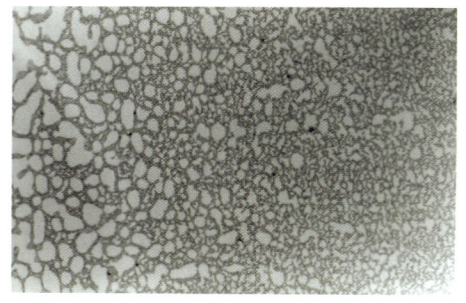

写真1　末梢血塗沫標本　　（Wright染色，×40）

表2　白血球・赤血球・血小板の形態

血球	輪郭	大きさ/直径	原形質	顆粒	核
好中球	円形または円形に近い	10～15μm（平均13.5）	淡紅～やや褐色【POX陽性】	橙褐色．細かい（0.2～0.4μm）．びまん性．無数にみられる．	核は細長く棒状または分節．クロマチン網工は粗大粗荒な網の目構造．
好酸球	円形	13～18μm（平均15）	淡紅色．粗大な顆粒に埋もれている．【POX強陽性】	あざやかな橙紅色で丸く大きく充満（0.5～0.7μm）．	太く丸みを帯びている．クロマチン網工は粗大粗荒な網の目．
好塩基球	円形	12～16.2μm（平均13.6）	淡褐色【POX陰性】	紫褐色でもっとも大きい（1.0～2.0μm）	輪郭不鮮明．
単球	類円形または不鮮明	13.2～21.2μm（平均16.7）	淡青色～淡青灰色【POX弱陽性】	紫赤色．微細．	円形，腎形，馬蹄形．不規則な分葉傾向．クロマチン網工は比較的細い．
リンパ球	円形または類円形	7.5～16.8μm（平均11.7）	澄んだ青色～淡青色【POX陰性】	粗大（0.4～0.6μm）な赤いアズール顆粒．数個～10個くらい	円形，腎形．クロマチン網工は粗大粗荒．網の目構造はない．
赤血球	円形	7～8μm	紅橙色．中央が非薄．	(－)	(－)
血小板	不整形	2～4μm	淡青色	好アズール性．赤紫～青紫色	(－)

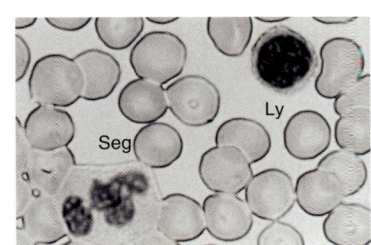

写真2A 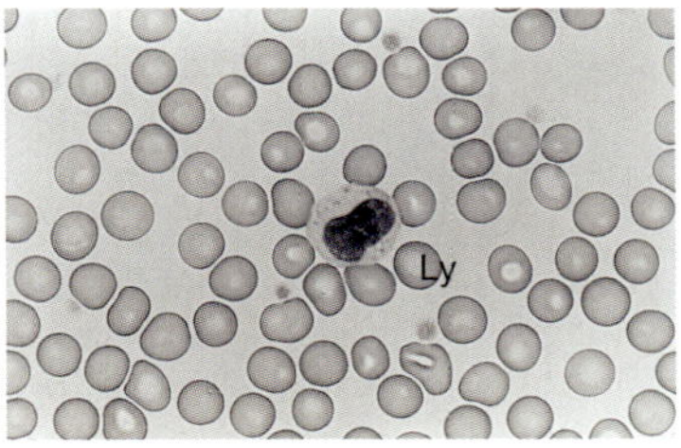　写真2B 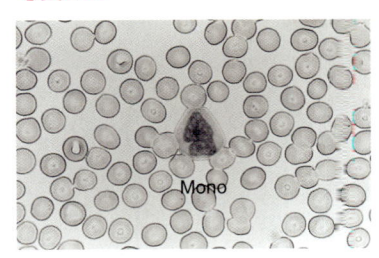　写真2C 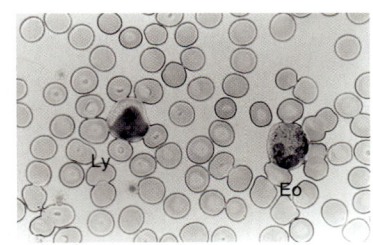　写真2D

写真2　末梢血塗抹標本
倍率×600（Wright染色）

[文献]
小宮正文：図説血球のみかた，南山堂，1991．
日本臨床衛生検査技師会正常値設定委員会編：全国の健康な臨床・衛生検査技師を中心とした血液正常値の現状．日本臨床衛生検査技師会誌，pp63-65，1985．

11-4　貧血（総論）

[分類]

　それぞれの貧血がどのような機序により惹起されているかを把握することは，実際の貧血の診断・治療に非常に重要である．

各種の貧血の分類を成因別に図1に示した．この図から，各疾患がだいたいどのような成因で発症するかを把握できる．たとえばヘモグロビン合成障害では鉄欠乏性貧血，慢性疾患による貧血などがあり，すべて小球性貧血となる．DNA合成障害ではビタミンB_{12}欠乏，葉酸欠乏などの巨赤芽球性貧血となり大球性貧血となる．その他の貧血では多くは正球性貧血になる．造血幹細胞増殖低下をみとめる疾患は再生不良性貧血，白血病などの骨髄に異常をきたす疾患がおもである．また，急性出血による貧血は出血性貧血と診断されるが，慢性出血ではむしろ鉄欠乏性貧血と診断されるこ

図1　貧血の成因による分類

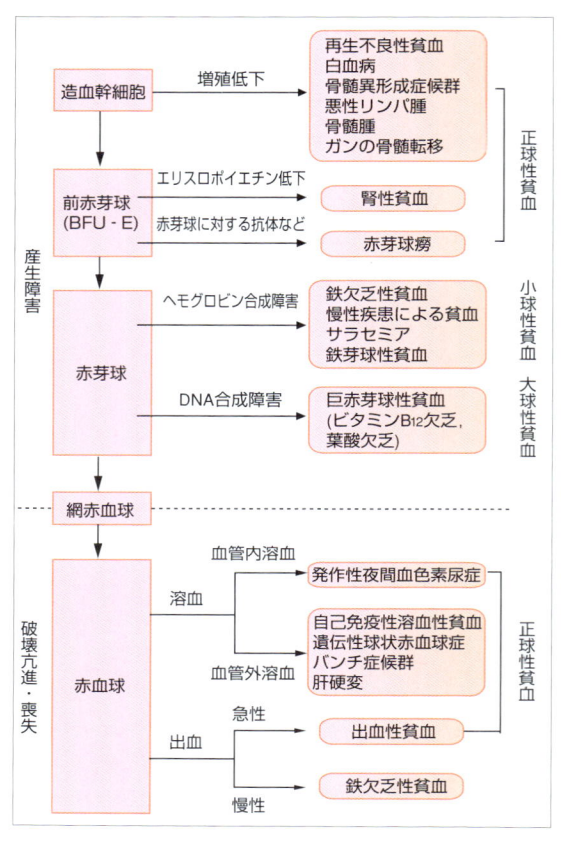

表1　貧血の一般症状

1. 易倦怠感*
2. 微熱
3. 顔色不良*
4. 頭痛
5. めまい，耳鳴り
6. 動悸*，息切れ*
7. 食思不振
8. 下痢

＊：比較的頻度が高い

表2　臨床像と貧血

臨床像	貧血をきたす疾患
自覚症状	
出血	出血性貧血（急性），鉄欠乏性貧血（慢性）
リンパ節腫脹	悪性リンパ腫，伝染性単核球症，白血病
発熱	急性白血病，再生不良性貧血，悪性リンパ腫，伝染性単核球症
黄疸	溶血性貧血，肝硬変，肝炎後再生不良性貧血
出血傾向	急性白血病，再生不良性貧血
浮腫	腎性貧血，甲状腺機能低下症
褐色尿	ヘモグロビン尿症
他覚症状	
さじ状爪	鉄欠乏性貧血
舌の平滑化，赤色化	巨赤芽球性貧血
脾腫	溶血性貧血，Banti症候群，肝硬変，悪性リンパ腫，白血病
四肢の知覚障害	悪性貧血
既往歴	
放射線の暴露	白血病，再生不良性貧血，骨髄異形成症候群
胃切除	悪性貧血
薬剤の服用	白血病，再生不良性貧血，骨髄異形成症候群
鉛，有機溶媒の接触	鉄芽球性貧血（鉛中毒），再生不良性貧血，白血病（ベンゾール）
家族歴	遺伝性球状赤血球症，サラセミア，赤血球酵素異常，先天性再生不良性貧血など
現存する疾患	
腎疾患	腎性貧血
甲状腺疾患	甲状腺機能低下による貧血
萎縮性胃炎	悪性貧血
胆石	溶血性貧血
子宮筋腫，痔，消化管の潰瘍など	鉄欠乏性貧血
関節リウマチ	慢性疾患による貧血
急性肝炎	肝炎後再生不良性貧血

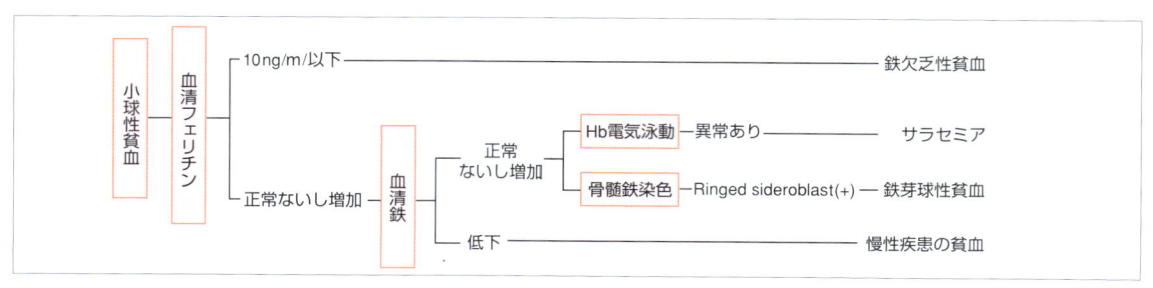

図2　小球性貧血の診断フローチャート

表3 貧血の検査診断の第一ステップ

貧血とは：
男　ヘモグロビン量が13g/dl以下
女　ヘモグロビン量が11g/dl以下

表4 貧血の検査診断の第二ステップ

MCVによる分類
85 fl＞　小球性貧血
85～100 fl　正球性貧血
100 fl＜　大球性貧血

とが多い．

[臨床像]

貧血では表1に示すような一般症状がみられる．これらは貧血に特異的な臨床症状ではないが，その存在は貧血を疑う臨床像として大切である．

その他の貧血疾患に伴う自他覚症状および現存疾患などについては表2にまとめて示す．

一般症状以外では，リンパ節腫脹，出血傾向および発熱，黄疸などの症状をそれぞれの疾患でみとめる．尿の色調も貧血の診断に重要で，褐色尿は溶血性貧血，ヘモグロビン異常などでみられる．さらに表2中の既往歴，家族歴の把握も大切である．貧血は各種疾患に伴うので，患者に表2に示す現存疾患があるかどうかを把握するのも診断に重要である．

[貧血の検査診断・フローチャート]

貧血の確定診断は検査によってなされる．表3に示すヘモグロビン値が貧血の診断の第一ステップである．ただし，脱水や水血症のときはこの限りでない．

ついで第二ステップでは，MCV（平均赤血球容積）で小・正・大-球性貧血に粗分類する（表4）．その後，小球性貧血と大球性貧血について，確定診断するに必要な検査と診断フローチャートを図2，3に示した．正球性貧血については各論を参照されたい．

[赤血球形態の異常]

代表的な赤血球形態異常を示す．これらはそれぞれの貧血診断に重要である．

正常赤血球（写真1）：直径7.4～8.2μmで，中

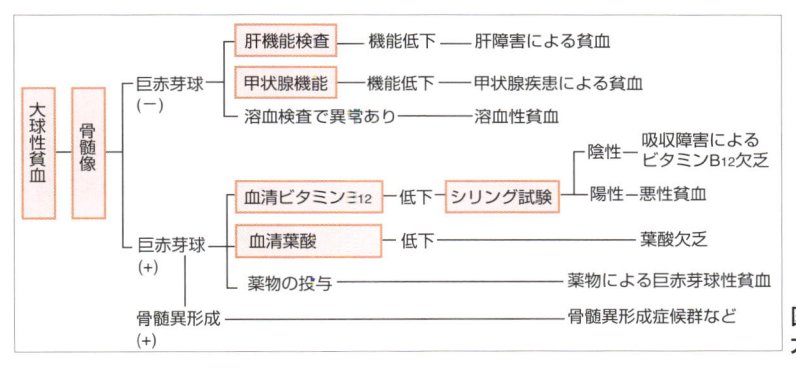

図3　大球性貧血の診断フローチャート

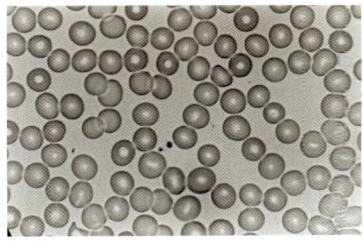

写真1

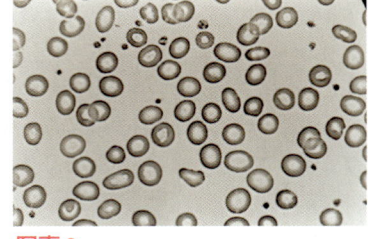

写真2

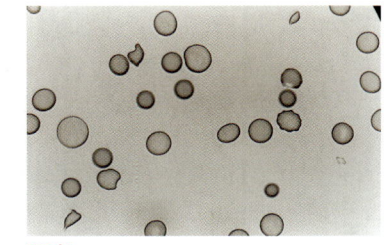

写真3

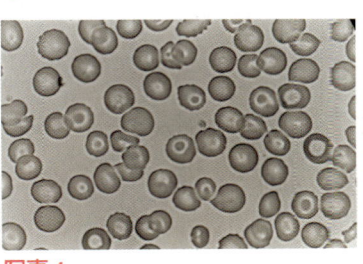

写真4

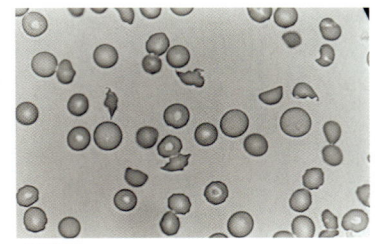

写真5

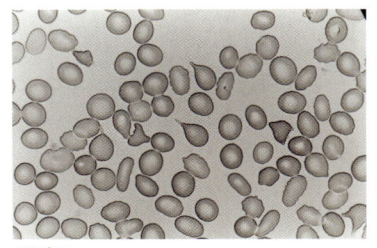

写真6

央部が少し明るく観察される．正常ではこの中央部の明るさが直径の1/3を超えることはない．

低色素性（hypochromic）赤血球**（写真2）**：中央部の明るさは増大し，色調の薄い赤血球である．定型例は鉄欠乏性貧血である．

球状赤血球（spherocyte）**（写真3）**：厚さが増した赤血球で，直径が小さくなっているが容積はほぼ正常な球状の赤血球をいう．遺伝性球状赤血球症などでみとめられる．

標的赤血球（target cell）**（写真4）**：赤血球の中心部が厚く，中間帯が薄くなっているため的状にみえる赤血球をいう．サラセミアで特徴的にみとめられる．

断片化赤血球（schizocyte）**（写真5）**：赤血球の断片化したもので，破砕赤血球（fragmentation）ともよばれる．Microangiopathic hemolytic anemiaでみとめられる．

涙滴赤血球（tear drop cell）**（写真6）**：赤血球の一方が梨状に縮んで，涙滴状になったものをいう．骨髄線維症，癌の骨髄転移などでみとめられる．

■渡辺清明

11-5　貧血（各論）

11-5-1　鉄欠乏性貧血

症例　42歳　女性

[主訴]

めまい，息切れ．

[現病歴]

以前に貧血を指摘されたとのことだったが，詳細は不明．この2〜3カ月でめまいや息切れを自覚するようになった．階段をのぼるときに動悸，息切れが強い．月経過多がある．

[現症]

身長162cm，体重55kg．体温37.2℃，血圧146/87mmHg．脈拍80/分整．眼瞼結膜貧血様．眼球結膜黄染なし．浮腫なし．右頸静脈でこま音を聴取．手の爪はさじ状．胸腹部に異常なし．神経学的に異常なし．

[血液検査]

血算

WBC 5800/μl（好中球53.5％，リンパ球38.5％，単球5.5％，好塩基球2.5％），RBC 378 ×10^4/μl，Hb 5.7g/dl，Ht 22.4％，MCV 59.3fl，MCH 15.1pg，MCHC 25.4g/dl，RDW-CV 23.8％，Plt 34.8 ×10^4/μl，Retic 1.8％．

生化学

T.P. 8.0g/dl，Alb 4.7g/dl，BUN 4.7mg/dl，Creat 0.41mg/dl，T.Bil 0.5mg/dl，T.Chol 146mg/dl，LDH 272U/l，AST 11U/l，ALT 7U/l，Fe 8μg/dl，TIBC 569μg/dl，Ferritin 1ng/ml．

便潜血陰性

[末梢血赤血球像]（写真1）

赤血球は大小不同で，薄く，小球性のものが多い．一部に奇形赤血球もみられる．

[手の写真]（写真2）

手の爪はさじ状を呈している．

[手の爪の写真]（写真3）

両側拇指のさじ状爪を示す．

[治療]

月経過多による鉄欠乏性貧血（iron deficiency anemia）と診断し，鉄剤の経口投与による治療を開始した．

■浦部晶夫

11-5-2　巨赤芽球性貧血

症例　41歳　男性

[主訴]

動悸，倦怠感．

[現病歴]

1年6カ月前の人間ドックではWBC 4700/μl，RBC 366万/μl，Hb 13.9g/dl，Ht 40.3％であった．10日前より倦怠感が強くなり，歩行時に動悸が出現するようになった．

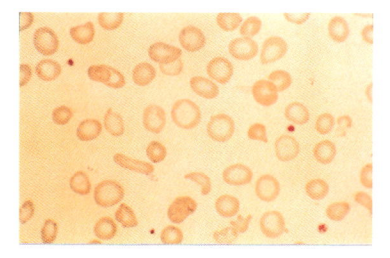

写真1 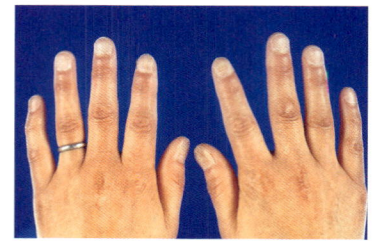　　　　写真2 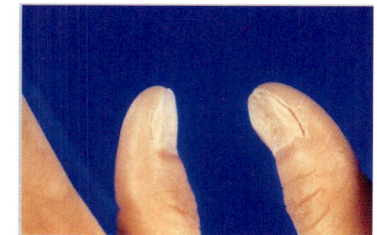　　　　写真3

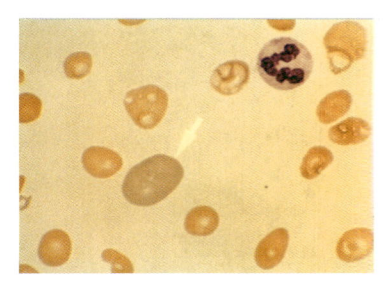

写真1

写真2

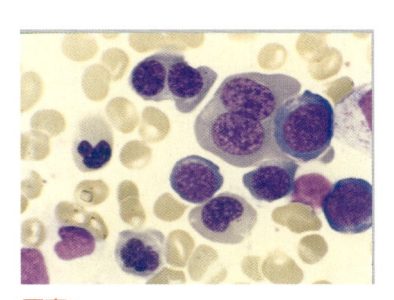

写真3

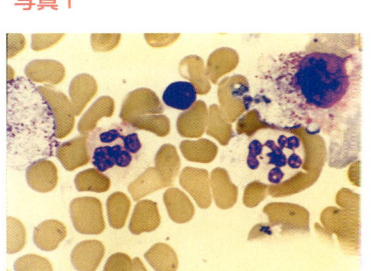

写真4

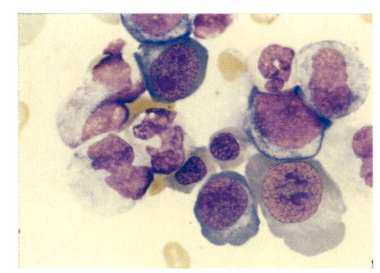

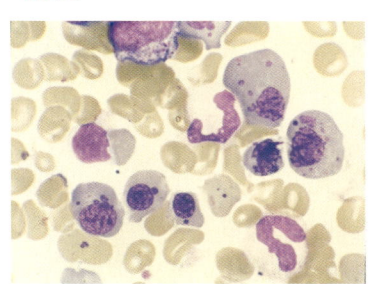

写真5

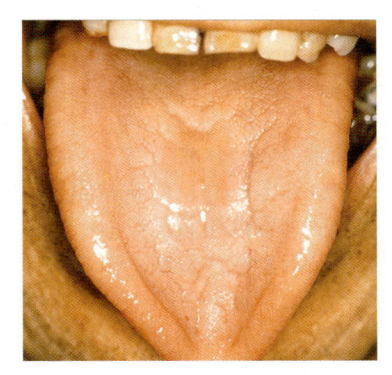

写真6

[現症]

身長175.4cm，体重72.5kg．体温36.9℃．脈拍96/分整．眼瞼結膜貧血様．眼球結膜に軽度の黄染あり．胸腹部異常なし．浮腫なし．神経学的に異常なし．舌乳頭が萎縮し表面が光沢を帯びている．皮下出血なし．リンパ節腫脹なし．

[血液検査]

血算

WBC 3900/μl（好中球50.5％，リンパ球45.5％，単球3.5％，好塩基球0.5％），RBC 112×10^4/μl，Hb 4.8g/dl，Ht 15.2％，MCV 135.7fl，MCH 42.9pg，MCHC 31.1g/dl，RDW-CV 15.9％，Plt 13.6×10^4/μl，Retic 0.8％．

生化学

T.P. 8.0g/dl，Alb 5.3g/dl，T.Bil 1.7mg/dl，Direct Bil 0.6mg/dl，AST 176U/l，ALT 117U/l，LDH 16770U/l（アイソザイム1；44.6％，2；38.6％），Al-p 138U/l，Fe 177μg/dl，TIBC 279μg/dl，ビタミンB$_{12}$<50pg/ml（基準値249～938pg/ml），葉酸15.1ng/ml（基準値2.4～9.8ng/ml），エリスロポエチン168mU/ml（基準値9～40mU/ml）．

その他

Coombs試験陰性，ハプトグロビン<10mg/dl，尿中メチルマロン酸604mg/l（基準値<10mg/日），便潜血陰性，抗壁細胞抗体陽性，抗内因子抗体陰性．

骨髄穿刺

有核細胞数19.5万/μl，巨核球数32/μl，M/E比0.45と赤芽球系優位で著明な巨赤芽球様変化をみとめる．

シリングテスト

内因子結合シアノコバラミン^{57}Co尿中排泄率12％，シアノコバラミン^{58}Co尿中排泄率5％．

[末梢血赤血球像]

赤血球が大球性を示し，巨大な赤血球もみとめられる（写真1）．

[骨髄像]

巨赤芽球（megaloblast）および巨大後骨髄球（giant metamyelocyte）をみとめる（写真2）．

2核の巨赤芽球をみとめる（写真3）．

過分葉を示す好中球をみとめる（写真4）．

塩基性斑点をもつ赤芽球と巨大杆状核球がみられる（写真5）．

光沢をもち乳頭の萎縮した舌（ハンター舌炎）を示す（写真6）．

[胃内視鏡所見]

著明な萎縮性胃炎がみられた．

[診断・治療]

この症例は，大球性貧血，LDH著明高値，ビタミンB$_{12}$低値，萎縮性胃炎，抗壁細胞抗体陽性，シリングテストの結果（内因子結合型シアノコバラミンは腸管から吸収されるがシアノコバラミンは吸収されない）から，悪性貧血と診断された．ビタミンB$_{12}$の筋注により治療を開始した． ■浦部晶夫

11-5-3 自己免疫性溶血性貧血（AIHA）

症例　64歳　女性

[主訴]

動悸，息切れ，蒼白．

[現病歴]

2カ月ほど前から買物や家事で動悸・息切れを感ずるようになり，顔色が悪いといわれていた．しだいに疲労感が強くなり，めまいも覚えるようになったため受診した．生来健康で，常用薬はない．

[現症]

意識清明．体温37.2℃．脈拍100/分，整．血圧120/60mmHg．眼瞼結膜は高度貧血様で，眼球結膜に軽度の黄染をみとめる．前胸部に収縮期雑音を聴取するが，スリルはなし．呼吸音にラ音なし．右肋骨弓下に肝を2cm，左肋骨弓下に脾を3cm触知する．下腿に浮腫あり．皮膚・粘膜に出血斑なし．神経所見に異常なし．

[血液検査所見]

血算

WBC7800/μl（杆状核好中球12％，分葉核好中球54％，リンパ球22％，単球8％，好塩基球0％，好酸球2％，有核赤血球2％），RBC150×$10^4/\mu l$，Hb5.6 g/dl，Ht18％，MCV120 fl，MCH37.3 pg，MCHC31.1 g/dl，Plt22.5×$10^4/\mu l$，Retic28.5％．

生化学

TP6.8 g/dl，Alb4.1g/dl，BUN22.3 mg/dl，Creat0.80mg/dl，T-Bil2.9 mg/dl，I-Bil 2.2 mg/dl，T-Chol150mg/dl，AST45U/l，ALT30U/l，LDH860U/l，Fe270 μg/dl，TIBC340 μg/dl，Ferritin170ng/ml，ハプトグロビン 10 mg/dl未満．

尿所見

糖陰性，蛋白陰性，潜血反応陰性，ビリルビン陰性，沈渣異常なし，ヘモジデリン陰性．

免疫学所見

血液型A型，Rh(D)＋．赤沈（1時間値）110mm．CRP2.1mg/dl，Coombs試験は直接法，間接法ともに陽性．特異抗血清を用いたCoombs試験は抗IgG血清で陽性，抗補体成分（C3，C4）血清で陰性．梅毒血清反応はガラス板法陽性，TPHA法陰性．寒冷凝集素価32倍，抗核抗体陰性．

その他

砂糖水試験（sugar water test）陰性．

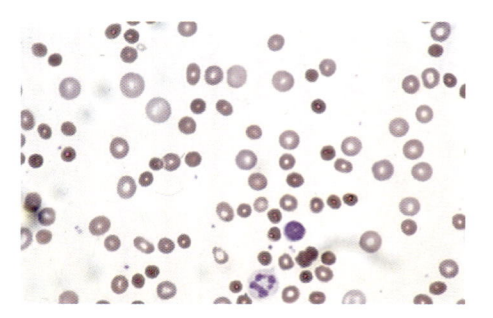

写真1A　末梢血塗抹標本（弱拡大）
淡く青染する大型の赤血球（網赤血球）と濃染する小型の小球状赤血球のコントラストが目立ち，赤血球密度が低いことから貧血が高度なことがわかる．

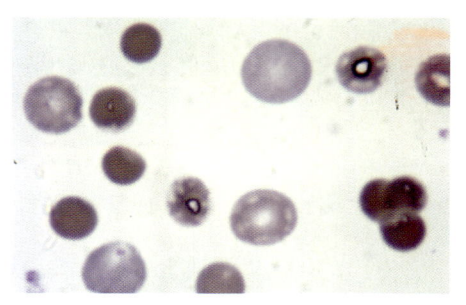

写真1B　末梢血塗抹標本（強拡大）
小球状赤血球が3個凝集している．

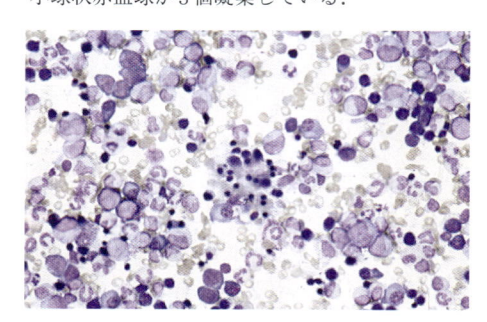

写真2A　骨髄塗抹標本（弱拡大）
細胞成分に富み，赤芽球系細胞の増加が著明である．

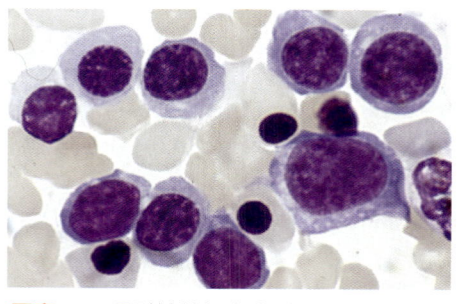

写真2B　骨髄塗抹標本（強拡大）
赤芽球系細胞に巨赤芽球性変化や異形成はなく，正赤芽球が増加している．

末梢血液像（写真1A, 1B, 2A, 2B）

赤血球の多染性が明らかであり，小球状赤血球も目立つ．3～4個の赤血球の凝集像を各視野に数個ずつみとめる．奇形赤血球はみとめない．白血球に軽度の好中球増加と左方移動があるが，血小板に著変はない．

骨髄像

有核細胞数45万/μl，巨核球130/μl，M/E比0.25．細胞成分に富み，赤芽球の増加が著しい．巨赤芽球性変化をみとめない．顆粒球系細胞，巨核球系細胞も豊富であり，形態異常をみとめない．

[診断・鑑別診断]

著明な網赤血球増加を伴う高度の貧血，間接型優位の高ビリルビン血症，脾腫をみとめることから溶血性貧血が疑われる．塗抹染色標本での赤血球凝集像とそれによる見かけのMCV増加，小球状赤血球の存在は自己免疫性溶血性貧血（AIHA）を疑わせる．直接Coombs試験陽性はほぼ決定的な根拠となる．抗赤血球（自己）抗体はIgG型であり，補体結合性をもたないことが示されている．他の自己免疫疾患は否定的であり，寒冷凝集素価も上昇がないことから，特発性温式自己免疫性溶血性貧血と考えられる．AIHAではしばしば梅毒血清反応の生物学的偽陽性がみられる．

[治療・経過・予後]

温式抗体によるAIHAの溶血抑制には，副腎皮質ステロイド薬が第一選択であり，通常プレドニゾロン1mg/kgの経口投与が有効である．摘脾や免疫抑制薬は第二・三次選択に位置づけられる．溶血の鎮静化，Coombs試験の陰性化をみながら慎重に薬剤を減量するのがよい．直接Coombs試験は5年までに50%で陰性化し，5年生存率は80%程度である．生命予後は高齢者で相対的に不良である．治療薬による副作用が生命予後を左右することに留意する． ■小峰光博

[文献]

小峰光博：自己免疫性溶血性貧血．浅野茂隆，池田康夫，内山 卓（監修）：三輪血液病学，第3版，p1181-1227，文光堂，2006．
厚労省特発性造血障害に関する調査研究班：自己免疫性溶血性貧血診療の参照ガイド．臨床血液，47：116-136，2006．

11-5-4 発作性夜間ヘモグロビン尿症（PNH）

症例 38歳 女性

[主訴]

疲労感，褐色尿．

[現病歴]

3カ月ほど前から疲労感を自覚するようになり，また，月に1～2回朝の尿が濃く，褐色調を示すことにも気づいていた．

[現症]

体温36.6℃．脈拍82/分，整．血圧124/60mmHg．眼瞼結膜は貧血様で，眼球結膜に軽度の黄染あり．心尖部に収縮期雑音あり．腹部に肝脾を触知せず，下腿に浮腫なし．

[血液検査所見]

血算

WBC3300/μl，（好中球48%，リンパ球36%，単球10%，好塩基球1%，好酸球5%），RBC330×10^4/μl，Hb9.1g/dl，Ht28%，MCV85fl，MCH27.6pg，MCHC32.5 g/dl，Plt18.5×10^4/μl，Retic3.6%．プロトロンビン時間（PT）110%，活性化部分トロンボプラスチン時間（APTT）105%，フィブリノゲン350mg/dl，D-ダイマー1μg/ml以下．

生化学

TP7.6 g/dl，Alb4.3 g/dl，BUN17.8 mg/dl，Creat0.81 mg/dl，T-Bil2.7 mg/dl，I-Bil2.1mg/dl，T-Chol170mg/dl，AST65U/l，ALT32 U/l，LDH 3500 U/l，Fe 210 μg/dl，TIBC 380 μg/dl，Ferritin 35 ng/ml，ハプトグロビン10 mg/dl未満．

尿所見（写真1）

糖陰性，蛋白陰性，ビリルビン陰性，潜血反応陽性．尿沈渣の鉄染色でヘモジデリン顆粒が陽性．

その他

CRP 0.3mg/dl未満．直接Coombs試験陰性．

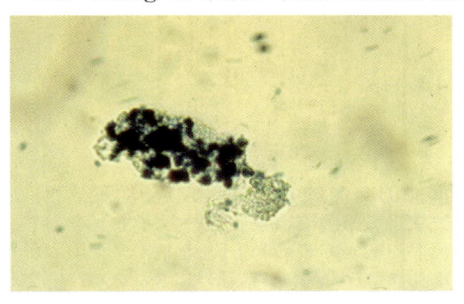

写真1 尿沈渣の鉄染色所見
腎上皮細胞内のヘモジデリン顆粒が陽性である．

Ham（酸性化血清溶血）試験陽性．

末梢血液像

赤血球に軽度の大小不同とヘモグロビン含量の少ないものをみとめるが，赤血球断片（破砕赤血球）を含む奇形赤血球はなく，多染性赤血球の増加をみとめる．白血球，血小板に異常はない．

骨髄像

有核細胞数25万/μl，巨核球60/μl，M/E比0.4．正赤芽球の増加をみとめるが，顆粒球系細胞および巨核球に異形成を示す形態異常をみとめない．

[診断・鑑別診断]

貧血とその症状があり，軽度の黄疸は間接ビリルビン優位で，血清LDHの著明な上昇とハプトグロビン低下を伴っている．褐色尿，尿の潜血反応陽性，ヘモジデリン尿陽性は，血管内溶血によるヘモグロビン血症の存在を示す．病歴，血球形態所見などからも先天性溶血性貧血や赤血球破砕症候群，自己免疫性溶血性貧血などの溶血性貧血は考えにくく，発作性夜間ヘモグロビン尿症（PNH）が最も考えられる．Ham試験によって患者赤血球の補体感受性亢進が示されたが，現在では，フローサイトメトリ法によってCD55およびCD59を欠如した赤血球，顆粒球（PNH血球）の存在を証明することが確定診断に求められている．この症例での末梢血赤血球および顆粒球でのダブルネガティブ血球（PNHクローン）の比率は，赤血球で32％，顆粒球で77％であった．（図1）

PNHは骨髄不全との関連が深く，再生不良性貧血の経過中に出現したり，骨髄異形成症候群（MDS）に伴ってみられることがあるが，この例ではそのようなことを疑わせる所見に乏しい．

[治療・経過・予後]

本例では骨髄不全の徴候はなく，溶血性貧血としての性格が中心である．また幸い，深部静脈血栓症の合併を思わせる病歴はない．溶血の抑制に確実な治療薬はないが，溶血発作時には副腎皮質ステロイド薬が短期間用いられる．急性腎不全の予防にハプトグロビン製剤も利用できる．溶血が活発な症例では血栓症の合併リスクが高い傾向があるので，ワルファリンによる抗凝固療法を行うことが多い．造血不全が明らかなら蛋白同化ステロイド薬が用いられる．免疫抑制療法の効果は再生不良性貧血におけるほど期待できるものではない．感染症は溶血発作の誘因となるので注意する．ヘモグロビン尿による尿中への鉄喪失のため鉄欠乏状態になりやすいので，経口鉄剤の少量投与で適宜補充する．葉酸の補給も望まれる．貧血に対しては（白血球除去照射）赤血球濃厚液を用いる．洗浄赤血球である必要はない．同種骨髄移植が唯一の根本療法となるが，その適応判定は慎重に行うべきである．

[解説]

PNHは，造血幹細胞のPIG-A遺伝子に後天性変異が生じたためGPI（glycosylphosphatidylinositol）アンカー分子が合成されず，GPIアンカーを介して細胞膜上に結合する補体制御蛋白質であるCD55，CD59がともに欠損して生じる後天性溶血性貧血である．CD55とCD59の欠損のため赤血球の補体感受性が著しく亢進し，血管内

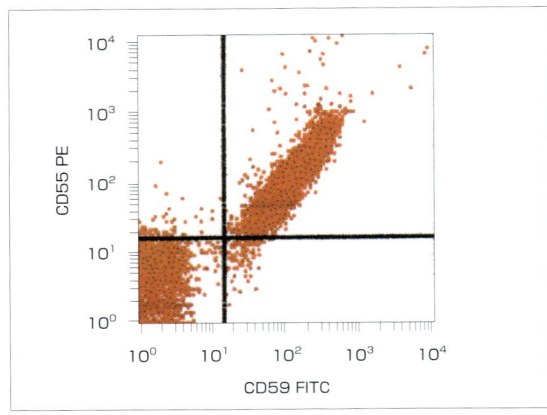

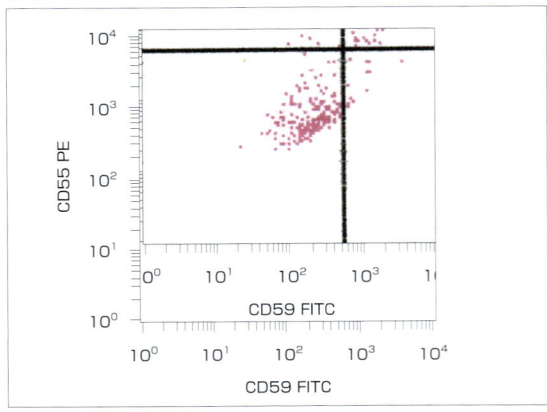

図1　末梢血の赤血球（上）および顆粒球（下）のCD55, CD59二重染色によるフローサイトメトリ
各点は細胞1個を表しており，左下の区画がダブルネガティブなPNH血球である．PNH血球の比率（クローンサイズ）は，赤血球が32.3％，顆粒球が76.7％である．PNH細胞の占める割合は赤血球より顆粒球で高いのが一般的である．

溶血をきたす．PNHではそれと同時に深部静脈血栓症を合併しやすいことが特徴的であり，注意を要する．肝静脈（Budd-Chiari症候群），門脈，脳の矢状静脈洞などの血栓症をみる．近年，補体第5成分に対するヒト化モノクローナル抗体製剤（eculizumab）がPNHの溶血抑制に有効で，血栓症の予防効果もあることが示され，期待されている．

■小峰光博

[文献]
厚労省特発性造血障害に関する調査研究班：発作性夜間ヘモグロビン尿症診療の参照ガイド．臨床血液，47：215-239，2006．
Nishimura J, Kanakura Y, Ware RE, et al : Clinical course and flow cytometric analysis of paroxysmal nocturnal hemoglobinuria in the United States and Japan. Medicine 83 :193-207, 2004.

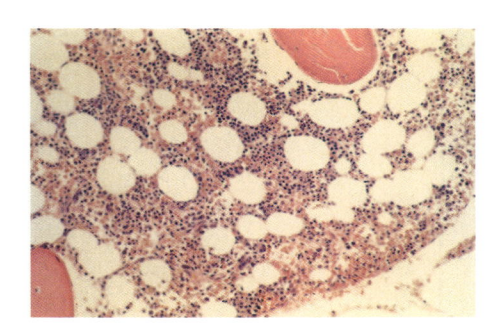

写真1　健常者の骨髄

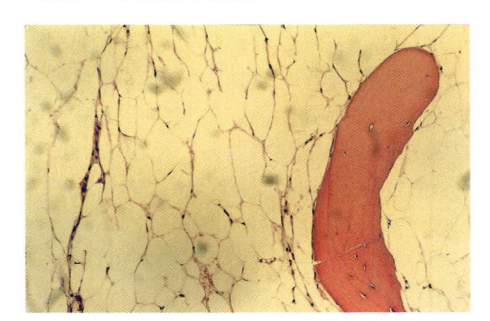

写真2　患者の骨髄

11-5-5　再生不良性貧血

症例　35歳　男性
[臨床所見]
　息切れ，全身倦怠感および全身性皮下出血斑を主訴に来院．眼瞼結膜は貧血様で，両下肢に紫斑をみとめた．表在性リンパ節，肝脾腫ともに触知しなかった．

[検査]
　WBC 900/μl（Stab 10％，Seg 18％，Eo 0％，Mon 0％，Ly 72％），RBC 213×10^4/μl，Ht 19.2％，Hb 6.6g/dl，Plt 1.2×10^4/μl，MCV 90.1，MCH 31.0，MCHC 34.4，Ret 2％．
　血清鉄 296，TIBC 300，血清フェリチン 450ng/ml，Ham test 陰性，sugar-water test 陰性，血清エリスロポエチン 2250mU/ml，抗核抗体陰性．
　染色体検査 46，XY．
　汎血球減少（pancytopenia）をみとめ，貧血は一般に正球性正色素性または軽度の大球性を示すことが多く，網赤血球の増加を伴わない．白血球減少は顆粒球減少が主体で，リンパ球の相対的増加がみられる．

[骨髄生検所見]（HE染色，×100）
　正常骨髄と比較して造血細胞が減少した低形成髄の所見をとり，造血能の著しい低下を示している．重症例では脂肪組織に置き換わっているため"脂肪髄"ともよばれる(写真1，2)．末梢血同様，リンパ球の相対的増加をみとめる．
　NCC 1.15×10^4/μl，Mgkc 0/μl，M/E 2.9，Ly 62.4％

[治療]
　ステロイド・パルス療法に引き続きALG療法を行ったが効果がみとめられず，HLA一致の弟をドナーとする骨髄移植を施行し造血能の回復が得られた．
　造血能回復をめざす治療として，1）免疫抑制療法，2）アンドロジェン療法，3）骨髄移植がある．

■宮澤啓介・外山圭助

11-5-6　赤芽球癆

症例　67歳　女性
[臨床所見]
　階段昇降時の息切れ，動悸が出現したために来院．眼瞼結膜は貧血様で，肝脾腫は触知しなかった．胸部X線写真で縦隔腫瘍が疑われ，胸部CTを施行したところ胸腺腫がみとめられた．

[血液検査]
　WBC 5500/μl，RBC 174×10^4/μl，Hb 5.3g/dl，Ht 15.5％，Plt 24.7×10^4/μl，MCV 88.6，MCH 33.1，MCHC 34.1，Ret 0.2％，血清鉄 259，TIBC 338，血清フェリチン 632ng/ml，血清エリスロポエチン 4560mU/ml．

[骨髄所見]（May-Giemsa染色，×1000）
　骨髄中の有核細胞の大部分が骨髄系細胞で構成され，一部リンパ系細胞も散見される(写真1)．

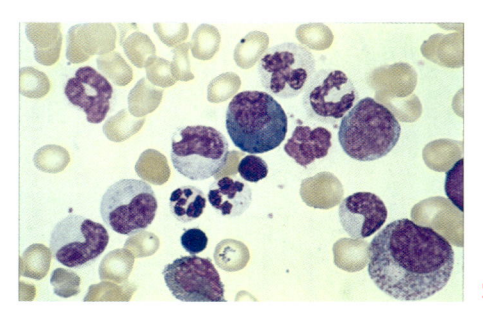

写真1

骨髄系，巨核球系細胞の造血はなんら障害をみとめないのに対して，赤芽球系細胞だけが著しい低形成状態にあるのが特徴である．

再生不良性貧血では骨髄系，赤芽球系および巨核球系の3系統が低下しているのに対して，赤芽球癆（pure red cell aplasia：PRCA）では骨髄系，巨核球系細胞の造血はなんら障害をみとめず，赤芽球系のみが欠落している．また，同じ正球性正色素性貧血をきたす溶血性貧血（自己免疫性溶血性貧血など）の骨髄は，PRCAとは逆に代償性過形成により赤芽球が増加していることが鑑別のポイントとなる．腎性貧血との鑑別は，PRCAでは血清エリスロポエチン濃度が上昇していることより容易である．

[治療]

胸腺摘出術を施行したが貧血の改善がみとめられないため，プレドニゾロン（50mg/日）の投与を開始したところ，末梢血中の網赤血球の増加に伴ってHb 12.6g/dlと貧血の改善がみられた．

慢性PRCAの約50％に胸腺腫を合併している．胸腺摘出による貧血の改善は50％以下であり，免疫抑制療法（プレドニゾロンやシクロスポリンなど）が奏功する場合が多い．　■宮澤啓介・外山圭助

11-5-7　骨髄異形成症候群

症例　76歳　男性

[臨床症状]

最近6カ月間に38℃台の発熱を伴う感冒様症状を頻回に繰り返し，近医で施行された血液検査で汎血球減少症がみとめられた．眼瞼結膜は軽度貧血様で，肝脾腫はみとめなかった．また，表在リンパ節も触知せず，下肢に擦過後の紫斑をみとめた．

[血液検査]

WBC 1800/μl（Stab 2％，Seg 16％，Eo 3％，Ba 2％，Ly 70％，Mon 8％），RBC 290×10^4/μl，Hb 10.0g/dl，Plt 3.2×10^4/μl，MCV 100.0，MCH 34.5，Ret 1.5％，GOT 23，GPT 18，LDH 557（LDH_1 32％，LDH_2 40％），NAP score 110，rate 32％．

染色体分析で46, XY, del（7）（q22）を含む複雑染色体異常がみとめられた．

[末梢血液像]（May-Giemsa染色，×1000）

末梢血中の巨大血小板（写真1）．

好中球にみられるpseudo-Pelger核異常，脱顆粒（写真2）．

骨髄異形成症候群（myelodysplastic syndrome：MDS）では赤血球，白血球，血小板数のいずれか二つ（bicytopenia），または三つ（pancytopenia）が減少している場合が多い．質的異常として奇形赤血球，赤血球内の好塩基性斑点，好中球の顆粒異常，pseudo-Pelger核異常，過分葉好中球，巨大血小板がみとめられる．

[骨髄所見]（May-Giemsa染色，×1000）（写真3）

骨髄中には核の多倍体化した顆粒球系細胞，好中球の脱顆粒，巨赤芽様細胞，小型巨核球（micromegakaryocyte），巨大赤血球（macrocyte）がみとめられる．

NCC 25×10^4/μl，Mgkc 12.5/μl，M/E＝1/1.2，Blast 4.0％．

骨髄異形成症候群の骨髄は一般に過形成髄を呈し，診断上，3系統の細胞に異形成があることを確認することが重要である．

[解説]

高齢者に多いMDSは，多能性造血幹細胞レベルでの質的異常により，造血細胞の3系統で無効造血が起こり，これよりbicytopeniaまたはpancytopeniaをきたしたものである．背景に遺伝子異常

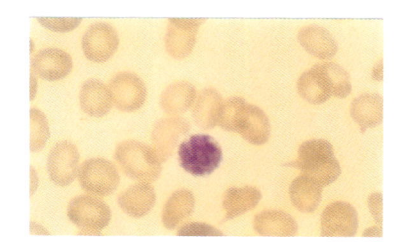

写真1 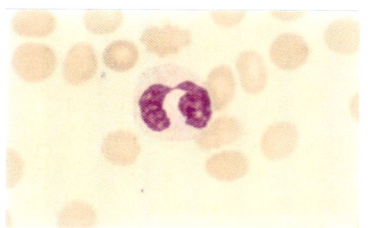　　　　　写真2 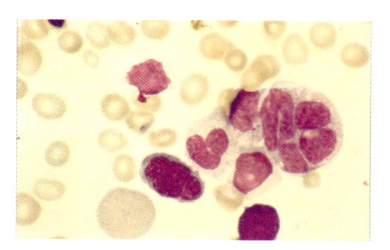　　　　　写真3

表1 MDSのInternational Prognostic Scoring System (IPSS)

	score
骨髄中の芽球比率	
5％以下	0.0
5～10％	0.5
11～20％	1.5
21～30％	2.5
染色体検査結果	
Good：正常核型，-Y, del(5q), del(20q)のいずれか	0.0
Poor：7番染色体異常または複雑核型異常 　　　　　（三つ以上の異常）	1.0
Intermediate：上記以外の染色体異常	0.5
末梢血球減少症 　（WBC＜1800/μl, Hb＜10g/dl, PLT＜10×10^4/μl)	
血球減少（-）または白血球，赤血球，血小板のうち1系統のみ減少	0.0
bicytopeniaまたはpancytopenia	0.5

低危険度群（L）：0点
患者の約50％が5.7年の寿命である．また，患者の25％が9.4年のうちにAMLを発症する．

中間危険群-1（I-1）：0.5～1.0点
患者の約50％が3.5年の寿命である．また，患者の25％が3.3年のうちにAMLを発症する．

中間危険群-2（I-2）：1.5～2.0点
患者の約50％が1年の寿命である．また，患者の25％が1年のうちにAMLを発症する．

高度危険群（H）：2.5点以上
患者の約50％が4.5カ月の寿命である．また，患者の725％がAMLを発症する．

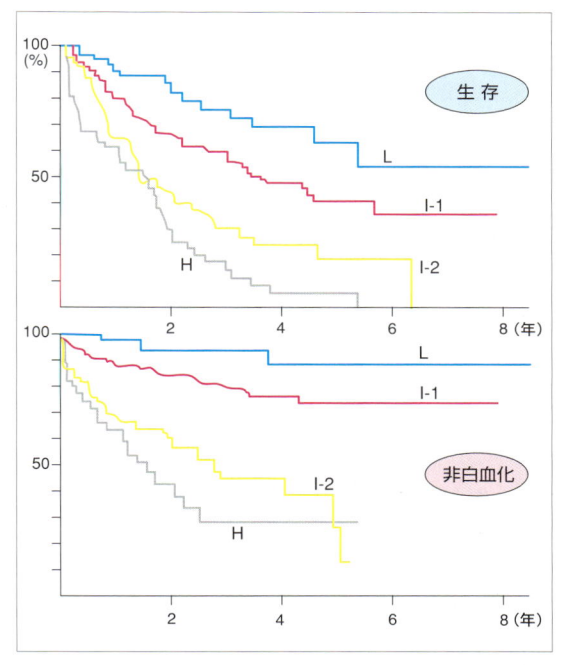

図1 IPSSにより分類されるMDS患者の生存曲線と白血病移行までの期間

があるために，とくに複雑な染色体異常を伴う場合は急性白血病へと移行する頻度が高い．また，非白血化例でも感染症，出血などで死亡するケースが多い．現在，MDS患者の予後判定にはInternational Prognostic Scoring System (IPSS) (Greenberg, 1997)が用いられるようになった．これは，1）骨髄中の芽球比率，2）染色体分析，3）末梢血球数の3項目についてのスコア合計点数より，予後良好群から不良群までの4群にグループ分けが可能となった**（表1，図1）**．

［治療］
活性型ビタミンD$_3$（アルファカルシドール）の投与を開始したが，貧血，血小板低下が徐々に増強したために，保存的に輸血療法を施行し経過観察中である．

多能性造血幹細胞の異常のため，治療は骨髄移植以外に有効な治療法はない．ただし，高齢者に多く発症するために，骨髄移植の適応症例は限定されている．輸血などの対症療法に終始するが，白血病への移行例は，急性白血病に準じた化学療法を行う．

■宮澤啓介・外山圭助

［文献］
Greenberg P, Cox C, et al : International scoring system for evaluating prognosis in myelodysplastic syndrome. *Blood*, **89**: 2079-2088, 1997.

11-5-8　二次性貧血

症例　70歳　女性

［臨床所見］
15歳時，肺結核により人工気胸術を施行．1カ月前より37℃台の微熱が持続し，血痰を時おり喀出していた．眼瞼結膜は貧血様で，聴診にて左肺野に湿性ラ音を聴取した．

［血液検査］
WBC 6800/μl, RBC 334×10^4/μl, Hb 8.1g/μl, Ht 25.9％, Plt 31.7×10^4/μl, MCV 77.6, MCH 24.2, MCHC 31.3, Ret 21％, 血清鉄 8, TIBC 295, 血清フェリチン 250ng/ml, 赤沈 72mm/hr, CRP 1.0mg/dl.

喀痰塗抹検査でGaffky3号，喀痰PCR法で非定型好酸菌（Myco-bacteria avium）と同定された．

［末梢血液］（May-Giemsa染色，×1000）**（写真1）**
［骨髄所見］（May-Giemsa染色，×1000）**（写真2）**

骨髄中の赤芽球比率が増加しているが，各赤芽球は鉄欠乏性貧血がみられる赤芽球と同様に細胞

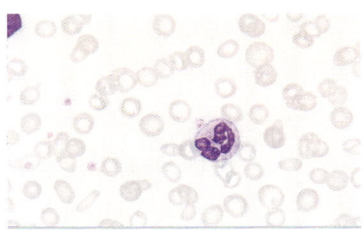

写真1

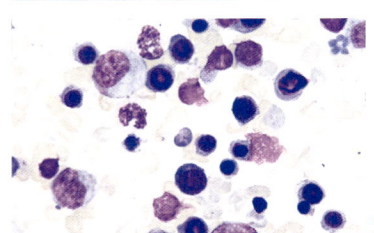

写真2

表1 鉄欠乏症貧血と慢性炎症に伴う貧血（ACD）の鉄代謝の比較

	血清鉄	TIBC（総鉄結合能）	血清フェリチン
鉄欠乏性貧血	↓	↑	↓
anemia of chronic disease	↓	↓	↑

質が狭く小型で辺縁が不整である．

[治療]

抗生剤（クラエリスロマイシン）の投与により，臨床症状，炎症所見も改善し，貧血も軽快した．

[解説]

慢性感染症，膠原病，悪性腫瘍，肝疾患，内分泌疾患，腎疾患などに伴って起こる貧血で，症候性貧血ともいわれる．そのなかで，慢性感染症，膠原病，悪性腫瘍に伴うものを慢性疾患に伴う貧血（anemia of chronic disease：ACD）ともいう．

ACDは低色素性から正球性貧血を示すことが多く，しばしば鉄欠乏性貧血との鑑別が問題となる．ACDでは血清鉄は低値を示すが，TIBCが低下し，血清フェリチンが上昇している．よって，体内の総鉄量はけっして減少してはいないために鉄剤投与に対して不応性で，基礎疾患を治療することによりはじめて貧血は改善する（**表1**）．

■宮澤啓介・外山圭助

11-6 無顆粒球症

症例1　57歳　女性　主婦
[臨床経過・初診時身体所見]

2日前からの強度の咽頭痛と発熱のため他院を受診し，高度の白血球減少を指摘されたため当科

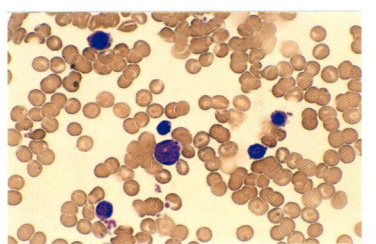

写真1

入院．6年前から高血圧のため他院で投薬を受けていたが，3週前から塩酸チクロピジンが追加投与されている．体温38.8℃，咽頭の発赤著明，両側の口蓋扁桃は黄色苔でおおわれている．

[初診時検査]

末梢血液：Hb 10.9g/dl，Plt 24.2×10^4/μl，WBC 700/μl（好中球0％，好酸球5％，リンパ球93％，単球2％）．

骨髄所見：細胞密度18.7％，巨核球数正常．

有核細胞百分比：好中球系細胞0.8％，リンパ球系細胞38.2％，赤芽球系細胞52％，その他9％，ME比0.02．

[画像診断]

骨髄穿刺液塗抹標本像（Wright-Giemsa染色）（写真1）

視野には6個の有核細胞がみとめられ，その内容はリンパ球が3個，多染性赤芽球が2個，好酸球が1個である．好中球系細胞は未熟，成熟細胞ともにみとめられない．

骨髄穿刺液凝塊組織像（HE染色）（写真2）

骨髄細胞密度は20％以下と高度に低下しており，残存する有核細胞はリンパ球系および赤芽球系細胞が主体をしめ，好中球系細胞はみあたらない．

症例2　52歳　女性　主婦
[臨床経過・初診時身体所見]

15日前に微熱，軽度の咽頭痛などの上気道炎様症状のため市販の感冒薬を7日間服用したが改善しないため某医院を受診．ノルフロキサシン（抗菌薬）を4日間投与され一時症状は改善したが，2日前よりはげしい弛張熱が出現したため，当科に入院した．入院後，悪寒戦慄ののち体温は40℃台まで上昇し，発汗とともに解熱する状態を繰り返している．

[初診時検査]

末梢血液：Hb 10.4g/dl，Plt 28.9×10^4，WBC 2000/μl（好中球2％，好酸球3％，リンパ球68％，単球27％）．

骨髄所見：細胞密度53.9％，巨核球数正常．

有核細胞百分比：好中球系細胞14.0％，リンパ

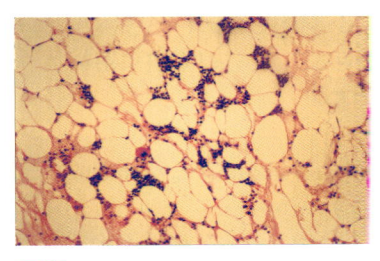

写真2 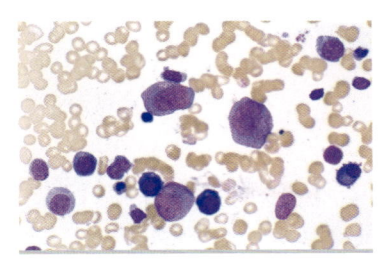　　　　　　　　写真3 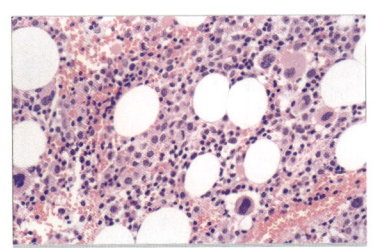　　　　　　　　写真4

球系細胞43.4％，赤芽球系細胞40.5％，その他2.1％．ME比0.35．

[画像診断]

骨髄穿刺液塗抹標本像（Wright-Giemsa染色）（写真3）

視野には20個前後の有核細胞がみとめられるが，中央の大型細胞3個は好中性前骨髄球である．この事実は好中球産生がすでに再開したか，あるいは末梢好中球減少の発生機序が前骨髄球以降の成熟レベルにおける異常に基づいたものであることを示している．

骨髄穿刺液凝塊組織（HE染色）（写真4）

骨髄細胞密度はおよそ50％と正常で，好中球系細胞の減少はあるものの有核細胞中15％程度にみとめられ，巨核球数や赤芽球系細胞は量的に正常である．好中球系細胞の減少した分，リンパ球系細胞比率が高くなっている．

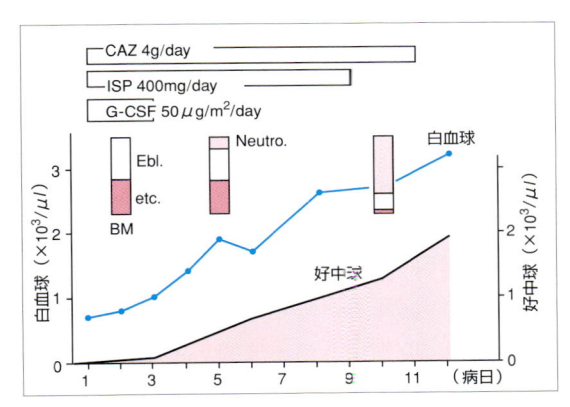

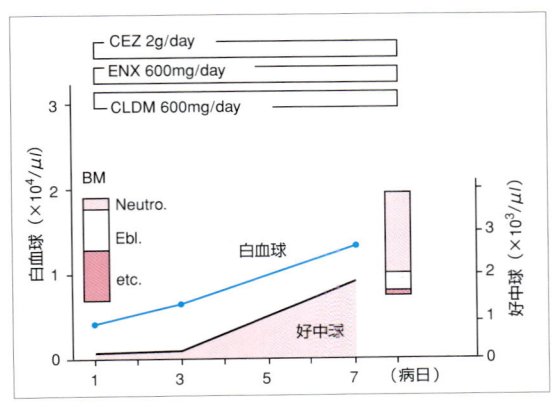

疾患の定義・概要

本症は，好中球数が500/μl未満に減少し，Hb 10g/dl以上，Plt $10×10^4$/μl以上の末梢血液像を示す場合と定義されている（IAAAS, 1986）．本症のほとんどは薬剤あるいは化学物質起因性であり，臨床症状としては壊死性扁桃炎，肺炎あるいは敗血症などの急性細菌感染症として出現する．起因物質を中止すれば末梢好中球数は，遅くとも通常2週以内に1000/μl以上の安全域にまで回復する．

[治療]

治療の原則は以下の3項目に集約される．
1) の即時中止
2) 殺菌性かつ広範囲抗菌スペクトラムの抗菌薬の静脈内投与
3) 全身状態の支持療法

2) に関して，感染症の種類や重症度によってはヒト免疫グロブリン製剤や顆粒球増殖刺激因子（G-CSF）製剤を用いる場合もある．図1はG-CSF使用例，図2は非使用例の臨床経過であるが，初診時の骨髄所見において，細胞密度が非常に低い症例，好中球系細胞がほとんどみとめられない症例（いいかえればME比が極端に低い症例）では末梢血好中球数1000/μlの回復まで1〜2週を要するため，G-CSF製剤を使用したほうが安全である（武田ら，1993）．

[治療開始後の経過]

症例1（図1）

症例1の入院後経過．抗菌薬投与に加えてG-CSF製剤を使用したが，末梢血好中球数が500/μlにまで回復するのに5日間，1000/μlに回復するまで8日間を要した．

症例2（図2）

症例2の入院後経過．G-CSF製剤は使用せず抗

図1

図2

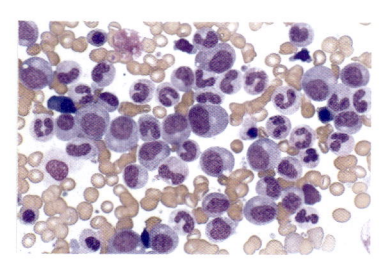

写真5

菌薬投与のみで観察したが，末梢血好中球数が500/μlおよび1000/μlにまで回復するのに要した日数は，それぞれ3日および4日にすぎなかった．

末梢好中球回復後の骨髄穿刺液塗抹標本像（Wright-Giemsa染色）（写真5）

症例2の入院後7日目の骨髄像．このように好中球産生の回復期には骨髄でしばしば好中球系細胞の過形成がみとめられ，これを反映して末梢血液中では好中球の増加が観察される．

■厨　信一郎・檀　和夫

[文献]

International Agranulocytosis and Aplastic Anemia Study (IAAAS): Risk of agranulocytosis and aplastic anemia: A first report of their relation to drug use with special reference to analgesics. *JAMA*, **256**: 1749-1757, 1986.

武田力男，檜澤大樹，ほか：薬剤起因性無顆粒球症に対するG-CSF製剤投与の適応．臨床血液，**34**：997-1001, 1993.

11-7　急性白血病

急性骨髄性白血病（acute myeloid leukemia：AML，FAB分類：AML-M1）

症例　45歳　男性

[臨床所見]

生来健康であったが，約1カ月前より易疲労感を自覚するようになった．1週間前より下腿に紫斑をみとめたため近医を受診し，血液検査の結果白血球増多，貧血，血小板減少を指摘され当科精査入院となった．体温38.2℃，眼瞼結膜に貧血と皮膚に紫斑をみとめる．

[血液検査]

RBC310×10^4/μl, Hb8.4g/dl, WBC2.1×10^4/μl (seg2％, Ly4％, myeloblast94％), Plt1.2×10^4/μl.

[血液形態診断]

May-Giemsa染色像（写真1）

直径12～15μm，核網繊細な類円形細胞 (myeloblast) が90％以上をしめる．

ペルオキシダーゼ（peroxidase：PO）染色像（写真2）

主体をしめるmyeloblastは原形質に茶褐色のPO陽性顆粒をみとめる．

[治療]

daunorubicinあるいはidarubicin, cytosine arabinoside, 6-mercaputopurine（6MP），prednisoloneからなるDCMPなどの多剤併用化学療法によって寛解導入療法を行い，完全寛解（complate remission：CR）導入後も多剤による寛解後療法を続けるのが原則である．CR後は条件が整えば造血幹細胞移植も適応となるが，その条件は施設により異なり一定していない．

急性前骨髄球性白血病（acute promyelocytic leukemia：APL, FAB分類：AML-M3）

症例　21歳　女性

[臨床所見]

3日前に歯科で抜歯をしたところ翌日になっても止血しないために当科緊急入院となった．全身皮膚に紫斑をみとめ，一部は血腫を形成している．抜歯跡の歯肉からは漏出性出血（oozing）をみとめる．

[血液検査]

RBC240×10^4/μl, Hb6.9g/dl, WBC1900/μl (seg4％, Ly5％, promyelocyte91％), Plt0.9×10^4/μl, PT42％, Fibrinogen92mg/dl, FDP84μg/ml, 染色体核型：46, XX, t (15；17).

[血液形態診断]

May-Giemsa染色像（写真3）

直径14～18μm，原形質に多数のアズール顆粒を有する細胞 (promyelocyte) の増殖をみとめる．一部にはアウエル（Auer）小体とそれが束をなしたfaggotを有する細胞をみとめる．

[治療]

寛解導入療法にはall trans-retinoic acid（ATRA）単独あるいは化学療法との併用を行い，寛解後療法はAMLと同様である．播種性血管内凝固症候群（DIC）に対してはFOYなどの抗凝固線溶療法と血小板輸血を行う．

急性骨髄単球性白血病（acute myelomonocytic leukemia：AMMoL, FAB分類：AML-M4）

症例　42歳　男性

[臨床所見]

約1カ月前より易疲労感を覚えるようになったが放置していた．1週間前より微熱をみとめるようになり近医を訪れ，著明な白血球増多症を指摘さ

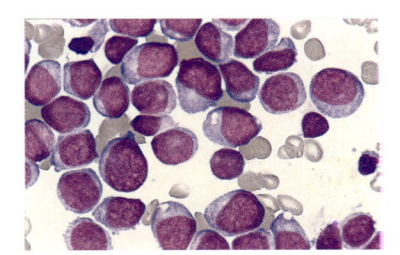

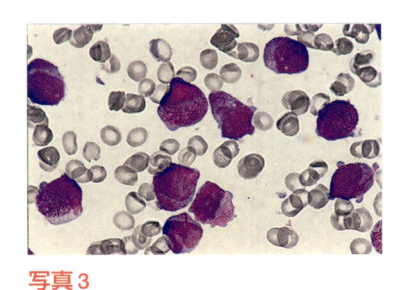

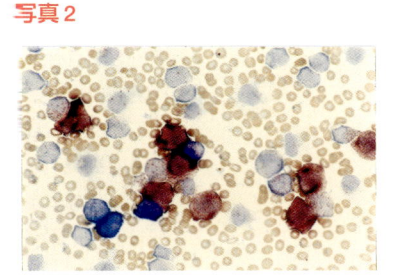

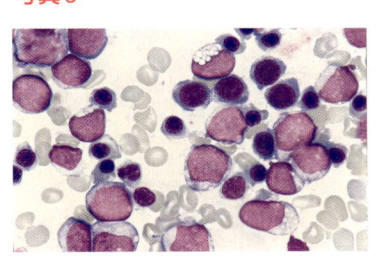

写真1　写真2　写真3

写真4　写真5　写真6

れ当科紹介入院となった．体温35.1℃，軽度貧血，歯肉腫脹，肝腫大（1cm）をみとめる．
[血液検査]
　RBC 325×10⁴/μl，Hb 10.2g/dl，WBC 6.2×10⁴/μl（st 2％，seg 2％，Ly 2％，Mono 12％，blast 73％），Plt 8.2×10⁴/μl，染色体核型：46，XY．
[血液形態診断]
May-Giemsa染色像（写真4）
　myeloblastと原形質にアズール顆粒を有したpromyelocyteのほかに核の陥凹や切れ込みを有する単球や原形質の広い単球系前駆細胞をみとめる．
エステラーゼ二重染色像（写真5）
　青色に染まる特異的エステラーゼ（esterase：Es）陽性の顆粒球系細胞と茶色の非特異的Es陽性の単球が同時にみとめられる．
[治療]
　AMLの治療に準じる．本例はCR導入後HLA一致同胞をドナーとした同種骨髄移植を行った．

赤白血病（erythroleukemia，FAB分類：AML-M6）

症例　62歳　男性
[臨床所見]
　約2カ月前より家族から顔色が悪いと指摘されたが放置していた．4日前より下肢を中心に出血斑（紫斑および点状出血斑）に気づき近医を訪れ，血液検査の結果異常を指摘され当科紹介となった．貧血著明，全身皮膚に出血斑をみとめる．

[血液検査]
　RBC 192×10⁴/μl，Hb 5.4g/dl，WBC 9200/μl（seg 6％，Ly 18％，myeloblast 76％，erythroblast 68/100WBC），Plt 1.1×10⁴/μl，LDH 1230U/l，染色体核型：46，XY．
[血液形態診断]
May-Giemsa染色像（写真6）
　erythroblastを全有核細胞中61％をみとめ，myeloblastはerythroblastを除くと48％をしめた．
[治療]
　AMLの治療に準じる．本例は完全寛解に導入できず，約3カ月後に急性肺炎を併発して死亡した．

急性巨核芽球性白血病（acute megakaryoblastic leukemia，FAB分類：AML-M7）

症例　54歳　女性
[臨床所見]
　自覚症状もなく家事に従事していたが，1週間前に受けた健康診断で汎血球減少症を指摘され当科紹介となった．中等度貧血をみとめる．
[血液検査]
　RBC 315×10⁴/μl，Hb 9.2g/dl，WBC 1200/μl（seg 5％，Ly 62％，blast 33％），Plt 6.2×10⁴/μl，骨髄中blast：CD41 42％．
[血液形態診断]
May-Giemsa染色体（写真7）
　増殖細胞は直径14〜18μm，核網は豊富で細胞辺縁には蕾状突起（budding）をみとめるblastである．
免疫細胞化学染色像（写真8）
　抗CD41モノクロナール抗体を用いて染色すると

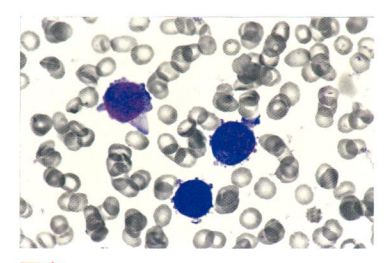

写真7 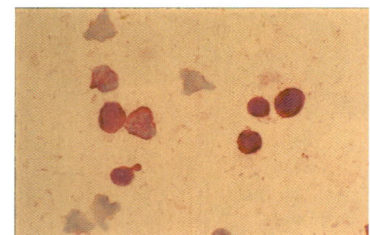　　　　　　　　　写真8 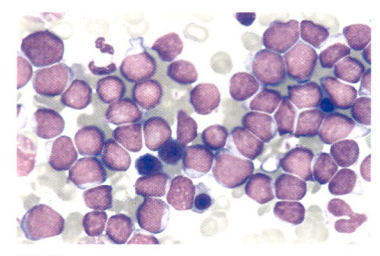　　　　　　　　　写真9

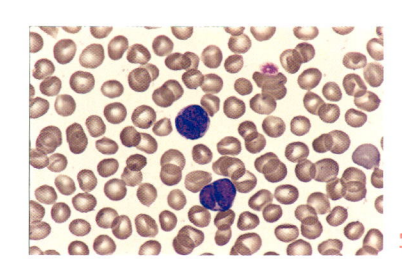

写真10

blast の多数は陽性（赤色）である．
[治療]
　AML の治療に準じる．本例は CR に導入されたが，2 カ月後に再発し，その後は再寛解に導入されることはなく約 1 年後に死亡した．

急性リンパ性白血病（acute lymphoid leukemia：ALL）
症例　29 歳　女性
[臨床所見]
　4 日前より咽頭痛と微熱をみとめ，近医を訪れ感冒として治療されていたが，改善しないため血液検査が行われ，貧血，白血球増多，血小板減少を指摘され当科紹介入院となった．軽度貧血，咽頭発赤をみとめる．
[血液検査]
　RBC 352×10^4/μl，Hb 11.2g/dl，WBC 1.8×10^4/μl（seg 2％，Ly 2％，lymphoblast 96％），Plt 9.2×10^4/μl，骨髄中 lymphoblast：CD10 92％，　CD19 90％，CD21 84％，染色体核型：46,XX,t(9;22)（Philadelpia；Ph 染色体）．
[血液形態診断]
May-Giemsa 染色像（写真9）
　直径 10～12μm，核網は比較的豊富な核/原形質比が大きい lymphoblast が増加している．MPO は陰性であった．
[治療]
　寛解導入療法は vincristine（VCR），prednisolone，doxorubicin（ADM）を主体に行い，cyclophosphamide や L-asparaginase などを追加することも多い．寛解後療法はこれらの薬剤による併用療法を行い，後期寛解後療法である維持療法は 6 mercaptopurine（6MP），methotrexate（MTX）を中心に使うことが多い．AML 同様寛解後は造血幹細胞移植が選択の一つになる．本例は予後不良な Ph 陽性例であったので同種骨髄移植を施行した．なお，Ph 陽性例では Imatinib を併用することが多くなった．

成人Ｔ細胞白血病（adult T cell leukemia：ATL）
症例　49 歳　男性
[臨床所見]
　長崎県離島出身．生来健康であったが，約 2 カ月前より易疲労感を覚えるようになった．2 週前より左頸部に数個の腫瘤（最大直径2cm）に気づくようになり近医を訪れ，末梢血に異常リンパ球の出現を指摘され，当科紹介入院となった．リンパ節腫大（頸部，腋窩）をみとめ，肝を2cm触知した．
[血液検査]
　RBC 352×10^4/μl，Hb 12.1g/dl，WBC 1.5×10^4/μl（seg 12％，Ly 16％，Mono 4％，Eo 3％，abnormal Ly 65％），Plt 14.2×10^4/μl，LDH 1640U/l，Ca 11.0mEq/l，末梢血中異常リンパ球：CD3 82％，CD4 80％，CD8 4％，Southern blot 法：HTLV-I プロウイルスのモノクロナールバンドをみとめる．
[血液形態診断]
May-Giemsa 染色像（写真10）
　直径 10～12μm，核網は豊富で核には分葉傾向や切れ込みを有する異常リンパ球がみとめられる．
[治療]
　vincristine（VCR），prednisolone，doxorubicin（ADM），cyclophosphamide を主体に悪性リンパ腫に準じた化学療法を行う．しかし，寛解へ導入できることは少なく，もっとも予後不良なリンパ増殖性疾患の一つである．

■栗山一孝・朝長万左男

[文献]
待井隆志：慢性リンパ性白血病と類縁疾患のFAB分類．

最新内科学体系〈プログレス〉血液・造血器疾患（井村裕夫ほか編），pp198-208，中山書店，1997．
朝長万左男：白血病の病型分類－FAB分類を中心として－．日本内科学会雑誌，81：991-995，1992．
朝長万左男：急性骨髄性白血病．血液病学，第2版（三輪史朗ほか編），pp968-1006，文光堂，1995．

11-8　慢性白血病

【13-3 血液・造血器疾患 参照】

慢性骨髄性白血病（chronic myeloid leukemia：CML）
症例　35歳　女性
[臨床所見]
　定期健康診断において，顕著な白血球増多症と末梢血中の幼若顆粒球出現を指摘され，精査目的で当科紹介．肋骨弓下に脾臓を2横指触知．
[血液検査]
　WBC 82640（骨髄芽球0.5％，前骨髄球0.5％，骨髄球24.0％，後骨髄球8.5％，桿状核球21.0％，分節核球32.0％，好酸球2.0％，好塩基球4.0％，単球1.5％，リンパ球6.0％），RBC 459×10⁴/ml，Hb 13.3g/dl，Plt 92.3×10⁴/ml．好中球アルカリフォスファターゼ（NAP）　Rate 20 Score 45．
ビタミンB$_{12}$＞2000（基準値233～914 pg/ml）．
[血液形態診断]
May-Giemsa染色像（写真1）
　顕著な白血球増加をみとめ，幼若顆粒球が出現している．
[骨髄検査所見]
　細胞成分は過形成で，各成熟段階の顆粒球系細胞が大部分を占め，好酸球・好塩基球・骨髄巨核球の増加をみとめる．

[細胞遺伝学的所見]
染色体Gバンド法
　9番染色体と22番染色体の長腕間相互転座 t(9;22)(q34;q12)によるフィラデルフィア染色体の検出（写真2）
FISH法
　BCR遺伝子（22番染色体由来）とABL遺伝子（9番染色体由来）の融合シグナルの検出（写真3）
[分子遺伝学的所見]
　逆転写反応-ポリメラーゼ連鎖反応（RT-PCR）によるBCR-ABL融合mRNAの検出（写真4）
[治療]
　現在CML治療の第一選択肢はイマチニブ400mg/日の服用である．この薬剤は，*BCR-ABL*遺伝子の産物であるBcr-Ablチロシンキナーゼの活性を抑制することで腫瘍細胞の増殖をより選択的に抑える分子標的薬であり，慢性期症例ではきわめて高率に血液学的完全寛解（血球数の正常化）や細胞遺伝学的完全寛解（Ph染色体の消失）へ導入する．本例のように55歳以下では根治療法として同種造血幹細胞移植という選択肢もあるが，現状では慢性期であればまずイマチニブを試み，その効果いかんで移植適応を考慮する．最近では第2世代のチロシンキナーゼ阻害剤も使用可能（日本では2009年以降）になったため，さらに選択肢は広がっている．移行期や急性転化の場合は同種移植の比重が高くなる．グリベック不耐容例や抵抗例には，インターフェロンαを試みる．投与例の10～20％でPh染色体の陰性化が期待できるが，効果と副作用ともに個人差が大きい．本例ではイマチニブ標準量の開始6カ月後に細胞遺伝学的完全寛解に到達している．

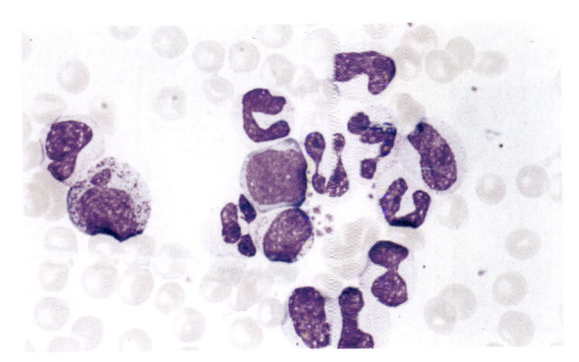

写真1　診断時末梢血白血球

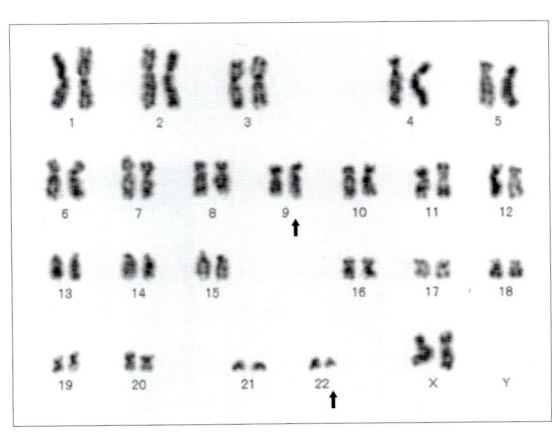

写真2

慢性リンパ性白血病 (chronic lymphoid leukemia: CLL)

症例　65歳　女性

[臨床所見]

　検診にて，成熟リンパ球を主体とする白血球増多症を指摘され当科紹介．自覚症状はまったくない．その後数年間無治療で経過観察していたが，半年前より徐々に白血球増加と貧血・血小板減少が進行し，表在リンパ節腫脹（頸部・腋下）をみとめ，脾腫も顕著になってきたため入院した．

[血液検査]

　WBC102430（桿状核球1.5％，分節核球9.0％，単球1.0％，リンパ球89.5％），RBC 319×10^4/ml，Hb 9.3g/dl，Plt 6.3×10^4/ml．

[血液形態診断]

May-Giemsa染色像（写真5）

　顕著な白血球増加をみとめ，そのほとんどが形態的に成熟したリンパ球で占められる．

[細胞表面抗原所見]

　増加しているリンパ球（図1）の表面抗原はCD5，CD19，CD20，HLA-DRが陽性で単クローン性のイムノグロブリン軽鎖の発現をみとめる（図2）．

[画像所見]

　腹部CT検査では巨大な脾腫をみとめる（写真6）．

[治療]

　フルダラビン（$25 \mathrm{mg/m^2/日}$）の5日間静注を繰り返し，白血球数のコントロールと貧血・血小板減少の改善をみとめ，退院した．　　■東條有伸

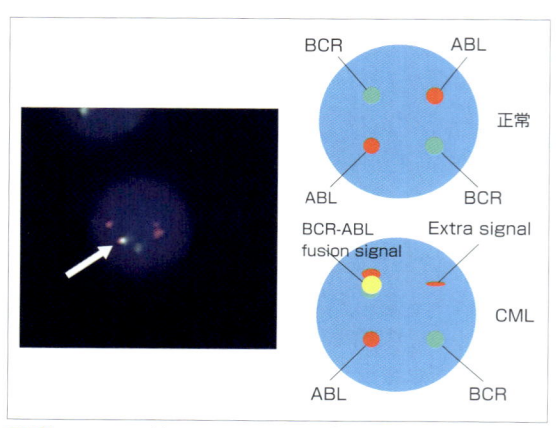

写真3　FISH法による9;22転座（BCR-ABL融合遺伝子）の解析
矢印は融合シグナル．

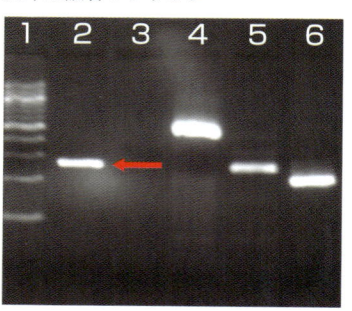

写真4　PT-PCR法によるBCR-ABLキメラmRNAの検出
レーン1：100bpサイズマーカー
レーン2：検体（メジャータイプ）
レーン3：検体（マイナータイプ）
レーン4：GAPDH
レーン5：陽性コントロール（メジャータイプ）
レーン6：陽性コントロール（マイナータイプ）

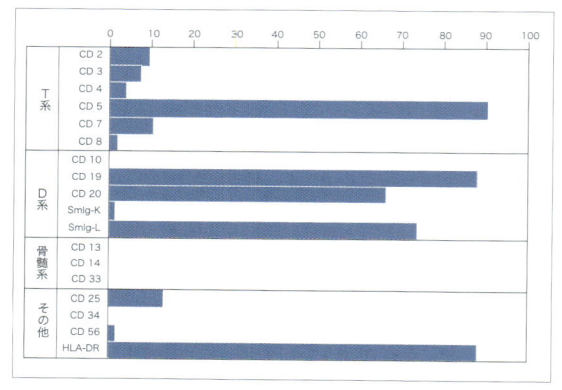

図1　フローサイトメトリー所見

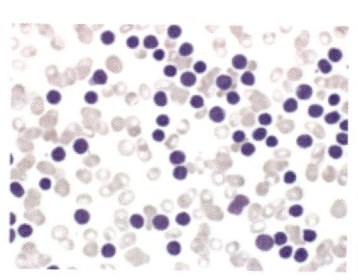

写真5　May-Giemsa染色像

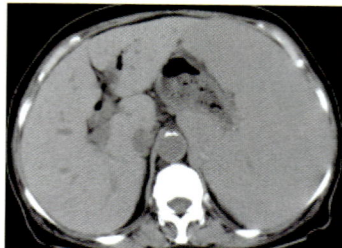

写真6　腹部CT画像

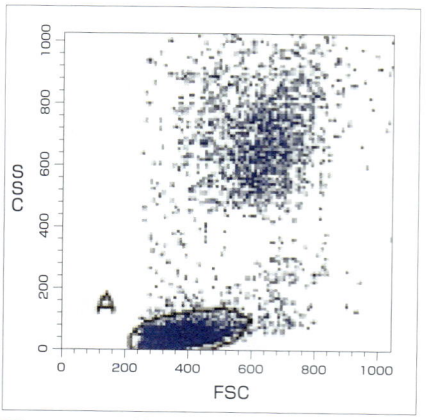

図2　フローサイトメトリー所見

11-9 その他の骨髄増殖性疾患

骨髄増殖性腫瘍（myeloproliferative neoplasms：MPN）

骨髄系細胞（顆粒球，赤血球，巨核球・血小板など）の増加傾向を有する，造血幹細胞レベルのクローナルな疾患である．以前MPNは慢性骨髄増殖性疾患（chronic myeloproliferative disorders：CMPD）とよばれていたが，第4版WHO分類（2008年改訂）では腫瘍性疾患であることが前面に打ち出され，名称が変更された．前項で取り上げられているBCR-ABL陽性の慢性骨髄性白血病と，BCR-ABL陰性のMPNすなわち真性赤血球増加症，本態性血小板血症，原発性骨髄線維症の3疾患が古典的MPNに分類されている．BCR-ABL陰性の古典的MPNにおいてはJAK2遺伝子変異（JAK2 V617F変異，JAK2エクソン12変異）などが高頻度にみとめられることが明らかとなったため，第4版WHO分類では特徴的な血液骨髄所見とともにJAK2遺伝子変異も診断基準に組み込まれている．今後JAK2を分子標的にした薬剤が臨床応用されるようになったときにはこれら古典的MPNに対する治療戦略も大きく変わるかもしれない．ここでは古典的MPNのうち慢性骨髄性白血病を除く3疾患について症例を呈示する．

原発性骨髄線維症（primary myelofibrosis：PMF）
症例　60歳　女性
[臨床所見]
消化器内科にて大腸ポリープの経過観察中，白血球と血小板の増加に気づかれ当科紹介となる．肝2横指，脾2横指触知する．
[検査]
WBC24900（骨髄芽球1％，骨髄球37％，桿状核球35％，分節核球15％，好酸球0％，好塩基球1％，単球4％，リンパ球7％），RBC316×10^4，Hb 10.1g，Plt 43×10^4，奇形赤血球（+），LDH1029（正常95〜243），骨髄穿刺dry tap．末梢血好中球FISHでbcr-abl陰性．
末梢血塗抹標本（May-Giemsa染色）（写真1）
数多くの涙滴赤血球（tear drop erythrocyte），赤血球の大小不同がみられる．
骨髄生検（HE染色）（写真2）
骨髄造血細胞のなかでは巨核球が増加し，背景には線維成分の増加がみられる．
骨髄生検銀染色（写真3）
びまん性に密に増殖する細網線維と膠原線維による著しい骨髄の線維化がみとめられる．
腹部CT（写真4）
肝脾腫がみられる．
[鑑別疾患]
CMLを含む他のMPNとMDSを除外し，反応性骨髄線維症をきたす疾患（感染症，自己免疫疾患，慢性炎症性疾患，リンパ系腫瘍，癌の骨髄転移）を否定する．
[治療・予後]
PMFの自然経過を確実に改善する治療法はまだない．骨髄不全症状，巨脾による腹部症状に対して，輸血，Hydroxyurea，摘脾などが行われ

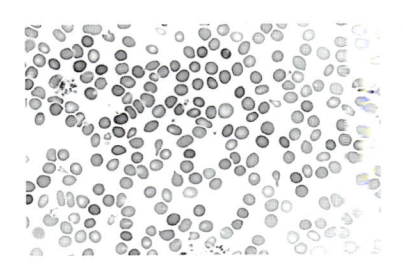

写真1

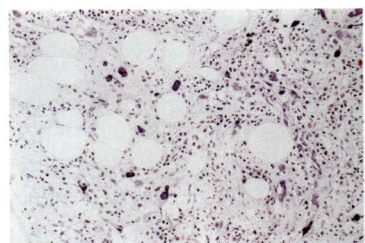

写真2

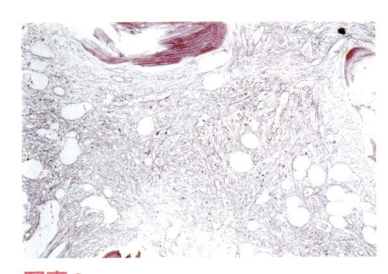

写真3

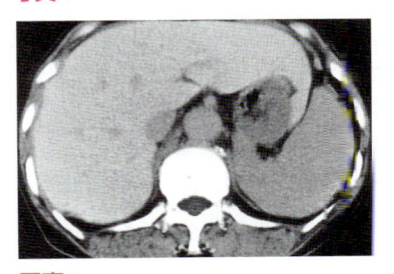

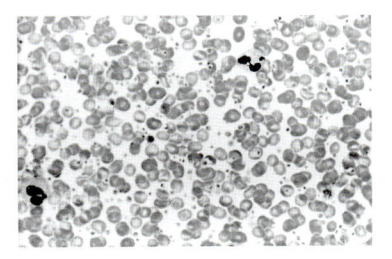

写真4

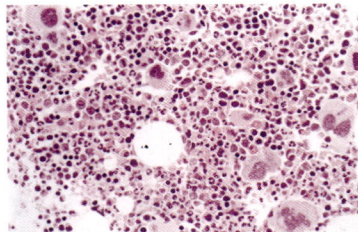

写真5

写真6

る．予後不良因子（Hb＜10g，Plt＜10万，白血球数3万以上あるいは4000以下，単球＜1000）がある症例には造血幹細胞移植が研究的治療として勧められる．生存期間は診断から約6年で，最大の死因は骨髄不全であるが，5〜30％で急性骨髄性白血病への進展がみとめられる．本例は無症状であり，予後不良因子もないことから，注意深く無治療経過観察を行うこととした．

真性赤血球増加症（polycythemia vera：PV）
症例　49歳　男性
[臨床所見]

　4年前，腎結石で入院したときに「血が濃い」といわれた．最近めまいが出現するため当科を受診した．家族歴では父が脳卒中で死亡．生活歴ではタバコを1日20本吸う．あから顔である．肝縁と脾臓を4横指触知する．

[検査]

　WBC15300（骨髄球1％，桿状核球20％，分節核球47％，好酸球3％，好塩基球9％，単球0％，リンパ球20％），RBC814×10⁴，Hb 22.9g，Ht 71％，Plt 47×10⁴，LDH 230（正常95〜243），尿酸8.4，ビタミンB₁₂ 1530（正常300〜1000），Epo 5.0mU/ml以下，好中球アルカリホスファターゼスコア337．末梢血白血球DNAのJAK2点突然変異解析にてV617Fがみとめられた．骨髄有核細胞数43.1万，骨髄巨核球438，骨髄染色体分析にてPh染色体陰性．

骨髄クロット標本（HE染色）（写真5）

　骨髄造血細胞は3系統ともに過形成であり，とくに巨核球増加が目立つ．

[鑑別疾患]

　多血症（男性でHb 18.5g，女性でHb 16.5g以上）をみとめたら，末梢血の遺伝子解析でJAK2 V617Fの点突然変異とEpo濃度を測定する．JAK2 V617F点突然変異（PVの97％にみとめられる）とEpoの低下がみとめられたらPVは間違いない．続発性およびストレス赤血球増加症との鑑別には表1の項目が参考になる．

[治療・予後]

　PVの治療の目標は生命予後を決定する合併症である血栓症の予防である．まずHt＜50％を目標に瀉血を行い，少量アスピリンの投与を開始した．少量アスピリンはPVの血栓症の予防に有効であることが多施設前向き研究で明らかとなり，PV全例に適応と考えてよい．Hydroxyureaなどの骨髄抑制剤は晩期合併症としてAML／MDSへの病型移行を増加させている可能性があり（2〜3％→10％以上），60歳以上または血栓症の既往がある場合を除き，慎重に適用を決めるべきと考えられる．

本態性血小板血症（essential thrombocythemia：ET）
症例　81歳　女性
[臨床所見]

　近医にて高血圧の通院加療中であったが，最近白血球と血小板増加を指摘され紹介受診．肝縁と脾臓を2横指触知する．

[検査]

　WBC17200（桿状核球10％，分節核球65％，好酸球3％，好塩基球2％，単球6％，リンパ球14％），RBC447×10⁴，Hb 13.3g，Ht 41％，Plt 154.6×10⁴，LDH 276（正常95〜220），骨髄クロット標本では造血細胞は3系統ともに過形成であり，とくに巨核球増加が目立つ．骨髄染色体分析にてPh染色体陰性．末梢血白血球DNAにてJAK2 V617の点突然変異をみとめず．

末梢血塗抹標本（May-Giemsa染色）（写真6）

　最大の異常は著しい血小板増多である．血小板の大小不同もみとめられる．

[鑑別疾患]

　血小板数（Plt）45万以上をみとめたら，骨髄検査で巨核球の増加を確認し，他のMPNとMDSを否定しつつ，遺伝子解析でJAK2 V617の点突然変異を検討する（ETの60％にみとめられる）．続発性の血小板増多症には鉄欠乏性貧血，脾摘後，手術，感染症，炎症性疾患，自己免疫疾患，癌の骨髄転移，リンパ系腫瘍があげられ，これらが否定された．

表1　赤血球増加症の鑑別

	真性赤血球増加症	続発性赤血球増加症	ストレス赤血球増加症
循環赤血球量	増加	増加	正常
脾腫	有	無	無
白血球数	増加	正常	正常
NAP	上昇	正常	正常
血小板数	増加	正常	正常
骨髄像	3血球系統過形成	赤芽球過形成	正常
血清VB₁₂	上昇	正常	正常
血清鉄	低下	正常	正常
エリスロポエチン	低下	上昇	正常

[治療・予後]

　ETの治療の目標も生命予後を決定する合併症である血栓症の予防である．血栓症の予防には少量アスピリンの投与を行った．60歳以上または血栓症の既往がある場合は，骨髄抑制剤が適応となる．本例も血小板数（Plt）70万程度を目標にHydroxyureaを開始した．前向き比較臨床試験ではETに対するHydroxyureaの血栓症予防効果は明らかであるが，全生存期間には影響を与えないという．ETの生存中央値は10～15年といわれている．

■髙橋直人・三浦　亮

11-10　悪性リンパ腫（総論）

表1　WHO分類（2008）

PRECURSOR LYMPHOID NEOPLASMS
B lymphoblastic leukaemia/lymphoma
　B lymphoblastic leukaemia/lymphoma, NOS
　B lymphoblastic leukaemia/lymphoma with recurren genetic abnormality
　B lymphoblastic leukaemia/lymphoma with t (9;22) (q34;q11.2); *BCR-ABL1*
　B lymphoblastic leukaemia/lymphoma with t (v;11q23); *MLL rearranged*
　B lymphoblastic leukaemia/lymphoma with t (12;21) (p13;q22); *TEL-AML1 (ETV6-RUNX1)*
　B lymphoblastic leukaemia/lymphoma with hyperdiploidy
　B lymphoblastic leukaemia/lymphoma with hyperdiploidy (hypodiploid ALL)
　B lymphoblastic leukaemia/lymphoma with t (5;14) (q31;q32); *IL3-IGH*
　B lymphoblastic leukaemia/lymphoma with t (1;19) (q23;p13.3); *E2A-PBX1 (TCF3-PBX1)*
T lymphoblastic leukaemia/lymphoma

MATURE B-CELL NEOPLASMS
Chronic lymphocytic leukaemia/small lymphocytic lymphoma
B-cell prolymphocytic leukaemia
Splenic B-cell marginal zone lymphoma
Hairy cell leukaemia
Splenic B-cell lymphoma/leukaemia, unclassifiable
　・*Splenic diffuse red pulp small B-cell lymphoma*
　・*Hairy cell leukaemia-variant*
Lymphoplasmacytic lymphoma
　Waldenströrm macroglobulinemia
Heavy chain diseases
　・Alpha heavy chain disease
　・Gamma heavy chain disease
　・Mu heavy chain disease
Plasma cell myeloma
Solitary plasmacytoma of bone
Extraosseous plasmacytoma
Extranodal marginal zone lymphoma of mucosa-associated lymphoid tissue (MALT lymphoma)
Nodal marginal zone lymphoma
　・*Paediatric nodal marginal zone lymphoma*
Follicular lymphoma
　・*Paediatric follicular lymphoma*
Primary cutaneous follicle centre lymphoma
Mantle cell lymphoma
Diffuse large B-cell lymphoma (DLBCL), NOS
　・T-cell/histiocyte rich large B-cell lymphoma
　・Primary DLBCL of the CNS
　・Primary cutaneous DLBCL, leg type
　・*EBV positive DLBCL of the elderly*
DLBCL associated with chronic inflammation
Lymphomatoid granulomatosis
Primary mediastinal (thymic) large B-cell lymphoma
Intravascular large B-cell lymphoma
ALK positive large B-cell lymphoma
Plasmablastic lymphoma
Large B-cell lymphoma arising in HHV8-associated multicentric Castleman disease
Primary effusion lymphoma
Burkitt lymphoma
B-cell lymphoma, unclassifiable, with features intermediate between diffuse large B-cell lymphoma and Burkitt lymphoma
B-cell lymphoma, unclassifiable, with features intermediate between diffuse large B-cell lymphoma and classical Hodgkin lymphoma

MATURE T-CELL AND NK-CELL NEOPLASMS
T-cell prolymphocytic leukaemia
T-cell large granular lymphocytic leukaemia
Chronic lymphoproliferative disorder of NK-cells
Aggressive NK cell leukaemia
Systemic EBV positive T-cell lymphoproliferative disease of childhood
Hydroa vacciniforme-like lymphoma
Adult T-cell leukaemia/lymphoma
Extranodal NK/T cell lymphoma, nasal type
Enteropathy-associated T-cell lymphoma
Hepatosplenic T-cell lymphoma
Subcutaneous panniculitis-like T-cell lymphoma
Mycosis fungoides
Sézary syndrome
Primary cutaneous CD30 positive T-cell lymphoproliferative disorders
　・Lymphomatoid papulosis
　・Primary cutaneous anaplastic large cell lymphoma
Primary cutaneous gamma-delta T-cell lymphoma
Primary cutaneous CD8 positive aggressive epidermotropic cytotoxic T-cell lymphoma
Primary cutaneous CD4 positive small/medium T-cell lymphoma
Peripheral T-cell lymphoma, NOS
Angioimmunoblastic T-cell lymphoma
Anaplastic large cell lymphoma, ALK positive
Anaplastic large cell lymphoma, ALK negative

HODGKIN LYMPHOMA
Nodular lymphocyte predominant Hodgkin lymphoma
Classical Hodgkin lymphoma
　・Nodular sclerosis classical Hodgkin lymphoma
　・Lymphocyte-rich classical Hodgkin lymphoma
　・Mixed cellularity classical Hodgkin lymphoma
　・Lymphocyte-depleted classical Hodgkin lymphoma

HISTIOCYTIC AND DENDRITIC CELL NEOPLASMS
Histiocytic sarcoma
Langerhans cell histiocytosis
Langerhans cell sarcoma
Interdigitating dendritic cell sarcoma
Follicular dendritic cell sarcoma
Fibroblastic reticular cell tumor
Intermediate dendritic cell tumor
Disseminated juvenile xanthogranuloma

POST-TRANSPLANT LYMPHOPROLIFERATIVE DISORDERS (PTLD)
Early lesions
　・Plasmacytic hyperplasia
　・Infectious mononucleosis-like PTLD
Polymorphic PTLD
Monomorphic PTLD (B- and T/NK-cell types)

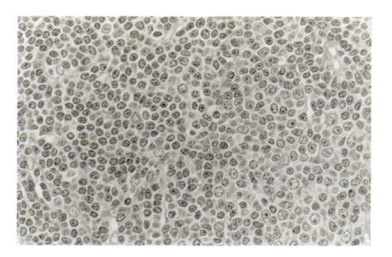

写真1 B-cell chronic lymphocytic leukemia
クロマチンが粗造な小型細胞の増生．中央から右下にかけて明るい領域（proliferation center）があり，核小体を有する細胞（prolymphocyte, paraimmunoblast）をみる（強拡大）．CD5（＋），CD23（＋）．

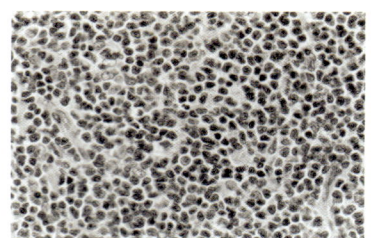

写真2 Mantle cell lymphoma
中型細胞の一様な増生．大型細胞（immunoblastやcentroblast）は出現しない．多形性に富む症例もあるが，一般にfollicle center lymphomaにみられるような細長い中型細胞（centrocyte）は目立たない（強拡大）．CD5（＋），cyclin D1（＋），t（11;14）．

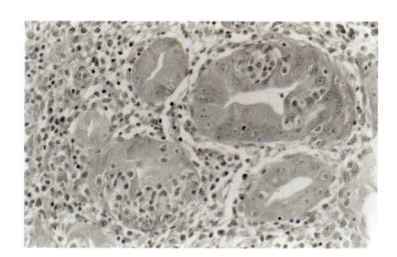

写真3 Extranodal marginal zone lymphoma of MALT type
細胞質が淡明な中型細胞が，胃の腺窩上皮内に浸潤し，lymphoepithelial lesionを形成している（中拡大）．

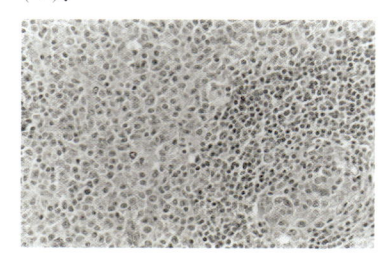

写真4 Extranodal marginal zone lymphoma of MALT type
淡明で豊かな細胞質を有する中型細胞の増性．右下は反応性のリンパ濾胞（中拡大）．

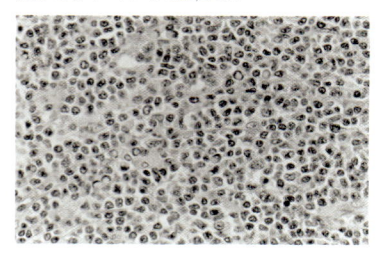

写真5 Extranodal marginal zone lymphoma of MALT type
細胞質immunoglobulinの核内陥入像（Dutcher body）をみる（強拡大）．強拡大1視野に平均1個以上みとめられるときは悪性の所見．

写真6 Follicular lymphoma
濾胞様構造の密な増生（弱拡大）．

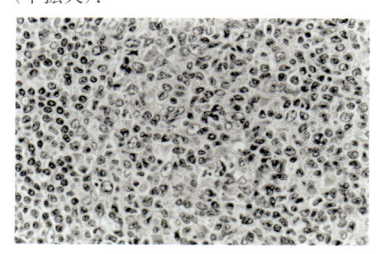

写真7 Follicular lymphoma
核のくびれ，切れ込みを有する核小体の目立たない中型細胞（centrocyteまたはsmall cleaved cell）と，くびれのない空胞状の核を有し，核小体が偏在する大型細胞（centroblastまたはlarge non-cleaved cell）が種々の割合で混在．左方は濾胞間の細胞（強拡大）．Bcl-2（＋），t（14;18）．

写真8 Burkitt lymphoma
アポトーシスに陥った細胞を貪食したマクロファージが混在しstarry-sky（星空）appearanceを呈する（弱拡大）．

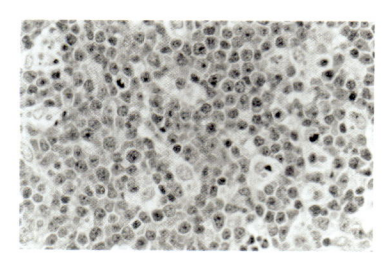

写真9 Burkitt lymphoma
クロマチンが繊細で，2〜3個の核小体を有する中型細胞の一様な増生．細胞質に空胞を有する細胞もある（強拡大）．t（8;14）．

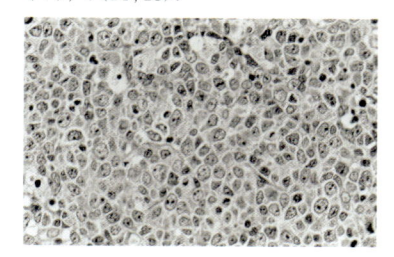

写真10 Diffuse large B-cell lympoma
空胞状の核を有し，2〜3個の核小体が偏在するcentroblastic variant（強拡大）．

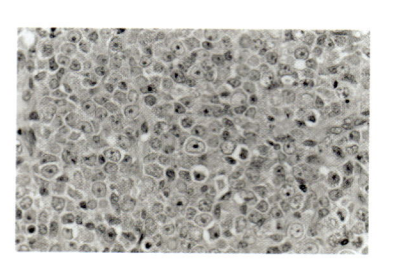

写真11 Diffuse large B-cell lymphoma
1〜2個明瞭な核小体を核の中央に有するimminoblastic variant（強拡大）．

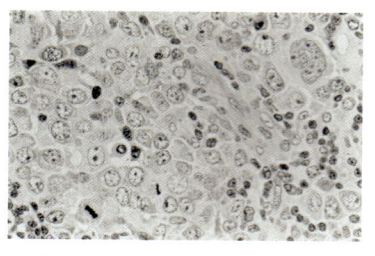

写真12 Diffuse large B-cell lymphoma
豊富な細胞質と不整な大型核を核の中央に有するanaplastic large cell variant（強拡大）．CD30（ki-1）（＋）．

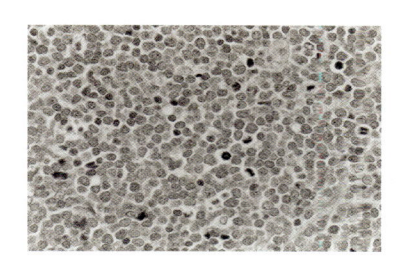

写真13　Precursor T-lymphoblastic lymphoma
クロマチンが繊細な中型細胞の一様な増生．細胞質は乏しい．核分裂像が目立つ（強拡大）．TdT（＋）．

写真14　Peripheral T-cell lymphoma
Lymphoepithelioid cell variant (Lennert's lymphoma)．比較的少数の類上皮細胞よりなる肉芽腫が一面に散在（弱拡大）．

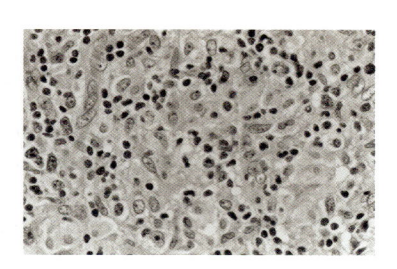

写真15　Peripheral T-cell lymphoma
Lymphoepithelioid cell variant (Lennert's lymphoma)．腫瘍細胞は小型から中型（強拡大）．好酸球，Hodgkin様細胞などがみられ，Hodgkin lymphomaとの鑑別が問題となる．

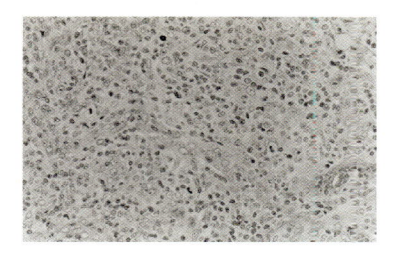

写真16　Angioimmunoblastic T-cell lymphoma
細胞質が淡明 clear cell, immunoblast, plasma cell などが血管増生を伴い浸潤（中拡大）．

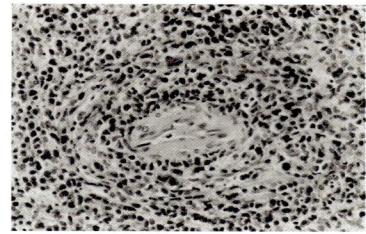

写真17　Extranodal NK/T cell lymphoma
鼻腔原発例．淡紅色の細胞質を少量有する中型の細胞が血管壁に浸潤（中拡大）．CD56（＋），sCD3（－），cCD3ε（＋）．

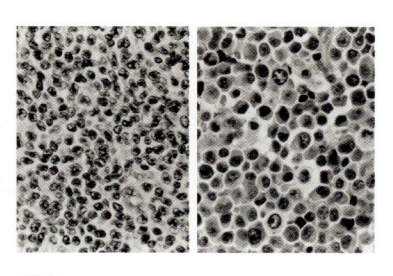

写真18　Adult T-cell lymphoma/leukemia
中型で多形性の強い細胞に，大型の細胞が混在（左，強拡大）．症例により組織像はさまざまで Anaplastic large cell lymphoma様の大型細胞が優位になる例もあるが，この場合 t(2;5)はみられない（右，強拡大）．

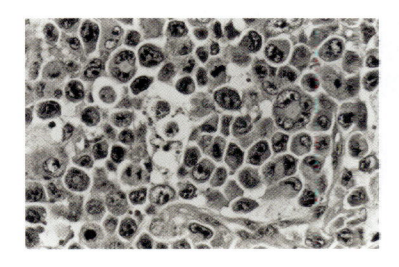

写真19　Anaplastic large cell lymphoma
細胞質の豊かな大型細胞の増生．馬蹄形核，ドーナツ型核，多核の細胞をみる（強拡大）．CD30(ki-1)（＋），t(2;5)．

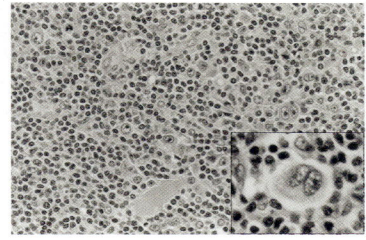

図20　Hodgkin lymphoma, mixed cellularity
単核のHodgkin細胞，多核のReed-Sternberg細胞が種々の炎症性細胞を背景に出現（中拡大）．挿入図は鏡像のReed-Sternberg細胞（強拡大）．

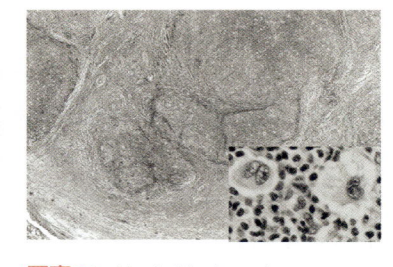

写真21　Hodgkin lymphoma, nodular sclerosis
厚い膠原線維束によって，区画化されている（弱拡大）．挿入図はHodgkin細胞．窪みに落ち込んだようにみえる（細胞収縮による人工産物）ため，lacunar cellとよばれる（強拡大）．

■竹内賢吾・森　茂郎

11-11　悪性リンパ腫（各論）

【13-3　血液・造血器疾患 参照】

症例　35歳　男性

[主訴]
下腹部痛．

[現病歴]
春ごろより下腹部の鈍痛をみとめ，近医を受診．表在リンパ節の腫大と血液検査にてLDHの高値をみとめたため，当院紹介となった．なお3カ月間に約10kgの体重減少があった．

[既往歴]
　特記すべきことなし．

[家族歴]
　特記すべきことなし．

[身体所見]
　頸部，腋窩，鼠頸に直径1〜1.5cmのリンパ節腫大をみとめる．下腹部中央に直径10cm以上の腫瘤を触知する．

[入院時検査]
　WBC4900/μl，RBC 395×10⁴/μl，Plt 18.4×10⁴/μl，AST17U/l，ALT9U/l，LDH654U/l，CRP0.65mg/dl，HTLV-1（−），sIL2-R1860IU/ml（＜500IU/ml）．

[生検リンパ節]
　非Hodgkinリンパ腫，follicular mixed cell type（WF分類）

[リンパ節組織による表面マーカー解析]
　CD2 9.6％，CD3 10.2％，CD4 6.9％，CD8 1.2％，CD10 1.0％，CD19 56.5％，CD20 89.6％，HLA-DR 86.3％，SmIgG 91.0％，SmIgλ 93.6％．

[リンパ節組織による染色体分析]
　t（14；18）（q32；q21）を中心とする複雑な染色体異常をみとめた．

[骨髄検査]
　有核細胞数18万/μl，リンパ系と思われる異常細胞を3％みとめた．

[入院後経過]
　臨床病期：ⅣB（Ann Arbor分類），Perfomance Status1と診断し，Cyclophosphamide，Adriamycin，Vincristine，Prednisoloneによる多剤併用療法を4コース施行し，完全寛解を得た．

[治療方針]
　基本的に化学療法を施行する．臨床病期の早期のものについては放射線療法も組み合わせる．化学療法は第1世代とよばれるCHOP療法（Cyclophosphamide, Adriamycir, Vincristine, Prednisolone）もしくは，これに他剤を組み合わせる方法が一般的である．

[画像診断]
組織像（HE染色，弱拡大）（写真1）
　濾胞は残存するが，一部でその構築は崩れている．

組織像（HE染色，強拡大）（写真2）
　構成細胞は，小型と大型の細胞が混在するが，大型の細胞が優位となっている．

腹部CT
　腹部大動脈を中心にリンパ節の腫大と，下腹部

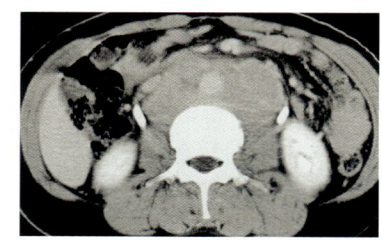

写真3

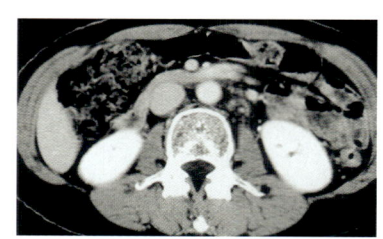

写真4

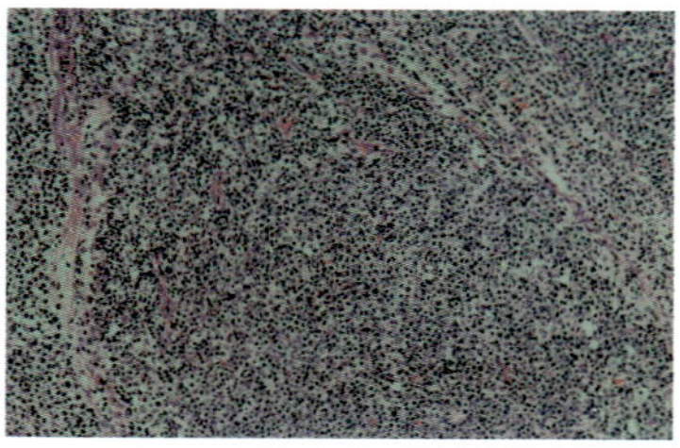

写真1

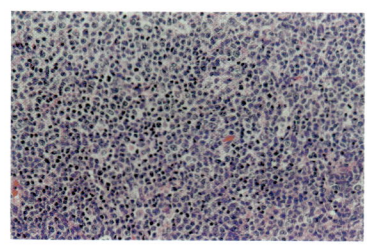

写真2

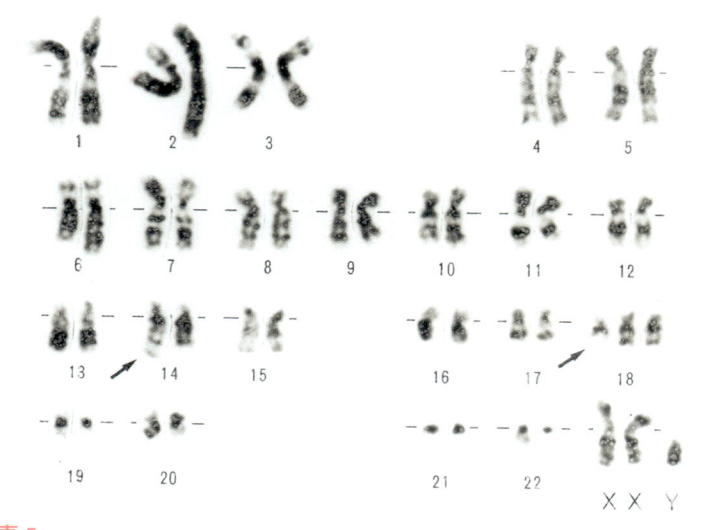

写真5

に直径約10cmの腫瘍をみとめた（写真3）．

治療前には，腹部大動脈を中心に大きな腫瘍をみとめるが，治療後には消失している（写真4）．

染色体（リンパ節）（写真5）

t（14；18）（q32；q21）を中心とする異常をみとめる．

■藤本正博・福原資郎

11-12 多発性骨髄腫

【8-19 骨髄腫による腎症 参照】

症例　68歳　男性

[臨床所見]

2年前より腰痛が出現し，1年前からはその痛みが増強してきたため近医を受診した．X線検査にて，腰椎圧迫骨折を指摘され，貧血も存在したため，当院紹介入院となった．発熱はなし．肝脾腫はなし．神経炎症状なし．

[血液検査]

血液学的検査：RBC 230×10⁶/μl, Hb 8.4 g/dl, Ht 21.8%, WBC 2200/μl, (St 2%, Seg 16%, Ly 65%, Mono 13%, Eos 4%), Plt 11.9×10⁴/μl．

血清生化学検査：TP 6.2 g/dl, Alb 3.8 g/dl, T.Bil 0.8 mg/dl, GOT 13 U/l, GPT 17 U/l, BUN 23 mg/dl, Cr 1.53 mg/dl, LDH 246 U/l, U.A 7.7 mg/dl, Ca 5.0 mEq/l, CRP 0.3＞mg/dl, β2M 9750 ng/ml．

尿検査：尿蛋白〜テステープ法（±），ズルフォサリチル酸法（2+）．

[X線検査]

頭蓋骨単純X線検査：頭頂骨に打抜き像（punched out lesion）をみとめる（写真1A）．

腰椎X線検査：腰椎全体に骨粗鬆性変化あり．L2，L3に圧迫骨折あり（写真1B）．

[診断]

腰痛を主訴とし，X線検査にて頭蓋骨の打抜き像，腰椎に骨端線の不整と骨粗鬆性変化，さらにL4には骨硬化像をみとめた．貧血があり，MCV 94.7，MCH 36.5で正球性正色素性貧血である．血清中のγグロブリン値は高くないが，尿中にズルフォサリチル酸法で陽性の蛋白を多くみとめる．以上より，まず骨髄腫が疑われる．確定診断のために，骨髄穿刺検査が必要である．

胸骨よりの骨髄穿刺を施行する（高齢者では腸骨での造血は乏しいので，できる限り胸骨より穿刺を行う）．穿刺液の骨髄塗抹標本による骨髄像所見は，有核細胞数（NCC）108500/μl，巨核球37.5/μl，，形質細胞（未熟型が多い）59.2%（写真2）．

骨髄塗抹標本上の形質細胞の確認同定と単クローン性か多クローン性かの鑑別に表面抗原の解析が必須である．骨髄穿刺液から骨髄単核球分画を分離し，FITC-CD38，PE-CD19，PE-MPC-1，PE-

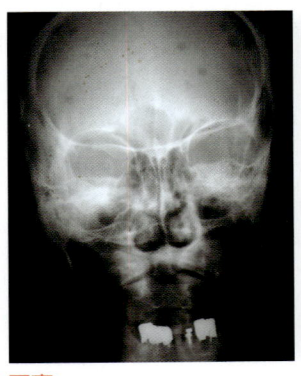

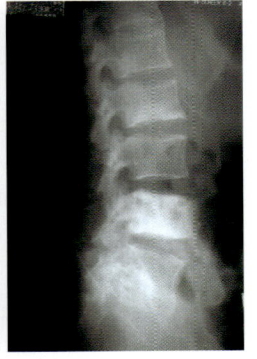

写真1A

写真1B

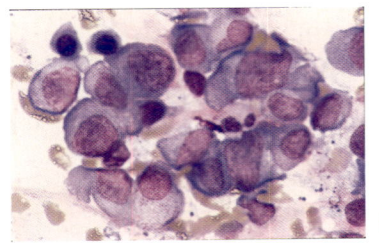

写真2

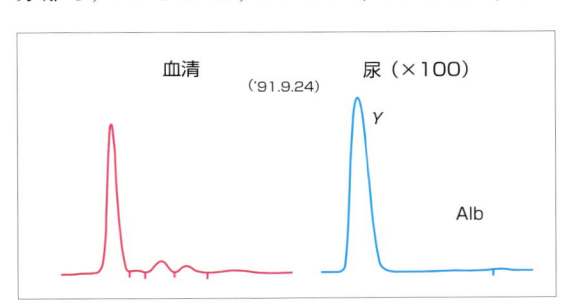

写真3A　蛋白電気泳動（症例）

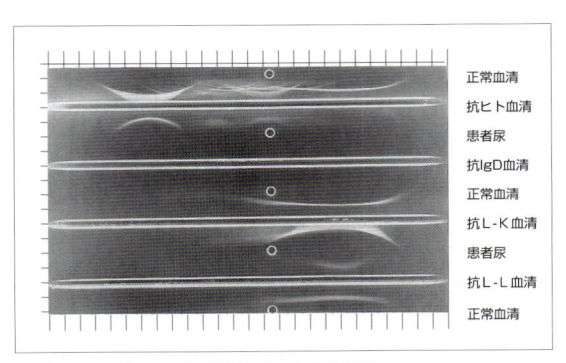

写真3B　免疫電気泳動（尿）（症例）

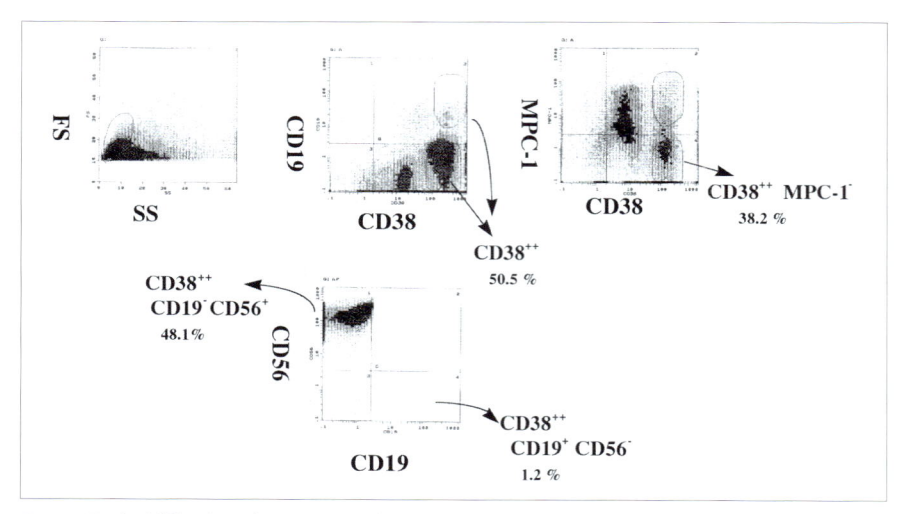

図1 骨髄形質細胞の表面抗原解析（症例）

CD49e, PC5-CD56, PC5-CD45抗体で染色しフローサイトメーターで解析する．本症例の結果は図1のとおり，1) CD38強陽性分画 (CD38^{++}) (形質細胞) 50.5%，2) CD38^{++}でCD19$^-$CD56$^+$の単クローン性形質細胞48.1%，CD19$^+$CD56$^-$多クローン性形質細胞1.2%，3) CD38^{++}細胞中のMPC-1$^-$未熟形質細胞は約80%あり，つまり，骨髄液中に形質細胞が約50%あり，その形質細胞は単クローン性であること，さらにその多くは未熟形質細胞であることがわかった．

つぎに，血清および尿中の蛋白分析からは，蛋白電気泳動にて，血清中のγグロブリン分画の減少，尿中にγグロブリンが大量にみとめられる(写真3A)．さらに免疫電気泳動により，尿中に免疫グロブリンの軽鎖 (L鎖) のκが大量にしかもM bowを形成してみとめられる(写真3B)．

表1 骨髄腫の診断基準

日本の診断基準	アメリカグループの診断基準
次の診断基準の二つあるいはそれ以上を満たすもの 1. 骨髄穿刺液または骨髄生検で形質細胞（骨髄腫細胞）が有核細胞の10%あるいはそれ以上みとめられ，反応性形質細胞増加を惹起しうる疾患が併存しないもの． 2. 組織生検（髄外腫瘍，骨髄）で形質細胞の腫瘍性増殖像がみとめられるもの． 3. 末梢血に500mm³以上の形質細胞がみとめられるもの． 4. 血清中に多量のMタンパクがみとめられるもの． 　　IgG型　M成分 > 2.0g/dl 　　IgA型　M成分 > 1.0g/dl 　　IgD型，IgE型　M成分 > 0.2g/dl 5. 尿中に多量 (2.0g/日) のBence Jones蛋白がみとめられる． 6. ほかに原因となる疾患がなく，血清正常免疫グロブリンがすべて明らかに減少しているもの． 7. 原因不明で，骨再生像を伴わない骨粗鬆症，骨融解像あるいは病的骨折がみとめられるもの．	**大基準** Ⅰ．組織生検で形質細胞腫をみとめる． Ⅱ．骨髄中に形質細胞を30%以上みとめる． Ⅲ．血清中に多量のM蛋白量をみとめる． 　　IgG型 > 3.5g/dl 　　IgA型 > 2.0g/dl 　　あるいは尿中に多量のL鎖蛋白をみとめる 　　κあるいはλ > 1.0g/日 **小基準** a. 骨髄中に形質細胞を10〜30%みとめる． b. 血清中のM蛋白量が大基準Ⅲ以下である． c. 骨融解病変をみとめる． d. 血清正常免疫グロブリンの抑制をみとめる． 　　IgM型 < 50mg/dl 　　IgA型 < 100mg/dl 　　あるいはIgG < 600mg/dl 骨髄腫と診断するためには，下記の条件 (1〜4) のいずれかを満たすものでなければならない． 1. Ⅰ+b，Ⅰ+c，Ⅰ+d (Ⅰ+a not sufficient) 2. Ⅱ+b，Ⅱ+a，Ⅱ+d 3. Ⅲ+a，Ⅲ+c，Ⅲ+d 4. a+b+c，a+b+d

（今村幸雄：日本骨髄腫研究会, 1981）

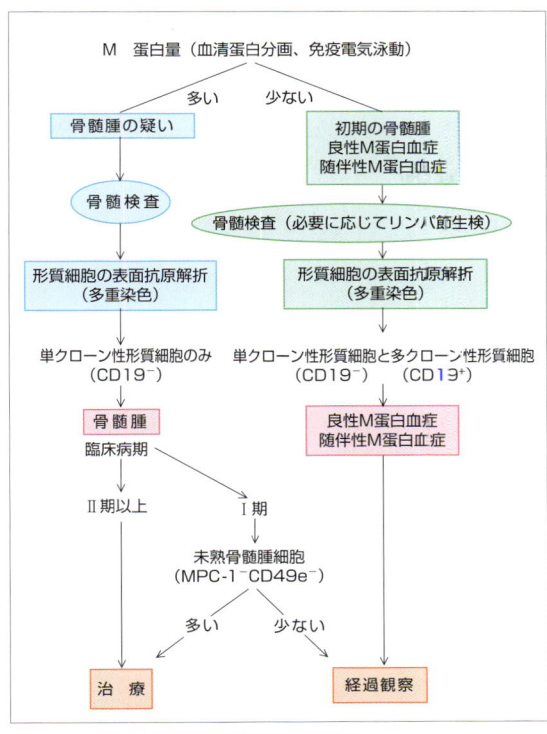

図2 M蛋白血症の鑑別診断と対応

表2 骨髄腫の臨床病期分類

病期	基準
I	次の項目のすべてを満たすもの 1. ヘモグロビン（Hb）値　　＞10g/dl 2. 血清Ca値　　　　　　　　正常 3. 骨X線像で正常像もしくは孤立性骨病変 4. 低M成分産生率 　a. IgG値　　　　　　　　＜5g/dl 　b. IgA値　　　　　　　　＜3g/dl 　c. 尿中L鎖M成分　　　　＜4g/日
II	病期I, IIIのいずれにも属さないもの
III	次の項目のうち一つ以上を示すもの 1. Hb値　　　　　　　　　＜8.5g/dl 2. 血清Ca値　　　　　　　＞12mg/dl 3. 進行した骨融解病変（広範囲および骨折） 4. 高M成分産生率 　a. IgG値　　　　　　　　＜7g/dl 　b. IgA値　　　　　　　　＜5g/dl 　c. 尿中L鎖M成分　　　　＜12g/日

(Durie & Salmon, 1975)

　以上より，本症例は，骨髄腫の診断基準（**表1**）を満たすことから，多発性骨髄腫〔Muitiple Myeloma：MM〕BJ-κ型である．さらに，臨床病期（Durie & Salmonの病期分類，**表2**）はIII期である．骨X線検査にて骨硬化像をみとめることより，POEMS syndrome (polyneuropathy, organomegaly, endocrinopathy, mprotein, and skin changesを略してPOEMS syndromeとよんでいる．Crow - Fukase syndrome, 高月病ともよばれる）の可能性も考えられるが，多発性神経炎症状がなく，肝脾腫がなく，皮膚所見がないことなどより否定される．

　血清中あるいは尿中にM蛋白をみとめた場合の診断のフローチャートは**図2**のとおりであり，骨髄穿刺検査による形質細胞の同定，単クローン性形質細胞の動態が大切である．

[治療]

　骨髄腫の診断基準により骨髄腫と診断され，臨床病期がII期以上であれば化学療法を施行する．通常は，アルキル化剤であるメルファランを中心とした化学療法を行う．初期導入療法と維持療法とがある．本症例では，導入療法としてVMmPSL (V: vincristine, M: melphalan, mPSL: methylprednisolone) 2コース，維持療法としてMP (M: melphalan, P: prednisone)，VEP (V: vincristine, E: Endoxan, P: prednisone)，MCNUおよびIFN α療法が行われた．

[臨床経過]

　初期導入療法VMmPSLによく反応し，骨髄中の骨髄腫細胞は著減した（未熟骨髄腫細胞が少ない）．その後維持療法にて良好であった（**図3**）．2年経ったころ，IFN αによる維持療法中に貧血が進行したので骨髄検査を行うと，骨髄腫細胞が約30％あり（未熟骨髄腫細胞が増加），再発していた．そこで，再度導入療法（VMmPSL）を行ったが，骨髄中の骨髄腫細胞（ほとんどが未熟骨髄腫細胞）が著増して治療の効なく永眠した．

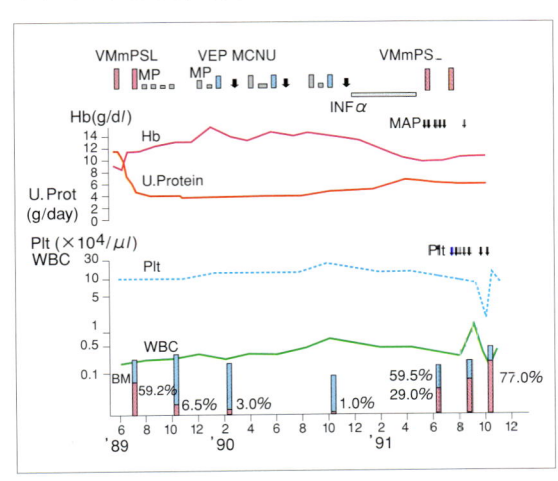

図3 臨床経過

■河野道生

11-13 原発性マクログロブリン血症

症例　62歳　女性

[臨床所見]

3年前より検診にて，赤沈の亢進を指摘されていた．最近，全身倦怠感と左下腿のしびれ感を感じるため，近医を受診した．ときに頭痛もある．腰痛はなし．貧血を指摘されて，当院紹介となった．発熱はなし．肝脾腫はなし．

[血液検査]

血液学的検査：RBC $301 \times 10^4/\mu l$，Hb 10.1g/dl，Ht 27.8%，WBC 7300/μl，（St 1%，Seg 51%，Ly 40%，Mono 5%，Eo 2%，Ba 1%），Plt $20.1 \times 10^4/\mu l$．

血清生化学検査：TP 7.0g/dl，Alb 4.0g/dl，A/G 1.34，T.Bill 0.7mg/dl，GOT 11U/l，GPT 15U/l，BUN 20mg/dl，Cr 1.12mg/dl，CRP＜0.3mg/dl，IgG 1270mg/dl，IgA 131mg/dl，IgM 1438mg/dl．

尿検査：尿蛋白 陰性．

血沈：40mm（1hr）．

[診断]

血清中に高IgM血症があり，血清蛋白分画にてγグロブリン分画に小さいMスパイクがある（図1）．血清免疫電気泳動にてIgM，λのM bowがみとめられた．末梢血塗抹標本にて，軽度の赤血球の連鎖形成（Rouleaux formation）あり（写真1）．貧血があり，MCV92.4，MCH33.5と正球性正色素

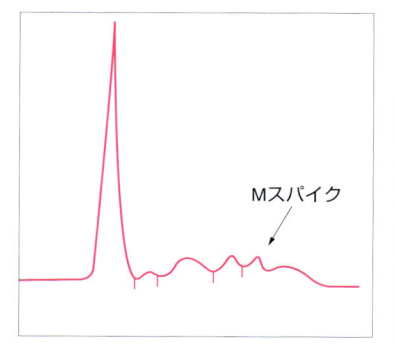

図1　血清蛋白分画（電気泳動）

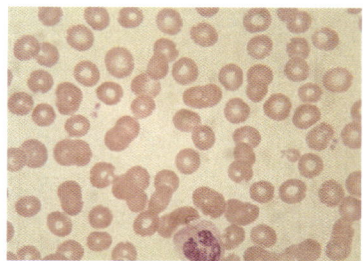

写真1　末梢血塗抹標本（×1000）

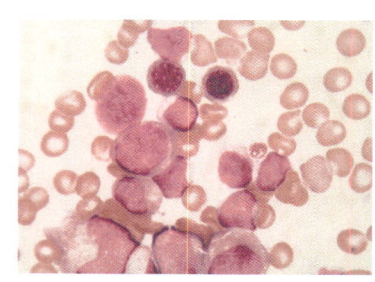

写真2　骨髄塗抹標本（×1000）

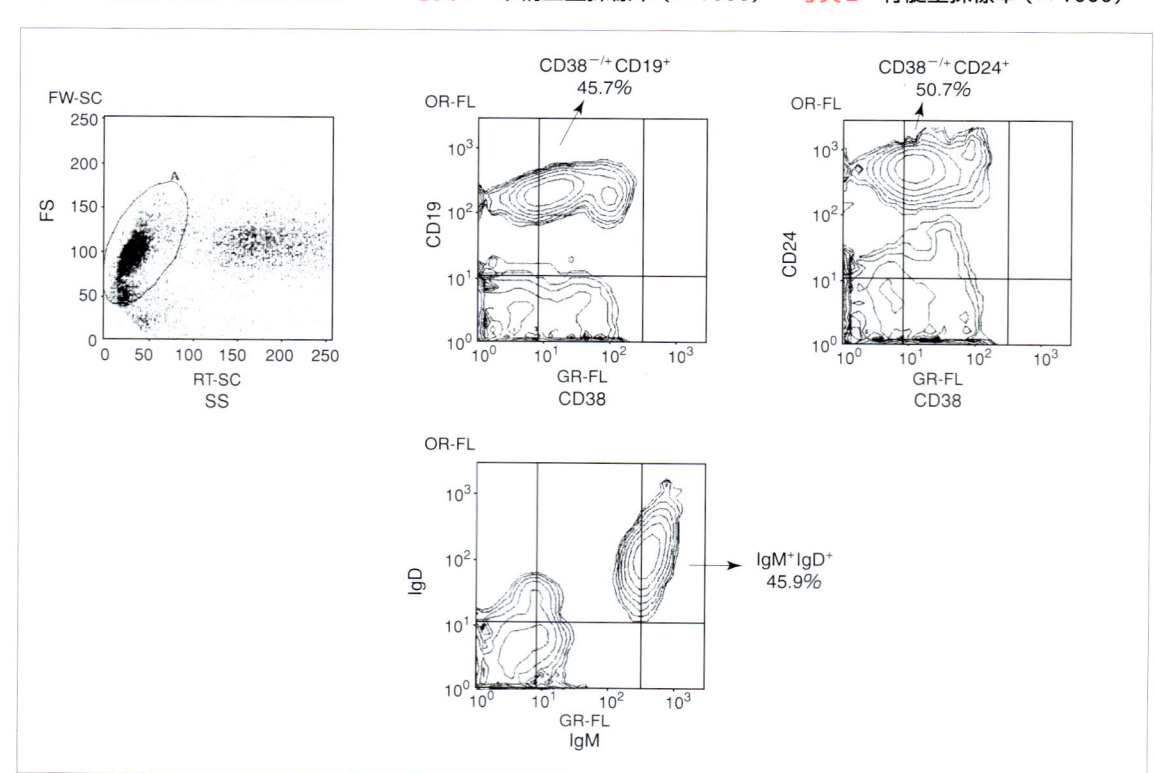

図2　骨髄単核球細胞の表面抗原解析（症例）

性貧血である．マクログロブリン血症（macroglobulinemia）を疑い，骨髄穿刺検査を行った．骨髄像所見（胸骨）は，有核細胞数164000/μl，巨核球37.5/μl，異型リンパ球様細胞42.8％（写真2）．増加している異型リンパ球様細胞を同定するために，骨髄単核球分画の表面抗原解析を行った（図2）．CD19$^+$CD20$^+$CD21$^+$CD24$^+$IgM$^+$IgD$^+$CD38$^{-/+}$で，成熟B細胞（マントル層由来B細胞）でマクログロブリン血症と確定診断された．

[治療・経過]

入院治療として，VCMmPSL療法（vincristine, cyclophosphamide, melphalan, methylprednisolone）を2コース行い，血清IgM 386mg/dlに低下し骨髄中の異型リンパ球も13.8％（表面抗原解析上）に減少した．外来維持療法として，CVP（cyclophosphamide, vincristine, prednisolone）療法を行い，引き続きIFNα（300万単位/回，週1回筋注）療法を行っており，経過良好である．

■河野道生

11-14 出血性疾患

止血機構

血管内を流れる血液はつねに流動性を保ちけっして凝固することはないが，いったん血管が破綻し，出血すると，損傷部位に効果的な血栓を形成することにより止血が行われる．

血管損傷が起こると，二つの主要なメカニズムにより，血栓形成機構がスイッチオンされる．一つは，血管損傷により露出した血管内皮下組織への血小板の粘着，顆粒放出，凝集により，血小板血栓（白色血栓）が形成される過程であり，これが一次止血反応である．ほかの一つは，血管内皮細胞などで産生された組織因子（tissue factor：TF）が凝固第Ⅶ因子と複合体を形成する外因系凝固反応であり，最終的にフィブリンを形成し，血小板，赤血球などを巻き込んだ血栓（赤色血栓）を形成する二次止血反応である（図1）．

一次止血の障害は皮膚の点状出血を特徴とし，検査成績では出血時間が延長する．二次止血の異常では関節内，筋肉内などの深部出血を特徴とし，検査ではAPTTやPTの延長がみられる．

一方，形成された血栓を溶解する生理的機構が存在する（線維素溶解，または線溶反応）．これに血中のプラスミノーゲンアクチベータによりプラスミノーゲンがプラスミンに変換されることにより開始される．プラスミンはフィブリノーゲンや，フィブリンを分解する．これら一連の線溶反応はプラスミノーゲンアクチベータインヒビター（PAI）や，α2プラスミンインヒビター（α2PI）で制御されている．

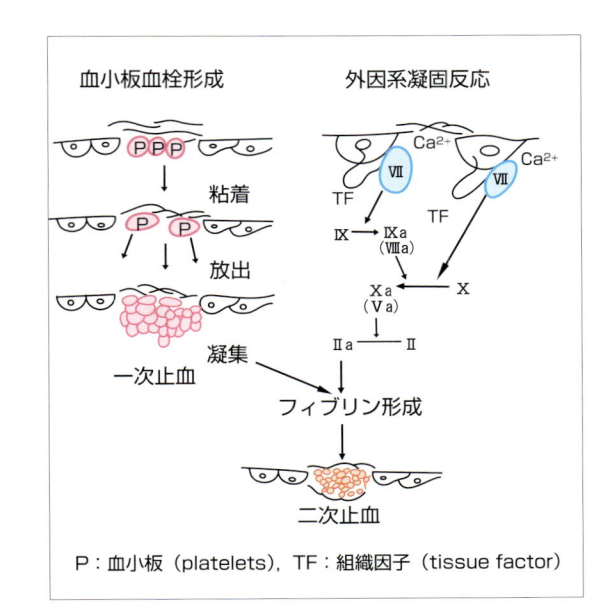

図1 止血機構

診断のフローチャート
[問診・身体所見]

出血性疾患の診断には，まず問診と身体所見でその出血が局所のものか，全身の出血傾向の反映かを正確に見極める．また，出血症状によりおおまかな異常が示唆されることもある．すなわち，おもに凝固因子の異常で観察される出血斑は大きく，大関節内出血，筋肉内出血など大出血も珍し

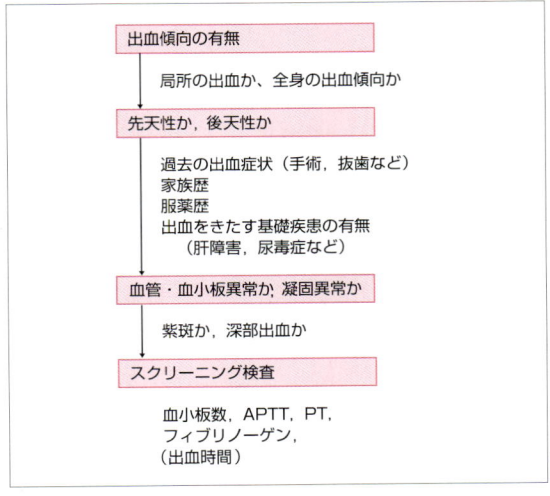

図2 出血性疾患の診断手順

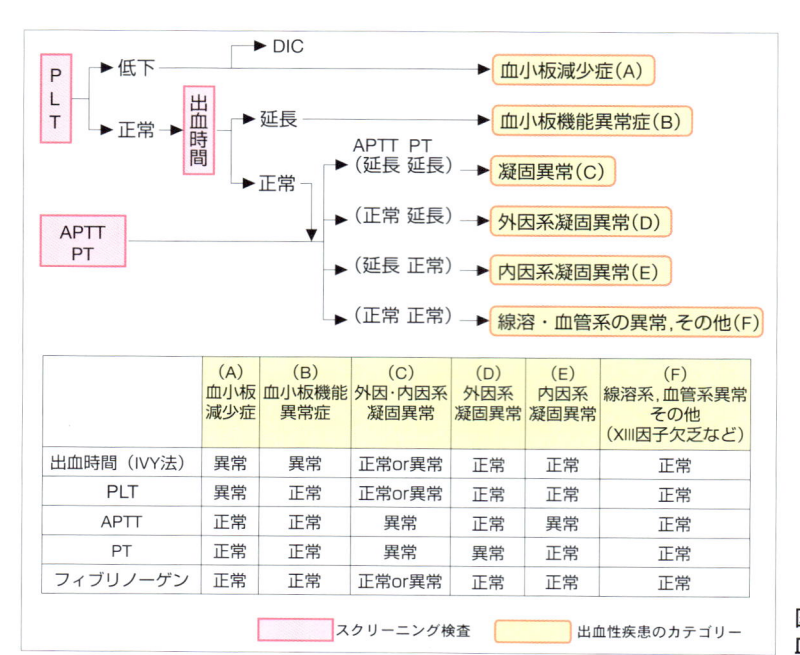

	(A) 血小板 減少症	(B) 血小板機能 異常症	(C) 外因・内因系 凝固異常	(D) 外因系 凝固異常	(E) 内因系 凝固異常	(F) 線溶系，血管系異常 その他 (XIII因子欠乏など)
出血時間（IVY法）	異常	異常	正常or異常	正常	正常	正常
PLT	異常	正常	正常or異常	正常	正常	正常
APTT	正常	正常	異常	正常	異常	正常
PT	正常	正常	異常	異常	正常	正常
フィブリノーゲン	正常	正常	正常or異常	正常	正常	正常

図3 スクリーニング検査による出血性疾患の大まかな分類

くないが，血小板および血管の異常では凝固因子の異常に比べ出血斑は小さく，また大出血はまれである（図2）．

血小板の異常についてはPlt（血小板数），出血時間を，凝固異常についてはAPTT（活性化部分トロンボプラスチン時間），PT（プロトロンビン時間），フィブリノーゲンを測定する．これらスクリーニング検査により出血性疾患を大まかに分類し，さらに二次検査により疾患を特定する（図3）．

[出血傾向のスクリーニング検査]

Plt，APTT，PT，フィブリノーゲン，出血時間（IVY法），その他（肝機能，腎機能，蛋白分画，Ig）．これらにより，大きく六つのカテゴリー（図3，A～F）に分類する．スクリーニングがすべて正常なら，血管異常（Henoch-Schoenlein purpuraなど）や線溶亢進（FDP，PIC，プラスミノーゲン，α2PIなどを参考にする），XIII因子欠乏症（血漿XIII因子が正常の1％以下）を疑う．

[二次検査]

スクリーニング検査による暫定的診断に基づき，以下の手順で診断を進める．

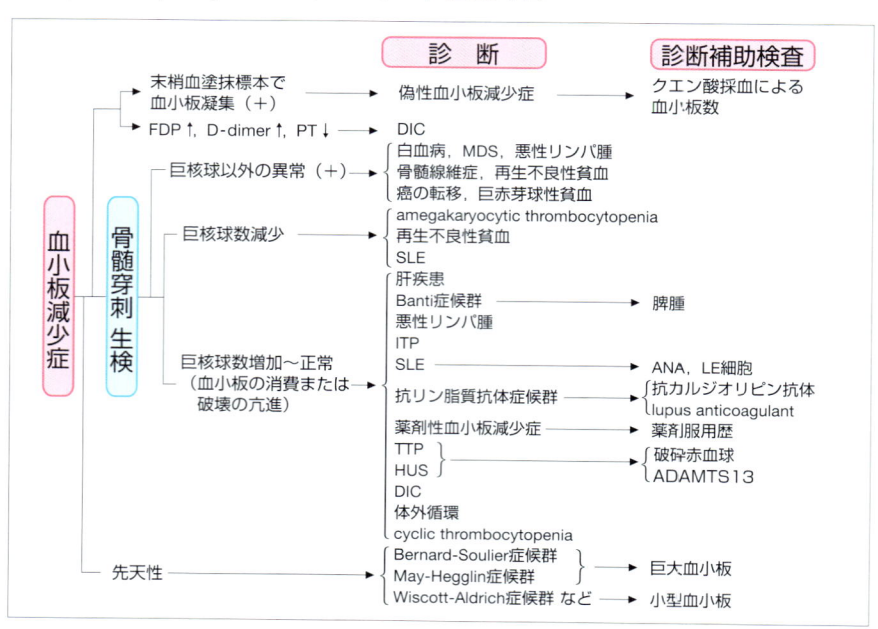

図4 血小板減少の診断

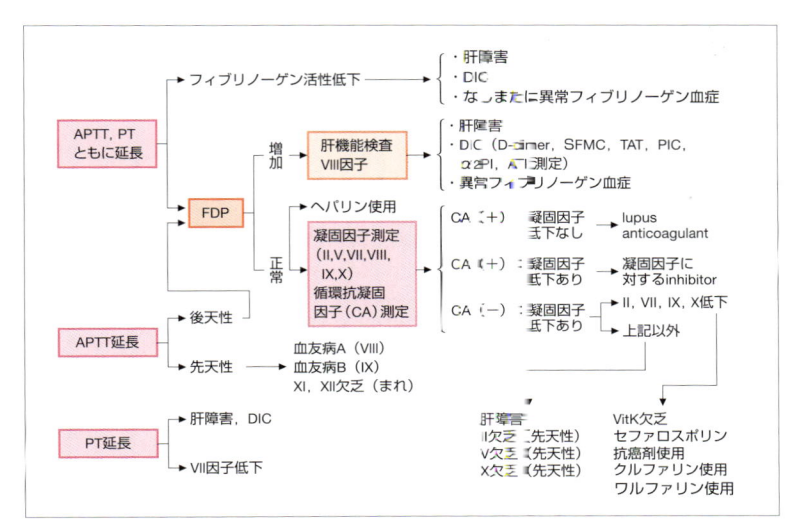

図5 凝固異常の診断

血小板減少症

まず，偽性血小板減少症を除外する．塗抹標本で血小板数を確認するかクエン酸加採血で血小板数を算定する．骨髄穿刺で巨核球以外に異常がなく，巨核球数が正常または増加のとき，消費または破壊の亢進あるいは分布の異常と診断される．この場合，脾腫の有無，PAIgG，抗核抗体，末血塗抹標本で破砕赤血球，FDPを調べる．薬剤服用歴はもっとも重要である（図4）．

血小板機能異常症

まず，血小板凝集能，血小板粘着能（血小板停滞率），von Willebrand因子抗原（vWF：Ag），von Willebrand因子リストセチンコファクター活性（vWF：RCo）を検査する．一般に血小板機能検査は薬剤中止後1週間以上経過してから行う．

凝固異常症

APTT，PTともに延長する場合はまず肝障害，DIC，抗生物質（とくにセファロスポリン系）やヘパリンの使用の有無を考える．これらが除外されたら凝固因子測定と循環抗凝血素の存在をみる．Lupus anticoagulant（LA）が疑われれば，確認試験および抗リン脂質抗体（APA）を測定する．循環抗凝固因子はINH，ペニシリン，サルファ剤，アミノ配糖体使用後などに出現することがある（図5）．

特発性血小板減少性紫斑病（ITP）
症例　35歳　女性
[病歴・身体所見]

数年前よりとくに下肢に紫斑ができやすかった．2カ月前より紫斑が増悪，昨日より下肢に点状出血が多数出現したため来院した．既往歴に特記すべきことなく，薬剤服用歴もない．細菌の感染症状もない．
家族歴：特記すべきことなし．

[血液検査]

末梢血 WBC 5800（百分率正常），RBC 424 × 10^4，Hb 12.8，Hct 38.8％，Plt 1.8 × 10^4，Ret 20.

生化学：血清蛋白，肝機能，腎機能，電解質正常．抗核抗体陽性．凝固系　APTT 27.3秒，PT-INR 1.10，FNG 320．

[骨髄所見]

NCC 13.5万/μl，巨核球数 86/μl．スメア所見を写真1に示す．ヘリコバクタピロリ呼吸試験：陰性．

[治療経過]

慢性ITPと診断され，出血症状が強いことからプレドニゾロン1mg/kgが開始された．2週間後，Plt 8.7 × 10^4 まで上昇，出血症状の消失をみた．プレドニゾロンの減量が予定されている．ピロリ呼吸試験陰性のため除菌療法は行わなかった．

[治療計画]

表1，図6に示した．

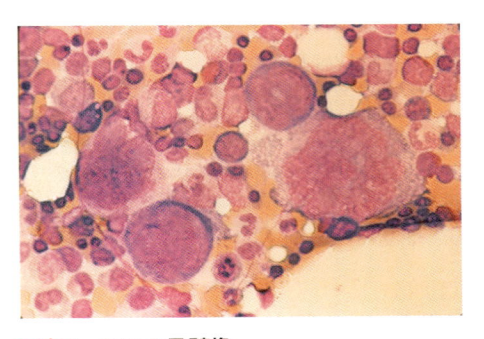

写真1　ITPの骨髄像
比較的小型の巨核球が増加している．

表1 ITPの治療

First line 治療	Second line 治療

First line 治療

A．副腎皮質ステロイドホルモン療法
　プレドニゾロン　0.5〜1mg/kg/day　2〜4週間　経口
　（ただし，最大70mg/body以下とする）
　以後血小板数にかかわらず漸減し，維持量5〜10mg/day
　とする．
治療目標：
　レベル1：血小板数正常化し無治療となる
　　（期待値は30％以下）
　レベル2：治療中止，あるいは維持量で 血小板数3万以上
　　を目指すことが望ましい
　レベル3：血小板数は3万以下であるが，維持療法で出
　　血傾向を減少させることを最低目標にせざるをえない場合

1）高齢（70歳以上），骨粗鬆症，コントロール不良高血圧症，糖尿病予備群，肥満，免疫機能低下状態，ウイルス性肝炎，慢性感染症など要注意群では投与量を1/2に減じて慎重に行うか，当面の出血傾向の軽減を目的にプレドニゾロン維持量を最初から用いてもよい．
このような状況下では摘脾，あるいはSecond line 治療を選択する場合もありうる．
2）活動性感染症保有状態や消化性潰瘍保有者ではこれら病態が完治した後，あるいは病態をコントロールしながら治療を行う．
3）要注意群では併存疾患の治療を併用しながら行う．
4）副腎皮質ステロイドによる副作用が問題となる治療法であるため，出現する副作用に対する対策を考慮しながら行う．
レベル3で出血傾向の軽減が維持できれば副作用の点から無治療を選択する場合もありうる．

B．摘脾
対象：
　・ITP診断後6カ月以上経過した症例であること
　・副腎皮質ステロイド療法により治療目標レベル3の症例
　・あるいはレベル2の中で無治療，維持量で血小板数5万以下の症例
　・副腎皮質ステロイド療法の副作用が強い場合
　・副腎皮質ステロイド不適応症例　など
方法：
　腹腔鏡下内視鏡手術（副脾を残さないように注意する）
　（ただし術式は外科の判断にゆだね腹腔鏡下内視鏡手術にこだわらない）
目標：
　レベル1：血小板数正常化
　レベル2：薬物療法中止後も血小板数3万以上
　レベル3：薬物療法中止後も血小板数は3万以下であるが，出血傾向がみとめられなくなる

1）摘脾後の感染症に注意し発熱など感染症が疑われる場合には，早めにまずペニシリン系の抗生剤の使用を考慮する．
2）レベル2，3を保つために維持量の副腎皮質ステロイド（5〜10mg/day）を用いる場合もある．

Second line 治療

対象：
　・副腎皮質ステロイド治療や摘脾効果が不十分の症例
　　（無反応例，あるいはレベル3）
　・摘脾の了解が得られない症例
　・first lineの薬物療法が選択されにくい症例
治療目標：
　レベル1：血小板数正常化
　レベル2：維持療法中止あるいは維持療法にて血小板数を
　　3万以上に維持する．
　レベル3：維持療法中止あるいは維持療法にて出血傾向軽減
　　（血小板数は3万以下）
　この場合の維持療法は副腎皮質ステロイドあるいは当該薬物療法の維持を示す．
Second line 治療にあたって以下の点に留意する
　・Second line 治療法はいずれもエビデンスレベルⅣ，Ⅴであること．
　・これらの薬剤はすべてITPに対し保険適応となっていない．
　・それぞれ特有の副作用が知られており注意を払う必要がある．
　・これらの治療は1〜2クール，あるいは1.5〜2カ月行い，効果がなければ中止し，他の治療法を選択する．
　・以下のSecond line 治療を2〜3試みた後，無効であればプレドニン維持量（5〜10mg/day）のみで経過観察する選択肢もある．

＊ダナゾール（ボンゾール）：100〜400mg/day　経口
＊デキサメサゾン大量療法（デカドロン）：40mg/day　4日間経口あるいは静注
＊ステロイドパルス療法（ソルメドロール）：500〜1000mg/day　3日間点滴静注，以後漸減
＊シクロスポリン（サンディミュン，ネオーラル）：4〜6mg/kg/day
　経口 血中濃度を200ng/ml前後にコントロールする量を用いる
＊サイクロフォスファマイド（エンドキサン）：50〜100mg/day　経口
＊アザチオプリン（イムラン）：50〜100mg/day　経口
＊Rituximab（リツキサン）：375mg/m²　点滴静注　週1回 4週間
などから適宜選択する．

緊急治療

対象：
　1）緊急時
　2）First line，Second line いずれの治療中であっても出血傾向の悪化や血小板数の急激な減少時
　3）出産，外科の処置前
対応：入院し以下の治療を一つないし複数選択する
　・IVIgG療法：完全分子型ヒト免疫グロブリン　400mg/kg/day
　　5日間　点滴静注
　　あるいは，急ぐときは　1000mg/kg/day　2日間　点滴静注（本投与法は保険適応はない）
　　いずれも指定された静注速度を守りゆっくり時間をかけて行う．（400mg/kg/dayの場合，初日は4時間半以上かけ，2日目は3時間，3日以降は2時間半以上を目安とする）
　・血小板輸血：10〜20単位/day
　・ステロイドパルス療法（既述）

出典：図6と同じ

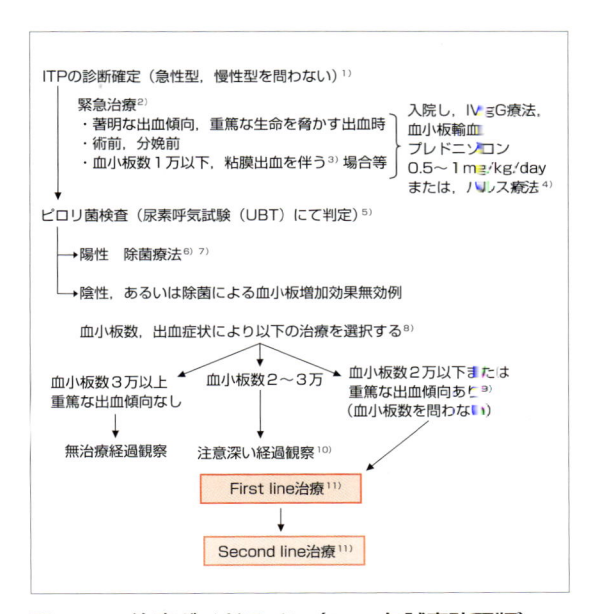

図6　ITP治療ガイドライン（2004年試案改訂版）

1）診断時に慢性型，急性型の区別がつきにくい場合があり，臨床症状，検査所見が該当すれば本ガイドラインを適応する．
2）緊急に止血が必要時（脳内出血，腹腔内，腹腔内出血など），重篤な出血のリスクが高い確率で予見される場合には緊急治療を適応し，出血による障害，生命危機を回避するように務める．具体的治療は"緊急治療"に記す．
3）鼻出血，消化管出血，生理出血，口腔内出血など．

4）これらの治療により一時的に血小板数を増加させ，事態を終息させた後に，以下の検査，治療に進む．
5）UBT以外に糞便中のピロリ抗原，生検などでピロリ菌の診断を行ってもよい．
6）除菌療法の副作用（皮疹，消化器症状，出血傾向の悪化など）に注意．
血小板数＞1万で除菌療法を行うことが望ましい．
除菌療法例：アモキシシリン750mg/day，クラリスロマイシン200mg/day
プロトンポンプ阻害剤（ランソプラゾール30mg/day）の3剤を1日2回，同時併用7日間（各用量は1回量を示す）
7）除菌4～6週間後に除菌効果を判定する（UBTによる）．
除菌不成功では再除菌を行い，血小板増加効果の有無を確認する．
8）血小板数は1回の測定ではなく数回の測定で判断する．
出血傾向は軽微な機械的刺激や，自然出血によるものを意味する．
強力な外力によって生じたものは除く．
9）大きな血腫，溢血斑，鼻出血，消化管出血，生理出血，口腔内出血，多発する点状出血など臓器障害や貧血，出血傾向の増悪をきたす恐れのある状態．
10）少なくとも1カ月に1回は診察を行い，連絡を密にする．
11）治療内容は表1に示す．

出典：厚生労働科学研究費補助金難治性疾患克服研究事業血液凝固異常症に関する調査研究平成16年度報告書

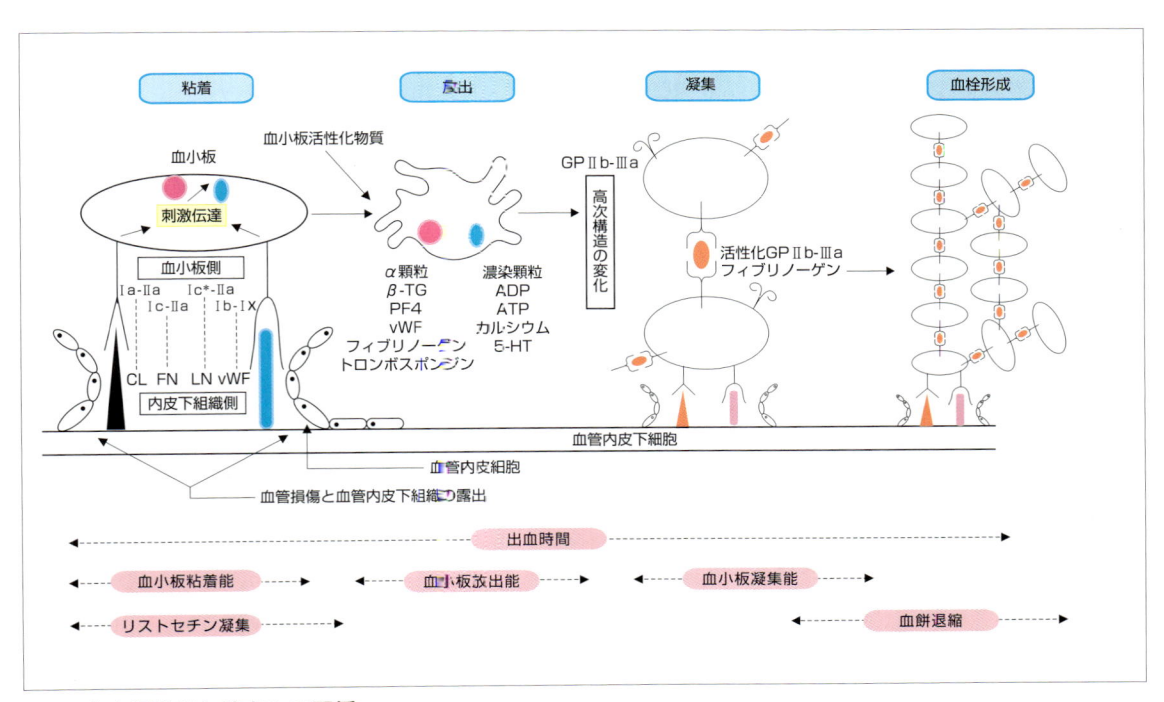

図7　血小板機能と検査との関係

表2 血小板機能異常症の分類

1. 先天性（まれ）
   - 粘着障害　Bernard-Soulier症候群（BSS），von Willebrand病（VWD），コラーゲン不応症
   - 凝集障害　血小板無力症（Glanzmann血小板無力症：GT），無または異常フィブリノーゲン血症
   - 放出障害　ストレージプール病（SPD；α顆粒欠損，濃染顆粒欠損），放出機構障害（シクロオキシゲナーゼ欠損症，トロンボキサンA_2受容体欠損症，May-Hegglin異常など）

2. 後天性（より一般的）
   - 粘着，凝集，放出障害のいずれか，または二つ以上の組み合わせ
   - 慢性腎不全，体外循環，肝疾患，DIC，骨髄増殖性疾患（MPD；慢性骨髄性白血病，真性多血症，本態性血小板血症など），骨髄異形成症候群（MDS），骨髄腫，マクログロブリン血症，抗血小板抗体，薬剤性

血小板機能異常症

[血小板機能とは]

　血小板が中心となる一次血栓の形成には血小板の粘着，放出，凝集という三つの機能が関与している．

(1) 粘着

　内皮細胞が剥離し内皮下組織が露出すると，血小板はその露出部位に粘着する．この際に働くのが血小板側では受容体である膜糖蛋白である（図7）．これらは内皮下組織側の粘着蛋白とよばれるvon Willebrand因子（vWF），コラーゲン，フィブロネクチン，ラミニンなどに結合して粘着機能を現す．

(2) 放出

　粘着した血小板は血小板のα顆粒および濃染顆粒から種々の因子が放出され，さらに血小板は活性化され粘着蛋白とともに凝集を開始する．放出の刺激は粘着だけではなくトロンビンやADPといったアゴニストによっても惹起されることが知られている．

(3) 凝集

　活性化された血小板は凝集を起こし血栓を形成する．この機序で重要な因子は血小板膜GPⅡb-Ⅲa複合体と粘着蛋白フィブリノーゲンとの相互作用である．GPⅡb-Ⅲa複合体はフィブロネクチンやvWFなど，ほかの粘着蛋白とも関与している．血小板が活性化されるとGPⅡb-Ⅲa複合体がその高次構造を変化させ，フィブリノーゲンと結合して血栓を形成する．

　これらの機能の測定はその質的診断を含めて重要である．主として血小板粘着能検査はガラスビーズを用いた停滞率で計測されていたが，最近では施行されることは少ない．血小板凝集能検査はADP，リストセチン，エピネフリン，コラーゲン，アラキドン酸などのアゴニスト惹起血小板凝集能を測定するのが通常である．血小板放出能検査は日常臨床では滅多に行われない．これらの機能‐検査の関係を図7に簡単に示した．

[分類]

　一般に血小板数が正常で血小板機能の低下により出血傾向を呈する疾患を総称して血小板機能異常症とよんでいる．実際の臨床においては血小板数が正常範囲で出血時間の延長をきたしている疾患においては疑うべきものであるが，血小板数の増減に加え血小板機能低下を伴う疾患も存在する．表2に血小板機能異常症の分類を記載したが，von Willebrand因子，フィブリノーゲンの異常症など，外因性によるものも広義の血小板機能異常症としてまとめられることが通常である．

Bernard-Soulier症候群

症例　20歳　男性

[病歴・身体所見]

　幼少時よりたびたび鼻出血を繰り返し，ときに大量出血をみとめたこともある．また，抜歯の際に止血困難で輸血を受けたこともある．今回も抜歯の必要があり，歯科より内科に依頼，入院となった．とくに自覚症状はみとめない．

[家族歴]

　姉が1名いるがとくに出血症状をみとめたことはない．両親はいとこ結婚である．

[検査]

　末梢血　WBC 4600（百分率正常），RBC 527×10^4，Hb 14.7，Hct 46.4％，Plt 3.6×10^4，Ret 15．凝固系　APTT 26.3秒，PT 10.3秒（95％），FNG 290．出血時間15分以上．末梢血塗抹標本を写真2に示した．

[臨床経過]

　血小板輸血後に抜歯が行われ，とくに合併症なく終了，退院した．

血栓性血小板減少性紫斑病（TTP）

症例　47歳　男性

[臨床経過]

　約6カ月前に全身倦怠感を自覚，血液検査で血

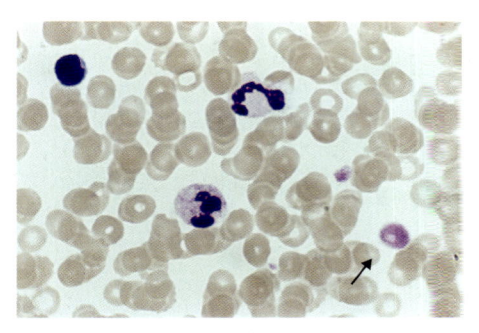

写真2　末梢血血液像
巨大血小板（赤血球大）の出現をみる（矢印）.

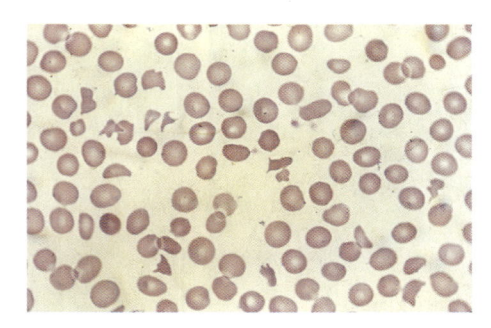

写真3　TTP患者の末梢血所見
多数の破壊赤血球fragmentationをみとめる.

小板減少（4万）を指摘され，骨髄検査を受けたが，わずかに巨核球の増加をみとめるのみであった．その後症状は軽快していたが，最近頭痛，記銘力低下，失見当識，血尿をみとめたため来院した．

[検査]
末梢血 WBC 11200（百分率では中等度の好中球増多をみとめる），RBC 302×10⁴，Hb 10.6，Hct 29.6%，MCV 98，Plt 1.9×10⁴，Ret 62.

生化学：LDH 760，TB 3.2（IB 2.1），ハプトグロビン検出限界以下．BUN 24.9，CRTN 1.4．凝固系 APTT 27.5秒，PT 11.0秒（70%），FNG 294，FDP正常，SFMC陰性，Coombsテスト陰性．

[末梢血塗抹標本]（写真3）
赤血球の断片化（fragmentation）をみとめる．

表3　TTPの診断・治療

（3主徴）	血小板減少性紫斑病 微小血管症性溶血性貧血 多彩な精神神経症状
（5主徴）	上記＋発熱 上記＋腎症
（症状）	5主徴のほかに 　ときに腹痛などの消化器症状 　関節痛，筋肉痛
（検査）	末梢血：red cell fragmentation 　　　（burr cell, helmet cell） 溶血の所見（網状赤血球増加，間接ビリルビン上昇，ハプトグロビン消失） 凝固系 APTT, PT 正常 　　　FDPわずかに上昇のみ 出血時間延長（血小板減少） Coombsテスト陰性　抗核抗体陰性
（治療）	plasmapheresis 副腎皮質ステロイド 抗血小板剤（アスピリン，ジピリダモール）

[入院後経過]
TTPと診断され，血漿交換療法に加え，副腎皮質ステロイドが開始された．また抗血小板薬が投与された．4回の血漿交換療法後には，PLTが22.8万まで上昇，LDHも306まで低下した．

[診断・治療]（表3）
　　　　　　　　　　　　　　　　　　■村田　満

血友病
症例　28歳　男性

[臨床所見]
つかまり立ちをするころからときどき臀部，前腕部下肢に紫斑があった．保育園に行くようになり打撲後の血腫やときどき足関節部の腫脹がみとめられた．5歳のときに近くの小児科にて血友病の疑いのために，当院を紹介され，重症血友病Aと診断された．

[血液検査（診断時）]
RBC 412×10⁴，WBC 5600，Hb 12.5g/dl，Ht 37%，Plt 25×10⁴．

PT 10.3sec（対照10.0sec），APTT 75.1sec（対照36.0sec），Fbg 251mg/dl，Ⅷ：C 1%以下，Ⅸ：C 89%．

vWF：ag 102%，Riscof 110%．

[出血症状]
9歳時にみとめられた左膝関節内出血を示す（写

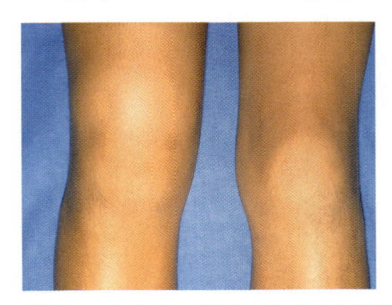

写真1　血友病A患者にみられた膝関節内出血
左膝関節は右膝関節に比して腫脹している．

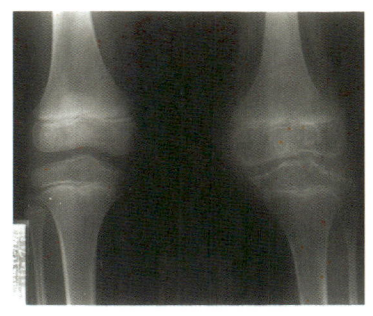

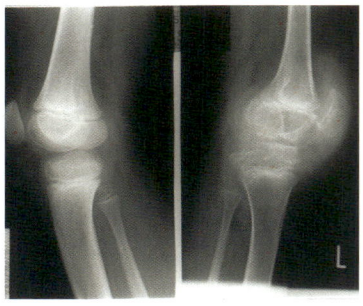

写真2 患者の9歳時の左右膝関節X線像
骨端部の変形，不整，および過形成像が著明である．

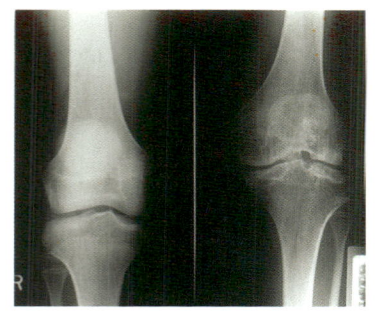

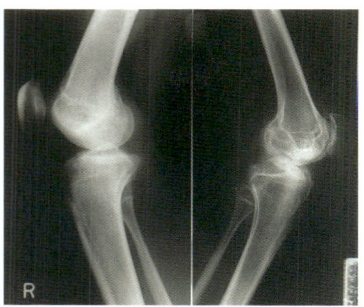

写真3 患者の17歳時の左右膝関節X線像
関節腔は狭小化し，変形はさらに進んでいる．

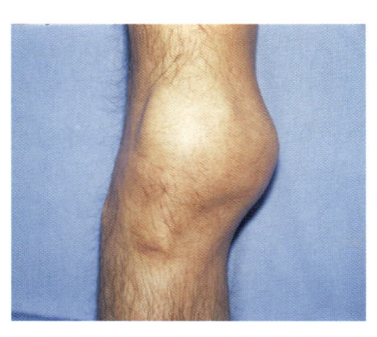

写真4 ほかの患者にみられた膝関節の変形

写真5A

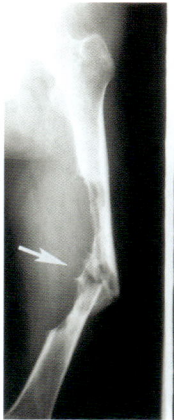

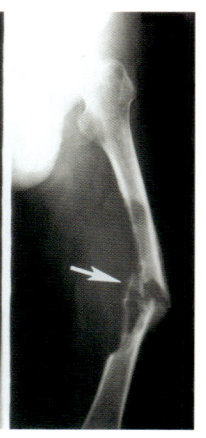

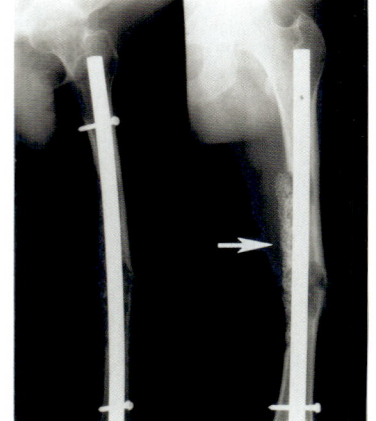

写真5B

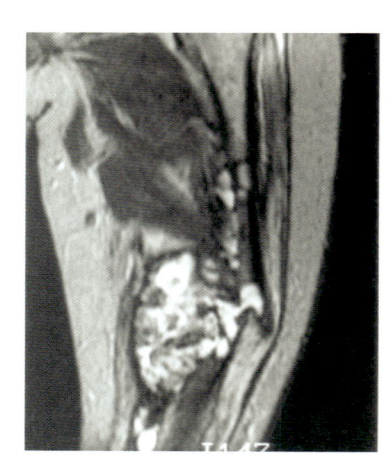

写真5C

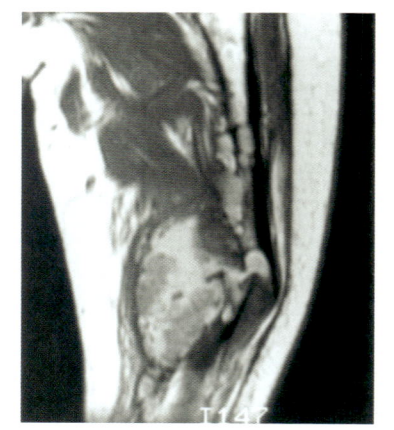

写真5D

写真5E

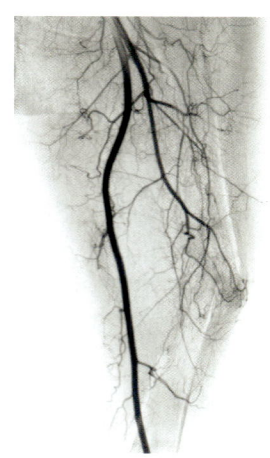

写真5 右大腿部の血友病性偽腫瘍・大腿骨の病的骨折
5A，5B：病的骨折（矢印）とその外科的処置後を示す．5C，5D：MRIで巨大偽腫瘍がみとめられる．5E：血管撮影像を示す．

表1 各種出血と治療ガイドライン
第Ⅷ-Ⅸ因子製剤の輸注量，輸注間隔・期間

出血症状	必要血中レベル	間隔（回/日）	期間（日）
関節 筋肉（一般）	20～40%	1～2 1～2	2～3 3～4
筋肉（腸腰筋）	60%	2～3	約2週間
頭蓋内出血 手術	80～100%	3	約2週間
抜歯	20～30%	抜歯前30分	
消化管	30～40%	1～2	2～3
血尿 長く続く血尿	30～40%	原則として安静のみ 1～2	
皮下出血 鼻血	20～30%	1～2	2～3

（血友病治療薬ガイドブック）

真1）．右関節に比して明らかな腫脹がみとめられる．写真2，3には経時的に得られた膝関節X線像を示す．9歳時の像においても明らかな左右差がみとめられ，骨端部の変形，不整，および過形成像が著明である．さらに，17歳時では関節腔は狭小化し，変形はさらに進んでいる．写真4は別の血友病患者にみとめられた膝関節の変形で，患者は正座はもちろんかかとを大腿部につけることすらできない．

血友病患者では繰り返す出血により足，膝，肘関節のような比較的大きな関節の変形に加えて，写真5に示すように繰り返す筋肉内出血のために血腫からなる偽腫瘍を形成する．そしてついには骨にまで侵食し，この患者ではその結果として，病的骨折をきたした（矢印）．

しかしながら現在では家庭内療法により早期のわずかな出血時に十分な補充療法が可能になり，このような重篤な関節の変形や偽腫瘍などの病変は，インヒビター症例やきちんとした診断がなされていない特殊な症例を除いて，もはやみとめられることはない．

さて，血友病にみとめられる出血症状の性徴は深部出血を総称される筋肉内出血，関節出血で，これらはいかなるほかの出血性素因にもみとめられない．鼻出血や，歯肉出血など粘膜性の出血はむしろ血小板に関与する出血症状である．

[治療]

血友病治療は決して血液製剤の補充療法だけではなく，包括治療として考えなくてはならない．血液内科，小児内科，整形外科，歯科口腔外科，医療カウンセラーなどが総合的に診療を行うべきである．血液製剤の投与は欠乏した凝固因子の補充を原則とする補充療法であり，現時点では血友病そのものに対する根本的な治療法はない．輸注すべき量は出血の部位，程度，治療までの期間などにより異なるが，表1にはそのガイドラインを示す．必要血中レベルが決まったなら下記の式によって投与量（単位）を計算し，表1の間隔と期間投与する．

第Ⅷ因子（血友病A）：
　輸注量（単位）＝体重×1/2×必要血中レベル（%）

第Ⅸ因子（血友病B）：
　輸注量（単位）＝体重×1×必要血中レベル（%）

表2には現在日本において使用されている血液製剤を示す．

表2 現在日本において用いられている血友病および関連疾患治療用血液製剤

製剤区分	製造品目	会社名	血漿区分
第Ⅷ因子製剤	クロスエイトM コンファクトF コージネイトFSバイオ アドベイト コンコエイトHT	日本赤十字社 化血研 バイエル バクスター 田辺三菱	献血由来 献血由来 リコンビナント リコンビナント 献血由来
第Ⅸ因子製剤	ノバクトM PPSB-HT「ニチヤク」 クリスマシンHT	化血研 日本製薬 田辺三菱	献血由来 献血由来 献血由来
インヒビター用製剤	ファイバ ノボセブン	バクスター ノボノルディスク	輸入 リコンビナント
von Willebrand病用製剤	コンファクトF	化血研	献血由来

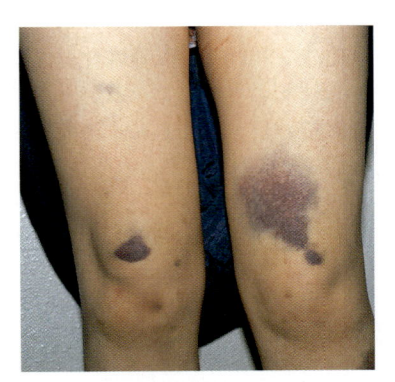

写真6　急性前骨髄性白血病患者にみられた溢血斑
境界鮮明な出血像が特徴である．

写真7 急性前骨髄性白血病細胞
アウエル小体を伴った粗大なアズール顆粒に富んだ大型の白血病細胞である．

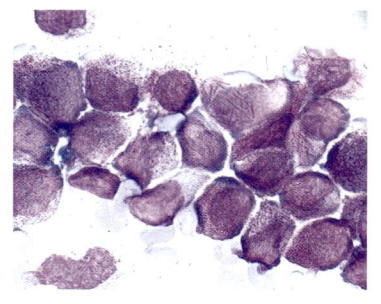

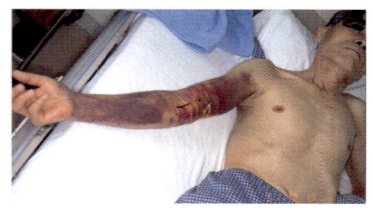

写真8 僧帽弁狭窄兼閉鎖不全患者にみられたカテーテル検査後の出血

[診断]
骨髄像はアウエル小体を伴った粗大なアズール顆粒に富んだ大型の白血病細胞が約90％をしめ，急性前骨髄性白血病と診断した(写真7)．

DIC（disseminated intravascular coagulation：播種性血管内凝固症候群）

症例1 24歳 女性

[臨床所見]
約2〜3週間前より，易出血性，打撲部出血に気づく．3日前より下肢の出血斑が出現したために来院．軽度の貧血症状のみで発熱などはない．

[血液検査]
RBC324×10^4，WBC1200，Hb10.1g/dl，Ht30％，Plt 2.1×10^4．

PT17.3sec（対照10.0sec），APTT48.5sec（対照36.0sec），Fbg51mg/dl，ATⅢ89％，a2PI52％，Plg64％．

FDP320μg/ml，D-dimer25000ng/ml，TAT60ng/ml，PIC15μg/ml．

[出血症状]
写真1に示すように，溢血斑（ecchymosis）がみとめられる．白血病細胞から組織因子様物質が放出されて，血管内に広汎に血液凝固が起こり，凝固因子・血小板の欠乏による出血傾向と二次的な線溶亢進をきたし，境界鮮明な溢血斑がみとめられた．なお，急性前骨髄性白血病では白血病細胞から種々のプロテアーゼが放出され，各凝固因子を直接分解するために，消費性凝固障害による機序も考えられている．

症例2 65歳 男性

[臨床所見]
約15年前より，心臓弁膜症の診断にて利尿剤，ジギタリス製剤の投与を受けていた．約10年前より血小板減少を指摘されていた．胸部外科にて僧帽弁狭窄兼閉鎖不全の診断にて外科的処置を受けるために入院した．

[血液検査]
RBC405×10^4，WBC5600，Plt 5.6×10^4，PT14.3sec（対照10.0sec），APTT43.0sec（対照36.0sec），Fbg105mg/dl，ATⅢ90％，a2PI56％，Plg60％，FDP80μg/ml，D-dimer2500ng/ml，TAT35ng/ml，PIC10mg/μl．

[出血症状]
写真8は術前に施行したカテーテル検査後にみとめられた出血症状で，右上・前腕全体にわたる溢血斑がみとめられる．血管病変によるDICはとくに胸腹部大動脈瘤に合併することがあるが，本例のように心臓弁膜症に合併するDICも基本的には動脈瘤と同じ作用機序によって起こっているものと推定される．すなわち心臓内局所における凝固の活性化・血栓形成とそれに引き続く二次的な線溶亢進が関係している．しかし出血症状は症例1のような悪性腫瘍に比して軽度であり，採血や今回のような観血処置にてその症状が顕在化することが多い．

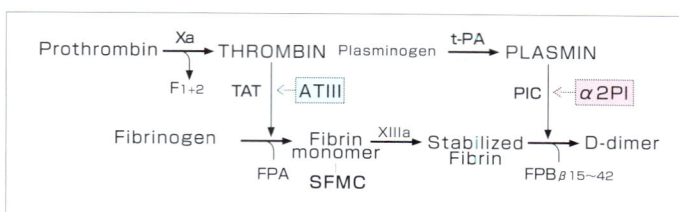

図1 DIC診断に不可欠な分子マーカー

表1 DICの治療法

抗凝固療法		
Heparin	5〜15U/kg/hr (cont. iv)	第一選択．もっとも有効かつ安価．
低分子Heparin	75〜150U/kg/hr (cont. iv)	出血傾向少ない
ヘパリノイド	1250×a単位 1日2回静注	持続投与は必要でない
FOY (メシル酸ガベキサート)	1〜2mg/kg/hr (cont. iv)	血管内沈殿，維持液との混合による失活に注意！
フサン (メシル酸ナファモスタット)	0.1〜0.2mg/kg/hr (cont. iv)	高カリウム血症に注意！

抗線溶療法
(1) Transamin ――――― 5g/day (cont. iv)　とくにα2PI≦30〜40％のとき適応
　FOY，フサンにも弱い抗線溶作用があるが，トランサミンがもっとも強力で安価．
　一般的にはDICに対して禁忌とされるが，線溶系の亢進が強いときには，抗凝固療法と併用して投与する．

補充療法
(1) Fibrinogen，fresh frozen plasma ――――― fibrinogen level≧150mg/dl
(2) Platelet ――――――――――――― platelet count≧50000/ml
(3) AT (アンスロンビン，ノイアート) ――――― 1500U/day×1，AT≦70％のみ適応

［診断］

血管病変によるDICの特徴に本例にもみとめられるようにフィブリノーゲン，α2PI，PIgの低下，FDP，D-dimer，PICの上昇する線溶亢進である．

DICの病態・治療

［病態］

DICとは以下の四つの要件を満たす．すなわち，1) 基礎疾患を有するものがなんらかの原因で，2) 凝固系の亢進をきたし，全身に血栓を生じ閉塞症状を起こすとともに，3) 血栓形成に血小板，凝固線溶因子の消耗をきたし，4) 著明な出血症状をきたす病態である．

DICの診断にとって不可欠な分子マーカーを理解するために必要な凝固機序を図1に示す．とくに，DICの早期診断や治療効果の判定にはこれらの分子マーカーが鋭敏であるので臨床的には非常に価値がある．

［治療］

1) 基礎疾患の治療が不可欠である．

2) 最低限の治療の目標に，血小板・凝固線溶系因子を出血の危険のない程度に保つことである．とくに，血小板数とフィブリノーゲン値が重要である．極端にいえば，凝固・線溶系が亢進していても因子の消耗がなければとりあえず出血はない．したがって，治療の最初の目標は血小板・凝固線溶系因子の消耗を回復させることである．そのためには，消耗の原因となる凝固系の亢進を抑える（抗凝固療法）と同時に，消耗した因子を補給する（補充療法）（表1）．

3) 治療の最終目標は凝固線溶系の亢進も抑えることである．ただし血小板・凝固線溶系因子の消耗が補正されても凝固線溶系の亢進があるかぎり消耗状態に陥る危険がある．凝固線溶系の亢進があるかぎり治療を中止しない．

■高松純樹

11-15 血栓性疾患

抗カルジオリピン抗体症候群
（抗リン脂質抗体症候群）

症例　21歳　男性

［臨床所見］

歩行中に右下肢の鈍痛をおぼえるようになり，近医を受診し，バージャー病の診断．しかしさらにその数カ月後，数十分間持続する左胸部圧迫感を自覚．そのうち下腿に潰瘍出現．さらにその数カ月後，突然左半側の頭痛と右半盲をきたし脳外科受診．血管撮影にて左後頭葉，左小脳の脳梗塞の診断．さらに陳旧性心筋梗塞，右下肢動脈血栓

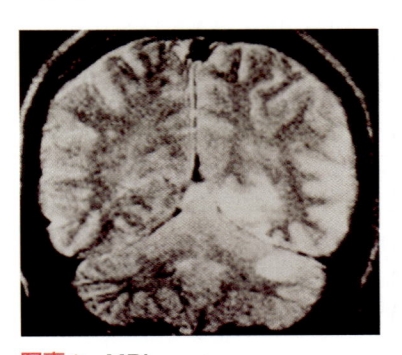

写真1　MRI
左小脳，左側頭葉に広汎な梗塞像がみられる．

表1　抗カルジオリピン抗体症候群の診断基準

1. リン脂質依存症の凝固テストに異常があること．(注1, 2)
2. 混合試験によりインヒビターの存在がみとめられること．
3. このインヒビターがリン脂質依存性であること．
4. このインヒビターが各凝固因子に対するものでないこと．

注1：スクリーニング検査
　　　活性化部分トロンボプラスチン試験（aPTT）
　　　希釈 aPTT（daPTT）
　　　daPTT/aPTT
注2：確認試験
　　　血小板による中和試験（PNP）
　　　リン脂質による中和試験
　　　希釈 Russell 蛇毒テスト（DRVVT）

表2　LAあるいは抗カルジオリピン抗体症候群の臨床所見

1. 血栓症（脳に関しては別掲）
　動脈血栓症：心筋梗塞，四肢動脈血栓，腸間膜動脈血栓症
　静脈血栓症：深部静脈血栓症，下大静脈血栓，肺塞栓，網膜中心静脈血栓症，腎静脈血栓症
2. 習慣性流産（子宮内胎児死亡）
3. 血小板減少症
4. 精神神経症候
　TIA，脳血栓（多発性），脳静脈血栓，舞踏病，てんかん，痴呆，Sneddon 症候群，前脊髄動脈症候群，Guillain-Barré 症候群，横断性脊髄炎，偏頭痛
5. その他の症候
　網状青色皮斑，肺高血圧

が発見された．

[検査]

RBC533×10^4/μl，WBC6200/μl，Plt 26×10^4/μl，プロトロンビン時間（PT）12.7秒（正常10〜15秒），活性化部分トロンボプラスチン時間（aTT）35秒（正常28〜32秒），スープスアンチコアグラント（陽性），抗カルジオリピン IgG 抗体 1.8（正常 1.0 以下），抗カルジオリピン IgM 抗体 1.0（正常 1.0 以下），抗核抗体 160 倍（正常 20 倍以下），各凝固因子正常範囲，アンチトロンビン（AT）31mg/dl（正常 26〜33mg/dl），プロテイン C 93％（正常 78〜145％）．

[画像診断]（写真1）

[診断]

本患者は各種血栓を併発した典型的なスープスアンチコアグラント陽性の症例である．抗カルジオリピン抗体も陽性であることから，診断名としては抗カルジオリピン抗体症候群（抗リン脂質抗体症候群）ということになる．本症候群の診断基準は**表1**．

[概念・発症機構]

全身性エリテマトーデス（systemic lupus erythematosus：SLE）では，種々な臓器に血栓を併発することは昔から知られていた．しかし不思議なことにこれらの患者の血中には部分トロンボプラスチン時間（PTT）させる成分が存在し，スープスアンチコアグラントとよばれていた．その後これが実は凝固検査に使用するトロンボプラスチン（リン脂質）に対する抗体（主として IgG）であることが判明し，以後これらは抗カルジオリピン抗体症候群，あるいは抗リン脂質抗体症候群とよばれるようになっている．

本症候群では，各種血栓症（大・小の動・静脈，

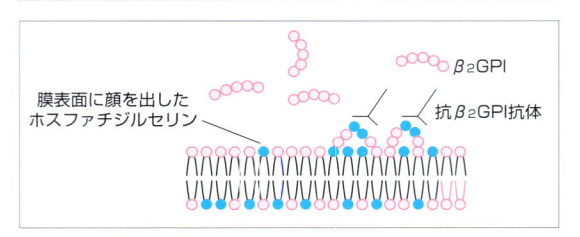

図1　抗β_2GPIの膜上での反応
抗カルジオリピン抗体に抗β_2GPI抗体である．抗β_2GPI抗体は膜に結合したβ_2GPIを認識する．

毛細血管の血栓症，すなわち脳梗塞，心筋梗塞，肺梗塞，網膜動静脈血栓症など）に加えて，習慣性流産，血小板減少，皮膚の網状皮斑などを合併する（**表2**）．

現在，本症候群で血中に出現する抗体の標的とする蛋白は β_2 glycoprotein I（β_2GPI）であることが判明してきた．したがってこれまでリン脂質に対する抗体と考えられてきたが，生体膜の活性化，あるいは損傷した部位に β_2GPI が結合し，立体構造が変化し，これに対して抗体が生じて，血液凝固を含むリン脂質依存性の生体諸反応を修飾するものと考えられてきつつある（**図1**）．

[治療]

本症候群の治療は，まず抗凝固剤（ワルファリン）と抗血小板剤（チクロピジン，アスピリンなど）である．本症例ではワルファリン 1 mg/日，アスピリン 81mg（小児用バファリン1錠）/日を使用したが，その後もまた腎梗塞や肺梗塞を繰り返したので，ワルファリンを 2 mg/日に増量，抗血小板剤としてチクロピジン 100mg/日を追加した．

[文献]

丸山征郎：スープスアンチコアグラントと脳梗塞．最新内科学大系プログレス12，神経筋疾患，pp148-157，中山書店，1998．

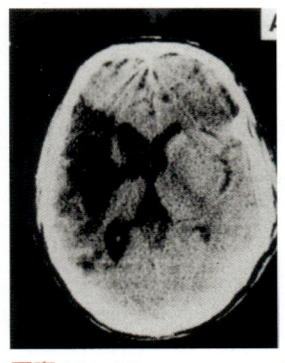

写真2A　CT　左中大脳動脈領域に広範囲の低吸収域をみとめる．

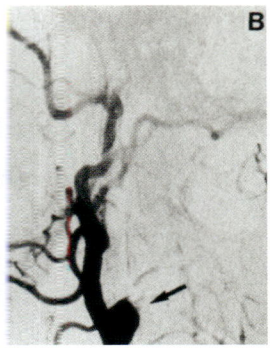

写真2B　血管造影　内頸動脈岐支部で完全閉塞あり（矢印）．

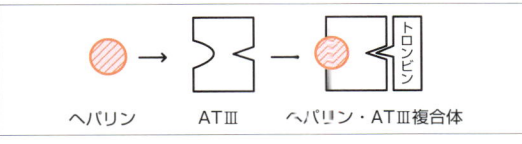

図2　ヘパリンとAT，トロンビンの相互関係

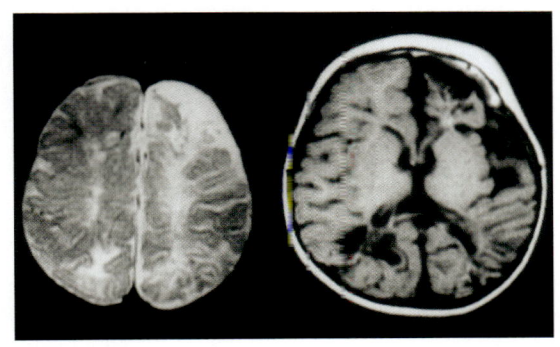

写真3　CT

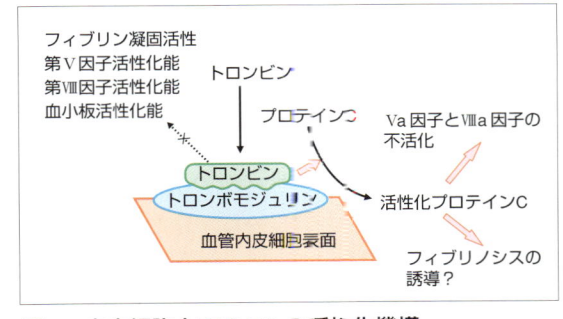

図3　内皮細胞上でのPC活性化機構

アンチトロンビン（AT）欠乏症

症例　38歳　男性

[臨床所見]

27歳時，穿孔性胃潰瘍の手術．その数日後，右側下腿に有痛性腫脹．30歳時にも同様の腫脹あり，深部静脈血栓の診断．その後深部静脈血栓を繰り返す．今回，意識障害と言語障害で緊急入院．

[検査所見]

アンチトロンビン（AT）活性量　48％
　　　　　　　　　　抗原量　12mg/dl
プラスミノゲン　　　抗原量　103％
プロテインC　　　　抗原量　98％
プロテインS　　　　抗原量　105％

[画像所見]（写真2）

[診断]

本症例は，繰り返して測定したATが，抗原量，活性量とも健常者の50％しかなく，反復する血栓という臨床症状を考慮して，先天性AT欠乏症（ヘテロ型）と診断した．そして今回は内頸動脈閉塞症を併発したわけである．

[発症機構]

ATは図2に示すように，ヘパリンと複合体をつくると，トロンビンや第Xa因子（活性型X因子）の活性中心と結合して，これらを即時的に阻害する（図1）．先天性AT欠乏症は常染色体優性遺伝の疾患で，抗原量，活性量とも減少した1型と活性のみ低下した分子異常の2型があるが，本症例は1型と診断された．ホモ接合体は致死的であり，胎盤内で死亡するか，あるいは新生児期に死亡する．ヘテロ型はATが正常の50％前後に低下しており，人口2000から5000人に1人の頻度でみられる．多くは感染症や外傷，手術などに際して，主として静脈血栓を合併する．

[治療]

治療は急性期にはAT製剤を補充する．そのほか慢性期には，凝固検査でモニターしながら，ワーファリン（1～2mg/日），抗血小板剤を投与する．

[文献]

新名主宏一，ほか：内頸動脈閉塞症を合併した先天性アンチトロンビンⅢ欠乏症の1例．臨床神経，26：162-165，1986．

プロテインC欠損症

症例　1歳8カ月　男児

[現病歴]

これまでに知能，運動発育遅延のほかにたびたび痙攣を起こしていた．

[検査]

アンチトロンビン　　活性量　101％
プロテインC　　　　抗原量　52％
プロテインS　　　　抗原量　87％

[画像所見]（写真3）

頭部CTでは左前頭葉，両側後頭葉〜側頭葉に

梗塞巣．左前頭葉に萎縮あり．

[診断]

本症例はプロテインC（PC）が正常の約50％しかないことから，先天性PC欠損症と診断された．

[解説]

PCビタミンK依存性の抗凝固酵素で，図3に示すように，内皮細胞上の蛋白トロンボモジュリン（TM）とトロンビンの複合体によって活性化される．活性化PC（APC）は活性型第V，Ⅷ因子を分解して凝固を制御する．なおトロンボモジュリンに結合したトロンビンにはもはやフィブリン形成能，血小板活性化能はない．したがってトロンボモジュリンは内皮細胞上でトロンビンを凝固酵素から抗凝固酵素へと変換する膜蛋白である（図3）．

PC欠損症は常染色体優性遺伝形式をとり，45歳以下の血栓症患者の3～5％がPC欠損症のヘテロ型である．なおホモ型は新生児電撃性紫斑病で，播種性血管内凝固症候群（DIC）を併発し死亡する．

プロテインS欠損症

症例　43歳　男性

下肢が腫脹してきて，痛みを伴うようになったので，受診．

[検査]

アンチトロンビン	活性量	101％
	抗原量	98％
プロテインC	抗原量	110％
プロテインS（PS）	フリーPS	49％

[診断]

フリーPSが正常の約半分しかないことから，先天性PSの欠乏症と診断した．

[解説]

PSはプロテインC（PC）と同様，ビタミンK依存性の血液凝固制御蛋白で，活性化PCが活性化第V，Ⅷ因子を分解する際に必要な補助因子（cofactor）である．PSは血液中では，フリーのPSと，C4BP（補体C4結合蛋白）と結合した型のものがそれぞれ半々存在している．PC補助因子として働くのは，フリーのPSである（図4）．

PS欠損症も常染色体優性の遺伝形式をとり，臨床でみられるのはヘテロ型である．ヘテロ型は健常者の50％前後においてフリーPSが減少している．PSも手術や外傷，血栓を契機に深部静脈血栓，肺梗塞など，主として静脈血栓を併発する．

■丸山征郎

11-16　造血幹細胞移植

症例　50歳　男性

[現病歴]

健康診断で初めて白血球減少を指摘された．貧血，血小板減少はなく，自他覚所見もまったくみとめられなかったため，2カ月間経過観察したが，白血球数の改善がみとめられなかったため，骨髄検査が行われた．骨髄は過形成で，ペルオキシダーゼ陰性の芽球66.2％をみとめた．芽球はCD7，CD33，CD34が陽性，染色体検査では45XY, －5, －7, der（7：12）（q10：q10），－12, ＋marの異常核型をみとめた．これらの検査所見より，最未分化型AML（M0）と診断された．化学療法が開始され，1回の寛解導入療法にて完全寛解となった．以後，3回の地固め療法が施行され，寛解を維持していた．この時点で同種造血幹細胞移植を施行するため血縁者を検査したが，HLA型が適合したドナーがなく，骨髄バンクおよび臍帯血バンクに登録した．

[移植の適応]

成人の場合，同種造血幹細胞移植は，急性白血病，慢性骨髄性白血病，骨髄異形成症候群，悪性リンパ腫，重症再生不良性貧血の根治をめざした治療として盛んに行われている．急性白血病の場合，進行病期では，移植が唯一治癒を期待できる治療法であるので，ドナーがみつかれば早急に移植を行うことが望ましい．また，第一寛解期にあっても，染色体の異常，寛解導入までに時間を要した症例など，化学療法を続行した場合には再発の可能性が高いと考えられる症例も適応となる．従来移植の適応となりうるのは50～55歳までとされていたが，造血を破壊するような化学・放射線療法を行わず，強力な免疫抑制効果をもつ前処置で幹細胞を生着させ，その後の同種免疫反応による移植片対白血病（リンパ腫）効果で残存腫瘍

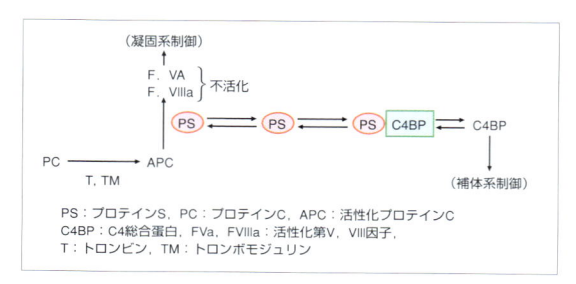

図4　プロテインS（PS）の機能

細胞を排除する「ミニ移植」が行われるようになり，これまで移植は不可能とされていた高齢者や臓器障害をもつ患者にも移植の適応が広がっている．

[ドナーの選択]

移植幹細胞ソースの選択肢としては血縁および非血縁骨髄血，血縁末梢血幹細胞（日本では非血縁の末梢血幹細胞移植は行われていない），非血縁臍帯血がある．

HLA適合同胞者が存在した場合には，骨髄あるいは末梢血幹細胞のいずれを使用するか決定することになる．ドナーへの負担としては，骨髄採取に際しては全身麻酔，自己血貯血が必要になること，末梢血幹細胞採取に際しては顆粒球コロニー刺激因子（G-CSF）の投与が必要になることがあげられる．いずれの採取にも，その頻度は著しく低いが重篤な合併症の報告があり，ドナーの意志を尊重する必要がある．レシピエントに対する影響については，多くの無作為化比較試験が行われている．末梢血幹細胞を用いた場合，骨髄移植に比べ造血回復が有意に早いこと，ドナーリンパ球が大量に輸注されるため，Ⅲ度以上の急性およびまん性移植片対宿主病（graft-versus-host disease: GVHD）の発症率が高いことが報告されている．一方で移植片対白血病（リンパ腫）効果も増強され，再発率が低下することが期待できる．再発の危険の高い進行期症例では積極的に末梢血幹細胞移植を選択してよいと考えられる．

本症例のように，血縁者ドナーが得られない場合には，非血縁骨髄あるいは臍帯血を選択することになる．骨髄バンクを介した非血縁者間骨髄移植実施件数は年々増加し，1993年以降の累計では9323例（2008年4月現在）となっている．また臍帯血移植の施行件数も，この数年間で飛躍的に増加し，日本臍帯血バンクの報告では，1997年2月以降2008年4月末までに4485件の臍帯血移植が施行されている．また，全国の11の臍帯血バンクには現在合計29580件が保存されており，公開検索の対象となっている．臍帯血移植はバンクに凍結保存されている細胞を用いるため，いつでも迅速に幹細胞を確保できる点，ドナーの負担がない点，GVHDの発症頻度が低く，HLA2抗原不一致まで許容される点が利点といえるが，造血回復が遅く（3〜4週間程度）生着不全が多いこと，ウイルス感染を合併しやすいことが大きな問題である．生着不全にはユニットに含まれるCD34陽性細胞

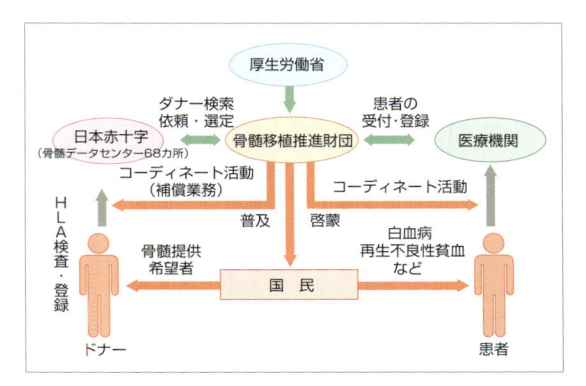

図1 日本骨髄バンク（JMDP）のしくみ

数が大きく関与するため，十分な細胞数を確保することが重要である．

[日本骨髄バンク（JMDP）のしくみ]（図1）

日本骨髄バンクは骨髄移植推進財団と日本赤十字社に設置されたデータセンターから構成されている．データセンターは骨髄提供希望者の受け入れとそのHLA検査，HLA型およびドナーの個人情報の管理，ならびに患者とドナーのHLA型の照合を業務としている．骨髄ドナー希望者は地方データセンターで登録され，中央データセンターで患者と照合される．ドナーはID番号で管理され，ドナーのプライバシー（氏名，住所など）は地方データセンターのみで厳密に管理されている．

一方，財団の業務は大きく二つに分けられる．ひとつは，ドナーの募集のための広報，財団の機構充実のための募金活動であり，もうひとつは，HLA適合ドナーと患者主治医（または移植医）の間に入り，ドナーの自由意思と安全性を確保しながら実際の移植までの具体的な調整（コーディネーション）業務を行うことである．実際のコーディネーション業務には骨髄移植医を中心とする調整医師および専任コーディネーターがあたっている．

なお，同種造血幹細胞移植に必要な造血幹細胞は国内だけでなく海外の骨髄バンクからも得ることができる．日本骨髄バンクでは米国，台湾，韓国，中国の骨髄バンクと提携を結んでおり，骨髄バンクを介して，海外ドナーのコーディネートを進めることができる．これまでに日本骨髄バンクを介し151件の骨髄が輸入され，172件の骨髄が輸出されている．

本症例では，登録後骨髄バンクに2人のドナーがみつかったが（表1），HLA遺伝子型完全一致のドナー2を選択し，11月にこのドナーからの非血縁者間骨髄移植のために入院した．なお，臍帯血

バンクには十分な細胞数を確保できるソースが存在しなかった．

表1

患者	AB型	A2601	B4403	DRB1	0901
		A3303	B1501	DRB1	1302
兄56歳	B型	A2601	B4403	DRB1	0901
		A0206	B1501	DRB1	0401
ドナー1 32歳男性	B型	A2601	B4403	DRB1	0901
		A3303	B1501	DRB1	1301
ドナー2 50歳女性	B型	A2601	B4403	DRB1	0901
		A3303	B1501	DRB1	1302

[HLA型の検査]

HLA分子としてはHLA-A，B，C（古典的クラスI分子）およびHLA-DR，DQ，DP（古典的クラスII分子）の6種類があるが，これらの遺伝子座にはきわめて多数の対立アリルが存在しており，それらの塩基配列の相異の表示には最大9桁の数字とアルファベットを用いた，アリル表記法が用いられている．それぞれの遺伝子のコードするHLA分子のアミノ酸配列は，初めの4桁で表示されるアリル型と1対1に対応している．古典的な血清学的HLAタイピングではすべてのアリル型を判別することができない．血縁者間では血清学的検査で6抗原すべて適合していれば，遺伝子型でも適合していると推測できるが，非血縁者，あるいは，1抗原以上不適合が存在する血縁者間の場合は，血清型で一致していてもアリル型レベルでの不一致が存在する可能性がある．アリル型不一致は，GVHD発症リスクを高め，生存率に影響を与えることから，適合性の検討が不可欠である．JMDPでは過去の移植例の解析結果に基づき，それぞれのHLA遺伝子座のアリル型不一致が移植成績に与える影響を公表している．HLA-DRB1のアリル型不一致は生存率に影響を与えないという結論が得られており，HLA-DRB1 1抗原不一致非血縁者もドナー候補者となりうる．

これまでの移植成績から，ドナーの選択順位としては一般的に以下のように考えるべきである．1) HLA一致血縁者，2) HLA-A，B，DR 1抗原不一致血縁者，またはHLA遺伝子型完全一致非血縁者，3) HLA-DRB1 1アリル単独不一致非血縁者，4) HLA2抗原以上不一致血縁者，臍帯血，HLA-A，B1アリル単独不一致非血縁者，HLA-DR1抗原不一致非血縁者．

この患者の場合，兄とはA座DRB1座が，ドナー1とはDRB1座が不一致であった．いずれもドナーとなりうるが，すべての座が一致したドナー2が最優先ドナーと考えられる．

[入院後経過]（全処置から造血回復まで）

移植14日前（day-14：移植の場合，移植日をday0として，それ以前をday-，以後をday+で示す）より無菌病棟に移り，day-9より前処置を開始した．前処置は12Gyの全身放射線照射（total body irradiation：TBI）（2Gyずつ1日2回，3日間にわたって照射），サイクロフォスファミド大量投与（60mg/kg/日を2日間投与）で行われ，前処置終了2日後（day0）に，ドナーより採取した患者体重当たり3.33×10^8個の骨髄細胞を移植（輸注）した．輸注後は顆粒球コロニー刺激因子をday+1よりday+30まで投与した．好中球数はday+17で$500/\mu l$を超えた．PLTが$50000/\mu l$，網赤血球数が1％を超えた日はそれぞれday+28，day+24であった．day+28の骨髄染色体検査では，すべてのmetaphaseが女性核数（46XX）に置換されており，造血の回復と合わせて骨髄は生着したと判断した．

[同種造血幹細胞移植の実際]

同種造血幹細胞移植を施行する場合は，まず超大量の抗癌剤投与（±全身放射線照射）によって質的・量的に異常となった造血幹細胞を駆逐するとともに自己の免疫組織を完全に破壊する．これを前処置という．免疫組織を破壊するのは拒絶反応を防止するためである．骨髄移植の場合には，前処置が終了して2～3日後に，ドナーより全身麻酔下に両側腸骨稜から骨髄血を採取し，これを患者に輸注する．末梢血幹細胞移植の場合には，あらかじめドナーにG-CSFを連日皮下投与し，4～5日後に末梢血から血球分離装置を用いて造血幹細胞を採取する．採取された細胞は凍結保存され，患者の前処置終了後に輸注される．輸注ソース中に含まれる造血幹細胞は骨髄に流れ着き増殖分化を開始する．その後，血球数は約2～3週間で正常となるが，ドナーの細胞によって免疫系の再構築が完了するまでには約半年間を要する．また，移植後は移植免疫反応に伴う急性，慢性のGVHDを予防する目的で約半年間免疫抑制剤が投与される（図2，図3）．

[入院後経過]（生着から退院まで）

移植後はGVHD予防の目的でメトトレキセートとシクロスポリンの投与を行った．好中球数が回復するday+17より，両側手掌・手背・前胸部に皮疹が出現し，数日のうちに下肢・体幹に広がった（写真1）．皮膚生検の結果，急性GVHDと診

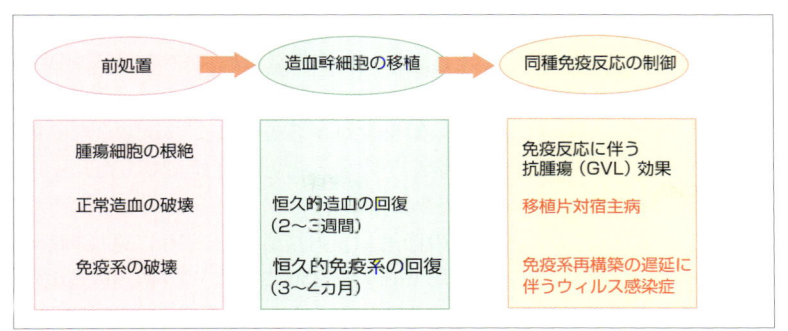

図2 同種造血幹細胞移植の流れ

前処置 → 造血幹細胞の移植 → 同種免疫反応の制御

- 腫瘍細胞の根絶
- 正常造血の破壊
- 免疫系の破壊

- 恒久的造血の回復（2〜3週間）
- 恒久的免疫系の回復（3〜4ヵ月）

- 免疫反応に伴う抗腫瘍（GVL）効果
- 移植片対宿主病
- 免疫系再構築の遅延に伴うウイルス感染症

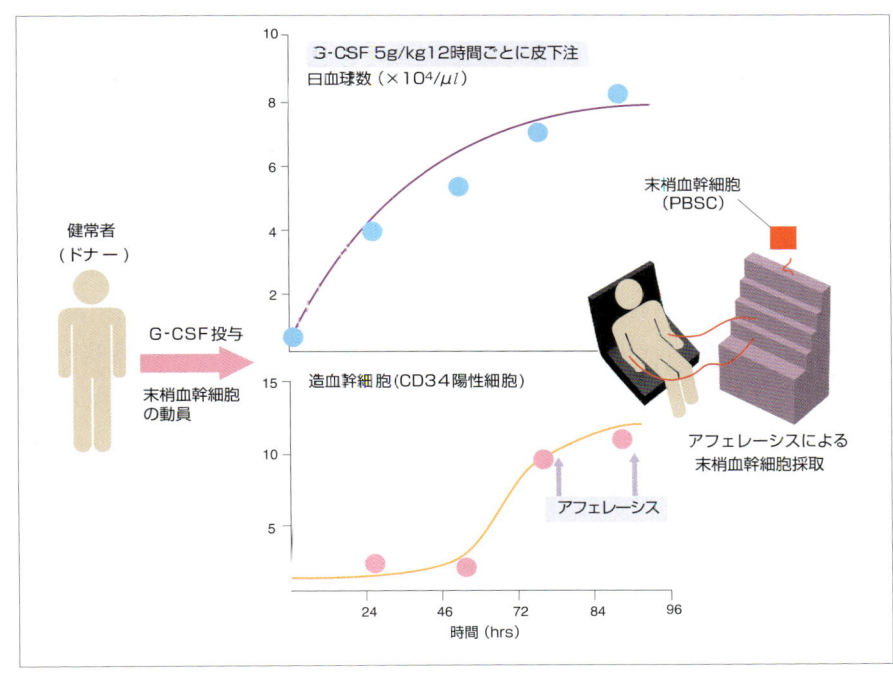

図3 同種末梢血造血幹細胞の採取法

健常者（ドナー）→ G-CSF投与 → 末梢血幹細胞の動員 → アフェレーシスによる末梢血幹細胞採取

G-CSF 5 μg/kg 12時間ごとに皮下注
白血球数（$\times 10^4/\mu l$）
造血幹細胞（CD34陽性細胞）
末梢血幹細胞（PBSC）
時間（hrs）

断し（写真2），day＋20よりプレドニゾロン1mg/kgの投与を開始した．皮疹は一時完全に消退したがプレドニゾロンの減量に伴い，day＋40ころよりふたたび上肢・体幹に皮疹が出現し，加えて1日1000ml程度の水様性の下痢がみとめられるようになった．大腸鏡では回腸末端部に潰瘍をみとめ，生検の結果，急性GVHDと診断された（写真3）．プレドニゾロンとシクロスポリンを増量し経過観察したところ，day＋73には症状は完全に消失，病変も治癒したのでday＋75で退院となった．これまでの経過で肝機能に異常はみとめられなかった．また，入院中day＋33よりサイトメガロウイルス（cytomegalovirus：CMV）抗原血症をみとめたため（写真4），day＋57までganciclovir（デノシン）の投与を行い，抗原血症は陰性化し，経過中CMV感染症にみとめられなかった．

[移植後早期合併症]

移植後早期にみとめられる合併症の代表的なのは前処置による臓器傷害（粘膜炎，肝静脈閉塞症など），急性GVHD，感染症（とくにウイルス）

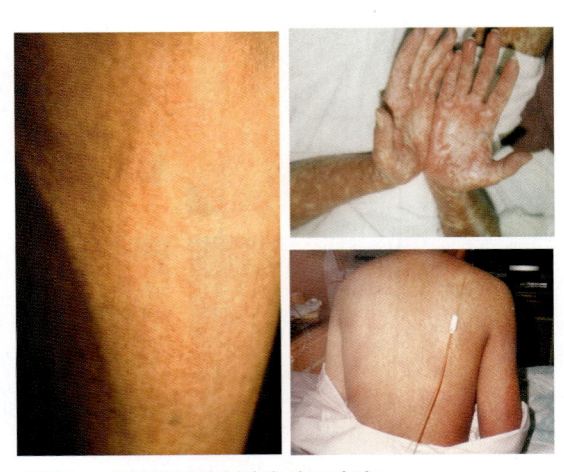

写真1 急性移植片対宿主病の皮疹
皮膚病変は通常暗赤色の斑状丘疹として手掌・手背，足底，耳介，腋窩，鼠径部に左右対称性に出現し，全身に広がっていく．

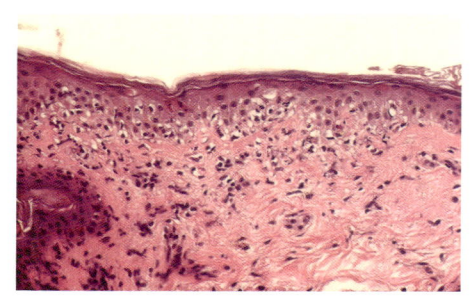

写真2　皮膚の急性移植片対宿主病の病理組織像
表皮と真皮間の液状変化，表皮上部の血管周囲から表皮真皮間にみとめられるリンパ球浸潤・皮下扁平上皮細胞の single cell necrosis がみとめられる．

であり，移植後の早期死亡の原因となっている．急性GVHDは輸注された骨髄中に含まれるT細胞が患者（レシピエント）の体を非自己とみなして攻撃をするために起こる．肝臓・皮膚・消化管が傷害され，黄疸，下痢/下血，皮疹などの症状を呈し重症な場合は致命的となる．非血縁者間骨髄移植では重症の急性GVHDが約20％に起こり，その成功を妨げる原因となっている．これに対して最近では，新しい免疫抑制剤（FK506など）が検討され効果をあげている．

移植後はドナーの細胞によってウイルスに対する抵抗力が再構築されるが，これには数カ月を要し，この間に致命的なウイルス感染を発症する可能性がある．とくにCMVによる肺炎は，以前は40％の症例にみとめられ，致命率は80〜90％であった．しかし，最近では末梢血中のCMV感染好中球の有無を検査し，それが陽性となった時点で抗ウイルス剤を投与することで，ほぼ完全にCMV肺炎の発症を予防することが可能になった．

［移植後経過］（退院後）

退院後の経過は良好でday＋210に免疫抑制剤を中止した．day＋230ころより口腔内乾燥感に加えて扁平苔癬様粘膜疹（lichen-planus like lesion）が出現し，生検より慢性GVHDと診断した（**写真5**）．その後病変は軽快せず，day＋240には咳嗽，喀痰，息切れが出現し，胸部X線，CTで異常陰影がみとめられるようになった（**写真6A，6B**）．培養はすべて陰性で，経気管支肺生検（transbronchial lung biopsy：TBLB）では慢性炎症細胞浸潤と気管支，肺胞壁の線維化による肥厚をみとめた．慢性GVHDによる肺病変と診断し，day＋250よりプレドニゾロン50mg/日の投与を開始し，症状，X線所見は著明に改善した（**写真6C**）．

［移植後期合併症］

移植後100日以降にみとめられる合併症として代表的なものが慢性GVHDである．やはり移植免疫反応に伴う合併症で，急性型よりも多臓器（皮膚，肝臓，眼，口腔，食道，肺など）が傷害され移植後のQOLの低下の主要な原因となっている．

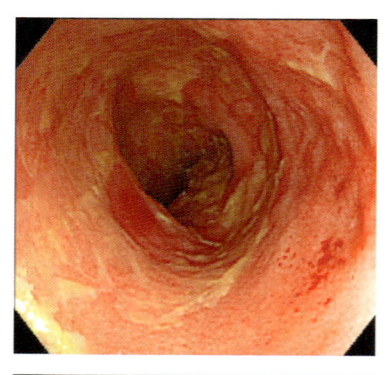

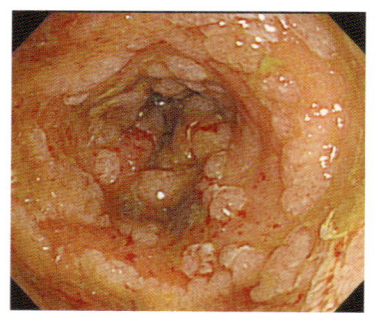

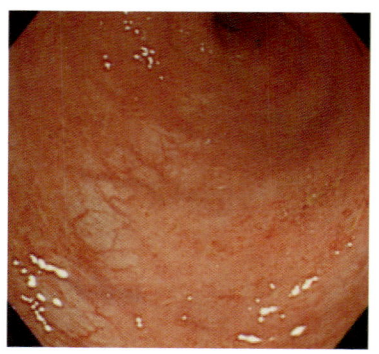

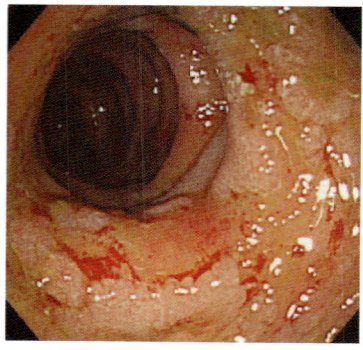

写真3　腸管の急性移植片対宿主病の病理組織像
組織所見は肉眼所見より重症であることが多い．crypt上皮細胞（とくに基底部）のapoptosis，間質へのリンパ球浸潤がみとめられる．

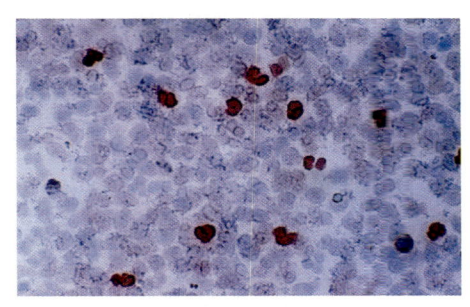

写真4 サイトメガロウイルス抗原血症
サイトメガロウイルスに感染した好中球の表面にはpp65という蛋白質があり、これを抗体を用いて染色して感染細胞の数を測定する。

そのほかの後期合併症としては前処置による白内障、性腺機能不全、不妊、成長障害、二次性発癌などがあげられる。

患者は移植後3年6カ月が経った現在、鉄道会社の職員として完全に社会復帰しており、再発の徴候はまったくみとめられない

[移植成績]
　表2に白血病に対するHLA適合血縁者間、非血縁者間骨髄移植の日本の成績を示した。AML

表2　白血病患者のHAL適合同種骨髄移植の成績（5年生存率）

	AML		ALL		CML	
	血縁	非血縁	血縁	非血縁	血縁	非血縁
1CR / CP	64.3	61.0	56.5	59.2	75.5	63.2
2CR / 2CP	57.7	57.5	26.7	41.7	39.9	53.9
≧3CR / AP	40.8	39.9	9.1	20.7	47.0	49.9
Not CR / BC	22.5	14.6	16.5	11.2	28.6	14.0

(JSHCT/JMDP 2006)

においては両者の成績に大きな差はなく、本患者のように第一寛解期での移植では約60％の5年生存率が得られている。　■山崎理絵・岡本真一郎

[文献]
岡本真一郎：GVHDの観察、検査、治療．骨髄移植マニュアル（高久史麿編），pp107-126，中外医学社，1996.
岡本真一郎：血液疾患に合併する日和見感染症の予防法．血液・腫瘍科，**33**：208-218，1996.
岡本真一郎：非血縁者間骨髄移植の現状と課題．最新医学，**53**：226-233，1998.

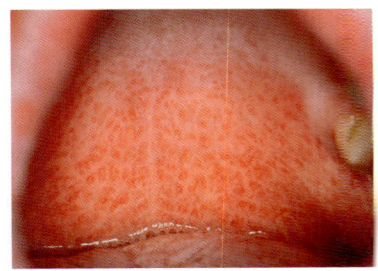

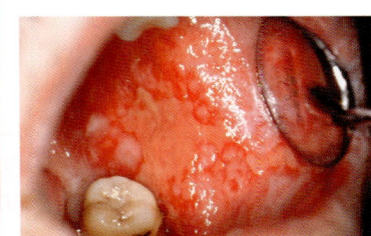

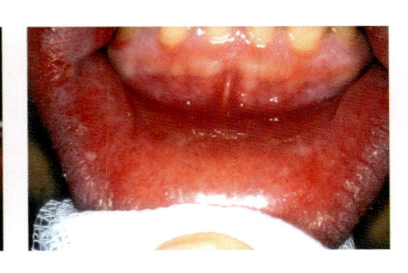

写真5　慢性移植片対宿主病の口腔病変
病変は口腔粘膜の網状線条としてはじまり、やがて発赤、びらん、潰瘍形成をして扁平苔癬様の病変が完成する。

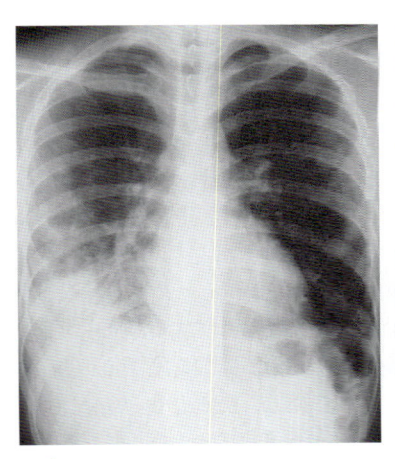

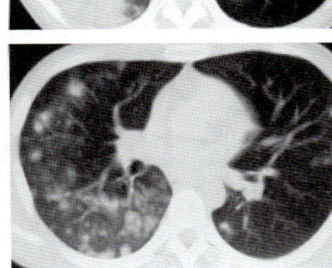

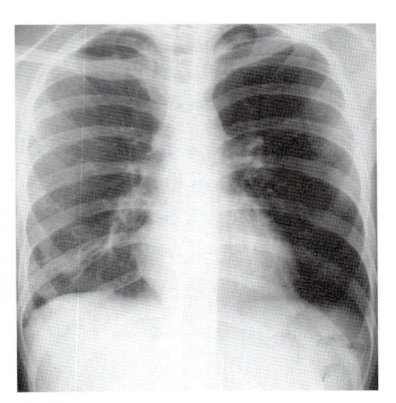

写真6A　　写真6B　　写真6C

写真6　慢性移植片対宿主病による肺病変
CTで肺の末梢部に多発性小斑状の間質性陰影をみとめる。

11-17 輸 血（解説）

交差適合試験の手技（図1～3）

1．交差適合試験の目的

不適合輸血による溶血性副作用を防止するために輸血に先立って行う検査である．ほかに血液型判定のミス，患者検体の取り違い，事務的ミスなどを再チェックすることもできる．

2．交差適合試験の方法

輸血された患者の生体内で起こる反応を患者血液と輸血血液の試験管内反応で間接的に予想する検査である．患者の血清と供血者の血球の反応を主試験，供血者の血漿と患者の血球の反応を副試験という．

生理食塩水法（生食法）では通常IgM抗体を検出するので，ABO血液型不適合をみつける．自己対照に凝集がある場合，寒冷凝集，連銭形成，汎凝集反応が疑われる．寒冷凝集の疑われるときは試験管を37℃に加温し，連銭形成の疑われるときは生食を加えてから再度判定する．

ブロメリン法は酵素を用い赤血球膜表面の電位を下げ，抗体が赤血球に結合しやすい状態にして判定する方法である．IgG抗体，免疫初期抗体（IgM）の検出に有効で，抗D，C，c，E，e，P_1，P，I，Le^a，Le^b抗体の検出に有効である．ただしMNSs，Duffy，Xg^a抗原はブロメリン処理で抗原性が低下する．また臨床的意義のない低温性の抗体を検出しやすい．

アルブミン法はアルブミン添加により誘電率を高め赤血球間の距離を狭め抗体が結合されやすく，間接クームス法でのインキュベーションタイムを短くすることができる．

間接Coombs法は血清中のIgG抗体を赤血球に感作させてから，Coombs血清（抗ヒトガンマグロブリン＋抗補体血清）を反応させ，血球凝集を判定する方法である．血球を十分洗浄してからCoombs血清との反応を行わないと偽陰性となる．

3．Type & Screen時の交差適合試験

術中輸血の可能性が30％以下あるいは予想出血量が600ml以下の待機手術では，あらかじめ患者の血液型（ABO，Rho（D））および不規則抗体検査が行われており，患者がRho（D）陽性かつ不規則抗体陰性の場合，術前には交差適合血を準備せず手術を実施する．

術中に緊急に輸血が必要になった場合，輸血血液の血液型をオモテ検査（赤血球のA型およびB型抗原の検出を目的とする）で確認するか，生食法で交差適合試験の主試験を行うか，いずれかでABOの適合性のみを確認し輸血を行う．

4．最大手術血液準備量：MSBOS（maximum surgical blood order schedule）

患者がRho陽性，不規則抗体陰性で術中輸血の可能性が高い手術では，各施設の各術式の平均輸血量の1.5倍量，あるいは90％の患者をカバーする血液量を準備する．術中さらに血液が必要になった場合には，Type & Screenシステムと同様に対応する．

5．自己血輸血の交差適合試験

同種血輸血に伴う副作用を回避する目的で自己血輸血が推奨されている．一方，人的ミス，ラベルの貼り間違いなど管理上の問題を防止するためには，交差適合試験（主試験）あるいはABO・Rho（D）検査による確認は必要と考えられる．

血液製剤の種類とその適応（表1）

血液製剤は輸血用血液製剤と血漿分画製剤に大別される．

1．輸血用血液製剤

1-1 人全血液-LR（whole blood-leukocytes reduced：WB-LR）

ヒト血液200mlに血液保存液C液（CPD液）28ml，あるいは血液400mlにCPD液56mlを混合した血液から白血球の大部分を除去した製剤である．2～6℃で保存され，有効期間は採血後21日間である．血液の全成分を含むが，血小板は低温保存で機能を失い，凝固因子の一部はすみやかに失活するため，これらの成分の補充としては考えるべきではない．現在，循環血液量の50～100％の出血では赤血球濃厚液，等張アルブミン製剤，循環血液量の100％以上の出血ではさらに血小板濃厚液や新鮮凍結血漿の輸血も加えることが推奨されている．全血液を輸血する機会はほとんどない．

1-2 赤血球濃厚液-LR（RCC-LR）

ヒト血液200mlまたは400mlに血液保存液（CPD液）をそれぞれ28mlおよび56ml加え，血漿と白血球の大部分を除去し，赤血球保存液（MAP液）を46ml（200ml採血），92ml（400ml採血）混和したものである．2～6℃で有効期間は採血後21日間である．ちなみにMAP液を添加することで赤血球機能は42日間保持できるが，低温でも増殖する細菌（*Yersinia enterocolitica*）による敗血症を

交差適合試験の目的は，輸血用血液（全血・赤血球製剤）と患者血液との血液型不適合に起因する溶血性副作用を未然に防ぐことである．
交差適合試験には，主試験と副試験がある．

・主試験： 受血者（患者）血清 ＋ 供血者（セグメント）血球
・副試験： 供血者（セグメント）血漿 ＋ 受血者（患者）血球

ただし，赤十字血液センターより供給された血液は，不規則抗体検査が実施されているため，患者のABO血液型，Rhc（D）血液型および不規則抗体陰性が確認されている場合は，副試験を省略することができる（輸血療法の適正化に関するガイドライン，厚生省，1989年）．

【検体の準備】

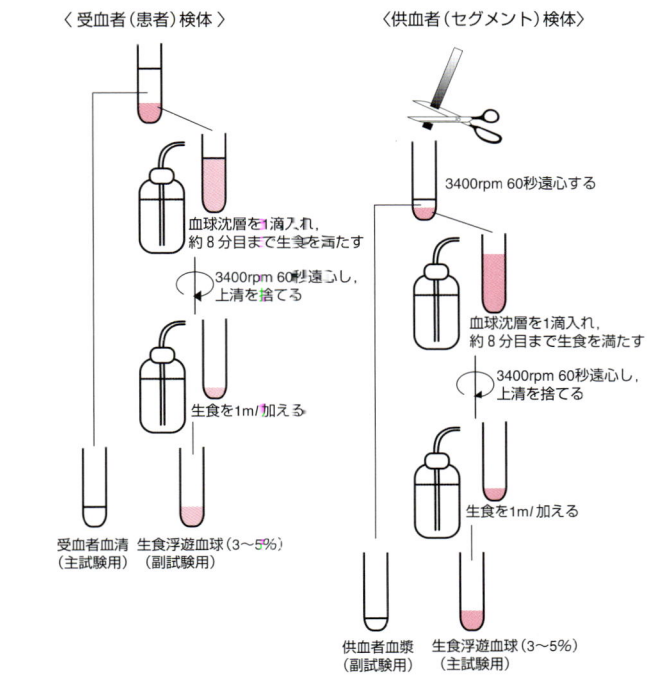

図1 交差適合試験

危惧し，保存期間は21日間へ戻された．

1-3 洗浄赤血球-LR（washed red cells-LR：WRC-LR）

ヒト血液200mlまたは400mlに由来する赤血球濃厚液-LRに生理食塩水を加えて遠心し，上清を除去後，ふたたび生理食塩水を加えて，それぞれ200ml，400mlに調製したものである．血漿成分のほとんどと白血球の一部が除去され，2～6℃保存で調整後24時間が有効期間である．

適応：血漿成分に由来する輸血副作用が考えられる症例．

1-4 解凍赤血球濃厚液（frozen thawed red cells：FTRC）

ヒト血液200mlまたは400mlに由来する赤血球濃厚液に，凍害保護液を加えて－65℃以下に凍結保存したものを，解凍し凍害保護液を洗浄除去したものである．2～6℃保存で有効期間は調整後12時間である．なお凍結保存の期間は10年間と規定されている．

適応：まれな血液型の輸血，長期の自己血保存．

1-5 合成血-LR（blood for exchange transfusion-LR：BET-LR）

ヒト血液200mlまたは400mlに由来するO型赤血球濃厚液を生理食塩水で洗浄し，これに融解したAB型の新鮮凍結血漿を加え，全量を200ml，400ml相当量に調製したものである．この製剤はA，B型抗原も抗A，抗B抗体も有さない．

適応：ABO不適合新生児溶血性疾患

1-6 新鮮凍結血漿（fresh frozen plasma-LR：FFP-LR）

血液保存液（CPD液）を加えた血液200mlまたは400mlから白血球の大部分を除去し分離した血漿，あるいは成分採血装置で採取した新鮮な血漿を－40℃以下で急速凍結したものである．全血200mlと400mlからは1単位（平均120ml）と2単

【検査手順】
2系列を準備し、1系列は37℃生理食塩水法（生食法）からブロメリン法へ、もう1系列はアルブミン法から間接抗グロブリン法へ移行する。

生理食塩水法・ブロメリン法

	主試験	副試験	自己対称
受血者血清	2滴		2滴
受血者血球		1滴	1滴
供血者血漿		2滴	
供血者血球	1滴		

↓
37℃ 15〜30分
遠心判定（3400rpm 15秒）
【37℃生食法】
↓
ブロメリンを1〜2滴加える
37℃ 15分
遠心判定（3400rpm 15秒）
【ブロメリン法】

アルブミン法・間接抗グロブリン法

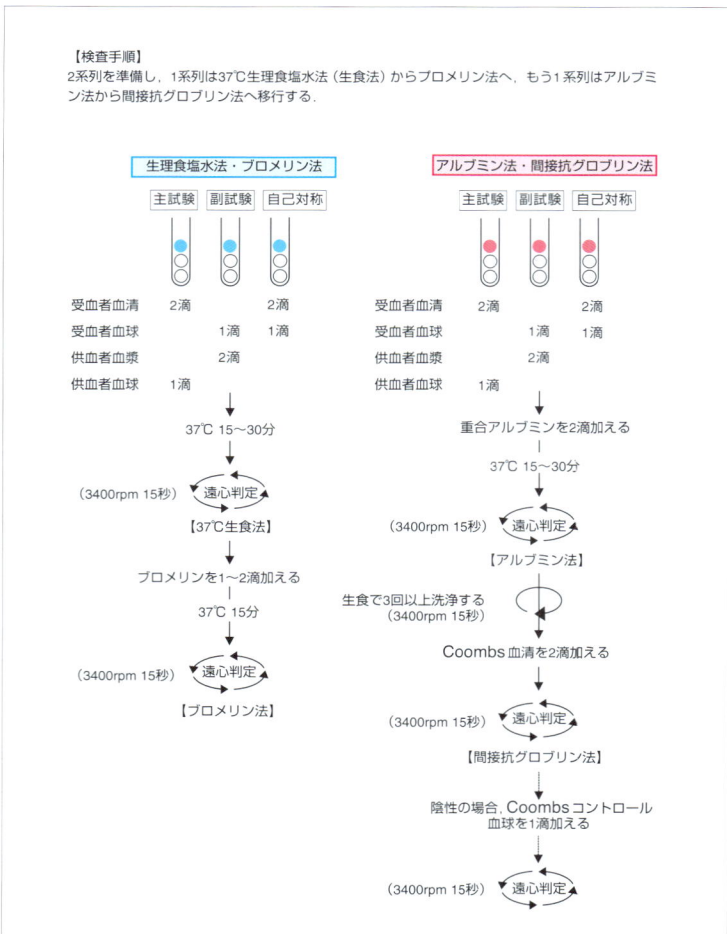

	主試験	副試験	自己対称
受血者血清	2滴		2滴
受血者血球		1滴	1滴
供血者血漿		2滴	
供血者血球	1滴		

↓
重合アルブミンを2滴加える
37℃ 15〜30分
遠心判定（3400rpm 15秒）
【アルブミン法】
↓
生食で3回以上洗浄する（3400rpm 15秒）
↓
Coombs血清を2滴加える
遠心判定（3400rpm 15秒）
【間接抗グロブリン法】
↓
陰性の場合、Coombsコントロール血球を1滴加える
遠心判定（3400rpm 15秒）

図2　検査手順

位（平均240ml）が、成分採血からは5単位（450ml）の製剤が調製される。−20℃以下で採血後1年間有効である。使用時は30〜37℃の恒温槽で融解し、3時間以内に使用する。

適応：複合型凝固障害（具体的には肝疾患、播種性血管内凝固（DIC）、クマリン系抗凝固剤使用時の出血）、循環血漿量の補充。

1-7　濃厚血小板液（platelet concentrate：PC）

血液成分採取により白血球の大部分を除去して採取した血小板の血漿浮遊液である。5単位（血小板数1.0×10^{11}個以上）、10単位（2.0×10^{11}個以上）、15単位（3.0×10^{11}個以上）、20単位製剤（4.0×10^{11}個以上）が調製できる。20〜24℃でゆっくり振盪しながら保存し、有効期間は採血後4日間である。また頻回輸血患者などで抗HLA抗体が産生され血小板輸血不応症に陥った症例には、患者のHLA型を調べ、抗体の特異性を検索し、登録されたドナープールから適合ドナーを選択し、そのドナーから成分採血されたHLA適合血小板を輸血する。

適応：血液疾患、化学療法後、骨髄移植後などで血小板減少のため出血症状をみとめる患者。

1-8　放射線照射製剤

輸血後GVHD（graft versus host disease）は輸血血液中のドナーリンパ球が患者に拒絶されず、逆に患者の組織を攻撃する病態である。輸血後1〜2週に発熱、紅斑が始まり、肝障害、下痢、下血などが続き、ついで骨髄無形成、汎血球減少となり、敗血症など重症感染症で死の転帰をとる病態である。現在までのところ有効な治療法は確立されていない。予防法としてドナーリンパ球を失活させる目的で、15〜50Gyの放射線照射（X線、ガンマ線）が推奨され、日赤では1998年5月から照射血の製造承認を受け、供給を開始している。輸血学会では輸血によるGVHD予防のための放射線照射ガイドラインⅢを示している。

現在製造承認を受けている製剤は、前述した製剤中、新鮮凍結血漿を除く全製剤である。照射赤

主試験	副試験	自己対照 ブロメリン法	抗グロブリン法	判定・解釈	
(−)	(−)	(−)	(−)	適合	1
(+)	(−)	(−)	(−)	不適合	2
(−)	(+)	(−)	(−)	不適合	3
(+)	(+)	(−)	(−)	不適合	4
(−)	(+)	(+)	(−)	判定保留	5
(+)	(−)	(+)	(−)	判定保留	6

付）凝集の見本

1：輸血してよい．
2：輸血してはならない．
　・ABO血液型不一致が考えられる．
　・受血者の血清中に不規則抗体の存在が疑われる．
　・まれに供血者赤血球が直接抗グロブリン試験陽性のことがある．
3：やむなく輸血を行う場合は，監視しながら注意深く行う．
　・ABO血液型不一致が考えられる．
　・供血者血清中に不規則抗体の存在が疑われるが，その抗体が抗IgG抗体であれば輸血は避ける．
　・受血者にpolyagglutinationがある場合は輸血を避ける．
4：輸血してはならない．
　・ABO血液型不一致が考えられる．
5：精査を行う．
　・受血者の直接抗グロブリン試験陽性と解釈される．
6：精査を行う．
　・生食法が陰性ならば，寒冷凝集，連銭形成などが疑われる．
　・ブロメリンによる非特異反応が考えられる．

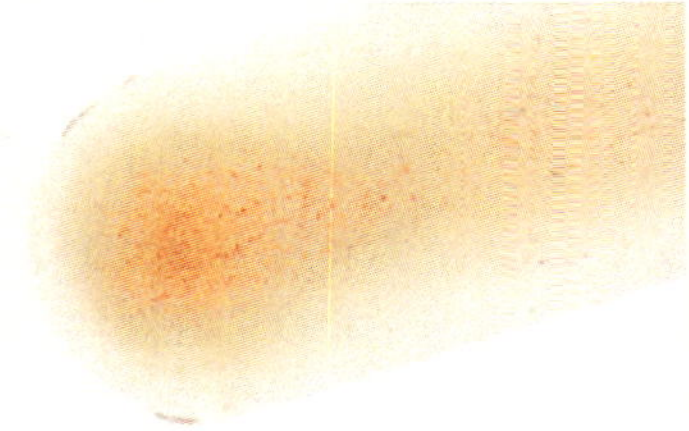

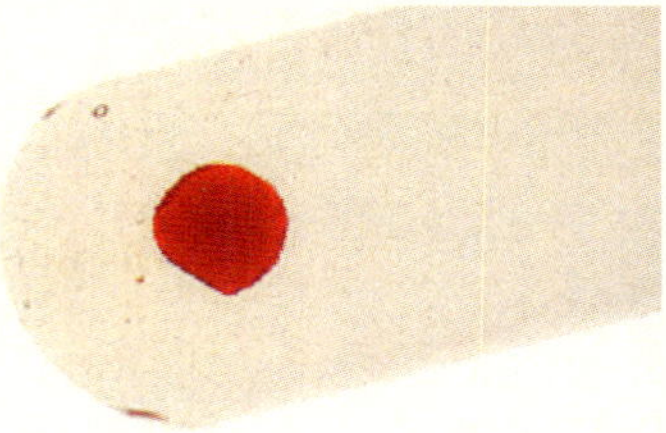

4+（++++）
1つの大きな凝集塊．
背景は透明．

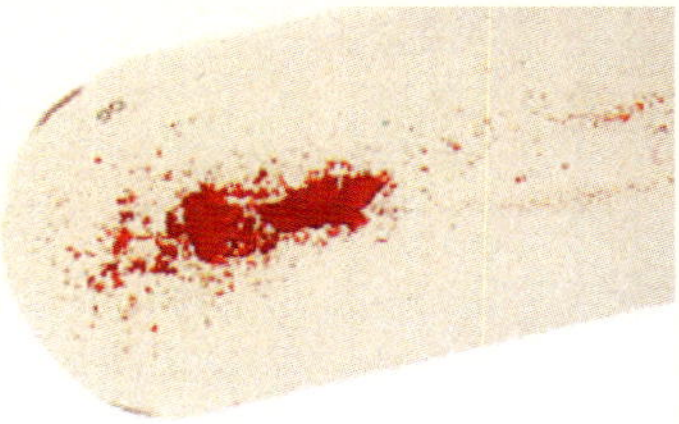

3+（+++）
2〜3個の大きな凝集塊．
背景は透明．

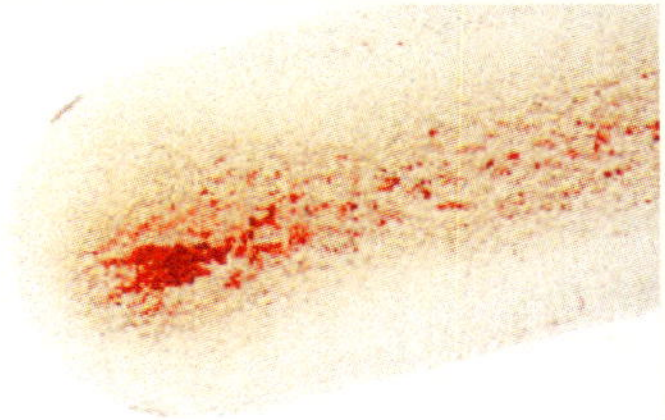

2+（++）
数多くの中程度の凝集塊．
背景はやや赤みを帯びる．

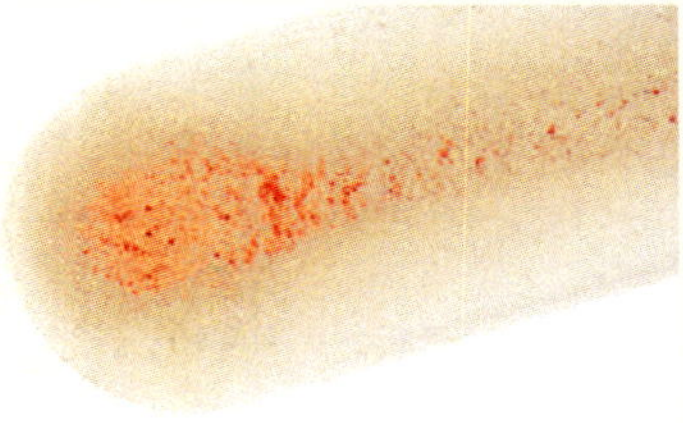

1+（+）
非常に細かい凝集．
背景は赤く濁る．

W+（±）
ごくわずかな微細凝集．
背景は赤く濁る．

0（−）
凝集みられず．

溶血（H）
溶血．

図3　解釈

血球は未照射赤血球に比べ，保存期間中に上清カリウム濃度が高くなる傾向があるので，輸血時には留意したい（**図4**）．

2．血漿分画製剤
2-1　血液凝固因子製剤

　血液凝固第Ⅷ因子，血液凝固第Ⅸ因子，血友病インヒビター治療剤，血液第ⅩⅢ因子，フィブリノーゲン，アンチトロンビンⅢ，トロンビンの各製剤がある．国内の献血由来の原料血漿から日赤が製造する血液凝固第Ⅷ因子製剤（クロスエイトM）の製造工程を紹介する．原料凍結血漿を4℃で低温融解したプール血漿を遠心分離し，析出沈殿した不溶性の蛋白質（クリオプレシピテート）を分取する．これに有機溶剤（TNPB）および界面活性剤（オクトキシノール9）を加え，脂質エンベロープを有するウイルスを不活化する（SD処理）．つぎに抗第Ⅷ因子抗体を用いたイムノアフィニティーク

表1 輸血用血液製剤一覧

	品名	略号	貯法	有効期間	規格・単位
全血	人全血液-LR「日赤」 （人全血液*）	WB-LR	2〜6℃	採血後 21日間	228ml, 1袋 456ml, 1袋
成分血液	赤血球濃厚液-LR「日赤」 （人赤血球濃厚液*）	RCC-LR		採血後 21日間	血液200mlに由来する赤血球, 1袋 血液400mlに由来する赤血球, 1袋
	洗浄赤血球-LR「日赤」 （洗浄人赤血球浮遊液*）	WRC-LR		製造後 24時間	200ml, 1袋 400ml, 1袋
	解凍赤血球濃厚液「日赤」 （解凍人赤血球濃厚液*）	FTRC		製造後 12時間	血液200mlに由来する赤血球, 1袋 血液400mlに由来する赤血球, 1袋
	合成血-LR「日赤」*	BET-LR		製造後 24時間	200ml, 1袋 400ml, 1袋
	新鮮凍結血漿-LR「日赤」 （新鮮凍結人血漿*）	FFP-LR	−20℃以下	採血後 1年間	平均200ml, 1袋 平均400ml, 1袋 450ml, 1袋
	濃厚血小板「日赤」* （人血小板濃厚液）	PC	20〜24℃ 振盪	採血後 4日間	1単位 約20ml, 1袋 2単位 約40ml, 1袋 5単位 約100ml, 1袋 10単位 約200ml, 1袋 15単位 約250ml, 1袋 20単位 約250ml, 1袋
	濃厚血小板HLA「日赤」* （人血小板濃厚液）	PC-HLA			10単位約200ml, 1袋 15単位約250ml, 1袋 20単位約250ml, 1袋

（ ）内は日本薬局方または生物学的製剤基準の名称.
*：薬価基準収載品名

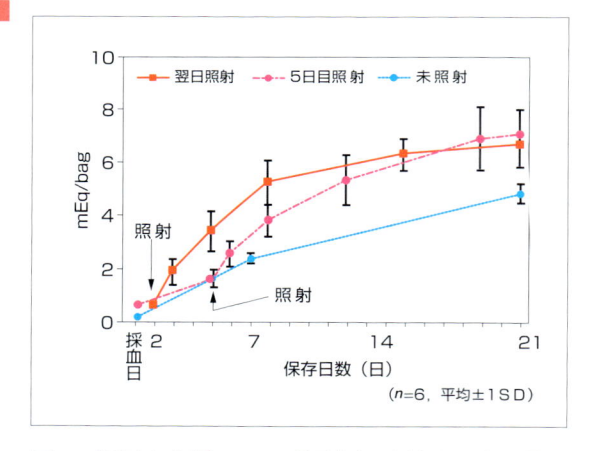

図4 照射赤血球M・A・P「日赤」・上清カリウム量の経時変化

ロマトグラフィーおよびイオン交換クロマトグラフィーで第VIII因子を純化，精製する．

適応：血友病A：第VIII因子製剤，インヒビター症例にはプロプレックス，ファイバー，血友病B：第IX因子製剤，von Willebrand病：コンファクトF，ビタミンK欠乏性凝固異常症：第IX因子製剤，FFP，DIC：AT III製剤．

2-2 アルブミン製剤

日赤では一般原料血漿，期限切れ血漿およびクリオプレシピテートを分離した後の脱クリオ血漿を用い，Cohnの低温エタノール分画法により得られるアルブミン分画を分離，精製してアルブミン製剤を得る．ウイルス不活化には60℃，10時間の液状加熱処理が加えられ，A型肝炎ウイルス，パルボウイルス以外のウイルスは不活化される．製剤として膠質浸透圧が血漿とほぼ同じ5％アルブミン製剤，高張な20％および25％製剤が利用できる．

適応：循環血漿量の是正（出血性ショック，外傷性ショック），膠質浸透圧の改善（熱傷，低アルブミン血症，浮腫，腹水など）．

2-3 グロブリン製剤

アルブミンと同じくCohnの低温エタノール分画法で得られる免疫グロブリン画分を用い調製する．ウイルス不活化および除去を目的に加熱，ポリエチレングリコール，化学酵素，ウイルス除去膜などの処理が一つ以上製造工程に組まれている．酵素処理製剤としてはペプシン処理あるいはプラスミン処理製剤があり，Fc部分がないため補体の活

性化を防止できるが，Fc受容体を介したオプソニン活性もない．化学修飾製剤として免疫グロブリンのS-S結合をスルホ化しグロブリンの凝集を抑制した製剤がある．非修飾型製剤としてポリエチレングリコール，イオン交換樹脂あるいはpH4で処理し，凝集グロブリンを除去したものがあり，これはintactな製剤といえる．

適応：免疫不全症，重症感染症，ITP，川崎病．

輸血副作用

輸血副作用には大別して，溶血性副作用，非溶血性副作用，感染症，GVHDがある．

1．溶血性輸血副作用
1-1 ABO式血液型不適合輸血

ABO式血液型の抗Aおよび抗Bは自然抗体でIgM抗体であり，赤血球表面につき補体を活性化し，赤血球膜を破壊し溶血させる．輸血直後から静脈に沿った熱感，顔面紅潮，腰痛，背痛を訴え，胸部絞扼感，呼吸困難などを訴える．カリクレイン-キニン系の活性化，血管透過性亢進，循環血液量減少，そしてショックを起こす．また抗原抗体複合体，活性化補体による血管内皮細胞から誘導された組織因子により播種性血管内凝固症候群（DIC）を起こし，腎不全を合併する例もある．疑われたら即，輸血を中止し，DICに対する治療と，血圧維持，尿量維持を図り，ステロイドの投与も開始する．腎不全に対しては透析治療も開始する．

1-2 遅発性溶血性輸血副作用

以前の輸血で産生された抗体が検出レベル以下となり，交差適合試験では検出されず，今回輸血した赤血球により，抗体産生が増強され，輸血された赤血球が破壊される病態をいう．これまで抗体として抗E，抗C，抗c，抗e，抗Fy^a，抗Jk^a，抗K，抗M，抗Jk^bなどが報告されている．輸血後，5～14日ころから顔面蒼白，血圧低下，貧血，黄疸，発熱などがみられる．

1-3 その他

大量輸血時には血液を体温程度に戻してから輸血し，低体温を防止するが，加温器不良により過熱され溶血した血液を輸血した例，冷蔵庫内で貯蔵中に過冷却で凍結状態になったものをそのまま輸血した例，輸血血液が機械的な機序で溶血し，これを輸血した例，細菌で汚染された血液を輸血した例，なども報告されている．

2．非溶血性輸血副作用
2-1 同種抗原感作

頻回に輸血される患者では血液製剤に混入する白血球の型に対する抗HLA抗体が産生され，ランダムドナーからの血小板製剤に対する輸血不応症が発症する．発症後は患者の血漿と反応しない類似あるいは一致したHLA型を有したドナーから採取されたHLA適合血小板製剤を使用し，効果を期待する．

2-2 発熱性副作用

原因として従来，抗HLA抗体，抗顆粒球抗体が考えられてきた．最近製剤中の炎症性サイトカイン（TNF-α，IL-1，IL-6）の関与を指摘する報告もある．血小板製剤は20～24℃で保存され，製剤の混入白血球数とサイトカイン産生量が相関する．血液センターでは，保管前白血球除去工程を導入し，この副作用の回避に努めている．

2-3 アレルギー

蕁麻疹などの原因として，患者の血漿中にドナーの血漿蛋白やアレルゲンに対する抗体が存在することが推定されている．繰り返し経験する症例には，予防のために洗浄した製剤を用いることが勧められる．実際的には抗ヒスタミン剤，ステロイド剤の前投与も行われている．

2-4 アナフィラキシー反応

血漿蛋白に対する抗体を患者がもっていることが機序の一つと考えられる．とくに患者がIgA欠損症で，以前の輸血や妊娠により抗IgA抗体を保有するようになると，輸血により抗原・抗体反応が生じる．一度発症した患者には原因を明らかにするか次の輸血からは洗浄製剤を用いることが勧められる．

2-5 輸血関連急性肺障害（TRALI）

輸血中あるいは輸血終了後6時間以内に急激な肺水腫，低酸素血症，頻脈，低血圧，チアノーゼ，呼吸困難が出現し，時に死亡に至ることがある．製剤中に含まれた抗HLA抗体や抗顆粒球抗体が成因の一つと想定されている．

3．感染症（図5）

スクリーニング検査の感度や特異性が向上し，血液の安全性は高まってきているが，ウイルス感染は検査で陽性と判定されるまで，ある一定の検査空白期間が存在する．いわゆるウィンドウピリオドである．この期間を短縮するため，高感度抗原検査や核酸増幅検査（NAT）がスクリーニン

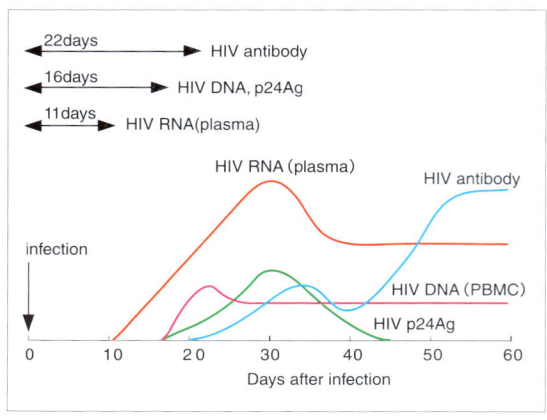

図5 HIV検査法とウインドウピリオド

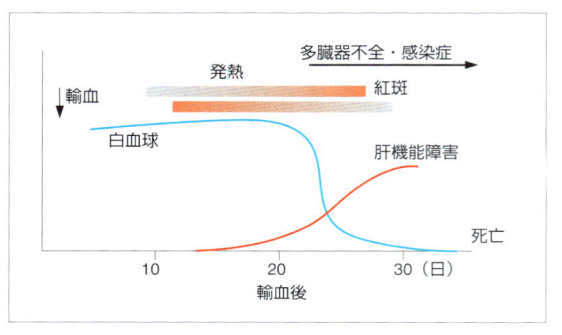

図6 輸血後GVHDの典型的な臨床経過

グ検査として導入された．ただしHBVでは年間10数件，HCVとHIVでは数年に1件程度，血液製剤にウイルス陽性製剤が紛れ込むリスクが存在する．現時点では輸血療法に際し，輸血の必要性，リスク，代替え治療の可能性を十分に説明し，同意に基づき輸血治療を進めることが必要である．

HTLV-1は成人T細胞白血病（ATL），HTLV-1関連脊髄症（HAM/TSP），ブドウ膜炎などの疾患の原因ウイルスと考えられる．感染にはウイルスを潜在性にもつ生きた白血球が必須と考えられ，血漿のみの輸血では感染伝播はしない．また抗体検査をスクリーニング検査として導入して以来，輸血を介した伝播例の報告はない．

梅毒は脂質抗原（カルジオリピン）を抗原として用いる凝集法検査とトレポネーマ菌体成分を抗原として用いるTPHAがスクリーニング検査に用いられる．前者は特異性に欠けるが感染初期の抗体検出が早く，また力価が病状の推移を反映する．後者は特異的であるが，治癒後も陰性化せず指標として適切でない欠点がある．輸血後梅毒の発症例は報告されていない．

マラリアは日本人の海外旅行者の増加に伴いリスクが高まっている．献血者の問診が輸血後感染を防止するために重要であり，マラリア流行地からの帰国者の問診は詳細に行い，感染の既往がある場合は，3年間は採血しないことを規定している．

4．移植片対宿主病（graft versus host disease：GVHD）（図6）

輸血後GVHDは輸血血液製剤中のドナーTリンパ球が，患者組織に生着し増殖することから始まる．普通はドナーリンパ球は患者により拒絶されるが，免疫不全の状態に陥った患者ではこれが拒絶できず，逆にドナーリンパ球が患者組織を非自己と認識し攻撃することになる．また一部には外傷，手術など，免疫不全が明らかにされない症例でも発生が報告されている．ドナーが白血球抗原（HLA）で各3抗原で構成されるペアが一致（homozygous）し，患者のHLA型がそのペアの一方で一致した場合（one way matching），患者はドナーを自己として受け入れ，ドナーは患者のもう一方のHLA型を非自己と認識し攻撃する．この患者，ドナーの組み合わせは日本人に約1/300の確率で起こりうると考えられている．

輸血後1～2週に発熱，紅斑，続いて肝障害，下痢，下血がはじまり，最終的に骨髄無形成から汎血球減少症を呈し，敗血症などの重症感染症により致死的である．またいったん発症すると救命することはきわめて難しい．

輸血後GVHDを予防するためには，血液製剤に放射線照射を実施する．15～50Gyの照射が有効である．また余分な輸血は避け，可能であれば自己血を準備する．最近，組織障害きたすcytotoxic T-cell（CTL）クローンの機能を阻止する目的で蛋白分解酵素フサン，クロロキンを投与する治療法が一部の施設で試験研究されている．増殖したドナーリンパ球が消失する症例が報告された．

■池淵研二・加藤俊明

12. 神経疾患

編集　柳澤信夫

1. 感染症
2. 循環器系の疾患
3. 呼吸器系の疾患
4. 消化器系の疾患
5. 肝の疾患
6. 胆・膵の疾患
7. 膠原病
8. 腎・尿路系の疾患
9. 内分泌系の疾患
10. 代謝の異常
11. 血液疾患
13. 眼底
14. 救急医療

12-1 筋萎縮

[定義・病態]

筋萎縮とは，筋肉の体積が減少した状態を意味し，外表から観察した場合，正常な筋腹の膨らみが消失し，扁平化したり陥凹していることにより把握できる．筋萎縮の病態は，神経原性萎縮，筋原性萎縮，および廃用性萎縮の3種に大別される．

神経原性萎縮は，末梢運動神経または脳幹部・脊髄の運動ニューロンの障害によって生じる筋の萎縮で，病理組織学的には，萎縮した小径筋線維が群を形成する群集萎縮を呈する(写真1A)．筋原性萎縮は筋自体の障害によって起こる萎縮であり，組織学的には萎縮線維，肥大線維，変性線維などが混在し，線維径に大小不同がみとめられる(写真1B)．神経原性萎縮と筋原性萎縮は，それ自体が原因疾患の主要な徴候となるので，臨床的に非常に重要である．一方，廃用性萎縮は，骨関節疾患，神経筋接合部疾患，錐体路障害などにより筋を動かさないために生じ，組織学的にはタイプ2線維（生理学的な速筋に相当）の萎縮が特徴的であるが(写真1C)，臨床的にあまり重要ではない．

症例　68歳　男性　農業

[臨床所見]

1年前より左手小指と薬指にしびれ感が生じ，徐々に，草取りの際に左手で草を掴めなくなり，左手のやせにも気づくようになった．

診察により，左手の小指球，母指球内側部，背側骨間筋に萎縮がみとめられた(写真2)．左小指球筋，短母指内転筋，母指対立筋，骨間筋の粗大力は低下し，Froment徴候が陽性であった．線維束性収縮は観察されなかった．左手小指と薬指から手首にかけて感覚鈍麻があり，左肘部で尺骨神経が多少肥厚していた．四肢腱反射は正常で，

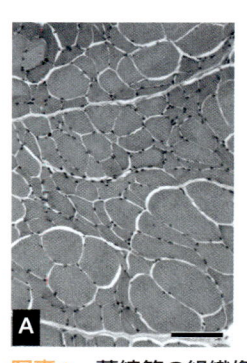

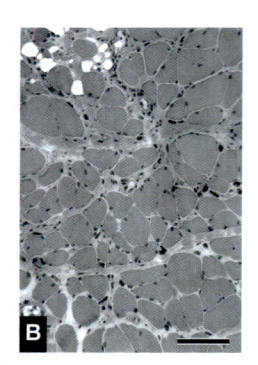

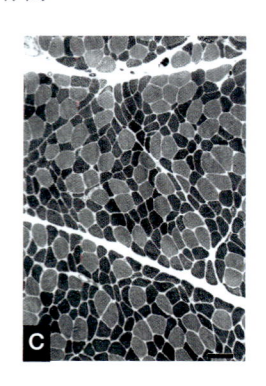

写真1　萎縮筋の組織像
いずれも筋生検の横断切片で，スケールは100 μmを示す．A：HE染色．神経原性萎縮．萎縮筋線維が群をなして分布する（群集萎縮）．B：HE染色．筋原性萎縮．萎縮筋線維がばらばらに分布し，線維径は大小不同である．C：ATPase染色(pH10.2)．廃用性萎縮．この染色法ではタイプ1線維が淡染し，タイプ2線維が濃染する．タイプ2線維のみが選択的に萎縮している（タイプ2線維萎縮）．

写真2　患者の手
左手の小指球と母指球内側部とが萎縮し，筋腹の膨らみが消失しているが，母指球外側部の膨らみは保たれている．背側では骨間筋が萎縮し陥凹している．

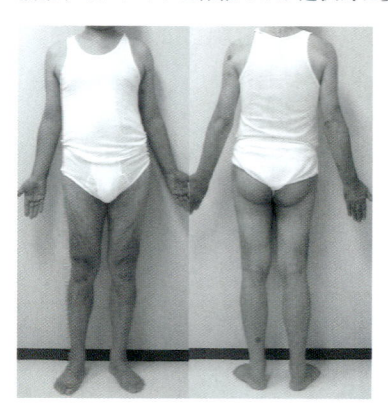

写真3　近位型筋萎縮
慢性多発筋炎．62歳，男性．

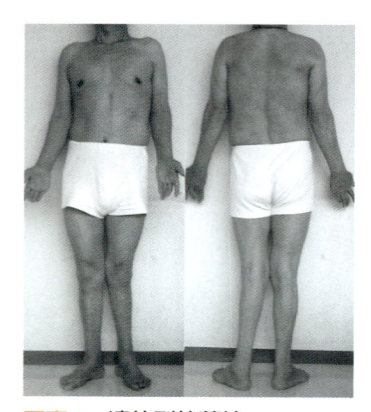

写真4　遠位型筋萎縮
Charcot-Marie-Tooth病．69歳，男性．

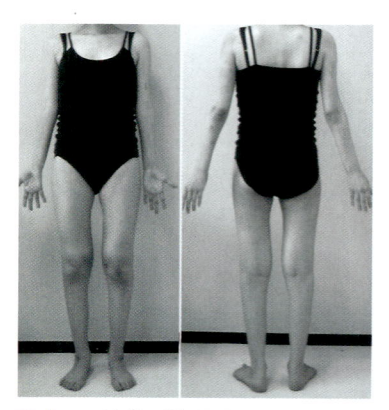

写真5　遠位型筋萎縮
rimmed vacuole性遠位型ミオパチー．26歳，女性．

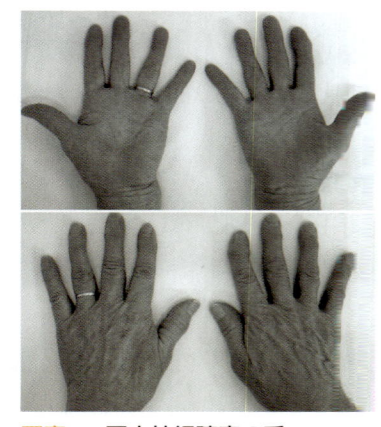

写真6　正中神経障害の手
両側の手根管症候群．70歳，女性．両手の母指球外側部が萎縮しており，とくに左側に強い．小指球や背側骨間筋は保たれている．

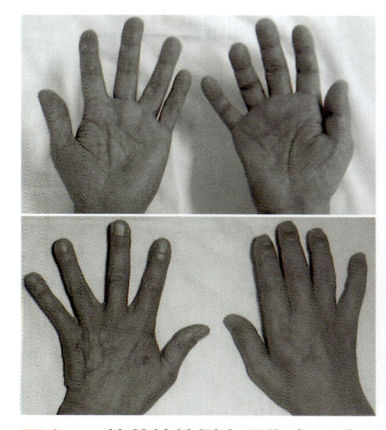

写真7　筋萎縮性側索硬化症の手
72歳，男性．右手の固有筋が全体に萎縮している．左手では母指球が萎縮しているが小指球や背側骨間筋は保たれ，左右差が明らかである．

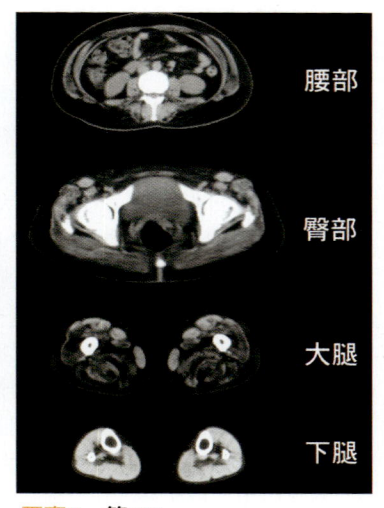

写真8　筋CT
肢体型筋ジストロフィー．44歳，女性．皮下脂肪が多く，体表からの観察では筋萎縮が不明瞭であるが，CTにより近位型筋萎縮であることがわかる．

Horner徴候やBabinski徴候は陰性であった．

[分布]

　筋萎縮は疾患により，また末梢神経の障害部位により，特徴的な分布を示すことがあり，その特徴を理解しておくことが診断に役立つ．

　筋萎縮を示す系統的神経疾患や多発性の神経筋疾患では，萎縮はほぼ左右対称性に分布する．一般に，萎縮がおもに肢帯部から四肢近位部にかけて分布する近位型萎縮（写真3）は筋疾患に多く（多発筋炎，Duchenne型・肢体型筋ジストロフィー，内分泌障害性ミオパチーなど），逆に四肢遠位部優位に分布する遠位型萎縮（写真4）は神経疾患に多い（多発ニューロパチー　Charcot-Marie-Tooth病など）．しかし，遠位型を示す筋疾患（遠位型筋ジストロフィー，rimmed vacuole性遠位型ミオパチー（写真5）など）や，近位型を呈する神経疾患（Kugelberg-Welander病，球脊髄性筋萎縮症など）もあるので注意を要する．ほかに，眼筋ミオパチー，眼咽頭筋ジストロフィー，大腿四頭筋ミオパチーなど，特殊な分布を呈する疾患もある．

　一方，左右非対称性の筋萎縮は，外傷性筋萎縮などを除くと，ほぼすべてが神経原性であり，神経根障害・単ニューロパチー・多発性単ニューロパチーなどの限局性末梢神経障害であることが多い．筋と脳幹部・脊髄の運動ニューロン，脊髄神経根，神経叢，および末梢神経との支配関係をよく理解しておくと，筋萎縮，筋力低下と感覚障害の分布を検討することにより病変の局在診断を下しうる．尺骨神経障害では小指球，母指球内側部，背側骨間筋が萎縮する（写真2）．正中神経障害では母指球外側部が萎縮する（写真6）．なお，筋萎縮性側索硬化症は，系統的神経疾患であるが進行が速いため，初期に左右非対称の筋萎縮を示すことがむしろ特徴的であり，片手の筋萎縮と脱力からはじまることが多い（写真7）．

　本症例の筋萎縮は，左尺骨神経支配筋に限局しており，左尺骨神経障害が疑われるが，萎縮の明らかでない筋にも障害が及んでいる可能性があり，診断のためには身体的・神経学的診察や種々の補助検査が必要である．

[臨床診断・補助検査]

　筋萎縮を示す疾患を診断する際，臨床的には，萎縮筋の分布様式のほかに，筋力低下，ミオトニア，線維束性収縮，感覚障害，骨関節症状などの有無が参考になる．ミオトニアを伴っていれば筋強直性ジストロフィーなどが疑われる．線維束性収縮や感覚障害は，神経原性萎縮に伴うことがあるが，筋疾患でみとめることはない．また，遺伝性疾患や系統的変性疾患の典型例では発症時期がほぼ決まっているので，発症年齢も重要である．

　補助検査では，血清クレアチニンキナーゼ値，その分画，ミオグロビン値の測定が筋疾患の診断に役立つ．電気生理学的検査（筋電図，末梢神経伝導検査，反復刺激検査など）は，神経原性萎縮と筋原性萎縮の鑑別のほかに，末梢神経疾患の局在診断，神経筋接合部疾患や筋強直性ジストロフィーの診断にも有用である．筋生検（写真1）は筋萎縮の病態の把握に重要であり，筋疾患では，炎症

性細胞浸潤，疾患特異的所見，dystrophin免疫染色などにより確定診断に有用な場合がある．また，筋のCTやMRIは，皮下脂肪の多い場合や深層の筋など，体表から観察できない筋萎縮の分布を知るのに役立つ（写真8）．

本症例では，感覚鈍麻の分布も尺骨神経支配域に含まれ，さらに肘部で尺骨神経が肥厚していたことより，左尺骨神経障害，とくに肘管症候群が疑われた．尺骨神経障害の高位診断や，片手の固有筋の萎縮をきたしうる腕神経叢障害，第8頸髄神経根障害，下部頸髄障害，筋萎縮性側索硬化症などと鑑別するために，筋電図と末梢神経伝導検査を行った．筋電図では，左側の小指球筋，第1背側骨間筋と尺側手根屈筋に，脱神経電位，MUPの減少や多相性MUPがみとめられたが，短母指外転筋，ほかの前腕・上腕の諸筋は正常であった．神経伝導検査では，左肘部で尺骨神経伝導速度が低下していた．以上から，左肘管症候群と診断した．肘管開放術が施行され，症状は一部改善した．

■千田圭二・糸山泰人

下を自覚するようになり，3カ月前より鞄をもつことも困難となった．両上肢の筋力低下はその後もしだいに進行してきた．

[臨床所見]
両側手内筋の筋萎縮（写真1）．
両上肢の遠位筋により強い非対称性筋力低下（表1）．
四肢腱反射減弱．
両手指の異常感覚（dysesthesia）と両側前腕の錯感覚（paresthesia）．
四肢末梢部の深部感覚鈍麻．

[脳脊髄液検査]
細胞数 8/μl，Tp 94 mg/dl，glucose 67 mg/dl，Ig-G index 0.69．
タンパク細胞解離をみとめ，Ig-G indexの軽度増加をみとめる．

[上腕二頭筋針筋電図]
刺入電位の異常なく，安静時異常筋放電なし．
随意収縮にてlong duration，polyphasic MAPをみとめる（図1）．

12-2 筋力低下

持続性伝導ブロックを伴う多巣性脱髄性ニューロパチー（multifocal demyelinating neuropathy with persistent conduction block）

症例 37歳 男性

[病歴]
10カ月ほど前から左示指尖端の感覚鈍麻が出現し，1週間後には左手の母指と示指でつまむ力が弱くなってきた．その後しだいに左手全体にピリピリする異常感覚が出現し，右手にも同様の症状が生じてきた．8カ月前から両上肢全体の筋力低

写真1
左右の手の骨間筋と小指球の筋萎縮があり，左手指は骨間筋と虫様筋の筋力低下により伸展できない．

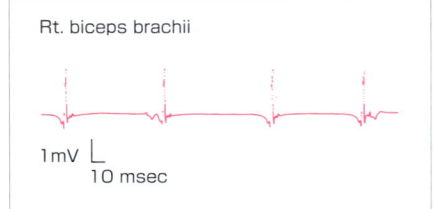

図1 右上腕二頭筋針筋電図

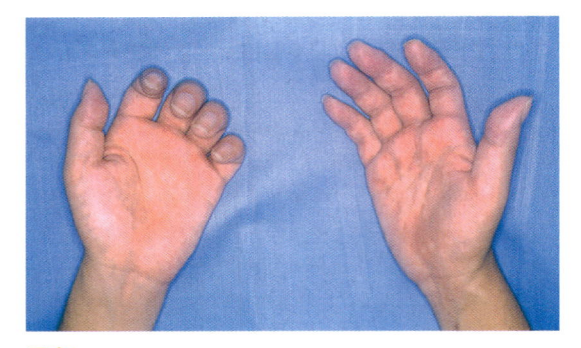

表2 四肢運動神経伝導検査

神経	遠位潜時 (ms)	近位振幅 (mV)	遠位振幅 (mV)	振幅比 (%)	伝導速度 (m/s)
右正中神経	3.10	1.42	5.60	25	48.8
左正中神経	3.00	1.80	7.43	24	11.2
右尺骨神経	2.20	3.60	7.18	50	59.2
左尺骨神経	2.85	6.22	9.80	63	49.4
左総腓骨神経	4.35	11.00	11.90	92	43.9

表1 上肢徒手筋力テスト結果

	肩関節外転	肘関節屈曲	手関節背屈	総指伸筋	総指屈筋	握力（kg）
右	4	4	2	1	1	0
左	3	3	2	1	2	3

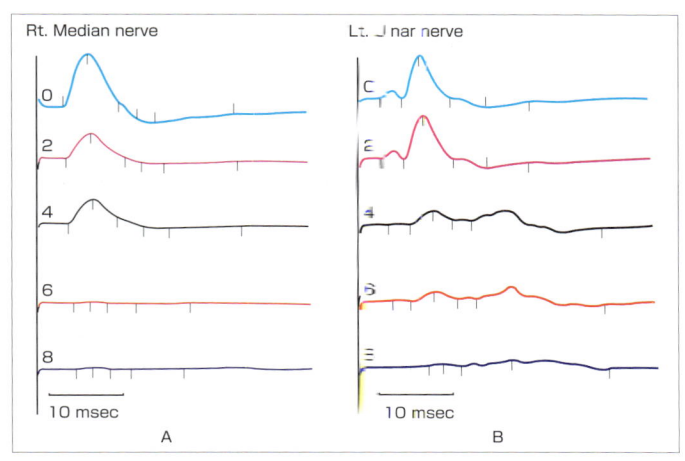

図2 運動神経尺取り刺激法伝導検査

左端の数字は手指から刺激点までの距離（単位：cm）であり，数字が大きいほど神経幹の近位側になる．下線は10ms.
A：右正中神経．0〜4cmまでの刺激による複合活動電位は十分に大きいが，6cmでの刺激では複合活動電位の振幅が激減しており，4〜6cmの間で伝導ブロックのあることがわかる．
B：左尺骨神経．2〜4cmの間における伝導ブロックの所見とともに，複合活動電位のピークが複数に分かれる時間的分散の所見をみとめる．

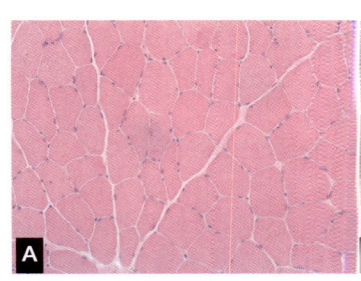

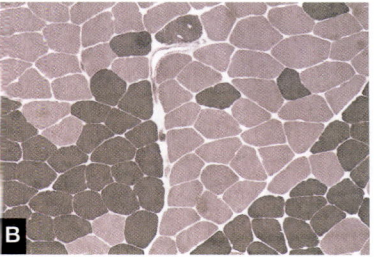

写真2 短腓骨筋生検（×50）

A：HE染色．小角化線維を示す．
B：ATPase染色（pH9.4）．濃染するtype2線維と淡染するtype1線維のfiber type groupingを示す．

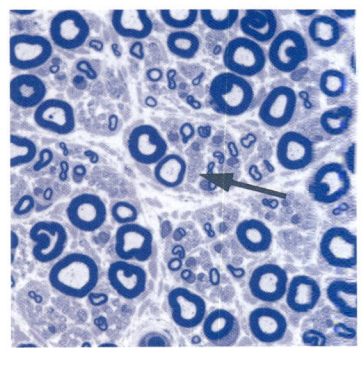

写真3 腓腹神経生検

エポン包埋トルイジンブルー染色（×200）．脱髄後の再髄鞘化線維と考えられる軸索径に比して菲薄な髄鞘（矢印）をみとめる．

[運動神経伝導検査]

左右の正中神経と右尺骨神経において，近位振幅/遠位振幅比が50％以下であり，伝導ブロックが疑われたため（表2），右正中神経で尺取り刺激法（inching study）を行ったところ，手首から4〜6cmのところで明らかな伝導ブロック所見をみとめた（図2A）．また，左尺骨神経では，伝導ブロックに加えて複合活動電位の時間的分散（temporal dispersion）（図2B）をみとめた．

[短腓骨筋生検]

少数の小角化線維（写真2A）と，fiber type grouping（写真2B）をみとめる．これらは神経原性筋萎縮の所見と考えられる．

[腓腹神経生検]

有髄線維密度はほぼ正常であるが，軸索径に比して菲薄な髄鞘をみとめる（写真3）．これは，脱髄後の再髄鞘化線維と考えられる．

[治療]

免疫吸着療法を施行し，免疫グロブリン療法を行ったところ筋力の改善がみられたが，治療効果不十分なためプレドニゾロン50mg/日を開始したところ，筋力は著明に回復し，2カ月後には握力も右19kg，左9kgまで増加した．　　　■岩田　誠

12-3　不随意運動

振戦（tremor）

症例　21歳　男性　企図振戦

[臨床所見]（写真1）

交通事故で頭部を打撲し救急車で脳外科に緊急入院した．CTにて左大脳半球に出血がみとめられ脳挫傷と診断された．意識回復後，右上肢に動作時の粗大な振戦が出現し持続．右側の軽度の片麻痺と協調運動障害をみとめ，深部腱反射は右上下肢で亢進しBabinski反射も右で陽性だった．本例の振戦は，右上小脳脚から左視床にかけての障害による企図振戦である．

[鑑別診断]

振戦は一平面内での規則的な反復運動である．以下のように分類される．

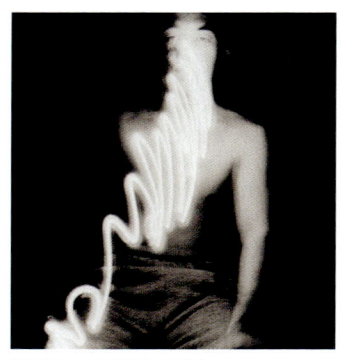

写真1　振戦の写真
右指鼻試験．暗室で右示指に小電球を付けて撮影した．右手が膝を離れると同時に振戦が現れ，鼻に近づくにつれて粗大となった．鼻先に右手を保持しようとする間振戦は持続した．振戦の頻度は約3Hzだった．

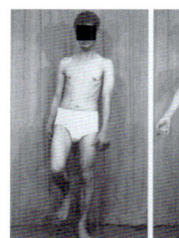

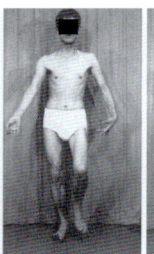

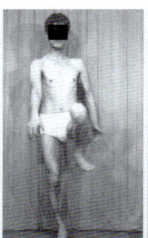

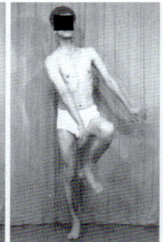

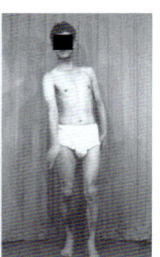

写真2　舞踏運動の連続写真
左から右へ1秒2コマの速さで撮影．指示に従い足踏みを行っている．手首，手指に無目的，不規則で素早い不随意運動がみられた．ステップは大きさ，リズムとともに不規則で体幹，頸部にもすばやい不随意運動が現れ，まるで踊るような動きとなった．

1．安静時振戦：筋を弛緩した安静状態で現れ，動作時には減弱，消失する．代表的疾患：Parkinson病．

2．姿勢振戦・動作振戦：安静時にはみられず，一定の姿位を保持したり動作時に現れる．企図振戦は動作振戦の粗大なもので，上小脳脚の障害に伴うことが多い．代表的疾患：本態性振戦，小脳障害，脳幹障害，甲状腺機能亢進症．

舞踏病（chorea）
症例　37歳　男性　Huntington病
[臨床所見]（写真2）
20歳ころ，全身性の不随意運動（involuntary movement）と知能低下が出現し緩徐進行性である．不随意運動の性状は，無目的，不規則で素早い運動であった．頭部CTでは尾状核萎縮をみとめた．家族歴では，血族結婚はないが父と妹は不随意運動と知能低下があり死亡している．

[鑑別診断]

1．ミオクローヌス：瞬間的なピクッという動きである．筋収縮の持続は舞踏病より短い．局所性のミオクローヌスと，全身に同期して現れる全身性ミオクローヌスがある．

2．チック：顔面，頸部にみられる素早い動きである．強い瞬目，しかめ顔，鼻を鳴らす，頭を振るなど，通常でもみられる動作が強調される形で現れることが多い．不随意な発声や発語などのチックもある．

3．アテトーゼ：四肢，躯幹のゆっくりとした不随意運動であり，舞踏病よりも遅い．

4．ヘミバリスム：一側の視床下核の血管障害により，対側上下肢に粗大な舞踏運動が現れる．

ジストニア（dystonia）
症例　27歳　男性　特発性捻転ジストニア
[臨床所見]（図1）
20歳ころ，顔面が左を向く斜頸が出現．その後，躯幹を捻転，前屈する異常姿勢が出現した．異常姿勢は座位，立位で現れ，安静臥位では消失する．知能は正常で，ほかの神経徴候を伴わない．頭部CT異常なし．

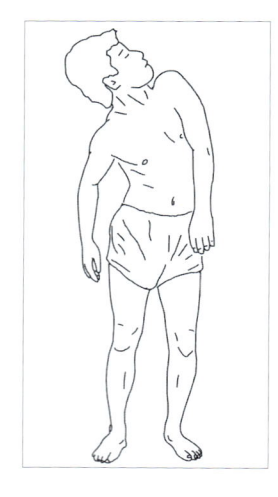

図1　ジストニア姿勢の図
立位で，頭部は右に傾き左に回旋する斜頸をみとめた．左肩は挙上，左肘伸展，左前腕内旋．躯幹は左に凸の側屈を示した．このほかに，躯幹を大きく前屈させたり頭部を振る不随意運動もみられた．

[鑑別診断]

ジストニアの中心は固定した奇妙な異常姿勢（ジストニア姿勢）であり，立位や歩行の際に顕著となる．一方，ジストニアに伴う不随意な動きはジストニア運動とよばれる．ジストニアは持続的な筋収縮により生じるものであり，筋短縮や骨格の異常による異常姿勢とは異なる．　　■橋本隆男

12-4 失語

Broca 失語
症例　83歳　女性　右利き

[臨床所見]

　箸がうまく使えない（右手），歩行時に躓く，うまく話せないことなどを主訴に来院．意識は清明で見当識障害もみられなかった．右顔面中枢麻痺がみられ，挺舌で舌の右方への偏倚がみられた．軟口蓋と咽頭の運動，感覚，反射は正常．右上下肢に軽度の運動麻痺と右Babinski徴候がみとめられる．言語理解は正常に保たれていたが，自発語の現象，発話の非流暢，助詞の脱落や誤り，音読の異常，喚語困難，復唱障害がみられた．書字では仮名の錯書がみられた．

[検査]

MRI（写真1）

　TR 2080 ms, TI 500 ms.
　下前頭回後部（Broca野）から中心前回下部に至る前頭頭頂弁蓋に高信号域がみられる．高信号域の内側は左被殻の外側の島に及んでいる．

[定義・鑑別診断]

　正常な発達過程で獲得された言語機能が，大脳の損傷により障害されたものが失語症である．失語は言語による意思疎通の障害といえるが，意識や注意，見当識の問題によるものは失語に含まない．失語では口頭言語だけでなく，書字言語にも影響が現れる．ただし，書字言語のみに影響がみられた場合には失読や失書と称される．

　失語症は症状の違いによりいくつかのサブタイプに分けられている（**表1**）．Broca失語では自発話が非流暢であり，保続，喚語困難，文法障害がみられる．理解は簡単な文章であれば可能である．Broca野（左下前頭回後部）に限局した損傷ではBroca失語は生じないといわれている．Wernicke失語では自発話が流暢だが内容が空虚で意味をなさない．復唱，理解にも障害がみられ，多くの場合病識も低下する．Wernicke野（左上側頭回後部）に限局した損傷で生じたWernicke失語は，一過性あるいは軽度であるといわれている．伝導失語では復唱の障害と音韻性錯語が特徴である．発話の誤りを自己修正することがみられる．超皮質性運動失語では，自発話の低下などがみられBroca失語と類似するものの，復唱が良好である．超皮質性感覚失語は語の理解低下などWernicke失語と類似するが，復唱が良好である．健忘失語は自発話が流暢で復唱や理解も比較的良好だが，語想起に問題がみられ迂言を呈する．全失語では発話，理解，復唱すべての面に障害がみられる．

[臨床診断・補助検査]

　失語の診断には，口頭言語と書字言語の両面に関する検索を要する．口頭言語に関する障害は，発話，聴覚理解，復唱の3点について確認することが必要となる．

　発話は，もっとも自然な日常会話の形態で探ることができる．たとえば診察において，名前や住所をはじめ，現在の体の調子や最近のニュースなどを尋ねることで，自発的な発話の様子がわかる．発話の障害としては，構音障害，発語失行，失名辞，錯語があげられる．失名辞は物品の名称の想起困難であり，問題がみられる場合は種々

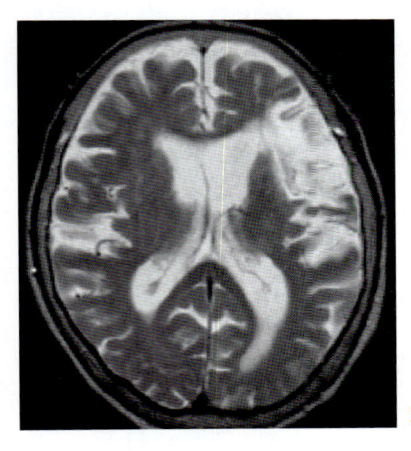

写真1

表1　失語症の分類

	発話	聴理解	復唱	おもな病巣
Broca失語	非流暢	良好	不良	Broca野，中心前回，中心後回
Wernicke失語	流暢	不良	不良	Wernicke野，縁上回，角回
伝導失語	流暢	良好	不良	左頭頂葉
超皮質性運動失語	非流暢	良好	良好	左前大脳脈領域
超皮質性感覚失語	流暢	不良	良好	頭頂後頭部
超皮質性混合失語	非流暢	不良	良好	言語野周辺領域
健忘失語	流暢	良好	良好	
全失語	非流暢	不良	不良	シルヴィウス裂周囲の広範囲

の物品を視覚的に提示して呼称を求めるなどの検討を加える．錯語は音韻性の誤りである字性錯語と，意味性の誤りである語性錯語とに分けられる．錯語が著しくなり，まったく意味をなさない語となる場合はジャルゴン（jargon）と称される．

聴覚的理解に関しては，語音の認知の障害，意味理解の障害をあげることができる．聴覚は保たれているにもかかわらず，言語音の認知に障害がみられる場合があり，これは純粋語聾とよばれる．純粋語聾では，仮名1文字の音を聴覚のみで認識する場合，唇の動きをみせた場合に比べみせない場合で大きく成績が低下する．意味理解の障害がみられる場合，それが単語，文章，いずれのレベルで生じているかを明らかにする必要がある．単語レベルで障害が生じている場合，語の意味の説明や，口頭で述べた物品を指差してもらうなどの検査で困難がみられる．文章レベルでの理解に問題がある場合，口頭命令に従うことや（例：鏡と櫛の間に鉛筆を置いてください），一般的な文章による質問（例：石は水に浮きますか）に問題がみられる．

復唱に問題がみられる場合にも，単語・文章いずれのレベルで問題が顕在化するかを検討することが重要である．復唱を検討することで，言語性の記憶力や，自発話が乏しい場合の発話能力の評価を行うことができる．

失語症の評価に際して，セット化されている検査としては，標準失語症検査（Standard Language Test of Aphasia: SLTA）や Western Aphasia Battery（WAB）などがある．必要に応じてこれらの検査を用いることで，標準化された手続きにより失語症状を評価することが可能である．

■小早川睦貴・河村 満

12-5 失 認

症例　63歳　男性　右利き

[臨床所見]

約3週間前よりものがみにくく，物忘れしやすくなったことを主訴に来院．理学的には特記事項なし．神経学的には，意識清明．視力は右0.4，左0.3．水平性上半盲をみとめたが，ほかの脳神経系，運動，感覚，腱反射，自律神経機能に異常はなかった．

[検査]

MRI（写真1）

両側（右＞左）舌状回から紡錘状回，右海馬傍回にかけて梗塞巣をみとめる．

^{123}I-IMP SPECT（写真2）

Diamox負荷時にも両側後頭葉で灌流低下をみとめる．

脳血管撮影

両側後大脳動脈P1部で閉塞をみとめる．

脳波

基礎波は11Hzで明らかな左右差はなく，正常範囲．

視覚誘発磁界

視覚誘発P100m反応は両眼で導出され，等価電流双極子は両側後頭葉に推定された．

[神経心理学的所見]

言語：呼称と読み書きの成績が低下していた．

記憶：言語性，非言語性記憶ともに低下していた．

視覚：絵のマッチングは可能だが，絵の模写は遂次的で時間がかかった（図1）．

入力モダリティーごとの物品認知：視覚的に日用物品をみて呼称することや，その物品の用途をジェスチャーや口頭で説明することはできなかった．一方，触覚性呼称（閉眼下で物品に触って名

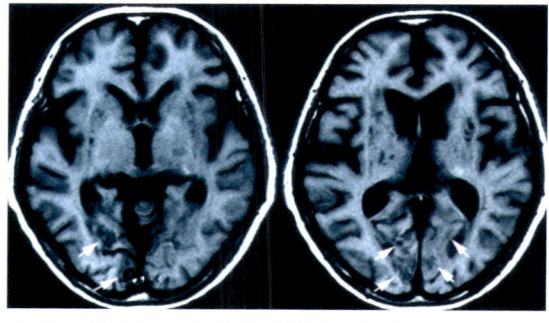

写真1　頭部MRIのT₁強調画像軸状断
TR=360，TE=17．両側（右＞左）の舌状回から紡錘状回の皮質・皮質下に梗塞巣をみとめる．写真の左が，脳の右側にあたる．

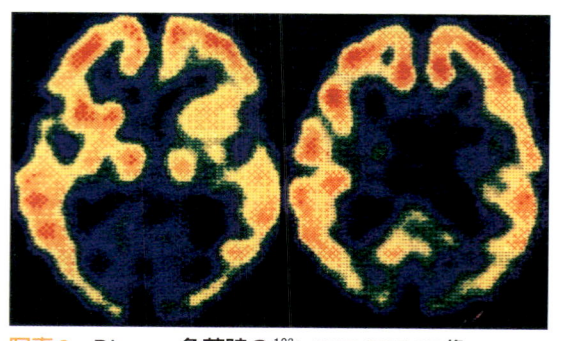

写真2　Diamox負荷時の^{123}I-IMP SPECT像
写真1のMRIにほぼ相当するスライス．両側後頭葉で灌流低下をみとめる．写真の左が，脳の右側にあたる．

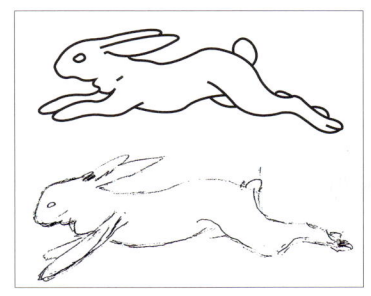

図1　線画の模写
上が見本．下が本症例患者が模写したもの．

表1　線画の認知検査

	正答率	
視覚性呼称	9/40	(22.5%)
言語説明からの呼称	36/40	(90%)
名前→指示	24/40	(60%)
マッチング	40/40	(100%)

視覚性呼称と名前からの指示の正答率が有意に低く，マッチングが有意に高い正答率を示す．

前をいう）は，ほぼ保たれていた．また言語的な説明からの呼称もほぼ保たれていた．物品以外に，線画(**表1**)，色彩，相貌，文字認知に対しても視覚性失認がみとめられた．以上より，本症例は統合型視覚性失認を呈すると診断された．

[定義・鑑別診断]

失認（agnosia）とは，
1) 全般性の知能低下，意識障害がなく，
2) ある感覚（視覚，聴覚，触覚）の要素的能力は保たれているが，
3) その感覚を介して対象を認知できない状態．
4) しかし，ほかの感覚を介せば同一対象を認知できる．たとえば，視覚性失認は要素的視覚能力は保たれているが，対象の視覚的認知ができず，ほかの感覚（たとえば触覚）を介せばその対象を認知できる状態である．

視覚性失認の鑑別診断（表2）

類似した症状との鑑別のポイントを**表2**にまとめる．視覚性失認は知覚型と連合型に分けられる．

表2　視覚性失認の鑑別診断

	視力	異同判断マッチング	模写	視覚性認知*	視覚性呼称	聴覚・触覚性呼称
要素性視覚障害	×	×	×	×	×	○
知覚型視覚性失認	○	×	×	×	×	○
統合型視覚性失認	○	○	△	×	×	○
連合型視覚性失認	○	○	○	×	×	○
視覚性失語	○	○	○	○	×	○
失語性失名辞	○	○	○	○	×	×

*：物をみて，使用法，使用目的などを言語的，非言語的（ジェスチャーなど）に表す．

[責任病巣]

一次視覚野から側頭葉に向かう腹側視覚路が対象の形態認知に深くかかわっている．したがって，これらの領域を含む両側性病巣により視覚性失認が生じるが，型によって広がりに少し差がみとめられる．知覚型視覚性失認は両側後頭葉の広汎な病巣に関連し，一酸化炭素中毒による症例が多い．統合型視覚性失認症は両側の後頭葉下部を含み，水平性上半盲をしばしば伴う．連合型視覚性失認は両側後頭葉病変例，左一側後頭葉病変例の報告がある．

■鈴木匡子

[文献]

Bauer RM: Agnosia. In: Clinical Neuropsychology, 3rd Ed (Heilman KM, Valenstein E eds), pp215-278, Oxford University Press, Oxford, New York, 1993.
Jankowiak J, Albert ML: Lesion Localization in Visual Agnosia. In: Localization and Neuroimaging in Neuropsychology (Kertesz A ed), pp429-471, Academic Press, San Diego, 1994.
山鳥　重：失認および関連障害．神経心理学入門，pp63-78，医学書院，1985．

12-6　異常脳波1：てんかん

症例1　18歳　男性　高校生

[主訴]

意識障害．

[臨床経過]

X年9月3日朝起床後にトイレに行ったのち，夜になっても部屋から出てこないため姉がみにいったところ，意識朦朧としていたため，近医に緊急入院した．翌日には反応がほとんどなくなったために，単純ヘルペス脳炎疑いで転院となった．

[入院時所見]

一般身体所見は低身長（150.9cm），多毛，色素沈着をみとめた．神経学的所見は，JCS 30～100と

意識障害をみとめたが，痙攣や自動症はなかった．
[脳波]（図1）
　右側頭部から後頭部にかけて棘徐波複合を持続性にみとめる．
[画像診断]（写真1）
　頭部MRI検査では，右後頭葉皮質を主体として右側頭葉皮質にまで及ぶ高信号域をみとめたが，1カ月後の再検査では著明な改善がみられた．
[検査]
　一般血液・尿検査，75gOGTTは正常．
　脳脊髄液検査は，蛋白65 mg/dl，細胞数11/μl（単核球1/μl，多核球10/μl）と軽度異常をみとめた．乳酸は静脈血28.2 mg/dl，脳脊髄液49.0 mg/dl，ピルビン酸は静脈血1.4 mg/dl，脳脊髄液2.2 mg/dlと高値であった．
　遺伝子検査でミトコンドリアDNAのtRNAの一つ，tRNA Leu（UUR）内の1塩基置換（塩基番号3243 A→G点変異）が本人と姉にみとめられた．
[診断]
　てんかん発作型国際分類では複雑部分発作重積状態であり，てんかんおよびてんかん症候群国際分類では局在関連症候性てんかんとなる．その病

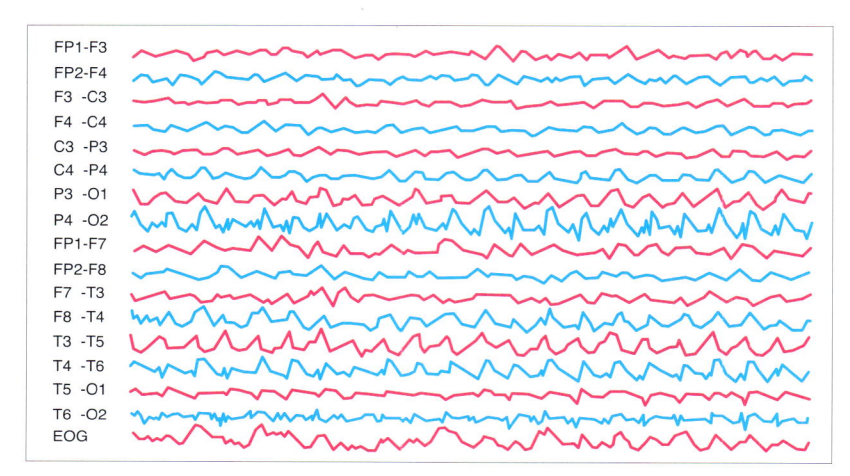

図1　脳波所見（X年9月4日）

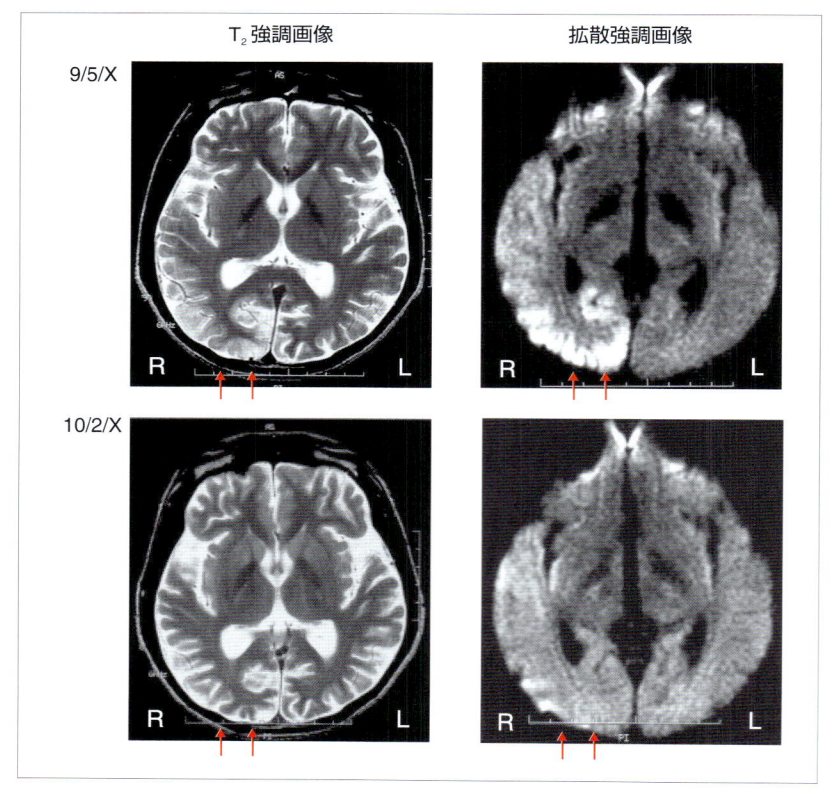

写真1　頭部MRI

因はミトコンドリア脳筋症（MELAS）である．

[考察]

代表的な非痙攣性てんかん重積状態は，成人では複雑部分発作重積状態，小児では非定型欠神発作重積状態である．てんかんではあるが，痙攣発作をみとめないために，診断が困難であり，かつ誤診しやすい．臨床の現場では意識障害のみの症状であるため，てんかん重積状態をまったく考えず，見逃されやすい．したがって，治療の遅れにつながる．

原因不明の意識障害患者では複雑部分発作重積状態も含めて，脳波検査が必須である．このような症例では，画像検査では診断はできず，脳波検査ではじめて確定診断が可能となる．

[複雑部分発作重積状態の治療手順]

ジアゼパムないしフェニトインの静脈投与を行う．

[入院後経過]（図2）

入院当日にジアゼパム10mg iv およびフェニトイン 750mg div により，24時間後には意識障害は徐々に回復した．診察可能となった入院3日後の神経学的所見で左同名性半盲が明らかになった．さらにフェニトイン 250mg div を2回行い，その後はフェニトイン 200mg/日の内服に変更したが，複雑部分発作はみられていない．

また，意識状態改善後に病歴聴取ができるようになり，既往歴では中学生より両側難聴を自覚し，低身長であった．家族歴では，母が糖尿病・難聴・低身長であり，姉には心疾患・低身長がみられた．

[総括]

脳波検査ではじめて複雑部分発作重積状態と診断され，抗てんかん薬治療により軽快した症例である．この症例は複雑部分発作重積状態を契機にミトコンドリア脳筋症（MELAS）と診断された．

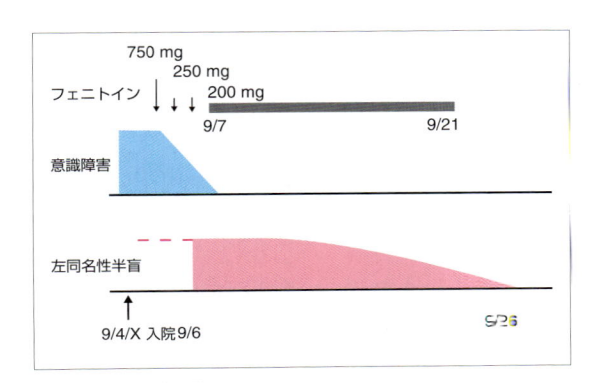

図2 入院後経過

症例2　33歳　女性　主婦　右手利き

[主訴]

前兆のある意識減損発作．

[臨床経過]

10歳時，運動会の徒競走のときにまったく違う方向に走り出した．気がついたらベッドに寝かされていたというのが最初の発作である．その後，主要抗てんかん薬をつねに服用しているが，週に1回位の発作が続いている．二次性全般発作（全身痙攣発作）は入院までに5回ある．妊娠時には発作頻度が増加し，二次性全般発作も生じ，人工妊娠中絶を余儀なくされた．

[既往歴]

新生児仮死および熱性痙攣があった．

[発作の性状]

前兆

寒いような，恐いような感じが5～6秒間ある．

意識減損発作

発作中に呼び掛けても反応はなく，物を触る，口をもぐもぐさせる自動症がある．持続時間は2～3分間である．

[入院時所見]

発作間欠期には神経学的に異常所見はない．

[脳波]（図3）

発作時の脳波では，左内側側頭葉（Sp1：左蝶形骨電極からの記録）に焦点性鋭波をみとめる．しかし，発作間欠期には，両側内側側頭葉から同じ頻度で棘波がみられた．

[画像診断]

頭部MRI検査（T_2，拡散強調画像）では左内側側頭葉の萎縮と高信号域，SPECT検査で同領域の低灌流をみとめる．

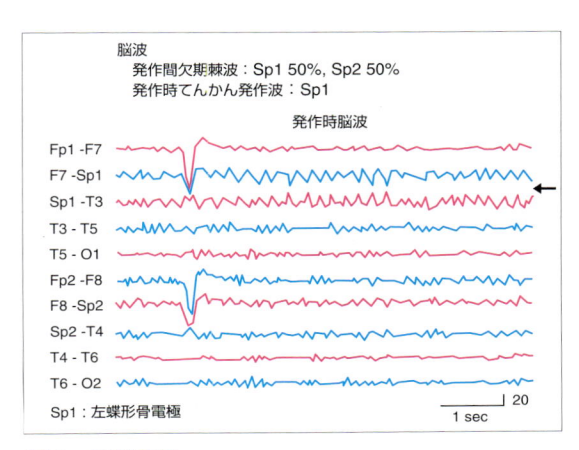

図3 脳波所見

表1 術前・術後のIQおよび記憶検査の結果

WAIS-R	手術前	手術後	WMS-R	手術前	手術後
動作性IQ	84	99	言語性記憶	70	71
言語性IQ	64	64	視覚性記憶	101	97
全IQ	70	77	全般性記憶	77	76

[神経心理学的検査所見]

アミタール試験（125 mg を内頸動脈注入）では言語機能は左半球優位，記憶機能は右半球優位であった．

IQ および記憶検査は，表1の得点のように術後には一部改善をみとめている．

[診断]

複雑部分発作を呈する左側頭葉てんかんであることが，病歴，脳波所見，画像検査で明らかである．また，長期間の抗てんかん薬内服治療にも抵抗性であり，いわゆる難治性内側側頭葉てんかんである．

[考察]

側頭葉てんかんは成人てんかんでもっとも頻度の高いてんかんである．また，側頭葉てんかんの患者には熱性痙攣の既往が多い．多くは内服薬で複雑部分発作は抑制されるが，このような難治性側頭葉てんかんでは内服薬による発作抑制が不可能であるため，外科治療の対象となる．この症例は臨床症候，発作時棘波焦点部位，画像所見がすべて一致しているので，慢性硬膜下電極記録などの侵襲的検査を施行せずに内側側頭葉切除を行った．手術適応を決定するためには，ビデオ・脳波モニタリングが有用である．

難治性側頭葉てんかんの内側側頭葉切除による予後は非常に良い（Engel I（発作消失）＋II（発作回数が年に2回以下）：91％）．

[複雑部分発作の治療手順]

部分発作であるため，第一選択薬はカルバマゼピンである．抑制できない場合や副作用があるときは，バルプロ酸，フェニトイン，ゾニサミド，ガバペンチンなどを投与する．

内服薬治療でも複雑部分発作が月に1回以上ある場合は難治性と考え，手術の適応を考慮する．

[臨床経過]

手術後3年以上経過しているが複雑部分発作はみとめず，無事に男児を出産した．

[総括]

難治性側頭葉てんかんの症例であり，てんかん焦点があった左海馬・扁桃体切除によりてんかんが消失した症例である．

■辻 貞俊

12-7 異常脳波2：意識障害（痙攣重積）

症例　33歳　女性

[主訴]

痙攣，意識障害．

[臨床経過]

3日間続いた発熱と全身倦怠感ののち，全身硬直性痙攣を起こし近医入院．1週間後，痙攣重積状態となり当院転院となった．髄液細胞数増多をみとめ脳炎と診断した．

[入院時所見]

身体所見は正常範囲．神経学的所見は意識障害（痛み刺激に左右上肢動かすのみ）と，4時間に1回約40～60秒持続する顔面から四肢に広がる左右差ない間代性痙攣をみとめた．

[検査]

血液生化学，血糖，電解質は正常範囲．髄液は透明清澄，細胞数18.7/μl（単核95％，多核5％），蛋白19 mg/dl．髄液培養は陰性．髄液ウイルス抗体価は単純ヘルペスウイルス，サイトメガロウイルス，帯状疱疹ウイルスなど測定項目すべてで陰性．2種の抗痙攣薬（phenytoin：PHT, phenobarbital：PB）の血中濃度は有効域以上．

[画像診断]

頭部CT，頭部MRIとも異常をみとめない．

[脳波1]

痙攣発作後の間欠期の脳波．びまん性徐波で左右差や特発性異常波はみとめられない．

[診断]

臨床経過と単核球優位の髄液細胞上昇から，単純ヘルペス脳炎を疑ったが，髄液抗体価の上昇は最後までみとめられなかった．

「痙攣重積」は，30分以上痙攣が続いている状態，または発作がとぎれとぎれに出現し，間欠期の意識障害が改善されない状態である（図1）．

[考察]

痙攣重積はすみやかに全身管理を行う必要がある．初期治療が遅れると重篤な後遺症を残すことがある．

[治療の手順]

1）気道確保，静脈確保およびバイタルサインのモニター．

2）diazepam の静注．抗痙攣薬を投与．

3）それでも発作が続けば，バルビタール系薬剤（pentobarbital：PTB），thiamylal sodium, thiopental sodium propofol を投与し，静脈麻酔を行う．

[入院後経過]

抗痙攣薬の血中濃度が有効域以上でありながら，痙攣の頻度が1時間に10回以上になったためpentobarbital（PTB）による全身麻酔を開始．痙攣は臨床上治まったが深昏睡が続いた（図1）．

[脳波2]

バルビタール系の麻酔の第3〜4期に出現するsupression & burstの中にsharp wave, spikeをみとめ，脳波上痙攣発作は続いている（図2）．

[脳波3]

麻酔深度を深めるとsupressionの時間は約20秒まで延長．しかし瞳孔散大，対光反射減弱をみとめた．バルプロ酸（VPA）を加え抗痙攣薬を3種とし，PTBの減量を開始した（図3）．

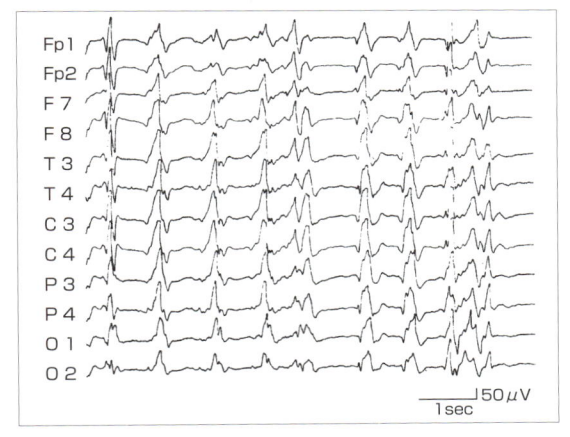

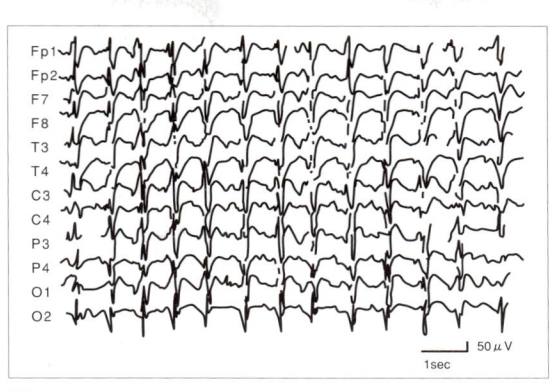

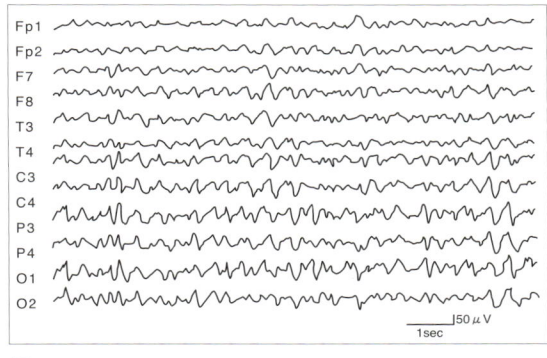

[脳波4]

PTB麻酔減量中，痙攣もなく昏睡中であるが，同期したspikeが数十秒持続．4時間後，全身性間代性痙攣が出現したためPTB麻酔を再開．このとき，投与していた3種の抗痙攣薬の血中濃度はいずれも有効域以上であった（図4）．

[脳波5]

脳波でsharp waveをみとめないことを確認しながらゆっくりPTBを減量し中止した．計24日間，全身麻酔した（図5）．

[総括]

成人の痙攣重積にPTB麻酔で治療した．深昏睡中の脳波モニタリングが有用であった．

[長期経過]

麻酔離脱後に知能・運動機能の重篤な障害と週1回の痙攣発作が残った．

発症1年後には車椅子レベルで，簡単な会話とひらがな読字が可能，3年後には独歩および漢字の読字が可能，4年後には食事の支度や子供の世話など家庭内の仕事が可能となった．

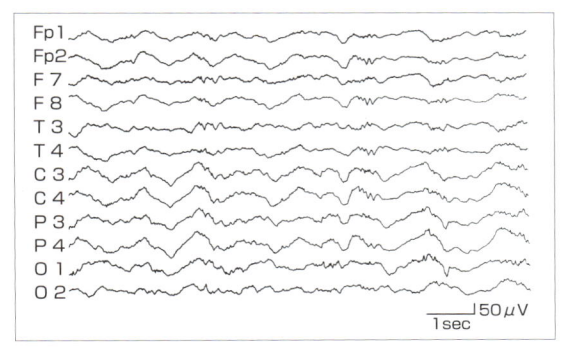

■椎名盟子・宇川義一

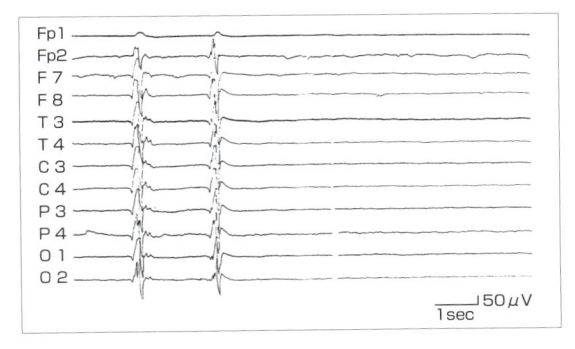

12-8 筋電図

同心針電極を筋肉に刺入し，筋弛緩時と随意収縮時の筋線維の放電を検査する．運動単位の波形および出現のパターンを調べることにより，疾患の原因が筋肉そのものにあるか（筋原性変化），それを支配している神経の側にあるか（神経原性変化）を判定する．

[正常例]

筋弛緩時は電気的にsilentである（図1A，各記録の右端にあるスケールを参照）．弱収縮時には，運動単位電位（motor unit potential：MUP）の発火を比較的独立にみることができる．個々の運動単位の振幅は0.5～2.0mV，持続は5～10ms程度である．一般に振幅の小さい運動単位がはじめに出現し（図1B），収縮を強めるとともにだんだん振幅の大きい運動単位も動員されるようになる（図1C，Henneman's size principle）．強収縮時には多数のMUPが動員され，基線がみえなくなる（図1D，干渉波）．

[神経原性変化]

筋肉を支配する神経線維の本数が減少するため，運動単位の数が減少する．残った神経線維が筋線維を再支配するので，個々の運動単位に属する筋線維数が増加する．その結果，振幅が大きくなり，持続が長いMUPが出現する（高振幅，長持続時間：high amplitude, long duration）．ただし，経過の早い症例などでは再支配が起こる時間がないので，必ずしも運動単位が大きくならない場合もある．筋弛緩時の所見として線維性収縮（fibrillation），陽性鋭波（positive sharp wave）などの脱神経所見をみとめる．

頸椎症

症例　51歳

図2A：高振幅，長持続時間のMUPをみとめる

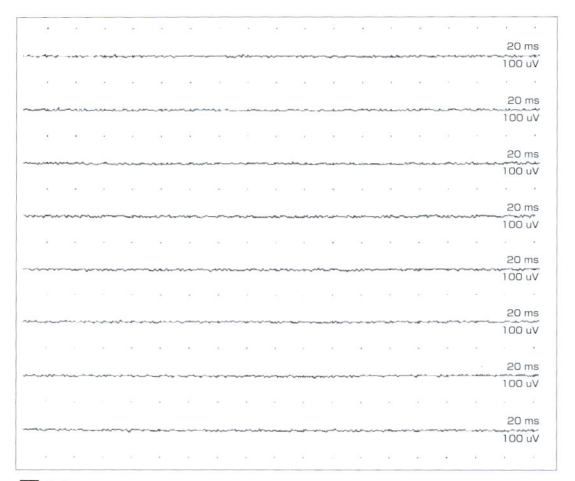

図1A

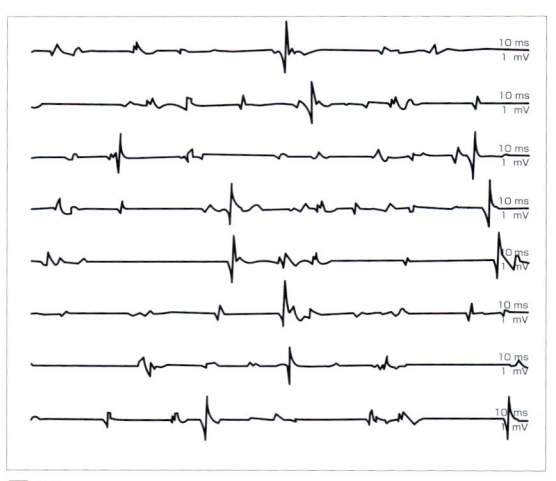

図1C

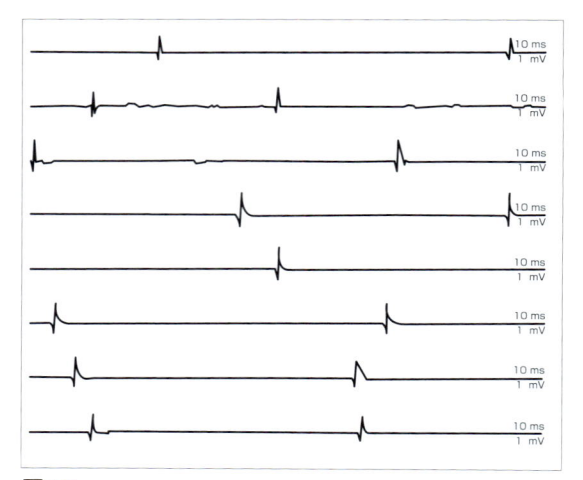

図1B

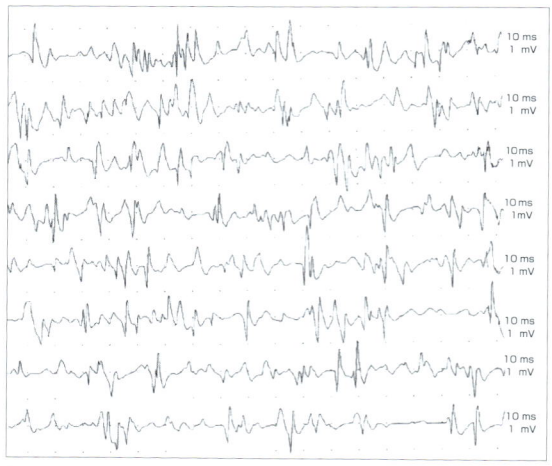

図1D

（正常例と比較すること）．

図2B：強収縮すると上記のMUPは高頻度で発火するようになるが，ほかのMUPが動員されないため，基線部分が残ってしまう．

筋萎縮性側索硬化症
症例　60歳

図3A：線維性収縮（fibrillation: at rest）で微小なunitの自然放電をみとめる．肉眼的な筋の収縮はみとめない．

図3B：陽性鋭波（positive sharp wave）は線維性収縮などとともにみとめられる自発放電のひとつである．

これらは基本的には神経原性変化と考えられているが，筋疾患の場合でも筋肉神経の脱神経が起こっている状況でみとめられることがある．

[筋原性変化]

筋がおかされ，ひとつの運動単位に属する筋線維の数が減少するなどの理由により，運動単位電位の振幅は小さく，持続も短くなる（低振幅，短持続時間：low amplitude, short duration）．運動単位の数は保たれる．一本一本の筋線維の収縮力が弱いため，弱収縮でも多数の筋線維が動員される傾向がある（early recruitment）．筋弛緩時には，筋疾患でも線維性収縮，陽性鋭波などをみとめることがあるが，これは筋肉内の炎症などに伴い筋内神経がおかされ脱神経が起こることと関係があると思われる．筋緊張性ジストロフィーではミオトニー放電（myotonic discharge）をみとめる．

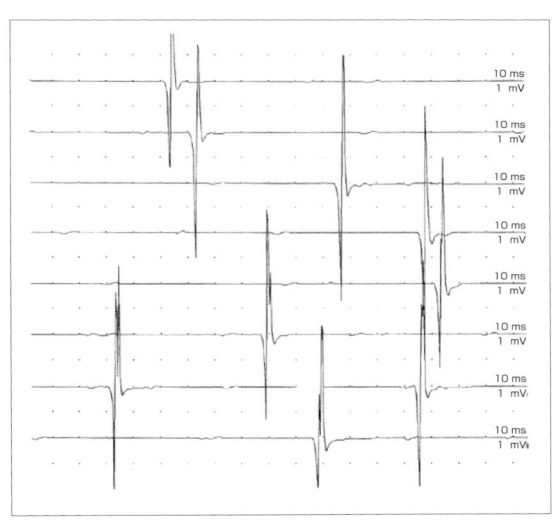

図2A

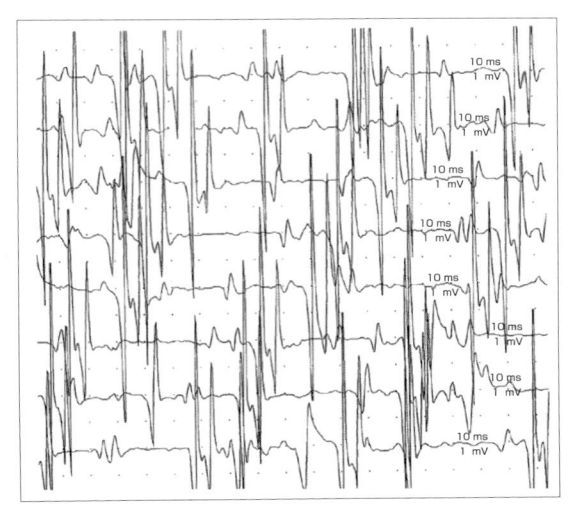

図2B

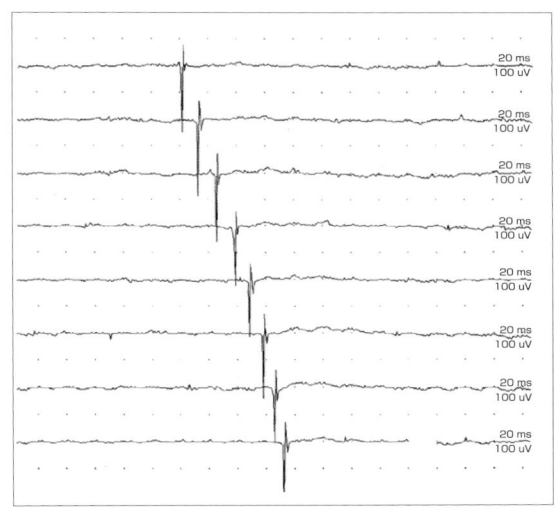

図3A

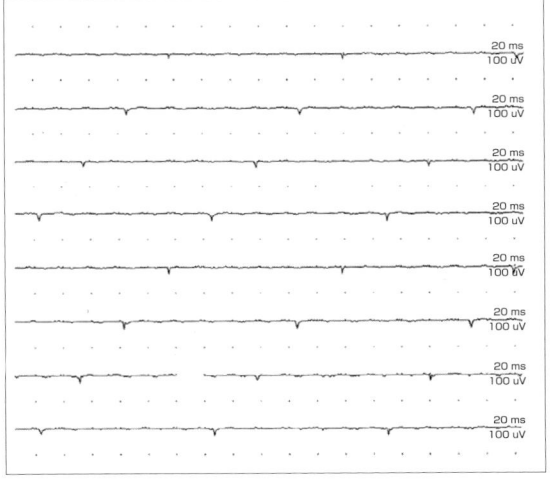

図3B

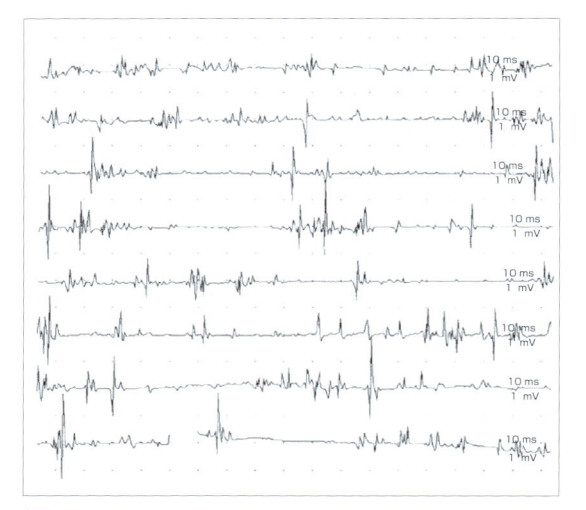

図4A

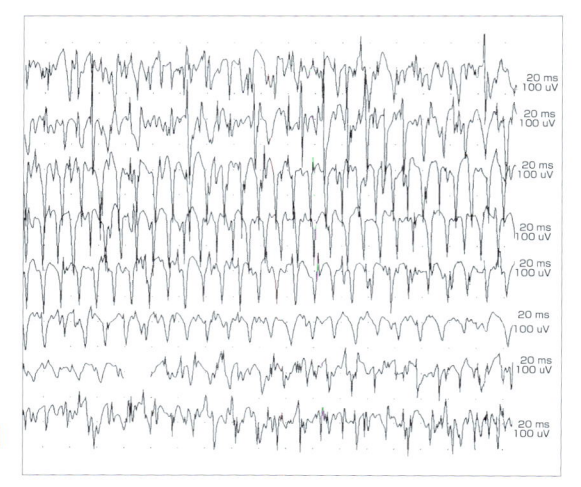

図4B

筋緊張性ジストロフィー
症例 46歳
図4A：弱収縮時，低振幅，短持続時間のMUPが主体である．正常の振幅のものや，多相性のMUP（polyphasic MUP）も混じっている．

図4B：ミオトニー放電．針の刺入時や筋の機械的刺激によって誘発される自発放電．筋緊張性ジストロフィーで典型的にみられ，ブーンという急降下爆撃機のような音がする(diving bomber sound)．音も漸増漸減を繰り返すことがある(waxing, waning)．

■寺尾安生・作田　学

12-9 神経伝導検査

神経伝導検査は末梢大径有髄神経の伝導機能を評価する検査法である（「神経伝導速度」は神経伝導検査の評価項目のひとつであり，検査名としては望ましくない）．運動神経伝導検査と感覚神経伝導検査とに大別される．

[検査手技]
通常の運動神経伝導検査では，神経幹を電気刺激し，支配筋の電気活動を記録する．直接反応であるM波（複合筋活動電位：compound muscle action potential：CMAP，図1）と，脊髄前角まで逆行性伝導して軸索小丘で反転し支配筋に戻ってくることで生じるF波（図2）とが通常の検査対象となる．

感覚神経伝導検査では，検査時の興奮伝導が生理的な伝導方法と同じか異なるかにより，順行法と逆行法とがある（図3）．順行法のほうが筋運動のアーチファクトが入りにくい一方，得られる波（感覚神経活動電位：sensory nerve action potential：SNAP）の振幅は逆行法のほうが大きい．

[評価項目]
運動神経伝導検査ではM波の潜時・振幅・持続時間・波形を検討するほか，複数箇所で刺激し，M波の潜時差と刺激転間距離とから運動神経伝導速度（motor conduction velocity：MCV）を算出する（図4）．F波では，従来は最短潜時のみをパラメータとしたが，近年では持続時間・潜時のばらつきなども検討されつつある．

感覚神経伝導検査でもSNAPの潜時・振幅・持続時間・波形や感覚神経伝導速度（sensory con-

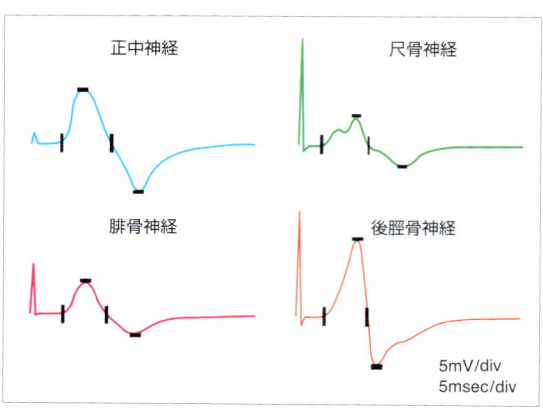

図1　M波（40歳健常男性）
検査する神経によって正常波形が異なる．記録筋はそれぞれ，短母指外転筋（正中神経），小指外転筋（尺骨神経），短趾伸筋（腓骨神経），母趾外転筋（後脛骨神経）．

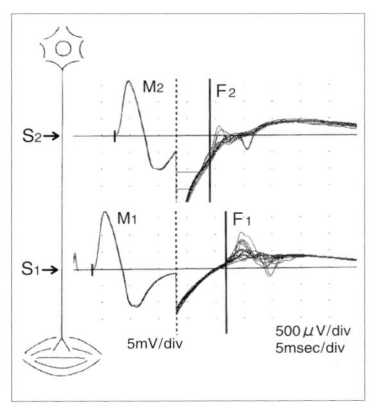

図2 F波（32歳健常男性）
正中神経刺激，短母指外転筋記録．S_1（手首）刺激に比べ，S_2（肘）刺激ではM波（M_1, M_2）の潜時は遅れ，一方F波（F_1, F_2）の潜時は短縮する．なおF波は小さいのでM波よりも感度を上げて記録してある．

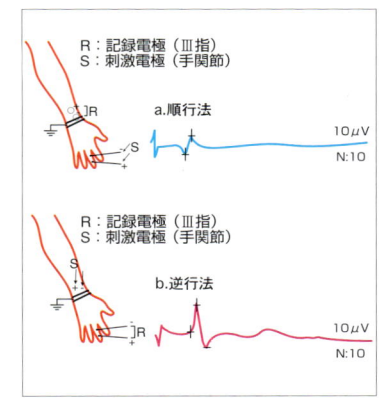

図3 感覚神経伝導検査における順行法と逆行法（目崎ら，1996）
第3指-手関節部正中神経．両者の波形は異なり，また一般に振幅は逆行法による記録のほうが大きい．掃引時間20ms，感度10μV/div．

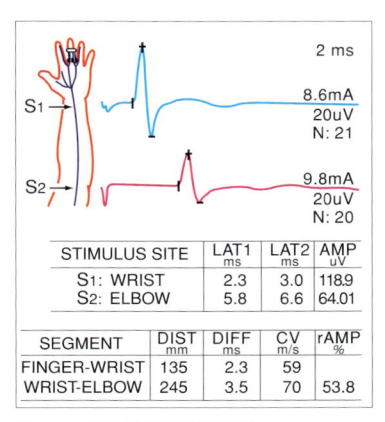

図5 感覚神経活動電位（37歳健常男性）
正中神経での例を示す（逆行法）．肘刺激では振幅が手首刺激の53.8％に低下しているが，異常ではない．掃引時間20m，感度20μV/div．

duction velocity: SCV）を検討する．SNAPは刺激・記録点間距離が増すと位相相殺（phase cancellation）によって振幅が急速に減衰する（**図5**）．

［代表的な異常パターン］（図6）

末梢神経の異常パターンは，脱髄と軸索障害とに大別される．SNAPは脱髄でも軸索障害でも容易に無反応となるので，両者の区別には運動神経伝導検査のほうが有用性が高い．

1．脱髄（demyelination）

脱髄では跳躍伝導に支障をきたすため，伝導遅延（conduction delay）を生じ，伝導速度が低下する．さらに脱髄が進むと伝導ブロックを生じる．通常は線維径によって脱髄の程度が異なるので，M波は多相性となり持続時間が延長（時間的分散：temporal dispersion）するほか，各成分が互いに波を打消しあうので（位相相殺）最大振幅が低下する．なお脱髄のない区間の伝導は正常である．

2．軸索障害（axonopathy）

軸索障害では神経経路上のどこで刺激してもM波振幅低下をみとめる．伝導速度低下はないか，あるいは軽度に留まる．

［その他の検査法］

1．H波（図7）

感覚刺激による単シナプス反射に相当する反応である．導出閾値はM波よりも低く，M波が出はじめると減衰し，F波にとって代わられる．健常成

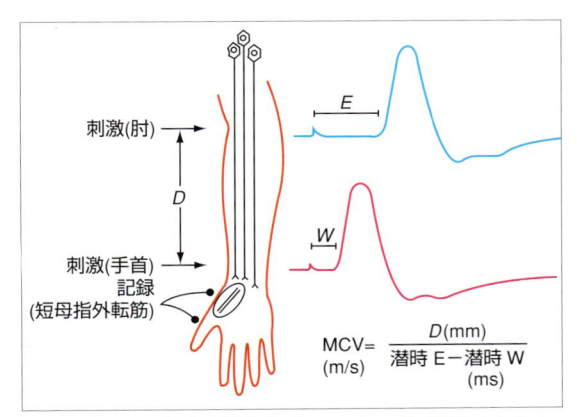

図4 運動神経伝導速度（MCV）の計算法（目崎ら，1996）
正中神経での例を示す．

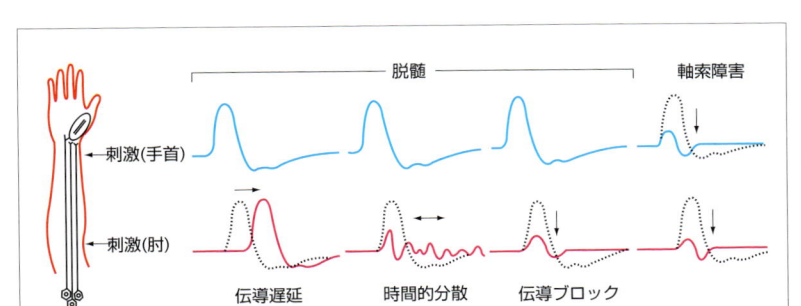

$$MCV = \frac{D(mm)}{潜時E - 潜時W (ms)} (m/s)$$

図6 脱髄による伝導遅延・時間的分散・伝導ブロックと軸索障害（目崎ら，1996）
脱髄所見は，前腕部の局所性脱髄を想定した．実際にはこれらの脱髄所見は混在することが多い．

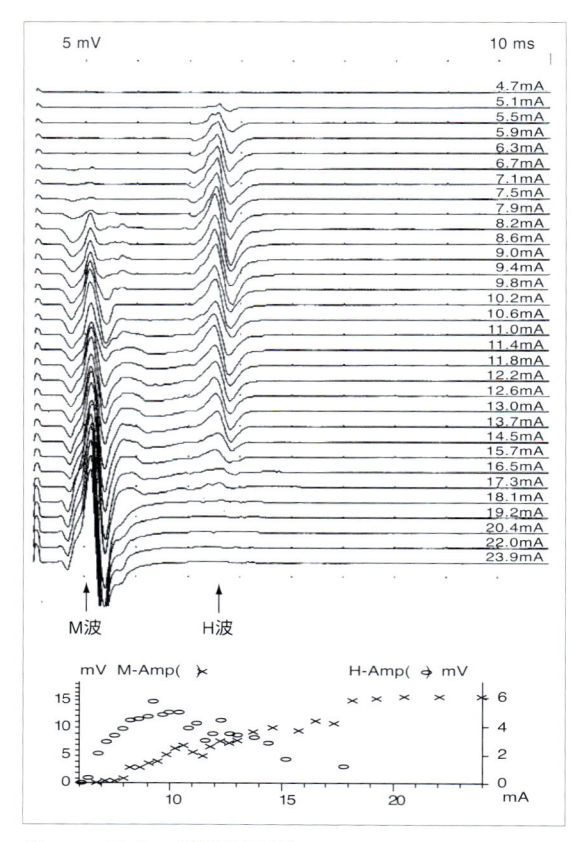

図7 H波（40歳健常男性）
膝窩部で後脛骨神経刺激，ヒラメ筋で記録．H波はM波よりも早く出現し，先に最大振幅に達するが，さらに刺激を上げると減衰する．下の図は刺激強度と各波振幅との関連を示す．なお本例ではF波への置換は生じていない．掃引時間100ms，感度5mV/div．

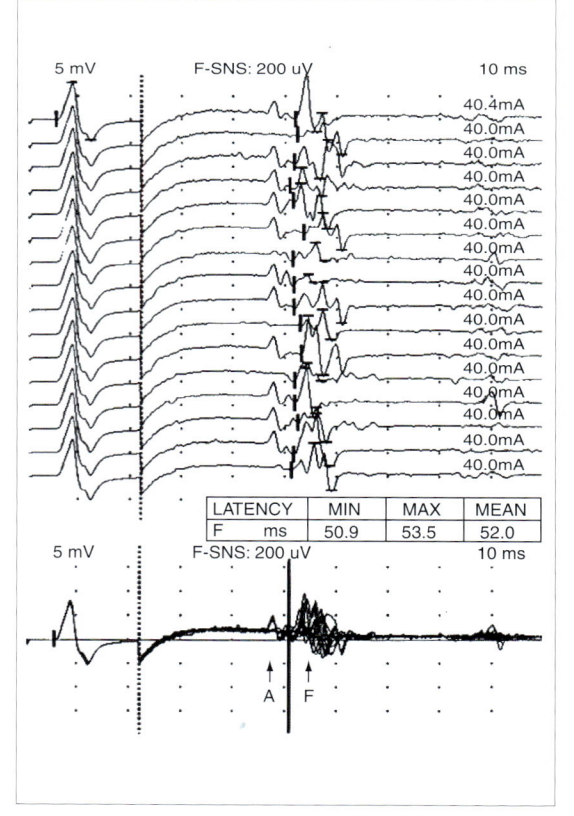

図8 A波（68歳男性，腰椎症性神経根障害）（目崎，1996）
後脛骨神経刺激，母趾外転筋で記録．F波よりも早い潜時で，刺激ごとに同一波形・同一潜時のA波が出現している．

人では，安静時には下腿三頭筋と橈側手根屈筋とでのみ記録できる．

2. T波

H波は電気刺激で導出するが，T波は機械的刺激（アキレス腱叩打）で導出する．反射経路はH波と同じであるが，H波が筋紡錘からの感覚神経を電気刺激して導出するのに対し，T波は筋紡錘の興奮性を直接反映する点で異なる．

3. A波

A波（軸索反射：axonal reflex）は，近位へ向かった興奮伝導が軸索分岐部で反転して支配筋に到達することにより生じる波である（**図8**）．M波とF波との中間の潜時で現れることが多く，潜時・波形とも一定しているのが特徴である．また，シナプスを介さないため，40回/秒の高頻度刺激でも導出できる．

分岐した軸索の一方だけが刺激されることで生じるため，強い刺激を行うとA波は消失する．また，軸索分岐部よりも近位で刺激するとA波は導出されないので，これによって分岐点を定めることができる．慢性ニューロパチーや神経圧迫などで生じやすく，健常者ではきわめてまれである．

■目崎高広・梶　龍兒

[文献]

木村　淳：誘発電位と筋電図—理論と応用．医学書院，1990．

目崎高広，木村　淳：電気生理学的検査．最新内科学大系60．末梢・自律神経疾患（荒木淑郎，金澤一郎ほか編），pp20-30，中山書院，1996．

目崎高広：F波の意義．カレントテラピー，14：98-103，1996．

12-10 脳梗塞

【14-5 頭痛→脳梗塞 参照】

症例 49歳 男性

[臨床所見]

10年前に高血圧と高脂血症を指摘されたが放置．朝起床時に右上肢のしびれを自覚して近医を受診，高血圧（170/110 mmHg）に対して降圧薬が処方された．翌朝起床時に右上下肢脱力と呂律不良を自覚したため当科受診，緊急入院となった．顔面を含む右片麻痺と構音障害をみとめ，右側でBabinski徴候陽性．血圧154/96 mmHg，脈拍72/分・整．

[画像所見]（写真1〜5）

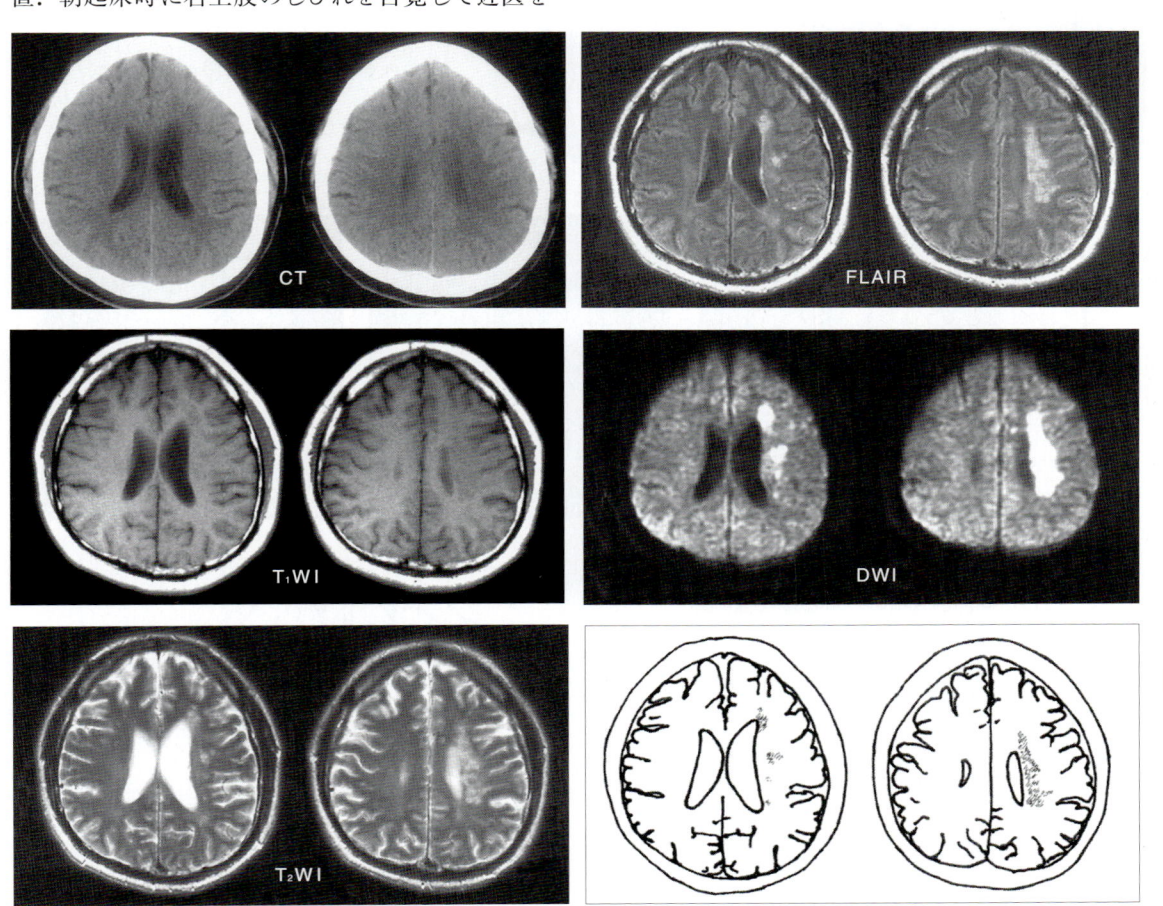

写真1　頭部CTおよびMRI（第2病日）
入院時の頭部CTでは，左放線冠がやや低吸収にみえる以外の明らかな異常をみとめない．頭部MRIでは，T₁強調画像（T₁WI）でやや低信号，T₂強調画像（T₂WI）・FLAIR（fluid attenuated inversion recovery）で高信号の梗塞巣を左放線冠（中大脳動脈穿通枝・皮質枝の境界領域）にみとめ，拡散強調画像（DWI）で高信号を呈することから急性期脳梗塞と診断した．

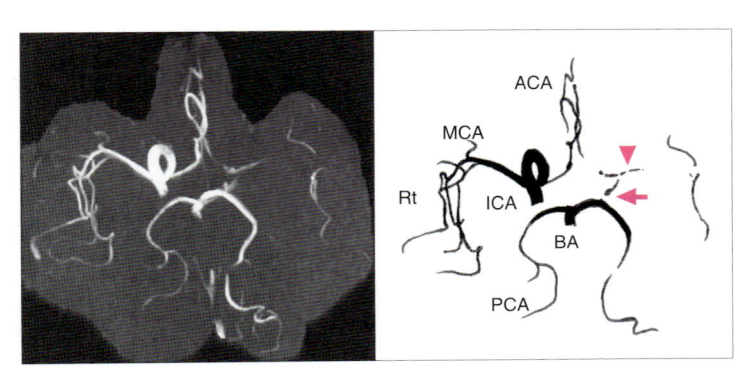

写真2　頭部MRA
左内頸動脈の血流信号の減弱をみとめる（矢印）．左中大脳動脈の血流信号は減弱しているもののみとめられる（矢頭）．
ICA：内頸動脈，ACA：前大脳動脈，MCA：中大脳動脈，PCA：後大脳動脈，BA：脳底動脈．

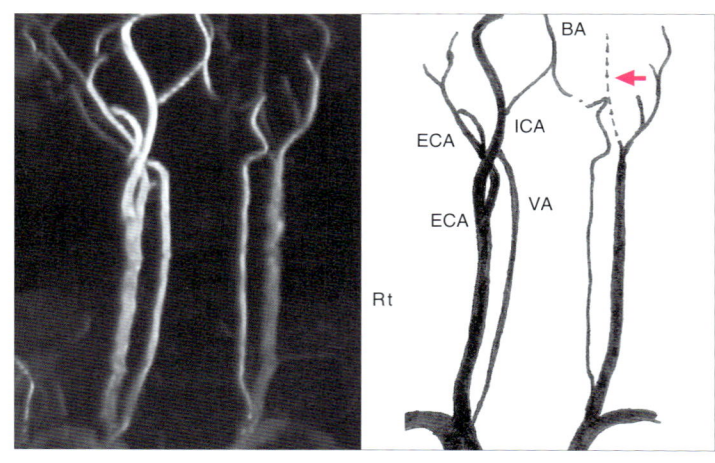

写真3 頸部MRA
左内頸動脈の血流信号の減弱をみとめる（矢印）．
CCA：総頸動脈，ICA：内頸動脈，ECA：外頸動脈，VA：椎骨動脈，BA：脳底動脈．

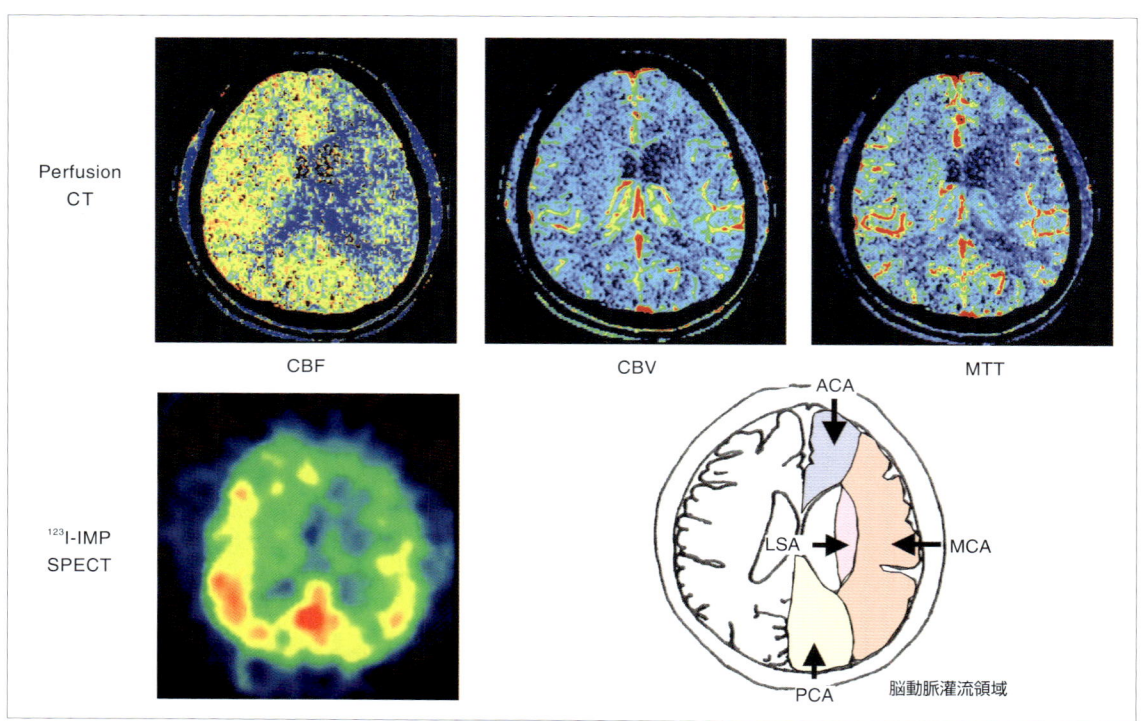

写真4 脳灌流CTおよび脳血流SPECT
脳灌流CTにおいて，脳血流（CBF）画像では左前頭葉（前中大脳動脈境界領域）および左放線冠（中大脳動脈穿通枝・皮質枝の境界領域）の血流低下，脳血液量（CBV）画像では左中大脳動脈領域における脳血液量の軽度増加，平均通過時間（MTT）画像では左中大脳動脈領域における平均通過時間の延長をみとめた．脳血流SPECTにおいても左前頭葉および左放線冠の脳血流低下がみとめられた．
ACA：前大脳動脈灌流領域，MCA：中大脳動脈灌流領域，PCA：後大脳動脈灌流領域，LSA：外側線条体動脈灌流領域．

[診断]

本症例は安静時の発症で降圧薬内服後に片麻痺の進行を呈した．頭部MRIでは左放線冠の急性期脳梗塞を認め，頭部・頸部MRAでは頭蓋内における左内頸動脈閉塞が疑われた．脳灌流CT，脳血流SPECTで左中大脳動脈領域の広汎な灌流異常がみとめられ，脳血管造影で左内頸動脈閉塞を確認し，アテローム血栓性脳梗塞（血行力学性梗塞）と診断した．

[治療]

アテローム血栓性脳梗塞急性期には，発症3時間以内の症例では組織プラスミノゲンアクチベータ（アルテプラーゼ）静注療法を検討するが，その適応外の症例では抗血栓薬（オザグレル，アスピ

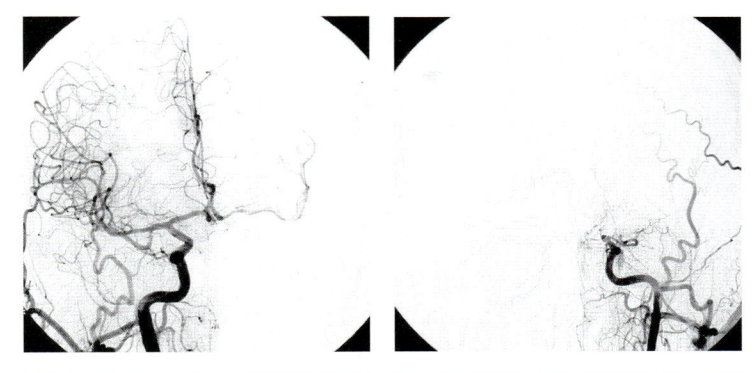

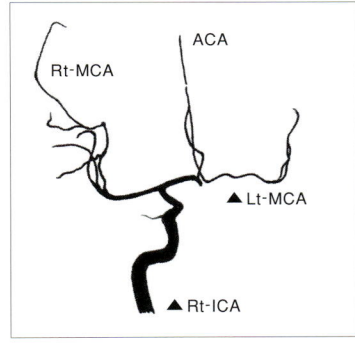

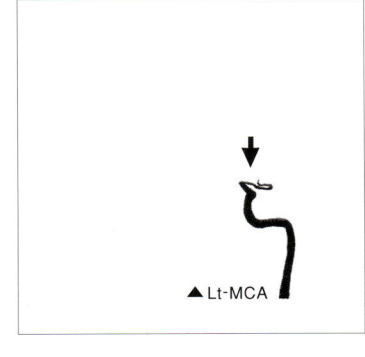

写真5 脳血管造影検査（正面像）
左総頸動脈造影で眼動脈分岐付近での左内頸動脈閉塞をみとめた（矢印）．右総頸動脈造影で左中大脳動脈は前交通動脈を介した対側からの血流支配を受けていることを確認した（矢頭）．
ICA：内頸動脈，ACA：前大脳動脈，MCA：中大脳動脈．

リン，アルガトロバン），抗脳浮腫薬（グリセロール），脳保護薬（エダラボン）を投与する．虚血領域の拡大を招く危険があり，急性期には原則として降圧しない．慢性期の再発予防療法には経口抗血小板薬（アスピリン，チクロピジン，シロスタゾール，クロピドグレル）を用い，リスクファクターを厳重に管理する．症例によっては血行再建術も考慮する．

　　　　　　　　　　■上田雅之・赫　彰郎・片山泰朗

[文献]
NINDS ad Hoc Committee: Classification of cerebrovascular diseases III. *Stroke,* 21: 673-676, 1990.
脳卒中合同ガイドライン委員会（篠原幸人，吉本高志，福内靖男，石神重信編）：脳卒中治療ガイドライン2004．協和企画，2004．

12-11　心原性脳塞栓症

症例　59歳　女性

[臨床所見]
　1週間ほど前，一過性に右不全片麻痺をみとめたが，2時間くらいで軽快したので，家人にもいわなかった．
　入院当日，午後4時半ころ，突然左片麻痺が出現．自宅で横になっているところを家人に発見され，3時間後に当院へ搬送された．入院時，傾眠傾向．左片麻痺（家人の話では発症時に比し，意識状態はよくなっているという），左同名性半盲，半側空間無視（左側），失行および不穏状態あり．しきりに自分は大丈夫だから自宅に帰りたいと訴える．脈拍115/分，不整．血圧162/90．入院後，意識障害および左片麻痺は著明に改善．

[血液検査]
　WBC 10900/μl，Hb 13.7g/dl，Ht 39.8％，血糖95mg/dl，Na 138mEq/l，K 3.7mEq/l，Cr 0.9mg/dl，TC 184mg/dl，HDL-C 59mg/dl，HbA$_{1c}$ 5.6％．

[心電図]（図1，2）
　図1は入院直後の心電図で心房細動．図2は翌日のもので，心房細動は消失，左室肥大．入院中，一過性に心房細動を反復．

[画像診断]
入院直後，CT（写真1）

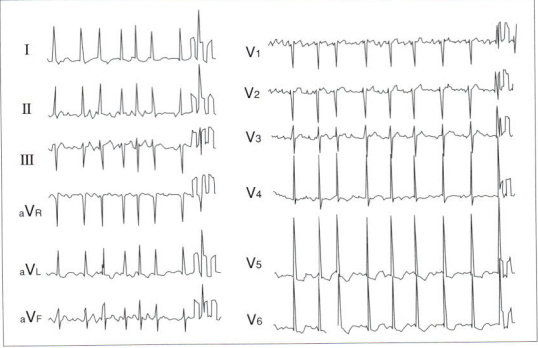

図1

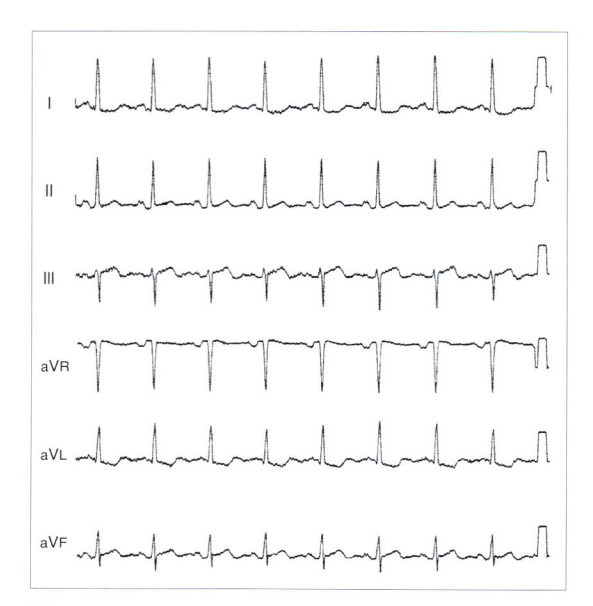

図 2A

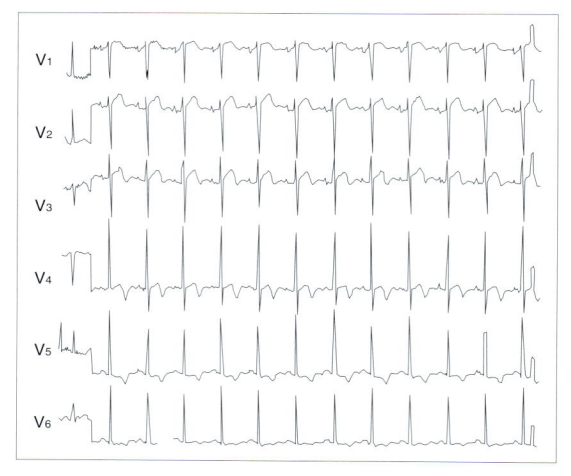

図 2B

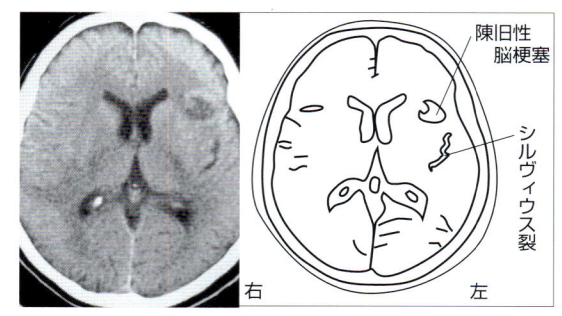

写真 1

病巣が疑われる右半球では，シルヴィウス裂がはっきりせず，浮腫性病変が疑われる．左の病変は1週間前に生じたものかもしれない．

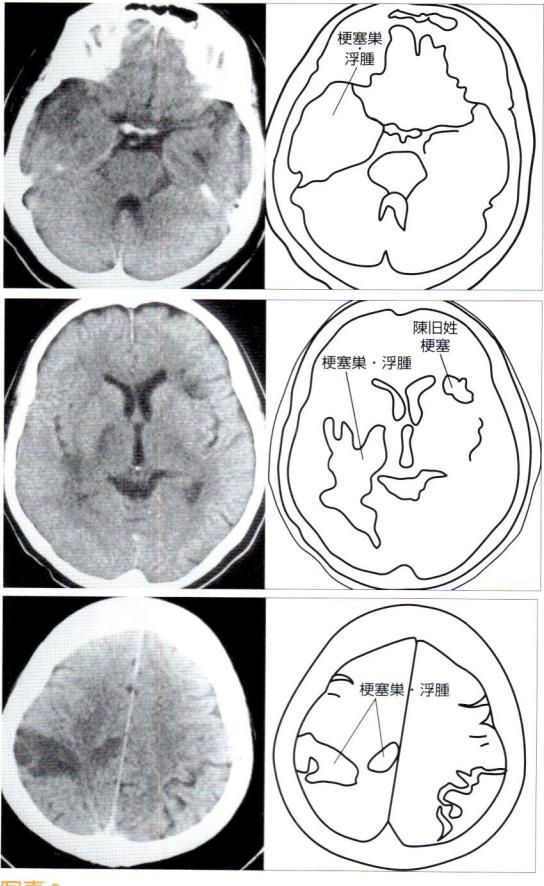

写真 2

表 1

- step 1：脳血管障害か否か．
- step 2：脳梗塞か否か．
- step 3：脳梗塞ならばその病型は何か．
- step 4：塞栓源はないか．
- step 5：出血性梗塞になっていないか．

1 日後，CT（写真 2）
10 日後，MRI（写真 3）
SPECT（写真 4）

[診断・鑑別診断]

一般に心原性脳塞栓症を診断・治療するには，**表 1** の五つの step が必要である．

step 1, 2

脳血管障害は通常，比較的急激に神経症候が発症する．本例の臨床的経過は脳血管障害を疑わせるに十分であり，かつ CT 検査により脳出血は否定できたので，虚血性脳血管障害が疑われた．とくに本例は突発発症であり，臨床症候のテンポラールプロフィールからも心原性脳塞栓を疑わせる症例である．さらに，1週間前に一過性にみられた反対側の片麻痺は一過性脳虚血性発作（TIA）と思われる．この既往症も本例の臨床診断

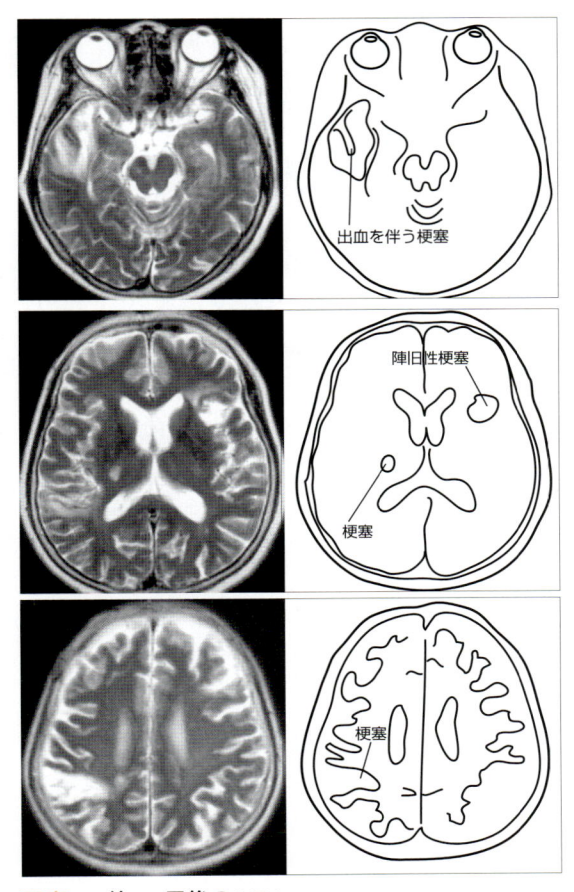

写真3　約10日後のMRI
一部出血を伴っていたことが想像される.

に重要なものである.

step 3
心原性脳塞栓症かアテローム血栓症などの脳血

表2　脳塞栓症と脳血栓症の臨床的鑑別ポイント

	脳塞栓症	脳血栓症
発症様式	突発完成	ゆっくり段階的に数時間かけて進展
心臓または動脈に塞栓源	あり	なし
脳内梗塞部位	多くは皮質枝領域	多くは穿通枝領域
出血性	多い	まれ

栓症かの鑑別が難しい例もあるが，やはり臨床所見と病巣部位が参考になる**(表2)**.
　同じ脳梗塞でも，心原性脳塞栓症かアテローム血栓症かにより治療方針が多少異なるため，とくにこの鑑別は重要である.

step 4
　脳塞栓症の塞栓源は心または内頸動脈である例が多い．鑑別診断に役立つ典型的な症例を示す．
　僧帽弁狭窄症で心臓内に大きな血栓を証明し，これが塞栓源と考えられた症例**(写真5)**.
　脳血管造影にて内頸動脈狭窄をみとめ，それが塞栓源と考えられた症例**(写真6)**.
　表3は，脳塞栓症の原因となりうる疾患を示す．

step 5
　出血性梗塞の存在のチェックは，脳塞栓症を疑わせる根拠となるばかりでなく，抗凝固薬・抗凝血薬使用の適否を決めるにも重大である．
　塞栓症では，閉塞部にごく早期に再開通が生じ

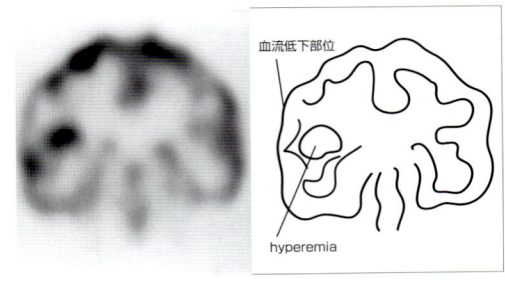

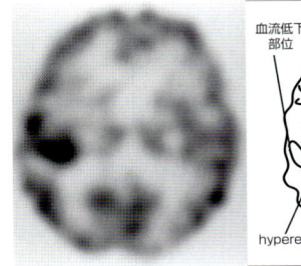

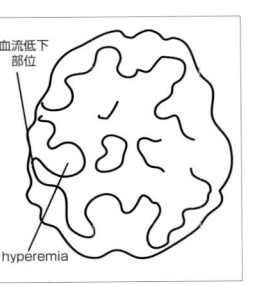

写真4　HMPAOによるSPECT所見
大脳動脈領域に血流低下部位と充血(hyperemia)部位が混在.

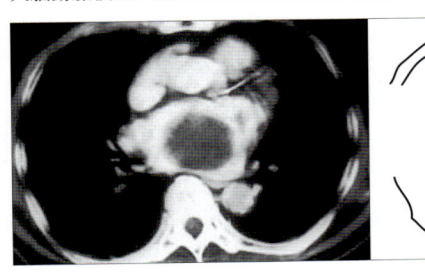

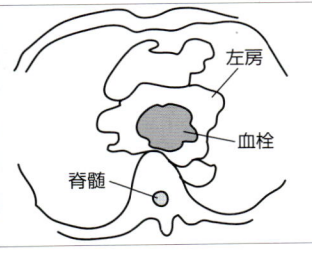

写真5

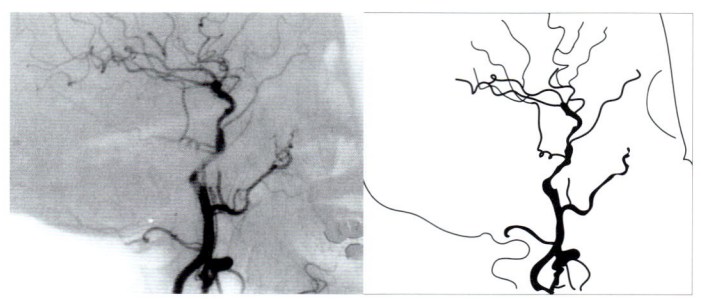

写真6　内頸動脈狭窄の脳血管造影

表3　脳塞栓症の原因疾患

1. 心疾患
   心房細動，洞不全症候群，僧帽弁狭窄・閉鎖不全，拡張性心筋症，心筋梗塞，僧帽弁輪石灰化，僧帽弁逸脱症，感染性心内膜炎，非細菌性血栓性心内膜炎，大動脈弁狭窄，左房粘液腫，弁置換術後
2. 動脈疾患
   頸動脈・大動脈の粥状硬化・動脈瘤，頸部外傷後（pensil injuryを含む），線維筋性形成異常症
3. 静脈疾患
   奇異塞栓（卵円孔開存など）
4. その他
   頸部・肺その他の外傷・手術後，空気・脂肪・腫瘍塞栓，珪肺，結核，肺動脈血栓，膠原病，脳血管撮影検査後，その他

ると，一度出現した症候の一部が劇的に回復し，最終的には細片化した栓子が末梢の血管を閉塞したための症候だけが残存することとなる．Spectacular shrinking deficit，または two step MCA occulusion（**図3**）とよばれるが，本例にみられた片麻痺の急激な回復もそのためと考えられる．再開通はまた，出血性梗塞の原因ともなる．

[治療]
発症3時間以内の症例
1) vital signへの対応．とくに血圧・呼吸管理．脳浮腫対策．
2) t-PA適応症例にはt-PA 0.6mg/kg（上限60mg）を総量の10％急速静注，残りは1時間で静注（症例の選択にはt-PA使用適応基準に従うこと）．
3) 脳保護薬エダラボンの静注．
4) 早期リハビリテーション．

発症3時間以降に来院した症例
1) vital signへの対応．脳浮腫対策．
2) 脳保護薬エダラボンの静注．

再発病にリハビリテーション
1) 再発の可能性の高い心内血栓が残存する場合はヘパリンを使用．経口投与が可能となればワルファリン（1～5mg/日）に切りかえ，INRを2.0～3.0（75歳以上は1.6～2.6）に継続維持．出血

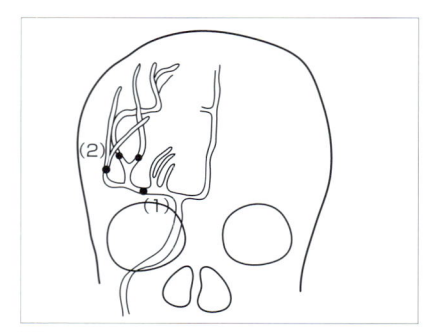

図3　spectacular shrinking deficit
初期に（1）の位置に止まった栓子が，のちに細片化して（2）またはさらに末梢部の血管を閉塞する様子を図式化して示す．

がないことを確認．
2) リハビリテーション．

■篠原幸人

[文献]
日本脳卒中学会医療向上・社会保険委員会rt-PA（アルテプラーゼ）静注療法指針部会．脳卒中，**27**:327-354, 2005．
脳卒中合同ガイドライン委員会（篠原幸人，小川　彰，鈴木則宏，片山泰朗，木村彰男編）：脳卒中治療ガイドライン2009．協和企画，2009（印刷中）．

12-12　多発性脳梗塞

症例　86歳　男性

[臨床経過]
高血圧歴の有無は不詳．

1986年12月（76歳）より構語障害，すくみ足，尿失禁をみとめるようになる．当時，高血圧ははっきりせず，立位時の血圧低下がみられた．

1990年春（80歳）より構語障害が悪化し嚥下障害も出現する（仮性球麻痺）．小歩，すくみ足が目立つが四肢の筋固縮はない．HDRS（長谷川式痴呆スケール）は25点とわずかに低下．血圧は夜間上昇型で，起立時の血圧低下がみとめられた．CT上，脳梗塞の多発と脳室拡大がみとめられた．RI-cisternographyでは正常圧水頭症（NPH）の存在は否定的であった．脳血管撮影では脳底動脈の壁不整と右後大脳動脈の狭窄がみられた．

1994年（84歳）の入院時には認知症（痴呆）（HDRS 18点）がみられ，高度の構語障害，嚥下障害があり，四肢の筋固縮，軽い右不全片麻痺がみとめられた．血圧はむしろ高めで，このときにはtilting testで起立性低血圧はみとめられなかった．CT上，広い白質病変を示唆する広範，不整なperiventricular lucency（PVL），基底核部の小梗塞

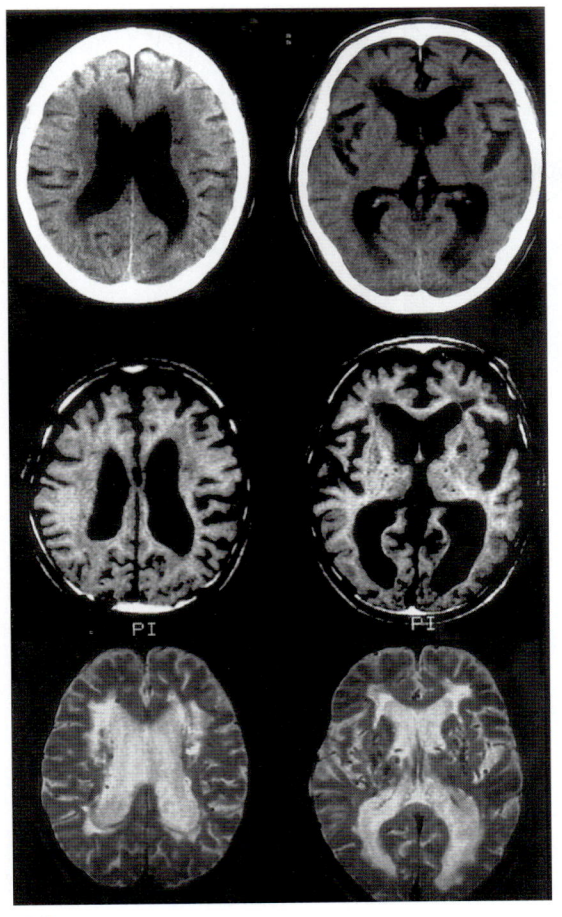

写真1
上段：CT
広範な白質障害を示唆する白質の広い低吸収域，前頭葉前角部の広い periventricular lucency（PVL）がみとめられる．基底核部，白質の多発小梗塞がみられる．脳の萎縮，側脳室の拡大がある（RI-cisternography 上正常圧水頭症は否定的であった）．
中段：MRI，T_1 強調画像
基本的には CT と同じ．脳の萎縮が目立ち，白質の広範な低信号域，側脳室の著明な拡大，白質，基底核，視床部の小低信号域がみられる．
下段：MRI，T_2 強調画像
基本的には T_1 像の裏がえしの所見を示している．T_2 では白質の広範な高信号域がより目立っている．ただし，基底核部，視床部の T_1 の low は T_2 でも high intensity を示さず low intensity を示している（これは古い小さな脳出血を示唆する）．

の多発，側脳室の拡大がみとめられ，この所見はMRIでも同様であった **(写真1)**．

その後，認知症の症状は進行し，96年（86歳）には簡単な質問に答えることができる程度の高度の認知症（痴呆）を呈し，仮性球麻痺症状も高度であった．全身状態悪化して同年死亡．

[脳病理所見]
1）脳底部動脈硬化は高度．

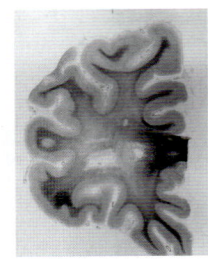

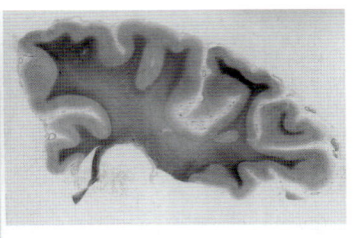

写真2
左：前頭葉前方，右：前頭葉後方，乳頭体での前額断割図．いずれも KB 染色．
髄鞘染色上，白質の広範な淡明化（pallor）がみとめられ，白質の小梗塞も散在している．皮質直下のU線維は比較的残存している．

2）大脳白質の萎縮，白質の多発梗塞と広範な白質病変（髄鞘染色上の広範な白質淡明化，**写真2**）．
3）基底核部の小梗塞散在．
4）基底核，視床，橋，小脳歯状核部の小出血，血管壊死．
5）老人斑なし．

[まとめ]
本例は歩行障害，仮性球麻痺，パーキンソニズムとともに認知症（痴呆）が進行し，病理学的には白質主体の多発梗塞，広範な白質淡明化，高度の脳動脈硬化がみられた．臨床病理学的には多発梗塞性認知症（痴呆）（multi-infarct dementia）といえよう．むしろ Binswanger 型白質脳症（progressive subcortical vascular encephalopathy）と表現したほうが適切かもしれない． ■山之内　博

12-13 脳出血

[概念]
　脳血管の破綻により直接脳実質に出血して起こる病態を脳出血（intracerebral hemorrhage）という．外傷，腫瘍，動静脈奇形，海綿状血管腫，アミロイドアンギオパチー，もやもや病，血液疾患（急性白血病，血栓性血小板減少性紫斑病など），抗凝固薬など種々の原因によって起こるが，最も多いものは高血圧を基盤とする穿通枝動脈の血管壊死による高血圧性脳出血である（Kase ら，2004）．

　脳卒中のなかで脳出血が占める割合は，日本では約30％であり，西欧諸国の約10％に比して高い．出血部位の割合は，被殻35〜45％，視床25〜35％，橋5〜10％，小脳5〜10％，皮質下10〜20％である．このうち皮質下以外の部位の出血の大部分は高血圧を基盤とする高血圧性脳出血の好発部

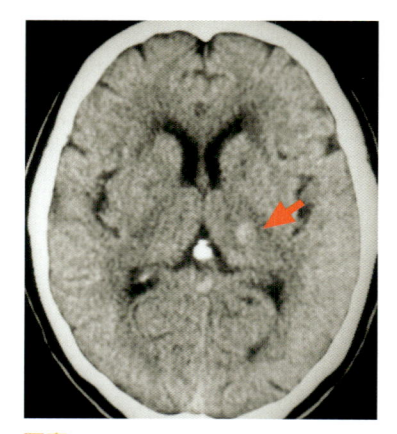

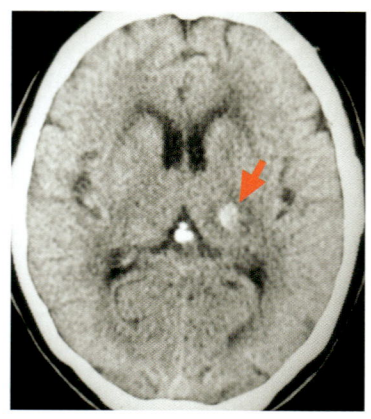

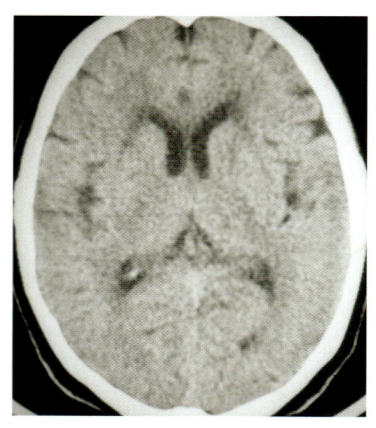

写真1A　　　　　　　　　　　写真1B　　　　　　　　　　　写真1C

位である．皮質下出血の約半分は高血圧以外の原因による．

以下，視床の小出血を呈し，回復した5年後，小脳出血を起した症例を呈示する．

症例　61歳　女性
第1回発作
[臨床所見]

10年前から高血圧を指摘されていた．夕食の準備をしていた18時頃，右半身の脱力に気がつき，歩いて来院．

入院時，血圧145/85mmHg，意識清明，瞳孔正円同大，眼位正常，右不全片麻痺，右側で深部腱反射の亢進，Babinski徴候がみとめられる．

[画像診断]

頭部単純CT

写真1A：入院時，左視床に淡い高吸収域をみとめる（矢印）．

写真1B：発症3日後，高吸収域が入院時に比し，増大し，吸収度が高い．低吸収域周囲に脳浮腫を示唆する低吸収域がみとめられる（矢印）．

写真1C：入院1カ月後，高吸収域は消失している（矢印）．

[入院後経過]

安静と血圧管理のみで血腫は自然に吸収され，後遺症なく退院した．

第2回発作
[臨床所見]

約5年後の某日21時に自宅で倒れ，22時に救急車で搬送された．

血圧176/110mmHg．高度の意識障害（JCS100）を呈し，呼吸は不規則で，四肢麻痺がみとめられた．来院15分後，意識障害はさらに進行し（JCS300），対光反射が減弱，呼吸が停止した．ただちに気管内挿管の上，人工呼吸器を装着した．浸透圧利尿剤を点滴静注後，意識レベルはJCS200にやや改善した．頭部CTを行い，小脳出血による脳幹部の圧迫による意識障害，呼吸停止と診断された．

[画像診断]

写真2A：小脳に大きな高吸収域をみとめ（矢印），その圧迫により第四脳室が消失している．

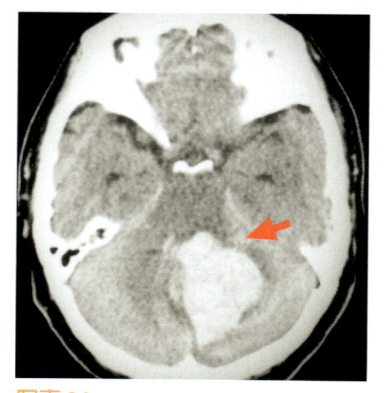

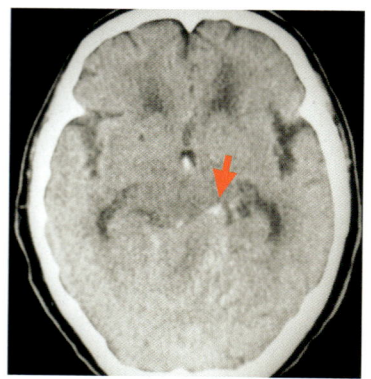

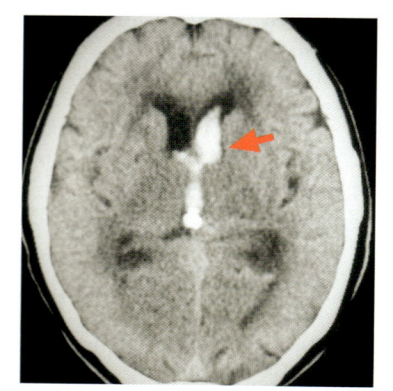

写真2A　　　　　　　　　　　写真2B　　　　　　　　　　　写真2C

写真3A　　　　　　　写真3B

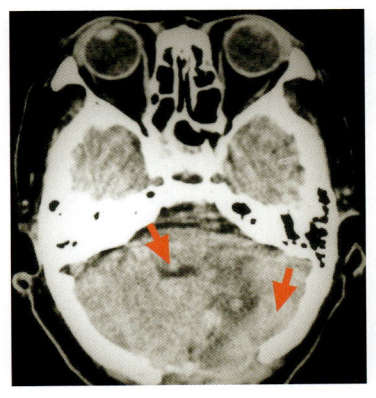

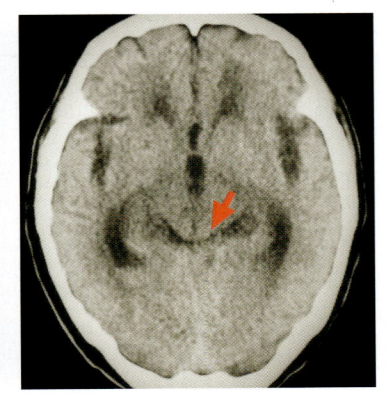

写真2B：中脳周囲の脳槽が脳ヘルニアのため，消失している（矢印）．

写真2C：左側脳室，第三脳室への出血穿破を示唆する高吸収域をみとめる（矢印）．

[治療・経過]

23時から全身麻酔下で血腫吸引術と外減圧術を行った．翌日，自発呼吸が出現し，翌々日，意識レベルは著しく改善した（JCS10）．1ヵ月後には意識清明で，軽度の四肢麻痺の状態まで改善した．

[術後1週間の画像所見]

写真3A：血腫は著明に縮小し，低吸収域がみとめられ，第四脳室がみとめられる（矢印）．外減圧術により，後頭骨の一部が除去されている．

写真3B：脳ヘルニアが改善し，中脳周囲の脳槽がみとめられる（矢印）．

[診断のポイント]

脳出血は活動時に起き，睡眠中に起こることはきわめてまれである．本例の2回の発作もそれぞれ夕刻，宵の活動時に起こっている．脳出血は突然の発症を特徴とするとされているが，発症後数分～数時間は血腫が増大し症状の進行が見られる例が少なくない．本症例の第1回発作では，CT上，視床の血腫の容積が増大している．再発した小脳出血でも意識障害レベルが入院後15分間に進行している．このように脳出血は数分～6時間の間は進行することが少なくなく，臨床経過，神経画像の注意深い追跡が

表1　急性期脳内出血の部位と臨床症候（織田・宇高，2006）

症候/部位	被殻出血	視床出血	橋出血	小脳出血	皮質下出血
意識障害	（−）/ 大血腫で（＋）	（−）/ 大血腫で（＋）	（＋）	（−）/ 大血腫で（＋）	（−）/ 大血腫で（＋）
運動障害	対側片麻痺	対側片麻痺	四肢麻痺	（−）	部位により対側 片麻痺
感覚障害	対側に（＋）	対側に（＋）	（＋）	（−）	部位により 対側に（＋）
瞳孔：大きさ 対光反射	正常 脳ヘルニアで 病側大 正常	縮小 時に左右不同 （病側小） 消失	縮小 (pinpoint pupil) 減弱	正常 脳幹圧迫で 左右不同 正常	正常 脳ヘルニアで 病側大 正常
眼球位置	病側を向く 共同偏視	鼻尖を向く 共同偏視	正中固定 水平性眼振, ocular bobbing	対側を向く 共同偏視 水平性眼振	病側を向く 共同偏視
高次脳機能障害	優位側で失語 劣位側で失認	優位側で失語 劣位側で失認	（−）	（−）	優位側で失語 頭頂葉で失認・失行
痙攣	ときに（＋）	（−）	（−）	（−）	ときに（＋）
嘔吐	ときに（＋）	ときに（＋）	（＋）	著明，反復性	ときに（＋）
その他	同名半盲		脳神経麻痺 失調性呼吸	病側肢失調 めまい	後頭葉で同名半盲

表2　視床出血の血腫部位別の臨床症状の特徴（宮下・成富，2006，改変）

神経症状	血腫部位				
	前方	後内側	後外側	背側	広範囲
意識障害	軽微	高度	軽微～高度	軽度	高度
高次脳機能障害	急性せん妄ないし意欲低下	記憶障害など	劣位半球では半側無視　優位半球では失語	軽度失語－記憶障害	評価しうる例では後外側に準ずる
感覚障害	ごくまれ	少ない	多い	多い	意識のある例では全例
運動麻痺	軽度	大脳脚に及ぶと中等度以上	中等度～高度	放線冠に及ぶと中等度以上	中等度～高度
眼球運動障害	なし	高頻度	少ない	なし	高頻度

きわめて重要である．

神経症状は障害部位によって異なる．表1に高血圧性脳出血のおもな出血部位の臨床症状の特徴を示す．傷害部位が同じであれば脳出血と脳梗塞を臨床症状のみから鑑別することは困難であり，画像診断を必要とする．CT，MRIともに有用であるが，超急性期例ではCTにおける高吸収の確認により確実に脳出血の診断をくだしうる．

本例の初回発作は視床出血であった．視床は感覚の重要な中継核であり，感覚障害を呈することが多く，内包を圧迫して運動麻痺を呈する例も少なくない．意識障害，高次脳機能障害，眼球運動障害なども呈しうる．いずれの症状を呈するかは視床内の障害部位によって異なる（表2）．本例では血腫が視床の背外側部にあり感覚障害がなく，内包圧迫による片麻痺が主症状であった．

小脳出血では病変が比較的小さい場合は回転性めまい，吐気・嘔吐，運動失調などの症状を呈する．本例の第2回発作である小脳出血では出血が急速に進展したため，これらの症状を示さず意識障害で発症した．

[治療]

血圧の管理が重要である．脳卒中ガイドラインでは収縮期血圧180mmHg以上，拡張期血圧105mmHg以上，または平均血圧130mmHg以上のいずれかの状態が20分以上続いた場合，降圧を開始すべきであるとされている．外科的治療に際しては，より積極的な降圧が推奨される（脳卒中合同ガイドライン委員会，2004）．

手術適応に関しては，一般論として血腫量10ml以下の小出血または神経学的所見が軽症の例では，部位に関係なく手術の適応にならない．また意識レベルが昏睡の例は手術の適応にはならない．ただし，小脳出血では最大径3cm以上で神経学的に症状が増悪している場合，または小脳出血が脳幹を圧迫し水頭症を生じている場合には，手術が勧められる．外科的治療の時期を失しなければ本例のように良好な予後を得ることができる．

[脳出血の再発]

本例は初回発作である視床出血の約5年後に小脳出血を呈した．脳出血の再発は脳梗塞に比して少ないが，再発率は報告によって異なる．この差異は，脳梗塞，脳出血のそれぞれの病型が占める割合，対象例の違い（hospital-basedかcommunity-basedか，など），観察期間などによると推定される．諸家の報告から判断して，脳出血の再発率は1～2%/年であり，脳梗塞の再発率3～6%/年に比して低い．

■東儀英夫・田村乾一

[文献]

Kase CS, Mohr JP, Caplan LR：Intracerebral hemorrhage. In：Mohr JP, Choi DW, Grotta JC, Weir B, Wolf PA (eds)：Stroke. Pathophysiology, Diagnosis, and Management 4th Ed，pp327-376，Churchill Livingstone，2004.

宮下光太郎，成富博章：視床出血の臨床統計的検討．日本臨牀増刊号 インターベンション時代の脳卒中学（改訂第2版）下，日本臨牀社，pp390-394，2006.

脳卒中合同ガイドライン委員会（篠原幸人，吉本高志，福内靖男，石神重信編）：脳卒中治療ガイドライン2004．pp98-118，協和企画，2004.

織田雅也，宇高不可思：脳内出血の診断基準と部位診断・鑑別診断．日本臨牀増刊号 インターベンション時代の脳卒中学（改訂第2版）下，pp332-337，日本臨牀社，2006.

12-14　くも膜下出血

症例　56歳　男性

[臨床経過]

　生来健康であった．今回，会社の会議中に突然床にうずくまった．同僚の呼びかけに対して，激しい頭痛と嘔気を訴えた．ただちに救急車で当院に搬送された．搬送中に嘔吐した．

[入院時所見]

　血圧176/100 mmHg，軽度の見当識障害と項部硬直をみとめた．脳神経や四肢体幹の運動感覚障害はみとめなかった．

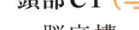

[画像診断]

頭部CT（写真1）

　脳底槽，シルヴィウス裂，前大脳縦裂などのくも膜下腔に血腫をみとめる（上）．シルヴィウス裂の血腫量に左右差があり右に多い（下）．

脳血管写（写真2）

　正面像で右中大脳動脈に直径4mmの動脈瘤をみとめる（上）．側面像では血管陰影と重なりはっきりしない（下）．

DSA（digital subtraction angiography）（写真3）

　骨陰影が消去されている．動脈瘤は，右前斜位像ではっきりと描写されている．

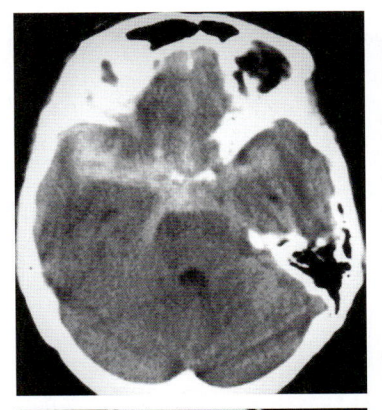

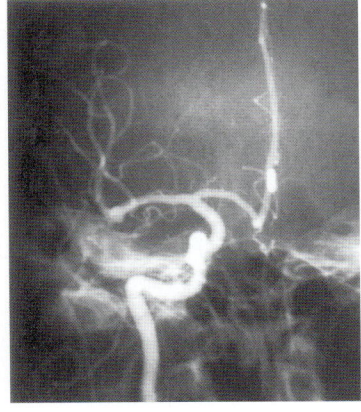

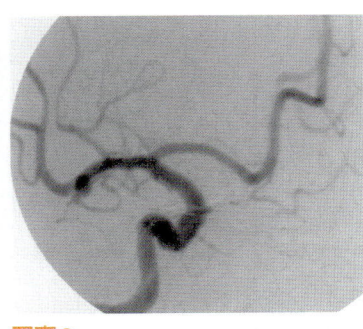

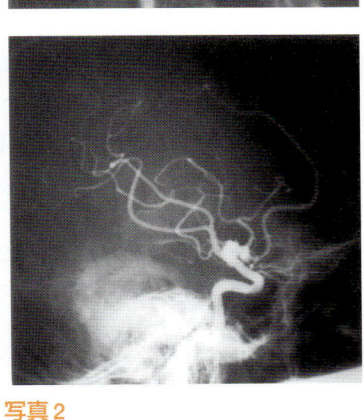

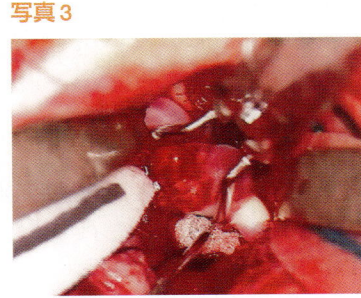

写真1

写真2

写真3

写真4

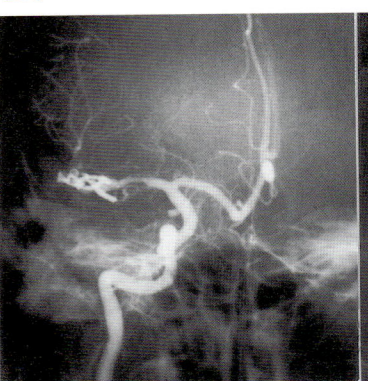

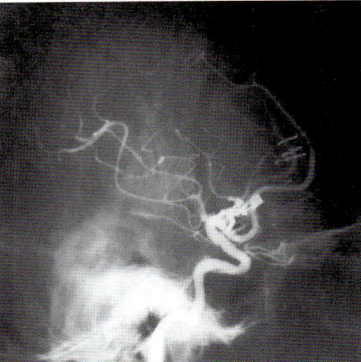

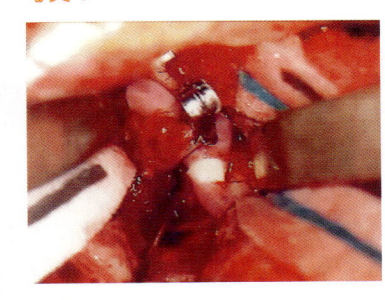

写真5

写真6

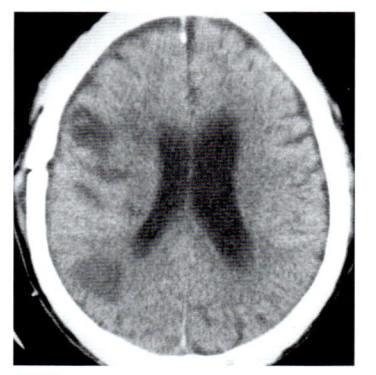

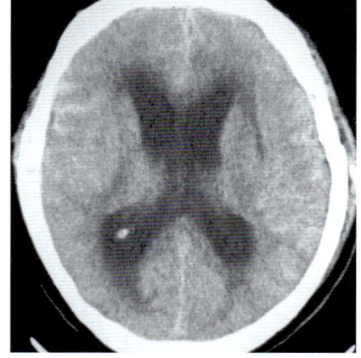

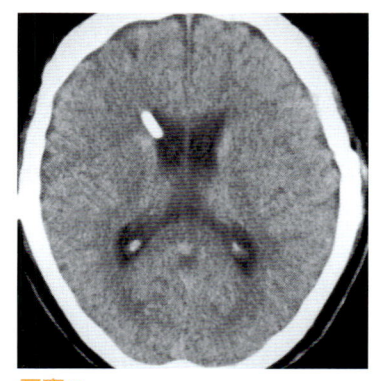

写真7

写真8

写真9

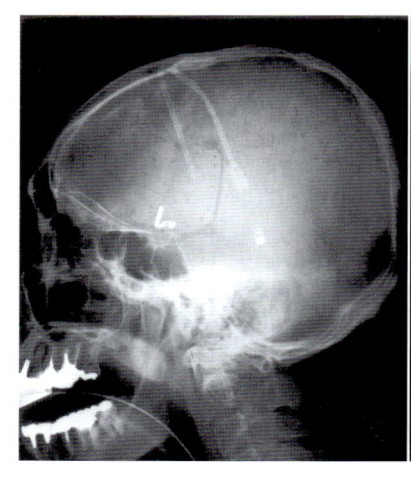

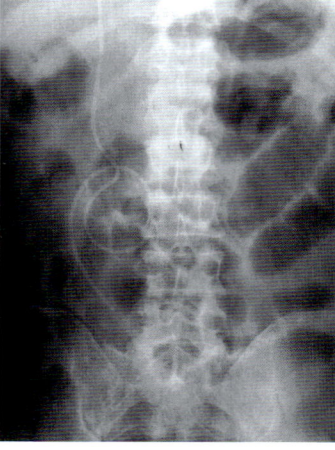

写真10

[治療]

　破裂脳動脈瘤によるくも膜下出血（subarachnoid hemorrhage：SAH）と診断された．この時点で脳動脈瘤は一時的に止血した状態にある．きわめて重症な例を除き，再破裂防止のため通常発症から3日以内に開頭クリッピング術が行われる．症例により，経動脈的カテーテル法による脳動脈瘤コイル塞栓術が適用になる．急性期の再破裂防止以外に，くも膜下出血により誘発される遅発性脳血管攣縮や水頭症の治療も必要になる．

[クリッピング術]

　発症当日右前頭側頭開頭術が行われた．脳動脈瘤クリップを用いて動脈瘤頸部を閉鎖している（写真4）．
　写真5は閉鎖終了したところ．

[術後経過・画像所見]

脳血管写（発症8日）（写真6）

　発症6日より左不全片麻痺が出現した．クリップにより動脈瘤は消失している．右中大脳動脈系の遅発性脳血管攣縮をみとめる．

頭部CT（発症9日）（写真7）

　右大脳半球に，血管攣縮による脳梗塞を生じた．

頭部CT（発症14日）（写真8）

　水頭症による脳室拡大と傍脳室低吸収域（PVL）をみとめる．

頭部CT（発症29日）（写真9）

　発症26日に水頭症に対して脳室腹腔短絡術を施行した．脳室は縮小した．脳室管を右側脳室前角にみとめる．

頭部単純写・腹部単純写（写真10）

　脳室腹腔短絡管の経路を示す．

■田中雄一郎・小林茂昭

12-15　慢性硬膜下血腫

症例　64歳　男性

[臨床所見]

　3カ月前に畑で転倒したが，頭部を打撲したかどうかは不明．最近，物忘れが強くなってきた．1カ月前からときどき左足のスリッパをはきにくそうにしているのに家人が気づいた．その後徐々に歩

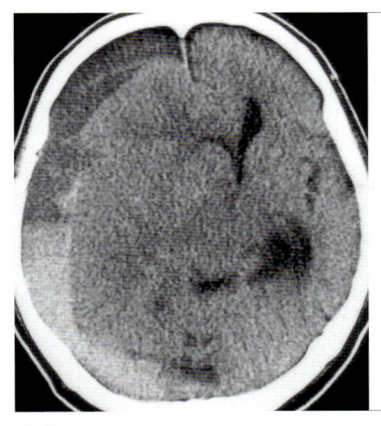

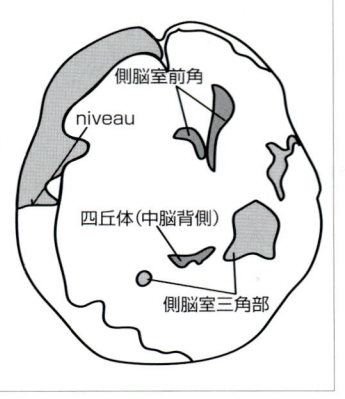

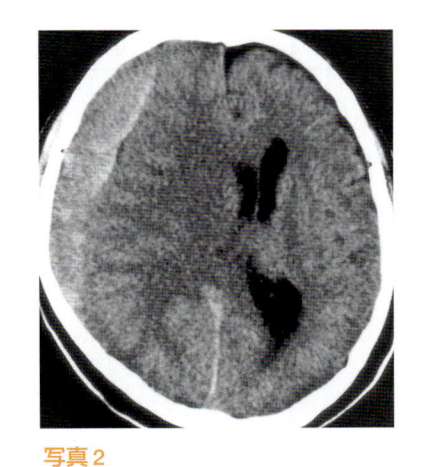

写真1

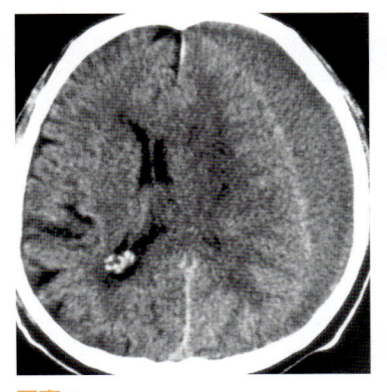

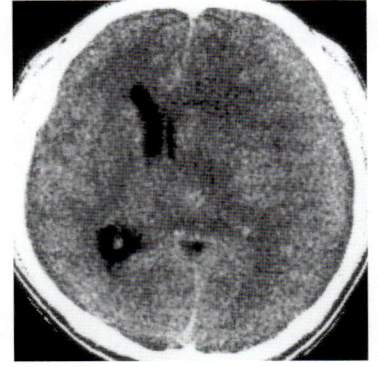

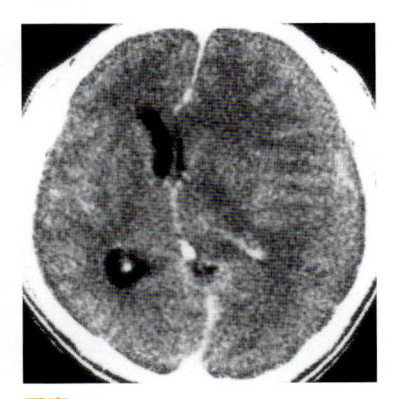

写真2

写真3　　　　　写真4A　　　　　写真4B

行が困難になり，左手で茶碗がもてなくなってきた．頭痛が強くなってきたため当科を受診した．酒を毎日5〜8合嗜むとのこと．

[神経学的所見]
　注意力低下．記銘力障害．左不全片麻痺．

[血液検査]
　出血傾向なし．

[画像診断]（写真1）
　単純CTで右硬膜下腔に血腫をみとめる．液面形成（niveau）があり，上がlow density，下がhigh densityになっている．強いmidline shiftを伴っている．

[治療]
　局所麻酔下に穿頭し，血腫の内腔を生理食塩水で洗浄した．
　手術翌日より左不全片麻痺は消失し，認知症の症状も改善した．

[診断のポイント]
　高齢者に多く，男性に多く，酒豪に多い．ときに認知障害，うつ病を思わせる精神症状を伴う．頭部打撲は軽微なことが多く，経過も長いので患者は頭部を打撲したことを忘れていることがある．

また，外傷ではなく，肝障害による凝固異常や低脳圧症に併発することがある．

　慢性硬膜下血腫の特徴は，硬膜外血腫や急性硬膜下血腫と異なり，血腫が液状であるため，開頭せず穿頭（頭蓋に小孔を穿つ手術）で血腫を除去できることである．また，血腫が液状であるため本例のように重い血液成分が沈殿してCTで液面形成（niveau）をつくることがある．ゆっくり進行するため，通常，血腫は厚くmidline shiftも強い．また，血腫の周囲には結合織，肉芽組織の被膜があり，造影剤を投与すると内膜や外膜が増強される．血腫のdensityは，血腫の時期や内溶液の血液成分の量によって，low densityまでさまざまである．参考までに，種々のdensityのCT像を提示する．

high densityの慢性硬膜下血腫（単純CT）（**写真2**）
low densityの慢性硬膜下血腫（単純CT）（**写真3**）
iso-densityの慢性硬膜下血腫（**写真4A**：単純CT，**写真4B**：造影CT）．iso-densityの場合，脳表と血腫との境界がわかりにくい．造影すると，脳表の灰白質のdensityが上昇し，血腫との境界がわかりやすくなる．この症例でははっきりしない

表1　鑑別診断

	硬膜外血腫	急性硬膜下血腫	慢性硬膜下血腫
好発年齢	若年～老年		高齢者
外傷	強い頭部外傷．意識障害や頭蓋骨骨折を伴っていることが多い		軽微
CT	両凸レンズ型	三日月型	三日月型
	high density	high density	high ～ low density
	骨折線の下に多い	外傷側（coupのほか，外傷とは反対側（contra-coupのことがある	造影すると，内膜や外膜が造影される
	縫合線を越えにくい*	縫合線は関係なし	縫合線は関係なし
治療	全身麻酔，開頭手術		局所麻酔，穿頭術
予後	治療が早ければ比較的良い	予後不良	予後良好　再発することあり

*：硬膜外血腫は頭蓋と硬膜の間にできる血腫であるが，縫合線では硬膜が頭蓋に強固に付着しているため，血腫が縫合線を越えて広がることはまれ．

が，ときに内膜が造影されて境界がわかりやすくなることもある．

[鑑別診断]（表1）

■半田譲二・椎野顯彦

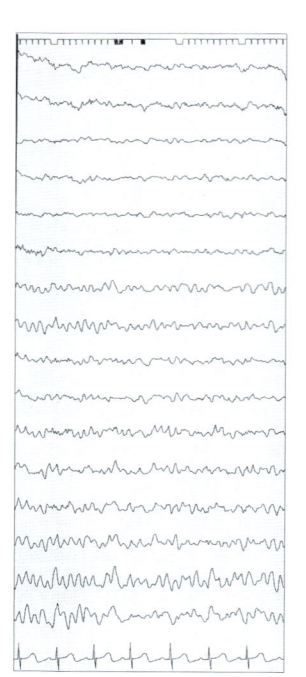

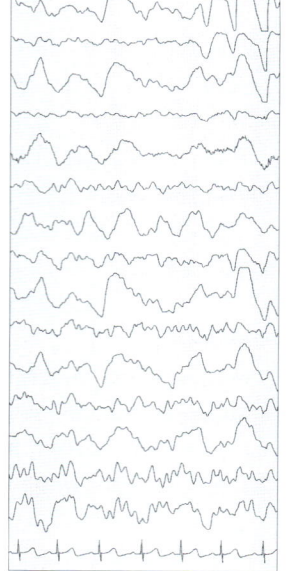

12-16　もやもや病

症例　7歳　女児

[臨床所見]

6歳のときより，泣いたり熱いそばを食べるときに左上下肢が脱力したがすぐに回復していた．最近左手より茶碗を落としたり，歩くときに左足を引きずるようになった．徐々に進行したため小児科受診後，脳外科に入院となった．

[血液検査]

異常なし．

[神経学的検査]

深部反射にて左上下肢の腱反射亢進，Babinski反射左＋．

運動機能：左上肢2/5，下肢3/5の麻痺．

[生理機能検査（脳波）]（図1）

再徐波化（rebuild up）の脳波

過呼吸後，脳波は徐波化（build up）から過呼吸前の波に戻りつつあるが，5分前後では再度徐波化を示している．もやもや病では脳波上よく示す所見である．

[画像診断]

頭部X線CT（写真1）

右前頭葉にわずかな低吸収域をみとめる．また多少右半球は萎縮気味である．

頭部MRI（T_1強調画像）（写真2）

両側基底殻部に多数の小さなlow intensityをみ

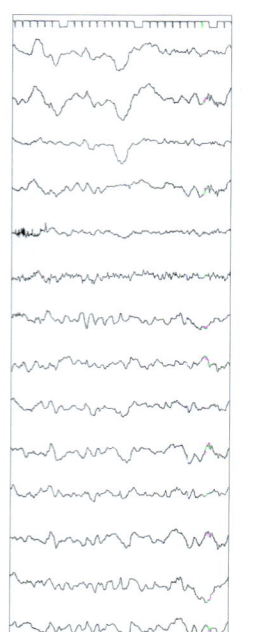

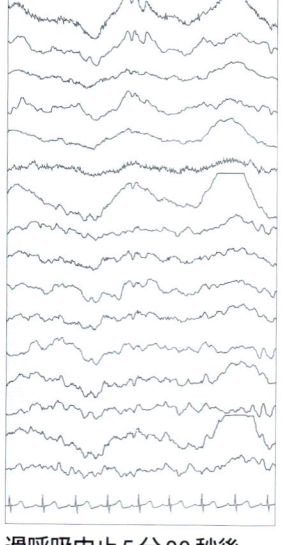

図1　過呼吸前　　過呼吸4分後　　過呼吸中止40秒後　　過呼吸中止5分00秒後
再度build upしている．

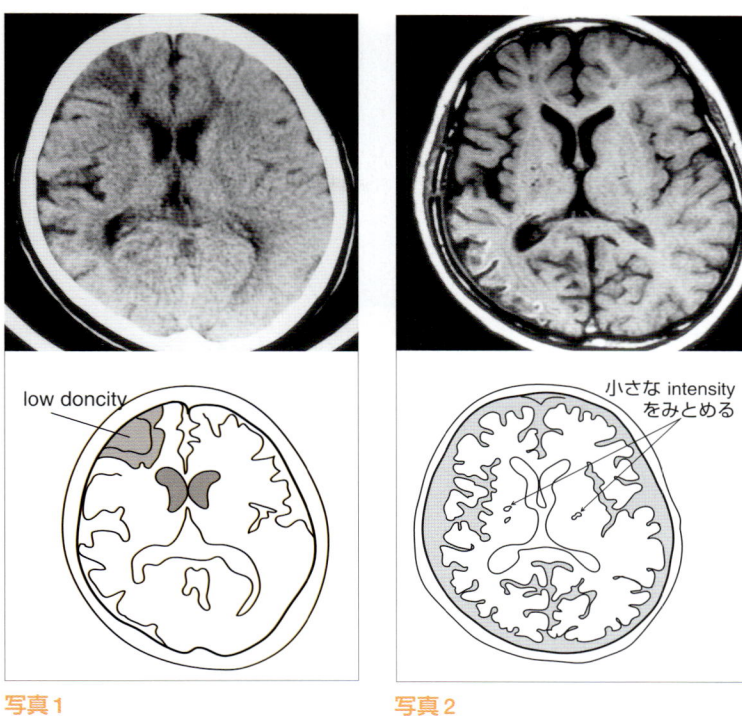

写真1　　　　　写真2

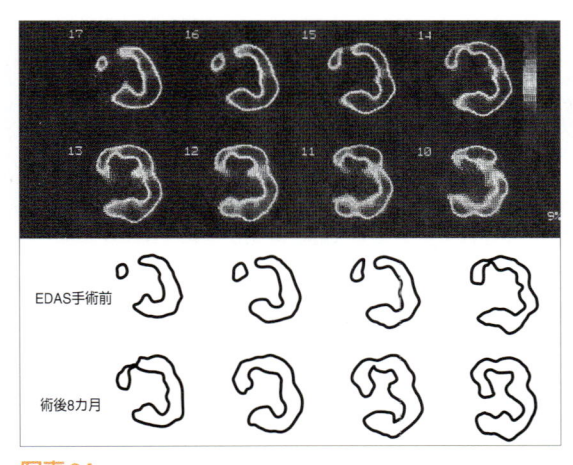

写真3A

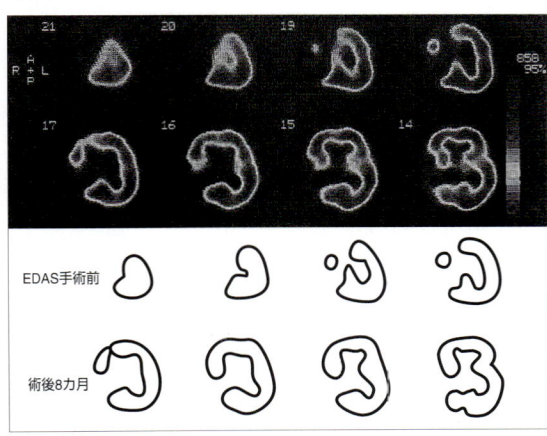

写真3B

とめる．右半球の脳委縮も疑われる．

脳循環（99mTc SPECT）（術前・術後）（写真3）

Axial像での断層像．術前の脳血流では右側大脳半球の血流低下をみとめる．しかし術後のものと比較すると，左側の脳循環程度を同程度とするならば術後右側の血流は改善している．

両側内頸動脈脳血管撮影（術前）（写真4）

左右の内頸動脈撮影であるが，両側でとくに右に強い頭蓋内内頸動脈の狭小化とA1，M1部分が非常に細くなり，いわゆるもやもやとした血管をみとめる．

右内頸動脈脳血管撮影（EDAS術後8カ月目）（写真5）

術前写真に比し，浅側頭動脈より脳内血管へ多くの血液供給がみられ，中大脳動脈の一部がよく造影されている．

[治療]

治療として間接的血管吻合術のひとつであるEDAS（Encephalo-duro-arterio-synangiosis：浅側頭動脈を切断せずに露出し，これを硬膜内に縫いつけ脳表に接する方法）を行った．

[予後]

手術後進行性であった左片麻痺の進行は止まり，また一過性虚血発作もなくなり，現在元気に独歩にて学校に通っている．

写真4B　右内頸動脈側面像

写真4A　右内頸動脈正面像

写真4C　左内頸動脈正面像

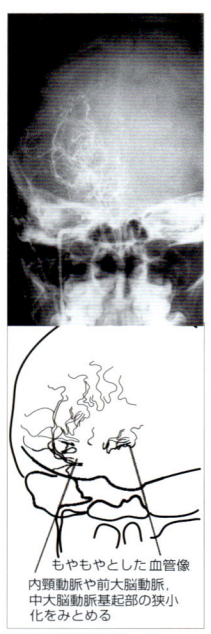

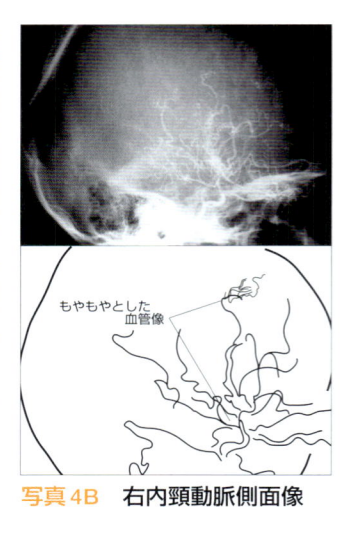

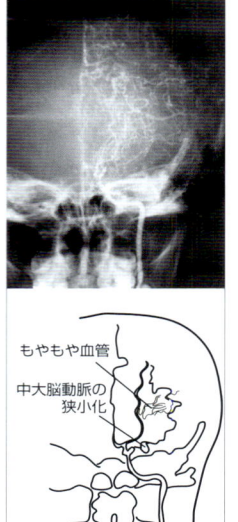

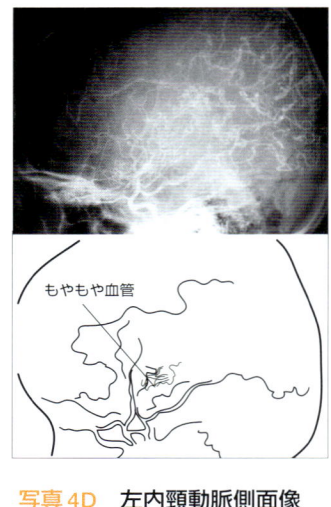

写真4D　左内頸動脈側面像

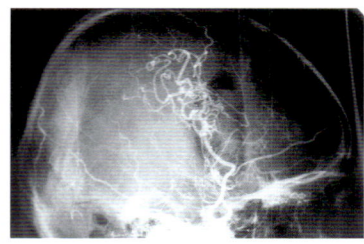

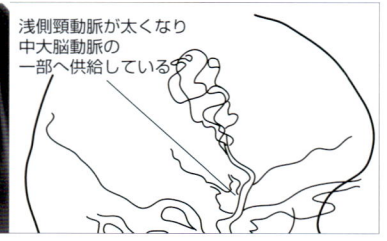

写真5　EDAS術後8カ月の右内頸動脈側面像

[まとめ]

　もやもや病は小児に多い疾患であるが成人発症の症例もある．小児例では脳血管閉塞症状で発症することが多いのに比較し，成人では出血で発症することが多い．小児例でも成人例でも，もやもや血管の程度は進行するが，発症の頻度の差の原因についてはわかっていない．成人では加齢による動脈硬化などによって異常血管網の血管が耐えられなくなり出血するのかもしれない．小児例では血流障害程度を防ぐために下記のような治療を行うことが多い．成人での手術適応は，症状が進行性であったり機能廃絶でない閉塞性障害で，血流改善により症状改善が期待できる症例などが対象となる．

[治療法]

　保存的には対症療法しかない．外科治療としても根本的にもやもや血管を消失させる方法はないが，脳循環を改善するためによく行われている外科治療を紹介する．

1．直接的血管吻合術

浅側頭中大脳動脈吻合術

　術直後より血液の脳への供給ができる．確実に血流を増すことができる．若年者の虚血性病態に対しては直接効果が期待できる．

2．間接的血管吻合術

Encephalo-duro-arterio-synangiosis（EDAS）

　浅側頭動脈を切断せずに露出し，これを硬膜内に縫いつけ脳表に接する方法．

Encephalo-myo-synangiosis（EMS）

　側頭筋を深部側頭動脈ごと剥がし，これを硬膜内に縫いつけ，脳表に接する．浅側頭中大脳動脈吻合術と一緒に行うこともある．

　そのほかに，腹腔内の大網を血管吻合して脳表に移植する方法もある．直接・間接術を同時に行っている施設もある．

　これらの手術治療は適応する症例を選んで行うならば効果が期待できる．

■篠田宗次

[文献]

Karasawa J, Kikuchi H, Furuse S, Sakaki T, Yoshida Y: A surgical of "moyamoya" disease "encephalo-myo-synangiosis." *Neuro Med Chir*（Tokyo），**17**（part I）：29-37，1977．
松島善治，深井直実，田中敬造，ほか：モヤモヤ病の新しい手術法—encephalo-duro-arterio-synangiosisを行った

1 症例．小児の脳神経，**5**：249-255，1980．
Suzuki J, Takaku A: Cerebrovascular 'moyamoya' disease: Disease showing abnormal net-like vessels in the base of brain．*Arch Neurol*，**20**：288-299，1969．

12-17　亜急性硬化性全脳炎

症例　7歳　男子

[主訴]
脱力発作．

[病歴]
7歳の春，瞬間的に頭ががくんと垂れる点頭発作が1日に2〜3回出現するようになった．発作はしだいに頻回となり，全身の脱力発作に進展した．2週後には立ち上がりが困難となり，応答が鈍くなったために入院．

[既往歴]
7カ月で麻疹，11カ月で突発性発疹，2歳で流行性耳下腺炎，4歳で百日咳，水痘．

[現症]
一般所見
頸部リンパ節少数触知のみ．

神経所見
意識はやや傾眠，精神状態とくに異常なし．髄膜刺激症状なし．瞬間的脱力発作（失立発作）が頻発．眼球が固定せずに動揺．筋緊張，筋力および深部反射は正常．感覚は正常．指鼻試験拙劣．歩行は拙劣で失立発作で転倒．

[検査所見]
血算，血液生化学は正常．脳脊髄液は圧，性状，総蛋白，糖ともに正常だがIgGが10.7mg/d*l*で総蛋白の30％と増加（血清総蛋白7.2g/d*l*，IgG 1270 mg/d*l*，IgG比17.6％）．麻疹抗体価が血清でCF 1024倍，HI 128倍，脳脊髄液ではCF 32倍，HI 8倍といずれも上昇．脳波はデルタ波が頻発．頭部CIは異常なし．

[診断]
失立発作，意識低下，運動失調が急速に進行し，麻疹抗体価，血清高値，髄液IgG上昇より亜急性硬化性全脳炎（subacute sclerosing panencephalitis：SSPE）と診断（**表1**）．

[経過]
抗痙攣薬で脱力発作は不変．嘔吐，尿失禁，記銘力低下が出現し，自発言語が減少．第40病日ころからミオクローヌス発作が出現し，意識は低下して持続性傾眠状態となった．2カ月過ぎから四肢麻痺，病的泣き・笑いが出現した．

[画像所見]
脳CTでは，発病後2カ月から大脳皮質萎縮が出現し（**写真1A**），4カ月（**写真1B**），8カ月（**写真1C**）と急速に全脳の萎縮が進行，皮質間隙，脳

表1　亜急性硬化性全脳炎（SSPE）の臨床診断基準
（厚生省研究班）

1）経過が進行性である．
2）症状で，性格変化，知能低下，ミオクローヌス，痙攣発作，失立発作のいずれかがみられる．
3）血清麻疹抗体価の上昇がみられる．
4）髄液中麻疹抗体が検出される．
5）髄液IgG-indexの上昇がみられる．
6）脳波で周期性同期性放電がみられる．

1），2）に加えて3），4），5），6）のうち
1項目を満たせば，疑い
2項目を満たせば，確実
3項目を満たせば，確定的
4項目を満たせば，SSPE　と診断する．

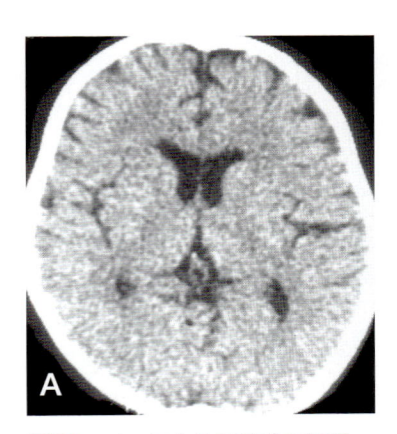

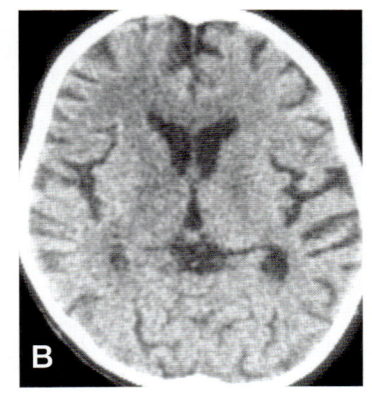

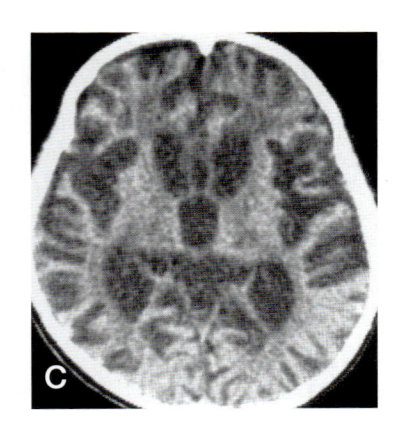

写真1　CTによる脳萎縮の経過
A：発病後2カ月，B：4カ月，C：8カ月．2カ月で前頭葉に萎縮がみとめられ，その後急速に大脳萎縮が進展した．

表2 亜急性硬化性全脳炎（SSPE）の臨床経過（病期）と脳波所見
（Jaffour ら，1969）

病期	徴候	脳波所見	経過期間
第1期	大脳徴候 （知能低下，行動異常） 無関心，健忘， 言語の退行・不明瞭， 傾眠傾向，過敏		1～6カ月
第2期	痙攣性，運動性徴候 痙攣，失立発作， ミオクローヌス， 運動失調，不随意運動 （舞踏病アテトーゼ，姿勢振戦）	SSPE複合：平坦波を伴う高振幅発作波の周期性出現．基礎波は比較的保持	6カ月～1年
第3期	昏睡，後弓反張 意識障害，徐脳硬直， 四肢躯幹伸展， いびきをかく，不規則呼吸， 発熱，発汗，分泌亢進などの自立神経徴候	基礎波の徐波化，周期性放電減少	1～6カ月
第4期	無言症，大脳皮質機能喪失，ミオクローヌス 昏睡，除皮質硬直，四肢屈曲， 筋緊張低下，病的笑い・泣き， 眼球動揺， ときに四肢ミオクローヌス， 物音に驚愕反応	基礎波はデルタ波	1～10年

室の拡大が顕著となった．

[脳波]

基礎律動にデルタ波が増加し，高振幅徐波が全誘導同期性に繰り返し出現した（周期性同期性放電：periodic synchronous discharge：PSD）．PSDは振幅がきわめて大きく，脳波計の増幅度を1/2にしても振り切れ(図1)，また波の持続性が長い特徴があった．このような波形はSSPEでしばしばみられ，同じPSDでもCreutzfeldt-Jakob病でみられる棘波徐波複合が繰り返し同期性に出現する性状(図2)と異なる．

[予後]

発病8カ月後には上肢屈曲，下肢伸展位で，刺激に対しては反射性に四肢の痙攣や伸展反応を示

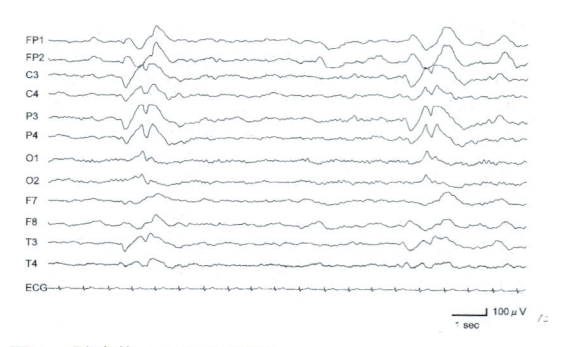

図1 発病後1カ月の脳波
徐波（デルタ波）が増え，振幅の大きい周期性同期性放電（PSD）をみとめるが，9Hzのアルファ波がなおみとめられる．増幅度は正常の1/2であることに注意．

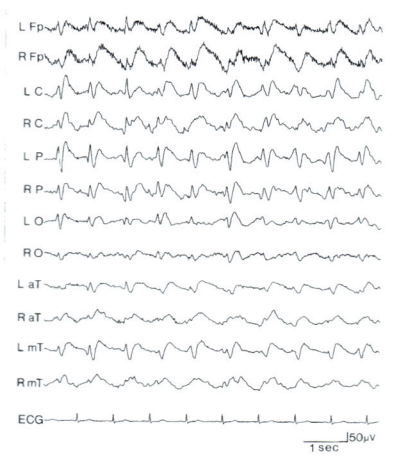

図2 Creutzfeldt-Jakob病の典型的なPSD
棘波徐波複合が全誘導同期性に頻発する．

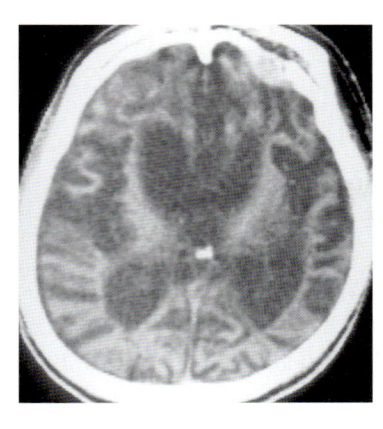

写真2 発病後7年4カ月の脳CT 全脳の萎縮が著しい．

すのみとなり，植物状態と診断された．自発呼吸は安定しており，経管栄養と感染予防により，在宅療養で発病後15年を経ても状態は安定している．

脳CTは，徐々に全脳の萎縮が進展していることを示す（写真2）．一般にSSPEの予後は第4期（大脳皮質機能喪失）になってから死亡まで平均9カ月といわれていたが，家人による在宅管理で，長期にわたり定常状態を示したまれな症例である．

■柳澤信夫・橋本隆男

12-18 脳腫瘍

膠芽腫（glioblastoma）
症例　42歳　女性

[臨床所見]

約2カ月前から右半身の感覚が低下しているのに気がついていた．その後も症状が進行し，最近では考えがまとまらず，字を書こうとしても頭の中に字が思い浮かばなくなってきたので来院した．初診時，意識は明瞭だが頭痛，うっ血乳頭，神経学的には右半身の感覚低下と不全麻痺およびGerstmann症候群（手指失認，左右識別障害，失算，失書）がみとめられた．

[血液・生化学検査]

異常所見なし．

[画像診断]

頭部X線CT（水平断）

単純CT（写真1A）で腫瘍は左側頭頭頂部の境界が不鮮明なlow density areaとして描出され，脳室の圧排・変形および左から右への正中偏位（midline shift）がみとめられる．造影CT（写真1B）では腫瘍の辺縁が不規則なリング状に増強（ring enhancement）されている．

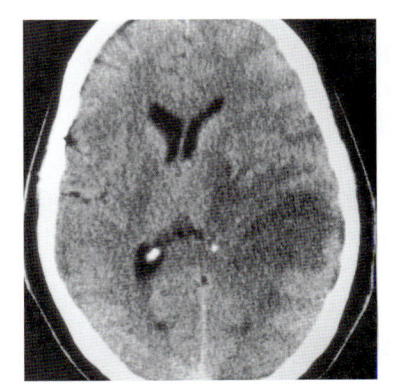

写真1A 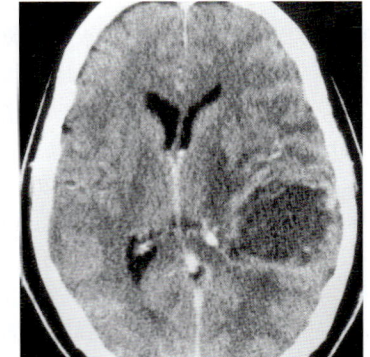　写真1B 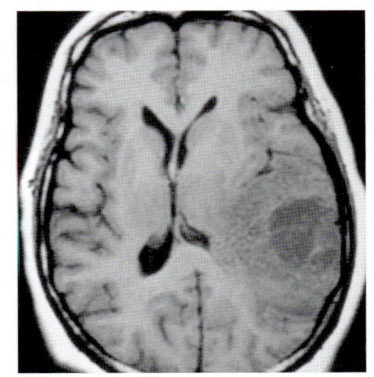　写真1C

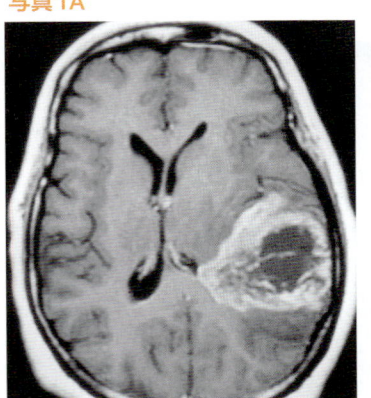

写真1D 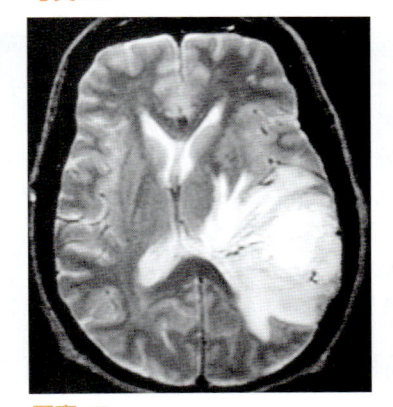　写真1E 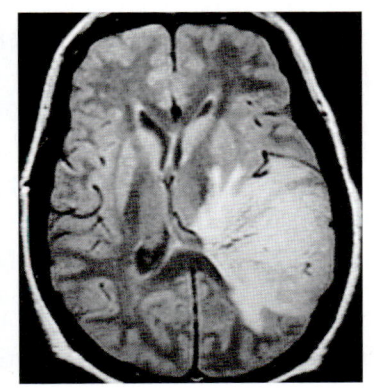　写真1F

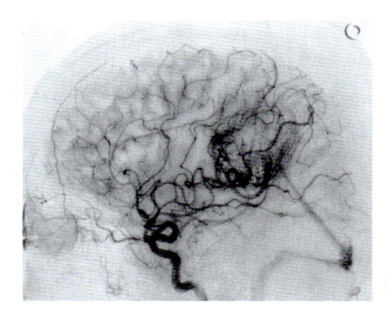

写真1G

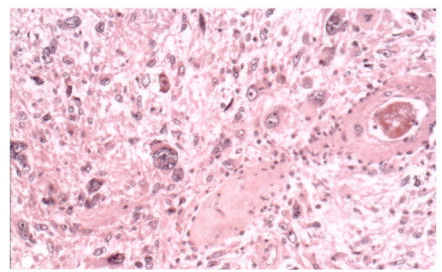

写真1H

頭部MRI（水平断）

T₁強調画像（写真1C）で，腫瘍は左側頭頭頂部にやや低信号の中心部をもつ等信号病変としてみとめられる．病変近傍の脳溝の不鮮明化や脳室の圧排・変形が明瞭に観察される．ガドリニウム（Gd-DTPA）造影（写真1D）にて腫瘍辺縁の不規則なリング状の増強が著明である．

T₂強調画像（写真1E），プロトン画像（写真1F）で腫瘍周囲脳が高信号を呈していることから，脳浮腫が惹起されていることがわかる．

脳血管造影像

左中大脳動脈末梢部に腫瘍陰影（tumor stain）が観察され，血管新生（angiognesis）が盛んな悪性腫瘍であることが窺える．また動脈相ですでに直静脈洞の描出がみられ，腫瘍によって動静脈短絡（AV shunt）が生じていることがわかる（写真1G）．

[病理組織像]

腫瘍を構成する細胞の異形成が強く，巨細胞，核分裂像，壊死，血管内皮細胞の増殖などが観察され，多彩な組織像となる（HE染色）（写真1H）．

[治療]

通常，開頭術を行い手術用顕微鏡を用いて可能な限り腫瘍を摘出する．その際，新たな神経脱落症状を生じさせないよう細心の注意が払われるべきことはいうまでもない．脳内を浸潤性に発育する膠芽腫に対しては，術後に放射線療法，化学療法，免疫療法などの補助療法が必要となる．

[文献]

脳腫瘍全国統計委員会：脳腫瘍取扱い規約（第2版）．金原出版，2002．

田渕和雄編：グリオーマ．シュプリンガー・フェアラーク東京，2006．
Tabuchi K, Nishimoto A: Atlas of Brain Tumors. Springer-Verlag, Tokyo, 1998.

髄膜腫（meningioma）
症例　51歳　男性
[臨床所見]

約半年前から鈍頭痛を自覚するようになり，ときどき鎮痛剤を服用していた．事務作業中に突然右上下肢の間代性痙攣（clonic convulsion）が出現し，ついで全身性の痙攣が約1分間持続した．痙攣発作後，意識を消失したため，救急車にて約40分後に搬入された．初診時，逆行性健忘（retrograde amnesia）はみられたが，意識は清明で，神経学的異常はみとめられなかった．

[血液・生化学検査]

異常所見なし．

[画像診断]

頭部MRI（水平断）

T₁強調画像（写真2A）で，左前頭部の腫瘍は等信号を示し，腫瘍周囲には低信号のperitumoral bandがみられ，脳実質外腫瘍（extraaxial tumor）であることがわかる．左側脳室前角は圧排され変形しており，腫瘍付着部で頭蓋骨の不整な肥厚が示唆される．ガドリニウム（Gd-DTPA）造影（写真2B）で腫瘍は均一に強く増強され，腫瘍の硬膜付着部も一部増強されている（dural tail sign）．

血管造影像

左選択的外頸動脈造影で，中硬膜動脈からの腫瘍栄養血管がsunburst状に描出されている（写真2C）．

[術中肉眼所見]

脳実質外に発育するため，髄膜腫と正常脳との境界は鮮明である（写真2D）．

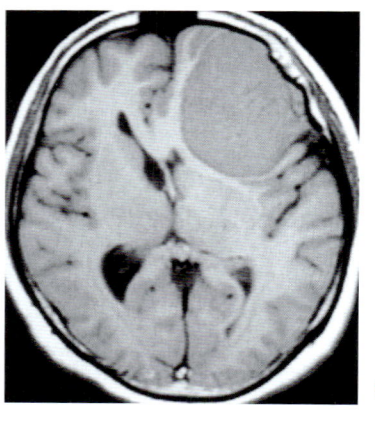

写真2A

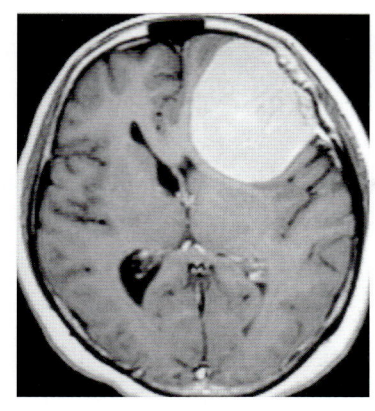

写真2B
写真2C 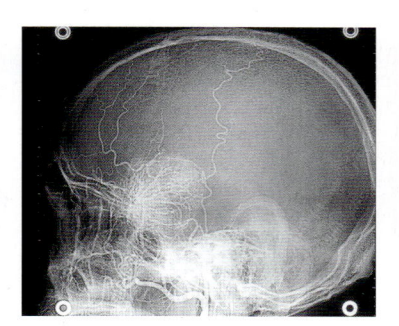
写真2D 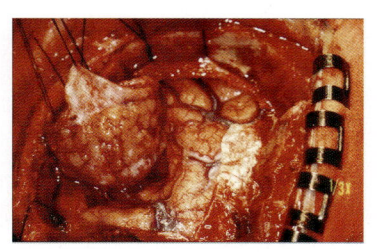
写真2E 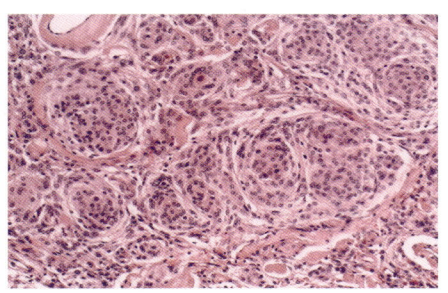

下垂体腺腫（pituitary adenoma）
症例　37歳　女性
[臨床所見]

　1年前から読書時に目の焦点が合わないことに気がついていた．最近，家の中でも肩がドアなどによく衝突するようになっていた．視力低下を主訴に眼科を受診し，下垂体腺腫を指摘され来院した．初診時，意識は清明だが，両耳側半盲，galactorrhea, amenorrhea がみとめられた．

[血清ホルモン値]

　プロラクチン 750.7ng/ml（基準値 3.6〜28.9），成長ホルモン 0.59ng/ml（基準値 0.66〜3.68）．

[画像診断]

頭部単純X線写真

　トルコ鞍の風船状拡大（ballooning）と二重鞍底（double floor）とがみとめられる（図3A）．

頭部MRI

　T_1 強調画像（図3B）で下垂体腺腫はやや高信号病変として描出され，ガドリニウム（Gd-DTPA）造影（図3C）で腫瘍は全般に比較的強く増強されるが，一部で造影されないのは腺腫組織が壊死に陥っているためだと考えられる．冠状断の T_1 強調画像（図3D）では視神経交叉部が上方に圧排されているのがわかり，造影（図3E）によって左右の内頚動脈や海綿静脈洞との関係がよく把握できる．

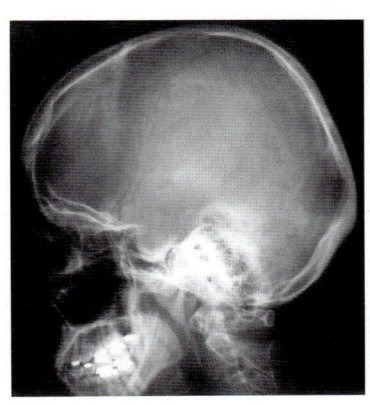

[病理組織像]

　髄膜皮細胞に類似した腫瘍細胞がsheet状に配列し，それらが集簇して渦巻き状（whorl pattern）を示している（HE染色）**（写真2E）**．

[治療]

　開頭術にて腫瘍を摘出する．全摘出が達成できれば再発しない．一般的には術後，痙攣発作の予防のために抗痙攣薬の服用を数年間行う．

[文献]

Al-Mefty O: Operative Atlas of Meningiomas. Lippincott-Raven, Philadelphia, 1998.
久保田紀彦編：髄膜腫の外科．メディカ出版，1997．
Samii M, Ammirati M: Surgery of Skull Base Meningioma. Springer-Verlag, Berlin-Heidelberg, 1992.

写真3A
写真3B 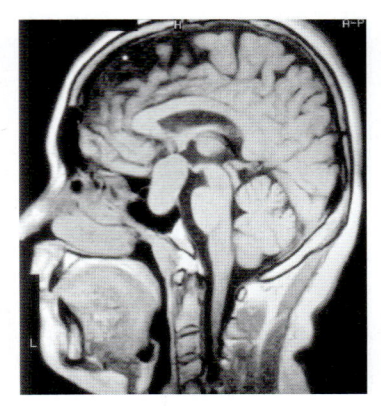
写真3C

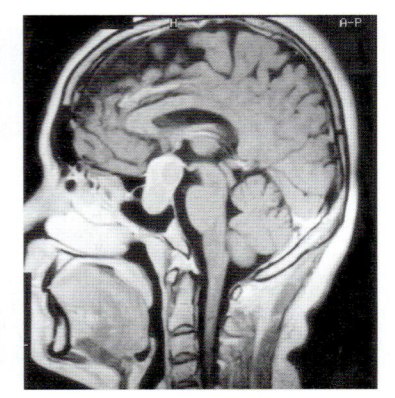

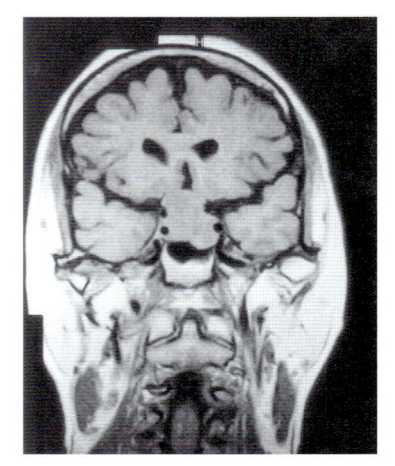

写真3D 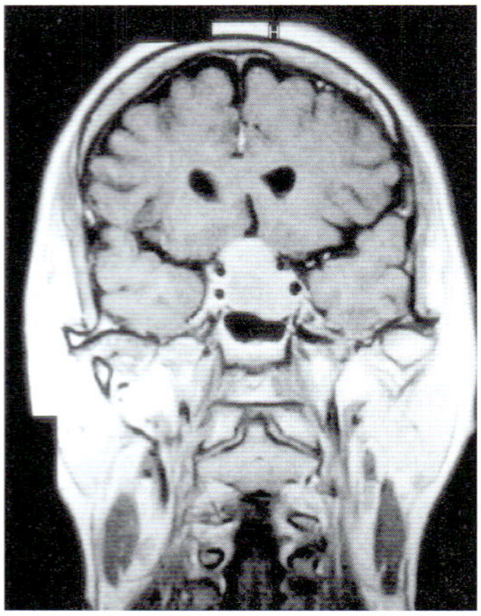　　　　　写真3E

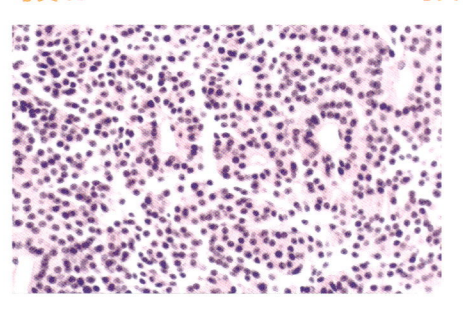

[文献]
Hardy J: Atlas of Transsphenoidal Microsurgery in Pituitary Tumors. Igaku-Shoin, Tokyo, 1991.
Kleihues P, Burger PC, Scheithauer BW: Histological Typing of Tumours of the Central Nervous System. Springer-Verlag, Berlin-Heidelberg, 1993.
Tindall GT, Collins WF eds: Clinical Management of Pituitary Disorders. Raven, New York, 1979.

写真3F

[病理組織像]
　円形の核を有する細胞質に富んだ細胞がsheet状に配列し，所々で腺腔を形成している．細胞の異形成や核分裂像はみられない（HE染色）（図3F）．

神経鞘腫（schwannoma）
症例　53歳　女性

[臨床所見]
　1～2年前から右耳鳴を自覚していた．最近，他人の話が聞き取りにくいことに気がつき耳鼻科を受診し，MRIにて聴神経鞘腫を指摘され来院した．初診時，意識は清明で，右感音性難聴と右角膜反射の低下とがみとめられた．

[治療]
　一般的には経蝶形骨洞手術（transsphenoidal surgery）によって腺腫を手術用顕微鏡下に摘出する．術後，血清TRHあるいはACTHなどが低値の症例に対してはホルモン補充療法（replacement therapy）を行う．

[検査所見]
　Caloric testは右側が消失，聴性脳幹反応（auditory brainstem response: ABR）でI-V潜時の延長，足踏み検査は右へ偏倚．血液・生化学検査は異常

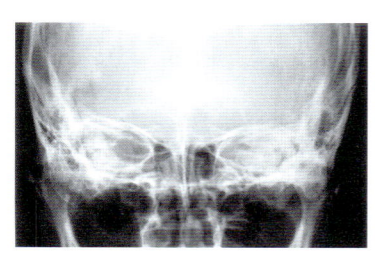

写真4A 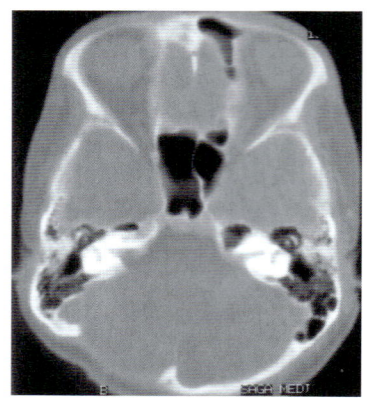　　　　　写真4B 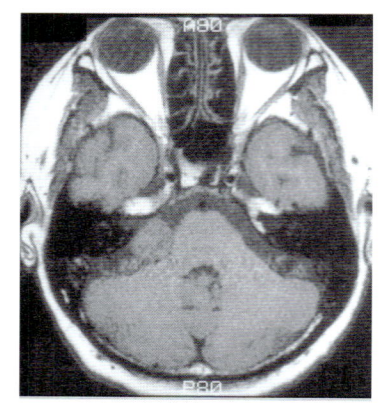　　　　　写真4C

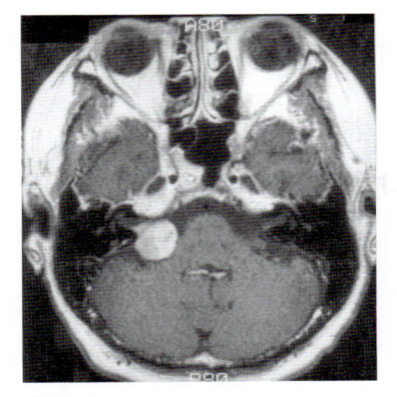

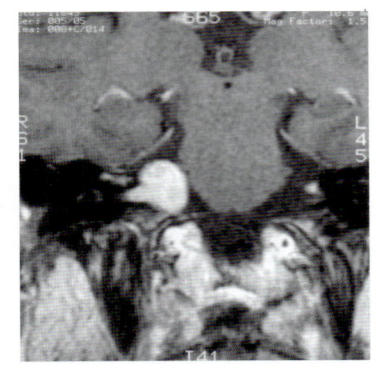

写真4D

写真4E

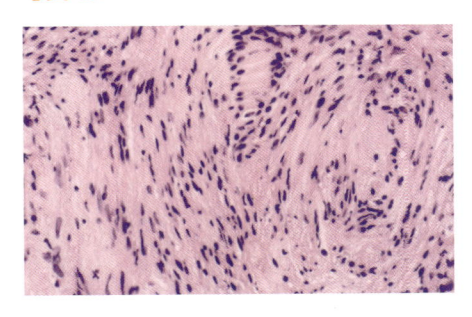

写真4F

なし．

[画像診断]

頭部X線写真

　前後像（写真4A）で内耳道径に左右差があり，右側の拡大がみとめられる．

頭部X線CT

　骨イメージ（写真4B）にて右内耳道の漏斗状（funnel shape）拡大が観察される．

頭部MRI

　T₁強調画像（写真4C）で右小脳橋角部の腫瘍は等信号，ガドリニウム（Gd-DTPA）造影（写真4D）にて均一に増強される境界鮮明な病変として描出される．冠状断（写真4E）では腫瘍と内耳道内や脳幹との相互関係が明瞭に把握できる．

[病理組織像]

　紡錘状の細胞が柵状に配列（palisading）しているのが特徴だが，所々で核の大小不同はみられるが，分裂像はみとめられない（HE染色）（写真4F）．

[治療]

　手術用顕微鏡下に腫瘍を摘出する（microsurgery）外科的治療とガンマナイフなどによるradiosurgeryとがある．一般に腫瘍径が3cm以上と比較的大きな場合は手術治療の適応となる．術後，顔面神経ならびに聴力の温存が課題となる．

[文献]

Lunsford LD, Flickinger J, Lindner G, et al: Stereotactic radiosurgery of the brain using the first United States 201 cobalt-60 source gamma knife. *Neurosurgery*, **24**: 151–159, 1989.

Samii M, Draf W: Surgery of the Skull Base. Springer-Verlag, Berlin, 1989.

Sterkers JM, Charachon R, Sterkers O eds: Acoustic Neuroma and Skull Base Surgery. Kugler Publication, Amsterdam, 1996.

転移性脳腫瘍

症例　65歳　男性

[臨床所見]

　半年前に肺癌の手術を受けた．約1週間前から頭痛と右手の動きがしだいに稚拙になってきたため来院した．初診時，意識は清明だが，うっ血乳頭と右上下肢の不全麻痺とをみとめた．

[検査所見]

　血清CEAが29ng/mlと高値である以外は血液・生化学検査に異常なし．

[画像診断]

頭部X線CT

　単純CT（写真5A）にて左大脳半球に広範な低吸収域がみとめられ，左側脳室の圧排・変形や正中偏位（midline shift）が著明である．造影CT（写真5B）では左大脳半球内の2カ所でリング状に強く増強される病変として描出される．

頭部MRI

　T₁強調画像（写真5C）では左前頭葉と後頭葉に低信号病変がみとめられ，左大脳半球の脳溝および脳回が不明瞭であり，広汎な脳浮腫が惹起されていることが窺える．ガドリニウム（Gd-DTPA）にて腫瘍は周囲に著明な脳浮腫を伴ったリング状の多発性病変として描出される（写真5D）．

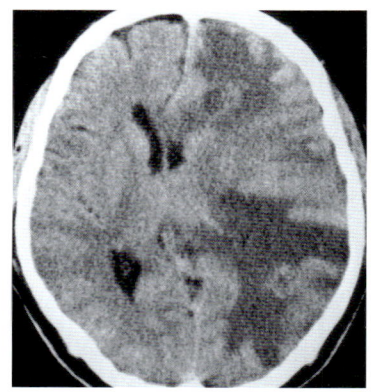

写真5A 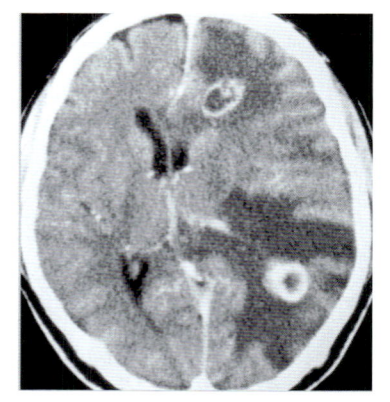　写真5B 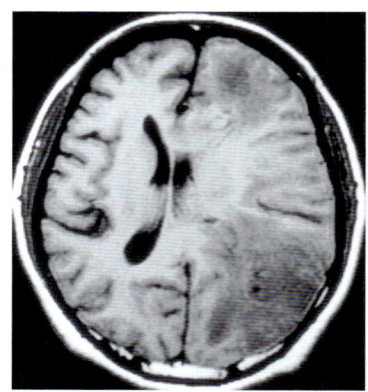　写真5C

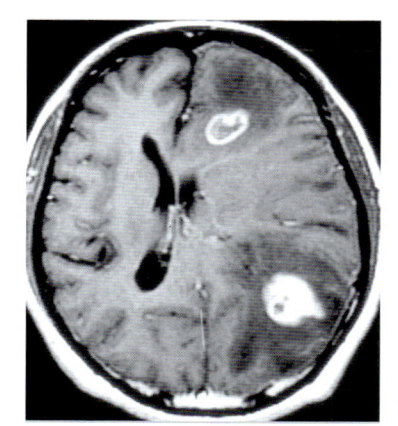

写真5D 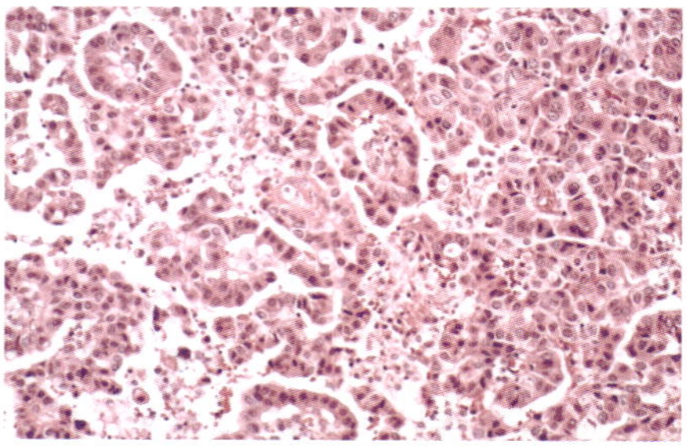　写真5E

[組織像]
異形成の強い円形ないし楕円形の腫瘍細胞が管腔を形成している．核分裂像や壊死巣も著明で，腺癌の脳への転移である（HE染色）（**写真5E**）．

[治療]
QOLの大きな改善が期待できることと摘出可能な部位に腫瘍があり，しかも多臓器への転移がみられない場合などでは手術治療の適応がある．

最近，多発性の小病変に対してはライナックやガンマナイフ，サイバーナイフによる放射線治療が行われるようになっており，QOLの改善に有用である．

■田渕和雄

[文献]
Adler JR, Cox RS, Kaplan R, et al: Stereotactic radiosurgery treatment of brain metastases. *J Neurosurgery*, **76**: 444-449, 1992.

太田富雄編：脳神経外科学．金芳堂，1996.

Takakura K: Metastatic Tumors of the Central Nervous System. Igaku-Shoin, Tokyo, 1982.

12-19　Alzheimer病

症例1　65歳　女性（初期例）
[臨床所見]
62歳頃より健忘が出現した．健忘は徐々に進行した．新しいエピソード記憶の障害に加えて，最近，"過去の総理大臣の名前をあげる"といった意味記憶にも障害をきたしてきた．しかし，現在日常生活を送る上には大きな問題はない．

[検査所見]
長谷川式簡易知能スケール21点．末梢血検査，血液生化学検査，免疫学的検査，凝血学的検査

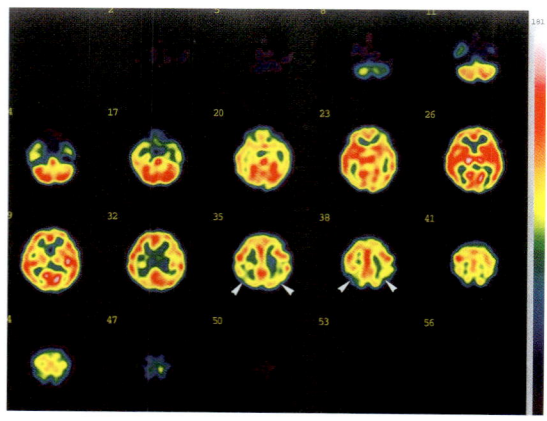

写真1

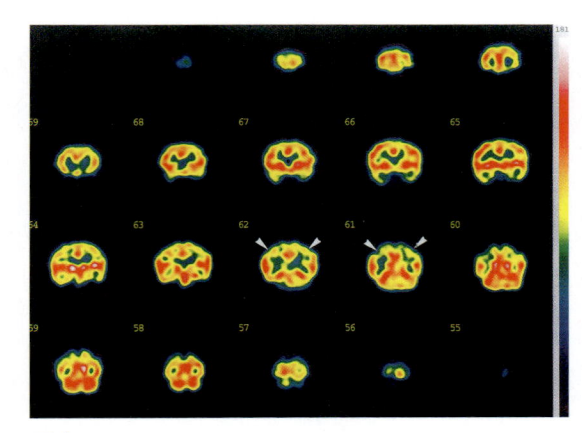

写真2

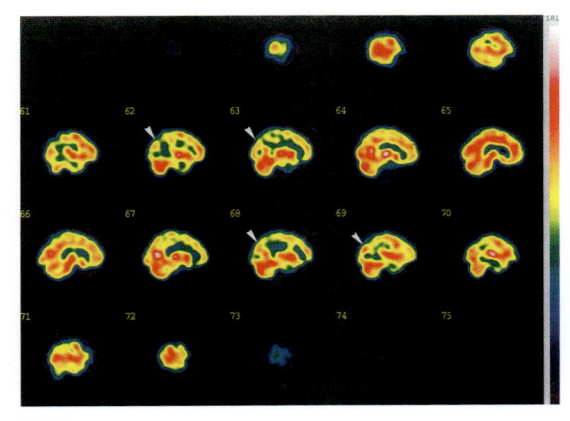

写真3

いずれも正常．
[画像診断]
　頭部CT, MRIに顕著な萎縮をみとめず．
　SPECT：(^{125}I) ヨード・アンフェタミン
　水平断 (写真1)：両側帯状回後部頭頂葉後半部に血流の低下をみとめる（矢頭印）．
　前額断 (写真2)：同様（矢頭印）．
　矢状断 (写真3)：同様（矢頭印）．

症例2　75歳　女性（進行例）
[臨床所見]
　56歳頃より糖尿病．69歳頃より物忘れ，計算力低下がみられ，徐々に進行した．この頃より，着衣失行，構成失行，失書，失計算がみとめられ，徐々に進行した．70歳頃には四肢の筋緊張亢進，両側病的反射出現，ミオクローヌス出現し，転倒傾向．症状は進行し，75歳で永眠した．
[検査所見]
　FBS 140〜160mg/dl，HbA$_{1c}$ 正常，CTR 56.6%，ECG 左脚ブロック．

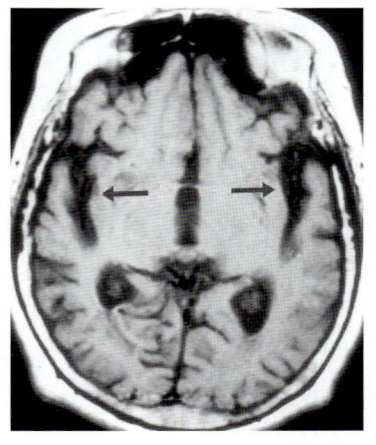

写真4

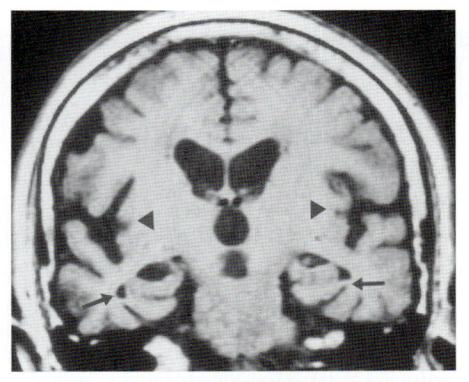

写真5

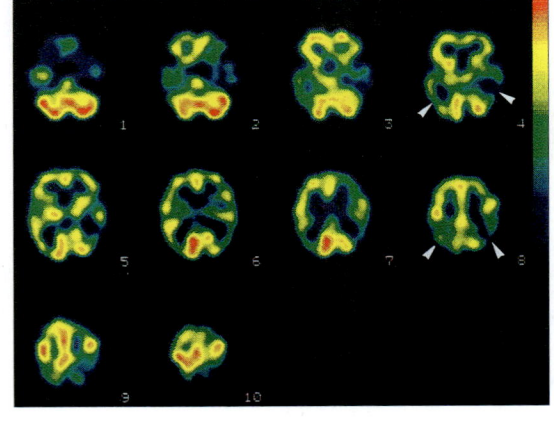

写真6

[画像診断]
MRI
　水平断 (写真4)：両側シルヴィウス裂の拡大がみとめられる（矢印）．
　前額断 (写真5)：両側シルヴィウス裂の拡大（矢頭印）と右側海馬の萎縮がみとめられる（矢印）．
SPECT
　大脳皮質全体の血流低下がみとめられるが，頭頂葉後半部に顕著である（矢頭印）(写真6)．

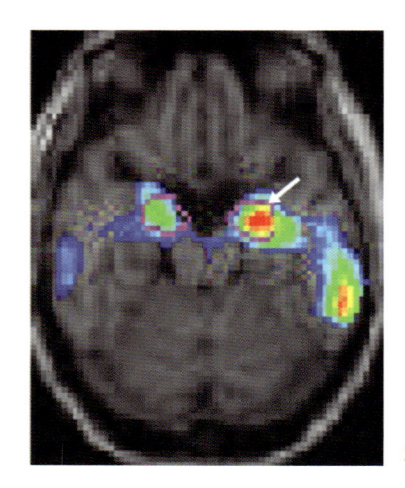

写真7

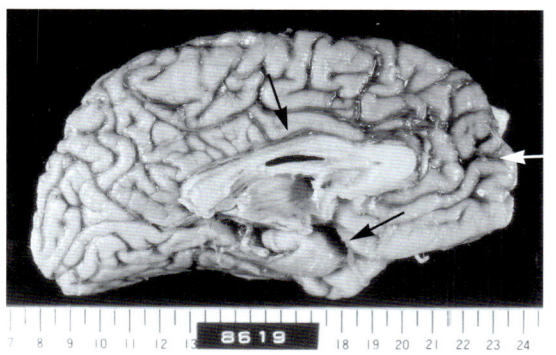

写真8

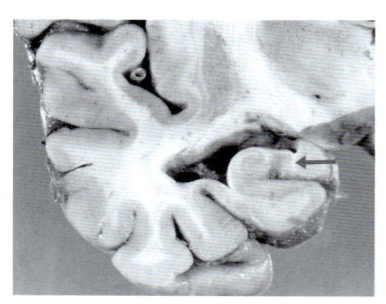

写真9

VSRAD（Voxel-Based Specific Regional Analysis System for Alzheimer's Disease）

正常者のMRI画像を標準化したものとAlzheimer病患者MRI画像の脳萎縮度の差を赤で表示したものである．とくに海馬傍回（矢印，エンジ色の線で囲む）の萎縮が病初期よりみとめられることが多い（写真7）．

[剖検所見]
肉眼所見

剖検脳は皮質内部の萎縮が著明で，側頭葉，脳梁や前頭葉の萎縮が顕著である（矢印）（写真8）．

剖検脳の前額割面では海馬が萎縮しており，MRI所見と一致している（矢印）（写真9）．

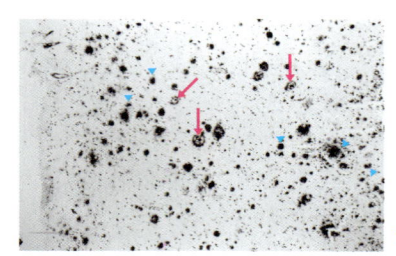

写真10

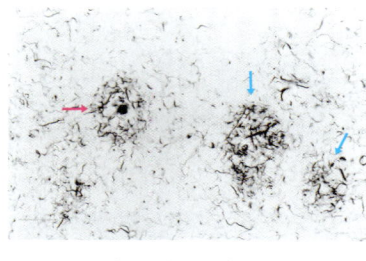

写真11

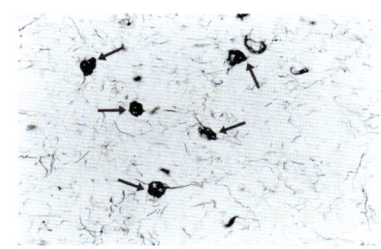

写真12

顕微鏡下の所見

1．老人斑（methenamine 銀染色）
古典的老人斑（写真10）

中央に濃染するアミロイド・コア（矢印）と周囲の変性した神経突起やグリア細胞がみとめられる．

びまん性老人斑（矢頭印）

アミロイドのみがみとめられる（Gallyas-Braak 染色）．中央に濃染するアミロイド・コアと変性した神経突起やグリア細胞をもつ古典的老人斑（赤矢印）とアミロイド線維のみのびまん性老人斑（青矢印）がみとめられる（写真11）．

2．Alzheimer 神経原線維変化（Gallyas-Braak 染色）

細胞内にAlzheimer神経原線維変化がみとめられ（矢印），neuronal thread が細い線維としてみとめられる（写真12）．

[治療]

現在，日本ではアセチルコリンエステラーゼ阻害薬である塩酸ドネペジルが使用されている．今後，アミロイド蛋白に対する受動免疫や能動免疫治療，アミロイド蛋白合成阻害薬などの根本的治療が計画されている．

■中村重信・片山禎夫

12-20　正常圧水頭症

症例1　76歳　女性
[臨床症状]

　物忘れ（記銘力低下），電気のスイッチの忘れ，トイレ動作不能に気づいて10日ほどたつと，尿失禁，さらに歩行緩慢，家の中でも物につかまらないと歩けなくなった．

　神経学的には腱反射に左右差なく，病的反射をみとめなかった．髄液検査では圧の上昇なく，細胞数の増加もみとめなかった．頭部CT撮影では脳室拡大をみとめた．脳波では（7）8～9Hz slow α波が主体で両側前頭に散発性δ波を呈する異常脳波であった．

　正常圧水頭症（normal pressure hydrocephalus：NPH）と診断しL-Pシャント造設術を受けた．術後より歩行障害は改善し，尿失禁も消失した．術後のWAISは言語性IQ86・動作性IQ100以上WAIS全得点で，術後の脳波ではδ波は消失している．

　なおこの患者は91歳までほぼ自立した生活を行った．

[画像診断]
CT（術前）
　脳室拡大，PVL（写真1A）

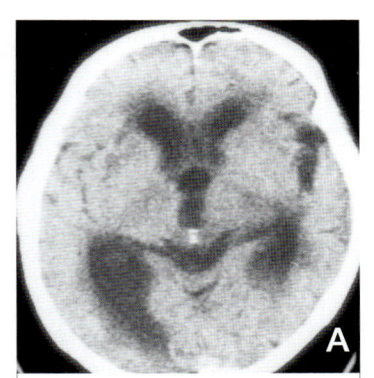

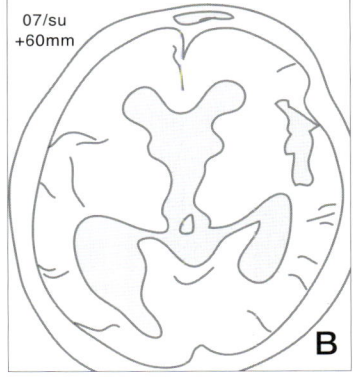

写真1

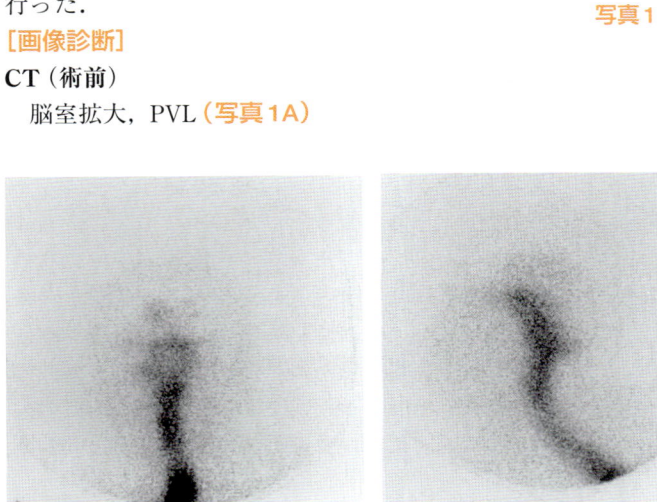

写真2A　正面像 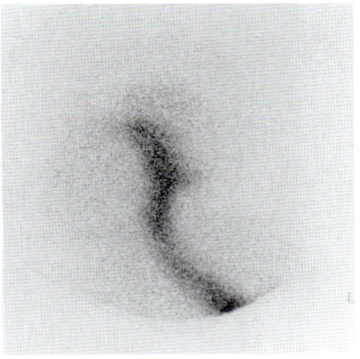
写真2B　側面像 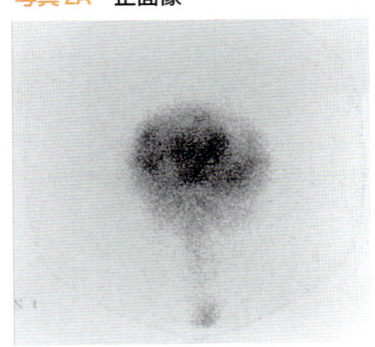
写真2C　正面像 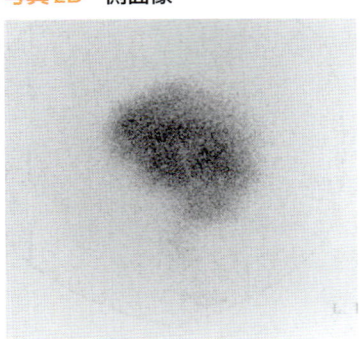
写真2D　側面像

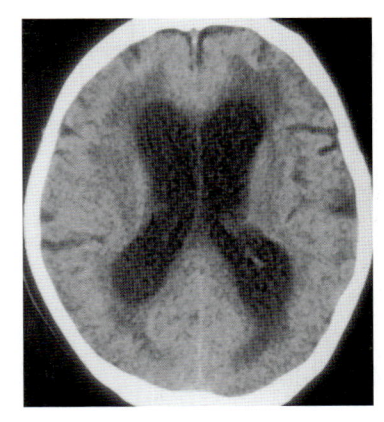

写真3A
写真3B

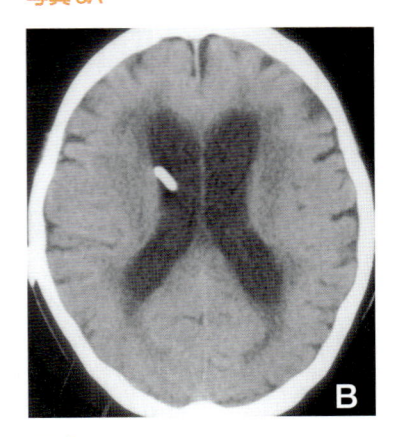

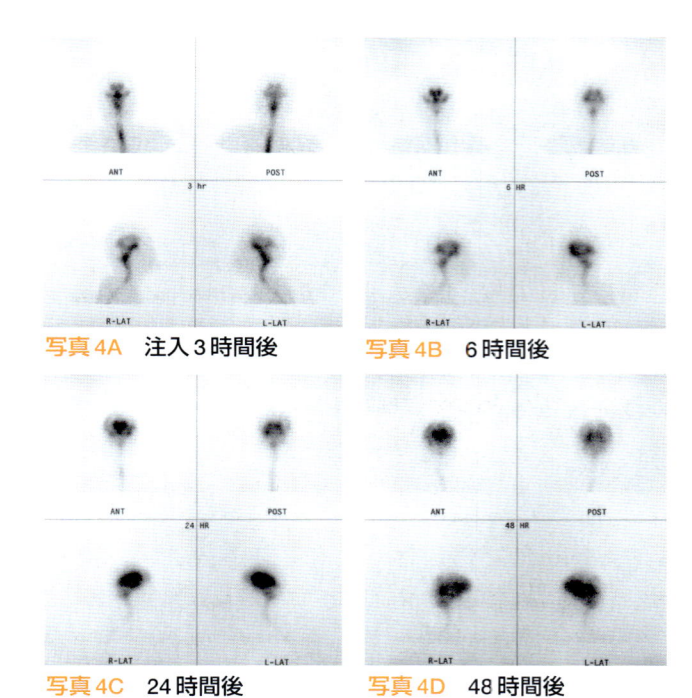

写真4A　注入3時間後
写真4B　6時間後
写真4C　24時間後
写真4D　48時間後

CT（術後トレーススケッチ）（写真1B）
　脳室わずかに縮小し，PVL（peri-ventricular lucensy）消失．
術前脳槽シンチグラフィー（^{111}In-DTPA）
　注入2時間後（写真2A, 2B）．
　48時間後（写真2C, 2D）．脳槽内停滞がみられる．

症例2　83歳　女性
［臨床症状］
　第一例と同様，記銘力障害，歩行障害，失禁で発症した．
［画像診断］
CT（術前）（写真3A）
CT（術後）（写真3B）
　VPシャント造設，PVL消失．
脳槽シンチグラフィー（^{111}In-DTPA）（写真4A, 4B, 4C, 4D）
　24時間で脳室内に明瞭に停滞．48時間でもかなり停滞している．
［考察］
　NPHはAdamsによって提唱された症候群で，進行性の知的機能障害，歩行障害，尿失禁を三徴として脳室拡大の画像により，水頭症を疑うが髄液圧は正常である一群の症例があり，脳室シャント造設術によって劇的に軽快，または治癒することが注目される．治癒可能な痴呆症候群として重要である．
　NPH発症のメカニズムはくも膜下出血，頭部外傷，髄膜炎，中脳水道閉塞などがあげられるが，特発性の例も少なくない．
［鑑別診断］
　Alzheimer型痴呆（SDAT）がもっとも問題になるが，海馬周囲脳溝の拡大の有無に注意し，脳溝開大のあるものはSDATが有意に多いという．
［治療］
　マニトール，グリセオール点滴が一時的に有効のこともあるが，脳室-心房，脳室-腹腔吻合術（VPシャント）や，第1例のように脊髄-腹腔吻合術で治癒することもある．VPシャントの有効性については，functional MRIで髄液のflow voidの大なるものに有効例が多いという．　　　■小澤英輔

［文献］
Adams RD, Victor M: Principles of Neurology, 4th ed. McGraw-Hill, New York, 1989.
Bradley WG: MR prediction of shunt responce in NPH: CSF morphology versus physiology. *Am J Neuroradiol*, **19**: 1285-1286, 1998.
Holodny A I, Waxman R, et al: MR differential diagnosis of normal pressure hydrocephalus and Alzheimer disease; significance of perihippo campal fissures. *Am J Neuroradiol*, **19**: 813-819, 1998.

12-21 Parkinson病

症例　60歳　男性
Parkinson病（軽症：Yahr重症度Ⅱ）

　当院受診数年前から右上肢の振戦で発症．当時住んでいた新潟県の病院でParkinson病の診断を受け加療を受ける．その後，東京に移り近くの病院で治療を継続していた．58歳時当院初診，トリヘキシフェニジル4mg，アマンタジン100mgが投薬されていた．初診時右上肢，右下肢に安静時振戦と筋固縮および動作緩慢をみとめ，Yahr ⅠのParkinson病と診断し，投薬はそのまま継続した．6月の運動症状は，筋固縮と動作緩慢は左側下肢にも出現しており，Yahr重症度Ⅱの状態であった．6月14日のMRIは，加齢性あるいは虚血性変化（写真1）．MIBG心筋シンチグラムはHeart/Mediastinum=1.38（delayed image）と高度低下（写真2）．心エコー：正常．

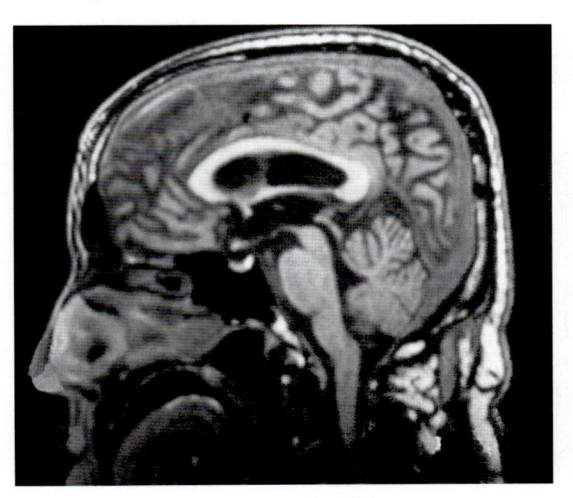

写真1　MRI T₁
加齢性あるいは虚血性変化．

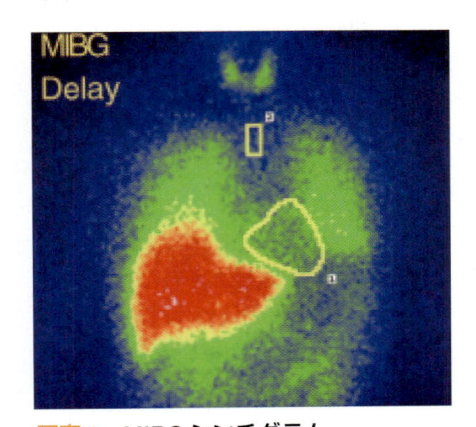

写真2　MIBGシンチグラム
著明な心筋の取り込み低下をみる．心ニコー：正常．

症例　76歳　女性
Parkinson病（重症：Yahr重症度Ⅳ）

　54歳やや前屈で動作が緩慢になった．56歳左上肢の振戦，小刻み歩行や前方突進現象が出現．58歳前医でParkinson病と診断．L-dopa合剤開始．動作緩慢に効果あり．59歳当院初診，左に強い四肢の筋強剛，姿勢反射障害，動作緩慢，便秘，起立性低血圧をみとめた．L-dopa合剤やアゴニストで治療した．効果あり．66歳車椅子使用．71歳改訂版長谷川式スケール24点．WAIS-R 全検査IQ90．MRIは軽度脳萎縮のみ（写真3）．脳血流ECD-SPECTでは大脳平均血流量35.0ml/100g/minと中等度低下．局所的には両側上部前頭葉の血流低下があった（写真4）．MIBG心筋シンチグラムではHeart/Mediastinum=1.29（delayed image）と著明な低値だった（写真5）．76歳でいないはずの夫がそこにいるとか，ついていないガスコンロの火がついているなどの言動がみられた．改訂版長谷川式スケール7点．体幹に強い筋強剛，無動あり．介助でなんとか立位およびごく短距離の歩行が可能な状態．とくにそ

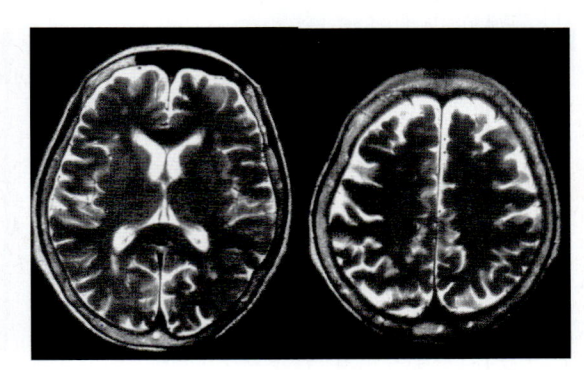

写真3　MRI
基底核にとくに変性所見なし．軽度の萎縮のみみとめる．

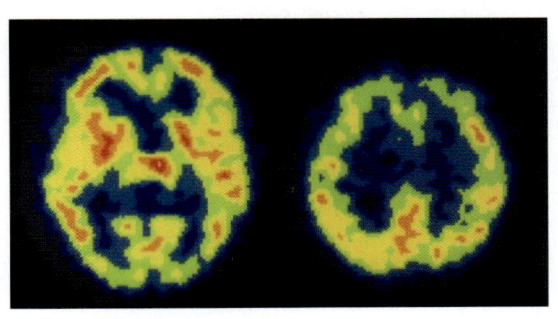

写真4　脳血流SPECT
基底核の血流は保たれている．大脳血流量は低下しており局所的にも上部前頭葉の血流は低下している．しかし後頭葉の血流は保たれており典型的なびまん性Lewy小体病の血流像ではない．

写真5 MIBG心筋シンチグラム 著明な心筋の取り込み低下をみる．

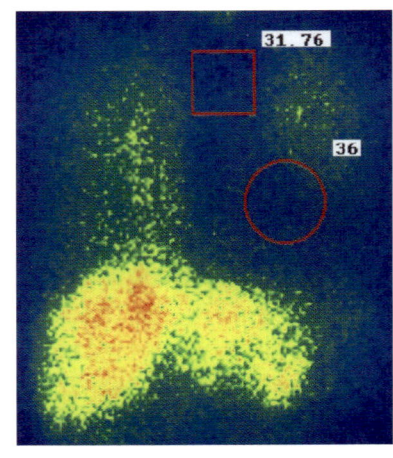

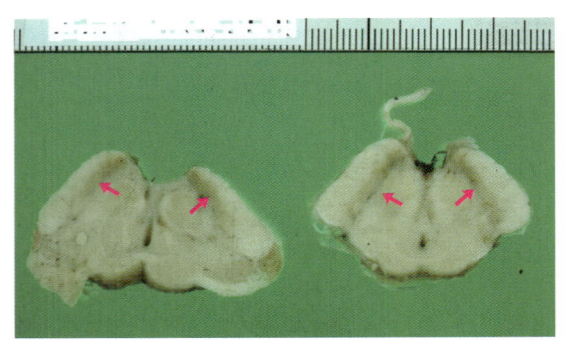

写真6 Parkinson病中脳の肉眼写真
黒質（矢印）の黒褐色色素の脱色がみられる．

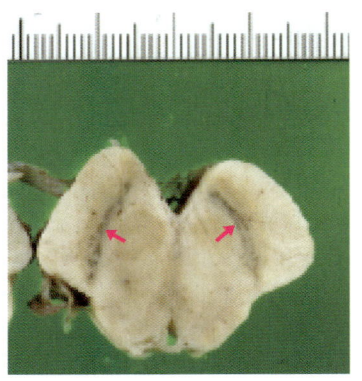

写真7 対照例
黒質（矢印）の黒褐色色調が明瞭である．

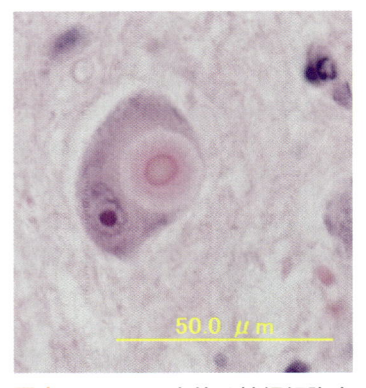

写真8 Lewy小体は神経細胞内の同心円状構造
最外層（halo）は染色されず，内層はエオジン好性を示す（Edinger-Westphal核）．

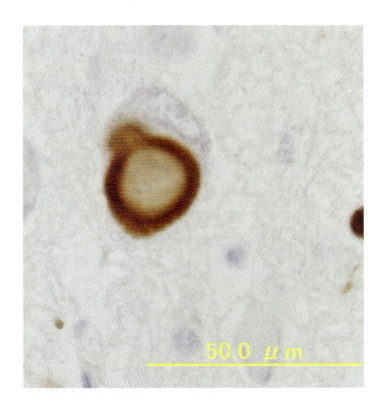

写真9 抗α-synuclein免疫染色
Lewy小体の外層は強陽性を，芯は弱陽性を示す（Edinger-Westphal核）．

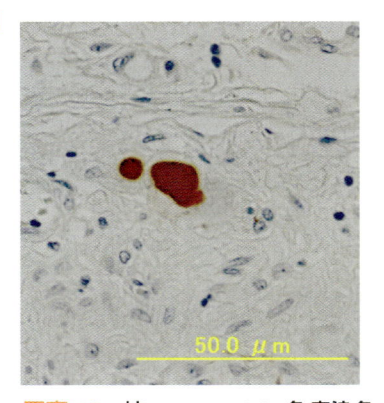

写真10 抗α-synuclein免疫染色
食道のAuerbach筋間神経叢に陽性構造をみとめる．

の後大きな変化はなかったが，朝食後突然意識障害になりそのまま死亡．家人の承諾を得て解剖した．剖検で得られた組織像を提示する（写真6〜10）．　　　　　■久野貞子・小川雅文・有馬邦正

12-22　Huntington病

症例　42歳　女性

[現病歴（典型例）]

　30歳で第一子を出産したが，そのころからなんとなく了解が悪くなり，また家事でも手際が悪くなったのに夫は気づいていたが放置していた．3年後に第二子を出産したが，これを契機として物事に無関心でだらしなくなり，物忘れなども目立ってきた．36歳のとき夫は彼女がじっとしているときにも肩を前方に突き出すような異様な運動があることに気づいた．しだいに，頭を振る，頻回に瞬目をするなどが出現し，さらには手や足をせわしなく動かす，しかめ面をするなどの動きが加わった．そのころから言葉も聞きとりにくくなった．

[神経学的所見]

　じっと椅子に座っていることができずたえず体

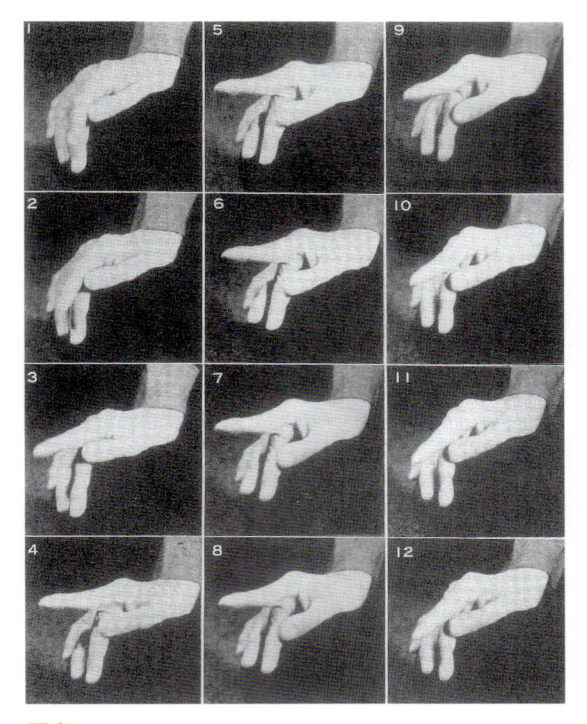

写真1
ある Huntington 病患者（症例とは別の患者）の右手にみられた典型的な舞踏運動．16mm フィルムからコマ落としで示した連続写真．Huntington 病によくみられる第二指の背屈運動が特徴的である．

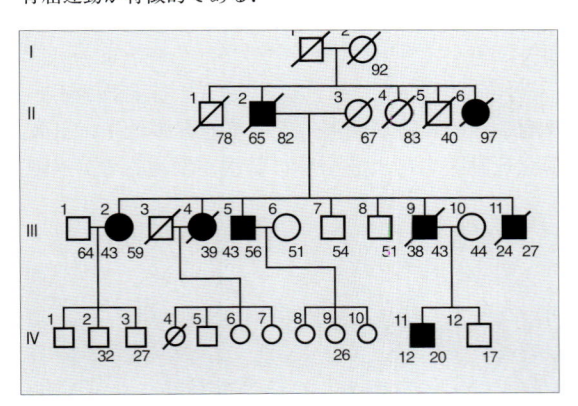

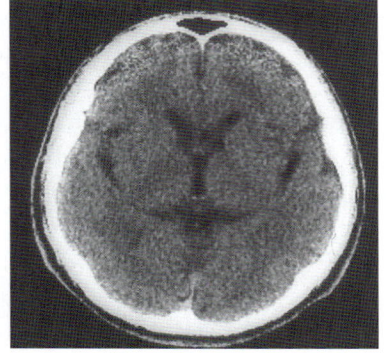

写真2A

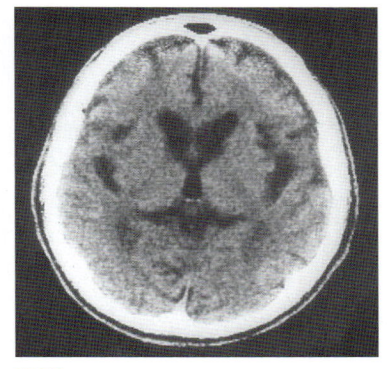

写真2B

写真2
ある Huntington 病患者の脳萎縮の進行を CT スキャンでみたもの．わずかに四肢の舞踏運動が出はじめた31歳の発症時（A）の CT では，ほとんど線条体も大脳皮質も萎縮を指摘できないが，3年後（B）に舞踏運動も明らかになり，かつ知的機能の低下が目立ってきたときの CT では，線条体の萎縮とそれによる側脳室拡大のほかに，大脳皮質の萎縮による脳溝の開大が明らかである．

図1
ある Huntington 病家系図．四角は男性，丸は女性，白抜きは非発症か未発症者，黒は発症者．斜線は死亡者．各個人の右下の数字は調査時か死亡時の年齢，発症者の左下数字は発病年齢．第Ⅰ世代は情報がない．第Ⅳ世代の1～10は年齢が若いため発症者がいないと考えられる．

のどこかを動かしている．額に皺を寄せたり，口をつぼめたり，眉を吊り上げたりする．肩を頻回に前へ突き出すが，側は一定していない．上肢では，肘関節は屈曲，指関節は伸展といった運動が無秩序に生じる．深部反射はやや亢進気味だが，筋力低下はなく，感覚は深部も表在もすべて正常．

下肢にも足関節を内旋，外旋しながら屈伸する不随意運動がある．下肢の深部反射はかなり亢進しているが，病的反射はない．問いかけに答えようとすると体幹の運動が明らかになる．舌を出し続けるその状態を維持することができずすぐに引っ込めてしまう．問いかけに一通りの対応はできるが，了解が悪い．歩行では歩幅が一定ではない．体は揺れるが転倒はしない．なお，睡眠中はこれらすべての不随意運動はまったく消失している．

教科書的には，1）四肢末端にはじまりやがて全身に及ぶ舞踏運動を中心とする不随意運動，2）易怒性や易刺激性などの性格変化，3）注意力や記銘力低下などの知能障害，4）幻覚・妄想などの精神障害，にまとめられる．

[遺伝学的所見]

　一見孤発性にみえる場合も，遺伝子的には異常をみとめる場合が多く，結局全例遺伝性であるといってよい．形式はすべて常染色体優性遺伝．遺伝子異常の本態は，第4染色体短腕先端部に局在するHuntington遺伝子内に正常でも存在するCAGリピートが36以上に異常伸長することである．

[脳画像診断]

　初期にはほとんど異常をみとめない場合もある．しだいに線条体，とくに尾状核の萎縮により側脳室の拡大，大脳溝の開大が生じてくる．

[遺伝子検査所見]

　採血で得たリンパ球から全DNAを抽出し，これにCAGリピート配列を挟むプライマーを加え，PCRにて増幅する．正常の範囲を超えたサイズのPCR産物をみとめる場合に陽性とする．

[臨床生理検査所見]（図2）

[鑑別診断]

　Huntington病以外で舞踏運動を呈する神経変性疾患には，歯状核赤核淡蒼球Luys体萎縮症（DRPLA），棘状赤血球症を伴う舞踏病，McLeod症候群，Huntington's disease-like 2（HDL2），およびSCA17などがある．その他には若年発病の良性遺伝性舞踏病，高齢者の老年性舞踏病もある．症候性舞踏病または舞踏病症候群には，脳血管障害，多発性硬化症，SLE，抗リン脂質抗体症候群のほか，糖代謝異常に伴う舞踏病などがある．女性患者の場合，妊娠舞踏病，避妊薬など薬物性舞踏病も考慮する．

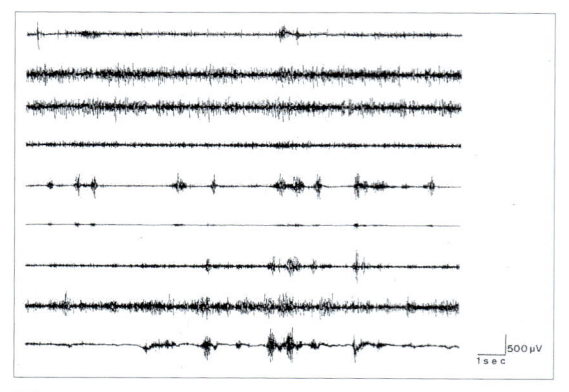

[対症法]

　ドパミン系を抗精神病薬などによって抑制する治療は舞踏運動に効果があるだけでなく精神障害にも効果がある．ハロペリドールやペルフェナジンがよく用いられる．また，統合失調症様症状が強い場合には，これにクロルプロマジンを加えるとよいことがある．

■金澤一郎

[文献]

金澤一郎：ハンチントン病－臨床と病態－．日本内科学会雑誌，**87**：1647-1657, 1998.
金澤一郎：ハンチントン病研究から学んだこと．臨床神経学，**41**：1029-1035, 2001.

12-23　捻転ジストニア

症例　45歳　男性

[臨床経過]

　主訴は，1）構語障害，2）右上肢運動障害，3）歩行障害．幼少期発育は正常．15歳ころから徐々に右手関節の伸展が困難となり右上肢全体の動きが緩慢となった．症状は不変で手作業に従事していたが，25歳のとき，作業能率が1週間で1/4に落ち，右上肢運動拙劣，右下肢内反尖足，構音障害が出現，増悪した．

[神経所見]

　構語障害（+），嚥下障害（+）．右上肢スポーツ選手様の骨格筋発達．安静位筋緊張低下．上肢随意運動努力で上肢全体に緊張が増加して，運動

図2　あるHuntington病患者の全身の筋肉の表面筋電図を立位で記録したもの．舞踏運動などを伴う筋肉の活動が筋放電として現れている．安静仰臥位では筋放電（おおよそ舞踏運動と平行する）は少ないが，立位だといろいろな部位に力が入ると同時に筋放電も著しく増加する（金澤原図）．

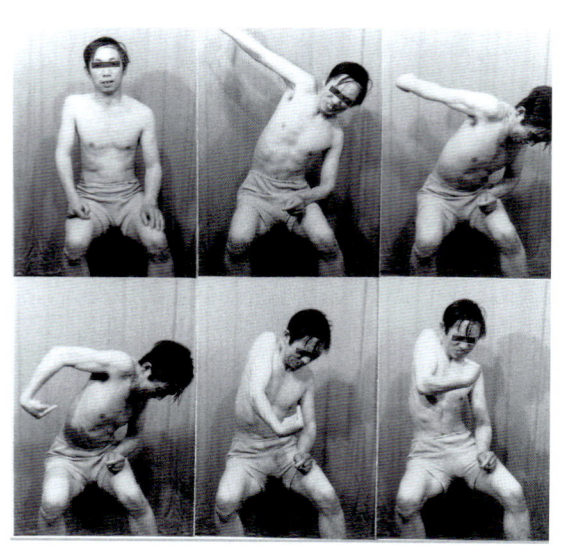

写真1　特発性捻転ジストニアの随意運動障害（柳澤，1985）
安静状態では筋緊張亢進は目立たないが，指鼻試験の努力で右上肢筋に異常な強い収縮が現れ，運動が円滑にできない．

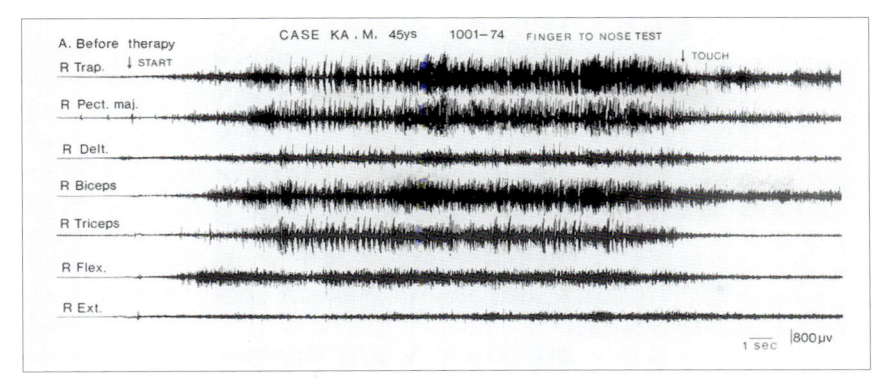

図1 指鼻試験の筋電図（橋本ら，1984）
僧帽筋，大胸筋，三角筋，上腕屈伸筋，前腕屈伸筋の同時記録．指鼻試験（写真1）の開始後まもなく全筋に強収縮が現れ運動を妨げ，指が鼻につくと力がぬける．前半の群化放電はふるえに対応する．

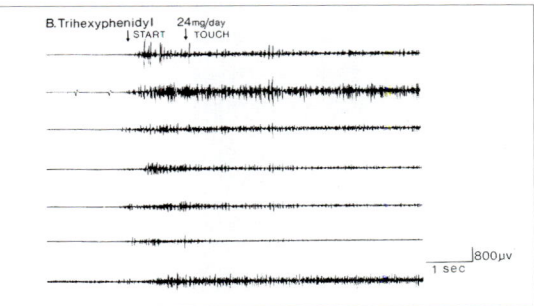

図2 治療後の指鼻試験筋電図（橋本ら，1984）
抗コリン薬投与により不随意収縮は減り，円滑にできた（図1と比較，図1の2倍の早さで記録していることに注意）．

は拙劣，緩徐（**写真1**）．しかし多くの目的運動は遂行可能．運動中粗大振戦と反抗運動をみとめる．歩行は右下肢を引きずり，緩徐で拙劣．腱反射正常，筋固縮（−）．感覚障害なし．

[検査所見]
血液生化学正常．血清銅，セルロプラスミン正常．白血球ライソゾーム酵素正常．脳MRI正常．

[筋電図所見]
表面筋電図で運動時に広汎持続性不随意収縮誘発．不規則な群化放電出現（**図1**）．筋伸張反射（−）．

[診断・鑑別診断]
誘因なく発症，不規則な進行経過をとるジストニア運動とジストニア姿勢から，症候群としてのジストニアと診断される．脳画像およびほかの検査所見から基底核に器質的病変を有する二次性ジストニアは否定的である．特発性ジストニアとしての特徴的な運動症状は，以下のとおりである．1) 安静状態では筋緊張は正常または低下．2) 姿勢保持や目的運動に際して多くの筋が不随意収縮して，ジストニア姿勢（dystonic posture）や動作性ジストニア（action dystonia）を生ずる．3) 規則的または不規則なふるえを伴う．4) 症状の進行度合は不規則で，定常状態が長く続き，また自然軽快することもある（柳澤，2002）．

本例はこれらの特徴を有し，検査に異常がなく，特発性捻転ジストニアと診断された．基底核に器質的病変を有する症候性ジストニアでは，安静状

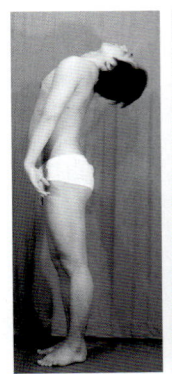

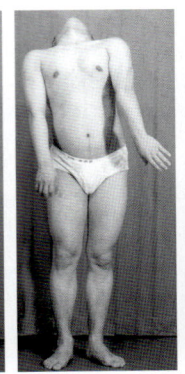

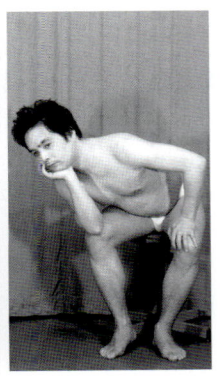

写真2 姿勢によるジストニアの変化（症例とは別の患者）
立位で上半身背屈，上肢伸展，回内の典型的ジストニア姿勢をとるが，座位であごを支えると自然の姿勢に戻る．

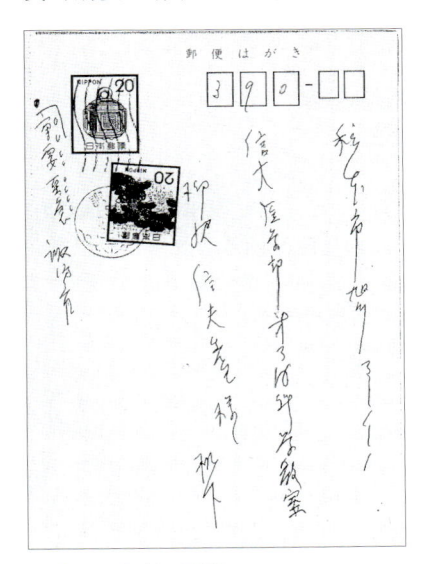

写真3 患者の書字
拙劣だが判読できる字が書ける．

態でも筋固縮による筋緊張亢進が持続し，姿勢や運動による変化が少なく，経過も持続的に進行するか，固定性である．

[特有な症候]

1) ジストニア姿勢は特有なかたちをとる．躯幹は背屈，側屈など種々だが上肢は伸展，回外位が多い．

2) ジストニアの出やすい姿勢，運動があり，患者はそれを避けるコツを知っている (写真2)．

3) 拙劣で時間はかかるが，目的運動は可能である．

この症例でも指鼻試験は遂行でき (写真1)，また手紙も書ける (写真3)．これらの特有の症状は，診断に大きなたすけとなる．

[治療]

薬物治療と生活指導が基本である．抗コリン薬の大量療法が一部の症例に有効である（橋本ら，1984）．本例も，トリヘキシフェニジル36mg/日で右上肢の運動と，歩行が著しく改善した (図2)．

■柳澤信夫

[文献]

橋本隆男，進藤政臣，ほか：ジストニーに対するtrihexyphenidyl大量療法．臨床神経学，**24**：769-777，1984．

柳澤信夫：DystoniaとAthetosis．神経研究の進歩，**29**：195-209，1985．

柳澤信夫：ジストニアとは−概念，症候，分類−．脳の科学，**24**：811-820，2002．

12-24　脊髄小脳変性症

遺伝性皮質性小脳萎縮症
症例　57歳　女性

[病歴]

51歳より言葉がもつれ，歩行がふらつきはじめた．55歳より階段の昇降が困難となった．以後，症状は緩慢に進行している．既往歴では50歳時に痔核，55歳時に子宮筋腫で手術．飲酒歴なし．母親と兄に，本人と類似の症状あり．

[神経学的所見]

言語は緩徐不明瞭で，四肢・体幹の小脳性運動失調と運動失調性歩行あり．注視性眼振あり．腱反射は減弱するも，足底反射は正常．筋緊張は低下していた．感覚系は正常範囲で，起立性低血圧，膀胱障害をみとめない．

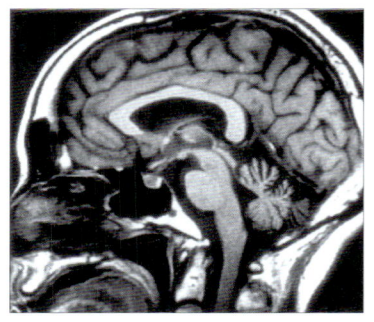

写真1A

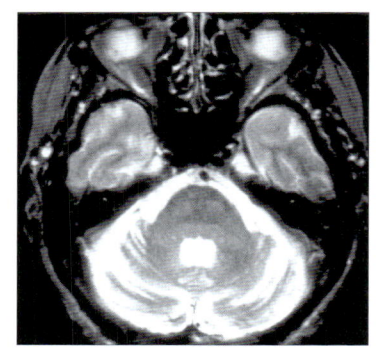

写真1B

[検査所見]

血液・尿一般検査では異常所見なし．第19染色体短腕上のP/Qタイプ電位依存性Caチャネル（CACNAIA）遺伝子内のCAGリピート数に異常伸長を認めた．

[画像診断]

頭部MR像にて，小脳萎縮をみとめるが橋の萎縮をみとめない (写真1A, 1B)．

[診断]

1) 家族歴より遺伝性疾患であること，2) 症候が小脳性運動失調のみに限定していること，3) 画像診断で萎縮が小脳に限局していること，などの所見から遺伝性皮質性小脳萎縮症と診断できる．遺伝子診断によりSCA6と確定した．

非遺伝性オリーブ橋小脳萎縮症
症例　48歳　女性　主婦

[病歴]

1年半前より言葉がもつれるようになった．半年前より物が二重にみえることあり，また3カ月前より歩行がふらつきはじめ，尿が出にくくなった．両親と同胞5人に類似の異常なし．また，既往症にも特記すべきことなし．

[診察所見]

一般身体所見に特記すべき異常なし．神経学的には言語は緩徐不明瞭で四肢・体幹の小脳性運動失調と運動失調性歩行あり．筋緊張は低下．腱反

写真2A　　　　　　　　写真2B

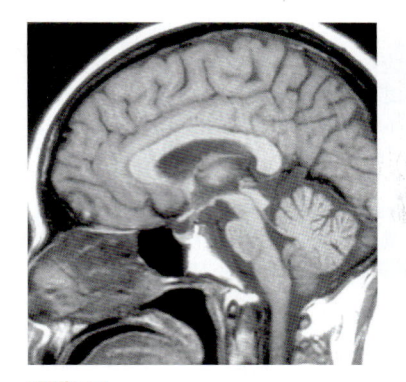

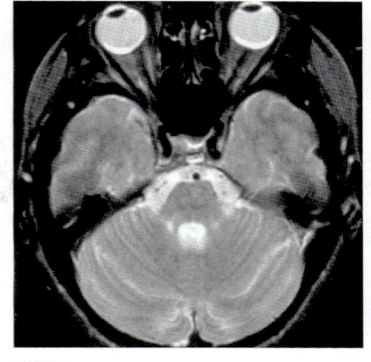

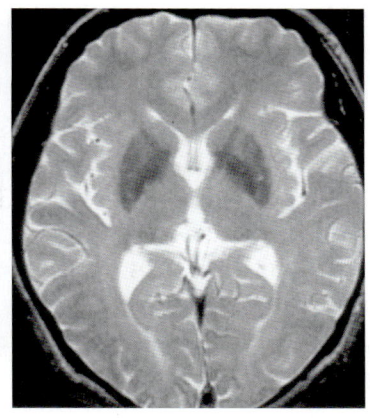

写真2C

射は正常範囲であるが，Babinski徴候陽性．眼球運動は衝動性追従運動であり，眼振をみとめず．感覚系は正常範囲．起立性低血圧はないが，神経因性膀胱あり．

[血液検査]

一般血液検査で特記すべき異常なし．

[画像診断]

頭部MR像では小脳と橋の萎縮がみとめられる．さらに，被殻と淡蒼球の低信号をみとめる（T_2WI）(写真2A，2B，2C)．

[診断]

1) 家族歴のないこと，2) 小脳性運動失調に加えて錐体路障害および自律神経障害をみとめること，3) 画像診断で小脳・脳幹萎縮ならびに基底核のMR信号強度の異常をみとめること，などにより非遺伝性オリーブ橋小脳萎縮症（非遺伝性OPCA）と診断される．

表1　SCDの分類

臨床・病理学的な疾患分類	遺伝学的分類	遺伝様式	病因
多系統萎縮症（MSA） 　オリーブ橋小脳萎縮症（OPCA） 　Shy-Drager症候群（SDS） 　線条体黒質変性症（SND）		非遺伝性	原因不明
皮質性小脳萎縮症（CCA）		非遺伝性	原因不明
遺伝性オリーブ橋小脳萎縮症 　（狭義Menzel型遺伝性失調症） 　（網膜色素変性を伴うOPCA）	SCA1 SCA2 SCA7	常染色体優性 常染色体優性 常染色体優性	CAGリピート病 CAGリピート病 CAGリピート病
Machado-Joseph病	MJD（SCA3）	常染色体優性	CAGリピート病
歯状核赤核淡蒼球Luys体萎縮症	DRPLA	常染色体優性	CAGリピート病
遺伝性皮質性小脳萎縮症	SCA5 SCA6 SCA10 その他	常染色体優性 常染色体優性 常染色体優性 常染色体優性，劣性	missense CAGリピート病 ATTCTリピート病 遺伝子異常不明
Friedreich運動失調症	FRDA	常染色体劣性	GAAリピート病
遺伝性痙性対麻痺	SPG	常染色体優性 劣性，伴性	遺伝子異常不明
その他	SCA4 SCA8	常染色体優性 常染色体優性	遺伝子異常不明 CTGリピート（？）

MSA：multiple system atrophy, OPCA：olivopontocerebellar atrophy, SDS：Shy-Drager syndrome, SND：striatonigral degeneration, CCA：cortical cerebellar atrophy, SCA：spinocerebellar ataxia, MJD：Machado-Joseph disease, DRPLA：dentatorubral pallidoluysian atrophy, FRDA：Friedreich ataxia, SPG：spastic paraplegia.

[概念・分類]

脊髄小脳変性症（spinocerebellar degeneration: SCD）とは，主に緩慢進行性の小脳性運動失調をきたす一群の神経変性疾患の総称である．代謝性疾患，中毒，悪性腫瘍に伴う二次性運動失調とは区別される．最近，遺伝性SCDでは遺伝子異常がつぎつぎに解明されている．遺伝子性SCDの中には遺伝子座，遺伝子異常の未定なものも残されているが，解明されたものの多くがトリプレットリピート病であった．従来より慣用されてきた疾患分類の中には，遺伝性オリーブ橋小脳萎縮症に示されるように，異なった遺伝子の変異が類似した疾患表現を示すもののあることが明らかにされた．表1に，現在用いられている診断名と遺伝子異常にもとづく分類のうち代表的なものを呈示する．しかし，今日の遺伝性SCD研究の進歩は著しく，優性遺伝性のものはSCA1から，現在ではSCA28まで，また劣性遺伝性としては表に示したFRDAを含め7疾患があげられているが割愛する．

[鑑別診断の要点]

単一の系統に選択的に障害をきたす小脳皮質萎縮症や痙性対麻痺を除くと，ほかの疾患は複数の神経系統が変性する．その程度や分布は，罹病期間や発症年齢にも修飾される．とくにトリプレットリピート病では促進現象がみとめられ，若年発症例ほど症状は重篤かつ多彩となり，進行も早い．したがって臨床診断においては，各疾患の表現型の多様性を理解しておく必要がある．

診断の手順としては，1）二次性小脳失調症を除外すること，2）非遺伝性と遺伝性疾患を区別し，家族歴より遺伝性様式を推定すること，3）障害を系統別に把握すること，4）画像診断により変性病変を評価すること，などが重要である．

これらの所見を考慮しても，病型診断には限界のある場合がある．とくに遺伝性SCDにおいては，確定診断は遺伝子診断によらざるえない場合がある．

[治療]

有効な予防法や根治的治療法は知られていないが，ヒルトニン注射，セレジスト経口剤の使用は承認されている．しかし，現状は対症療法が中心であり，理学療法，薬物療法，療養支援のための福祉制度の活用，などを検討する．

振戦，痙縮，パーキンソニズム，起立性低血圧，神経因性膀胱に対しては薬物療法が有効な場合がある．

神経因性膀胱に対しては外科的手術や自己導尿などが試みられる．

■田代邦雄

[文献]

水澤英洋，辻　省次：小脳・脊髄萎縮症．臨床神経内科学，改訂5版（平山惠造監修），pp458-474，南山堂，2006．

佐々木秀直，田代邦雄：脊髄小脳変性症．新臨床内科学，第8版（高久史麿，尾形悦郎ほか編），pp1589-1598，医学書院，2002．

矢部一郎，佐々木秀直：脊髄小脳変性症．1．TRHやTRH誘導体は本当に有効なのか．EBM神経疾患の治療 2007-2008（岡本幸市，棚橋紀夫ほか編），pp240-244，中外医学社，2007．

12-25　筋萎縮性側索硬化症

症例　69歳　男性

[病歴]

入院約1年前から，指先のこまかい動作が不自由になってきて，同時に手の力が弱くなってきたことに気がついた．数カ月後から，しゃべると鼻声になり，水を飲むとむせたり，鼻にまわったりするようになり，しだいに言語も不明瞭になってきた．しだいに全身のやせが目立ち，最近までに約5kgの体重減少があった．筋力の低下はしだいに全身にひろがり，また入院時ころには胸，大腿などに不随意な筋の収縮が出没するようになってきた．

[診察]

顔面，上肢，胸，背部の筋萎縮が著明である．舌は突出困難，萎縮が明らかである（写真1）．言語不明瞭，嚥下困難，発声障害（嗄声）がある．手指，前腕の筋萎縮が高度で，骨間筋（写真2），母指

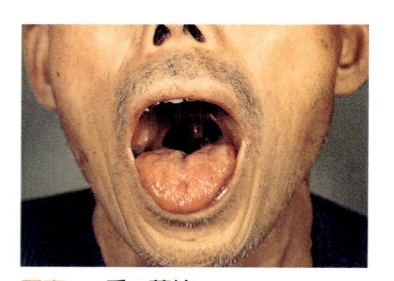

写真1　舌の萎縮
舌の突出はやや困難であり，表面から舌筋の萎縮が明らかにみえる．線維束性攣縮も頻発している．

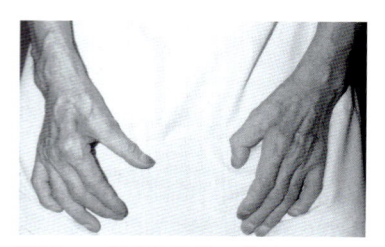

写真2　背側骨間筋の萎縮
とくに第1骨間筋に強い．

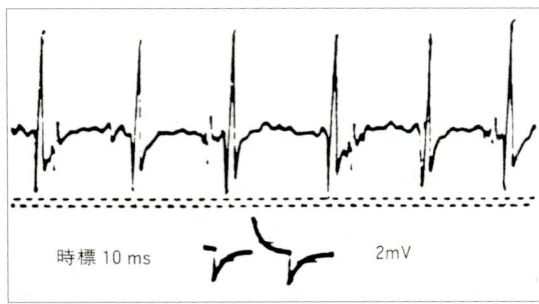

図1 針筋電図，巨大波（giant potential）の出現
軽度収縮で個々の活動電位を観察すると，5mV，20msを超える電位が出現する．

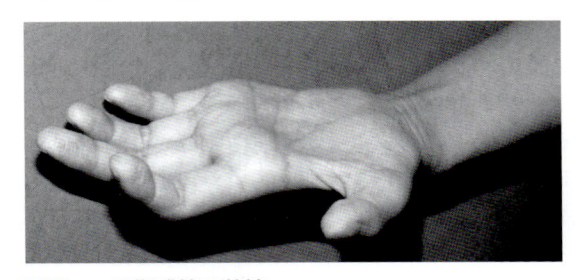

写真3 母指球筋の萎縮
母指対立筋を中心に，高度な萎縮がみられる．小指球筋も同様で，このため，対立運動ができない．

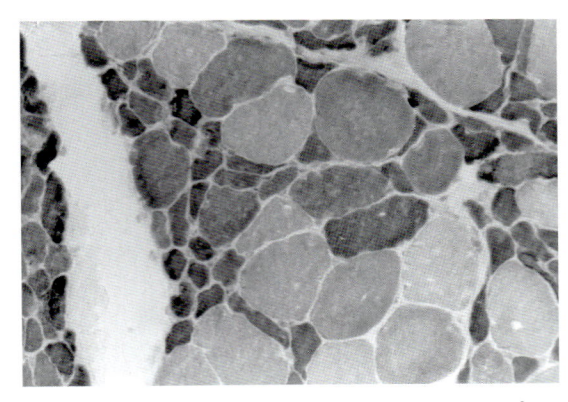

写真4 萎縮筋生検所見（myosin ATPase pH9.4）
多数の小径線維のグループが存在している（×200）．

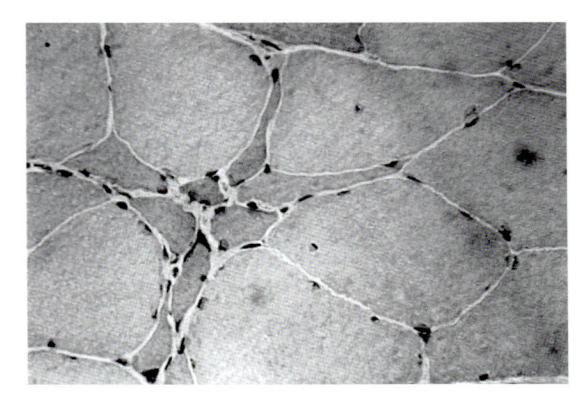

写真5 臨床上無所見の筋の生検所見（Gomori trichrome染色）
一見したところ，筋は正常であるが，ていねいに観察すると小径筋の小グループが発見できる（×400）．

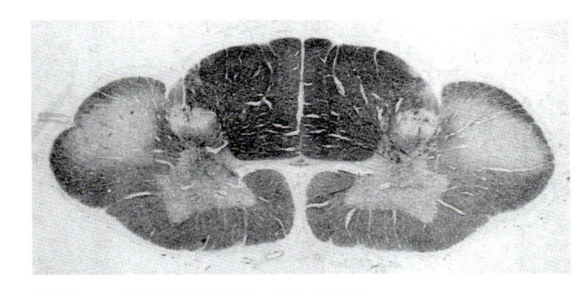

写真6 脊髄病理所見（KB染色）
不幸な転帰をたどった本症の剖検では，脊髄の側索と前角の変化が著しい．

球筋，小指球筋（写真3）でとくに著しい．
腱反射はすべて亢進，運動失調はない．筋線維束性攣縮が，舌，大胸筋などに目立つ．知覚障害なし．

[検査所見]
末梢血血液学的検査，生化学検査で，血清CK 452単位（正常186以下）以外は著変なし．
針筋電図では，安静時活動電位をみとめ，活動時には，高振幅長持続時間の活動電位（図1）をみとめ，全力収縮時，運動単位電位の数は減少している．上下肢筋ともに同様所見．
筋生検は，萎縮の強い上腕と，臨床上は萎縮ははっきりしない大腿四頭筋で行った．前者では明らかな群集性筋線維萎縮がみられ（写真4），後者でも詳細に調べるとわずかながら同様所見がみられた（写真5）．一見正常な筋でも萎縮がみられることが，本症臨床判断上有力な根拠となる．

[経過・治療]
食事摂取がしだいに不可能となり，点滴補液から，経鼻腔食事摂取，胃瘻造成まで行った．呼吸筋の機能低下も高度となり，初診後約6カ月で，気管切開，人工呼吸器装置を行った．頻回の呼吸器感染には，そのつど抗生物質投与で対処し，人工呼吸開始後在宅療養で10年の経過を経ている．現在は，眼瞼の開閉以外の運動はまったく行えず，これのみが問いかけに対する応答であって，介護者との意思疎通を保っている．

[病理所見]
本例は在宅療養を続けているが，同一疾患で不幸な転帰をたどった患者の剖検所見では脊髄側索と前角の病変が高度であった（写真6）．
本疾患の典型例（Charcot病）においては，病発症状として手固有筋の症状がみられるのが普通で，これに四肢の腱反射亢進が伴い，本例もこれに一

致する．ほかに，球症状からはじまる型（進行性球麻痺），下腿からはじまる型（偽性多発神経炎）などもある．また，腱反射亢進を伴わない型（脊髄性筋萎縮症）もあるが，多少の経過の長さの違いはあるものの，終局的には共通の最終像となり，病理所見も共通である．
■木下真男

12-26 Charcot-Marie-Tooth病（CMT病）

遺伝性運動感覚性ニューロパチー
（hereditary motor and sensory neuropathy：HMSN）

症例　54歳　男性

[主訴]
歩行障害．

[病歴]
4年前から歩行時につま先が床，階段にひっかかるようになった．同じころから左足のつま先立ちができないのに気づいた．その後約2年で右足のつま先立ちも難しくなった．5～6年以上前から，かかと歩きはできなかった．足のしびれ，異常感覚，疼痛はない．30歳ごろ，歩き方がおかしいのではないかと姉に指摘された．歩行障害が急に増悪したことはなく，徐々に進行している．上肢の不自由さをみとめない．兄，姉を含め同一家系内に同様の障害を示す者はみられない．

[身体的・神経学的評価]
全身所見，精神状態に異常なし．末梢神経の肥厚なし．脳神経系，頸部の異常なし．上肢では第一背側骨間筋に中等度の萎縮をみとめたが，筋力は正常であった．手指の変形，ほかの小手筋の萎縮，脱力および手指の表在・深部感覚障害はみとめられなかった．下肢では中等度の凹足（写真1），軽度であるが明らかな内反・尖足がみとめられた．両側の前脛骨筋および腓腹・ヒラメ筋に高度の筋萎縮（写真2）・筋力低下，足指伸・屈筋に高度の筋力低下がみとめられた．歩行は鶏歩で，起立の持続が不安定であった．足指の振動覚の高度の低下，位置覚の中等度の低下，足首以下の触・痛覚の軽度の低下がみとめられた．腱反射では，上腕二，三頭筋反射は正常であったが，腕橈骨反射は消失していた．膝蓋腱およびアキレス腱反射は増強法を用いても消失したままであった．

[血液検査]
一般血液，生化学および血清学的検査に異常はみとめられなかった．

[脳脊髄液検査]
細胞数3/μlと正常で，蛋白45mg/dlと軽度の増加がみとめられた．

[末梢神経伝導検査]
上肢では，正中および尺骨神経の運動伝導速度はそれぞれ23.1および24.3m/sと正常値の半分以下の低値を示した．両神経の感覚神経活動電位は電気刺激で誘発不能であった．脛骨神経の運動伝導速度は20.8m/sと正常値の半分以下の低値を示した．腓骨神経の運動伝導検査および腓腹神経の

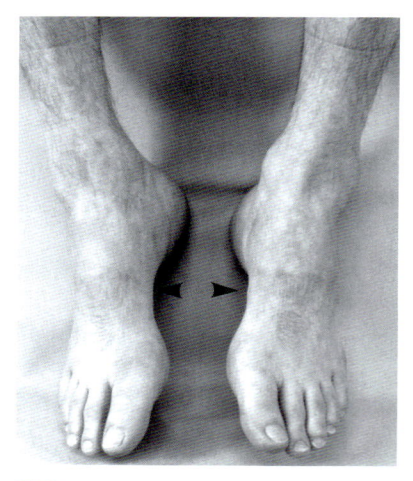

写真1　中等度の凹足（矢頭印）を示す．

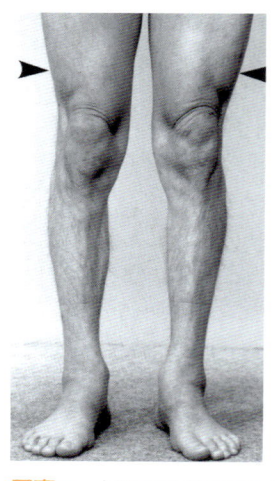

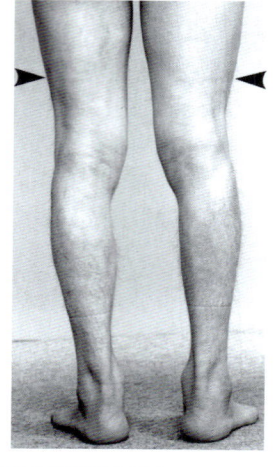

写真2　大腿下部（矢頭印）以下の筋萎縮を示す．

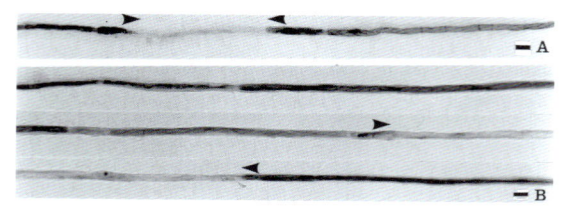

写真3　矢頭印で示した範囲で髄鞘が欠如し，いわゆる節性脱髄を示す（A）．Bでは1本の有髄線維の連続写真を示す．スケールは10μm．

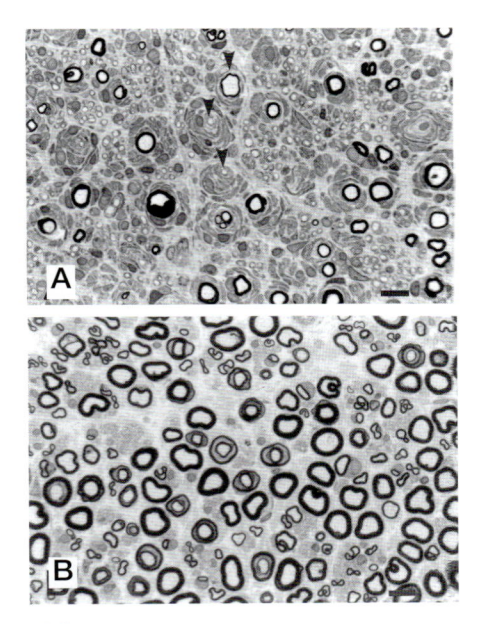

感覚伝導検査では，それぞれ電気刺激による筋活動電位および神経活動電位が誘発不能で，伝導速度は測定不能であった．

[腓腹神経の組織学的検査]

ときほぐし有髄線維標本所見

近傍の正常の髄鞘に比較して薄い髄鞘を示す部分，髄鞘を欠く部分がみられ（写真3），節性脱髄および髄鞘再生所見がみとめられた．

横断光学顕微鏡標本所見

本例（写真4A）では対照（写真4B）に比較して，大径および小径両有髄線維密度は低値を示した．有髄線維の周囲をシュワン細胞（末梢神経における髄鞘形成細胞）の細胞突起が同心円状に取り囲む（その断面が玉ねぎの横断面のようにみえる）onion-bulb 構造がみとめられた．髄鞘が軸索径に比較して薄い有髄線維および髄鞘のみとめられない脱髄軸索が観察された（写真4 A，矢頭印）．

電子顕微鏡学的所見

光学顕微鏡学的所見で明らかであった onion-bulb 構造（写真5）が確認された．髄鞘を欠く脱髄軸索（写真6）の存在も確認された．髄鞘の層状構造の uncompaction などの異常はみとめられなかった．

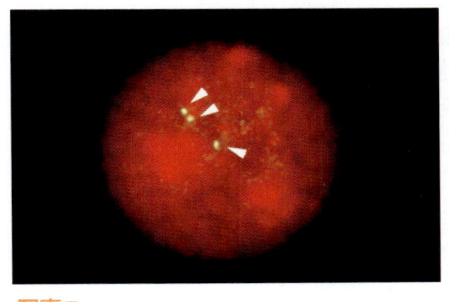

写真4
本例（A）では対照（B）に比較して，有髄線維をシュワン細胞が取り囲む onion-bulb 構造が多数みとめられる．髄鞘が軸索径に比較して薄い神経線維または髄鞘のみとめられない神経線維（矢頭印）も観察される．本例（A）では対照に比較して有髄線維密度が低い．スケールは10μm．

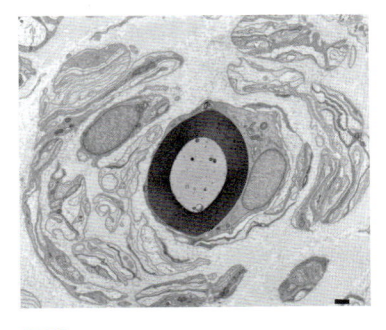

写真5
電子顕微鏡学的観察による onion-bulb 構造を示す．スケールは1μm．

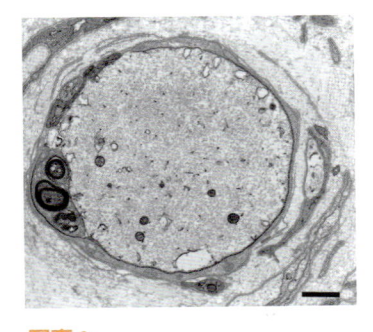

写真6
脱髄軸索を示す．本症でもっとも重要な所見であり，このように電子顕微鏡学的観察でその存在が確実となる．スケールは1μm．

写真7
FISH 法により PMP22 遺伝子領域を示す蛍光の輝点が3個（正常では2個）みとめられている．それゆえ，PMP22 遺伝子量が1.5倍で，PMP22 遺伝子の重複が存在すると判断される．

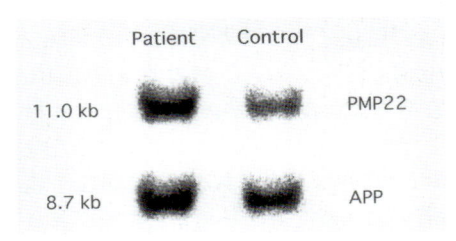

写真8
サザンブロット法による PMP22 遺伝子量の評価．患者（Patient）では対照（Control）に比較して，PMP22 遺伝子の APP（amyloid β-protein precursor）遺伝子量に対する比率が1.51倍であり，患者では PMP22 遺伝子の重複が存在すると判断される．

[分子遺伝学的検査]

　Fluorescent in situ hybridization (FISH) 法では，患者のリンパ球において peripheral myelin protein (PMP) 22 遺伝子領域（17p11.2）の陽性シグナルが3個みられる(写真7)比率が60％で，PMP22遺伝子の重複（duplication）が存在すると判断された．

　サザンブロット法では，PMP22およびアミロイドβ蛋白前駆体cDNAを用いた両蛋白の遺伝子量の比較により，PMP22の遺伝子量が対照の1.51倍(写真8)で，PMP22遺伝子の重複が存在すると判断された．

[診断]

　緩徐進行性の足の変形を伴う下肢遠位筋の萎縮・脱力がみとめられ，家族歴は明らかではないがCMT病がもっとも強く考えられた．末梢神経伝導検査では，測定可能であった伝導速度はいずれも対照値の半分以下と一様に顕著な低値を示し，脱髄性の末梢神経障害が存在すると判断された．上・下肢の感覚神経活動電位の誘発不能所見，腓骨神経の電気刺激による筋活動電位の誘発不能（伝導速度測定不能）所見は，末梢神経大径有髄線維の節性脱髄および変性・消失（軸索変性，有髄線維密度の低値）の進行を反映していると判断された．腓腹神経の組織病理学的所見では，節性脱髄と髄鞘再生および有髄線維密度の低値がみとめられ，脱髄型のCMT病に合致すると判断された．分子遺伝学的検査では，PMP22遺伝子の重複，同遺伝子量の増加がみとめられCMT 1A型と診断された（村上ら，1997；大西ら，1997）．

　本型は常染色体優性遺伝を示し，臨床的な表現度（expressivity）が個人によって異なる．それゆえ，臨床表現型が軽症な場合には，日常生活に支障がなく医師の診察を受けることがないために，本型に罹患しているにもかかわらず正常と思われている場合がある．一方，両親ともに遺伝子異常はないが，患者の遺伝子にはじめて新しい変異（de novo mutation）が生じる場合がある（村上ら，1997）．本家系では両親の診察，分子遺伝学的検査が行えず，親からの優性遺伝によるか，またはde novo 変異によるかは不明である．この遺伝子変異は患者の子供には優性遺伝を示すと判断される（子供についても診察および分子遺伝学的検査は行われていない）．本例のような孤発性の末梢神経障害例では，遺伝性か，獲得性かを決定することは臨床的に困難であるが，分子遺伝学的なPMP22遺伝子の重複の証明によって遺伝性であることが確立した（大西ら，1997）．CMT病のうちでは，この遺伝子変異を示す患者の頻度は日本でも欧米各国と同様にもっとも高い．

[鑑別診断]

　1) 慢性炎症性脱髄性多発根神経炎（慢性経過中の亜急性増悪，脳脊髄液蛋白の上昇，神経伝導速度異常の程度が神経によって異なる，伝導ブロックの存在），2) 甲状腺機能低下症に伴うニューロパチー（FT_4の低値，TSHの高値），3) 異常グロブリン血症に伴うニューロパチー（単クローン性グロブリン血症の証明）および，4) 薬物（シスプラチンなど）による中毒性ニューロパチー（薬物の繰り返し投与の病歴）を検討し，多発神経障害を呈するほかの原因による末梢神経障害（大西，1992）も各症例の臨床経過に応じて除外する．遺伝性ニューロパチーのうちでは，臨床病型より，1) 遺伝性運動性ニューロパチー（運動神経障害のみで感覚神経障害がない），2) Friedreich失調症（失調症，運動・感覚伝導速度の明らかな低値なし，末梢神経の軸索変性・萎縮がみられ，節性脱髄を欠く），3) Dejerine-Sottas病（小児期発症，運動・感覚伝導速度が10m/s未満の低値，髄鞘低形成）を鑑別する．CMT病のうちでの鑑別診断には，PMP22遺伝子，コネキシン32蛋白遺伝子およびP_0蛋白遺伝子の異常の有無とその性質の証明を行う（大西ら，1997）．

[治療]

　PMP22は髄鞘構成蛋白の約2〜5％をしめるが，その遺伝子量の増大がどのように末梢神経障害を惹起するかは明らかでない．したがって本患者の原因療法は現在不可能である．装具による尖足防止，足関節の背屈力の補助が重要である．適度のアキレス腱伸長訓練はよいが，過度の下肢の運動訓練は望ましくない．本症は生命の予後を低下させることはない．下肢機能の保持，変形防止によって患者のQOLを維持することが重要である．

■大西晃生

[文献]

村上龍文, 内野　誠：Charcot-Marie-Tooth病/hereditary neuropathy with liability to pressure palsies. 臨床検査，**41**：1297-1302, 1997.

大西晃生：ニューロパシーの原因別鑑別診断. 日内会誌，**81**：172-176, 1992.

大西晃生, 山本辰紀, ほか：CMT病発端者100名の臨床病型と遺伝子異常分類. 日医新報, 3820（7月12日）：37-40, 1997.

12-27 多発性硬化症

症例 54歳 女性

[臨床所見]

　1994年11月7日より臀部痛があり，同月19日より尿が出にくくなり，同月24日には両下肢の脱力も出現し，第1回目の入院となった．このときは四肢麻痺，第6頸髄以下の全感覚低下，膀胱直腸障害をみとめ，急性脊髄炎の診断にて副腎皮質ステロイド剤の点滴静注療法（ステロイドパルス療法）を受け，症状は軽快した．1995年7月に左眼視力低下，同年9月に両下肢脱力，感覚低下が出現し，多発性硬化症（multiple sclerosis：MS）と診断され，ステロイドパルス療法により改善した．1996年9月8日下腹部痛に続き，急に両下肢脱力，四肢の感覚鈍麻，排尿障害が出現したため，第3回目の入院となった．

　両側視神経乳頭の耳側蒼白（写真1）をみとめ，Lhermitte徴候陽性，両上肢の協調運動障害があり，閉眼で増悪し両側手指に偽アテトーゼがみられた．両下肢は完全麻痺であった．腱反射は上肢で低下，下肢で消失し，両側のBabinski反射が陽性．温痛触覚は第4胸髄レベル以下で中等度低下し，関節位置覚は両側手指で低下，両側足趾で消失していた．尿閉の状態で，肛門反射は消失．

[検査所見]

　血算，血液生化学，血清学検査は異常なし．血清抗aquaporin-4抗体陰性．

　髄液検査で細胞数125個/μl（単核球75％，多核球25％），蛋白420 mg/dl，IgG index 0.91（正常＜0.65）と増加していた．オリゴクローナルバンドは陰性であった．

[電気生理検査]

　視覚誘発電位検査（VEP）では，15′刺激でP100潜時が右側123.0 ms，左側132.0 ms（正常＜123.8）と左側で延長していた（写真2）．後脛骨神経刺激による体性感覚誘発電位検査（SEP）では，右側においてN20の潜時は20.48 ms（正常＜24.37）と正常であったが，P37の潜時が61.76 ms（正常＜44.35）と遅延し，脊髄後索障害が示唆された．左側は正常であった（写真3）．

[画像検査]

　頭部MRIで左側脳室周辺と左視索にgadolinium（Gd）増強病変がみとめられた（写真4）．脊髄MRIでは下部延髄から頸髄全長にわたる腫大とT$_2$高信号病変がみとめられた（写真5）．

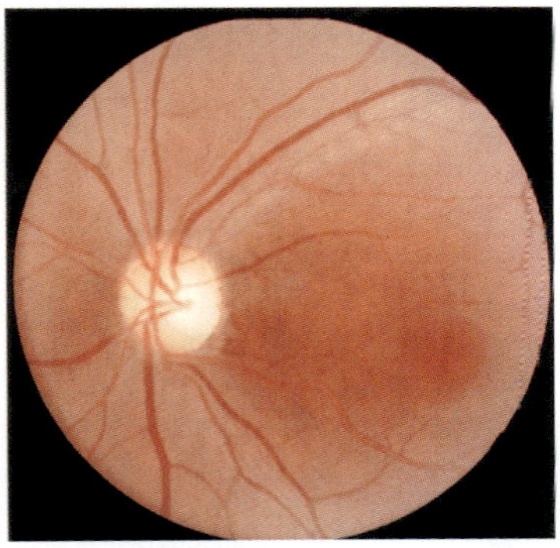

写真1　眼底写真
左視神経乳頭の耳側蒼白をみとめる．視神経炎では乳頭黄斑線維束が傷害されやすく，中心暗点を生じやすい．乳頭黄斑線維束は視神経乳頭の耳側をしめ，視力が回復しても乳頭黄斑線維束が萎縮してくるため視神経乳頭の耳側が蒼白となる．

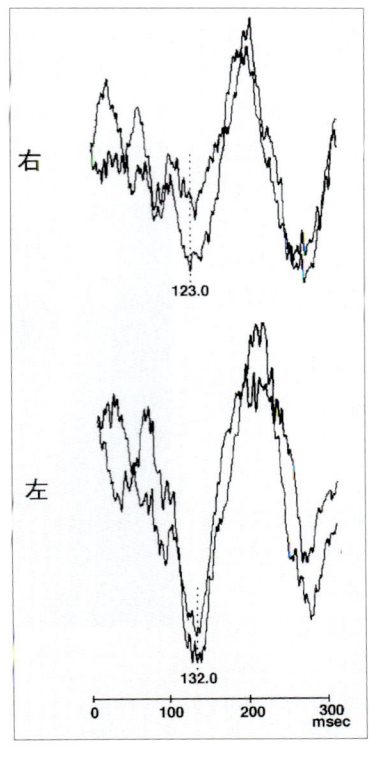

写真2　視覚誘発電位検査（VEP）
15′のパターン反転刺激による後頭部頭皮記録の誘発電位（P100）の潜時は，右123.0 ms，左132.0 ms（正常＜123.8）と左で延長．

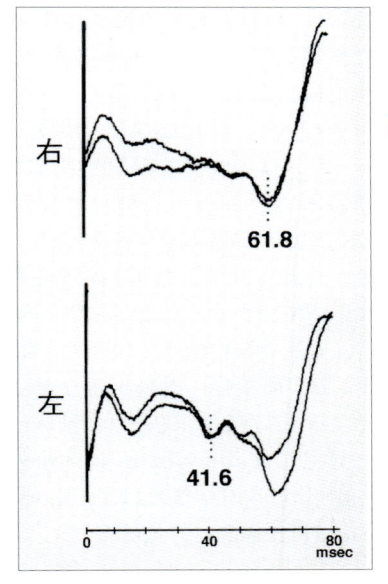

写真3　体性感覚誘発電位検査（SEP）
後脛骨神経電気刺激による頭皮記録の誘発電位（P37）の潜時は，右61.76 ms（正常＜44.35）と延長し，左は41.6 msで正常範囲．MSの脱髄病巣では神経伝導時間が遅延したり，伝導ブロックを生じやすくなっており，各種誘発電位検査で高率に異常がみとめられる．

写真4A 頭部MRI，gadolinium造影T₁強調画像
軸位撮影（TR 600, TE 18）にて，左側脳室体部後方に接して異常増強をみとめる．

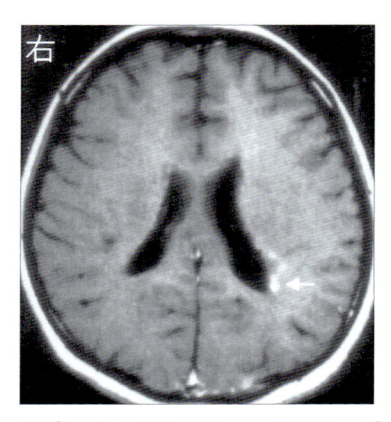

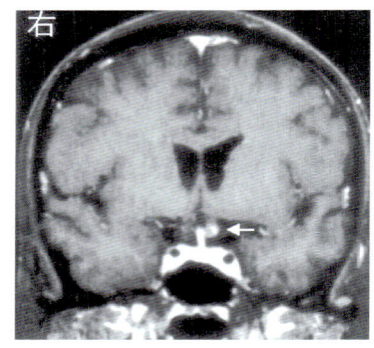

写真4B 冠状断撮影（TR 416, TE 16）

写真4C 軸位撮影（TR 600, TE 18）
左視索に一致して異常増強をみとめる．

[治療]

急性期の短縮を目的として，methylprednisolone 1000 mg/日，3日間の経静脈投与（パルス療法）に続き，prednisoloneの経口投与（60 mg/日より開始し漸減）が行われた，症状は徐々に改善し，MRI上の脊髄病巣も縮小した．

[鑑別診断]

中枢神経障害を反復する炎症性疾患として，全身性エリテマトーデス，混合性結合組織病，Sjögren症候群などの膠原病による血管炎は，全身理学的所見と自己抗体の検査から鑑別される．神経Behçet病は男性に多く，神経症状が先行する場合があり，針反応などの検査を行う．サルコイドーシスは，胸部X線や血中ACEの測定を行う．脊髄障害を反復する場合は脊髄動静脈奇形を，MRIや血管造影により鑑別する．悪性リンパ腫も中枢神経に多発したり，副腎皮質ステロイド剤に反応して縮小することがあり，画像上mass effectの強い場合には疑う．HTLV-I関連脊髄症，神経ボレリア感染症，神経梅毒などは血清学的に鑑別できる（吉良ら，1998）．血清抗aquaporin-4抗体を測定し，aquaporin-4に関連した病態（neuromyelitis opticaまたはaquaporinopathy）を除外する（Matsuokaら，2007）．

[画像所見]

MSを含めた脱髄性疾患の画像診断にはMRIがきわめて有用であり，不可欠となっている．以下にMSのMRI所見について述べる（吉良ら，1993）．

MSの脱髄病巣は脳室周辺の白質に好発し，表層方向に長い楕円形を呈することが多い．T₂強調画像またはFLAIR（fluid attenuation inversion recovery）画像にて高信号域に，T₁強調画像で低信号域に描出される．T₂高信号については，急性期では炎症に伴う浮腫が主体であり，慢性期ではグリオーシス，脱髄，細胞外腔の増大などによる．新しく出現した病巣は高率にGdにより増強され，増強効果の持続は4〜8週以内である．Gd増強効果は血管周囲性の単核球浸潤による血液脳関門の破綻を反映し，もっとも早期のMS病巣に対応している．methylprednisoloneのパルス療法によりGd増強効果は消失ないし減弱するが，一過性であり臨床症状の改善と解離することがある．

再発寛解型MSの過半数例で，臨床的に安定していてもGd増強病巣が観察されることから，局所的な新病巣の生成は頻繁に起こっており寛解期でも疾患活動性が持続していることが示唆される．臨床的に予後不良な慢性進行型MSは，MRI病巣の数が多く，癒合性病巣やテント下病巣の数が有

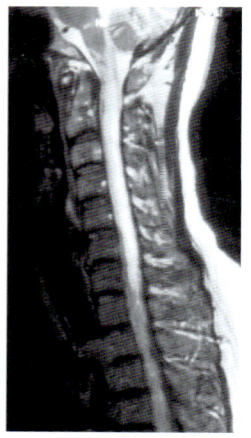

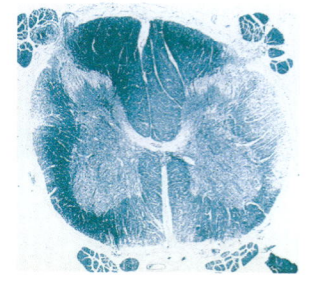

写真6 腰髄の脱髄病変
左側索（錐体路，脊髄小脳路）に境界明瞭な脱髄巣がみとめられる（KB染色）．

写真5 脊髄MRI，T₂強調画像，矢状断撮影（TR 2500, TE 90）
延髄下部から頸髄全長にわたって高信号領域をみとめ，頸髄全体が腫大している．

意に多い．また新病巣の出現頻度も，予後の悪い二次性進行型は18.2個/年で，一次性進行型の3.3個/年よりも高い．

[病理所見]

大脳，小脳，脳幹，脊髄の白質，視神経に脱髄巣が散在する．大きさは数mm～数cmで，境界は明瞭，新旧さまざまな病巣がみられ，大脳半球では側脳室周辺に好発する．急性期には小静脈周囲のリンパ球，マクロファージの浸潤がみられ，慢性期には血管周囲の結合組織の増加をきたす．脱髄巣は髄鞘染色でもっともよく観察され（写真6），非系統的，非連続性で，しばしば静脈周囲性に放射状に広がり，あるいは互いに融合し，しだいに大きくなるが，一般に脳組織の連続性は保たれている．病巣が古くなると，アストログリアが増殖して硬化巣となる．日本のMS例の多くでは，病変の主座は視神経，脊髄，脳幹にあり，脱髄巣は広範かつ融合性で，しばしば軸索まで侵され，強い壊死傾向がみられる．　　■山田　猛・吉良潤一

[文献]

吉良潤一，後藤幾生：脱髄疾患の画像診断．Annual Review 神経 1993, pp253-266, 中外医学社, 1993.

吉良潤一，山田　猛，ほか：多発性硬化症－アジア型多発性硬化症の特徴と最新の治療法について－．臨床と研究，75：1092-1097, 1998.

Matsuoka T, Matsushita T, et al：Heterogeneity of aquaporin-4 autoimmunity and spinal cord lesions in multiple sclerosis in Japanese. *Brain*, **130**：1206-1223, 2007.

12-28　ジストロフィン異常症

症例　26歳　男性　会社員

[臨床所見]

少年時代に運動時下肢の筋痙攣が起こることが多かった．26歳時に微熱，全身倦怠感の出現後，動悸，咳嗽をみた．近医で血清CK高値（679 IU/*l*），胸部X線検査で心肥大，心電図異常を指摘され，受診．体幹・四肢の筋萎縮・筋肥大および筋力低下は明らかではなかった．母親の同胞男性2名が若年で心筋症により死亡していた．

[血液検査]

ALT 52 U/*l*, LDH 247 U/*l*, CK 827 IU/*l*, BNP 12.0 pg/m*l*.

[心電図所見]（図1）

I, aV_L誘導でSmall q波を，V_1誘導でR波の増高をみとめる．

[画像診断]

胸部X線像（写真1）

心肥大（CTR 56％）をみとめる．

心エコー検査

左心室後壁の運動低下，左心室拡張期内径（LVDd）60.5 mm，左室収縮期内径（LVDs）49.7 mm，駆出率（EF）0.32，左心室内径短縮率（FS）17.8％．

[筋電図所見]

三角筋，大腿四頭筋，前脛骨筋で低振幅，短持続，多相性電位をみとめる．

[一般病理組織像]（大腿四頭筋生検，右室心筋生検）

骨格筋では，筋線維の軽度の大小不同，萎縮線維（矢印）や多数の中心核（矢頭）をみとめる．また，心室筋生検組織では，間質結合織の増生をみとめる（写真2）．

図1

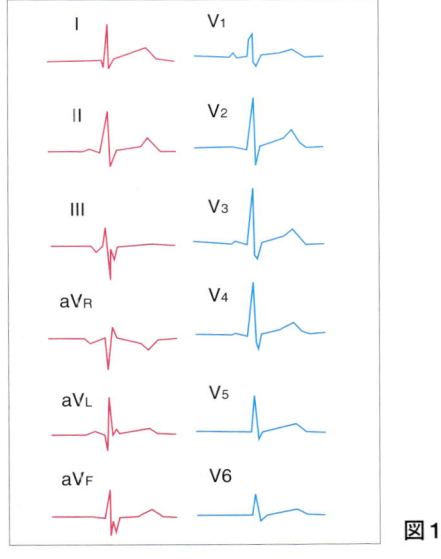

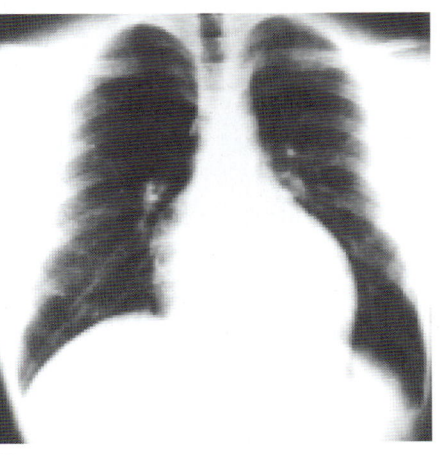

写真1

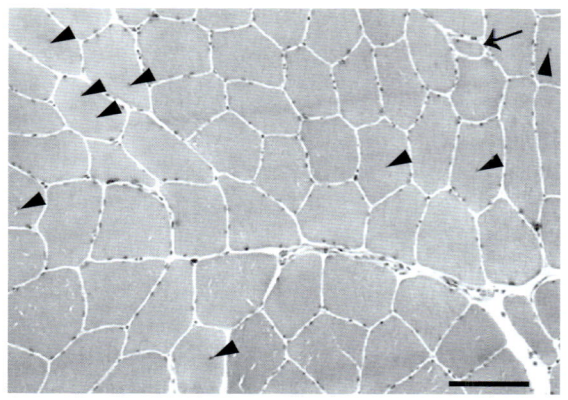

写真2A　骨格筋

写真2B　心筋

[ジストロフィン免疫組織化学]（大腿四頭筋生検, 右室心筋生検）（写真3）

　ジストロフィンのN端（アクチン結合領域）およびC端に対する抗体を用いた場合では，骨格筋，心筋ともにジストロフィンの発現が軽度に低下し，ロッド領域（aa 1840-aa 2266; exon 37-45に相当）に対する抗体を用いた場合ではジストロフィンの染色性がみとめられない．

[ジストロフィン遺伝子診断]（サザンブロット）（写真4）

患者でエクソン45-55に相当するバンドの欠失をみとめる．

[ウエスタンブロット]（写真5）

　正常骨格筋の全長型ジストロフィン（427 kDa）に比べて，患者の骨格筋および心室筋ではやや小型のジストロフィン（380 kDa）をみとめる．

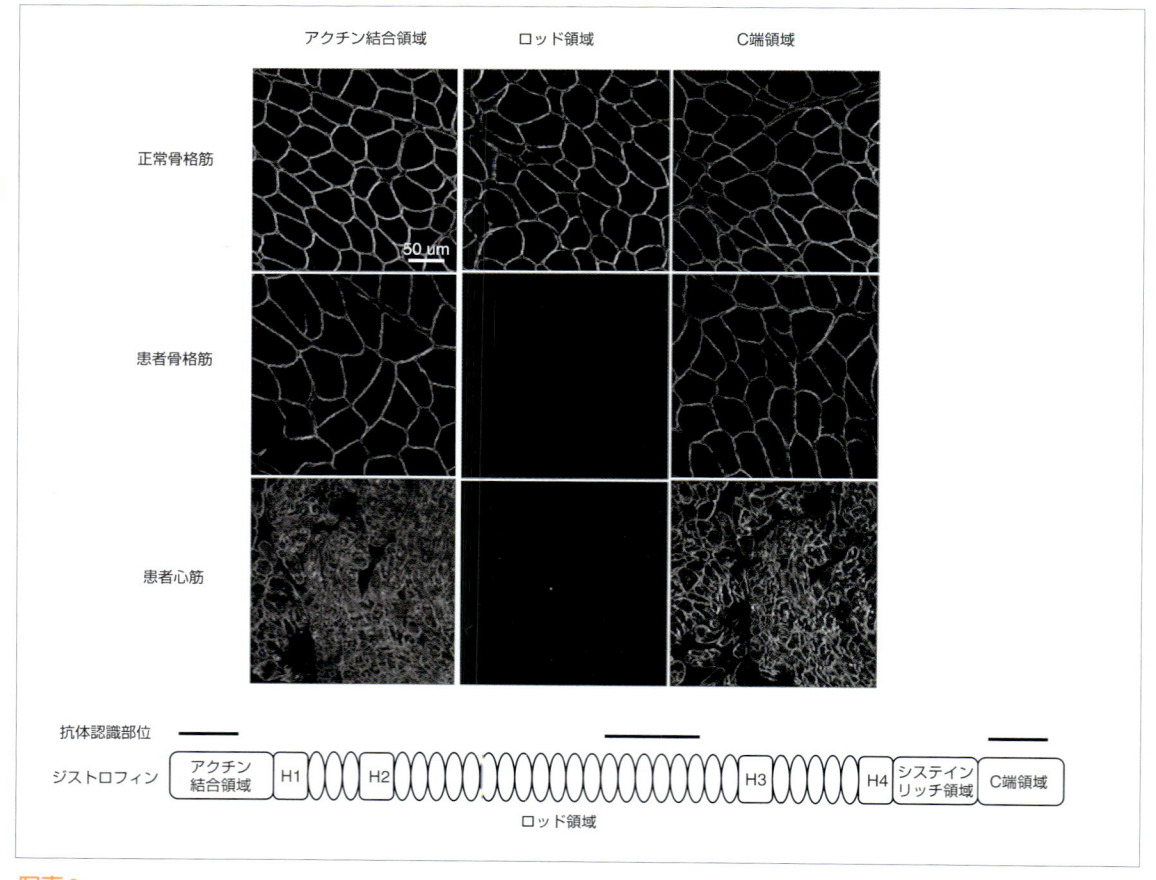

写真3

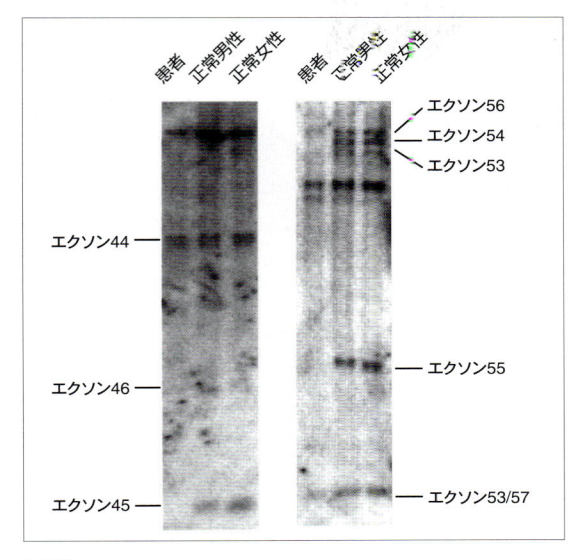

写真4

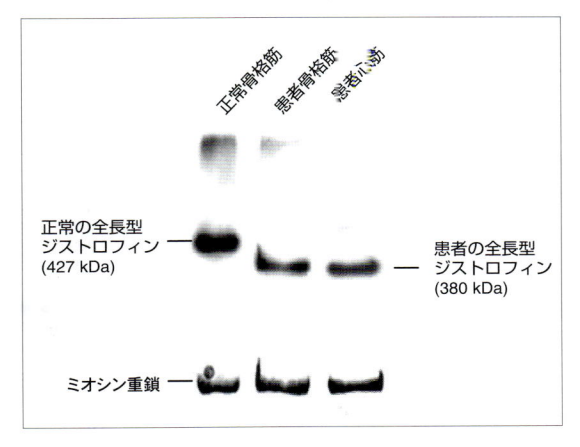

写真5

[鑑別診断]

ジストロフィン異常症には，小児期に発症し進行性かつ重篤な骨格筋障害を呈するDuchenne型筋ジストロフィー（DMD），青年期～成人期に発症し骨格筋症状が軽度～中等度であるBecker型筋ジストロフィー（BMD）および骨格筋症状は明らかではないが心筋障害を呈するX連鎖性拡張型心筋症（X-linked dilated cardiomyopathy: XLDCM）がある．本例は明らかな骨格筋症状を示さないことからXLDCMと考えられる．ジストロフィン異常症の心電図検査では，I，aV_L，V_5–V_6あるいはII，III，aV_F誘導の異常Q波やV_1誘導のR波の増高がみられる．また，心臓超音波検査では，左心室後壁よりはじまる壁運動低下および左心室機能の低下を呈し，最終的には拡張型心筋症像を示す．鑑別を要する疾患として，心筋障害を呈する肢帯型筋ジストロフィー，Emery-Dreifuss型筋ジストロフィーがあげられる．診断は分子遺伝学的検査（multiple ligation probe amplification（MLPA）法，multiplex PCR法，サザンブロット法）あるいは生検筋を用いた免疫組織化学法やウエスタンブロット法により確定する．

[治療]

DMDに対しては，ステロイド剤（プレドニゾロン，デフラザコート）が骨格筋障害および心筋障害に対して有効であることが示され，北米・欧州を中心に早期から使用されている．心筋障害については，アンジオテンシン変換酵素阻害薬やβ受容体遮断薬が有効とされている．日常生活上の注意点として，心臓に過大な負荷をかけるような運動には注意が必要である．　　　　　■中村昭則・武田伸一

[文献]

Beroud C, Tuffery-Giaud S, et al: Multiple skipping leading to an artificial DMD protein lacking amino acids from exons 45 through 55 could resucue up to 63 % of patients with Duchenne muscular dystrophy. *Human Mutat*, **22**:1-19, 2007.

Finsterer J, Stöllberger C: The heart in human dystrophinopaties. *Cardiology*, **99**:1-19, 2002.

Shimizu M, Ino H, et al: Gene mutations in adult Japanese patients with dilated cardiomyopathy. *Cir J*, **69**:150-153, 2005.

12-29　多発性筋炎

症例　45歳　女性

[臨床所見]

6カ月前より労作時の息切れを自覚し，2カ月前より四肢の脱力が出現し階段の昇降が困難になり，当科へ精査入院となった．四肢近位筋優位の筋力低下と軽度の筋萎縮をみとめる．腱反射は低下しているが感覚は正常．両側下肺野にfine crackleを聴取する．

[血液検査]

AST 98 IU/l，ALT 85 IU/l，LDH 977 IU/l，CK 2507IU/l，Aldolase 14 U/l，Myogloblin 1450 ng/ml，抗Jo-1抗体（＋），抗核抗体（＋），CRP 1.8 mg/dl．

[画像診断]

胸部X線像

下肺野に小粒状影をみとめる（写真1）．

胸部CT

下肺野に異常陰影をみとめる（写真2）．

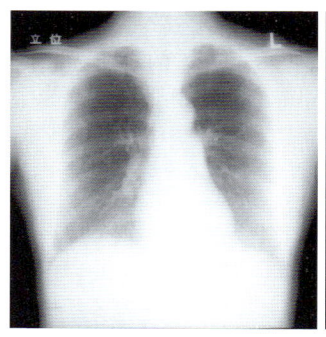

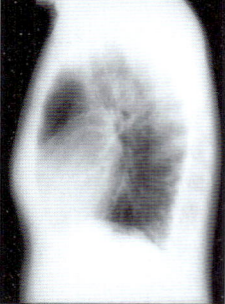

写真1

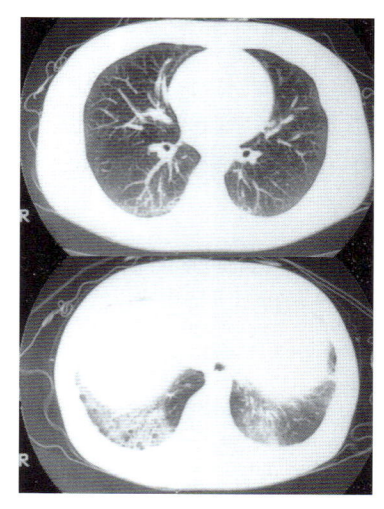

写真2

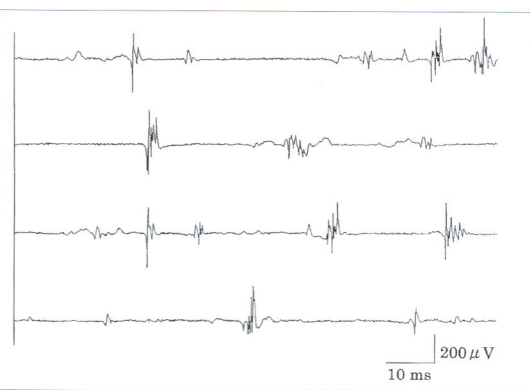

図1

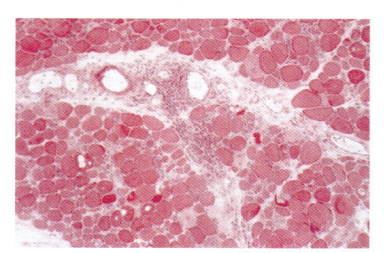

[筋電図所見]
　低振幅，短持続，多相性の電位とともに fibrillation, positive sharp waves などの自発放電をみとめる（図1）．

[病理組織像（筋生検）]
　筋線維の壊死，再生，炎症細胞浸潤，中心核の増加，間質の線維化をみとめる（写真3）．

[鑑別診断]
　多発性筋炎と鑑別を要する疾患として筋ジスト

写真3

ロフィー（肢帯型筋ジストロフィー，顔面肩甲上腕型筋ジストロフィーなど）があげられる．筋病理所見でも，筋生検で細胞浸潤の検出できない多発性筋炎があり，また逆に相当の細胞浸潤のみとめられる筋ジストロフィーも存在することから，どうしても確定診断の困難な症例もある．このような場合は，一度は多発性筋炎の治療を試みるべきである．またサルコイドーシスなどの肉芽腫性筋炎や，lymphorrhage を伴う重症筋無力症，甲状腺機能亢進症などにも注意が必要である．

[治療]
　急性期の安静と早期の薬物療法が必要であり，薬物治療開始前あるいは治療と並行して悪性腫瘍の検索も必要である．第1選択薬はステロイド剤であり，プレドニゾロン 40～60mg/日より開始する．初期投与量が無効の場合は，80～100mg/日まで増量するかステロイドパルス療法を試みる．減量は臨床症状と血清 CK 値を観察しながら慎重に行う．ステロイドの効果が不十分な場合や減量の困難な場合，および副作用（消化性潰瘍，糖尿病，高血圧，骨粗鬆症，白内障，緑内障など）により大量投与が困難な場合に免疫抑制薬投与や γ-グロブリン大量静注療法なども考慮する．合併症の中で急性間質性肺炎はとくに重篤な病態であり，原則としてステロイドパルス療法を行う．

■樋口逸郎・納　光弘

[文献]
Engel AG, Hohlfeld R, et al: The polymyositis and dermatomyositis syndromes. In: Myology, 2nd ed (Engel AG, Franzine-Armstrong C eds), pp1335-1383, McGraw-Hill, New York, 1994.
Joffe MM, Love LA, et al: Drug therapy of the idiopathic inflammatory myopathies: predictors of response to prednisone, azathioprine, and methotrexate and a comparison of their efficacy. *Am J Med*, **94**: 379-387, 1993.
谷本潔昭，狩野庄吾，ほか：皮膚筋炎，多発性筋炎の改訂診断基準．厚生省 特定疾患自己免疫疾患調査研究班 平成4年度研究報告書, 25-28, 1993.

12-30　重症筋無力症

症例　55歳　女性

[臨床所見]

　約3カ月前より物が二重にみえることに気づき，約2カ月前より右眼瞼下垂と四肢脱力感が，約1カ月前より左眼瞼下垂と労作時の息苦しさが出現した．朝方は比較的症状が軽いが，夕方には増悪する日内変動や，日により症状の程度が変わる日差変動があったが，いずれの症状も全体的には徐々に増悪してきていた．精査加療目的で当科へ入院した．両側眼瞼下垂，右眼の内直筋麻痺による複視，咬筋の易疲労性，両側眼輪筋の筋力低下，頸筋と四肢近位筋の筋力低下と易疲労性をみとめた．

[血液検査]

　抗アセチルコリン受容体抗体陽性（結合型160.0pmol/ml，阻止型24.7％）．

　血液ガス分析：pH7.397，PCO_2 46.5 mmHg，PO_2 76.3 mmHg，HCO_3 28.5 mEq/l，BE 3.6，SaO_2 93.9％．

　呼吸機能：％FVC 65.4％，$FEV_{1.0\%}$ 94.1％．

[鑑別診断]

　進行性に四肢筋力低下をきたす疾患として，多発性筋炎，Lambert-Eaton筋無力症候群，Guillain-Barré症候群，運動ニューロン疾患があり，進行性筋ジストロフィー（顔面肩甲上腕型，眼筋型，眼咽頭型）は筋力低下をきたす筋の分布が類似する．ほかに，動脈瘤，海綿静脈洞症候群，糖尿病性外眼筋麻痺，甲状腺疾患，Fisher症候群，Tolosa-Hunt症候群，側頭動脈炎，サルコイドーシス，ミトコンドリア脳筋症，その他多くの外眼筋麻痺を呈する疾患が鑑別対象となる．

[治療]

1．内科的治療
　1）抗コリンエステラーゼ薬（対症療法）
　2）副腎皮質ステロイド（prednisolone）
　3）免疫抑制薬（azathioprine，Tacrolimus，cyclosporin）
　4）大量免疫グロブリン療法（IVIg）

2．外科的治療
　拡大胸腺摘出術または縦隔鏡下手術．
　浸潤型胸腺腫例では術後に放射線照射を追加．

3．血液浄化療法
　1）二重膜血漿濾過法（DFPP）
　2）免疫吸着療法
　3）単純血漿交換（MuSK抗体陽性例）

4．クリーゼへの対応
　1）気道確保（気管内挿管，気管切開）
　2）人工呼吸器管理

[検査所見]

ヘスチャート（図1）

　右眼の内直筋麻痺をみとめる．

アンチレクス（antirex）試験（写真1）

　試験前（上）では両側眼瞼下垂が明瞭だが，edrophonium 2mg投与後（下）には著明に改善し，陽性所見であった．

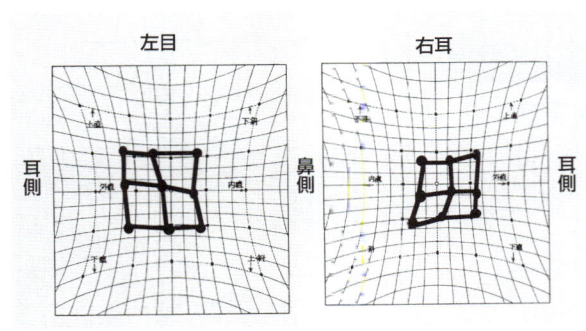

図1　ヘスチャート

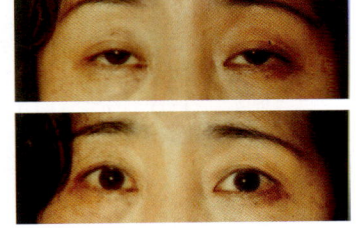

写真1　アンチレクス（antirex）試験

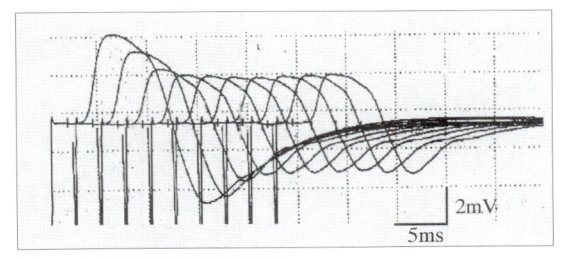

図2　反復刺激誘発筋電図

反復刺激誘発筋電図（図2）

低頻度（3Hz）刺激により，複合筋活動電位振幅の減衰（waning現象）がみとめられる．第1刺激と比較して第5刺激では約50％のwaningを示した．

[画像所見]
胸部X線側面像（写真2）

前縦隔の透過性が低下しており，胸腺腫の存在が疑われる．

胸部CT（写真3）

前縦隔で上行大動脈の前方に5×3cmの腫瘍像（胸腺腫）をみとめる．

$^{201}T_1$-SPECT（写真4）

水平断像（上），冠状断像（下）ともに前縦隔に異常集積をみとめる．胸部CT上の胸腺腫に一致した所見である．

[病理所見]
胸腺病理組織（写真5）

胸腺腫（左）はリンパ球成分が目立つ部，上皮細胞が目立つ部，リンパ球と上皮細胞が混在する部など多彩な組織像を示した．胸腺は萎縮し脂肪組織がおもだが，胚中心を伴うリンパ増生が散在していた（右）．

■高守正治

[文献]

高守正治：重症筋無力症．神経免疫疾患治療ガイドライン（日本神経治療学会，日本神経免疫学会編），協和企画，pp1-78, 2004．

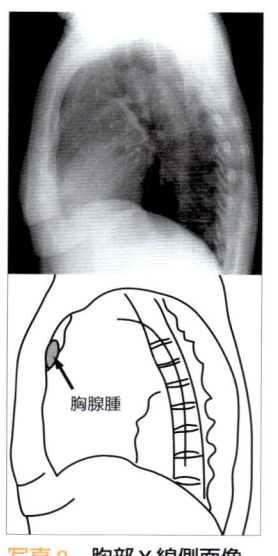

写真2　胸部X線側面像

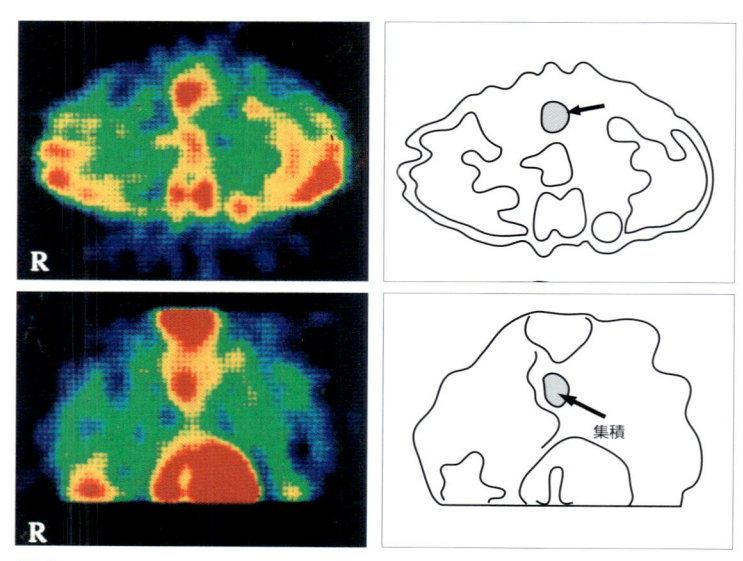

写真4　$^{201}T_1$-SPECT

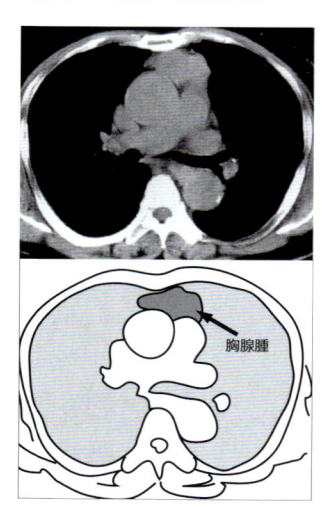

写真3　胸部CT

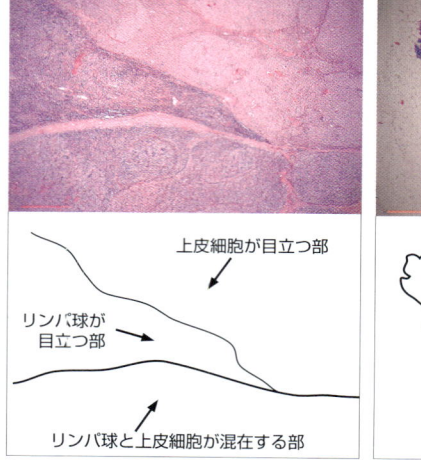

写真5　胸腺病理組織

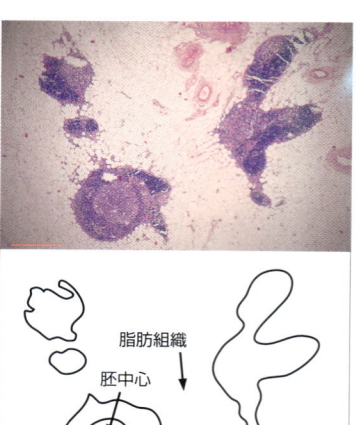

12-31　変形性脊椎症（とくに頸椎症）

変形性頸椎症（cervical spondylosis）
症例　52歳　男性
[主訴]
　左上肢のしびれ．
[現病歴]
　3カ月前から，左手の親指，人差し指から前腕橈側，肩にかけて，正座のあとのしびれのような異常感覚，ときに痛みも覚えるようになった．
　左手でカバンをもつのもつらくなり，また，左手にもった物を気づかぬうちに落とすことがときにある．
　既往に外傷歴なし．
[神経学的所見]
　脳神経系異常所見なし．
　頸の前後屈に制限があり，とくに後屈時に頸から左肩，上腕に痛みが出る．短頸でやや頸まわりが細い．徒手筋力テストで，ほぼ筋力は正常に保たれ，Barré徴候は上下肢とも陰性．左上腕から三角筋部に筋収縮時の線維束性収縮（contraction fasciculation）がみられ，軽度の筋萎縮も伴っていた．
　痛みを伴うしびれといった異常感覚が，左肩から上腕，前腕，親指，人差し指に，またあるときには電撃的にみられる．これは左第5頸髄の髄節性分布域にきわめてよく一致し，この部分には軽度の触・痛覚の低下をみた．振動覚，立位覚などの深部感覚の異常はなかった．
　深部腱反射は上腕二頭筋反射（右正常/左低下），上腕三頭筋反射（正常/低下），腕橈骨筋反射（正常/やや低下），膝蓋腱反射（正常/正常），アキレス腱反射（正常/正常）でBabinski徴候は陰性であった．膀胱障害，発汗障害はみられなかった．
[病歴・神経学的所見の解釈]
　左上肢のしびれはC5・C6の髄節性の領域に一致している．頸の後屈で病状の増強，さらに深部腱反射C5～C6を主とする左の領域の減弱をみとめ，そのうえ，左上腕C5～C6領域に線維束性収縮をみる．
　一方，下肢には神経学的所見はないことから，C5を中心とした髄節性徴候（segmental sign）のみであり，長索徴候（long tract sign）はない．まず，左C5を中心とする頸椎を検索する必要がある．
[画像所見]
　頸椎側面のX線像の十分な後屈位（写真1A）と十分な前屈位（写真1B）を示す．患者が頸の前・後屈を意識的にしているかは＊印の部分の差でわかる．すなわち写真1Aは顎が十分に頸についているもの，写真1Bは顎が頸から離れているものである．それにもかかわらず，頸椎の可動性は極端に制限されている．おそらく，このような動作による肩から上腕への痛みに対する頸周囲の筋性の防御がはたらいているためであろう．頸椎症の患者によくみる大切な所見である．
　脊椎管狭窄（narrow spinal canal）はない．X線写真側面像で椎弓（lamina，→←印）が十分にみられることからも脊椎管の形は扁平なものではないと推定される．
　椎間板腔はC4/5，C5/6，C6/7で狭少化し，そのうえC5/6，C6/7には骨棘形成がみられC6/7では脊椎管前後径は11.0mmとなっている．
　以上の所見からX線写真上，変形性頸椎症と診断できる．
　写真2はT₂強調のMRI矢状断層で正中部（写真2B）と右左に0.5mmのもの（写真2A，2C）である．
　単純X線でみたC6/7での変性は中央部から出ている骨棘（osteophyte ridge）であることがわかる．C6/7では，くも膜下腔は上下に長く狭窄を受けている．
　単純X線による側面像では必ずしもはっきりとした変形性脊椎症（spondylosis deformans）の所見がつかまらなかったが，MRIではC4/5に強い椎間板の突出による変形をみることができる．これは片側性を示し，左側では脊髄は扁平化している．C4/5の上下を軸位MRI（T₂WI）でみると（写真3A），椎間板の部位に一致して左側に強いヘルニアの変性像をみることができる（写真3C）．これにより左C5の根の出口である椎間孔までも狭窄していることが明瞭である（写真3B，→←印）．
[診断]
　変形性脊椎症の診断はX線画像によるものである．この状態が必ずしも症候を呈さないことは多々ありうる．しかし，逆に訴えがあり，それに対する症候が歴然と存在している場合は，画像から得られた情報は重要なものとなる．
　本例では，左C5を中心とした訴えと所見が主徴であり，現在患者を悩ませている状態は，おそらくC5の根症（radiculopathy）であろうと思われる．
[治療方針]
　まず保存的療法を試みるべきである．職業，生活習慣を詳細に尋ね，頸椎に悪影響を及ぼしてい

ないかを検討する．この例を含め，一般に頸の後屈，または顎を前に出す動作には十分に注意を与えることである．このとき，単に「頸を動かさないように」との指示では駄目で，より具体的に例をあげて説明すべきである．たとえば，「物を拾うときにはしゃがんでそれを取りなさい」とか「ワープロで画面をみる位置には問題ないか」「講演会などで前のほうに座ってスクリーンをみているのはよくない」などといった注意である．また，朝，起床時に手がむくんだようで，しびれがひどいときは，夜間のネックカラーの装着をすすめるのも一法である．頸のマッサージ，カイロプラクティックなどは

写真1

写真2

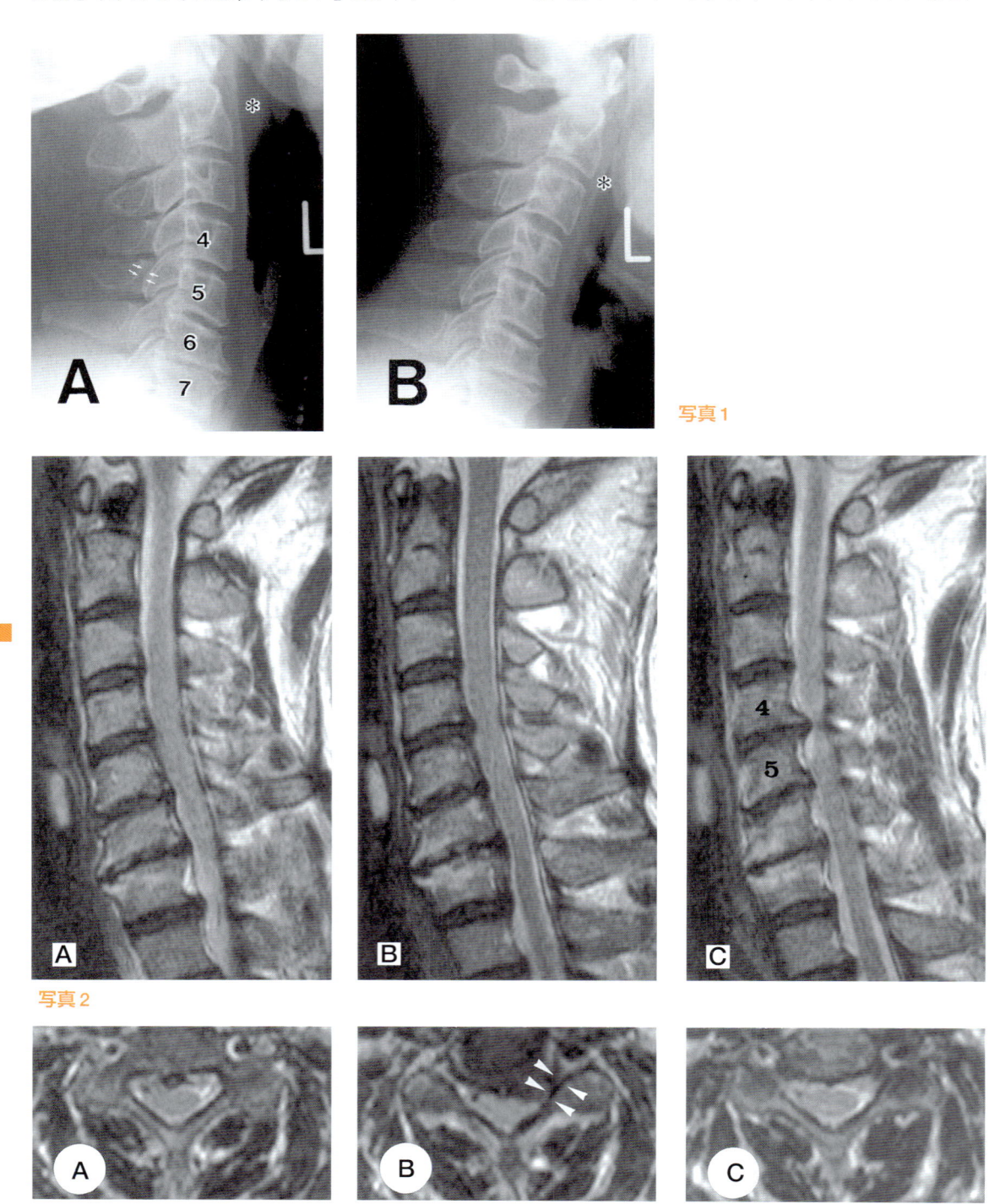

写真3

安易にすべきでない．

　膀胱障害，痙性対麻痺，Romberg 徴候，髄節性の脱力・筋萎縮，はげしい頑固な痛みの持続などが生じてくるようであれば，観血的，外科的治療を考えなければならないことが多い．

　一般に，生活指導でかなり改善するものであり，この点の十分な指導と理解をさせることなく安易に外科的治療に走ることは慎むべきである．

■井上聖啓

[文献]

Cooper PR ed: Degenerative disease of the cervical spine. In: Neurosurgical Topics, Publications Committee, American Association of Neurological Surgeons (AANS), 1992.
Ehni G: Cervical Arthrosis, Diseases of Cervical Motion Segments. Year book Medical Publishers, Chicago, 1984.
Penning L: Functional Pathology of the Cervical Spine. Williams & Wilkins, Baltimore, 1968.

12-32　頸椎後縦靱帯骨化症（OPLL）

症例　54歳　女性　専業主婦

[主訴]

　両手足のしびれ，箸がもちづらい．歩行しにくい．

[現病歴]

　2002年6月ころより左拇指，示指のしびれに気づいていた．時々左上肢に放散する痛みもあった．

　2005年1月ころよりしびれが両手にひろがり，箸がもちにくく，小さなボタンもはめにくくなった．

　3月ころより膝の脱力を感じ，階段の下りで転びそうで不安で手すりにつかまるようになった．

　7月ころには食事のとき，箸で掴んだ物を落とすことが多くなった．平地歩行でも転びそうで不安，階段の登り降りとも手すりにつかまらないと困難となったため受診した．

[神経学的所見]

　歩容は軽い痙性歩行である．頸椎は前屈，後屈ともに可動域制限がある．上下肢ともに筋力はほぼ保たれており，筋萎縮は明らかでない．

　脳神経系には異常はない．

　深部腱反射では上腕二頭筋反射，上腕三頭筋反射，腕橈骨筋反射は左右とも亢進，Hoffmann反射Wartenberg反射は左右とも陽性，膝蓋腱反射，アキレス腱反射は左右ともに亢進，足クロヌスは左に陽性，Babinski反射は左が陽性であった．排尿遅延を感じていた．

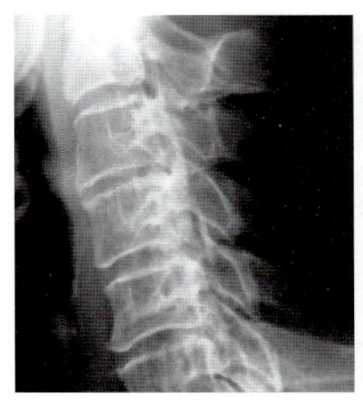

写真1

　知覚検査では両上肢の尺側と臍以下の痛覚と触覚の低下がみとめられた．

[病歴]

神経学的所見の解釈

　上肢のしびれと巧緻障害，下肢筋力低下による歩行障害，神経学的には上腕三頭筋以下の腱反射の亢進，上肢下肢の病的反射の出現，知覚障害の存在などからいわゆる脊髄錐体路徴候がある．深部腱反射は上腕二頭筋反射より亢進しており，第5頸髄より上部の髄節の障害が疑われる．

[画像所見]

単純X線写真

　頸椎側面の単純X線写真で第2頸椎より第5頸椎にかけて後縦靱帯骨化がみとめられる（写真1）．

CT所見

　CT側面像では第2頸椎から第4頸椎および第5頸椎から第6頸椎にいたる後縦靱帯骨化がより明瞭に描出されている（写真2）．横断像では骨化巣の脊柱管内への突出が明らかである（写真3）．

MRI所見（T_2強調像）

　第3頸髄より第6頸髄にかけて後縦靱帯骨化巣により脊柱管は狭小化して脊髄は同部で圧迫されている（写真4）．

[診断]

　臨床症状は，上肢のしびれ，痛みや巧緻障害や下肢のしびれ，ふらつき歩行障害など，頸髄部で脊髄や神経根を圧迫して起こる症状である．障害された脊髄髄節以下の錐体路症状が現れる．手の開扇の遅れなどの巧緻障害，筋力低下に伴う握力の低下や歩行障害が現れる．脊髄障害部位以下の深部腱反射は亢進し，病的反射が出現する場合もある．知覚障害もみとめられる．

　頸椎後縦靱帯骨化の有無は単純X線写真でほぼ確認できる（写真1）．

　CT検査では後縦靱帯骨化の存在はより明瞭と

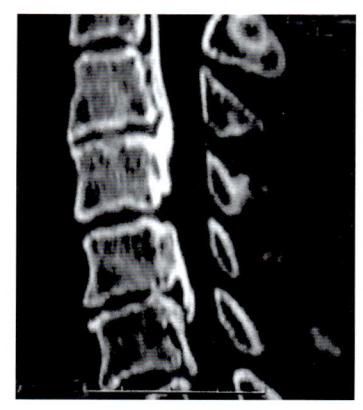

写真2

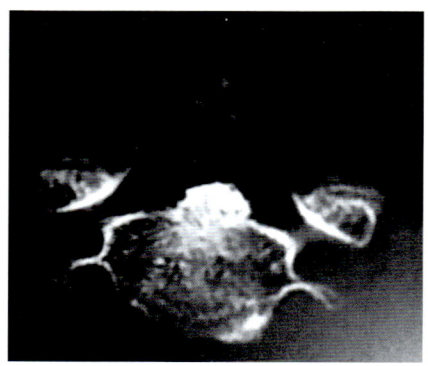

写真3

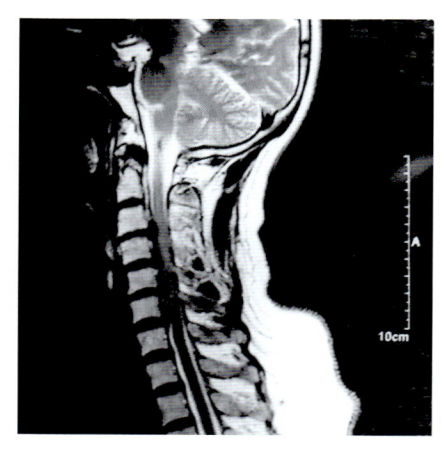

写真4

なり，骨化巣の脊柱管内への突出も明らかになる（写真2, 3）．

MRI検査では骨化巣による脊髄圧迫が明らかになる（写真4）．

[治療方針]

日常生活指導

頸髄症の症状が軽く，日常生活に支障がない場合は，日常生活指導にて経過観察を行う．

日常生活では頸椎の過伸展や過屈曲などのはげしい運動はひかえ，酔っての転倒や運転中の追突事故は，頸椎への外力が軽微な場合でも脊髄損傷を起こす危険性があるため，十分注意するように生活指導する．格闘技などの過激なスポーツは禁止する．

頸椎を過伸展させるなどのカイロプラクティックでのマニプレーションも禁忌である．

保存療法

保存治療は頸髄症発症の要因となる動的因子を除く目的で行われる．頸椎外固定装具，外来頸椎介達牽引療法，入院頭蓋直達牽引，ハロー固定などが行われているが，これらの治療の優劣は明らかになっていない．

手術療法

脊髄症状が進行する場合や重症の脊髄症では手術療法が適応となる．

前方法と後方法があるが，骨化巣が限局している場合には前方より摘出し（前方除圧固定術），広範な骨化症例では後方よりの徐圧（脊柱管拡大術）が行われている．

胸椎部の後縦靱帯骨化や黄靱帯骨化が合併し麻痺の原因になっていることがあり，責任病巣の確定に注意を要する（脊柱菅内靱帯骨化症）．

[鑑別診断]

脊髄腫瘍，頸椎椎間板ヘルニア，頸椎症性脊髄症，脊髄変性疾患（多発性硬化症など脊髄症状を呈する疾患）との鑑別が必要である． ■町田秀人

[文献]

星野雄一：脊柱靱帯骨化症．整形外科クルズス，第4版（中村耕三監修），pp483-487，2003．

厚生労働省特定疾患対策研究事業「脊柱靱帯骨化症に関する研究」班編集：頸椎後縦靱帯骨化症診療ガイドライン，南江堂，2007．

12-33 脊髄腫瘍

症例　42歳　女性

[臨床所見]

5年前より右後頸部痛あり，振動や咳で増強．4カ月前より両手指先のしびれが出現し，徐々に両上肢を上行してきた．神経学的には，両上肢遠位のしびれ，胸部の違和感（dysesthesia）をみとめるが，運動麻痺や深部反射の異常はない．

[画像所見]

頸椎MRI-T_1強調画像（写真1A：水平断，写真1B：冠状断）

第一頸椎，第二頸椎レベルの右側硬膜に付着部を有し，造影剤にて均一に強く増強される腫瘍（T）がみとめられる．

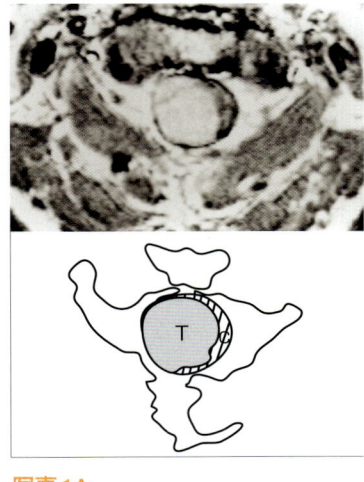

写真1A 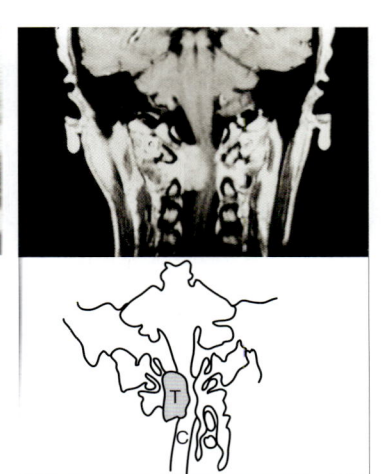　　　　　　　　　写真1B 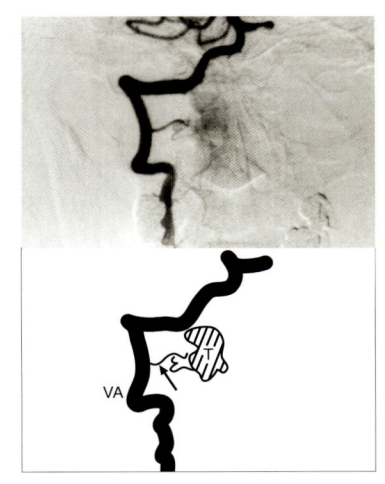　　　　　　　　　　　写真2

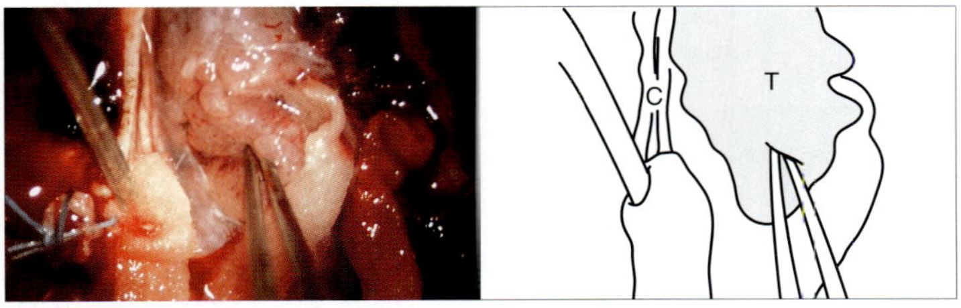

写真3 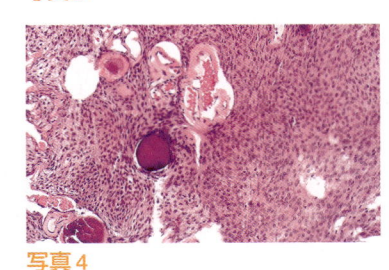　　　　　　　　　　　　　　　　　　　写真4

頸髄（C）は腫瘍により左へ圧排され，腫瘍上下のくも膜下腔は拡大している．

血管撮影，右椎骨動脈撮影正面像（写真2）

右椎骨動脈（VA）の髄膜枝（矢印）からの栄養血管，腫瘍濃染像（T）をみとめる．

[臨床診断]

脊柱管内での圧迫による神経根症状（右後頸部痛），脊髄視床路症状（両上肢遠位のしびれ感，胸部の違和感）を呈する頸髄部硬膜内髄外腫瘍で，硬膜に付着部を有し椎骨動脈髄膜枝からの栄養血管，腫瘍濃染像をみとめることから髄膜腫と診断した．

[治療]

血管内手術による腫瘍血管塞栓術後，椎弓切除・腫瘍摘出術を行った．

術中写真（写真3）

硬膜，くも膜切開後．頸髄（C）を圧迫する灰色～ピンク色の腫瘍（T）をみとめ，腫瘍付着部の硬膜を含めて手術顕微鏡下に全摘出した．

摘出腫瘍病理組織像（写真4）

くも膜絨毛細胞に類似の細胞が胞巣状配列をなし，砂状石灰化巣（砂粒体）が散在，髄膜皮型髄膜腫（meningothelial meningioma）の像であった．

[経過]

術後，術前にみとめられた後頸部痛，両上肢遠位のしびれ感，胸部の違和感は消失した．

[総括]

症状が徐々に進行する脊髄疾患では脊髄圧迫性病変の鑑別が重要であり，脊髄腫瘍は最初に鑑別されるべきものである．脊髄腫瘍の治療目的は，腫瘍による脊髄圧迫の解除による神経症状の改善であるが，圧迫が長期間持続すると神経脱落症状は不可逆的となり治療効果が期待できなくなる．したがって，臨床経過，神経学的所見，補助検査から早期に診断を確定し，治療を開始することが重要である．

MRIの登場で脊髄腫瘍の診断はより容易で正確なものとなり，microsurgical techniqueの導入によりその摘出はより安全に行われるようになった．硬膜内髄外腫瘍，非浸潤性の良性髄内腫瘍は全摘出により根治させることができ，神経症状の回復も期待できる．一方，浸潤性の髄内腫瘍に対しては部分摘出による神経組織への減圧と放射線治療，化学療法が行われる．硬膜外腫瘍ではその多くが椎体，椎弓および椎弓根の骨組織にも浸潤を伴う悪性腫瘍の転移であり，徐圧・固定術以外に放射線治療，化学療法も考慮される．

■森井　研・田中隆一

12-34　脊髄空洞症

症例　13歳　男性

[臨床所見]

生下時，満期産で吸引分娩であった．2カ月前に左手で氷をもっても，お湯に手を入れても温度を感じないことに気づいた．その後，左上肢のしびれおよび痛みを自覚した．MRI検査にて脊髄空洞症（syringomyelia）と診断され，治療のため当科紹介となった．入院時，神経学的には両上肢のDTRの低下，左C_4-T_2のhypalgesiaをみとめ（図1），胸椎で右凸の側彎症をみとめた．

[画像診断]

MRIでは小脳扁桃の下垂とC_2-T_9にsyrinxをみとめた（写真1，2）．syrinxはT_3-T_4にて最大であり，左に偏在していた（写真3）．以上から，Chiari奇形に合併したsyringomyeliaと診断し，症状の進行が速く，空洞のサイズも大きいことから空洞-くも膜下腔交通術（syringo-subarachnoid shunt：S-S shunt）を施行した．

[手術]

手術は腹臥位にて行われた．T_3-T_4に長さ4cmの皮切を行い，T_3-T_4の左側の椎弓に2×1.6cmの椎弓切除（laminectomy）を行った．硬膜を開くと，腫大した脊髄がみとめられ，後根侵入部（dorsal root entry zone：DREZ）が薄く菲薄化していた．菲薄化したDREZに2mmの切開を加えると，空洞内液が噴出し脊髄が縮小した（写真4）．直径1.4mm，長さ40mmのシリコンチューブ（Sapporoシャント）を挿入し，固定した（写真5）．硬膜を縫合閉鎖し，筋肉，皮下，皮膚を縫合し，手術を終えた．

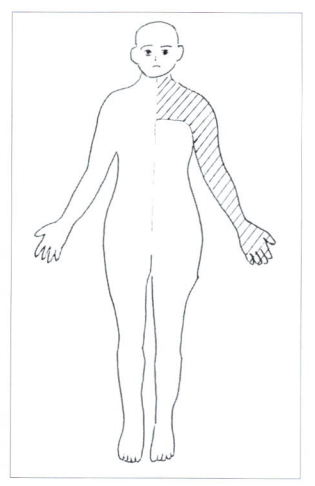

図1
温痛覚障害の部位を示す．

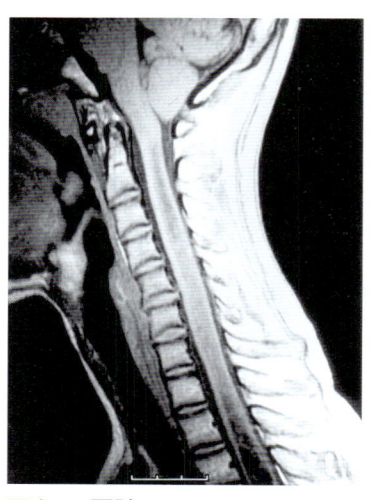

写真1　頸髄のMRI
小脳扁桃の下垂，C_2から下の髄内に空洞をみとめる．

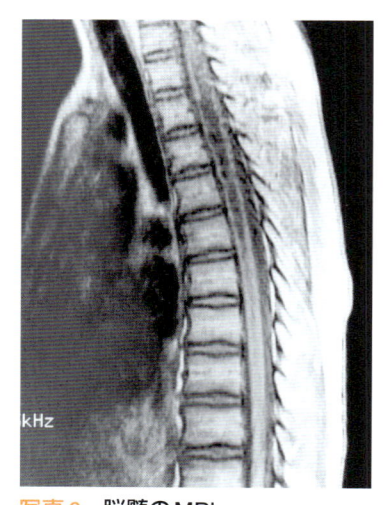

写真2　脳髄のMRI
T_9より上の脊髄に空洞をみとめる．

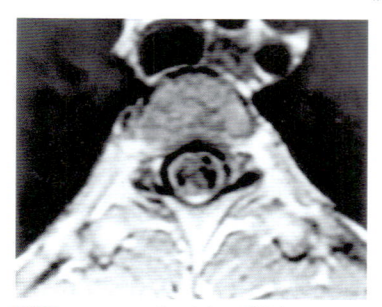

写真3　T_3-T_4レベルの脊髄
空洞のサイズは大きいが，左後方に偏在している．

写真4　硬膜を開いたところ
A：後根侵入部の脊髄が菲薄化している．
B：脊髄に切開を加える．C：S-S shunt tubeを挿入する．D：tubeを固定する．

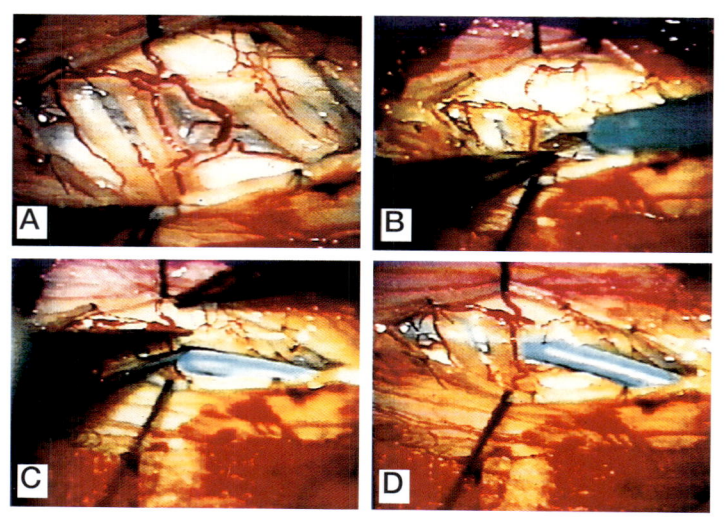

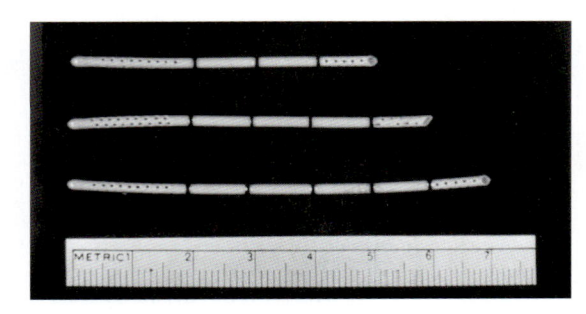

写真5　シリコン製のshunt tube

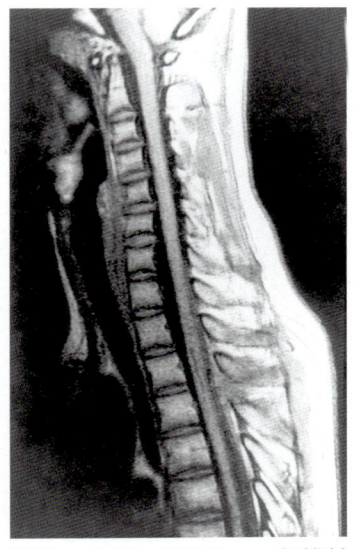

写真6　術後8日目のMRI矢状断
空洞は著明に縮小している．

[術後経過]

術後，左上肢の痛み，しびれは消失し，左上肢および胸部の温痛覚障害の範囲，程度とも著明に改善した．術8日後のMRIにてsyrinxは著明に縮小しており（写真6），術後10日目に自宅退院となった．

[治療]

脊髄空洞症の手術は大孔部減圧術（foramen magnum decompression：FMD）と空洞くも膜下腔交通術の二つに大別される．前者の治療法が比較的多く施行されているものの，空洞が大きく，症状の進行が急激で，痛みの強い症例では，後者のほうが短時間で空洞の縮小が得られることから有用である．

■飛騨一利

[文献]

Hida K, Iwasaki Y, Koyanagi I, et al: Surgical indication and results of foramen magnum decompresion versus syringo-subarachnoid shunting for syringomyelia associated with Chiari I malformation. *Neurosurgery*, 37:673-679, 1995.

岩崎喜信，阿部　弘：Syringomyeliaの手術．脳神経外科，24(8)：709-716, 1996.

12-35　顔面神経麻痺

Bell麻痺

症例　42歳　女性　塾講師

[臨床所見]

主訴は左顔面筋力低下．既往歴としては急性腎炎（16歳時），A型肝炎（26歳時），右顔面神経麻痺および過換気症候群（37歳時）と多彩で，6歳時よりアトピー性皮膚炎に罹患して現在に至っている．現病歴は，2週間前に排尿時の残尿感，腹痛，下痢があったが2日ほどで回復．左側耳後部痛が出現し，その翌朝，口内のこわばり感，味覚鈍麻，夕刻には聴覚過敏と口内乾燥感を伴った左顔面麻痺を生じ，当科入院となった（入院時麻痺スコア8/40，表1）．

[血液検査]

検尿，血算，糖尿病関係を含めた血液生化学検査は正常域で，血清学的検査ではIgG単純および水痘帯状ヘルペス状抗体価の軽度高値をみとめた．

[電気生理学的検査]

顔面神経の運動伝導時間（図1A）

左側ではM波の振幅の低下と潜時の延長がみとめられる．

ティンパノグラム（図1B）

左側でピーク圧が低く，アブミ骨筋の筋力低下によると考えられる．

瞬目反射（図1C）

右側刺激にて左側R_2（矢頭），左側刺激では左側R_1（矢印），R_2（矢頭）とも出現しない．

[経過・治療]（図2）

以上の検索の結果，原因不明のBell麻痺と診断し，プレドニゾロン（PSL）30mg，ビタミンB_{12} 1500μgの内服を開始した．1週間後より，PSLの漸減を開始したが，麻痺スコア18/40ほどの回復で，以

表1　評価スケール（柳原による）

1) 静止時	6) 片眼つぶり
2) 額のしわ寄せ	7) 鼻翼を動かす
3) 瞬目運動	8) 口笛運動
4) 弱く閉眼	9) イーと歯をみせる
5) 強く閉眼	10) 口をヘの字に曲げる

以上の10項目について0（完全麻痺）～4（正常）の5段階評価をし，合計点を麻痺スコアとして表す．

前罹患し回復していた右顔面に痙攣がみとめられるようになった．機会があって保存中の病初期の血清の抗糖脂質抗体検索にてIgG-GAlNAC-GDla抗体が陽性とわかり，メチルプレドニゾロン1000mg×3日間（パルス療法）を実施した．麻痺スコア23/40と若干の改善をみとめたが，1カ月後から不随意運動予防の訓練をこころがけていたが，左側にも緊張時に軽い痙攣が出現し始めた．痙攣に対してはクロナゼパム1.0mgとクロチアゼパム10mgの投与にて軽快し，その後，麻酔も30/40にまで回復した．

原因不明の顔面神経麻痺をBell麻痺と称するが，その原因として表2のようなものが疑われている．本例は抗糖質抗体陽性からGuillain-BarréやFisher症候群と同類の炎症性脱髄性神経炎と考え

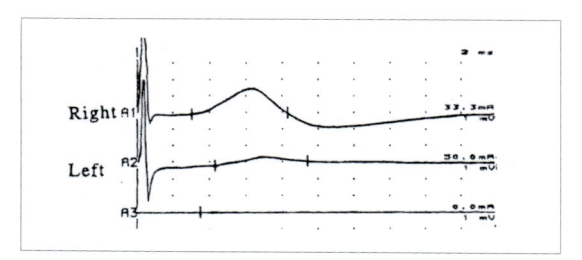

図1A　顔面神経の運動伝導時間

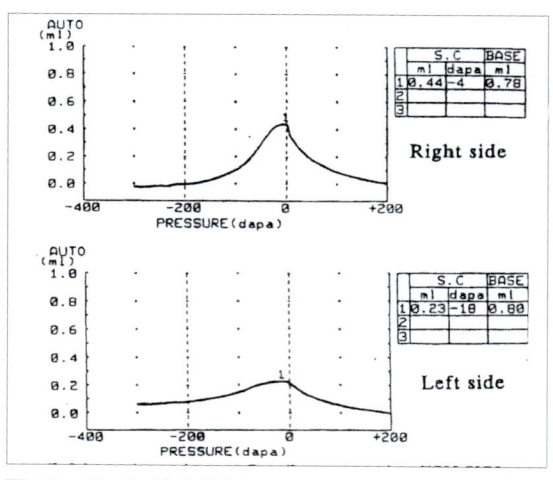

図1B　ティンパノグラム

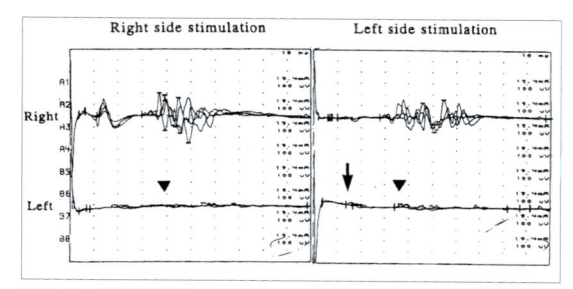

図1C　瞬目反射

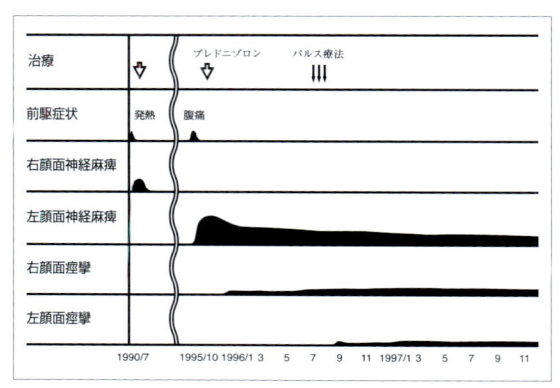

図2　T_3-T_4レベルの脊髄
空洞のサイズは大きいが，左後方に偏在している．

表2　Bell麻痺の原因

1) 感染
   a) ウイルス
      単純ヘルペス，水痘帯状ヘルペス，サイトメガロ，風疹，麻疹，インフルエンザA・B，アデノ，エンテロ，ポリオ，伝染性単核症など
   b) 細菌
   c) スピロヘータ
2) 旁感染性
   a) 脱髄性
   b) 中耳炎や乳突炎などの影響
3) 代謝性・内分泌障害性
   糖尿病，甲状腺機能低下症，ポルフィリア
4) 物理的
   寒冷曝露，送風など

られ，なんらかの先行感染があり，その起炎病原体が原因であり，もはや原因不明とは言い難い．糖尿病罹患の明白なもの，寒冷曝露など原因が明らかなものもBell麻痺と称されるが，糖尿病性あるいは物理的原因によるニューロパチーとして分け，本当に原因不明のもののみをBell麻痺というか，Bell麻痺を腫瘍や外傷以外の顔面神経麻痺と広義にとらえ，原因不明の枕詞を外すかを選ぶときに来ている．
■山本紘子

12-36　副腎白質ジストロフィー（ALD）

症例　49歳　男性

[現病歴]

28歳ころから下肢の痙性で発症し，徐々に増悪．34歳ころ，歩行困難となる．このころから性格変化，認知症出現．40歳ころから尿失禁．49歳から起立・歩行不能となった．精査目的で当科を受診し，ALDと診断された．2004年に52歳で死亡．

家族歴

血族結婚なし．男3人兄弟の長男．次男は，認知症はみとめないが痙性対麻痺．1992年に38歳で事故死．三男は，幼児期から知能低下，歩行障害あり．7歳で死亡．

既往歴，個人歴

特記すべきことなし．

初診時身体所見

全身の皮膚が浅黒い．殿部および両足部に褥瘡がある．

神経学的所見

意識清明，知能低下（WAIS 知能検査：IQ 71），脳神経は正常．著しい痙性対麻痺，歩行不能，膝蓋腱反射異常亢進，アキレス腱反射消失，Babinski 徴候陰性，両下肢遠位優位の全感覚低下，尿便失禁．

[検査所見]

内分泌学的検査

血清コルチゾール 16.8 μg/ml（4.0～18.3），副腎皮質刺激ホルモン 210 pg/ml（30～60），テストステロン 587 ng/dl（250～1100），rapid ACTH test（コルチゾール値）コントロール 28.3 μg/dl（4.0～18.3），30分値 33.2 μg/ml，60分値 38.7 μg/ml．

神経生理学的検査

運動神経伝導速度：右正中神経 55.2 m/s．右脛骨神経 27.7 m/s．

感覚神経伝導速度：右正中神経 52.6 m/s（下肢は測定不能）．

血漿極長鎖飽和脂肪酸比（新潟大学神経内科）

$C24:0/C22:0 = 1.274$

（Control 1.677 ± 0.105, ALD 1.345 ± 0.184）

$C25:0/C22:0 = 0.0338$

（Control 0.0141 ± 0.0031, ALD 0.0472 ± 0.0103）

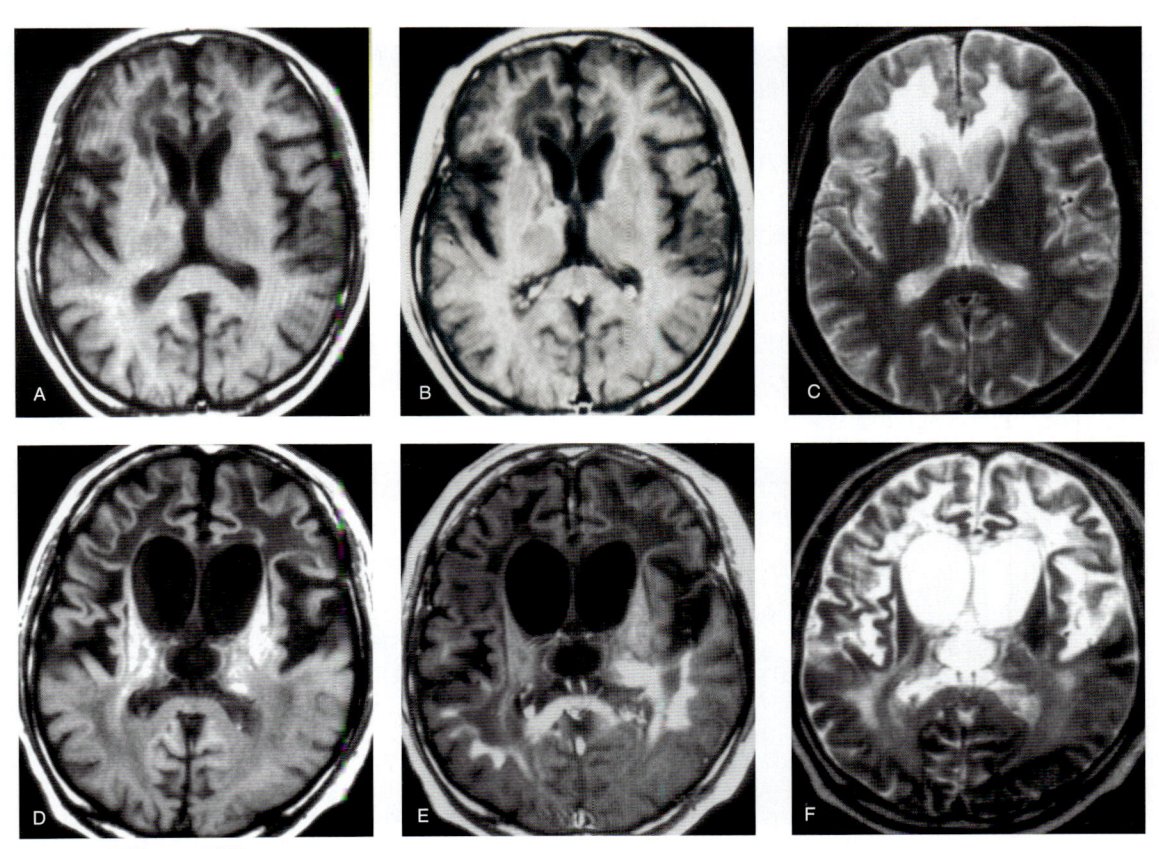

写真1 頭部MRI所見

A～Cは当科初診時，D～Fは初診4年後．A, DはT_1強調画像，B, EはT_1強調画像ガドリニウム静注，C, FはT_2強調画像．

当科初診時MRIは，両側前頭葉の白質にT_1強調画像で低信号（A），T_2強調画像で高信号（C）を呈する病変をみとめた．周囲が帯状にガドリニウムで増強効果を受けていた（B）．明らかな mass effect はみとめなかった．4年後，病変は頭頂葉から後頭葉に拡大していた．前頭葉・側頭葉の皮質は著しく萎縮し，脳室も拡大していた（D, E）．帯状の増強効果は，頭頂葉・後頭葉の皮質下にみられ，前頭葉・側頭葉にはみられなかった（F）．

C26:0/C22:0=0.0171
（Control 0.0056 ± 0.0013, ALD 0.0244 ± 0.0072）

[画像所見]（写真1）

症例の解説

　本例は，進行性の認知症，痙性対麻痺を主症状とし，末梢神経障害，副腎皮質機能低下症をみとめた．血漿極長鎖脂肪酸比の上昇と特徴的なMRI所見から成人大脳型の副腎白質ジストロフィー（adrenoleukodystrophy：ALD）と診断した．ALDはX染色体長腕にあるABCD1を原因遺伝子とする伴性劣性遺伝疾患で，おもに男性に発症する．頻度は，男性3〜4万人に1人程度とされている．好発年齢は5〜15歳であるが，成人発症もまれではない．発症年齢と神経症状からいくつかの病型が知られており，小児期発症で急速に進行する大脳型と，思春期から成人で発症し，緩徐進行性のadrenomyeloneuropathy（AMN）が代表である（van Geelら，1997）．本例の家族歴から，次男はAMN，三男は小児大脳型であったと考えられる．ABCD1の遺伝子変異と臨床型に相関がなく，本例のように同一家系でも症状が異なることがある．また，臨床病型の人種差も報告されており，1990年代に厚生労働省研究班が行ったアンケート調査によると，日本では，1）小児大脳型29.9％，2）思春期型9.1％，3）成人大脳型21.4％，4）adreno-myeloneuropathy（AMN）25.3％，5）オリーブ橋小脳（OPC）型8.4％，6）発症前男児4.5％，7）発症女児1.3％である**（表1）**（Takemotoら，2002）．欧米に比較して成人発症大脳型とOPC型が多いことが特徴で，とくにOPC型は，欧米ではほとんど報告例がない．

　成人大脳型の臨床症状は，発症年齢が21〜51歳で，精神症状や性格変化で発症し，認知症，歩行障害，末梢神経障害，副腎皮質機能低下症などが急速に進行し，平均7.5年で死亡する．頭部MRI所見は，頭頂・後頭葉から脳全体に広がる進行性のびまん性対称性白質病変であり，正常部との境界が造影剤により増強効果を受ける．本例のように，病変が前頭葉から広がる症例も全例の15％程度にみられる（Moserら，1997）．病理学的には，大脳白質の広範な脱髄と血管周囲の単核球浸潤が特徴であり，大脳白質，副腎皮質に極長鎖飽和脂肪酸を含むコレステロールエステルが蓄積している．

　特徴的な臨床症状，家族歴，MRI所見から本症を疑えば，血漿中の極長鎖脂肪酸の増加が全例でみられることから確定診断は比較的容易である．鑑別診断として，成人の白質ジストロフィーを**表2**に示す．

　本症の根本的な治療法は確立されていないが，Lorentzo's oilを脂肪制限食と併用する食事療法で進行が有意に遅かったとの報告（Moserら，2003）がある．また，発症早期に造血幹細胞移植を実施するとMRI所見および高次脳機能障害の安定化が期待できる．移植を行う時期が重要で，動作性IQが80以上の例では有効だが，80未満の例では症状

表1　日本におけるALDの臨床病型
（Takemotoら，2002，改変）

病型	頻度	平均発症年齢（範囲）	臨床的特徴	全経過
小児大脳型	29.9％	7.1歳（2〜10歳）	進行性の知能障害，嚥下障害，歩行障害	7.5年
思春期型	9.1％	14.7歳（11〜19歳）	視力障害，歩行障害が緩徐に進行	−
AMN	25.3％	30.2歳（13〜51歳）	痙性対麻痺，排尿障害が緩徐に進行	12.4年
成人大脳型	21.4％	36.8歳（21〜58歳）	進行性の性格変化，認知症，精神症状，歩行障害	7.5年
OPC（オリーブ橋小脳）型	8.4％	38.0歳（17〜52歳）	進行性の失調と歩行障害	7.7年
発症前男児	4.5％	−	−	−
発症女児	1.3％	−	−	−

表2　成人の白質ジストロフィー

代謝性疾患（成人型）
　metachromatic leukodystrophy
　Krabbe disease
　Alexander disease
感染症
　HIV脳症
　progressive multifocal leukoencephalopathy
その他
　急性散在性脳脊髄炎
　Binswanger病
　CADASIL (cerebral autosomal dominant arteriopathy with subcorticalinfarct and leukoencephalopathy)
　低酸素性脳症
　一酸化炭素中毒
　化学療法による白質脳症
　放射線性壊死
　reversible posterior leukoencephalopathy

の悪化をみとめた，との報告（Baumann ら，2003）もあり，可能な限り早い時期での診断・治療が求められる．

■田畑賢一・中川真一

[文献]

Baumann M, et al：Haematopoietic stem cell transplantation in 12 patients with cerebral X-linked adrenoleukodystrophy. *Eur J Pediatr*, **162**：6-14, 2003.

Moser HW, et al：Adrenoleukodystrophy：phenotype, genetics, pathogenesis and therapy. *Brain*, **120**:1485-1508, 1997.

Moser HW, et al：Evaluation of the preventive effect of glyceryl trioleate-trierucate（"Lorenzo's oil"）therapy in X-linked adrenoleukodystrophy：Result of two current trials. *Adv Exp Med Biol*, **544**：369-387, 2003.

Takemoto Y, et al：Epidemiology of X-linked adrenoleukodystrophy in Japan. *J Hum Genet*, **47**：590-593, 2002.

van Geel BM, et al： X linked adrenoleukodystrophy：clinical presentation, diagnosis, and therapy. *J Neurol Neurosurg and Psychiatry*, **63**：4-14, 1997.

13. 眼底

編集　白土城照

1. 感染症
2. 循環器系の疾患
3. 呼吸器系の疾患
4. 消化器系の疾患
5. 肝の疾患
6. 胆・膵の疾患
7. 膠原病
8. 腎・尿路系の疾患
9. 内分泌系の疾患
10. 代謝の異常
11. 血液疾患
12. 神経疾患
14. 救急医療

13-1 糖尿病

【8-4 糖尿病性腎症，10-3 マイクロアンギオパチー 参照】

症例　40歳　男性

[臨床所見]

20歳のときに体重98kgと肥満がみとめられ，糖負荷試験にて境界型と診断されたが，その後放置していた．30歳で口渇，36歳で足先のしびれ，全身倦怠感が出現した．3年前，眼の異物感で眼科を受診したところ，糖尿病網膜症を指摘された．

[検査]（初診時）

空腹時血糖247mg/dl，HbA$_{1c}$10.6％，尿蛋白陽性，Cr 1.47mg/dl，75gグルコース負荷試験：空腹時 244，1時間312，2時間295 mg/dl．

現在，1800kcalの食事療法とペンフィル30R朝8単位，夕2単位にて，HbA$_{1c}$7.3％前後を維持している．

[眼底所見]

初診時眼底所見（写真1）

毛細血管瘤および出血斑と硬性白斑がみとめられ，単純網膜症であった．

初診時蛍光眼底所見（写真2）．

部分的に網膜血管の透過性亢進がみとめられる．

1．単純網膜症

単純網膜症は，網膜症の初期変化である毛細血管瘤，網膜出血のほか，境界明瞭の光沢をもつ黄白色の斑点で，血管漏出により網膜外網状層にリポ蛋白を主体とする血漿成分が沈着した硬性白斑や，網膜浮腫までをみとめる時期で，病変は網膜内に限局している．治療の主体は血糖コントロールである．

2年経過後眼底所見（写真3）

視神経乳頭鼻側に軟性白斑，網膜内細小血管異常（intraretinal microvascular abnormality：IRMA，矢印）と，網膜動脈白線化と静脈の口径不同がみられ，増殖前網膜症を呈している．

2年経過後蛍光眼底写真（写真4）

神経乳頭鼻側周辺に広範囲の毛細血管床閉塞がみとめられる．

2．増殖前網膜症

増殖前網膜症は，単純網膜症から増殖網膜症の移行期で，糖尿病下での血液粘度や血小板凝集能の亢進，線溶能の低下などにより，網膜毛細血管に微小血栓形成を起こし，これが細動脈や細静脈に及んで，大きな血管閉塞域を形成する．網膜は虚血に陥り，色調が蒼白で浮腫状となる．閉塞領域の近傍には，正常の網膜血管と異なる途絶や拡張を呈する網膜内細小血管異常をみとめることが多い．軟性白斑は，境界不鮮明な綿毛様の白斑で，網膜表層の細小血管が閉塞して神経線維層に浮腫，変性が生じ発現する．網膜静脈の拡張は，網膜症の初期からみられることはあるが，網膜症

写真1

写真2

写真3

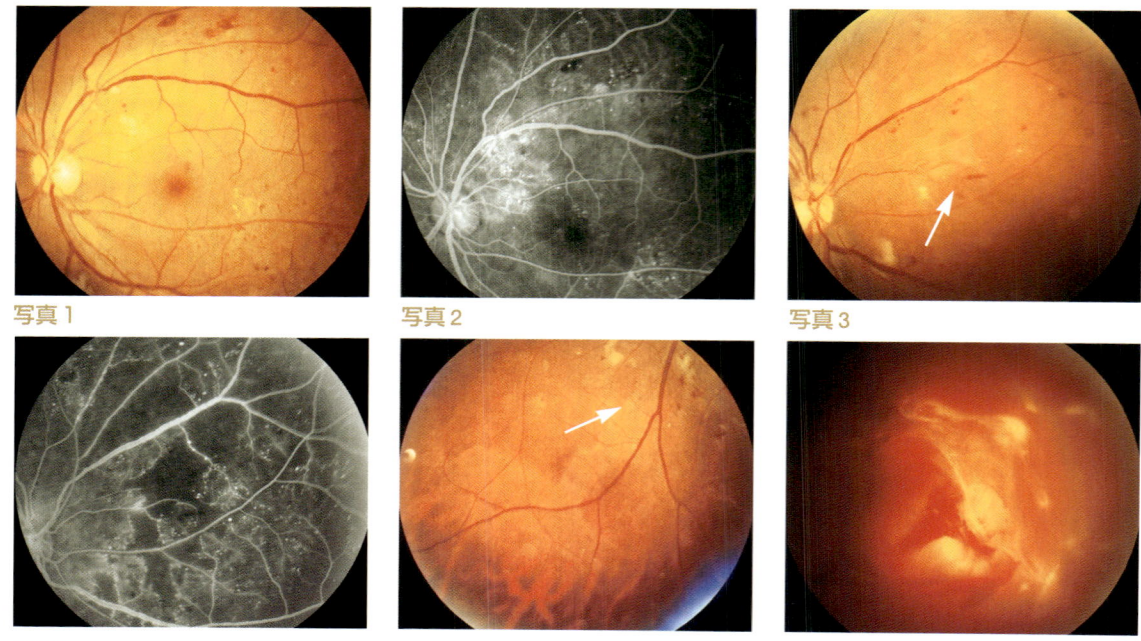

写真4

写真5

写真6

がさらに進行すると，静脈が数珠状の口径不同を示し，血管閉塞領域に隣接する静脈にループ形成，重複化などの異常がみとめられるようになる．網膜光凝固がもっとも適応となる時期である．光凝固の対象となる閉塞領域を厳密に検出するためには，網膜の血管造影検査である蛍光眼底撮影を施行する必要がある．

網膜光凝固前眼底所見（写真5）

右眼耳側周辺部に新生血管（矢印）がみとめられ，増殖網膜症を呈している．

硝子体手術術前眼底所見（写真6）

視神経乳頭周囲に線維血管性増殖膜がみられ，その周辺に硝子体出血を生じている．

3．増殖網膜症

新生血管が発生した段階から，増殖網膜症となる．網膜血管の閉塞により，広範囲の網膜に虚血が生ずると，その部に接して新生血管が発生する．新生血管は網膜表層や視神経の既存の血管から派生し，硝子体中または網膜の前面に発育する．新生血管の壁構造は脆弱で，牽引や血管内圧の上昇で容易に破綻し，硝子体中に出血を引き起こす．硝子体中への出血には，ゲル状硝子体の中に火焔状に出血する硝子体出血と，網膜の表面と後部硝子体膜との間に血腫様に出血する網膜前出血とがある．いずれの場合も出血が黄斑部にかかると視力障害の原因となる．

新生血管の派生とともに，グリア細胞の増殖や膠原線維を含んだ細胞外マトリックスの増生により，線維性組織が後部硝子体膜や網膜前面に生じ，白色膜状の組織としてみとめるようになる．この組織の中にさらに新生血管が進入して線維血管性増殖膜を形成する．増殖膜の収縮により，新生血管の破綻を招き新たな硝子体出血を生じる．また，増殖膜と網膜の癒着部位に牽引がかかり，網膜が剥離して牽引性網膜剥離を引き起こす．網膜光凝固に加え，硝子体手術の適応となる病態が多く含まれる．

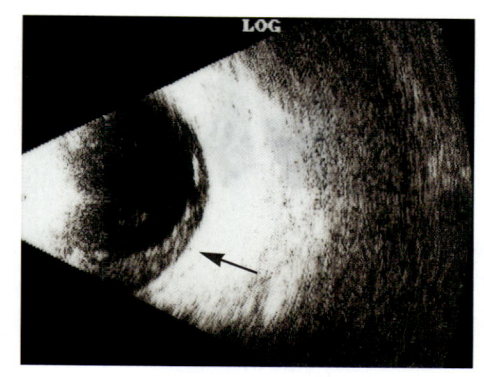

[超音波所見]（写真7）

白内障や硝子体出血などにより，眼底の透見ができない場合に，硝子体の状況や網膜剥離の有無の診断に有用である．本症例の超音波所見，硝子体が網膜から分離し，一部に線維血管性増殖膜と思われる肥厚がみられ，硝子体と網膜の間に出血による顆粒状エコー（矢印）がみとめられる．

[網膜電図（フラッシュ刺激 ERG）]（図1）

糖尿病網膜症における網膜機能評価と糖尿病網膜症の進展を知るうえで有用である．本症例でも，律動様小波の頂点潜時延長と振幅の減少がみとめられる．

[治療]

1．血糖コントロール

DCCT（Diabetes Control and Complications Tri-

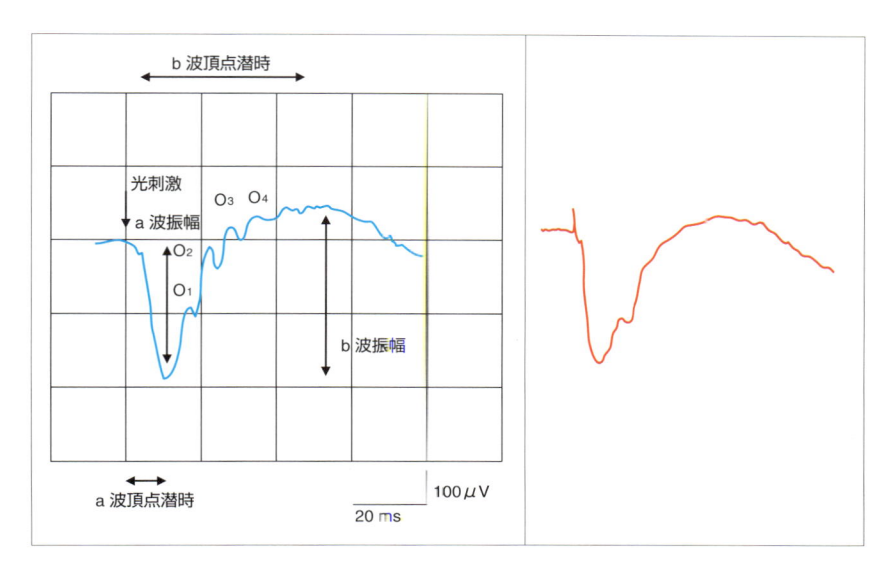

図1
左：正常者の網膜電図で，a波に続いて律動様小波（O_1, O_2, O_3, O_4）がみられ，b波に移行する．
右：糖尿病網膜症患者の網膜電図で，a，b波頂点潜時や振幅に異常はないが，律動様小波の消失がみられる．

al）によって，厳格な血糖コントロールは，糖尿病網膜症をはじめとする糖尿病の慢性合併症の発症・進展予防に役立つことが示され，糖尿病網膜症においても内科的管理の重要性が確認されている（Early Treatment Diabetic Retinopathy Study Group, 1985）．

2．網膜光凝固療法

網膜光凝固の目的は，増殖網膜症への進展阻止および増殖抑制にある．適応として，網膜毛細血管床閉塞，血管透過性亢進，網膜浮腫が対象となる．

糖尿病網膜症に対して光凝固療法が奏功する機序として，光凝固による網膜内層の酸素分圧の正常化で，低酸素状態に陥っていたグリア細胞や血管内皮細胞の代謝や機能が回復し，血管新生促進因子の産生や分泌が抑制されることが示唆されている．糖尿病網膜症の網膜光凝固で，新生血管の抑制に対する効果を検討すると，適切な時期に行えば，80％以上の成績をあげられるとされている（The Diabetes Control and Complications Trial Reseach Group, 1993）．合併症として，黄斑浮腫，視野異常，硝子体出血，脈絡膜剥離などがあげられる．

3．硝子体手術

光凝固療法が糖尿病網膜症の進展悪化を阻止することを主体とするのに対して，硝子体手術は，硝子体出血や牽引性網膜剥離など直接視力障害となっている病変の除去が目的となる．硝子体出血や牽引性網膜剥離は，網膜と硝子体の境界面付近に発生した増殖病変が基本病態であり，これを手術的に除去できれば，硝子体中の出血や混濁の除去と同時に再出血予防や網膜剥離を復位させることができる．白内障や硝子体混濁があり，眼底の透見が困難な場合は，術前に超音波検査を行い，網膜剥離の有無，後部硝子体剥離の程度を検索する．手術成績に関して，病変の除去による解剖学的復位は90％以上で，視力改善は80％以上に得られるとされる（The Diabetic Retinopathy Vitrectomy Study Research Group, 1990）．合併症は，血管新生緑内障，網膜剥離，再増殖，硝子体再出血がみとめられる．

4．抗VEGF抗体（Bevacizumab）治療

黄斑浮腫を併発する難治性眼疾患に効果が期待されている．Bevacizumabは2004年に米国FDAで認可された薬品で，糖尿病黄斑浮腫の原因であるVEGF（血管内皮細胞成長因子）の活動性を失わせる抗体である．白目の部分からBevacizumabを眼球内に注射するが，本治療法はまだ正式にみとめられていないため，院内倫理委員会などの承認を得たうえで行う必要がある． ■北野滋彦

[文献]

Early Treatment Diabetic Retinopathy Study Group：Photocoagulation for diabetic macular edema：ETDRS report number 1. *Arch Ophthalmol*, **103**：1796-1806, 1985.

The Diabetes Control and Complications Trial Research Group：The effect of intensive treatment of diabetes on the development and progression of longterm complications in insulin‑dependent diabetic mellitus. *New Engl J Med*, **329**：977-986, 1993.

The Diabetic Retinopathy Vitrectomy Study Research Group：Early vitrectomy for severe vitreous hemorrhage in diabetic retinopathy；Four‑years results of a randomized trial：DRVS report number 5. *Arch Ophthalmol,* **108**：958-964, 1990.

13-2　内因性ぶどう膜炎

Vogt‑小柳‑原田病，Behçet病，サルコイドーシスが日本の3大内因性ぶどう膜炎である．

1．Vogt‑小柳‑原田病
症例　32歳　男性

[臨床所見]

受診10日前より頭痛があった．その後，右眼の視力低下を自覚したため，近医を受診した．中心性網膜炎を疑われたが，さらに左眼も視力が低下したため，当科紹介受診となった．

[眼所見]

矯正視力：右0.1，左0.1，眼圧：右14mmHg，左14mmHg．両眼とも前眼部に軽度の炎症細胞がみられた．中間透光体には異常なし．眼底は両眼とも後極部を主体として不均一な漿液性網膜剥離がみられた（写真1, 2）．入院し，ステロイド薬のパルス治療を行った．網膜の漿液性剥離はしだいに減少し，視力も矯正1.2まで改善した（写真3）．

[髄液検査]

髄液細胞数120/μl（単核球96.3％，多核球3.7％），総蛋白66mg/dl（正常値10〜45）．

[HLA検査]

HLA‑DR4陽性．

[治療]

ベタメサゾンまたはデキサメタゾンをプレドニゾロン換算量で160〜200mg/日の点滴から開始するステロイド薬全身大量投与，あるいはパルス

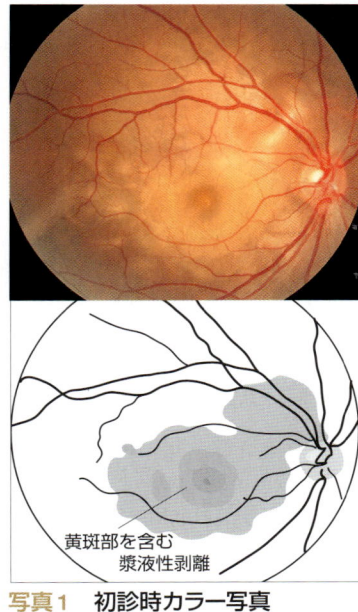

写真1 初診時カラー写真
後極部を中心に漿液性網膜剥離がみられる.

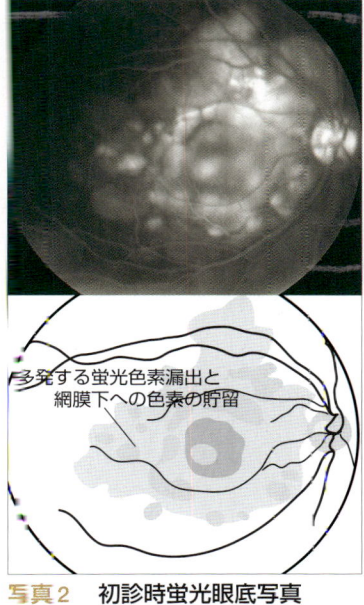

（図注: 黄斑部を含む漿液性剥離）

写真2 初診時蛍光眼底写真
眼底後極部に多発性の蛍光漏出点と網膜下に蛍光色素の貯留する像がみられる.

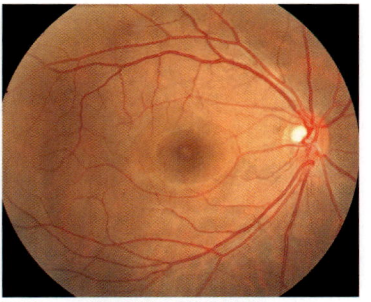

（図注: 多発する蛍光色素漏出と網膜下への色素の貯留）

写真3 治癒後の眼底写真
網膜剥離は消失している.

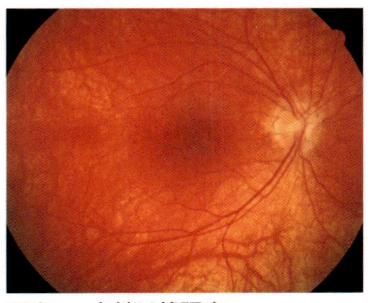

写真4 夕焼け状眼底
治癒後に脈絡膜の色素が消失し，眼底が明るくみえている．夕焼け状眼底と称され，半数以上の患者にみられる（症例は異なる）.

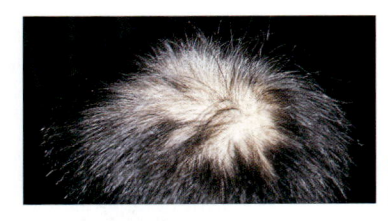

写真5
頭頂部の毛髪が白髪になっている.

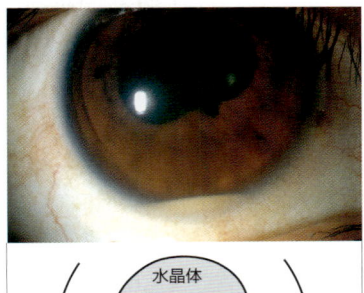

写真6 再発性前房蓄膿性虹彩炎
前房下方に前房蓄膿がみられる．瞳孔は一部で虹彩が水晶体上皮と癒着し虹彩後癒着をつくっている.

（図注: 水晶体，虹彩，虹彩後癒着，前房蓄膿）

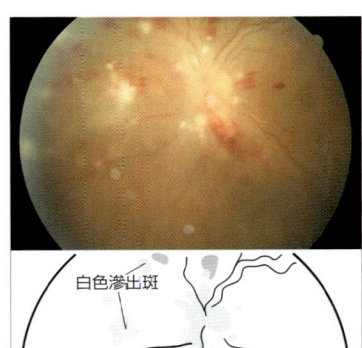

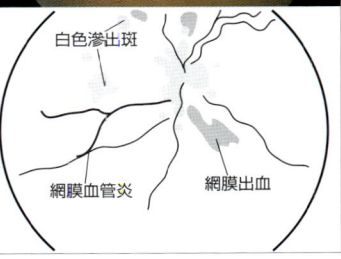

写真7 網脈絡膜炎
網膜出血，白色滲出斑，網膜血管炎がみられる.

（図注: 白色滲出斑，網膜血管炎，網膜出血）

療法を行う．局所治療として，前眼部に炎症をみとめる場合にはリンデロンの点眼および散瞳薬の点眼を行う.

[解説]

Vogt-小柳-原田病は全身のメラノサイトをもつ臓器を選択的に侵す疾患で，メラノサイト特異的自己免疫疾患と考えられている．そのため，ぶどう膜炎のほかに，髄膜炎，難聴，皮膚の白斑，白髪（写真5）が起こりうる．ぶどう膜炎は両眼性で，眼底病変として乳頭の発赤・腫脹，炎症性の網膜剥離がみられる．前眼部にも虹彩毛様体炎がみられる．脈絡膜の炎症が強いあるいは長引くと，脈絡膜の脱色素により眼底は赤みを増し，夕焼け状眼底を呈するようになる（写真4）.

写真8
周辺部隅角癒着（上）と隅角結節（下）

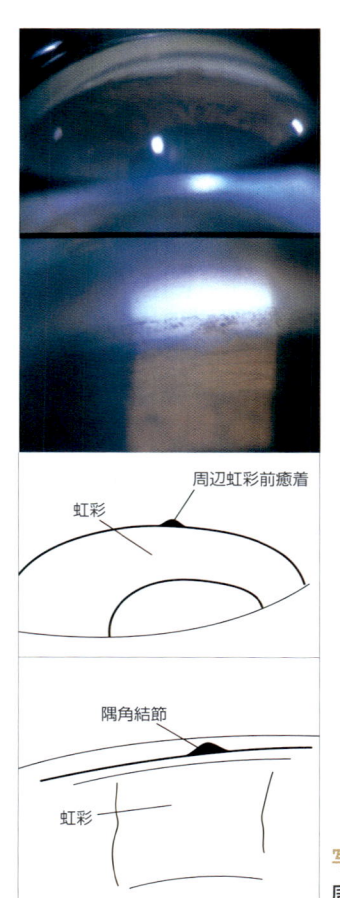

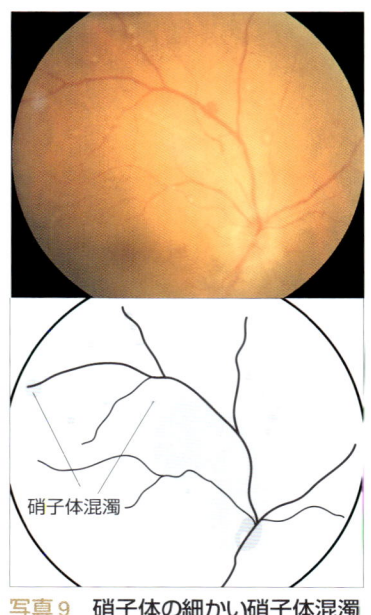

写真9　硝子体の細かい硝子体混濁

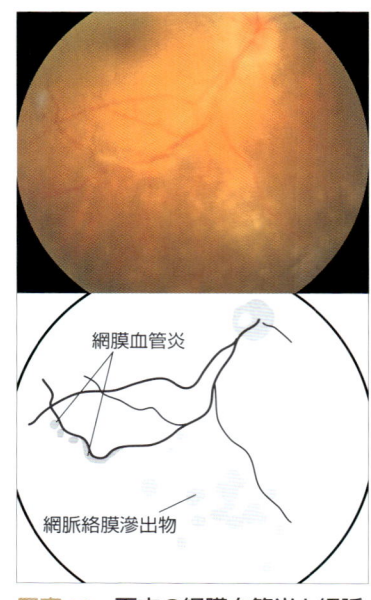

写真10　下方の網膜血管炎と網脈絡膜滲出物

検査所見としては，髄液検査で髄液細胞の増加（とくにT細胞），蛋白の増加がみられ，また，患者のほぼ100％がHLA-DR4抗原陽性である．

2. Behçet病（写真6，7）
【4-15 腸管Behçet病，7-8 Behçet病 参照】

眼症状として，虹彩毛様体炎と網膜ぶどう膜炎がみられる．虹彩毛様体炎は非肉芽腫性虹彩毛様体炎で，眼発作時に典型例では前房蓄膿がみられる．眼底病変は発作時に網膜の白色滲出斑，出血，浮腫，血管炎，硝子体混濁がみられる．

3. サルコイドーシス（写真8～10）
【3-11 サルコイドーシス 参照】

サルコイドーシスの眼所見として，前眼部では虹彩炎，豚脂様角膜後面沈着物，虹彩結節，虹彩後癒着がある．さらに隅角には隅角結節およびテント状の周辺虹彩前癒着がみられる．硝子体に数珠状あるいは雪玉状と表現される硝子体混濁がみられる．網脈絡膜病変として，網膜静脈に沿う白色または灰白色の網膜血管周囲炎や網脈絡膜滲出物がある．視神経病変として視神経乳頭浮腫，視神経炎，視神経乳頭肉芽腫をみることがある．

■藤野雄次郎

13-3 血液・造血器疾患

1. 白血病の眼底病変
【11-9 慢性白血病 参照】

症例　28歳　男性

[臨床所見]

約1カ月前，発熱，全身倦怠，歯肉出血をきたし，内科で急性骨髄性白血病と診断され，化学療法を受けている．最近左眼の視力が低下したため，眼科を受診した．視力は右眼1.5，左眼0.4であった．

[眼底所見]（写真1）

網膜静脈が軽度に拡張，蛇行し，網膜の出血斑が散在している．出血斑の中央部は白血病細胞が集積して白色にみえる（Roth斑）．黄斑部に網膜前出血があり（矢印），そのために視力が低下している．Roth斑は本症に特異的ではないが，白血病を

写真1

写真2

写真3

写真4

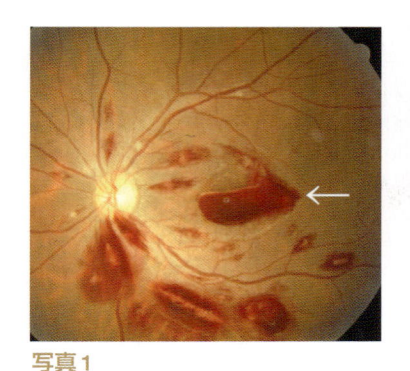

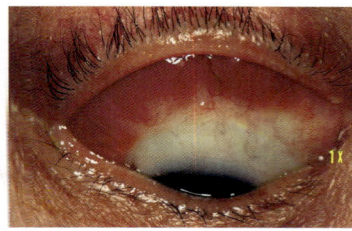

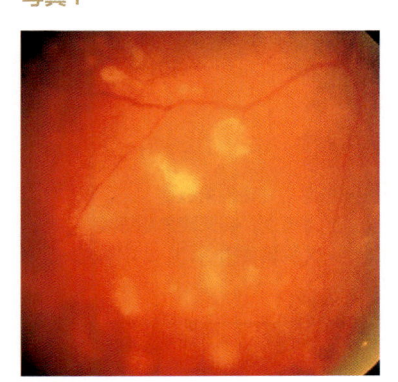

写真5

疑う重要な所見である．

[治療]
　眼底病変は白血病の緩解とともに軽快するが，経過中に日和見感染としてサイトメガロウイルス網膜炎や真菌性眼内炎をきたすことがあり，その場合にはガンシクロビルや抗真菌剤を投与する．

[文献]
　大庭紀雄：血液・造血器疾患，白血病．眼の病変　各科臨床医のために（稲富昭太，宇山昌延，ほか編），pp143-144，金芳堂，1991．

2. 悪性リンパ腫の眼病変
【11-12 悪性リンパ腫（各論）参照】

症例　65歳　男性

[臨床所見]
　約1カ月前から右眼の眼球突出をきたし，徐々に増強するため来院した．軽度の眼瞼下垂と，眼球運動障害のため両眼性複視をみとめる

[前眼部所見]（写真2）
　球結膜下に表面平滑な淡紅色の腫瘤がみられ，眼瞼皮下にも弾性硬，表面平滑な無痛性の腫瘤がみとめられた．

[病理組織像]（写真3）
　腫瘍の生検を行ったところ，悪性リンパ腫 well differentiated type と判明した．

[治療]
　全身的には化学療法が行われるが，局所には放射線照射が有効である．

症例　69歳　女性

[臨床所見]
　約1年前より両眼の視力障害をきたし，近医でぶどう膜炎と診断され，ステロイド薬を投与されたが効果がなかった．

[眼底所見]（写真4）
　両眼とも微塵状の硝子体混濁のため，眼底はみにくいが，眼底の赤道部を中心に，大小さまざまな黄白色滲出斑が網膜下に多数みられた．

[病理組織像]（写真5）
　硝子体切除術により得られた硝子体中の浮遊細胞のPapanicolaou染色．大きい核と明瞭な核小体をもつ大型の異型リンパ球がみとめられ，悪性リンパ腫 large cell type と診断された．

[治療]
　本例は眼・中枢神経系悪性リンパ腫の症例で，眼内と中枢神経系に多中心性，多発性に原発する．硝子体混濁が強いので，診断と治療を兼ねて硝子体切除術が行われるが，診断が確定すれば，放射線照射を行う．

■西村哲哉

[文献]
西村哲哉：血液・造形器疾患，悪性リンパ腫．眼の病変，各科臨床医のために（稲富昭太，宇山昌延，ほか編），pp145-147，金芳堂，1991．

13-4 循環器疾患
13-4-1 高血圧性網脈絡膜症

【2-29 本態性高血圧 参照】

　高血圧が持続すると，可逆性変化である高血圧性変化（網膜動脈狭細化や口径不同，さらに網膜出血や綿花様白斑，乳頭浮腫）と不可逆性変化である動脈硬化性変化（網膜動静脈交叉現象，血柱反射増強）を起こす．これらの変化を簡潔に分類したものが，Keith-Wagener分類とScheie分類（**表1**）である．

　高血圧性網脈絡膜症は，高血圧に伴う脈絡膜血管の閉塞による循環障害により引き起こされる漿液性網膜剥離がみられる．本態性高血圧，腎性高

表1　高血圧および動脈硬化による眼底変化

1. Keith-Wagener 分類
    1群：細動脈狭細と動脈硬化がわずか（動脈壁反射亢進）
    2群：細動脈狭細と動脈硬化著明（動脈壁反射亢進，交叉現象）
    3群：出血，白斑および網膜浮腫
    4群：乳頭浮腫

2. Scheie 分類
    高血圧性変化
    1群：わずかな細動脈狭小
    2群：細動脈狭小，口径不同
    3群：出血・白斑
    4群：乳頭浮腫

    動脈硬化性変化
    1群：動脈壁反射亢進，交叉現象軽度
    2群：動脈壁反射亢進著明，交叉現象中等度
    3群：銅線動脈，交叉現象著明
    4群：銀線動脈

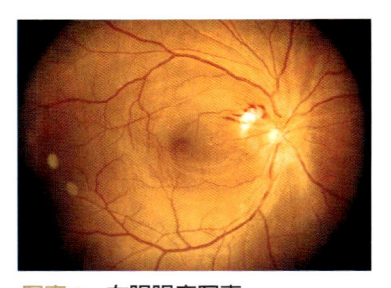

写真1　右眼眼底写真

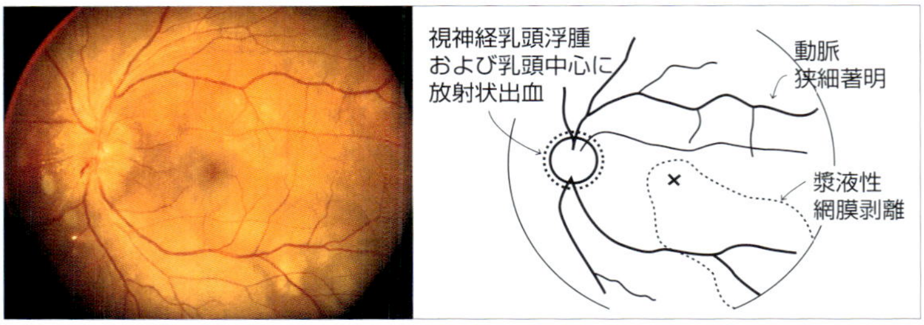

写真2　左眼眼底写真

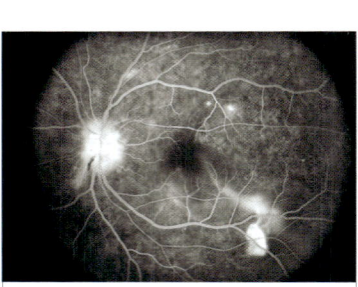

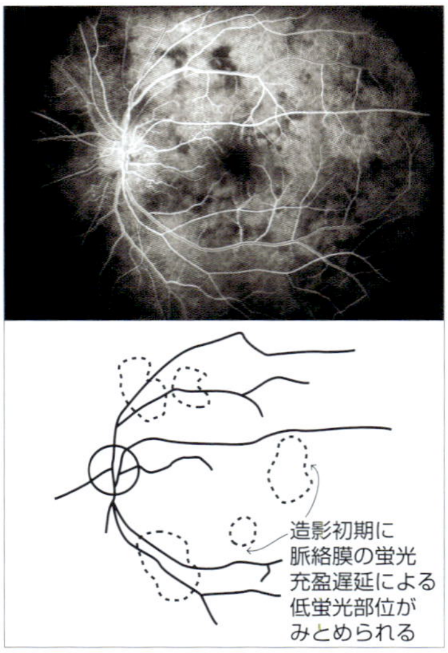

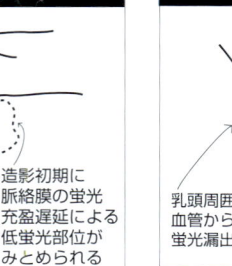

写真3　左眼FA蛍光造影早期

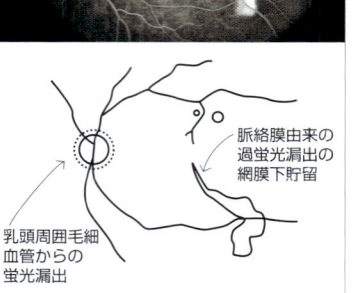

写真4　左眼FA蛍光造影後期

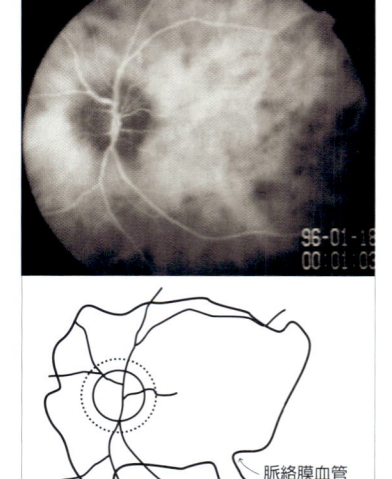

写真5　左眼IA蛍光造影

写真6　　　　　　　写真7

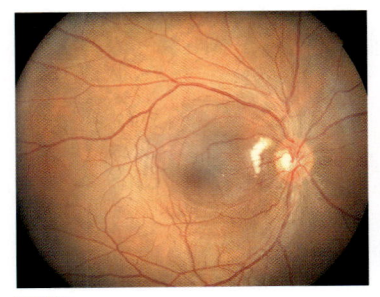

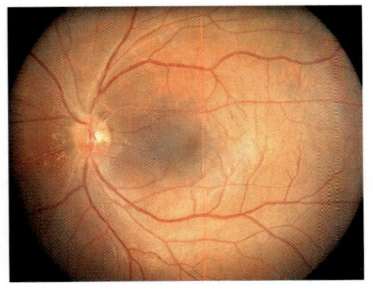

血圧，妊娠高血圧症候群などが原因で，高血圧持続期より急性期や増悪期にみられる．

症例　30歳　男性（急性高血圧性網脈絡膜症）

[臨床所見]

　1週間前より，視力低下自覚．2年前頭痛あり，内科で高血圧を指摘されたが，放置していた．外来で血圧測定：226/163mmHg．

[血液検査]

　WBC 10500/μl，血沈亢進なし，CRP 0.1mg/dl，LDH 1100U．

[眼科所見]

　Vd0.3（1.0），Tod18mmHg．
　Vs0.1（1.0），Tos19mmHg．
　前眼部・中間透光体に異常なし．

眼底写真

　右眼（写真1），左眼（写真2）．

左眼フルオレセイン蛍光造影写真（FA）

　造影早期（写真3），造影後期（写真4）．

左眼インドシアニングリーン蛍光造影写真（IA）

（写真5）

[治療]

　原病である高血圧の治療が第一である．血圧のコントロールにより，眼底所見もすみやかに改善することが多く，視力予後は一般に良好である．

治療後眼底写真

　右眼（写真6），左眼（写真7）．

　本症例は，降圧剤による内科治療による血圧の正常化に伴い，漿液性網膜剥離も吸収した．

■鈴木水音

13-4-2　大動脈炎症候群・内頸動脈閉塞症

【2-27 大動脈炎症候群　参照】

　大動脈や内頸動脈の狭窄，閉塞を起因とする全身疾患であり，眼科的には網膜・脈絡膜，さらに前眼部を含めた眼球全体の循環障害を引き起こす．臨床像は内頸動脈の狭窄の程度や側副血行路の程度によってかなり異なり，多彩な症状を示す．

　大動脈炎症候群：若年の女性に多くみられる．一般に上半身の低血圧（脈なし病）で，眼病変のあるものを**高安病**という．

　内頸動脈閉塞症：高年者，男性に多い．糖尿病や高血圧症，動脈硬化などの基礎疾患をもつものに多くみられる．

症例　40歳　女性（大動脈炎症候群）（弘前大学眼科松橋英昭博士より提供）

[臨床経過]

　5年前，大動脈炎症候群と診断された．3年前，眼痛，視力障害を自覚する．前医で白内障手術を施行されたが，視力を回復せず．紹介，精査入院となった．

[眼科所見]

　Vd30cm 指数弁（矯正不能），Tod9mmHg
　Vs0.2（0.8），Tos10mmHg
　前眼部は，右眼：無水晶体眼，虹彩ルベオーシス，左眼：異常なし．
　中間透光体は，右眼：硝子体混濁，左眼：異常なし．

眼底写真

　右眼（写真1），左眼（写真2）．

フルオレセイン蛍光造影写真（FA）

　右眼（写真3），左眼（写真4），左眼周辺部（写真5）．

[治療]

　原疾患に対する内科治療．眼科的治療は，ほとんどが合併症に対する対症療法に限られる．

1．内科治療
　1）ステロイド療法
　2）降圧剤
　3）外科的治療

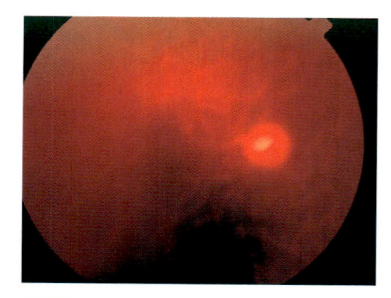

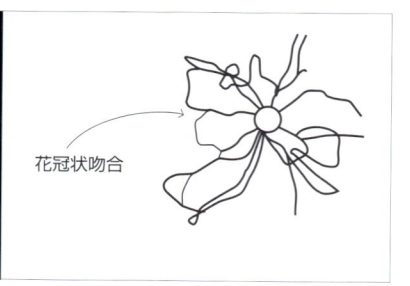

写真1

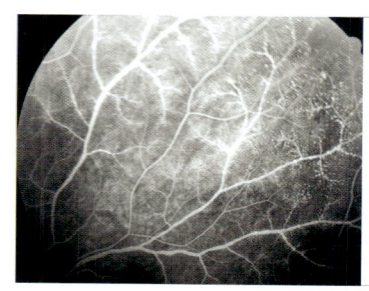

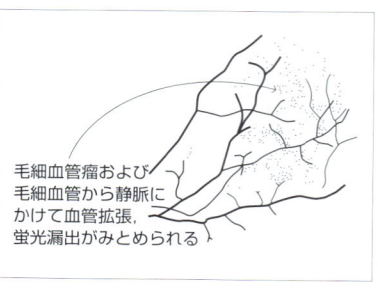

写真2

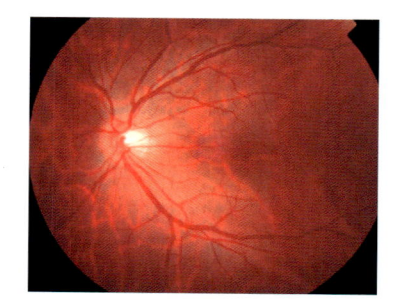

写真3　右眼蛍光眼底写真　典型的な乳頭周囲の花冠状吻合.

→花冠状吻合

写真4　左眼蛍光眼底写真　周辺部にみられる毛細血管瘤.

毛細血管瘤および毛細血管から静脈にかけて血管拡張，蛍光漏出がみとめられる

写真5

2. 眼科治療
 1) 網膜中心動脈閉塞症：血管拡張剤，抗血小板凝集剤，高圧酸素療法
 2) 新生血管緑内障：レーザー光凝固術，毛様体冷凍凝固術
 3) 白内障：白内障（水晶体摘出）手術

■鈴木水音

13-5　腎疾患

【2-29　本態性高血圧　参照】

[疾患概念]

　悪性高血圧とは，厚生省医療研究班の定義（1974）によれば，1) 持続性の拡張期血圧の上昇（130mmHg 以上），2) Keith-Wagener Ⅳ群以上の眼底所見，3) 進行性の腎機能障害，4) 全身症状の急激な増悪，以上の四つを満たす予後不良の高血圧であるが，眼底所見がKeith-Wagener Ⅲ群であっても，ほかの3条件を満たすものは亜型と診断される．その原因は，本態性高血圧および二次性高血圧のいずれかを問わない．しかし，薬物治療の進歩により，生命予後不良となる症例は著しく減少した．

[眼底所見]

　Keith-Wagener Ⅲ群とは（Keithら，1939），網膜細動脈の著しい攣縮（狭細）および硬化に加え，網膜浮腫，軟性白斑，出血がみられる状態であり，血管攣縮性網膜症（angiospastic retinopathy）とよばれる病態に相当する．これに乳頭浮腫が加わるとKeith-Wagener Ⅳ群であるが，今日，適切な降圧治療が行われる限り，乳頭浮腫は予後に影響しないと考えられている（Mc Gregorら，1986）．

症例　21歳　男性

[主訴]

　両眼視力低下．

[病歴]

　8年前より蛋白尿を指摘されていたが未治療であった．3週間前より両眼の視力低下を自覚．近医にて網膜症を指摘され，当科へ紹介された．

　初診時所見：視力右0.05，左0.2．右眼の対光反応が軽度減弱．両眼底に乳頭浮腫，乳頭周囲の軟性白斑と線状出血，黄斑部の硬性白斑がみられ，網膜血管の所見としては，細動脈の狭細（3＋），反射亢進（＋），動静脈交叉現象（＋）で

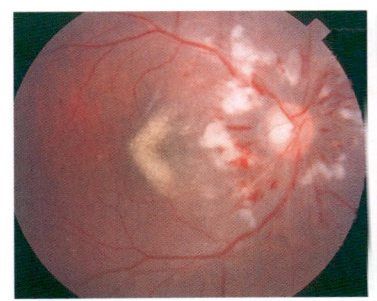

写真1A 右眼　　写真1B 左眼
写真1　初診時の眼底写真　乳頭浮腫を伴った血管痙縮性網膜症.

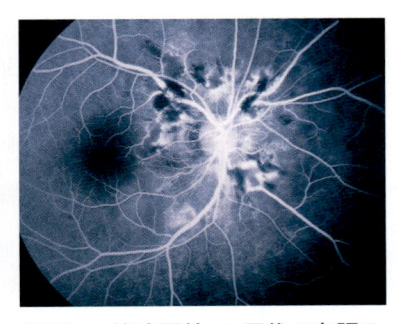

写真2　治療開始10日後の右眼の蛍光眼底造影（FA）
視神経乳頭周囲に無灌流域，蛍光漏出がみとめられる.

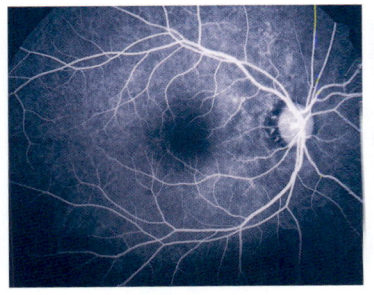

写真3　4カ月後の右眼の蛍光眼底造影
無灌流域と蛍光漏出は消失した.

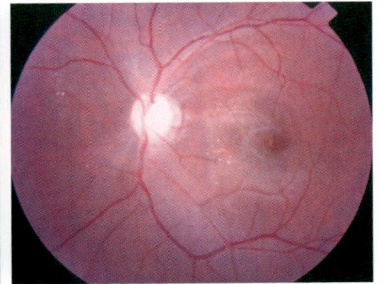

写真4A 右眼　　写真4B 左眼
写真4　9カ月後の眼底写真　軽度の細動脈硬化所見を呈する.

あった（写真1A，1B）．

[検査]
　血圧 185/145mmHg，BUN 20mg/dl，Creatinin 3.1mg/dl．

[経過]
　慢性腎不全および腎性高血圧の診断で内科に入院し，降圧治療とともにプロスタグランジン製剤（アルプロスタジル 5μg/日）を約 2カ月間投与した．治療開始より10日後，蛍光眼底造影（FA）では乳頭周囲の無灌流域，蛍光漏出がみられたが（写真2），視力は右0.3，左0.7に改善．その後も所見は徐々に改善し，約 4カ月後には乳頭浮腫，軟性白斑，網膜出血は消失し，FAでも無灌流域，蛍光漏出はみられなかった（写真3）．9カ月後には視力は右0.9，左1.5．右乳頭は軽度蒼白，細動脈の狭細（＋），反射亢進（＋），動静脈交叉現象（＋）であったが，黄斑部の硬性白斑は消失していた（写真4A，4B）．

[高血圧眼底の病態]
　高血圧による眼底変化としてもっとも早期に現れる所見は，網膜細動脈のびまん性狭細，および口径不同（限局的狭細）である．狭細には二つの原因がある（Scheihe，1953）．高血圧症の初期においては，全身の抵抗血管の張力亢進（hypertonus），すなわち，中膜平滑筋収縮を反映した可逆的な狭細がみられる．この張力亢進所見は適切な治療により正常に回復しうる．しかし，高血圧が長期間持続し，血管壁が器質的に肥厚すると，細動脈の狭細は不可逆性となり，さらに，血柱反射の亢進，動静脈交叉現象などの硬化（sclerosis）所見を伴ってくる．

　急性かつ高度の張力亢進の結果，網膜血管のバリア機能が破綻し，網膜出血・浮腫・白斑を生じた状態が，先述の血管痙縮性網膜症である．本症は，若年者の二次性高血圧，すなわち，腎性高血圧，内分泌性高血圧，妊娠高血圧症候群などに多いといわれている．一方，細動脈硬化による循環障害の結果，もたらされた滲出性・虚血性の網膜病変が細動脈硬化性網膜症である（吉本，1979）．むろん，血管痙縮性網膜症が遷延して細動脈硬化性網膜症へと移行する症例もありうる．

　腎疾患に起因する高血圧症にみられる網膜症を腎性網膜症とよぶが，その本態は高血圧性網膜症そのものである．なお，透析導入後には，網膜の出血・浮腫・硬性白斑は透析回数を重ねるにつれて吸収され，網膜細動脈および細静脈は著しく狭細化する．

［鑑別診断］

　疾患単位としては別物だが，高血圧に合併することの多い眼底疾患として，網膜静脈閉塞症，網膜動脈閉塞症，網膜細動脈瘤，虚血性視神経症などがあげられる．

　また，両眼性に網膜出血・浮腫・白斑を呈し，頻度も高い疾患といえば，糖尿病網膜症である．その詳細は他項に譲るが，腎障害や本態性高血圧を合併し，高血圧性および糖尿病性の病変が混在する症例も少なくない．

　そのほか，網膜血管の虚血性病変としては，大動脈炎症候群，網膜静脈周囲炎などがある．

［治療方針］

　細動脈硬化が進行する前，すなわち，張力亢進を主とする時期においては，血管拡張作用を主とする降圧剤が合理的と思われる．しかし，硬化の高度な症例では血管の反応性が低下しているため，ほかの系統の降圧剤が必要となるであろう．また，抗血小板剤や血球の流動性を改善する薬剤は血管閉塞を抑制するために有用と思われる．

　細動脈硬化性網膜症の重症例，すなわち，網膜血管床の閉塞をきたし，FAで広範な無血管野がみとめられる症例に対しては，合併症の予防のために網膜光凝固が必要である．

■松橋英昭

［文献］

Keith NM, et al: Some different types of essential hypertension, Their course and prognosis. *Am J Med Sei*, **197**: 332-343, 1939.

McGregor E, et al: Retinal changes in malignant hypertension. *Br Med J*, **292**: 233-234, 1986.

Scheihe HG: Evaluation of ophthalmoscopic changes of hypertension and arteriosclerosis. *Arch Ophthalmol*, **49**: 117-138, 1953.

吉本弘志：本態性高血圧症における網膜症の病理．眼科Mook 6, 高血圧と眼（入野田公穂，ほか編），pp119-134, 金原出版，1979.

14. 救急医療

編集 福井次矢

1. 循環器系の疾患
2. 循環器系の疾患
3. 呼吸器系の疾患
4. 消化器系の疾患
5. 肝の疾患
6. 胆・膵の疾患
7. 膠原病
8. 腎・尿路系の疾患
9. 内分泌系の疾患
10. 代謝の異常
11. 血液疾患
12. 神経疾患
13. 眼底

14-1　発熱→敗血症性ショック

症例　55歳　女性

[臨床経過]

胆管腫瘍（胆嚢管腫瘍）にて拡大肝右葉切除，尾状葉切除，膵頭十二指腸切除術を施行した．術後経過はとくに問題なかったが，術後9日目より38℃以上の発熱があり，術後11日目，血圧低下（78/48mmHg），頻脈（120/min），頻呼吸（30/min）出現し，体温も39.0℃以上となった．

[血液検査]

WBC 22300/μl, RBC 2.61×10^6/μl, Hb 8.8g/dl, Ht 25.9%, Plat 5.1×10^4/μl, CRP 12.2mg/dl, TP 5.4g/dl, TB 6.9mg/dl.

Fib 171mg/dl（正常200～410），FDP Dダイマー19.4μg/ml（正常0.5以下），FDPE 1044ng/ml（正常100以下）．

血中エンドトキシン 91.15pg/ml（正常値10pg/ml以下）．

[血液ガス分析]

（酸素マスク70% 10l/min）pH 7.546, PaO$_2$ 82.8mmHg, PaCO$_2$ 27.6mmHg.

[培養検査]

胆汁培養，中心静脈カテーテル先端培養および血液培養にて，グラム陰性桿菌（*Stenotrophomonas maltophilia*）検出．

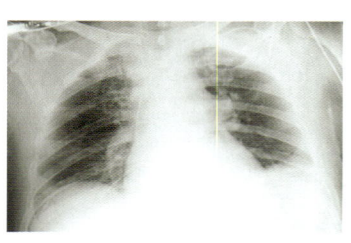

[画像診断]

胸部単純X線写真（術後12日目）

明らかな肺炎像なし（写真1）．

上腹部CT（術後15日目）

右胸水あり．肝切離面に液貯留あり（写真2）．

血液培養のグラム染色（術後10日目）

グラム染色陰性（ピンク色）の桿菌が多数みられる．さらなる検査で*Stenotrophomonas maltophilia*と同定された（写真3）．

下腹部CT（術後15日目）

左腸腰筋に血腫あり（写真4）．

[一般的な発熱の鑑別診断]

（表1）

[敗血症性ショックの診断基準]

熱傷，外傷あるいは各種感染症，急性膵炎，侵襲の大きな手術後などに，発熱や頻脈，頻呼吸などの全身症状がみられることがある．全身の炎症反応を示す病態を全身性炎症反応症候群（systemic inflammatory response syndrome：SIRS）と定義する考え方が一般的となってきた．これに伴い敗血症，敗血症性ショックなどは以下のように定義された（ACCP/SCCM, 1992）．

SIRSの定義

侵襲に対する全身性炎症反応で，以下のうち2項目以上を満たすもの．

1）体温＞38℃または＜36℃

写真1　明らかな肺炎像なし．

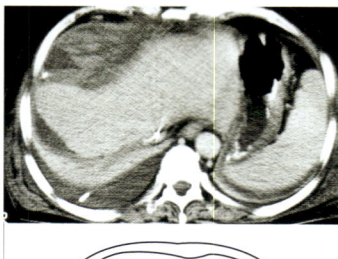

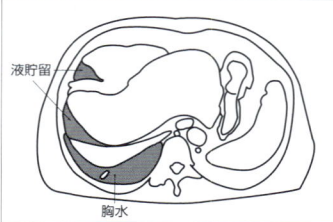

写真2

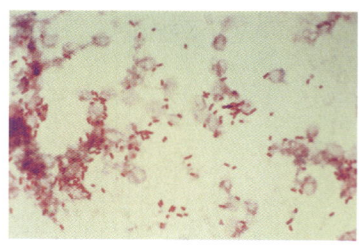

写真3　グラム陰性桿菌が多数．

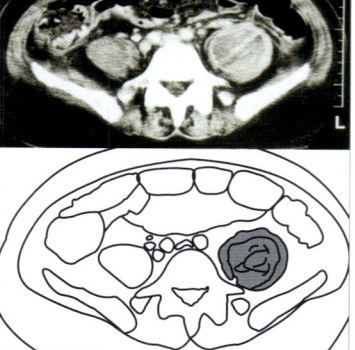

写真4

表1　一般的な発熱の鑑別診断

感染	細菌，ウイルス，リケッチア，真菌などの感染
自己免疫疾患	SLE，結節性動脈周囲炎，リウマチ熱，リウマチ性多発筋痛症，巨細胞性関節炎，Still病，Wegener肉芽腫症，血管炎，回帰性多発軟骨炎など
中枢神経疾患	脳出血，頭部外傷，脳脊髄腫瘍，脱落性神経疾患，脊髄損傷など
悪性腫瘍	原発性の新生物（大腸，直腸，肝，腎，神経芽細胞腫），転移性肝腫瘍など
血液疾患	リンパ腫，白血病，溶血性貧血など
心血管病	心筋梗塞，血栓性静脈炎，肺塞栓症など
消化管疾患	感染性腸疾患，肝膿瘍，アルコール性肝炎，肉芽腫性肝炎など
内分泌疾患	甲状腺機能亢進症，褐色細胞腫など
薬物性の発熱	各種薬剤の副作用，神経弛緩薬による悪性症候群，麻酔による悪性高熱など
その他の疾患	サルコイドーシス，組織損傷，血腫など
人為的な発熱	

2) 心拍数＞90/min
3) 呼吸数＞20/min あるいは $PaCO_2$＜32mmHg
4) 白血球＞12000/μl または＜4000/μl あるいは未熟顆粒球＞10％

敗血症（sepsis）の定義
感染に対する全身性炎症反応で，感染症（細菌，ウイルス，真菌，寄生虫など）が原因のSIRS

重症敗血症（severe sepsis）の定義
臓器機能障害・循環不全（乳酸アシドーシス，乏尿，急性意識障害など）あるいは血圧低下（収縮期血圧＜90mmHg または通常の収縮期血圧より40mmHg以上の低下）を合併する敗血症

敗血症性ショック（septic shock）の定義
重症敗血症で，適切な輸液管理にもかかわらず低血圧（収縮期血圧＜90mmHg または通常の収縮期血圧より40mmHg以上の低下）が持続するもの．強心薬や血管作動薬使用により血圧が維持されている場合でも，循環不全（乳酸アシドーシス，乏尿，急性意識障害など）があれば，敗血症性ショックとする．

[診断]
本症例は，SIRSの定義を満たす所見（発熱，頻脈，頻呼吸，白血球上昇）があり，血液培養，胆汁培養にてグラム陰性桿菌が検出されているので，敗血症と考えられる．さらに十分な輸液とカテコラミン使用によっても低血圧が続き，循環不全が持続するので，敗血症性ショックと考えられる．また左腸腰筋内に血腫があり，血小板減少，Fib低下，FDP上昇の検査所見とあわせて，DIC（播種性血管内凝固）を合併している可能性が考えられた．

[治療]
敗血症性ショックの管理に関するガイドラインが，2004年に発表となり（Dellinger, 2004），その後2008年に改定された（Dellinger, 2008）．初期蘇生に始まり，診断，治療，その他の支持療法を含めた膨大なものであり，それぞれの項目にエビデンスレベルと推奨度が記載されている．

1. 初期蘇生
まずはショックに対する循環管理が重要であり，平均血圧65mmHg以上，中心静脈圧8mmHg以上，尿量0.5ml/kg/hr，混合静脈血酸素飽和度65％以上を目標に各種治療を開始する．組織低還流に対する治療で，もっとも重要となるものが，輸液による蘇生（fluid resuscitation）である．本症例でも初期に十分量の輸液を行った．

2. 抗菌薬投与
敗血症に限らず感染症では，適切な抗菌薬の投与が必要である．とくに重症敗血症や敗血症性ショック症例では，原因菌が同定されていない段階でも，認知後できるだけ早期に，可能なら1時間以内に抗菌薬の経静脈的投与（empiric therapy）を行う．それまで使用していた抗菌剤があれば中止し，より抗菌力の優れた薬剤を開始する．細菌培養結果で菌の同定と感受性を確認し，必要に応じて変更する（de-escalation therapy）．本症例ではグラム陰性桿菌であることがわかったところで，カルバペネム系抗生物質のIPS/CSを使用したが，多剤耐性の*Stenotrophomonas maltophilia*であったため，感受性のあったSBT/Cに変更した．この後MIC（minimal inhibitory concentration，最小発育阻止濃度）のより低い，つまりより強力なST合剤，MINOの2剤併用に変更した．血液培養は，術後18日目に陰性となった．

3. 感染源の除去
敗血症の治療において，その原因となる感染源が特定できれば，すみやかにそれを除去するのが原則である．感染症発症6時間以内に感染源をコントロールする必要があるとされている．CTやエコーで，膿瘍があればただちにドレナージが必要である．本症例では，発熱のあった術後9日目にまず中心静脈カテーテルの抜去を行い，さらに

明らかな膿瘍はみつからなかったが，右胸水ドレナージ，肝切離面の液貯留に対してもドレナージを行った．

4. 血行動態維持，循環呼吸管理

敗血症性ショックでは，十分な輸液と，カテコラミンの使用にて血行動態の安定を図る必要がある．輸液の内容は，基本的な電解質輸液（晶質液）に加えて，血漿増量剤（アルブミン製剤，合成コロイドなどの膠質液）を使用する場合がある．カテコラミンは，血管収縮作用（α作用）のある，ノルアドレナリンやドーパミンを用い，心機能低下例ではドブタミンを併用する．それでも反応の悪い場合は，バソプレッシンやアドレナリンを考慮する．本症例ではノルエピネフリンは0.05～0.15μg/kg/min，ドーパミン，ドブタミンは5～10μg/kg/min使用した．呼吸管理については，マスク酸素投与にても，血液ガスの酸素化が悪化したため，術後13日目より気管挿管による人工呼吸管理を開始し，8日間行った．急性呼吸窮迫症候群（ARDS）に準じた呼吸管理が推奨されており，一回換気量は0.6ml/kg（予測体重），プラトー圧は30cmH$_2$O以下を目標とし，高二酸化炭素血症を容認する，いわゆる，low tidal volume strategy（肺の圧容量損傷を防ぐ）と，open lung strategy（適切なPEEPをかけて，呼気終末の肺虚脱を防ぐ）という考え方で管理を行った．

5. ステロイド

本症例では使用しなかったが，低血圧が遷延する場合は，ヒドロコルチゾンの静脈内投与を考慮する．ただし投与量は300mg/日を超えない．

6. 血液製剤

ヘモグロビンが7g/dl以下の場合は，7～9g/dlを目標に赤血球輸血を行う．FFPやアンチトロンビン製剤は投与に注意を要する．本症例でも経過中ヘモグロビン低下があったため，赤血球輸血を行った．

7. 血糖コントロール

ある程度状態が安定した後，インスリン静注を用いて，血糖を150mg/dl未満に管理することが目標とされている．本症例でも，高カロリー輸液での栄養管理に加えて，速効型インスリンの持続投与での血糖管理を行った．

8. エンドトキシン，化学伝達物質（サイトカインなど）に対する治療

敗血症患者では，炎症性サイトカインや，二次性メディエーターが，誘導，産生され，臓器障害に関与していると考えられる．しかしこれまで行われた臨床研究において，敗血症患者に対する抗サイトカイン療法（TNF-α，IL-1ra），抗エンドトキシン抗体療法は，その有効性は証明できなかった（今井，1998）．また，血漿交換や持続的血液濾過（CHDF）が，ショック誘発物質（エンドトキシン，サイトカインなど）除去目的に行われることがあるが，その有効性については依然議論のあるところであり，一部の報告で有効性が示されているが（Nakada, 2008），これまでの臨床研究では明らかな死亡率の改善は示されていない（福岡，1997）．ポリミキシンB固定化ファイバー（PMX）によるエンドトキシン吸着療法については，本国では保険適応があり，その効果を示す報告が散見される（Kojika, 2004）．

[まとめ]

敗血症の25～35％，敗血症性ショックの40～55％が，1カ月以内に死亡するといわれている．敗血症性ショックの病態は，当初のhyperdynamic（高心拍出）な血行動態からより重篤なhypodynamic（低心拍出）な状態へと移行する．hyperdynamic stateでは，心拍出量が増加し末梢血管抵抗が低下するため，皮膚は温かく（warm shock）血圧の低下は軽度だが，hypodynamic stateでは心拍出量の低下，末梢血管の収縮を生じ皮膚は冷たくなり（cold shock），低酸素血症，代謝性アシドーシスが進行し，予後は著しく不良となる．原因疾患としては，肺炎，肝・胆道系感染症，腹膜炎，イレウス，腎盂腎炎，髄膜炎，熱傷，血管内留置カテーテル感染などがある．長期的に，感染がコントロールできなかったり，多臓器不全に陥って死亡する症例がある．適切な抗菌薬投与，感染源の除去，循環呼吸管理が行われても非常に予後の悪い疾患である．Surviving Sepsis Campaign 2004（Dellinger, 2004）からSurviving Sepsis Campaign 2008（Dellinger, 2008）とガイドラインが改定され，診断・治療・管理の標準化がはかられつつあるが，その認知度はまだまだ低いと考えられる．敗血症性ショック症例の救命率を上げるため，ますます臨床上でのエビデンス集約が必要とされる．

■中島義仁

[文献]

The ACCP/SCCM consensus conference committee: Difinitions for sepsis and organ failure and guidelines for the use of innovative therapies in sepsis. Chest, 101: 1644-1655, 1992.

Dellinger RP, Carlet JM, Masur H, et al : Surviving Sepsis Campaign : international guidelines for management of severe sepsis and septic shock. Crit Care Med, 32 : 858-873, 2004.

Dellinger RP, Levy MM, Carlet JM, et al : Surviving Sepsis Campaign : international guidelines for management of severe sepsis and septic shock : 2008. Crit Care Med, 36 : 296-327, 2008.

今井孝祐：ショックに対する免疫療法－その将来性と問題点．集中治療, 10 : 407-414, 1998.

Nakada TA, Oda S, Matsuda K, et al : Continuous hemodiafiltration with PMMA hemofilter in the treatment of patients with septic shock. Mol Med, 14 : 257-263, 2008.

福岡敏雄：EBMからみた血液浄化法－はたして持続的血液濾過は敗血症や多臓器不全の治療に有効か－．ICUとCCU, 21 : 397-403, 1997.

Kojika M, Sato N, Yaegashi Y, et al : Endotoxin absorption therapy for septic shock using polymyxin B-immobilized fiber (PMX) : Evaluation by high-sensitive endotoxin assay and measurement of the cytokines production capacity. Ther Apher Dial, 10 : 12-18, 2006.

14-2 昏睡→糖尿病性昏睡

症例　63歳　男性　日雇いの建設作業員

[主訴]
　意識消失．

[既往症]
　特記すべきものなし．

[家族歴]
　特記すべきものなし．

[現病歴]
　1978年10月，糖尿病指摘　11月より某市民病院にて経口血糖降下剤の投与を開始されるも，コントロール不良．1979年1月インスリン療法開始．しかし血糖変動大きく，低血糖性昏睡による入院を繰り返す．1983年当院初診．Basedow病の合併をみとめ，メルカゾールによる治療を開始．血糖は，インスリンの頻回注射療法にてコントロールの改善が得られた．しかし，仕事の不規則性および経済的理由のため，以後の通院は不定期で，インスリンも自分で量を適当に変えて注射していた．1995年4月12日インスリンがなくなったが，仕事の都合で病院を受診できなかったため自己注射を中断した．4月14日意識消失しているところを寮の管理人が発見し，救急車にて当院に搬送され，入院となる．

[入院時現症]
　身長163.0cm，体重47.0kg，BMI (body mass index) 17.7，脈拍112/min整．意識なし，昏睡，Kussmaul呼吸（＋），アセトン臭（＋），血圧100/56mmHg，眼瞼結膜 やや貧血様，眼球結膜黄染なし，眼底 正常，頸部 甲状腺腫なし，胸部 心音異常なし，呼吸音 両側に乾性ラ音を聴取，腹部 平坦軟，深部腱反射 異常なし．

[検査所見]
　血液ガス（入院時，4月14日）：tHb11.1g/dl，pH7.009，$PCO_2$13.5，$PO_2$136.7，HCO_3^- BE-27.2，$SO_2$93.2％，Na121mEq/l，K6.99，グルコース1306mg/dl，HbA_{1c}9.5％．

　検尿：蛋白（－），糖（3＋），ケトン（3＋）．

　末梢血液像（4月15日）：RBC276×$10^4/\mu l$，Hb9.1g/dl，Ht26.2％，WBC9320/μl，Plt19.6×$10^4/\mu l$．

　生化学（4月15日）：Na141mEq/l，K5.1，Cl106，BUN44mg/dl，UA0.5，Crn1.3，AST459U/l，ALT197，γ-GTP56，LDH851，CHE2497，T-Bil0.5，PT89％，APTT24，Fib383，FDP（DD）3.91，TP5.4gdl，Alb3.0，CRP2.2，ESR1°40，2°80．

　尿化学（4月17日）：U-Na93，U-K15，U-Cl99，U-UN53，U-UA5，U-Cr8，CUA106，CCr101，U-Alb4.3．

　甲状腺機能検査（4月18日）：TSH＜0.04，FT41.7，FT33.3，TRA28，TgAb＜0.3，McAb（－）．

　画像検査など（4月14日）EKG：wideQRS，P波消失，テント状T波（図1）．

　胸部X線：肺野異常なし，CTR48.8％．

[診断・治療経過]
　入院時，著明な高血糖，ケトン尿，アシドーシス，低Na血症，高K血症などより，ケトアシドー

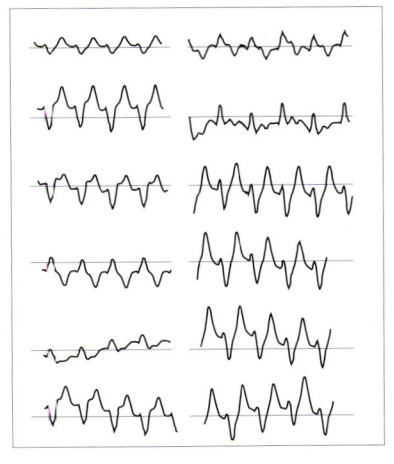

図1　入院時の心電図

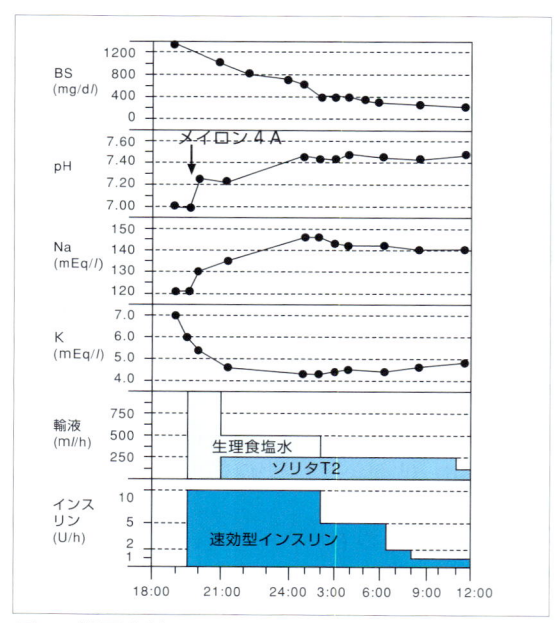

図2 糖尿病性ケトアシドーシス例の治療経過表

シス性昏睡と診断し，ただちに，大量の生理食塩水と速効型インスリンの持続点滴（10U/h）による治療を開始した（**図2**）．治療開始後しばらくして，心室細動（Vf）を3回起こし，そのつどDCにて治療した．アシドーシスの補正のため，メイロンを4Amp静注した．約12時間後，意識回復した．

治療上の注意点として，1）輸液は生理食塩水で開始する．最初1時間に1000ml，次の2時間に1000mlの補充を原則とする．2）インスリンは速効型インスリンを10U/hの速度で持続静注する．血糖値の改善がなければ倍増する．3）治療開始とともに血清K値は急速に低下するので，その補充に注意する．4）アシドーシスが著明（pH7.0以下）であれば重炭酸ナトリウム（メイロン）の投与を考慮する．5）血糖値が250mg/dl以下になればインスリンを中止する．6）血糖値が下がりすぎると脳浮腫を起こす．

■花房俊昭

14-3 せん妄→アルコール中毒・禁断症状

【5-5 アルコール性肝障害 参照】

症例　28歳　女性

[受傷経過]

酒は夫とつき合いで飲む程度だったが，2年前より不眠症となり，そのつど日本酒を2〜3合飲んでいた．事故当日も自宅2階で日本酒を1時間ほどで3〜4合飲み，トイレに行こうとして階段を踏みはずし転落，階下にうつぶせで倒れ，付近に食物残渣を嘔吐しているところを物音に驚いた家人がかけつけ，救急車にて救急センターに搬送された．

[入室時所見]

アルコール臭著明．尿失禁状態．四肢の軽度チアノーゼをみとめ意識レベルは300（Japan Coma Scale），GCS3（E1，V1，M1），瞳孔は両側5mm直径と最大限に散大しており対光反射は鈍麻で腱反射は著しく減弱していた．バイタルサインは血圧102/80mmHg，心拍数120/分，呼吸数20/分で，頻脈のほかは落ち着いており，気管挿管後X線検査，頭部CTを施行した．CTで急性硬膜外血腫（acute epidural hematoma）および急性硬膜下血腫（acute subdural hematoma）が検出された（**写真1**）．

しかし血腫は薄く，mid lineの偏位も軽度だったので頭部外傷は内科的に治療することにし，深昏睡の原因は病歴や症状から急性アルコール中毒（acute alcohol intoxication）によると考えられた．

[血液検査・動脈血ガス分析]

PaO_2 72.7mmHg，$PaCO_2$ 40mmHg，pH 7.364，B.E -2.5mEq/l，Hb 14.6g/dl，Ht 48％，Na 152mEq/l，K 3.3mEq/l．

これらにより軽度の血液濃（hemoconcentration），脱水症（dehydration）と低酸素血症（hypoxemia）をみとめた．中心静脈圧（central venous pressure: CVP）は2.5cmH_2Oと低値を示した．また入室時血中アルコール濃度（blood alcohol concentration: BAC）は256mg/dlであった．血糖値は88mg/dlで，糖尿病性昏睡や低血糖性昏睡は否定された（**表1**）．

[治療・経過]

治療方針としては，急性アルコール中毒の治療

表1 血中アルコール濃度とアルコール中毒症状との関係

血中アルコール濃度（mg/dl）	アルコール中毒症状
20〜50	全身のほてり，味覚・嗅覚機能の低下
51〜100	軽度の多幸感の出現，時間が早く過ぎ去る感じがする，多弁で声が大きくなる，呼吸促進，脈拍の増加，視覚機能の低下，痛覚閾値の上昇，直立のときの体の動揺
101〜200	歩行障害，記憶障害 怒ったり，叫んだり，泣いたり，感情が不安定
201〜300	悪心・嘔吐，著しい運動失調
301〜400	昏睡状態

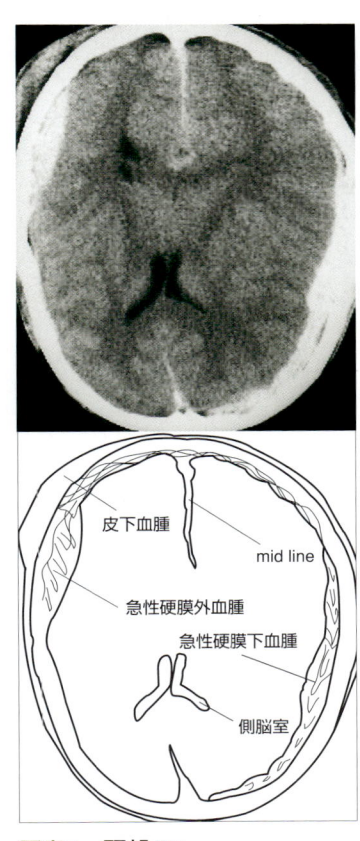

写真1　頭部CT
頭部外傷では衝撃を受けた側の損傷(7-外傷, coup injury)のほかに反対側にも損傷(7-外傷, contra coup injury)が生じるのが特徴である.

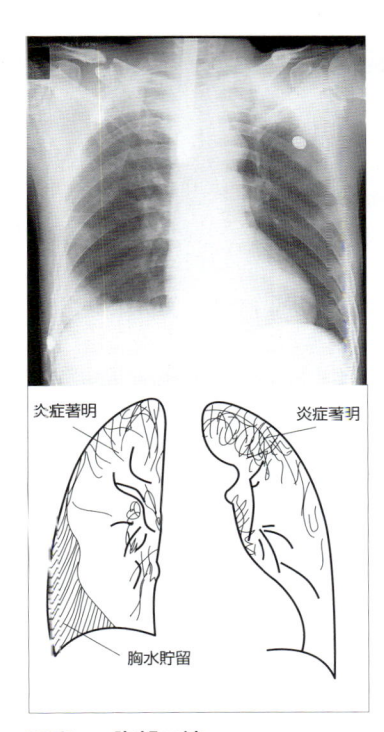

写真2　胸部X線
右肺野は上・中葉を中心に, 左肺野は上葉を中心に誤嚥性肺炎像を示す. 右肺野下葉には炎症による胸水貯留がみとめられる.

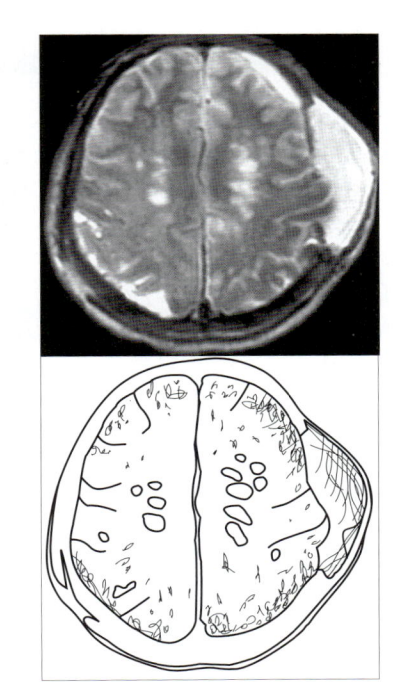

写真3　頭部MRI
酩酊頭部外傷患者に特有な全脳にみとめられる脳挫傷のspotty lesion.

とともに急性硬膜下血腫(**写真1**)の救急治療も行う必要があった. 尿量は急性アルコール中毒による脱水症のため, 初期は10～20m*l*/時と乏尿だったが輸液を積極的に行い, 入室後24時間で総輸液量は4800m*l*となった. 20時間を経過したころから血圧は安定し, CVPも9cmH₂Oと正常域に戻った. ビタミンB群剤を大量投与するとともに, 誤嚥性肺炎(aspiration pneumonia)がみとめられたため抗菌薬の大量投与を行った(**写真2**). また本症例は脱水症治療後から, 脳挫傷が著明となった(**写真3**). 第3病日ころより約4日間, 急性アルコール中毒による禁断症状(アルコール離脱症候群, alcohol withdrawal syndrome)である易興奮性がみとめられたため, クロルプロマジン(25～50mg), レボメプロマジン(25～50mg), ハロペリドール(5～10mg)などの投与を行った.

[まとめ]
本症例では, 意識障害の管理と脱水症に対する輸液療法がおもな救急治療であったが, 急性アルコール中毒ではむしろその合併症が治療の対症になることが多く, この場合にも頭部外傷(急性硬膜外血腫, 急性硬膜下血腫)と誤嚥性肺炎が主要な問題であった. 急性アルコール中毒の治療にあたっては, 合併症の存在を重視し, これがアルコール中毒症状に覆い隠されてしまうことに十分留意する必要がある.

■山本保博・牧野俊郎

[文献]
牧野俊郎, 渡辺日章:外傷の重症度と予後に及ぼす飲酒酩酊の影響についての研究. 救急医学, vol.17, p5, へるす出版, 1993.
山本保博, 牧野俊郎:臨床中毒, エタノール(急性アルコール中毒). 最新内科学大系76, pp125-129, 中山書店, 1994.

14-4　失神→心臓性失神

症例1　95歳　女性

torsades de pointes（多形心室頻拍）により失神発作を合併した完全房室ブロックの一例（Adams-Stokes症候群）

[病歴]

特記すべき病歴なく健康に過ごしていたが，9カ月前の老人健診の際の心電図（図1）にて房室ブロックによる徐脈を指摘された．専門医に紹介されたが，症状がまったくないこと，Ⅱ度ないしⅢ度の高度房室ブロックがあるが，完全房室ブロックになっても心室調律が40/分以上で安定してみられており，予後は良いと判断され，様子をみるように指示されていた．

その後，何もなく経過していたが，入院当日の朝食中に突然失神して倒れた．約30秒後には意識が回復したが，家族がその状況をみておりただちに救急車で来院した．

[来院時所見]

意識清明，血圧140/70mmHg，脈拍数35/分，呼吸数14/分．その他特記すべき異常なし．

[検査所見]

Hb 12.0 g/dl，WBC 4500/μl，BUN 16.3 mg/dl，Cre 0.5 mg/dl，LDH 223 IU/l，ALT 24 IU/l，AST 32 IU/l，CPK 82 IU/l，Na 134 mEq/l，K 4.5 mEq/l，Cl 105 mEq/l．

尿所見異常なし．

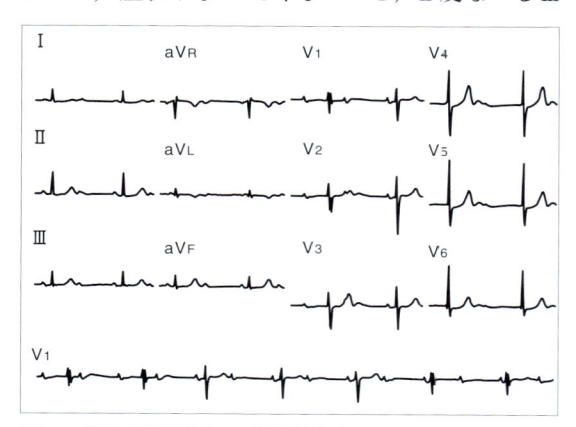

図1　老人健診時の12誘導心電図
P波は83/分前後でほぼ規則的に出現している．QRSは肢誘導記録中は幅が狭くP波に対して2:1で出現しているが，胸部誘導記録時にはP波とQRSがまったく無関係となり，そのときはQRSの幅が広く右脚ブロック型になるときと，P波に対して幅の狭いQRSが2:1で出現するときがある．V₁のリズム誘導でみると，最初と最後の各2拍のQRSは完全房室ブロックで，途中の3拍は2:1のⅡ度房室ブロックとなっている．このようにⅡ度とⅢ度を繰り返す房室ブロックを高度房室ブロックという．
QT時間は0.52秒，修正QT時間（QTc）は0.45秒と，軽度の延長のみである．

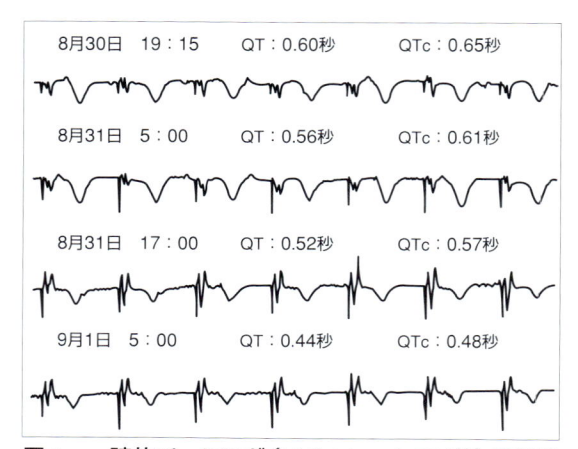

図4　一時的ペーシング（VVI；レート70/分）開始後の心電図モニターの経過
時間とともにQT間隔が短縮し正常化していることがわかる．

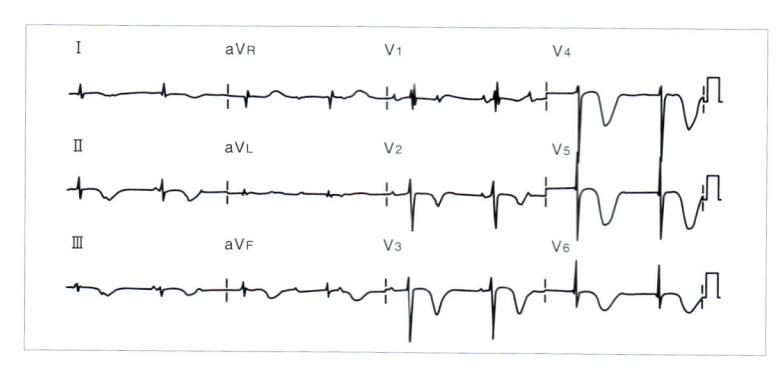

図2　来院時の12誘導心電図
P波は83/分，QRSは45/分とそれぞれ規則的に無関係に出現した完全房室ブロックの所見である．QRS波形は前回と変わらないが，QT時間は0.72秒，修正QT時間（QTc）は0.62秒と著明に延長している．

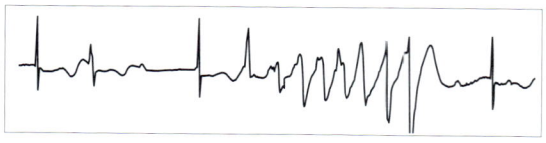

図3　救急部での心電図モニター記録
心室期外収縮が出現しはじめ，4拍目の心室期外収縮のあと8連のtorsades de pointes（多形心室頻拍）が出現している．

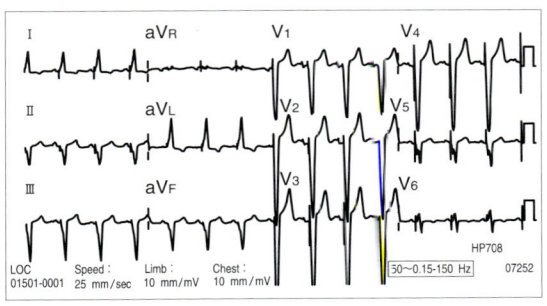

図5 恒久的ペースメーカー（VDD）植込み後の12誘導心電図
正常洞調律によるP波が86/分で出現し，0.12秒遅れで心室ペーシングスパイクに引き続きQRS波形がみられる．

[来院時心電図]（図2）
[経過]

　救急部での処置中に**図3**のような不整脈が心電図モニターにて観察された．その際には意識消失はなかったが，詳細に聞くと，一瞬"フワッ"とするような異変を感じ，そのような症状を前日から繰り返していたとのことである．失神発作は完全房室ブロックによる徐脈が原因で出現したQT延長によるtorsades de pointesと判断し，ただちに一時的ペーシングを行った．ペーシングによりしだいにQT時間は短縮し（**図4**），第3病日に恒久的ペースメーカー（VDDペースメーカー）を植え込んだ（心電図；**図5**，胸部X線写真；**写真1**）．ペースメーカーは良好に作動し，その後QT延長はみられなくなり，失神発作もまったく出現しなくなった．

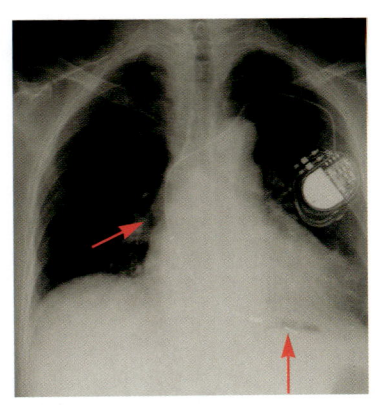

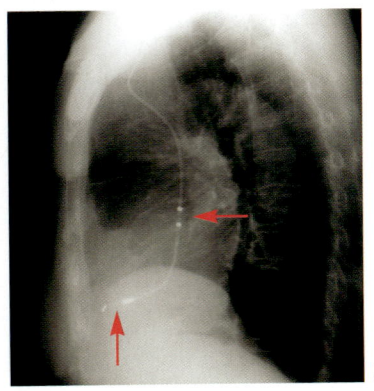

[コメント]

　torsades de pointesは**表1**のように各種の病態でみられるが，後天性に生ずるQT延長のおもな原因は，1）抗不整脈薬を中心とする薬剤，2）徐脈，3）電解質異常，4）中枢神経疾患である．
　本症例のように徐脈に合併するQT延長もまれでない．洞徐脈でも房室ブロックのいずれでもみ

写真1 恒久的ペースメーカー（VDD）植込み後の胸部X線写真（正面・左側面）
左上前胸部にペースメーカージェネレーターが植え込まれ，電極が鎖骨下静脈経由で右室心尖まで挿入されている．心室端子が右室心尖に，心房端子が右房内にあることがわかる（矢印）．

表1 torsades de pointesの原因

1. 先天性QT延長症候群
   a. Romano-Ward症候群
   b. Jervell and Lange-Nielsen症候群
   c. 孤発性QT延長症候群
2. 後天性QT延長症候群
   a. 薬剤
      1）抗不整脈薬
         Ia群：キニジン，プロカインアミド，ジソピラミドなど
         III群：アミオダロン，ソタロールなど
         IV群：ベプリジルなど
      2）向精神薬
         フェノチアジン系（クロルプロマジンなど）
         ブチロフェノン系（ハロペリドール）
         三環系抗うつ薬（イミプラミン，アミトリプチリンなど）
         抗癌剤（アドリアマイシン，エンドキサンなど）
         抗菌薬，抗真菌薬，抗ウイルス薬（エリスロマイシン，ST合剤，ペンタミジン，ミコナゾール，アマンタジンなど）
         抗ヒスタミン剤（テルフェナジン，アステミゾール）
         脂質代謝改善剤（プロブコールなど）
   b. 徐脈
      洞徐脈
      完全房室ブロック
   c. 電解質異常
      低カリウム血症，低マグネシウム血症
   d. 中枢神経疾患
      くも膜下出血，脳内出血，脳外科手術
   e. 急性心筋虚血
   f. 急性心筋炎
   g. 肺血栓塞栓症
   h. 栄養障害（神経性食思不振症など）
   i. その他

られる．完全房室ブロック患者が失神を呈したとき，ブロックによる心停止が原因と考えやすいが，心室頻拍やQT延長によるtorsades de pointesなど頻脈性不整脈による場合もまれでない．本症例のように，当初はQT延長を伴わず無症状に経過していても，慢性の房室ブロックによる徐脈が続くうちにQT延長をきたし失神発作を合併することがあるので注意が必要である．QT延長は女性に多いが，房室ブロックに合併するQT延長も例外ではない．また，QT延長をきたし不整脈を惹起する催不整脈作用のある薬剤にも多種多彩のものがあり，気をつけておく必要がある．とくに，抗不整脈薬以外の薬剤でも起こしうるのでおもなものは覚えておいてほしい．

[VDDペースメーカー]

心房（P波）同期心室（R波）抑制型心室ペーシングを行うペーシングモード．ペーシングは心室のみであるが，センシングは心房と心室の両方で行い，心房波をセンシングすると，それに同期して一定時間後に心室ペーシングを行う．その間に心室のセンシングがあると，心室ペーシングは抑制がかかる．本症例のような洞機能が正常の房室ブロックが適応となる．1本の電極の遠位側に心室用の端子があり，通常右室心尖で心室のセンシングとペーシングを行い，電極の近位側でちょうど右房内に位置するところに心房波感知用の端子がある．心房端子部分は右房内に浮遊する形になり，センシングはできるがペーシングはできない．

症例2　73歳　女性

失神により発症した急性大動脈解離（acute aortic dissection, Stanford type A）（2-26 解離性大動脈瘤 参照）．

[病歴]

約10年前に高血圧を指摘されているが，医療機関に受診せず治療は受けていない．午前11時ころ，新幹線に乗車中，東京駅に到着し頭上の荷物を下ろそうとしたところ突然"ウー"という声を発したのち崩れるように倒れた．意識消失し，失神しており，ただちに救急車にて来院した．意識はしだいに回復したが，救急車のなかではもうろうとしていた．

[身体所見]

意識JCS Ⅱ-20，血圧70/54mmHg（左右差なし），心拍数90/分（整），呼吸数14/分，瞳孔正円，左右対称（2mm）対光反射良好，第4肋間胸骨左縁に拡張期逆流性雑音あり．肺野にcrackleなし．

[血液検査]

WBC 8200/μl, Hb 13.2/dl, Plt 30.3×10^4/μl, BUN 15.0mg/dl, Cre 0.9mg/dl, T. Bil 1.0mg/dl, LDH 292IU/l, ALT 20IU/l, AST 19IU/l, Na 138mEq/l, K 3.5mEq/l, Cl 105mEq/l, CPK 128IU/l, Glu 161mg/dl.

血液ガス（room air）

SaO$_2$ 97.3%, PaO$_2$ 91.1mmHg, PaCO$_2$ 25.8mmHg, BE −4.8, HCO$_3$ 17.1mEq/l.

[心電図]（図6）
[画像診断]
胸部X線（写真2）
頭部CT（写真3）
胸部CT（写真4）
心エコー（写真5）
[経過]

第4肋間胸骨左縁に逆流性雑音をみとめたこと，ショック状態にあったこと，胸部X線写真で上縦隔の拡大をみとめたこと，心エコーで心タンポナ

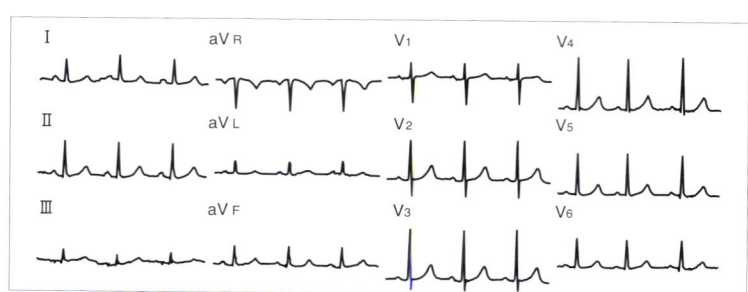

図6　来院時の12誘導心電図
正常洞調律，反時計回転のほかにはとくに異常所見はない．

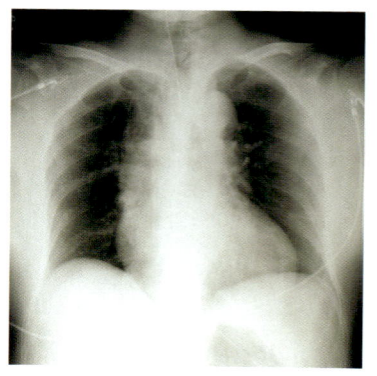

写真2　胸部X線（ポータブルA→P像）
心陰影と上縦隔の拡大をみとめる．大動脈に石灰化像はない．左中肺野に線状の無気肺をみとめる．

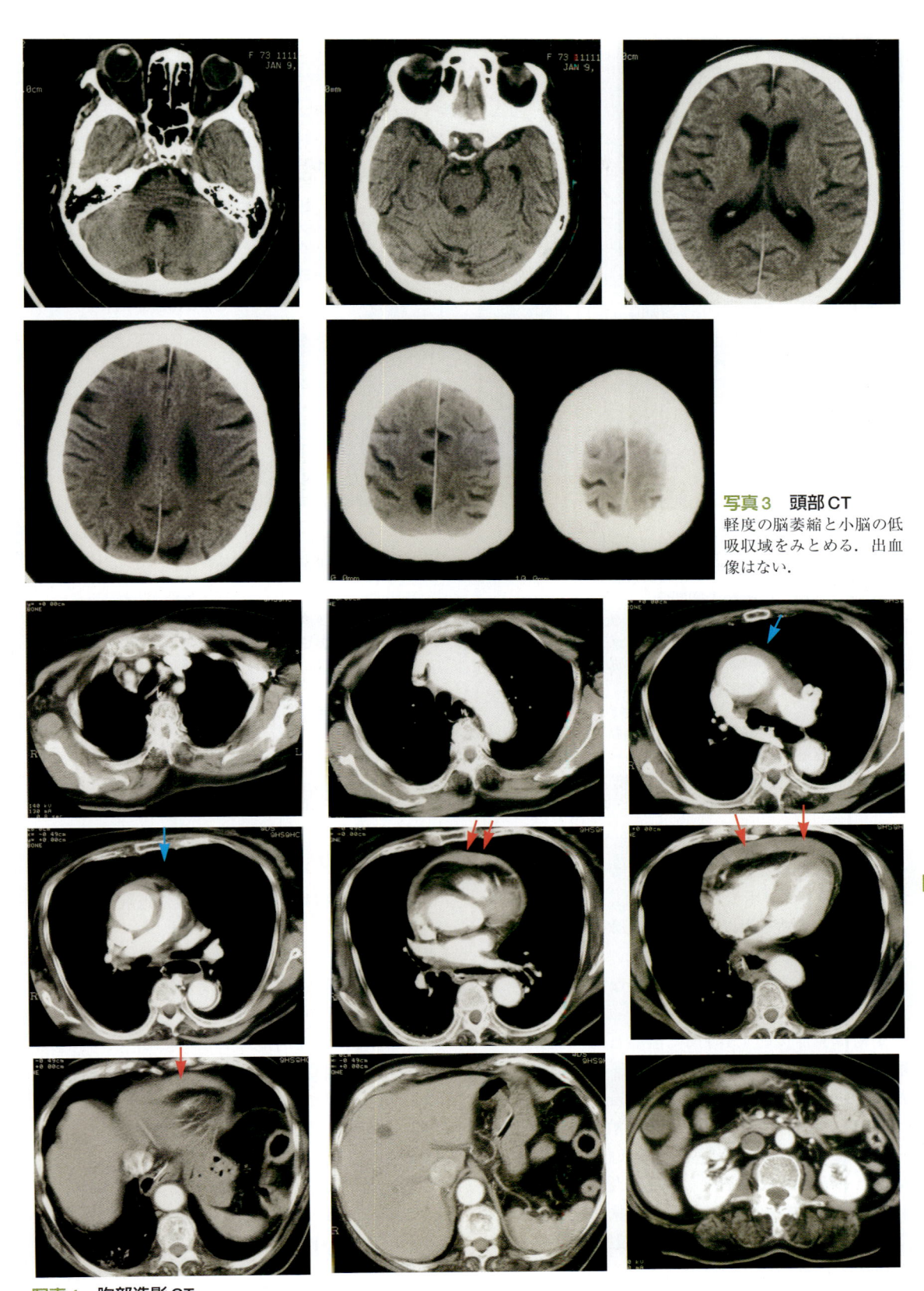

写真3　頭部CT
軽度の脳萎縮と小脳の低吸収域をみとめる．出血像はない．

写真4　胸部造影CT
上行大動脈にほぼ全周性の造影剤でエンハンスされない解離腔をみとめる（⬇）．心膜腔にも心外膜脂肪層の外側でとくに右室前面に血液濃度の心膜液貯留をみとめる（⬇）．

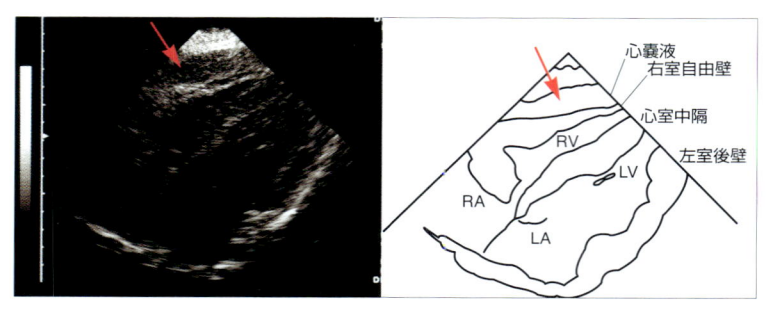

写真5　心エコー
肥満のため画質不良であるが，右室前面の心膜液貯留と右室の圧排像をみとめる（矢印）．

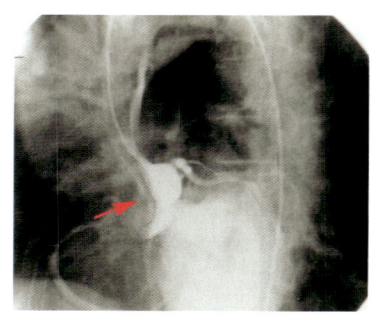

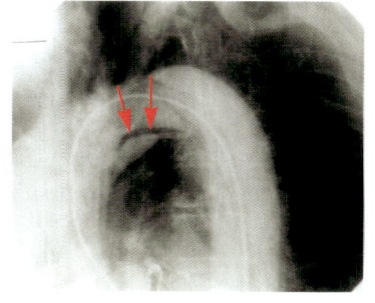

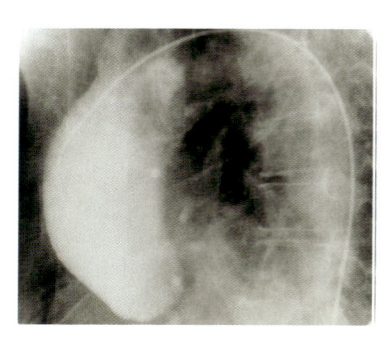

写真6A　　　　　　　写真6B　　　　　　　写真6C

写真6　急性大動脈解離（De Bakey Ⅰ型，Stanford 型A）における大動脈造影（他症例）

写真6A　真腔での造影の初期像
カテーテルを上行大動脈の真腔に進め，大動脈弁の直上で造影したもの．真腔は偽腔に圧迫され非常に細くなっている．矢印は内膜フラップで，その外側（写真上左）は偽腔である．真腔から冠動脈が造影されているのがわかる．左室が濃く造影されており，高度の大動脈弁閉鎖不全があるのがわかる．

写真6B　真腔での造影の後期像
上行から弓部さらに下行大動脈が造影されているが，フラップ（矢印）があるのがわかる．カテーテルは真腔を通っておりそのすぐ外側にフラップが薄くみえる．偽腔も造影されているが，この写真ではエントリーはわからない．シネモードでは上行部にはっきりとみとめられた．

写真6C　上行大動脈の偽腔での造影
写真6Aで造影される偽腔で造影すると，非常に大きくなった偽腔がみとめられる．偽腔からは冠動脈は造影されない．

ーデの所見をみとめたこと，などから急性大動脈解離による心タンポナーデと診断し，胸部CT検査を行い確定診断を得た．緊急手術が必要と判断しただちに心臓血管外科をコールし，緊急手術を行った．術前の血管造影は行っていない．

［手術所見］
　手術は発症後約4.5時間で開始した．大動脈の解離は上行から，弓部，さらに下行大動脈まで及んでいた．上行大動脈の径は45mmと拡張していたが，術中の経食道エコーでは解離のエントリーは確認できなかった．心膜腔は血液で緊満し，切開とともに血液が噴出し，その量は凝血塊と合わせて300gであった．上行大動脈切除および人工血管置換術を施行した．上行大動脈の偽腔は新鮮血栓でしめられていたが，上行大動脈にはエントリーが確認できず，弓部からの逆行性解離と考えられた．

［術後経過］
　その後の経過は順調で3週間後に退院し，1年半後の現在も健在である．

［コメント］
　一過性の意識障害や失神患者が救急車で運ばれると，脳神経疾患か不整脈が疑われて検査が進められやすいが，急激な血圧低下による意識消失も忘れてはならない病態である．神経調節性失神，急性心筋梗塞や肺塞栓症までは思いつくが，胸痛や背部痛がなくいきなり失神するとなかなか急性大動脈解離は思い浮かばない．心電図にも特異的な変化が出にくく，ともすれば診断が遅れがちである．突然のショックをみたときに，急性大動脈解離による心タンポナーデを思い浮かべ，四肢の脈を触れ，大動脈弁閉鎖不全による拡張期雑音がないかを聴診し，胸部X線で上縦隔陰影の拡大の有無をチェックする．何よりも救急の場で大切なのは，心エコーを行うこ

とである．上行大動脈の intimal flap，右室前面のエコーフリースペースとそれによる右房や右室の圧迫がないかをみることである．さらに重要なのは，できるだけ早く胸部造影 CT 検査を行うことである．

[追加アトラス]

本症例では，心タンポナーデによるショック状態であり，ただちに緊急手術を施行したため大動脈造影は行っていない．参考に，De Bakey I 型の急性大動脈解離の症例で急性期に大動脈造影を行った症例を提示する（写真6）．　　　■山科　章

14-5　頭痛→脳梗塞

【12-10 脳梗塞 参照】

症例　73歳　男性　右利き

[臨床所見]

50歳ころより高血圧を指摘されていたが放置．10年前一過性脳虚血発作を起こしたが，その後も通院治療は不規則であった．

2日前から右半分がみえにくいといっていたが放置．翌日夕方より左後頭部にかなり強いズキズキする頭痛が出現し不眠．嘔吐はなし．翌朝になり頭痛に加えて右上下肢の脱力も呈現したため近医受診．血圧 230/110mmHg と上昇あり，降圧薬投与され，脳卒中の疑いで当科へ緊急入院した．

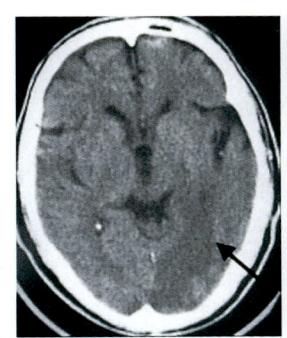

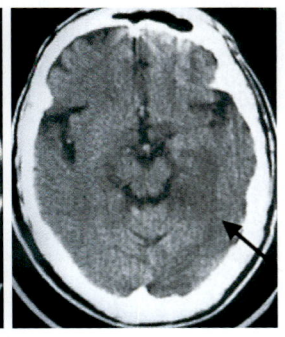

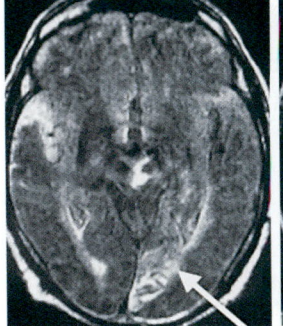

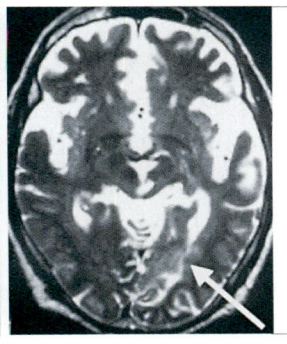

[入院時身体所見・神経学的所見]

血圧 180/90mmHg，脈拍 60/分・整，体温 36.4℃．胸腹部異常なし．浮腫なし．

意識はやや傾眠状態，見当識障害あり，眼底ではうっ血乳頭なし．右同名性半盲，右不全麻痺をみとめる．項部硬直と Kernig 徴候は陰性．右半側無視，Gerstmann 症候群と軽度の失語をみとめる．

[検査所見]

血算，血沈正常．凝固線溶系ではトロンビン，アンチトロンビンIII複合体が 26ng/ml と上昇以外は正常．生化学検査は脂質，血糖含め正常．

心電図正常．心エコー検査で弁膜症，左房内血栓なし．頸部エコー検査で内頸動脈狭窄・閉塞なし．

[画像診断]

入院当日の頭部 CT 画像（写真1）

後大脳動脈領域の左側頭葉内側下面から後頭葉底部にかけて脳梗塞による低吸収域をみとめる．

入院2週間後の頭部 MRI 画像（写真2）

左側頭葉内側下面から後頭葉底部にかけて T_2 強調画像で高信号域，FLAIR（fluid attenuated inversion recovery）画像で高信号域（脳梗塞）をみとめる．

FLAIR 画像は脳梗塞急性期の病巣描出に有用．最近では拡散画像でさらに早期から描出可能．

頭部 MRI による MRA（MR angiography）画像（写真3）

左後大脳動脈主幹部閉塞をみとめる．右後大脳動脈起始部にも狭窄がみられる（MRA は造影剤を使用せずに非侵襲的に脳血管撮影を行う方法）．

入院2週間後の SPECT（single photon emission CT）（写真4）

SPECT による脳血流分布は左側頭葉内側下面から後頭葉底部にかけて著明に低下している．

入院2カ月後の頭部 MRI 画像（写真5）

入院時に左側頭葉内側下面から後頭葉底部にかけてみられた T_2 および FLAIR 画像の高信号域はより

写真1

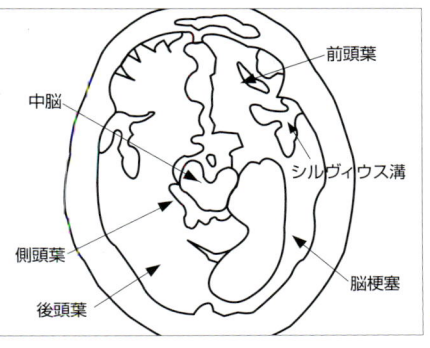

写真2

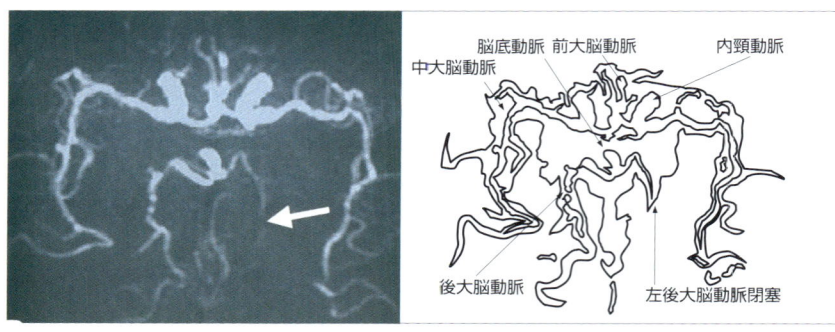

写真3

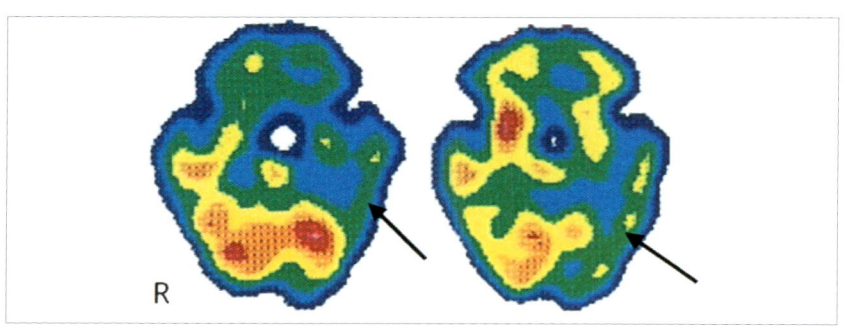

脳底動脈　前大脳動脈　内頸動脈
中大脳動脈
後大脳動脈　左後大脳動脈閉塞

写真4

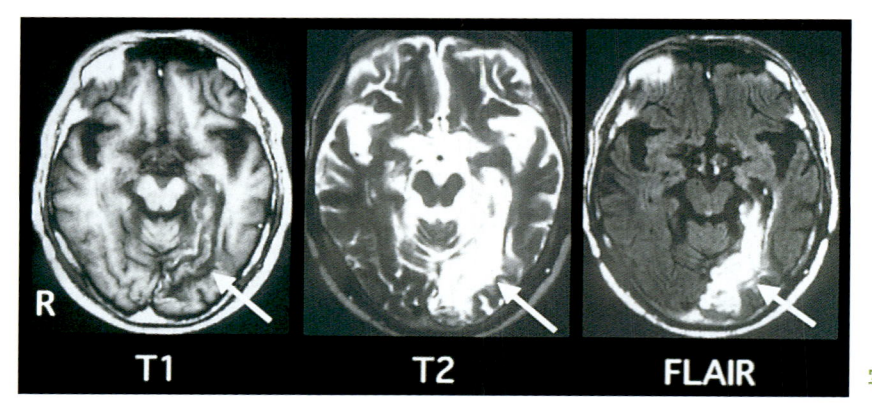

写真5　T1　T2　FLAIR

明らかとなり，T_1強調画像でも低信号域がみとめられる．慢性期の脳梗塞像を呈している．

[治療]

脳梗塞超急性期でCT上病変がまだ出現していない時期には血栓溶解薬（t-PA（tissue plasminogen activator）静注）により閉塞血管の再開通を試みる．本例のようにすでに日数が経ってCT上低吸収域が出現している例では抗脳浮腫薬（グリセロールなど）および点滴による抗血小板療法または抗凝固療法を併用する．

[頭痛を訴える脳卒中の鑑別診断]

突発したはげしい頭痛，嘔吐ではまずくも膜下出血を，強い頭痛と嘔吐ではまず脳出血を考える．脳梗塞では強い頭痛を訴える頻度は低いが，本例のような後大脳動脈閉塞による脳梗塞や小脳梗塞では脳出血と間違えるような強い頭痛がみられることがある．

■小林祥泰

14-6　呼吸困難→気管支喘息

【3-8　気管支喘息，7-12　気管支喘息　参照】

症例　60歳　女性

[臨床経過]

2002年ころよりときどき咳，痰，呼吸困難の症状があったが，放置していた．喫煙歴なし．2006年に当院受診し，気管支喘息と診断される．以後吸入ステロイド薬を主体とした治療を受け，最近はFP（プロピオン酸フルチカゾン）1回200μgを1日2回吸入とピークフロー（peak expiratory flow：PEF）値によるモニターに基づく治療を行い，症状は落ち着き，PEF値は400（l/min）前後を推移

して喘息はコントロールされていた．PEFのベスト値は460であり，これを基準値として管理を受けていた．2007年11月28日ころより徐々に呼吸困難が出現し，翌29日にはPEF値も230（対基準値50％）に低下したため，医師の指示どおりにあらかじめ処方されていたメチルプレドニゾロン24mg（4mgの錠剤を6錠）1日1回の内服を開始した．しかし症状は軽快せず，息苦しさと咳のため夜も眠れず，$β_2$刺激薬（サルブタモール）の吸入を追加していた．PEF値はさらに低下し，11月30日には180に下がり，12月1日に受診した．37℃台の発熱をみとめ，聴診上も喘鳴著明であった．外来にて，プロカテロール液50μg（0.5ml）を30分ごとに4回ネブライザーにて吸入，ハイドロコルチゾン200mgを点滴静注したが，自覚的にもPEF値も改善せず，悪化傾向がみられたため，入院となった．

[身体所見]

身長159cm，体重49kg，血圧138/80mmHg，体温37.2℃，脈拍96/分（整），呼吸数20/分，意識清明，チアノーゼみとめず，心音清，呼吸音では呼気に強い喘鳴を聴取する．腹部異常所見なし．

[本例における外来での維持治療・悪化時の対応の指示]

1）FP200μgを1日2回定期的に吸入．
2）テオフィリン400mgを1日1回夕食後に内服．
3）サルブタモール（1吸入100μg）を定量噴霧式装置（metered dose inhaler：MDI）にて症状出現時に頓用として2吸入．
4）PEF値が280（l/min）（対基準値60％）以下となればただちにメチルプレドニゾロン24mgを内服．翌朝より毎朝1回同量を内服継続．

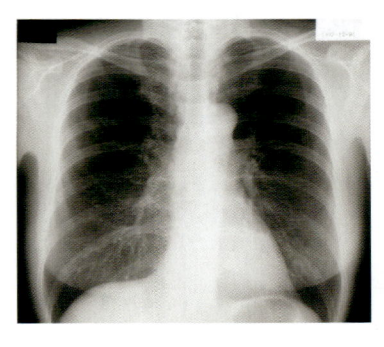

写真1 入院時胸部X線写真

[血液検査]

WBC 10000/μl（Neu 88.4％，Lym 8.2％，Mo 2.9％，Eo 0.1％，Ba 0.4％），RBC 383×10^4/μl，Plt 27.4×10^4/μl，CRP 0.29mg/dl，ESR 11mm/hr，IgE 1050U/ml．

動脈血ガス分析（受診直後 room air）：pH 7.438，PaO_2 62.4mmHg，$PaCO_2$ 38.2mmHg．

[胸部X線写真]

外来受診時には横隔膜の低下，透過性亢進の所見がみられる（写真1）．皮下気腫，縦隔気腫はみとめられなかった．

[入院後の経過]

$β_2$刺激薬（プロカテロール液50μg）のネブライザー吸入を1時間ごとに施行するとともに，ハイドロコルチゾン200mgを6時間に1回点滴静注した（図1）．入院当日（12月1日）にはネブライザー吸入は計10回施行したが，PEF値は240（対基準値52％）までしか上昇せず，自覚的に呼吸苦は消失したものの夜間不眠であり，深夜にも1回吸入した．なお入院後は発熱はみられず，CRPも陰性だったので，抗菌薬の投与は行わなかった．翌日も早朝よりネブライザー吸入を1時間ごとに施

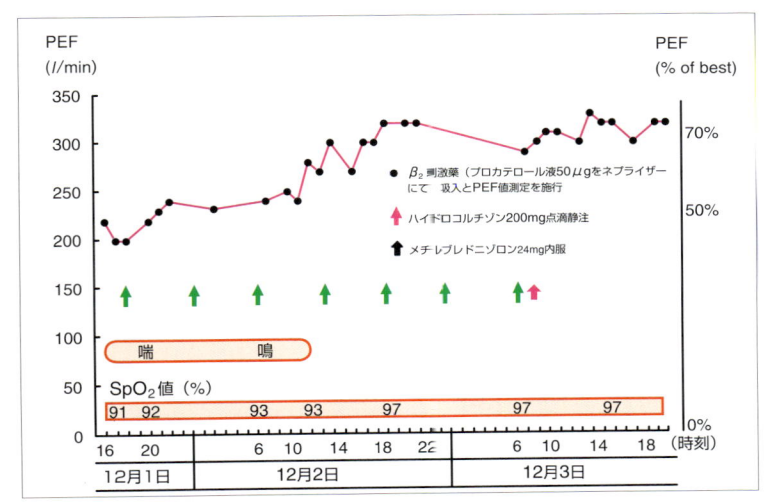

図1 入院中の治療経過

表1 ピークフロー値に基づく行動計画書の例

> グリーンゾーン：PEF値が基準値の80％以上
> （あなたの場合＿＿＿l/分以上であれば）

喘息はコントロールされています．
→現在の維持治療を継続してください．

> イエローゾーン：PEF値が基準値の60～80％
> （あなたの場合＿＿＿l/分以下になれば）

喘息発作の可能性があります．
喘息は十分にコントロールされていません．
→吸入ステロイド薬を2倍に増量してください．
　翌日から同量を続けて吸入してください．
→コントロールされた後も2日間は同量を
　吸入してください．

> レッドゾーン：PEF値が基準値の60％未満
> （あなたの場合＿＿＿l/分以上になれば）

喘息発作としての対応が必要です．
気管支拡張薬およびステロイド薬全身投与が必要です．
→ただちにプレドニン30mg（またはメチルプレドニゾロン24mg）を内服してください．さらに，次の朝から毎朝1回同量の内服を続けてください．
→受診予定日でなくても，次の主治医の診察日に外来を受診してください．
→非常に息苦しい場合や，会話が困難な場合には，ただちに病院を受診して喘息発作の治療を受けてください．

基準値70％）まで回復した．聴診上喘鳴も消失していた．12月3日からはハイドロコルチゾンと維持輸液の点滴を中止し，メチルプレドニゾロン24mg/日の内服を再開して継続した．1時間ごとのネブライザーによるβ_2刺激薬の吸入はこの日まで続けた．PEF値は300～330で，自覚症状はまったく消失した．翌12月4日に退院となった．メチルプレドニゾロンの内服は悪化による受診日から11日後の外来受診日（12月12日）まで継続し，その時点でPEF値は400（対基準値87％）まで改善して安定していたため，ステロイド薬の全身的投与は終了した．

[ピークフローに基づく喘息管理]

　簡便なPEFメーターが臨床の場に導入され，患者の自己測定によりPEFのモニターが可能となり，喘息のコントロールの指標として用いられている．PEFは気道閉塞を反映するとされ，定期的なモニターは喘息の悪化を早期に発見し，適切な対応を可能とする．表1はPEF値に基づく喘息行動計画（action plan）の例である．個々の患者のピークフローの最良値に基づく基準値を設定し，それぞれの段階における治療方法と対策を説明し，指導する．それに対して患者は，その基準に応じた対策をとり，治療に遅れが生じないように計画されている．なお，コントロールされた喘息の安定期で

行した．朝方は咳嗽がまだ残っていたが，全身倦怠感は徐々に改善した．PEF値も夕刻には320（対

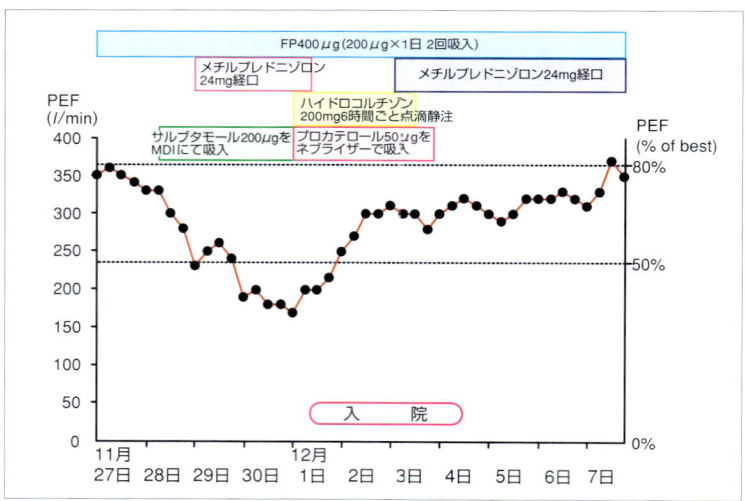

図2　入院前後における治療経過とPEF値の変動

表2　喘息発作の重症度分類（Beaselyによる）

	1秒量	PEF値	PaO_2	$PaCO_2$
軽症発作	2.0l以上	200l/分以上	正常	ほぼ正常
中等症発作	1.0～2.0l	100～200l/分	低下	正常または上昇
重症発作	1.0l以下	100l/分以下	著明低下	上昇

β_2刺激薬吸入後に判定する．

はPEF値は基準値の80％以上に保たれる．

図2は本例における入院前後のPEFの推移と治療経過である．11月29日においてPEF値は230と基準値の50％以下であり，医師に指示されたとおりに，事前に処方されていたメチルプレドニゾロン24mgを内服した．しかし，改善がみられず，その後外来を受診し，さらに入院が必要となった．入院後は治療に伴いPEF値の回復がみられ，最終的に基準値の80％以上を維持できた．

本例ではPEF値が基準値の60％を下回ったときに，ただちに経口ステロイド薬の投与が開始されたが，その後も喘息の悪化に改善がみとめられなかったため，結果的に入院治療となった．しかし，このような行動計画の準備により，喘息の悪化は多くの場合進行を防止することは可能であり，入院治療の必要性を減らすものと考えられている．

[急性期の治療]

喘息発作時の治療は，患者の苦痛の軽減と喘息死の回避のため，すみやかに行われる必要がある．自覚症状や身体所見だけでなく，FEV_1（1秒量）やPEF値などの客観的な評価に基づいて，適切に治療しなければならない．近年では喘息発作の重症度は客観的な指標を使用して分類されている**(表2)**．

喘息発作時の治療はβ_2刺激薬の大量かつ頻回の吸入および全身的ステロイド薬の投与に要約される．これらの治療が十分に行われた場合，従来多用されてきたアミノフィリンの（点滴）静注の相加的な効果については否定的な見解が強く，重症喘息発作においてのみ使用される傾向にある．発熱など気道感染を疑わせる所見を伴う場合にのみ，抗生物質を投与する．初期治療に反応せずPEF値をはじめとする客観的な所見がむしろ悪化傾向にある場合，致死的発作を示唆する所見のある場合，低酸素血症や高炭酸ガス血症を呈している場合などは入院治療の適応である．PEF値をモニターしながら，それが十分に回復するまでβ_2刺激薬の吸入と全身的ステロイド薬を継続投与する．極度の疲労状態，呼吸性アシドーシスの進行がみとめられる場合，呼吸運動が微弱な場合，昏睡または錯乱状態の場合などは，気管挿管および人工呼吸管理が必要になってくる．近年このようなnear-fatal asthma（致死的喘息発作）に対して，NPPV（non-invasive positive pressure ventilation：非侵襲的陽圧換気）とよばれるマスクを使用した人工換気の導入によって，気管挿管の回避が可能になることが示されている．$PaCO_2 > 45\,Torr$の呼吸性アシドーシスをその適応とすることが多い．

■西村浩一

14-7 呼吸困難→急性心不全

【3-21 急性呼吸促迫症候群 参照】

呼吸困難は急性心不全の主要症状であり，呼吸困難の原因として心疾患は重要である．多くの心疾患が急性心不全を引き起こし，その診断には心電図，胸部X線写真，心エコー検査がきわめて有用である．

症例　52歳　男性　拡張型心筋症

[主訴]

呼吸困難．

[家族歴]

特記事項なし

[既往歴]

特記事項なし．喫煙歴・飲酒歴なし．

[現病歴]

3月より風邪様症状にひき続き，下腿浮腫と労作時の息切れを自覚した．しだいに呼吸困難が増悪し，7月11日に夜間起座呼吸となり，緊急入院した．

入院時現症：身長170cm，体重75kg（退院時58.5kg）．頸動脈怒張と肝腫大および下腿浮腫をみとめた．両側肺野に湿性ラ音を聴取した．心尖部にLevein Ⅲ度の汎収縮期雑音およびⅢ音を聴取した．

[血液検査]

WBC $8360/\mu l$, RBC $549 \times 10^4/\mu l$, Hb $17.1\,mg/dl$, Ht 52.3%, PL $22 \times 10^4/\mu l$, TP $6.2\,mg/dl$, Na $142\,mEq/l$, K $4.3\,mEq/l$, Cl $108\,mEq/l$, GOT $28\,IU/l$, GPT $34\,IU/l$, ALP $311\,IU/l$, LAP $86\,IU/l$, γ GTP $112\,IU/l$, T.Bil $2.9\,mg/l$, CK $123\,IU/l$, LDH $270\,IU/l$, BS $128\,mg/dl$, BUN $22.9\,mg/dl$, CREN $1.3\,mg/dl$, CRP $0.4\,mg/dl$.

血液ガス分析（room air）：pH 7.475, $PaCO_2$ $26.1\,Torr$, PaO_2 $65.6\,Torr$.

うっ血肝による肝機能異常と腎血流低下による腎機能異常および肺うっ血に伴う低酸素血症をみとめた．

[Swan-Ganzカテーテル検査（入院時）]

RA $21\,mmHg$, PA $84/40\,mmHg$, PCW (mean) $34\,mmHg$（正常18以下），CI $1.94\,l/min/mm^2$（正常2.2以上）．

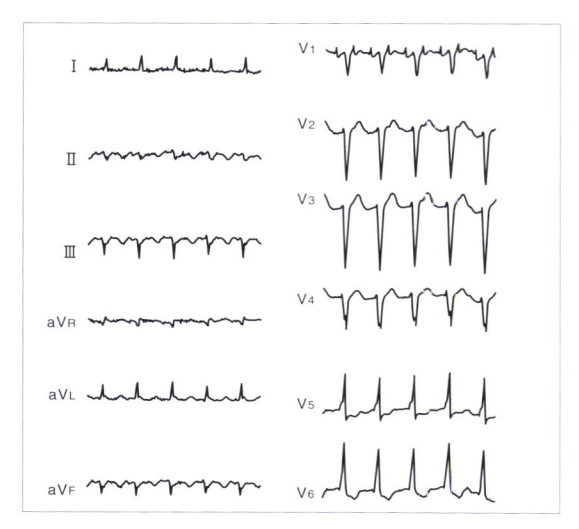

図1　入院時の心電図

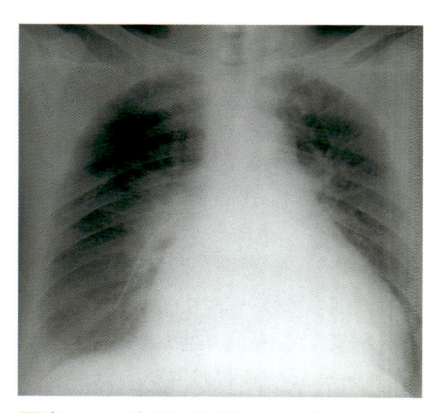

写真1　入院時の胸部X線写真

肺毛細血管楔入圧の上昇と心係数の低下をみとめた.

[画像診断]

入院時の心電図
心房粗動（2：1），136毎分，R波減高（V_1～V_4），左軸偏位，肢誘導低電位をみとめる（図1）.

入院時の胸部X線写真
心胸郭比66％，両側胸水貯留，右葉間胸水と両側肺うっ血をみとめる（写真1）.

心エコー図（入院時）（写真2）
左室拡張末期径80mm，左室収縮末期径74mm，左室駆出率16％（T法），左室短縮率8％，左房径53mm，大動脈径28mm，心室中隔厚12mm，左室後壁厚12mm.

冠動脈造影検査
左右冠動脈に狭窄なし.

左室造影検査（第29病日）（写真3）
左心室壁運動びまん性低下（左室駆出率14％），左室容積拡大（左室拡張末期容量145ml/mm^2），心室内血栓像なし.

心筋生検組織像（第29病日）
心筋細胞は肥大し配列は乱れ，間質には中等度の線維化をみとめた．一部に単核細胞を散在性にみとめたが，心筋細胞壊死像はみとめなかった．以上より，治癒期の心筋炎が示唆された（写真4）.

退院時の心電図検査
抗凝血療法後に電気的除細動を行い，その後は洞調律（52毎分）で，右脚ブロックと右軸偏位をみとめた．肢誘導の低電位は持続した（図2）.

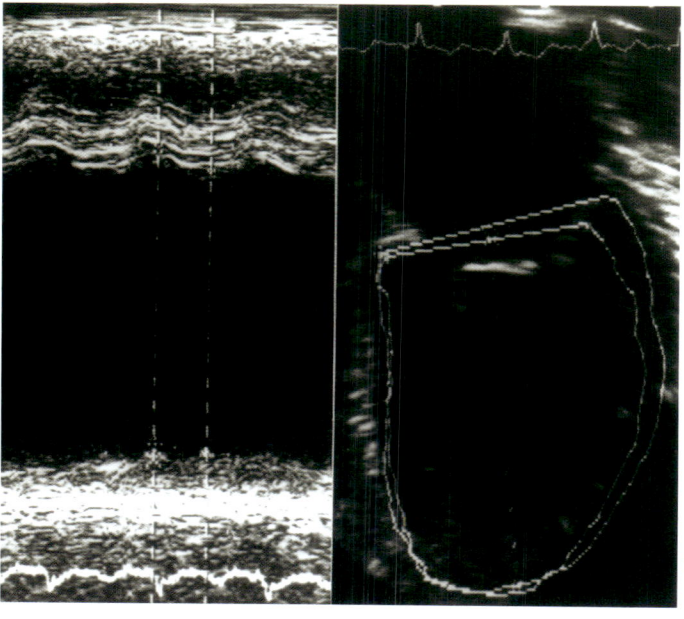

写真2　入院時の心エコー図
左：Mモード，右：長軸断層.

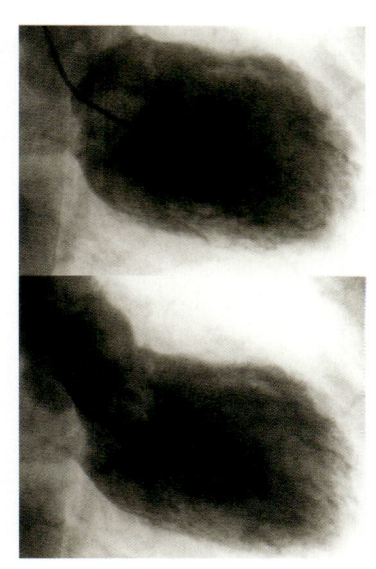

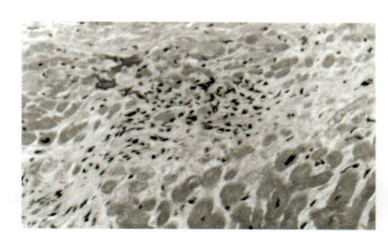

写真4 第29病日に行った右心室心内膜心筋生検組織像
HE染色，×400．

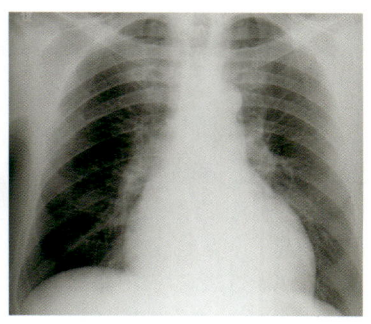

写真5 退院時の胸部X線写真

写真3 左室造影検査（第29病日）
上段：拡張末期，下段：収縮末期．

退院時の胸部X線写真

心胸郭比は56％で，入院時にみられた胸水と肺うっ血は消失していた（写真5）．

[治療・経過]

1） 安静

入院後2日間，ベッド上安静を保った．その後は，段階的にリハビリを進め，第7病日に病棟内歩行を開始した．

2） 食事療法

入院日は食止め，以後，減塩食（1600kcal，塩分7g/日）と水分制限（900ml/日）を行った．

酸素療法：動脈血酸素飽和度を参考にして，十分量の酸素を投与する．

3） 利尿薬

右心房圧を参考に十分な利尿薬（フロセミドとスピノロラクトン）を使用する．

4） ジギタリス

心房細動あるいは粗動を合併する患者には有効である．急性期は心拍数をみながら静脈内投与を行い，症状が安定したら経口投与に移行する．

5） カテコラミン

ドパミンとドブタミンは陽性変力効果があり，急性期病態の改善に有効であるが，心筋酸素消費量を増加すること，および，心室性不整脈を誘発することがあるため必要最小限に投与する．

6） 血管拡張薬

血管拡張により心臓の前負荷と後負荷が減少する．血圧を過度に降下させないように注意し適量を使用することにより，心臓ポンプ機能の回復が期待できる．

7） アンジオテンシン変換酵素阻害薬・アンジオテンシンⅡ受容体拮抗薬

慢性心不全患者の長期予後を改善することが，大規模臨床試験により証明されている．内服可能になりしだい，服用を開始する．

8） その他の静注治療薬

ホスホジエステラーゼ（PDE）Ⅲ阻害薬は，心臓の収縮力増強作用とともに血管拡張作用があり，心不全病態を改善する．その他，心筋保護作用を有するカルペリチドおよび虚血改善作用を有するニコランジルは，静脈内投与によりすみやかに症状を改善する．

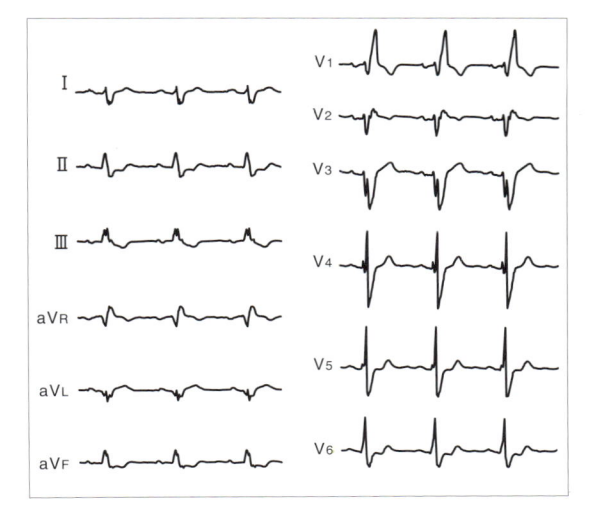

■瀬川郁夫

図2 退院時の心電図

14-8 胸痛→急性心筋梗塞

【2-1 急性冠動脈症候群 参照】

症例　68歳　男性
[主訴]　前胸部不快感．
[既往歴]
　高血圧（35歳～），糖尿病（50歳～）．
[嗜好]
　喫煙（−），ビール350ml/日．
[家族歴]
　急性心筋梗塞（弟），糖尿病（姉3人），脳梗塞（母）．
[現病歴]
　半年ほど前に一過性脳虚血症状あり．7月24日21時ごろ，テレビをみている最中に全身の気だるさを感じた．その後風呂に入ろうとしたが，すっきりしないため休んでいたところ，21時30分続けて2回嘔吐．冷汗もあり前胸部中心の不快感もあった．外出中の妻を呼び戻し，22時ごろ近医受診．血圧低下，心電図で完全房室ブロックあり，急性心筋梗塞を疑われて，当センター紹介，7月25日0時20分CCU入院となる．

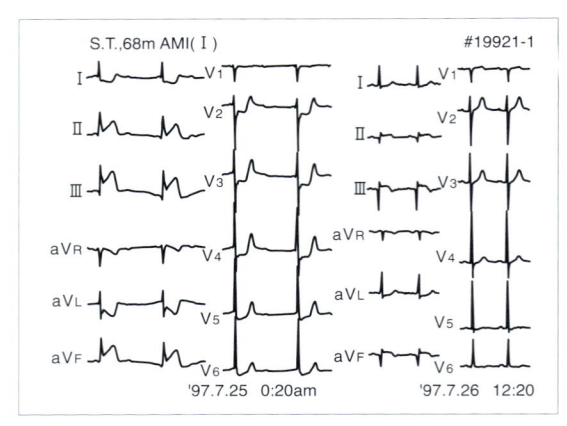

図1　心電図
左側は入院時，右側は36時間後．入院時II, III, aV_FのST上昇，I, aV_L, V_2～V_6で著明なST低下を示す．36時間後にはII, III, aV_FのST上昇はほぼ消失，Q波出現，I, aV_L, V_2～V_6のST低下は消失している．

[身体所見]
　意識清明，冷汗あり，S3・S4（−），心雑音なし，肺ラ音なし．
[心電図]
　完全房室ブロックで，心室調律42/分．II, III, aV_FでST上昇（maxIIIでJ/J80＝＋4.5/＋7.0mm），

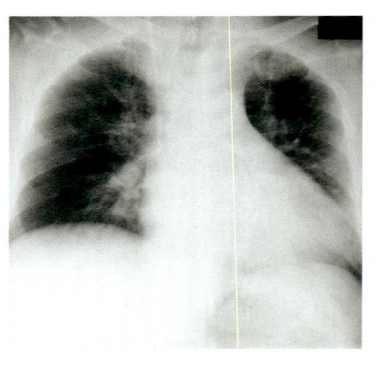

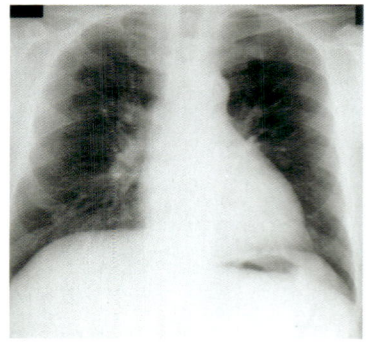

写真1　胸部X線写真
左側は入院時，右側は退院後の胸部X線写真．入院時に心拡大と肺うっ血所見をみとめる．

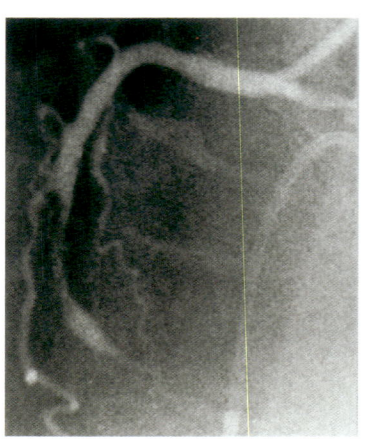

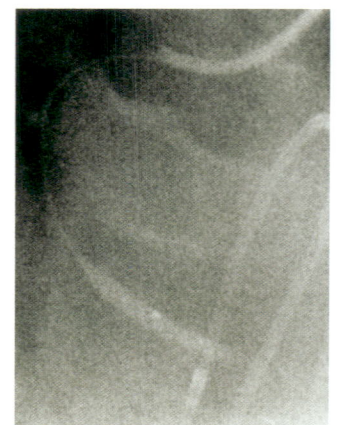

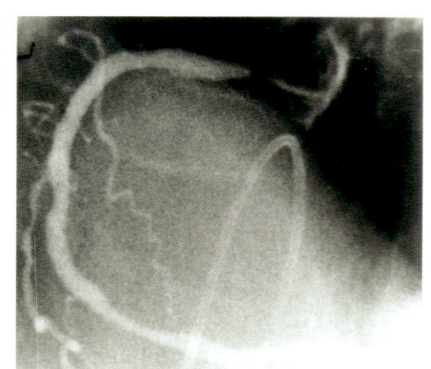

写真2　緊急冠動脈造影　右冠動脈＃3で完全閉塞，PCIにより再疎通が得られた．

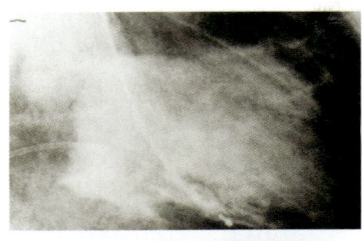

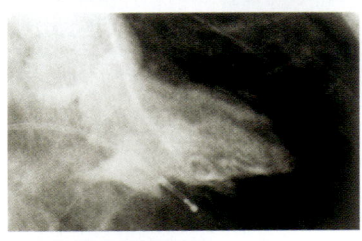

写真3　左室造影
同時に施行した左室造影において，下壁の無収縮をみとめる．

I, aV_L, V_2～V_6でST低下**（図1）**．

[胸部X線]
　肺うっ血（＋）**（写真1）**．

[経過]
　入院時胸痛6/10残る．血圧62mmHg/触，完全房室ブロックで心拍数42/分．DOA, DOB各10γ/min/kgで点滴施行．心エコーで下壁の壁運動不良．一時ペーシング施行下にただちに冠動脈造影検査施行．peak CPKは6時間後に6175mIU/m*l*．

[冠動脈左室造影]
　右冠動脈（#3）が完全閉塞のため，PCI施行，25% irregularに開大**（写真2）**．
　左室造影で#4, 5, 7：無収縮，LVEF 53%**（写真3）**．

[急性心筋梗塞の治療]
1. **急性期**
   1) 安静と酸素投与
   2) 疼痛緩和：塩酸モルヒネなど
   3) 不整脈管理
      ・アトロピン
      ・電気的除細動
      ・一時ペーシング
   4) 心不全・心原性ショックの処置
      ・血管拡張療法
      ・カテコラミン
      ・大動脈内バルーンカウンターパルゼーション（IABP）
      ・経皮的人工心肺（PCPS）
   5) 再灌流療法
      ・冠動脈血栓溶解療法（coronary thrombolysis）
      ・経皮的冠動脈インターベンション（percutaneous coronary intervention：PCI）
      ・ステント留置
   6) 呼吸循環管理
   7) 心破裂予防
   8) CCU症候群の予防
2. **梗塞発症後数日以降**
   1) リハビリテーション
   2) 再閉塞・再梗塞・動脈塞栓の予防
   3) 梗塞後狭心症の予防と治療：薬物，冠動脈インターベンション，CABG
3. **退院後の治療・管理**
   1) 冠危険因子の是正
   2) 運動療法
   3) 薬物療法：抗血小板薬，抗凝固薬，ACE阻害薬，硝酸薬，抗不整脈薬など

■黒木　茂・齋藤宗靖

14-9　腹痛→消化管穿孔

【4-8 消化性潰瘍 参照】

症例1　68歳　男性
[臨床所見]
　午後6時突然激しい上腹部痛が出現し，本院救急外来を受診．15年前にS状結腸切除術，2年前に胃潰瘍で入院加療の既往あり．
　苦悶様顔貌で，血圧140/84mmHg，脈拍80/分，体温36.9℃，貧血・黄疸なし．腹部は膨隆し，下腹部に手術痕をみとめ，臍周囲に強い自発痛，圧痛，抵抗，筋性防御をみとめた．

[検査所見]
　WBC 5600/μ*l*, RBC 433×10^4/μ*l*, Hb 14.6g/d*l*, Plt 23.8×10^4/μ*l*, 血液肝機能腎機能検査値およびアミラーゼ値正常，心電図正常．

[画像診断]
胸部単純X線写真（写真1）
[治療]
　胃潰瘍穿孔の診断にて開腹．腹水は膿性で，胃体中部後壁小彎よりに1cmの穿孔をみとめ，胃部分切除術を施行し，ビルロートII法にて再建を行った**（写真2）**．

症例2　45歳　男性
[臨床所見]
　午前3時突然腹痛，嘔気が出現し，本院救急外来を受診．

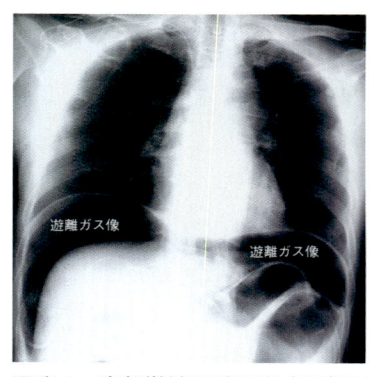

写真1　胸部単純X線写真（半座位）
両側横隔膜直下に多量の遊離ガス像をみとめる．

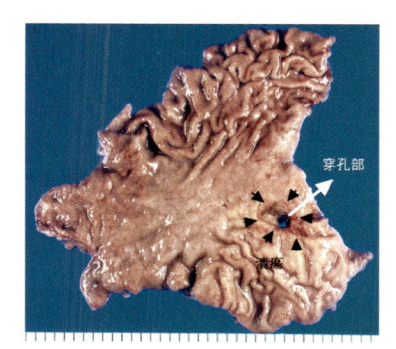

写真2　胃部分切除標本
胃体中部後壁小彎寄りに1cmの穿孔をみとめる．

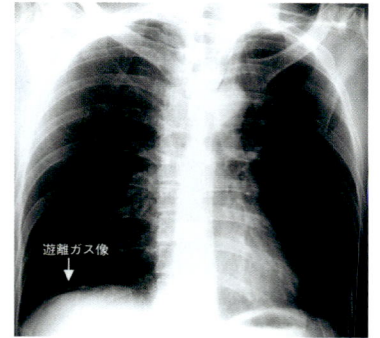

写真3　胸部単純X線写真（立位）
右側横隔膜直下に遊離ガス像をみとめる．腹部単純X線でみとめられるものより明らかな所見が得られている．

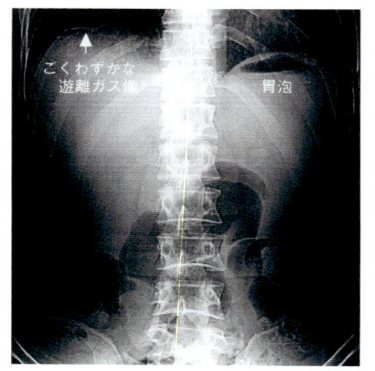

写真4　腹部単純X線写真（立位）
右側横隔膜直下にごくわずかな遊離ガス象をみとめる．

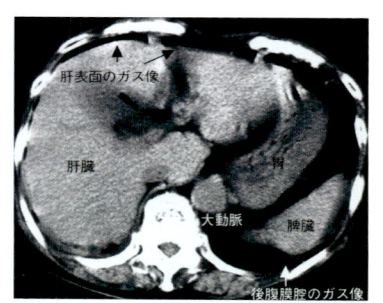

写真5　上腹部CT検査
肝表面，後腹膜腔に遊離ガス像をみとめる．

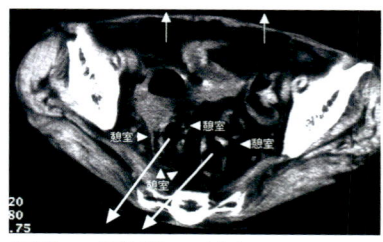

写真6　下腹部CT検査
全体に腸間膜の脂肪織部分がまだらに濃く描出され（矢印），腹膜炎の存在を疑わせる．また，脂肪織内およびS状結腸部に小さなガス像の多発をみとめ，憩室の穿孔が疑われた．

顔面紅潮，血圧90/64mmHg，脈拍90/分，体温36.1℃，上腹部を中心に強い自発痛，圧痛，抵抗，筋性防御をみとめた．

[検査]

WBC15200/μl，RBC473×10⁴/μl，Hb15.4g/dl，Plt30.8×10⁴/μl，血液肝機能腎機能検査値およびアミラーゼ値正常，心電図正常．

[画像診断]

胸部単純X線写真（写真3）
腹部単純X線写真（写真4）

[治療]

消化管穿孔の診断のもとに緊急手術を施行．腹腔内に少量の混濁腹水，十二指腸球部前壁に直径1.5mmの穿孔をみとめ，同部位より十二指腸液の流出がみられた．単純縫合術と選択的高位迷走神経切除術を行った．

症例3　79歳　女性

[臨床所見]

5月17日午後12時30分ころ下腹部不快感出現．午後4時ころには下腹部痛，冷汗，悪寒も出現したため近医受診．鎮痙剤の筋注と浣腸を施行され，排便後下腹部痛は軽快した．18日にも同様の下腹部痛があったが，自制内であった．19日昼ころより下腹部痛が増強し，急性虫垂炎の疑いにて本院救急外来を紹介受診した．

苦悶様顔貌で，血圧148/116mmHg，脈拍102/分，体温38.0℃，下腹部に強い自発痛，圧痛，抵抗，筋性防御をみとめた．

[検査]

WBC16000/μl，RBC426×10⁴/μl，Hb13.0g/dl，Plt16.8×10⁴/μl，血液肝機能検査およびアミラーゼ値正常，BUN34mg/dl，CRP34.3mg/dl．

[画像診断]

腹部単純X線写真

小腸ガスが全体に増加していたが，横隔膜下に腹腔内遊離ガス像の存在は確認できなかった．

腹部CT検査（写真5，6）

[治療]

S状結腸憩室穿孔の疑いにて緊急手術を施行．

腹腔内に500mlの混濁腹水をみとめた．S状結腸部の憩室穿孔を確認し，S状結腸部分切除術を施行した．

症例4　60歳　男性
[臨床所見]

　潰瘍性大腸炎の診断にて10月より入院加療中であった．プレドニゾロンにて加療し経過良好であったが，プレドニゾロン減量中に増悪し，巨大中毒結腸症の状態となっていた．翌年2月17日午前2時ころ，腹部の激痛が出現した．

　苦悶様顔貌で，血圧110/74mmHg，脈拍90/分，体温38.2℃，貧血をみとめ，腹部全体に強い自発痛，圧痛，筋性防御をみとめた．

[検査]

　WBC8500/μl，RBC318×10^4/μl，Hb8.5g/dl，Plt8.5×10^4/μl，CRP 2.6mg/dl．

[画像診断]
腹部単純X線写真（写真7）
腹部単純X線写真（写真8）

[治療]

　大腸穿孔の診断にて，緊急手術を施行．下腹部に便を混じた混濁腹水をみとめた．下行結腸とS字結腸の2カ所に穿孔をみとめ，横行結腸左側から直腸上部までを切除し，横行結腸にて人工肛門とした．

[考察]

　消化管穿孔をきたす疾患としては，胃十二指腸では潰瘍の穿孔が多く，そのほかに胃癌，十二指腸憩室，外傷性のものがある．小腸では，イレウス，外傷性，非特異的小腸潰瘍，Behçet病，Crohn病，Meckel憩室炎，腸結核などがある．大腸では，原発癌，憩室炎，潰瘍性大腸炎，放射線腸炎のほか，高圧浣腸，大腸内視鏡検査などによる医原性の穿孔がある．

　消化管穿孔を疑う際には，胸部立位前後X線，

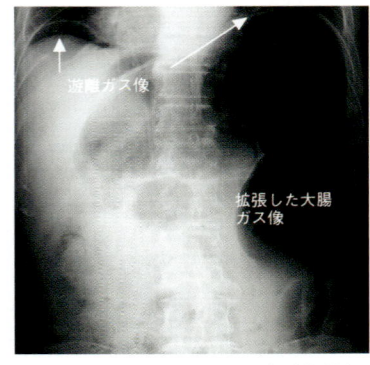

写真7　腹部単純X線写真（立位）
両側横隔膜直下に遊離ガス像をみとめる．

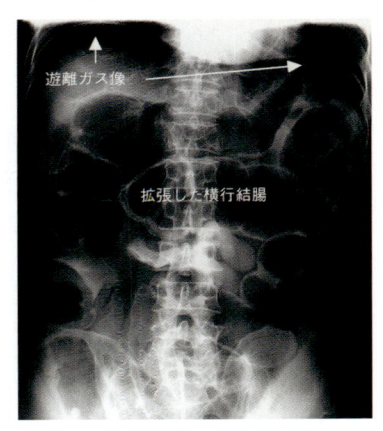

写真8　腹部単純X線写真（半座位）
両側横隔膜直下に遊離ガス像をみとめ，大腸ガスの著明な増加をみとめ．横行結腸の管腔は6cmと拡大している．

腹部立位X線像を撮影する．横隔膜下に腹腔内遊離ガス像が証明されれば，腹部所見と併せて消化管穿孔の診断がつく．その出現頻度は胃十二指腸穿孔では69〜95％，小腸穿孔では20〜45％，大腸穿孔では25〜52％と報告されている．CT検査，超音波検査は腹腔内遊離ガス像の存在のみならず，腫瘍性病変，腹腔内膿瘍，腹水の存在診断などが可能であり，治療方針の決定に有用である．

■足立経一・木下芳一

索引 ［日本語］ ※語の冒頭がアルファベットの場合は外国語索引に掲載した

ア

赤紫色皮膚線条　376
アカラシア　194
亜急性硬化性全脳炎　3, 549
悪性高血圧　104, 602
悪性腎硬化症　105, 347
悪性リンパ腫　481, 483, 574
　──の眼病変　599
足関節上腕血圧比　103
アスペルギルス症　35, 134
アセチルコリン　58
圧曲線　68
圧半減時間の延長　65
アテトーゼ　520
アテローム血栓症　537
アナフィラキシー反応　513
アポC-Ⅱ欠損症ホモ接合体　445
アポE表現型　449
アミロイドーシス　359
アルギニン負荷試験　387, 388
アルコール性肝障害　256
アルコール性慢性膵炎　285
アルコール中毒　610
アルドステロン分泌過剰　377
アルブミン製剤　512
アレルギー疾患　332
アレルギー性肉芽腫性血管炎　328
アレルギー性肺疾患　142
アンジオテンシンⅡ受容体拮抗薬　105
アンチトロンビン欠乏症　500
アンチレクス試験　579

イ

胃悪性リンパ腫　222
胃液検査　204
胃潰瘍　206
胃潰瘍穿孔　625
意識障害　526
胃脂肪腫　212
異常脳波　523, 526
胃静脈瘤　197
移植腎　370
移植腎動静脈血柱　371
移植片対宿主病　514
異所性ACTH産生腫瘍　422
異所性AVP産生　392
異所性PTH産生腫瘍　423
異所性バソプレシン産生腫瘍　424
異所性ホルモン産生腫瘍　422
イソプロテレノール負荷試験　121
Ⅰ音　65
Ⅰ型早期胃癌　216
1型糖尿病　432
一過性脳虚血性発作　536

胃底腺ポリープ　211
遺伝性運動感覚性ニューロパチー　570
遺伝性痙性対麻痺　567
遺伝性腎炎　361
遺伝性皮質性小脳萎縮症　566
遺伝性非ポリポージス大腸癌　236
胃内視鏡検査　205
胃粘膜下腫瘍　211
胃の腺腫　211
いびき　168
胃ポリープ　210
イレウス　237
インスリノーマ　298
インスリン産生腫瘍　298
インスリン低血糖試験　387, 388
インフルエンザ桿菌肺炎　125

ウ

ウイルス感染症　2
植込み型除細動器　122
打抜き像　485
運動神経尺取り刺激法伝導検査　519
運動神経伝導検査　519, 530
運動負荷心電図　52

エ

エアーブロンコグラム　22
壊死性血管炎　328
エピネフリン負荷試験　121
遠位型筋萎縮　516
炎症性ポリープ　233

カ

外陰部潰瘍　330
開頭クリッピング術　544
解凍人赤血球濃厚液　509
潰瘍性大腸炎　230
過換気症候群　172
拡張型心筋症　59, 621
拡張期ランブル　65
過形成性ポリープ　233
過誤腫性肺脈管筋腫症　188
下垂体機能低下症　384
下垂体性小人症　386
下垂体腺腫　379, 553
ガストリン抗体　301
ガストリン産生腫瘍　299
仮性球麻痺　538
仮性膵嚢胞　284
仮性嚢胞　293
家族性高コレステロール血症　441
家族性甲状腺髄様癌　418
家族性大腸ポリポージス　236, 241, 243
褐色細胞腫　407

活性型ビタミンD_3　471
カテーテルアブレーション　113, 115, 119
化膿性汗腺炎　245
過敏性肺炎　144, 145
ガフキー　130
カプトプリル負荷レニン刺激試験　344
カポジ水痘様発疹症　6
仮面様顔貌　324
粥状硬化症　347
カリニ肺炎　11
顆粒球コロニー刺激因子　503
カルシウム拮抗薬　104
カルシウム負荷試験　299
川崎病　63
感覚神経伝導検査　530
換気の異常　168
肝硬変　250
肝細胞癌　262
カンジダ症　33
肝昏睡Ⅲ度　248
間接免疫ペルオキシダーゼ法　18
関節リウマチ　312
感染性心内膜炎　77
感染性肺疾患　124
間代性痙攣　552
眼底乳頭浮腫　105
冠動脈造影　52, 58
冠動脈内エコー　52
ガンマナイフ　380
顔面肩甲上腕型筋ジストロフィー　578
顔面神経麻痺　587
冠攣縮性狭心症　56

キ

気管支喘息　142, 335, 618
気管支肺胞洗浄液　148, 185
器質化肺炎　313
器質性GH分泌不全性低身長症　388
偽性アルドステロン症　404
偽性心室頻拍　112
偽性副甲状腺機能低下症　417
偽痛風　452
喫煙歴　135
気道過敏性試験　336
気道閉塞性疾患　135
偽ポリポーシス　231
偽膜性大腸炎　226
逆流性食道炎　192
逆流性腎症　348, 363
逆行性健忘　552
逆行性腎盂造影　365
急性胃粘膜病変　202
急性肝炎　248
急性間欠性ポルフィリン症　450

急性肝障害　248
急性冠症候群　42
急性巨核芽球性白血病　475
急性好酸球性肺炎　152
急性硬膜下血腫　545
急性呼吸促迫症候群　166
急性骨髄性白血病　474
急性骨髄単球性白血病　474
急性糸球体腎炎　348
急性心筋梗塞　624
急性心不全　621
急性腎不全　341
急性心膜炎　93
急性膵炎　282
急性前骨髄球性白血病　474
急性大動脈解離　614
急性尿細管壊死　342
急性白血病　474
急性閉塞性化膿性胆管炎　268
急性リンパ性白血病　476
急速進行性腎炎　349, 351
胸腔鏡下ブラ切除術　179
胸腔鏡検査　176
胸腔穿刺　177
胸腺関連腫瘍　184
胸腺腫　183
胸膜炎　174
胸膜擦過術　179
胸膜生検　176
胸膜の疾患　174
鏡面像形成　238
虚血性大腸炎　239, 240
巨赤芽球性貧血　464
巨大波　569
キレート療法　261
近位型筋萎縮　516
筋萎縮　516
筋萎縮性側索硬化症　529, 568
筋炎のないリウマチ性疾患　322
筋炎を伴わない皮膚筋炎　321
菌球　35
筋強直（緊張）性ジストロフィー　517, 530
筋痙攣　575
筋原性萎縮　516
筋原性変化　529
金剤肺炎　145
筋生検　517, 519
筋電図　518, 528

ク

空洞くも膜下腔交通術　587
駆出性収縮期雑音　83
くも膜下出血　543, 544
クリオグロブリン　357

クリプトコックス症　34
グルカゴン産生腫瘍　296
グルカゴン免疫組織染色　297
グルココルチコイド抑制性高アルドステロン症　404
クロニジン負荷試験　408
グロブリン製剤　512

ケ

経気管支肺生検　153
蛍光抗体法　348
蛍光色素染色試験　326
経蝶形骨洞手術　554
経蝶形骨洞の選択的下垂体腺腫摘出術　380
経直腸門脈シンチグラフィー　265
頸椎後縦靱帯骨化症　583
頸椎症　528, 581
係蹄壁の肥厚　358
頸動脈波曲線　71
経皮経肝門脈造影　265
経支の冠動脈インターベンション　44
経鼻の持続気道陽呼吸　169
経皮的心肺補助装置　98
経皮的肺動脈弁裂開術　82
経皮的バルーン弁形成術　66
痙攣重積　526
劇症型A群レンサ球菌感染症　24
劇症型心筋炎　96
劇症肝炎　248
　——の診断基準　249
　——の治療法　250
血液凝固因子製剤　511
血液製剤　508
結核性胸膜炎　176
結核性肉芽腫　131
血管炎症候群　327
血管間質　456
血漿アルギニンバソプレシン　392
血小板機能異常症　494
血小板減少性血栓性疾患　320
血小板濃厚液　510
血性心嚢水　94
血栓性血小板減少性紫斑病　319, 495
血栓性疾患　499
血栓溶解療法　44
血中アルコール濃度　610
血中Ca濃度　415
血中カルシトニン　401
血友病　495, 497
腱索断裂　67
原虫性疾患　38
原発性アルドステロン症　403
原発性高脂血症　443
原発性骨髄線維症　479

原発性胆汁性肝硬変　252
原発性肺癌　179
原発性肺高血圧症　162
原発性副甲状腺機能亢進症　414
原発性マクログロブリン血症　488
顕微鏡的多発血管炎　327
健忘　556

コ

抗アセチルコリン受容体抗体陽性　579
高インスリン血症　258
高LDL血症　442
抗O. tsutsugamushi抗体　15
高カイロミクロン血症　443, 446
膠芽腫　551
硬化性唾液腺炎　286
硬化性胆管炎　270, 286
抗カルジオリピン抗体症候群　499, 500
口腔内アフタ　329
高血圧眼底　603
高血圧性腎硬化症　347
高血圧性網脈絡膜症　600
膠原病　312
　——の肺病変　154
抗甲状腺ペルオキシダーゼ抗体　400
抗好中球細胞（質）抗体　156, 328
構語障害　538
抗サイログロブリン抗体　400
交差適合試験　508
好酸球性腸炎　334
高脂血症　440
抗GBM抗体型　351
高周波カテーテルアブレーション　119
甲状腺刺激抗体　400
甲状腺疾患　399
甲状腺髄様癌　403, 417
甲状腺ホルモン不応症　424
口唇ヘルペス　7
合成血-LR　509
抗topoisomerase I 抗体　325
高尿酸血症　452, 453
後腹膜線維症　286
高プロラクチン血症　383
高分化胸腺癌　184
硬膜外血腫　545
厚膜分生子　34
抗ミトコンドリア抗体陽性　253
肛門潰瘍　245
肛門周囲膿瘍　245
肛門皮垂　245
抗利尿異常症候群　395
抗利尿ホルモン分泌異常症候群　395
高リポ蛋白血症　441
抗リン脂質抗体症候群　316, 499, 500
　——の分類基準　318

高レニン高アルドステロン血症　105
骨髄　456
　　──による腎症　360
骨髄異形成症候群　391, 470
骨髄腫　486
骨髄穿刺　459
骨髄増殖性腫瘍　479
固定薬疹　332
コルチゾール分泌過剰　377
コレステロール塞栓症　362
コレステロールポリープ　280
混合性結合組織病　331
コンゴレッド偏光顕微鏡　360
根症　581
コントロールレベルの定義　336

サ

再灌流療法　44
細菌感染症　21
細菌性肺炎　22, 152
細小血管症　434, 436
再生不良性貧血　469
砕石・採石手順　269
最大手術血液準備量　508
再治療慢性肺結核症　130
サイトメガロウイルス　10
サイトメガロウイルス抗原血症　507
サイトメガロウイルス肺炎　10
サイトメガロウイルス網膜炎　11
再発型口唇ヘルペス　7
崎田・三輪分類　208
左室拡大　67
左房粘液腫　99
サルコイドーシス　148, 598
Ⅲ型高脂血症　447, 449
惨出性胸水　175
三尖弁閉鎖不全症　75

シ

視覚性失認　523
視覚誘発電位検査　573
糸球体腎炎　316
軸索障害　531
軸索反射　532
自己血輸血　508
自己免疫性肝炎　255
自己免疫性膵炎　285
自己免疫性溶血性貧血　466
脂質異常症　440
思春期早発症　428
歯状核赤核淡蒼球Luys体萎縮症　567
視床下部-下垂体疾患　376
視床出血　542
ジストニア　520
ジストロフィン異常症　575

自然気胸　178
持続性心房細動　117
肢帯型筋ジストロフィー　578
市中肺炎　22
失語　521
失行　535
失神　120
失認　522
ジピリダモール負荷テトロホスミン
　心筋シンチグラフィー　63
脂肪性肝炎　259
脂肪置換　304
若年性大腸ポリポージス症候群　243
若年性ポリープ　233
瀉血療法　261
ジャルゴン　522
縦隔腫瘍　183
縦隔の疾患　183
周期性同期性放電　550
収縮期駆出性雑音　70, 71
重症筋無力症　579
重症敗血症　607
十二指腸潰瘍　208
　　──の穿孔　209
十二指腸乳頭部癌　276
十二指腸乳頭部癌合併症　306
絨毛腺腫　233
終夜ポリソムノグラフィー　168
出血性疾患　489
腫瘍性肺疾患　179
漿液性嚢胞腺腫・腺癌　294
消化管アレルギー　334
消化管穿孔　625
消化管ポリポージス　241
消化性潰瘍　206
　　──による出血　209
硝子体手術　596
上肢徒手筋力テスト　518
上大静脈症候群　107
小腸 angioectasia　223
小腸ガス像　239
小腸 GIST　224
小腸出血　223
上部消化管内視鏡像　206
静脈性腎盂造影　340
静脈（排泄）性尿路造影　364, 368
食道X線像の分類　195
食道潰瘍　193
食道癌　196
食道静脈瘤　197
食道内圧検査　192
食道内酸逆流の判定　192
食道内pHモニタリング　192
徐脈頻脈症候群　109
シルエットサイン　135

痔瘻　245
心エコー　42, 73
心カテーテル検査　42, 72
腎癌　366
真菌症　33
神経原性萎縮　516
神経原性変化　528
神経鞘腫　554
神経心理学的検査　526
神経線維腫症　243
神経伝導検査　530
腎血管性高血圧症　105, 344
心原性脳塞栓症　535
進行胃癌　218
進行性多巣性白質脳症　12
進行胆嚢癌合併症　269
心室中隔欠損症　87, 88
心室頻拍　118
滲出型病変　344
真性赤血球増加症　480
真性嚢胞　294
振戦　519
新鮮凍結血漿　509
心臓（血管）性失神　109, 612
迅速ACTH試験　384
心タンポナーデ　94
心電図　42
腎動静脈奇形　347
腎動脈造影　106
心内膜床欠損症　90
腎尿管膀胱単純撮影　368
じん肺　158
心破裂　47
針反応　329
心房細動　115
心房粗動　113
心房中隔欠損症　79, 82

ス

膵管内乳頭粘液性腫瘍　292
膵癌の進行度分類　291
膵管非癒合　307
水牛様脂肪沈着　376
水酸化酵素欠損症　406
水腎症　364
髄節性徴候　581
膵体尾部癌　288
膵体尾部欠損　304
膵・胆管合流異常　269
膵胆管造影　287
水痘　4
膵頭部癌　287
膵嚢胞　293
髄膜腫　552, 585
睡眠時無呼吸症候群　168

スキンタッグ　245
スパイログラム　173
スピロヘータ感染症　30

セ

性器ヘルペス　7
制限酵素断片長多型　130
正常圧水頭症　538, 559
正常骨髄像　459
成人急性型性器ヘルペス　6
成人市中肺炎　21
成人T細胞白血病　476
成長ホルモン分泌不全性低身長症　386
生物学的擬陽性　32
性分化異常症　427
赤芽球癆　469
脊髄空洞症　586
脊髄腫瘍　584
脊髄小脳変性症　566
脊髄動静脈奇形　574
脊椎管狭窄　581
セクレチン負荷試験　298
赤血球形態　463
赤血球濃厚液-LR　508
舌小帯の肥厚と短縮　324
線維細胞性半月体　351
繊維（束）性収縮　517, 529
前脛骨部粘液水腫　399
全収縮期雑音　68, 69
洗浄赤血球-LR　509
全身性アミロイドーシスの分類　360
全身性エリテマトーデス　313, 500
全身性硬化症　324
喘息大発作　144
喘息の段階的薬物療法　143
選択的腎静脈血採血　106
選択的腎動脈撮影　345
選択的腹腔動脈造影　275
先端巨大症　379
先天性水痘症候群　5
先天性副腎過形成　404, 406
先天性副腎低形成　427
先天性副腎リポイド過形成　427

ソ

早期胃癌　213
造血幹細胞移植　502
造血間質　456
造血組織　456
巣状糸球体硬化症　354
増殖前網膜症　594
増殖網膜症　595
総胆管結石　268
僧帽弁逸脱症候群　67
僧帽弁開放音　65

僧帽弁狭搾症　65, 75
僧帽弁口面積　68
僧帽弁閉鎖不全症　67
側頭葉てんかん　526
粟粒結核　131

タ

体外衝撃波結石破砕療法　268, 284
大孔部減圧術　587
体質性黄疸　260
代謝性肝硬変　260
帯状疱疹　5
体性感覚誘発電位検査　573
大腸癌　234
　　――の肉眼形態分類　236
　　――の発癌経路　237
　　――の病理組織学的分類　237
大腸ポリープ　232
大動脈炎症候群　102, 347, 601
大動脈解離　100
大動脈バルーンパンピング　46, 98
大動脈弁狭窄症　70, 75
大動脈弁閉鎖不全症　73
大動脈瘤　99
第VIII因子　497
多飲多尿　386
唾液腺管造影　326
唾液腺シンチグラフィー　326
高安動脈炎　103
多形心室頻拍　612
多系統萎縮症　567
多枝冠攣縮　59
多巣性脱髄性ニューロパチー　518
脱髄　531
脱力発作　549
多発性過誤腫症候群　243
多発性筋炎　321, 577, 579
多発性硬化症　573
多発性骨髄腫　361, 485
多発性腎動脈瘤　346
多発性内分泌腫瘍タイプⅠ　300
多発性内分泌腺腫瘍　418
多発性脳梗塞　538
多発性囊胞腎　369
胆管癌　272
胆管内超音波像　271
単純性脂肪肝　259
単純ヘルペス　6
単純網膜症　594
短小膵管　308
胆石症　268, 281
胆泥症　281
胆道疾患の画像診断法　280
胆道内視鏡像　271
胆道良性腫瘍　278

胆囊癌　274
胆囊結石　269
胆囊腺筋腫症　281
胆囊腺腫　278
断片化赤血球　464

チ

致死的喘息発作　621
遅発性溶血性輸血副作用　513
遅脈　70
中心性肥満　376
中枢性塩喪失症候群　397
中枢性尿崩症　389
超音波内視鏡下穿刺吸引法　212
蝶形紅斑　358
腸型Behçet病　226
長索徴候　581
聴性脳幹反応　554
腸チフス　27

ツ

痛風　452
つつが虫病　14, 19
ツベルクリン反応　131

テ

低形成腎　348
低ゴナドロピン性性腺機能低下症　427
低電位　94, 96
低Na血症　396, 424
鉄欠乏性貧血　464
テトラペプタイド刺激　204
デメクロサイクリン　392, 398
転移性肺腫瘍　182, 555
てんかん　523
　　――の重積状態　525
電気生理学的検査　111, 115

ト

頭蓋咽頭腫　384
同種抗原感作　513
同種末梢血造血幹細胞　505
透析関連アミロイドーシス　372
糖尿病　594
糖尿病合併症　436
糖尿病性昏睡　609
糖尿病性腎症　343
糖尿病網膜症　594
洞不全症候群　109
動脈管開存症　84
動脈血ガス　172
同名性半盲　535
トキソプラズマ症　38
特発性間質性肺炎　149
特発性器質化肺炎　151

特発性血小板減少性紫斑病　491
特発性GH分泌不全性低身長症　386
特発性ジストニア　565
特発性心室細動　120
特発性大動脈弁下狭窄　72
特発性肺線維症　149
特発性門脈圧亢進症　264
ドライアイ　327
鳥の嘴像　195
トルコ鞍の風船状拡大　553
トレッドミル運動負荷タリウム心筋シンチグラフィー　52, 53

ナ

内因性ぶどう膜炎　596
内頸動脈閉塞症　601
内視鏡下粘膜下層剥離術　214
内視鏡的逆行性胆嚢造影　278
内視鏡的経鼻胆道ドレナージ　287
内視鏡的採石術　268
内視鏡的膵胆管造影　284
内視鏡的胆道ドレナージ術　268
内視鏡的粘膜切除術　197
軟部組織壊死をきたす感染症　26

ニ

IIa型早期胃癌　216
IIc型早期胃癌　213
2型糖尿病　433
肉眼的血尿　348
二次孔　79
二次性高脂血症　442
二次性貧血　471
二重鞍底　553
ニボー像　239
日本紅斑熱　17
日本骨髄バンク　503
乳頭筋機能不全症候群　67
乳頭筋断裂　67
乳頭切開術　268
ニューモシスチス肺炎　36
尿蛋白　353, 355
尿崩症　389
尿路結石　367

ネ

粘液性嚢胞腺腫・腺癌　294
捻転ジストニア　564
粘膜切除術　234

ノ

膿胸　176
脳血流SPECT　534
脳梗塞　533, 617
脳出血　539

脳腫瘍　551
脳脊髄液　518
脳波検査　525
膿皮症　245
脳浮腫　538
嚢胞型合流異常　270
嚢胞型胆石症　270

ハ

肺アスペルギローマ　35
肺MAC症　133
肺炎　21, 124
　——の重症度分類　23
肺炎球菌性肺炎　124
胚芽腫　386, 388
肺化膿症　128
肺換気血流シンチグラフィー　161
肺クリプトコックス症　34
肺結核　129, 152
肺血管炎　156
肺血管性病変　161
敗血症　607
敗血症性ショック　606
肺血栓症　161
肺静脈隔離術　116
肺静脈電位　116
肺真菌症　134
肺腎症候群　156
肺水腫　164
肺塞栓症　161
肺動脈性II音の亢進　65
肺動脈造影　162
肺動脈弁狭窄症　80, 88
肺動脈弁狭窄兼閉鎖不全症　82
肺動脈弁閉鎖不全症　74
梅毒　30
梅毒血清テスト　32
排尿時膀胱造影　364
肺非結核性抗酸菌症　132
肺胞蛋白症　185
肺胞低換気　169
肺胞微石症　186
廃用性萎縮　516
白質ジストロフィー　590
橋本病　400
播種性血管内凝固症候群　319, 498
長谷川式痴呆スケール　538
バゾプレシン　387
白血病　474
　——の眼底病変　598
パッチテスト　334
発熱性副作用　513
パラチフス　27
パルスドプラ法　163
バルーン拡張術　268

破裂脳動脈瘤　544
汎血球減少　469
半月体形成性糸球体腎炎　328, 352
半側空間無視　535
晩発性皮膚ポルフィリン症　451

ヒ

ヒアリン様物質　344
非アルコール性脂肪性肝炎　257, 259
非遺伝性オリーブ橋小脳萎縮症　566
非ST上昇型急性冠症候群　50
非ST上昇型急性心筋梗塞症　46
非家族性消化管ポリポージス症候群　243
ピークフロー値　620
非結核性抗酸菌症　29
　——の診断基準　133
皮質性小脳萎縮症　567
脾腫　478
微小変化型ネフローゼ症候群　353
非侵襲的陽圧換気　621
肥大型心筋症　61
肥大型閉塞性心筋症　72
非対称性の左室肥大　61
非定型肺炎　22
非特異性間質性肺炎　151
人全血液-LR　508
皮内テスト　334
皮膚筋炎　321
　——に伴う間質性肺病変　154
肥満　438
肥満関連腎症　348
肥満低換気症候群　171
びまん性肺胞出血　316
びまん性肺胞障害　167
びまん性汎細気管支炎　137
びまん性老人斑　558
標準失語症検査　522
貧血　461

フ

腹腔鏡　265
腹腔動脈造影　265, 287
腹腔内遊離ガス像　626
副甲状腺機能亢進症　371
副甲状腺機能低下症　416
副甲状腺疾患　414
複雑部分発作　526
副腎インシデンタローマ　412
副腎疾患　403
副腎腺腫　379
副腎白質ジストロフィー　588
副伝導路　112
副鼻腔気管支症候群　138
浮腫　348
舞踏病　520

ブラ切除術　179
プリックテスト　334
フローサイトメトリー　478
フロセミド静注　394
フロセミド立位負荷試験　404
プロテインC欠損症　501
プロテインS欠損症　502
フローボリューム曲線　142, 173
分腎レニン活性　106, 344
分節性硬化　348

ヘ

平滑筋腫　212
閉塞性動脈硬化症　103
ヘスチャート　579
ペースメーカー　110, 614
ペニシリン耐性肺炎球菌　124
ヘパリン惹起血小板減少症　319
ヘミバリスム　520
ヘモクロマトーシス　260
ヘリオトロープ疹　323
変形性脊椎症　581
片麻痺　535

ホ

房室ブロック　612
房室リエントリー性頻拍　112
放射線照射製剤　510
放射線肺臓炎　160
蜂巣肺　149
発作性心房細動　115
発作性夜間ヘモグロビン尿症　467
ホルター心電図　57, 120
ポルフィリン症　450
ポルフィリン尿　450
ホルモン受容体異常　424
本態性血小板血症　480
本態性高血圧症　104

マ

マイクロアンギオパチー　434
マイクロプロラクチノーマ　382
マイコプラズマ肺炎　126
膜性腎症　355
膜性増殖性糸球体腎炎　356
麻疹　2
麻疹ウイルス肺炎　3
麻疹脳炎　3
麻疹肺炎　3

末梢血血液像　460
末梢血塗抹標本　460
麻痺スコア　587
満月様顔貌　376
慢性胃炎　204, 205
慢性移植腎症　371
慢性移植片対宿主病　503
慢性炎症性脱髄性多発根神経炎　572
慢性肝炎　250
慢性好酸球性肺炎　152
慢性硬膜下血腫　544
慢性硬膜下電極記録　526
慢性骨髄性白血病　477
慢性腎不全　342, 370
慢性膵炎　283
慢性白血病　477
慢性非化膿性破壊性胆管炎　253
慢性閉塞性肺疾患　135
慢性リンパ性白血病　478

ミ

ミオクローヌス　520
ミスマッチ　162
ミネラルコルチコイド産生腫瘍　404
耳側半盲　385

ム

無顆粒球症　472
無月経・乳汁漏出症候群　382
無細菌性血栓性心内膜炎　77

メ

迷入膵　212
メサンギウム介入　356
メタボリック症候群　348
メタヨードベンジルグアニジン　408
メトピロン試験　378
免疫性血小板減少性紫斑病　319

モ

毛囊炎様皮疹　329
網膜光凝固療法　596
もやもや病　546

ヤ

薬剤アレルギー　332
薬剤性光線過敏症　333
薬剤性肺臓炎　152
薬物性肺炎　145

ユ

疣贅　77
輸血　508
輸血関連急性肺障害　513

ヨ

溶血性貧血　470
溶血性輸血副作用　513
陽性鋭波　529
ヨード染色像　196
4型コラーゲンα鎖　362
4者負荷試験　384

リ

リウマチ性疾患　322
リケッチア感染症　14
リパーゼ活性　445
良性腎硬化症　347
良性胆囊隆起性病変　280
輪状膵　306
リンパ球刺激テスト　334
リンパ球性漏斗下垂体後葉炎　391
リンパ球のWHO分類　481
リンパ節　457
リンパ濾胞　457

ル

涙滴赤血球　464
ループス腎炎　316, 358

レ

レジオネラ肺炎　127
裂肛　245
レノグラム　345, 365
レノシンチグラム　345
連合弁膜症　74
連鎖形成　488
連続性雑音　85

ロ

労作狭心症　51
ロサンゼルス分類　192
ロータブレーター　64
濾胞周辺帯　457

ワ

ワルファリン　117

索引 ［外国語］

A

A波　532
ABI　103
ABR　554
acceccory pathway　112
acromegaly　379
ACTH過剰分泌　377
ACTH連続負荷試験　384
ACTH-Z連続負荷試験　427
acute aortic dissection　614
acute gastric mucosal lesion (AGML)　204
acute intermittent porphyria (AIP)　450
acute lymphoid leukemia (ALL)　476
acute megakaryoblastic leukemia　475
acute myeloid leukemia (AML)　474
acute myelomonocytic leukemia (AMMoL)　474
acute promyelocytic leukemia (APL)　474
acute tubular necrosis　342
Adams-Stokes発作　110
Addison病　410
ADH分泌異常　391, 395
adrenoleukodystrophy (ALD)　590
adult T cell leukemia (ATL)　476, 483
agenesis of the dorsal pancreas　304
AGML　204
Agnosia　523
AIDS　12
AIH　255
AIP　286, 450
air bronchogram　152, 165
ALD　590
ALL　476
Alport症候群　361
Alzheimer病　556
AML　474
AMMoL　474
amyopathic dermatomyositis　322
anal fissure　245
anaplastic large cell lymphoma　483
ANCA　156, 328
ANCA関連血管炎　156, 349
angioimmunoblastic T-cell lymphoma　483
antirex試験　579
α_1-antitrypsin欠乏症　261
AOSC　268
APL　474
aplasia (agenesis) of the pancreatic body and tail　304
apparent mineralocorticoid excess syndrome　404
ASH　61
ATL　476
auditory brainstem response (ABR)　554
autoimmune hepatitis (AIH)　255
autoimmune pancreatitis (AIP)　286
AVP　387, 392
axonal reflex　532
axonopathy　531

B

BALF　48, 185
balloon pulmonary valvuloplasty　32
ballooning　553
Barnettによる病型分類　325
Basedow病　399
Beckの三徴　96
Behçet病　329, 598
Bernard-Soulier症候群　494
BET-LR　509
bird's beak　195
Blalock-Taussig　93
blood for exchang transfusion-LR (BET-LR)　509
Bohan & Peterの基準　322
bone marrow　456
BOOP　152
bradycardia tachycardia syndrome　109
bridging fold　212
Broca失語　521
Bronchiolitis obliterans organizing pneumonia (BOOP)　152
Brugada症候群　121
Bruntの分類　259
buffalo hump　376

C

captopril負荷試験　105
captopril負荷腎シンチグラム　106
CCA　567
CD4陽性Tリンパ球　12
CD8　145
CD34陽性　225
CDI　389
central diabetes insipidus (CDI)　389
central salt wasting syndrome　397
cervical spondylosis　581
Charcot-Marie-Tooth病 (CMT病)　570
chorea　520
chronic gastritis　205
chronic lymphoid leukemia (CLL)　478
chronic myeloid leukemia (CML)　477
chronic non-suppurative destructive cholangitis (CNSDC)　253
chronic renal failure　342
Churg-Strauss症候群　156
CLL　478
clonic convulsion　552
CML　477, 570

CNSDC　253, 570
congenital adrenal hypoplasia complicated　427
Coombs試験　465
COP　152, 313
COPD　136
Cowden症候群　243
craniopharyngioma　384
CRH負荷試験　388
Crigler-Najjar症候群　260
Crohn病　227
　　──にみられる肛門病変　244
Cronkhite-Canada症候群　244
cryptogenic organizing pneumonia (COP)　152, 313
Cullen徴候　283
Cushing症候群　376

D

DAD　167, 322
DAH　316
DCM　59
DDD　357
DDD型ペースメーカー　111
demyelination　531
dense deposit disease (DDD)　357
DHEA分泌過剰　377
DIC　319, 498
diffuse alveolar damage (DAD)　167, 322
diffuse panbronchiolitis (DPB)　137
digital subtraction angiography (DSA)　162
dilated cardiomyopathy (DCM)　59
disseminated intravascular coagulation (DIC)　319, 498
double floor　553
DPB　137
DSA　162
Dubin-Johnson症候群　260
duodenal ulcer　208
dystonia　520

E

Ebstein奇形　112
echo free space　95
EDAS　547
electron dense deposit　349, 353, 356
Ellsworth-Howard試験　417
EMO症候群　400
empty sella　386
EMR　197
EMS　548
ENBD　268, 287
encephalo-duro-arterio-synangiosis

(EDAS) 547
encephalo-myo-synangiosis (EMS) 548
endoscopic mucosal resection (EMR) 197
endoscopic nasobiliary drainage (ENBD) 287
endoscopic retrograde cholangiopancreatography (ERCP) 287
eosinophilic enteritis 334
EPBD 269
ERC 278
ERCP 275, 284, 287, 290
ESD 214
essential thrombocythemia (ET) 48
ESWL 268, 284
ET 480
EV 198
exophthalmos, pretibialmyxedema, ostecar thropathy (EMO) 400
extranodal NK/T cell lymphoma 483
exudative lesion 344

F

FAB分類 474
Fallot四徴症 92
familial adenomatous polyposis (FAP) 236
familial medullary thyroid carcinoma (FMTC) 418
FAP 236
$FEV_{1.0}$ 142
FFP-LR 509
fibrillation 529
fibrin cap 344
fixed drug eruption 332
FLAIR 533, 574
flat adenoma症候群 243
fluid attenuated inversion recovery (FLAIR) 533, 574
FMD 587
FMTC 418
focal segmental glomerulosclerosis (FSGS) 354
foramen magnum decompression (FMD) 587
fresh frozen plasma-LR (FFP-LR) 509
Friedreich運動失調症 567
Froment徴候 516
frozen thawed red cells 509
FSGS 354
FTRC 509
fungus ball 35

G

G-CSF 503
gallbladder adenoma 278
Gardner症候群 243
gastrointestinal stromal tumor (GIST) 211
germinoma 386
GGO 181
giant potential 569
Gilbert症候群 260
GIST 211
glioblastoma 551
Gottron徴候 323
graft-versus-host disease (GVHD) 503, 514
Grey-Turner徴候 283
GRH負荷試験 388
Grocott染色 37
ground glass opacity (GGO) 181
Guillain-Barré症候群 579
GVHD 503, 514

H

H波 531
HBeAg seroconversion 250
HCC 262
HCM 61
HCV腎症 357
HDRS 538
Helicobacter pylori (*Hp*) 208
——の検査 204
hemispherical deposit 353
hemochromatosis 260
heparin-induced thrombocytopenia (HIT) 319
hepatocellular carcinoma (HCC) 262
hereditary motor and sensory neuropathy (HMSN) 570
hereditary nonpolyposis colorectal cancer (HNPCC) 236
herpes zoster 5
Herxheimer反応 32
hGC負荷試験 427
HIT 319
HIV抗体 12
HLA型 504
HMSN 570
HNPCC 236
Hodgkin lymphoma 483
honeycombing 149
Hp 208
HSV-1型 9
HSV-2型 9
Huntington病 520, 562
hypersensitivity pneumonitis 145
hypertrophic cardiomyopathy (HCM) 61
hyperuricemia 453
hyperventilation syndrome 173
hypogonadotropic hypogonadism 427

I

^{131}I-MIBGシンチグラフィー 408
IABP 46, 98
ICD 122
IDDM 432
idiopathic (immune) thrombocytopenic purpura (ITP) 319
idiopathic portal hypertension (IPH) 265
IDUS 269, 271
IgA腎症 352
IgG4-related sclerosing disease 272
IgG関連硬化性胆管炎 272
IgM-HBc抗体陽性 248
insulinoma 298
International Prognostic Scoring System (IPSS) 471
intimal flap 100
intracerebral hemorrhage 539
IPF 150
IPH 265
IPSS 471
ischemic colitis 240
ITP 319, 491

J

jargon 522
Jarish-Herxheimer反応 32
JC virus 13
JMDP 503

K

Keith-Wagener分類 600
Kerckring皺襞の描出 238
key board sign 238
Koplik斑 2

L

Lambert-Eaton筋無力症候群 579
LH-RH負荷試験 387, 427
Lhermitte徴候陽性 573
Liddle症候群 404
livido reticularis 362
long tract sign 581
LST 334
lymph node 457

M

M蛋白血症 487
Machado-Joseph病 567
macroglobulinemia 489
magnetic resonance cholangiopancreatography (MRCP) 290
Mallory体 259

Mallory-Weiss症候群　194
maximum surgical blood order schedule
　　(MSBOS)　508
MCNS　354
MDS　470
measles　2
membranoproliferative
　　glomerulonephritis (MPGN)　356
membranous nephropathy (MN)　355
MEN　418
MEN-I　300
meningioma　552
mesangial interposition　356
midline shift　545
minimal change nephrotic syndrome
　　(MCNS)　354
mitral regurgitation (MR)　67
MM　487
MN　355
MPGN　356
MPN　479
MR　67
MRCP　276, 290
MS　573
MSA　567
MSBOS　508
multiple endocrine neoplasia (MEN)　418
multiple myeloma (MM)　487
multiple sclerosis (MS)　573
myelodysplastic syndrome (MDS)　470
myeloproliferative neoplasms (MPN)
　　479

N
NAFLD　259
narrow spinal canal　581
nasal CPAP　169
NASH　257
　　──の病理診断の重症度　259
near-fatal asthma　621
NIDDM　433
niveau　238
non-alcoholic fatty liver disease
　　(NAFLD)　259
non-invasive positive pressure
　　ventilation (NPPV)　621
normal pressure hydrocephalus (NPH)
　　559
NPH　538, 559
NPPV　621
NSIP　151

O
obesity hypoventilation syndrome (OHS)
　　171

OHS　171
OPLL　583

P
pancreaticobiliary maljunction　269
pancytopenia　469
Parkinson病　561
pathergy test　329
PC　510
PCI　44
PCPS　98
PCT　451
percutaneous coronary intervention (PCI)
　　44
percutaneous transhepatic portography
　　(PTP)　265
percutaneous transluminal renal
　　angioplasty (PTRA)　106
periodic synchronous discharge (PSD)
　　550
periventricular lucency (PVL)　538
Peutz-Jeghers症候群　233, 241, 243
PHT　66
PIE症候群　152
pituitary adenoma　553
PIVKA-II　262
plain old balloon angioplasty (POBA)　53
platelet concentrate (PC)　510
PMF　479
PNH　467
POBA　52
polycythemia vera (PV)　480
positive sharp wave　529
PRCA　470
pretibial myxedema　399
primary myelofibrosis (PMF)　479
PSD　550
pseudopolyposis　231
pseudoventricular tachycardia　112
PTCS　271
PTH値　372
PTMC　66
PTP　265
PTRA　106
pulmonary cryptococcosis　34
punched out lesion　485
pure red cell aplasia　470
PV　480
PVL　538

Q
QT延長症候群　120

R
RA　312

radiation pneumonitis　160
radiculopathy　581
Raynaud現象　324, 331
RCC-LR　508
reflux nephropathy　364
restriction fragment length polymorphism
　　(RFLP)　130
retrograde amnesia　552
RFLP　130
rheumatoid arthritis (RA)　312
Rickettsia japonica　18
ring enhancement　552
Rose-Bengal試験　326
Rotor症候群　260
rouleaux formation　488
rugger jersey spine　414
Ruvalcaba-Myhre-Smith症候群　24

S
S状結腸憩室穿孔　627
SAH　544
salt and pepper sign　372, 415
SAM　62
SASI test　299
Scheie分類　600
Schirmer試験　326
schizocyte　464
schwannoma　554
segmental sign　581
selective arterial secretin injection test
　　(SASI test)　299
Sellers分類　74
SEP　573
sepsis　607
Sheehan症候群　384
short tau inversion repeat (STIR)　322
shudder formation　72
SIADH　395
SIRS　606
Sjögren症候群　326
SLE　314, 500
SLTA　522
solid and cystic tumor　303
SSPE　549
ST上昇型急性心筋梗塞症　42, 44, 47
Standard Language Test of Aphasia
　　(SLTA)　522
Stanford A型　100
STAR異常症　427
STIR画像　322
subacute sclerosing panencephalitis
　　(SSPE)　549
subarachnoid hemorrhage (SAH)　544
　　subendothelial deposit　356
syndrome of inappropriate secretion of

antidiuretic hormone (SIADH) 395
syringomyelia 586
systemic lupus erythematosus (SLE) 314, 500
systolic anterior motion of the mitral valve (SAM) 62

T

T波 532
Tanner分類 386, 388, 427
TBLB 153
99mTcピロリン酸心筋シンチグラフィー 43
tear drop cell 464
tetralogy of Fallot 92
the Updated Sydney System 206
thrombotic thrombocytopenic purpura (TTP) 319
TIA 536
201Tl心筋シンチグラフィー 43
to and fro雑音 73
torsades de pointes 120, 612
transsphenoidal surgery 554
tremor 519
TRH負荷試験 387, 425
TTP 319, 495
tumor blush 298
Turcot症候群 243

U

ulcerative colitis 230

V

Valsalva洞動脈瘤破裂 74, 88
varicella 4
vasoactive intestinal polypeptide (VIP) 301
VEP 573
VIP 301
Vogt-小柳-原田病 596
von Recklinghausen症候群 243

W

WAB 522
washed red cells-LR (WRC-LR) 509
watery diarrhea, hypokalemia, achlorhydria syndrome (WDHA syndrome) 301
WB-LR 508
WDHA症候群 301
Wegener肉芽腫症 155, 328
Weil-Felix反応 18
Wernicke失語 521
Western Aphasia Battery (WAB) 522
Wilson病 261
wire-loop lesion 358
WPW症候群 112
WRC-LR 509

X

X連鎖性拡張型心筋症 577
X-linked dilated cardiomyopathy (XLDCM) 577
XLDCM 577

Z

Zanca症候群 243
Zollinger-Ellison症候群 300

内科学症例図説	定価はカバーに表示

2009年11月25日　初版第1刷

総編集者　杉　本　恒　明
　　　　　小　俣　政　男

発 行 者　朝　倉　邦　造
発 行 所　株式会社　朝　倉　書　店
　　　　　東京都新宿区新小川町6-29
　　　　　郵便番号　162-8707
　　　　　電　話　03(3260)0141
　　　　　F A X　03(3260)0180
　　　　　http://www.asakura.co.jp

〈検印省略〉

© 2009〈無断複写・転載を禁ず〉　本文デザイン・装幀：薬師神デザイン研究所
　　　　　　　　　　　　　　　　　　大日本印刷・大日本製本

ISBN 978-4-254-32208-8　C 3047　Printed in Japan

前東大 杉本恒明・国立病院機構 矢崎義雄総編集

内　科　学（第九版）

32230-9 C3047　　　　B 5 判 2156頁 本体28500円
32231-6 C3047　　　　B 5 判（5分冊）本体28500円

内科学の最も定評ある教科書,朝倉『内科学』が4年ぶりの大改訂。オールカラーで図写真もさらに見やすく工夫。教科書としてのわかりやすさに重点をおき編集し,医師国家試験出題基準項目も網羅した。携帯に便利な分冊版あり。〔内容〕総論：遺伝・免疫・腫瘍・加齢・心身症／症候学／治療学：移植・救急・感染症・寄生虫／循環器／血圧／呼吸器／消化管・膵・腹膜／肝・胆道／リウマチ・アレルギー／腎／内分泌・代謝・栄養／血液／神経／環境・中毒・医原性疾患

前東大 杉本恒明・前東大 小俣政男総編集

内科鑑別診断学（第2版）

32196-8 C3047　　　　B 5 判 712頁 本体19000円

症状をどのように分析し,正しい診断にいたるかという立場にたって解説。〔内容〕全身症状／体型・発育の異常／四肢の異常／耳・鼻・口腔の異常／眼の異常／頸部の異常／胸・背部の異常／腹部の異常／腰部の異常／血圧の異常／他

国立病院機構 矢崎義雄総編集　　東大 永井良三編

心　血　管　病　学

32209-5 C3047　　　　B 5 判 952頁 本体36000円

分子レベルから遺伝子レベルでの病態の理解や検討の進展,基礎研究成果の臨床への導入による画期的な診断法・治療法の開発により,従来の循環器病学は,心臓-血管系を総合的にとらえたものとなっている。本書は最新の成果を平易に解説。

国立病院機構 矢崎義雄総編集
自治医大 島田和幸編

臨　床　高　血　圧

32195-1 C3047　　　　B 5 判 288頁 本体12000円

日本高血圧学会から発表された高血圧治療ガイドラインについての理解を深めるための解説書。ガイドラインの肉づけとなる内容を,最新の知見を盛りこんで,実地臨床における確かな裏づけとなるように解説し,教科書的に系統立ててまとめた

東大 山本一彦編

ア レ ル ギ ー 病 学

32197-5 C3047　　　　B 5 判 404頁 本体15000円

著しく増加しているアレルギー性疾患の病態と治療法を詳述。〔総論〕遺伝子とアレルギー／環境とアレルギー／細胞生物学／病態／診断・検査／鑑別診断／治療　〔各論〕気管支喘息／呼吸器疾患／鼻炎・花粉症／皮膚疾患／薬剤アレルギー／他

前阪大 垂井清一郎・東大 門脇　孝・阪医大 花房俊昭編

最新糖尿病学
—基礎と臨床—

32200-2 C3047　　　　B 5 判 796頁 本体28000円

人類病ともいわれる糖尿病について最新の基礎的・臨床的知識を集大成。〔内容〕概念／疫学／膵島の形態・発生・分化／インスリン／糖尿病の分類・成因・診断／病理／代謝異常・病態／治療／膵臓移植／慢性合併症／高血圧／肥満／予防,他

元東大 豊倉康夫総編集
三井記念病院 萬年　徹・精神・神経センター 金澤一郎編集

神経内科学書（第2版）

32190-6 C3047　　　　B 5 判 1072頁 本体36000円

神経内科専門医として必須な事項を簡潔にまとめた教科書。〔内容〕脳血管障害／感染症／変性疾患／遺伝性代謝異常疾患／代謝性神経疾患／脱髄疾患／脳腫瘍／神経皮膚症候群／頭部外傷／髄液循環異常／頭痛／発作性疾患／睡眠障害／他

北里大 西元寺克禮・藤田学園大 山本蠟子編

内科学エッセンス1（普及版）
—消化器系,肝・胆・膵,神経系—

36251-0 C3347　　　　b 5 判 336頁 本体3800円

〔内容〕［消化器系］消化管の解剖・生理・病態生理／消化管疾患診断手技／食道疾患／胃・十二指腸疾患／小腸・大腸・肛門疾患／横隔膜・腹膜・腹壁疾患／肝・胆・膵疾患［神経系］構造／機能／症候／検査／脳血管障害／変性疾患／他

前北里大 村松　準・日大 澤田海彦編

内科学エッセンス2（普及版）
—循環系, 血液—

36252-7 C3347　　　　B 5 判 312頁 本体3800円

〔内容〕［循環系］構造と機能／症状／治療／胸部X線／心電・心音・心機図／超音波／RI・CT・NMR／カテーテル／心不全／弁膜症／心内膜炎／心疾患／心筋症／他［血液］赤血球系・白血球系・出血性疾患／造血器腫瘍／輸血学／他

昭和大 鈴木　一・順天堂大 橋本博史編

内科学エッセンス3（普及版）
—呼吸器系,感染症,膠原病・リウマチ,他—

36253-4 C3347　　　　B 5 判 276頁 本体3800円

〔内容〕［呼吸器系］構造と機能／症候と病態生理／治療／検査／感染・閉塞性疾患／腫瘍／他［感染症］ウイルス／細菌／寄生虫／他［膠原病・リウマチ・アレルギー性疾患］免疫異常／リウマチ／炎症／アレルギーの症候・診断・治療／他

前東海大 阿部好文・マリアンナ医大 大和田滋編

内科学エッセンス4（普及版）
—内分泌・代謝,腎・尿路系—

36254-1 C3347　　　　B 5 判 256頁 本体3800円

〔内容〕［内分泌・代謝］構造と機能／病因・病態／症候と病態生理／検査法／下垂体疾患／甲状腺／副甲状腺／副腎皮質／髄質／他［腎・尿路系］構造と機能／症候／再像診断／腎生検／水・電解質代謝／糸球体／腎障害／尿細管／腎不全／他

上記価格（税別）は2009年10月現在